U0269531

当代骨科诊断与治疗

（第5版）

〔美〕哈里·B.斯金纳（Harry B. Skinner）主编

〔美〕帕特里克·J.麦克马洪（Patrick J. McMahon）主编

仉建国　皮国富　主译

河南科学技术出版社

·郑州·

Harry B. Skinner，Patrick J. McMahon

CURRENT Diagnosis & Treatment in Orthopedics, 5th edition

ISBN：978-0-07-159075-4

Copyright © 2014 by McGraw-Hill Education.

All Rights reserved. No part of this publication may be reproduced or transmitted in any forms or by any means, electronic or mechanical, including without limitation photocopying, recording, taping, or any database, information or retrieval system, without the prior written permission of the publisher.

The authorized Chinese translation edition is jointly published by McGraw-Hill Education and Henan Science and Technology Press Co., Ltd. This edition is authorized for sale in the People's Republic of China only, excluding Hong Kong, Macao SAR and Taiwan.

Translation Copyright © 2022 by McGraw-Hill Education and Henan Science and Technology Press Co., Ltd.

本授权中文简体字翻译版由麦格劳–希尔教育出版公司和河南科学技术出版社合作出版。此版本经授权仅限在中华人民共和国境内（不包括香港特别行政区、澳门特别行政区和台湾）销售。

版权©2022 由麦格劳–希尔教育出版公司与河南科学技术出版社所有。

本书封面贴有McGraw–Hill Education公司防伪标签，无标签者不得销售。

备案号：豫著许可备字–2020–A–0119

图书在版编目（CIP）数据

当代骨科诊断与治疗：第5版/（美）哈里·B.斯金纳（Harry B. Skinner），（美）帕特里克·J.麦克马洪（Patrick J. McMahon）主编；仉建国，皮国富主译. —郑州：河南科学技术出版社，2022.6

ISBN 978–7–5725–0675–8

Ⅰ.①当… Ⅱ.①哈… ②帕… ③仉… ④皮… Ⅲ.①骨疾病—诊疗 Ⅳ.①R68

中国版本图书馆CIP数据核字（2022）第018203号

出版发行：河南科学技术出版社

地址：郑州市郑东新区祥盛街27号　邮编：450016

电话：（0371）65788629　65788613

网址：www.hnstp.cn

策划编辑：李　林

责任编辑：李　林

责任校对：崔春娟

封面设计：张德琛

责任印制：朱　飞

印　　刷：河南博雅彩印有限公司

经　　销：全国新华书店

开　　本：889 mm × 1194 mm　1/16　印张：38.5　字数：840千字

版　　次：2022年6月第1版　2022年6月第1次印刷

定　　价：398.00元

献给我的女儿Lacey和Lauren，
她们的智慧和美丽让我每一天都感到惊讶。
她们给了我完成这本书的灵感和动力。

翻译人员名单

主　译　仉建国　北京协和医院

　　　　皮国富　郑州大学第一附属医院

副主译　韩　钰　郑州大学第一附属医院

　　　　王升儒　北京协和医院

　　　　王振卿　上海市徐汇区中心医院

　　　　张　弛　郑州大学第一附属医院

　　　　马胜利　郑州大学第一附属医院

　　　　李　峰　郑州大学第一附属医院

　　　　寇红伟　郑州大学第一附属医院

　　　　韩奇财　郑州大学第一附属医院

　　　　孙建广　郑州大学第一附属医院

译　者（按照姓氏拼音排序）

　　　　陈拿云　北京大学第三医院

　　　　陈扬扬　华中科技大学同济医学院附属协和医院

　　　　杜　悠　北京协和医院

　　　　段笑宗　郑州大学第一附属医院

　　　　段志明　开封市中心医院

　　　　郭　鑫　新乡医学院第一附属医院

　　　　黄世磊　郑州大学第一附属医院

　　　　嵇　翔　郑州大学第一附属医院

　　　　李丞祥　瑞士巴塞尔大学儿童医院

　　　　李凯龙　郑州市人民医院

　　　　李立人　郑州大学基础医学院

　　　　李向前　复旦大学附属中山医院青浦分院

　　　　林莞锋　北京协和医院

　　　　鲁俊杰　郑州市骨科医院

　　　　罗成汉　郑州大学第一附属医院

　　　　马俊杰　河南省洛阳正骨医院（河南省骨科医院）

马招鑫　重庆医科大学附属第一医院

裴依伦　首都医科大学附属北京潞河医院

齐培一　郑州大学第一附属医院

尚国伟　郑州大学第一附属医院

苏　高　郑州大学第一附属医院

孙坚皓　潍坊市中医院

孙若宾　郑州市骨科医院

孙　星　北京市顺义区医院

谢　政　江南大学附属医院

许志明　郑州市人民医院

杨　阳　北京协和医院

张立凯　新乡市中心医院

赵士君　郑州市骨科医院

参编人员名单

Michael S. Bednar, MD
Professor and Chief of Hand Surgery,
   Department of Orthopaedic Surgery and
   Rehabilitation, Loyola University
   Medical Center, Maywood, Illinois
Hand Surgery

Randy Bindra, MD, FRCS
Professor, Department of Orthopaedic Surgery and
   Rehabilitation, Loyola University Medical Center,
   Maywood, Illinois
Hand Surgery

Scott D. Boden, MD
Director, The Emory Orthopaedics & Spine Center,
   Professor and Vice Chair, Department of Orthopaedic
   Surgery, The Emory University School of Medicine
CMO, CQO Emory University Orthopaedics & Spine
   Hospital, Staff Physician, Atlanta VA Medical Center,
   Georgia
Disorders, Diseases, and Injuries of the Spine

Loretta B. Chou, MD
Professor and Chief of Foot and Ankle Surgery,
   Department of Orthopaedic Surgery
   Stanford University School of Medicine,
   Stanford, California
Foot and Ankle Surgery

Brett A. Freedman, MD
LTC, MC, Chief, Spine and Neurosurgery Service,
   Landstuhl Regional Medical Center
Disorders, Diseases, and Injuries of the Spine

Bang H. Hoang, MD
Assistant Professor, Director, Multidisciplinary
   Sarcoma Center, Department of Orthopaedic Surgery,
   Chao Family Comprehensive Cancer Center,
   University of California, Irvine
Musculoskeletal Oncology

Omar Jameel, MD
Resident, Department of Internal Medicine, William
   Beaumont Hospital, Royal Oak, Michigan
Internal Medicine

Lee D. Kaplan, MD
Chief, Division of Sports Medicine, Associate Professor,
   Department of Orthopaedics, University of Miami
   Miller School of Medicine, Miami, FL
Sports Medicine

Mary Ann E. Keenan, MD
Chief, Neuro-Orthopaedics Surgery,
   Department of Orthopaedic Surgery,
   University of Pennsylvania School of
   Medicine, Philadelphia
Rehabilitation

Dann Laudermilch, MD
Graduate Medical Trainee, Department of Orthopedic
   Surgery, University of Pittsburgh, Pittsburgh,
   Pennsylvania
*Orthopedic Infections: Basic Principles of Pathogenesis,
   Diagnosis, and Treatment*

Terry R. Light, MD
Dr. William M. Scholl Professor and Chairman,
   Department of Orthopaedic Surgery and
   Rehabilitation, Loyola University Medical
   Center, Maywood, Illinois
Hand Surgery

Jeffrey A. Mann, MD
Alta-Bates Summit Medical Center, Oakland, California
Foot and Ankle Surgery

Richard L. McGough, III, MD
Chief, Division of Musculoskeletal Oncology,
   Associate Professor of Orthopaedic Surgery,
   Associate Professor of Surgery (Surgical Oncology),
   Co-Director, UPCI Sarcoma Program,
   University of Pittsburgh, Pittsburgh, Pennsylvania
*Orthopedic Infections: Basic Principles of Pathogenesis,
   Diagnosis, and Treatment*

Patrick J. McMahon, MD
McMahon Orthopedics & Rehabilitation,
   Adjunct Associate Professor, Bioengineering
   University of Pittsburgh, Pittsburgh, Pennsylvania
Sports Medicine; Rehabilitation

Samir Mehta, MD
Assistant Professor, Department of Orthopaedic Surgery,
   University of Pennsylvania School of Medicine, Chief,
   Orthopaedic Trauma & Fracture Service, Philadelphia
Rehabilitation

Gabrielle Peacher, MD
Research Assistant, Department of Orthopedic Surgery,
Denver Health Medical Center
Denver, Colorado
Musculoskeletal Trauma Surgery

Charles A. Popkin, MD
Assistant Professor of Clinical Orthopaedic Surgery, Columbia University, College of Physicians and Surgeons, New York, NY
Sports Medicine

George T. Rab, MD
Professor, Department of Orthopaedic Surgery, University of California, Davis, Consultant, Shriners Hospitals for Children, Northern California
Pediatric Orthopedic Surgery

R. Lor Randall, MD, FACS
Professor of Orthopaedics, Director, Sarcoma Services Chief, SARC Lab, Huntsman Cancer Institute and Primary Children's Medical Center, University of Utah, Salt Lake City, Utah
Musculoskeletal Oncology

John M. Rhee, MD
Associate Professor, Orthopaedic Surgery, Emory Spine Center, Emory University, Atlanta, Georgia
Disorders, Diseases, and Injuries of the Spine

Steven D. K. Ross, MD
Clinical Professor, Department of Orthopaedic Surgery, University of California, Irvine, College of Medicine, Orange, California
Foot and Ankle Surgery

Jon K. Sekiya, MD
Larry S. Matthews Collegiate Professor of Orthopaedic Surgery, Associate Professor, MedSport–University of Michigan, Ann Arbor, Michigan
Adult Reconstructive Surgery

Harry B. Skinner, MD, PhD
Attending Physician, St. Jude Heritage Medical Group, Fullerton, California; Professor and Chairman, Emeritus, Department of Orthopedic Surgery, University of California, Irvine, College of Medicine
General Considerations in Orthopedic Surgery; Adult Reconstructive Surgery; Disorders, Diseases and Injuries of the Spine; Amputations

Douglas G. Smith, MD
Professor, Department of Orthopedics and Sports Medicine, University of Washington and Harborview Medical Center, Seattle, Washington
Amputations

Wade R. Smith, MD, FACS
Associate Professor of Orthopedic Surgery, University of Colorado School of Medicine, Denver, Colorado; Director of Orthopedic Surgery, Denver Health Medical Center, Denver, Colorado
Musculoskeletal Trauma Surgery

Philip F. Stahel, MD, FACS
Department of Orthopedic Surgery, University of Colorado School of Medicine, Denver, Colorado; Director of Orthopedic Surgery, Denver Health Medical Center, Denver, Colorado
Musculoskeletal Trauma Surgery

Takashi Suzuki, MD
Kitasato University Hospital, Kanagawa, Japan
Musculoskeletal Trauma Surgery

Bobby K. B. Tay, MD
Associate Professor, Department of Orthopaedic Surgery, University of California, San Francisco
Disorder, Diseases, and Injuries of the Spine

Russell Ward, MD
Fellow, American Academy of Orthopaedic Surgeons, Assistant Professor, Department of Surgery, Texas A&M University Health Science Center Sarcoma Services, Director, Department of Orthopedic Surgery, Scott and White Healthcare, Texas
Musculoskeletal Oncology

Kurt R. Weiss, MD
Assistant Professor of Orthopaedic Surgery Division of Musculoskeletal Oncology Director, Cancer/Stem Cell Lab, University of Pittsburgh, Pittsburgh, Pennsylvania
Orthopedic Infections: Basic Principles of Pathogenesis, Diagnosis, and Treatment

2

前　言

本书是"Lange医学丛书"中的一本，是第5版。"Lange医学丛书"自第1版出版已经走过了16个年头。自第1版以来，骨外科的治疗理念发生了翻天覆地的变化，但本丛书的目标始终没有改变，即满足骨科医生或相关专业医生快速了解骨科疾病最新进展的需求。本版的格式与上一版基本相同：重点强调不同病程的主要诊断特征；适当介绍疾病自然进程；确定诊断所需的检查及最终治疗手段。本书侧重于以骨科角度去探讨疾病状态，简单描述泛医学角度出发的治疗观点，除非它涉及所考虑的骨科问题。本书也加入了相关的病理生理学、流行病学和病理学知识以帮助临床医生进行相关疾病的诊断或理解疾病的治疗原理。对于感染或肿瘤等疾病，掌握病理生理学知识对疾病的治疗极其重要，因为医生可能需要在疾病的每一个进展期对其进行诊断及治疗。

本版《当代骨科诊断与治疗》的内容符合当下最新的治疗理念。除了与疾病研究或治疗重大进展相关的经典文献，或者如康复学等几乎没有变化的亚专业外，整本书的参考文献已经更新，仅包括自2005年以来的参考文献。这些精选的经典文献代表了骨科疾病研究的历程，并能够帮助理解这些疾病进程。

目标受众

"Lange医学丛书"以其独特格式使得各个阶段的读者都能从其提供的信息中获益。

这本书几乎涵盖了医学生在课堂上及教学机构内实习时所能遇到的所有骨科问题。住院医生和见习医生可以将该书作为急诊手术和择期外科手术的参考。尽管该书体量较小，但很全面。本书由不同的骨科亚专业知识组成，对于在骨科不同亚专科之间进行轮转的见习医生而言，该书可为他们进一步深入学习提供良好的基础。

对于急诊科医生，该书为骨科疾病的急诊管理提供了丰富的参考资源。同样，家庭医生、儿科医生、全科医生和内科医生也会发现本书在转诊决策中特别有用，也可作为向患者进行疾病科普宣教的教材。对于骨科医生，特别是骨科亚专科从业医生，这本书能够向他们提供亚专科领域之外的最新治疗理念。

知识结构

本书编排顺序与骨外科的亚专科结构相似。骨外科已经进行了精细的亚专科分化，但不同亚专科之间也存在解剖学领域的重叠，这导致该书有一些重叠和一些人为的主题划分。读者可根据不同的亚专科需求阅读整个章节，也可以只阅读细分知识。例如，在小儿骨科进行轮转的见习医生可通过仔细研读小儿骨科章节建立相关专业知识基础。然而对于膝关节外科而言，通过查阅运动医学章节或成人重建外科章节才能更好地解决膝关节问题，因为这些区域存在重叠，特别是高龄患者。

第一章介绍了骨外科患者围手术期管理相关的知识，包括医患关系等社会层面的问题。这是新补充的内容，也是近年来骨外科面临的新问题。第二章介绍了创伤所引起的骨科问题。第三章涉及运动医学，其重点是肩、膝关节疾病。第四章涵盖脊柱外科疾病，包括脊柱感染、退行性脊柱疾病、脊柱畸形和脊柱创伤。第五章讲述的是骨肿瘤综合知识，包括良性和恶性软组织和硬组织肿瘤的外科治疗。第六章介绍了成人关节重建，包括需要进行关节重建的疾病。第七章介绍了感染及其对骨外科的特殊影响。第八章讨论了足、踝手术。第九章讨论了手外科手术。第十章涉及儿童特有的骨科疾病。最后两章涉及截肢和康复的所有知识，这些都是使患者恢复全部功能的基础知识。

本书特点

本书插图经过精心挑选，以最大限度地帮助读者理解相关的骨外科原理和概念。本书也强调了成像技术的变化对诊断的影响，包括诊断手段的成本效益。

通过年龄、发病位置和成像特征对肿瘤进行系统的分类简化了骨和软组织肿瘤鉴别诊断。本书也扩展了肿瘤病因学分子基础相关知识。

本书每一章都对相应骨外科疾病发病基础进行了详细阐明，并给出了简明、现实和全面的治疗方案。

本版更新内容

广泛扩展了肩关节疾病的评估方法，包括用于诊断肩关节问题的表格。

扩展了背部疼痛的治疗进展，包括椎间盘置换术。

对部分肌肉骨骼肿瘤的最新肿瘤分子生物学内容进行了更新。

对骨质疏松症的外科治疗，包括椎体后凸成形术和椎体成形术等技术，以及肩关节置换术的内容也进行了更新。

对评估术后功能的标准进行了更新，如脊髓损伤后的行走能力。

增加了关节成形术中最新应用的新材料进展。

讨论了适合关节镜治疗的髋关节病症。

增加了有关生长因子在骨科领域的新进展，以及其目前的应用。

本书的所有作者一致认为，这些在上一版本基础上的更新使得这一版更加完善。

目 录

第一章　骨外科总论

Harry B. Skinner, MD, PhD

骨科手术是包括诊断、术前评估、术后护理及康复训练的一整套针对患者的诊疗过程。尽管手术是其中的关键步骤，但术前准备及术后护理也十分重要，甚至可以决定手术是否能够成功。

诊断检查

▶病史及体格检查

看似简单的详细病史采集及全面体格检查在患者的评估过程中是非常重要的。无论是首诊患者还是复诊患者，每次诊治都要进行详细的病史询问及体格检查。此外，考虑法律法规对患者现病史采集繁杂的要求，病史及体格检查的完整性具有更重要的意义。美国相关条例规定，患者的主诉要准确并且定义清晰，因为这将决定接下来病史采集及体格检查的主要方向。病史必须描述患者病情的关键特征，不仅要描述医学问题同时应考虑经济花费及保险方面的一些附属要求。社会史和既往诊疗史几乎是同等重要的，二者虽然不影响诊疗结果，但影响医疗保险对患者的支持力度。体格检查必须包含诊断要点，诊断结论需要建立在体格检查的结果之上。皮肤情况、血液供应等内容虽然在术前会常规进行评估，但在体格检查时仍需要进行详细的记录。对于影像学检查及实验室检验，应尽可能选择经济有效的检查方式，同时考虑患者的安全、满意度及便利性等因素。

▶影像学检查

A.放射学检查

在骨科影像学检查中，放射学检查依然是最经济有效的，同时也是重要的初步诊断辅助检查。每一个患者在进行精确的影像学检查之前都要采取放射学检查进行初步判断。某些特定情况，如一位68岁的患者双膝疼痛需进行站立位及屈曲位膝关节的后前位片、侧位片及普通平片检查。如果上述检查提示膝关节间隙正常，应考虑关节内病变，如退变性半月板撕裂，可以进一步进行磁共振成像（MRI）检查以明确诊断。如下所示，常见的症状都有其对应的放射学检查方法。

1.颈部疼痛

（1）无外伤史、病程超过4周且年龄小于35岁：颈部正侧位及张口位片。

（2）年龄大于35岁：加拍双斜位片。

（3）有外伤史：侧位过伸过屈片（首诊时即开立）。

2.胸椎疼痛和压痛

（1）年龄小于40岁且无证据支持恶性肿瘤诊断：胸椎前后位及侧位片（除非初次就诊合并骨质疏松或外伤史，否则应在4周后进行检查）。

（2）如果胸椎无压痛，可考虑为颈椎病变引起的胸椎牵涉痛。

3.腰骶椎问题

（1）年龄小于40岁，没有证据支持恶性肿瘤诊断，且疼痛超过4周，具有外伤史或恶性病变考虑（体重下降、疲劳乏力等）：腰骶椎的前后位及侧位片。

（2）慢性腰背痛（如腰椎滑脱症）：加拍双侧斜位片。

4.髋关节问题

（1）骨盆正位及患侧髋关节侧位片。

（2）若疼痛位于一侧臀部而不是腹股沟区，考虑腰骶椎病变。

5.膝关节问题

（1）年龄大于40岁或有半月板切除病史：膝关节Rosenberg位、侧位和日出位片。髌骨轴位（Merchant view）与日出位相似。Rosenberg位片是患者膝关节屈曲45°站立位，X线向下偏斜10°的后前位片。

（2）其他情况：膝关节前后位、侧位和日出位片。

（3）对于16岁以下的儿童，如果主诉膝关节疼痛但体格检查无阳性体征，可考虑拍骨盆平片。

6.股骨、胫骨、肱骨、前臂问题　拍前后位及侧位片来帮助诊断创伤、可触及的病变或疑似恶性肿瘤。

7.踝关节问题　踝关节前后位和踝穴位片。

8.足问题　常规评估应采取前后位和斜位片。

9.肩关节问题　前后位、腋位、肩胛骨Y位、肩胛骨冈上肌出口位片。

10.肘关节问题　正位片和侧位片。

11.手和腕关节问题

（1）手：正位片和侧位片。

（2）腕关节：正位片、侧位片和斜位片。

（3）怀疑存在不稳定的情况：握拳腕关节尺偏和桡偏位后前位片。

当放射学检查出现异常时需行进行放射学检查复查。因为骨骼发生变化的时间较缓慢，所以其在放射学中能够完全呈现出来往往需要较长的时间。一些需要进行放射学检查的病例，如桡骨远端骨折闭合复位后至少2周，骨折愈合才能在X线上表现

出来。但是骨折的移位能迅速地在影像学上表现出来。创伤后1~2周的放射学检查可以显示骨折移位。如果未发现骨折端明显移位，则可认为该骨折较稳定，应在骨折后6周（即骨折愈合能够在影像学上观察到时）复查。成人胫骨骨折闭合复位后需每隔2周复查1次，观察是否移位及愈合情况。若胫骨骨折采用髓内钉固定则需每隔1个月复查1次以明确骨折愈合情况。

B.MRI

MRI是一项实用的检查，但和计算机断层扫描（CT）一样，在某些情况下敏感度过高。MRI应该作为针对特殊问题的检查方式。在骨科诊疗中，往往先采用放射学检查或骨扫描确定病变的位置，然后针对病变位置进行MRI检查。对于骨坏死、肿瘤、应力性骨折（也称为疲劳性骨折）和骨髓炎等病变，MRI具有很高的诊断价值。对于一些软组织损伤，如半月板撕裂和肩袖撕裂，MRI也有极高的诊断意义。对于膝关节置换和骨折内固定术后的患者，其体内所植入的金属假体或内固定物在一定程度上会影响MRI的结果。若可选择更加简单、方便、经济的诊断手段，则不宜采用价格较昂贵的MRI检查。例如，对于45岁以上膝关节不适的患者，应先行膝关节的放射学检查。骨性关节炎的进展会破坏膝关节半月板及前交叉韧带，此时进行MRI检查意义较小。但MRI检查在确定炎症或肿瘤软组织浸润边界时具有较大意义。

便携式MRI的出现拓展了传统MRI的应用范围，使得医生可以采用经济方便的方法了解如类风湿性关节炎或骨髓炎等疾病的进展情况。便携式MRI能够清晰地显示骨髓炎组织内典型的水肿症状，因此采用该方法对于评估足部溃疡周围形成骨髓炎的概率具有重要的意义。骨扫描检查的分辨率不足以鉴别软组织内的炎性反应是否已入侵骨组织。对于未入侵骨组织的软组织溃疡，其治疗方法与骨髓炎截然不同。

C.CT

对于骨骼系统病变（如骨折等），CT是一项非常重要的检查措施。普通的平片检查只能提供平面

信息，医生往往需要依据自己的经验来对骨折位置进行判断，但CT可以直接提供骨折部位的三维立体图像信息，为胫骨平台、肩胛骨、踝关节及颈腰椎或其他部位骨折的诊断提供重要的依据。此外，伴或不伴内固定的骨不连也可用CT检查来进行随访与复查。当CT检查所获取的信息几乎和平片检查无明显差异时，进行CT检查只能为患者增加不必要的花销。螺旋CT的出现使CT检查变得更经济、更快速。CT也可以用于确定是否发生肺栓塞。相比造影，CT检查对肺栓塞的诊断更快捷、更准确，同时对患者的创伤更小。

D.锝-99骨扫描

骨扫描在骨外科中有很多用途。骨扫描利用放射性同位素锝-99追踪骨组织内的成骨活动。因此该检查方式只能显示成骨过程，而不能显示或仅可少量显示骨吸收活动。任何引起骨形成的病变，在骨扫描图像上均表现为"热结节"。这意味着像多发性骨髓瘤这样的破骨性病变在骨扫描图像上并不能呈现出来，因为该类病灶内几乎为破骨性病变。骨扫描可以用于辨别松动的全髋关节或全膝关节假体，但是结果的特异性值得商榷。可触及的良性骨质病变在骨扫描中呈现为"冷结节"，因此可采用骨扫描排除恶性肿瘤等进展性病变。对于疼痛局限在某一部位的未知病变，骨扫描检查同样具有一定的鉴别意义。骨扫描的"冷结节"提示病变为软组织来源，若病变区域呈现"热结节"则应进行进一步的MRI检查。

▶ 实验室检查

最重要的两项实验室检查是C反应蛋白（CRP）和血沉（全称为红细胞沉降率，ESR）。这两项检查可以提示体内是否存在炎症、恶性肿瘤或类风湿性疾病。如果检查结果为阴性，提示患者的主要症状并非由系统性因素导致，需考虑局限性因素是否参与疾病进程。全血细胞计数同样是一项重要的检查，它可以反映患者的大体健康情况，提示贫血或感染等病情。对于骨科医生来说，另一项比较重要的实验室检查是关节液检查，通常包括关节液细菌培养和药物敏感性分析。如果怀疑存在感染，则应检查关节液的细胞计数、分类、蛋白质及葡萄糖的含量。需要检测的还有晶体物质含量，这有利于软骨钙质沉着病或痛风的诊断。关节液蛋白质含量升高、葡萄糖含量降低提示可能存在感染。最后需要所有外科医生关注的是患者的营养状况，营养状况的评估包括淋巴细胞计数、前白蛋白、白蛋白、锌和血清转铁蛋白等的含量。另外，最低营养状态评估是护理上用于筛查老年个体是否存在营养不良风险的工具之一。

▶ 对患者及家属进行健康宣教

骨科手术涵盖门类较广，小到爪状趾矫形，大到多节段的脊柱融合手术，这些术式都具有不同的难易程度与要点。当决定为患者采取手术治疗时，应使患者尽量理解术前、术中、术后可能出现的情况。这个过程在法律中称为知情同意，其对患者的依从性及患者对手术治疗的满意度都有重要的意义。

为了遵从法律规定或行业（如美国医疗机构评审联合委员会，JCAHO）要求，手术医生须告知患者及家属拟行手术的风险、预后、替代治疗方案及并发症等相关事项。应详细解释骨科手术中常发生的风险。风险和术中、术后并发症的发生紧密相关，因此必须一并阐明。有时候，治疗方案的选择很简单。例如，开放性骨折的患者，若未进行正确的引流、清创和抗生素治疗，则发生感染的风险极大。在这种情况下，任何一个理智、谨慎的人都会选择进行治疗。然而，也有些时候治疗方案的选择很微妙。例如，在两种可供选择的手术方式或手术与非手术治疗之间进行选择。此时，手术医生需要综合考虑患者社会心理及身体状况，协助患者进行治疗方案的选择。例如，两位男性患者，均为75岁，影像学结果提示患有严重的右膝关节退行性改变。其中一位患者的疾病致其不能打高尔夫球，病情限制了他的身体锻炼和社交行为。另一位患者需要久坐及不进行长距离的行走，而这位患者平素以游泳的方式进行心肺功能锻炼，膝关节病变并不会影响游泳。医生应建议第一位患者进行膝关节置换手术，而第二位患者则不需要这样的建议。但是在治疗前，医生应向两位患者说明其他可选择的治疗方案，如持续服用非甾体抗炎药（NSAID）、应用支具辅助、服用安眠药及镇痛药。

术前活动性较强的患者往往会顾虑术后恢复的情况，这些顾虑包括多久能够安全地旅游，何时能够重返工作岗位及何时具备自理能力。其中有些患者也会考虑如果暂未恢复自理能力，是否有足够的社会支持能够帮助他们。医生必须随时做好准备，以对此类问题进行详尽的解答，特别是下肢功能障碍或脊柱疾病患者，应对其何时可以进行下肢功能锻炼给予充分的说明。对于拟进行手及上肢手术的患者，应在术前告知其术后进行手功能锻炼的相关事宜。在术前对患者进行充分健康宣教可以避免术后发生不必要的问题。

因为患者对手术的期待程度存在差异，术前需告知患者术后行走功能和上肢功能恢复的预期程度。例如，对于髋关节或膝关节术后患者，术后短期内需要助行器辅助行走并缓慢过渡至拐杖辅助行走，通常情况下在术后2~4周需要完全借助拐杖行走。术后6周到3个月可以改用手杖辅助行走。因为患者对手术的反应存在差异且难以预测，所以在药物应用的时长、疼痛程度、驾驶车辆的能力等方面的评估应尽可能地保守。对术后旅行出游的患者应高度警惕，尤其是下肢创伤的患者，旅行可能会增加深静脉血栓形成的风险。建议下肢创伤的患者，在术后6~12周内不要进行超过1小时的飞行旅行，也不要进行长距离不停歇的汽车旅行（应保证每45分钟休息1次）。如果旅行不能避免，推荐应用抗炎药和相关抗凝（抗血小板凝集）药物。

A.术前谈话

术前谈话是与患者术前准备及术后治疗依从性密切相关的重点内容，要确保患者知晓手术每一阶段可能出现的情况。在进行术前谈话时，要注意细节问题。

例如，拟对一位患者进行踇外翻矫形术，而患者2周后要参加自己女儿的婚礼。当意识到不能在婚礼当天穿上准备好的鞋子时，患者通常会很沮丧。与该情况类似，生活方式可能会影响手术方式的选择。对于内侧膝关节炎的患者，采用单髁置换

术还是胫骨高位截骨术，可能取决于患者是否进行网球运动，是否从事重体力劳动的工作，或者是否多为坐位与伏案工作。

B.讨论手术风险及可能的并发症

就围手术期相关风险与患者进行讨论非常重要，应该提前进行并在术前进行强调。一些患者往往会要求术前对相关风险进行详尽的解释，尤其是患者有亲属既往进行手术治疗后出现麻醉意外或手术并发症如肺栓塞或感染时。医护团队需要根据患者对风险沟通的反应程度改变沟通的策略，在告知不全和告知过度二者之间达到平衡，因为告知过于详细可能会使患者产生恐惧并拒绝必要的手术治疗。

在人类文明中，风险是很难被理解的一个概念。某些情况下的风险可能会被严重高估。其中一些风险相对易于理解，此有助于患者正确理解风险的严重程度。风险发生率可能极高或极低，但不论高低都会影响患者的心理状态。例如，很多人搬离加利福尼亚州以躲避地震，或者因为相关风险而拒绝搭乘飞机出行，即使乘汽车死亡的风险是乘飞机的10倍甚至100倍（表1-1）。对风险的理解不足会导致对相关责任认识的偏差。例如，飞行事故的伤亡抚恤金可能是数百万美元，但机动车事故很可能没有伤亡抚恤金。因此，对于风险的认知十分重要，患者需要十分清楚这些风险。相同地，患者可以理解并接受大手术后出现心肌梗死的风险，因为其能够充分理解手术增加了心脏的负担。但是，患者可能并不能理解手术使用的硬膜外麻醉有导致双下肢瘫痪的风险。因此关于手术风险要针对每位患者进行个性化的解释。合并心肌梗死病史的患者与20岁的健康人相比，手术风险是完全不同的（参见表2-1）。但是问题的发生率并不能直接体现在不同人群的风险上。

尽管所有的手术均具有相应的风险，但风险的发生率和类型与术式有关，同时也受患者年龄和健康程度的影响。以下列出了一些常见的风险。

1.截肢术　除了严重创伤，紧急突发情况少有应用截肢术治疗的。而采取截肢治疗最主要的原因是感染，因为缺乏血运和感染会增大截肢的风险。

表1-1 常见活动的死亡及并发症发生率

死亡或并发症	百分比
死亡（心肌梗死后再发心梗）	1
大出血（7天，华法林，INR 2.65）	0.02
消化道溃疡/出血穿孔（萘普生6个月）	1
瘫痪（硬膜外病变引起）	0.02
死亡（飞行事故/年）	0.001
死亡（车祸/年）	0.016
加利福尼亚地震/年	0.000 18

INR：国际标准化比率。

2.麻醉 与麻醉相关的风险是骨科手术中较为主要的风险。并不是因为麻醉意外发生率较高，而是因为一旦发生，后果往往是灾难性的。择期麻醉的死亡率大约是1/200 000。其他风险包括但不限于神经损伤和神经阻滞导致的无力症状、硬膜外麻醉致脑脊液漏而出现头痛症状、胃内容物反流，以及心脏问题（包括心肌缺血和心律失常等）。医生最好就上述风险以简单明了的语言与患者进行沟通，而其他相关细节问题可由麻醉医生与患者沟通。

3.关节炎 事实上，任何进入关节的操作都有可能损伤关节，除非进行关节置换术。部分情况如关节内骨折，采取手术治疗可降低发生关节炎的风险。但即使是这种情况，术前依旧应与患者进行沟通，并告知其关节损伤的风险仍然存在，因为关节表面愈合并不会形成正常的软骨表面。

4.出血 术前应对患者的出血量进行准确的评估，并讨论术前预储存自体血的可行性。同种异体血虽然存在一定的安全隐患，但是可以提升受血者的安全感。有些病例应用促红细胞生成素可以提高术前患者血红蛋白的含量，减少术后对同种异体血的需求。其他可选输血方式包括术中自体血收集、回输系统。对于有特殊宗教信仰的患者，促红细胞生成素相对术中自体血回输更易于接受。为了减少术中出血量，患者应在术前2周停用NSAID。对于依赖NSAID的患者，停用药物可能会引发不适而且会使类风湿性疾病重新进入活动期。为了减少这些风险，患者在围手术期可改用新型环氧合酶2（COX-2）受体阻滞剂，该药物并不会影响血小板功能或者抑制血栓素A，所以不会引起血小板功能

紊乱和出血时间延长。

5.血管损伤 血管管腔越大，其发生损伤对患者的影响就越严重。滋养动脉的管壁也会受年龄因素引起的血管钙化和血管疾病的影响。虽然大部分患者都能充分理解相关风险，但仍有必要向患者强调血管因素可能引发的问题。对于髋关节或膝关节手术，术中体位摆放会影响股动脉和腘动脉的牵张力，可能会损伤钙化的血管。

6.深静脉血栓/肺栓塞 事实上，所有涉及下肢和脊柱的手术都存在一定的深静脉血栓形成的风险，这一点一定要告知患者。在接受全髋关节置换等高致栓风险手术却又未接受血栓预防措施的患者中，高达40%~60%的患者有可能出现深静脉血栓。肺栓塞的发生率较深静脉血栓低，其死亡率约为0.3%，而这个死亡率是美国所有65岁以上男性中肺栓塞死亡率的10倍。其他类型手术发生肺栓塞的风险可能相对较低一些。无论什么情况，患者都应知道该项风险及相关预防措施。

7.骨折 许多骨科手术都存在骨折的风险，如非骨水泥型髋关节置换，也存在较高的骨折发生率。理论上，所有的骨科手术都有导致骨折的潜在风险，应告知患者术中此危险的存在及导致其发生的相关风险因素。

8.感染 骨科手术的术后感染率差异较大。例如，关节镜手术几乎很少发生感染，而开放性骨折复位固定术存在一定的感染概率。术后感染是手术风险的重要组成部分。对于患有糖尿病接受膝关节置换手术的患者，不仅要告知患者所采取的防止细菌感染的措施（如应用抗生素，术中使用空气层流过滤系统，或使用紫外线消毒手术间），也要告知患者如果感染发生将采取何种方法加以控制。控制感染的措施包括清创、取出假体、腓肠肌皮瓣移植、假体再植入、关节融合术及截肢术。骨折外固定架的使用需要配合相应的长期护理。应告知患者及家属经皮外固定架可能导致的问题，以免患者因主观臆断并采取不恰当的操作导致不良的后果。皮肤问题往往由感染所致，但也存在其他诱发因素，如皮瓣周围的皮肤瘢痕会影响皮瓣的正常血运、患者有吸烟史、合并糖尿病或肥胖症、下肢远端有伤

口，都会增大感染的风险。在这些情况下，应提前告知患者可能出现切口延迟愈合或皮缘坏死。

9.复位不良 虽然骨折治疗的理念在不断地进步，但内固定或骨折断端的移位仍需要进行二次手术干预。应针对不同的手术方式、骨折的类型及患者自身情况进行告知。复位欠佳可能导致骨折延迟愈合或不愈合。较少的血管供血或吸烟史是导致不愈合的危险因素。不愈合发生的概率与骨折部位有关，但一般较低。

10.神经损伤 一些手术操作可能会引发轻度的组织损伤，但这些损伤足以累及神经。例如，采用内侧髌旁切口可能会切断隐神经的髌下支，导致切口出现麻木症状。术前应提前告知患者可能出现神经损伤及相关的症状。无论什么手术，术前都应告知患者可能出现神经意外损伤的情况。

C.预后

患者的预后与术式息息相关，但需要给予患者大致的指导。不能工作或避免活动的时间对患者来说非常重要。这需要根据患者的职业、年龄及可用的病假时间来决定。银行行长相对于体力劳动者能更快地返回工作岗位。驾驶车辆对很多人来说是必不可少的出行手段，手术带来的活动限制程度决定了术后患者需要多少辅助。

患者应该对术后肢体活动范围、肌肉力量、手术可能导致的功能障碍及恢复至正常生活的时间等问题有正确的认识。对于一些有特定需求的患者，恢复行走功能、书写能力及使用计算机键盘的时间应作为预后评估的重点。需要再次强调的是，术前应依据患者的自身情况及家庭情况进行预后评估。

D.维护患者及家属的知情权

在手术开始前，手术医生可通过与患者及家属的会面向其传递轻松、积极的情绪，并向其表达对于手术结果报以乐观的看法，从而缓解患者及家属的紧张情绪。告知患者家属一个较为准确的手术时间很重要，但要反复强调，如果手术时间延长并不意味着发生了对患者有害的手术并发症。如果患者家属希望得到手术时间延长的通知，应让他们留下联系方式。手术结束且患者已经脱离危险如插管时

的误吸等，手术团队应有专人告知患者家属相关的情况。此外，还应告知患者家属一些注意事项，如进行足部手术的糖尿病患者，应始终警惕术后感染的发生。

Geerts WH, Bergqvist D, Pineo GF, et al: Prevention of venous thromboembolism. Antithrombotic and thrombolytic therapy, ACCP Evidence-Based Clinical Practice Guidelines (8th Edition). *Chest* 2008;133(Suppl):381S. [PMID: 18574271]

Johnson BF, Manzo RA, Bergelin RO, Strandness DE Jr: Relationship between changes in the deep venous system and the development of the postthrombotic syndrome after an acute episode of lower limb deep vein thrombosis. A one- to six-year follow-up. *J Vasc Surg* 1995;21:307. [PMID: 7853603]

Lilienfeld DE: Decreasing mortality from pulmonary embolism in the United States, 1979–1996. *Int J Epidemiol* 2000;29:465. [PMID: 10869318]

Lilienfeld DE, Godbold JH: Geographic distribution of pulmonary embolism mortality rates in the United States, 1980 to 1984. *Am Heart J* 1992;124:1068. [PMID: 1529881]

McKee MD, DiPasquale DJ, Wild LM, et al: The effect of smoking on clinical outcome and complication rates following Ilizarov reconstruction. *J Orthop Trauma* 2003;17:663. [PMID: 14600564]

Mini Nutritional Assessment. Available at: http://www.mna-elderly.com/forms/MNA_english.pdf.

Nosanchuk JS: Quantitative microbiologic study of blood salvaged by intraoperative membrane filtration. *Arch Pathol Lab Med* 2001;125:1204. [PMID: 11520273]

Schneider D, Lilienfeld, DE: The epidemiology of pulmonary embolism: racial contrasts in incidence and in-hospital case fatality. *J Natl Med Assoc* 2006;98:1967. [PMID: 17225843]

Sweetland S, Green J, Liu B, et al: Duration of the magnitude of the postoperative risk of venous thromboembolism in middle aged women: prospective cohort study. *BMJ* 2009;339:b4583. [PMID: 19959589]

Warner C: The use of the orthopaedic perioperative autotransfusion (OrthoPAT) system in total joint replacement surgery. *Orthop Nurs* 2001;20:29. [PMID: 12025800]

手术管理

▶ 术前管理

A.术前手术团队讨论

术前准备会直接影响手术治疗的结果。因此，在手术准备的过程中，护士、手术医生、麻醉师和其他手术团队成员都应参与其中，以提高工作效率。对手术时间、术中出血量、肌肉松弛药物用量的合理预测可以减少术中麻醉及手术的风险。对手术部位情况进行再次评估及准备好特殊手术器械，如假体、激光设备、骨折复位床，有助于提高工作效率、改善手术结果。手术团队的每位成员都应对治疗全程保持谨慎的态度，以避免出现"错误位置"的手术。手术团队应根据标准对手术部位进行

标记。

B.术前准备及手术体位摆放

患者进入手术间后，应尽量使患者感到舒适。麻醉诱导前后，团队所有成员应表现出冷静、高效和专业态度。如果麻醉师建议为了提高工作效率，给患者穿预防下肢血栓栓塞袜、间断充气袜或使用止血带，这些应在麻醉诱导前完成。留置动脉导管、中心静脉管及导尿管应在麻醉后进行。应根据最佳照明条件、方便术者及助手操作、利于手术无菌等原则对手术床进行适当的调整。

患者手术体位的摆放需手术医生及麻醉师共同完成，以确保手术的安全性。本应完美的手术可能会因没有妥善垫起肢体远端造成神经麻痹而失败。若患者为侧卧位，应注意保护膝关节处的腓神经及上肢带骨下方的臂丛神经。在肩关节手术中，手术医生应尽量避免扩大手术视野，以防止牵拉患者的臂丛神经或者颈神经根。患者肩关节应避免外展超过90°，应避免强迫存在挛缩的关节置于异常体位。这些措施在类风湿病患者及老年骨质疏松患者的手术中十分重要。在进行侧卧位或俯卧位摆放时，应合理规划步骤，团队应行动一致以避免下肢损伤。

C.抗生素的应用

除了怀疑感染的病例需要根据细菌培养结果选择抗生素以外，根据美国行业标准，抗生素应在切开皮肤之前的1小时内开始应用。对于骨科手术而言，预防性应用1代或2代头孢类抗生素较为合适。美国行业标准规定，预防性抗生素治疗应在术后24小时内停用。

D.止血带的应用

有些手术必须使用止血带，而有些手术则需要根据情况使用。应用止血带的目的是阻止肢体血液的流动。为了达到这一目的，充气式止血带必须充气至一定压力值，因为止血带的压力会被软组织分散掉一部分，所以该压力值必须高于肢体的动脉压。

1.止血带的型号和放置 应用于四肢手术的止血带必须足够宽，但同时又不能影响手术部位的显露。对于肘关节或膝关节手术，止血带应尽可能放置在肢体近端，这样不会影响相关肌肉的张力，以便于关节可以进行全范围运动。当肢体较为粗大且皮下脂肪较丰富时，应注意防止止血带向远端滑移，以免出现止血带褶皱，造成局部压力不均衡。为了防止止血带移动，可以沿肢体纵轴方向用5 cm的医用胶带加强固定。

2.止血带充气时间及压力 止血带对组织的影响与压力值及充气时长密切相关，其中神经及肌肉组织对止血带的压迫最为敏感。压力对肢体的直接压迫和肢体远端的缺血状态是导致止血带相关损伤的主要原因。

选择止血带压力值时需要考虑以下因素。首先，压力值应尽可能低，以避免对敏感的神经组织造成损伤，但压力值又必须高于肢体滋养动脉的收缩期压力（图1-1）。其次，如果患者血压不稳定，则需要有一个压力安全范围。2009年，围手术期注册护士协会（AORN）推荐根据测量的动脉阻断压逐渐增高止血带压力。当患者动脉阻断压为<130 mmHg（1 mmHg≈0.133 kPa）、130~190 mmHg和>190 mmHg时，止血带压力分别选取40 mmHg、60 mmHg、80 mmHg。动脉阻断压是指使流向下肢的动脉完全压闭、血液停止运输时的压力值。如果肢体较粗大且皮下脂肪丰富，必须适当调高止血带压力以确保血液完全停止流出。可以对止血带进行校准，并使用专用的压力测量计进行测量；也可以根据动脉的搏动情况，充气至无法触及动脉搏动。

如果止血带压力过高、使用时间过长，会产生相应的并发症。使用宽止血带和弧形止血带，可以获得较高和较均匀的止血带压力，可以降低并发症发生率。一般来说，止血带充气时间不宜超过2小时，且时间越短越好。在一项犬类实验中，针对止血带远端肌肉组织的研究发现，充气90分钟，松解5分钟可以把缺血损害降到最低。该结果同样提示，使用止血带的手术要具有更高的效率。止血带放气松解后，常常发生反射性的充血和水肿，这会对切口的缝合造成干扰。虽然使用驱血绷带更有利于大腿和上肢大静脉的排空。但不推荐创伤患者使

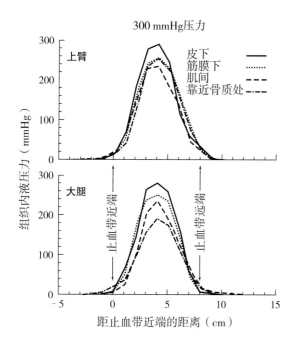

300 mmHg压力

▲图1-1 图示为止血带压力为300mmHg，分别作用于上臂和大腿，肢体由止血带近端到止血带远端区域内，不同深度的组织内液压力的分布情况。两图中的数值为6条肢体测量值的平均值

用驱血绷带。彻底驱血有利于防止深静脉血栓的形成，尤其是术中需要进行二次充气的情况。

Barwell J, Anderson G, Hassan A, Rawlings I: The effects of early tourniquet release during total knee arthroplasty: A prospective randomized double-blind study. *J Bone Joint Surg Br* 1997;79:265. [PMID: 9119854]

Classen DC, Evans RS, Pestotnik SL, et al: The timing of prophylactic administration of antibiotics and the risk of surgical wound infection. *N Engl J Med* 1992;326:281. [PMID: 1728731]

Fernandez AH, Monge V, Garcinuno MA: Surgical antibiotic prophylaxis: effect in postoperative infections. *Eur J Epidemiol* 2001;17:369. [PMID: 11767963]

Hargens AR, McClure AG, Skyhar MJ, et al: Local compression patterns beneath pneumatic tourniquets applied to arms and thighs of human cadavers. *J Orthop Res* 1987;5:247. [PMID: 3572594]

Idusuyi OB, Morrey BF: Peroneal nerve palsy after total knee arthroplasty. Assessment of predisposing and prognostic factors. *J Bone Joint Surg Am* 1996;78:177. [PMID: 8609107]

Noordin S, McEwen JA, Kragh JF Jr, et al: Current concepts review: surgical tourniquets in orthopaedics. *J Bone Joint Surg Am* 2009;91A:2958. [PMID: 19952261]

Ostman B, Michaelsson K, Rahme H, Hillered L: Tourniquet-induced ischemia and reperfusion in human skeletal muscle. *Clin Orthop Relat Res* 2004;418:260. [PMID: 15043128]

Pedowitz RA, Gershuni DH, Botte MJ, et al: The use of lower tourniquet inflation pressures in extremity surgery facilitated by curved and wide tourniquets and an integrated cuff inflation system. *Clin Orthop Relat Res* 1993;287:237. [PMID: 8448950]

Sapega AA, Heppenstall RB, Chance B, et al: Optimizing tourniquet application and release times in extremity surgery. *J Bone Joint Surg Am* 1985;67: 303. [PMID: 3968122]

Wakai A, Winter DC, Street JT, Redmond PH: Pneumatic tourniquets in extremity surgery. *J Am Acad Orthop Surg* 2001;9:345. [PMID: 11575914]

▶ **手术相关注意事项**

在开始实施麻醉至完成术前准备的时间内（一般为10~30分钟或者更久），参与手术的相关人员需尽最大努力提高工作效率。从患者利益最大化的角度出发，应尽可能减少开始麻醉到开始手术的时间。

A.切口及手术入路

手术切口的愈合是边对边模式而不是点对点模式，因此切口位置错误或过长均会导致不必要的创伤及切口延迟愈合，延长患者的康复时间。只要对切口的位置存在疑问，就应该考虑进行X线透视以明确切口位置。在进行影像学检查时，应考虑患者是否存在肥胖问题、患者的手术史及体内是否存在医疗内植物，这些因素均会对检查结果造成影响。

应使用锋利的手术刀垂直皮肤、缓慢纵向切开。进行肿瘤活检手术时，常常采用纵向切口。手术入路穿过皮下脂肪层的方式有很多，需根据切口在身体的具体位置而定。对于大部分手术，从皮下组织至筋膜层建议使用手术刀进行锐性分离，而上肢及一些皮神经功能较为重要的区域建议进行钝性分离，因为皮神经多在皮下脂肪层走行，如果损伤这些皮神经会造成相应的术后并发症。很多外科医生喜欢用组织剪进行垂直于切口方向的组织分离。每层组织的分离都要充分止血。不要分离脂肪组织与皮肤，这可能会导致皮肤的缺血改变。

在进行操作时应避免使用手术钳挤压皮肤，否则会损伤皮缘硬性愈合。更不能钳夹皮肤，也不能过度牵拉皮缘。必要时应采取较大的切口以避免过度牵拉皮肤。注意保持软组织湿润且不要过度牵拉，注意远离神经血管束，以避免其受到损伤。挤压和牵拉均可导致神经损伤，而神经麻痹和感觉异常会使一台本应成功的手术失败。另外，应注意保持软骨组织表面的湿润，因为过度干燥会对其造成不良的影响。

当外科手术入路位于神经之间时，如三角肌和胸大肌之间，应避免造成肌肉去神经化。肌肉的分离会造成更大的创伤，同时造成肌肉去神经支配的风险也更大。但该项原则并不普适于肿瘤切除手术，因为肿瘤的切除要求将肿瘤细胞控制在组织间隔内。

B.骨科器械及引流

骨科所用器械都很锐利，锋利的器械可以减少对切口深处组织过多的压迫从而避免相应并发症的发生。应用骨刀或刮匙时，使用骨锤进行不同力度和次数的敲击有利于实现对手术操作的精确控制，而单独使用骨刀则很难实现该目的。术中所使用的电钻和电锯应保持足够的锋利度，以减少使用过程中的摩擦热量，避免组织灼伤坏死，并可保障手术的顺利进行。在骨面进行钻孔操作时，不论对钻道与骨面所成角度有何种要求，术者在选择进入点时都应采取与骨面垂直的方向进行钻孔操作，这样可以避免钻头从理想的进针点移位。如果术中有导航系统辅助，可以直接以所要求的角度进行钻孔操作。位于长骨处的钻孔是应力集中的区域，应尽可能使钻孔呈圆形并消除孔口周围不规则骨缘，以减少应力集中的可能性和程度（图1-2）。当对骨进行钻孔时，特别是下肢骨，应在患肢施加对抗扭转负荷的力，以利于钻孔操作。

对骨面进行止血可能会存在一定难度。相较于传统的骨蜡，目前学界更推荐使用微晶胶原止血剂，因为骨蜡会引起一定程度的排异反应。术后骨表面出血较为常见。尽管留置引流在外科手术中已成为不变的传统，但至少针对全髋关节或膝关节置换等手术的相关循证医学证据表明，切口引流并非必要，因为其可能会增加患者的失血量。如果放置引流，则应对引流管进行加固处理以避免意外脱出，并应选择孔径足够大的引流管以避免引流管被血凝块阻塞。引流管通常于术后48小时内拔除。若引流管安置的目的是用来消除无效腔，可留置更长时间。

C.切口闭合及包扎

切口的闭合应迅速有效，以减少总体手术时间和麻醉时间，在操作时应谨慎小心，避免对皮肤造成额外的损伤。如果切口位于手术瘢痕处，则建议切除表皮及皮下瘢痕组织，显露富含血管的组织，以促进切口愈合。对于四肢手术切口，紧密缝合皮

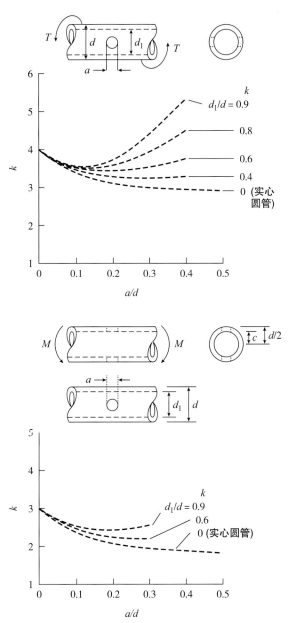

▲图1-2 在实心圆棒或圆管上贯穿打孔后扭转（上图）和折弯（下图）状态的应力集中因子。a=圆孔的直径；d=圆管的外径；d_1=圆管的内径；k=应力集中因子，随圆管直径增加而增大；M=弯矩；T=扭力负荷（PetersonRE: Stress Concentration Factors: Charts and Relations Usefulin Making Strength Calculations for Machine Parts andStructural Elements. New York, NY: Wiley; 1974. ）

下组织层可以有效减少皮肤张力。采用双层方结可避免线结松解，尤其是手术后需持续使用被动运动器械进行康复或术后需要早期功能锻炼的情况，功能锻炼在切口愈合前会对其不断产生压力。倒刺缝合线可以避免打结，但往往不能够维持组织对合的位置。组织黏合剂是新型切口闭合材料。研究表明，相对于组织黏合剂，缝线可以减少切口裂开的发生，但组织黏合剂可以使切口愈合后更加美观。

切口必须使用棉织物或纱布进行加压包扎，以

减少血肿的形成。虽然切口处引流对手术效果影响不大，但是往往认为引流不畅与较高的感染风险和输血需要相关。尽量减少胶布的使用，胶布常引发过敏反应及切口周围水肿。此外，因为胶布对皮肤存在剪切力，常会出现张力性水疱等并发症。

Batra EK, Franz DA, Towler MA, et al: Influence of surgeon's tying technique on knot security. *J Appl Biomater* 1993;4:241. [PMID: 10146307]

Brown MD, Brookfield KF: A randomized study of closed wound suction drainage for extensive lumbar spine surgery. *Spine* 2004;29:1066. [PMID: 15131430]

Coulthard P, Esposito M, Worthington HV, et al: Tissue adhesives for closure of surgical incisions. *Cochrane Database Syst Rev* 2010;2:CD004287. [PMID: 20464728]

Hazarika S, Bhattacharya R, Bhavikatti M, Dawson M: A comparison of post-op haemoglobin levels and allogeneic blood transfusion rates following total knee arthroplasty without drainage or with reinfusion drains. *Acta Orthop Belg* 2010;76:74. [PMID: 20306968]

Minnema B, Vearncombe M, Augustin A, et al: Risk factors for surgical site infections following primary total knee arthroplasty. *Infect Control Hosp Epidemiol* 2004;25:477. [PMID: 15242195]

Ong CC, Jacobsen AS, Joseph VT: Comparing wound closure using tissue glue versus subcuticular suture for pediatric surgical incisions: a prospective randomized trial. *Pediatr Surg Int* 2002;18:553. [PMID: 12415411]

Torchia AM, Aho HN, Sobol G: A re-exploration of the use of barbed sutures in flexor tendon repairs. *Orthopedics* 2009;32:10. [PMID: 19824603]

术后管理

▶ 住院患者管理

不论是住院患者抑或是门诊患者（日间手术），术后管理都从患者进入麻醉恢复室开始。骨科手术医生在患者术后管理中应承担重要的职责，其主要工作包括疼痛控制、出血管理及深静脉血栓的预防等。对于手术干预区域，应尽早进行神经及血管功能的评估。与四肢相关的感觉及运动功能也应尽早详细记录。如果血管脉搏减弱或消失，则应及时邀请血管外科专家会诊。应密切注意切口是否存在引流量过多的情况，同时应注意避免骨筋膜室综合征的出现。虽然在术前麻醉师已经对患者的总体情况进行了详细的评估，但骨科主管医生仍需对患者的一般情况进行系统的评估，以确保对患者的特殊情况了如指掌。

在接下来的术后阶段，大部分骨科手术的管理存在相同的部分。骨科医生的主要责任是密切观察并详细记录与手术相关的四肢血管及神经功能

情况，以及管理疼痛及预防深静脉血栓形成或肺栓塞等。术后检查的频率取决于不同的临床情境。对于可能出现骨筋膜室综合征的患者，虽然每天进行1次检查即可，但每隔1小时进行1次检查也不为频繁。硬膜外吗啡镇痛可能会显著抑制或改变骨筋膜室综合征的疼痛模式。特别是在术后早期，麻醉药物会给骨筋膜室综合征的诊断带来一定程度的困难。

A.疼痛管理

在美国，疼痛控制是术后管理的重点。有观点认为，大部分患者的疼痛并没有得到充分的医治，且疼痛并未得到充分的控制。在美国，人们已渐渐接受无痛医疗的理念，这也导致因医治不充分而引发的诉讼案件数量上升，同时各个州医学会因此对医生的处罚量也在逐年上升。倘若没有来自州医学会处罚的压力，医生一般不愿意开立麻醉类药物控制疼痛发作。这促使JCAHO提出将"控制疼痛发作"作为患者的权利。JCAHO指出，全面评估患者必须包括对疼痛的评估，而疼痛也被视作第五个生命体征。与视觉模拟评分法（VAS）相似，JCAHO的疼痛评分法将疼痛程度以0~10划分，0代表没有痛感，10代表疼痛无法忍受。但对疼痛的分级往往没有具体的标准，因此经常出现患者给自己评分10分甚至更高。外科医生应以容易理解的方式向患者进行解释，0~3分指能够感知到疼痛但不影响日常生活，4~6分指疼痛让人无法集中精力进行日常活动，7~9分指疼痛让人失去了活动能力，10分则表示极度疼痛。这种和功能联系起来的评分更容易被患者接受。可被接受的疼痛是指疼痛评分4分及以下的情况。

疼痛是一种非常主观的感觉，是对伤害行为的情绪反应，痛觉的产生由4个相互独立的步骤组成。第一步，组织损伤会产生神经信号，第二步神经信号传至脊髓，在脊髓里进行第三步调控，最后调控过的信号传导至大脑皮质产生痛觉。痛觉认知与文化、种族和性别有关。疼痛和刺激并不成线性关系，双倍的刺激并不能导致双倍的疼痛。痛觉认知同样也和患者的预期相关。有研究表明，术前对患者进行充分的宣教可以减少骨科大手术（如全膝

关节置换术）后的疼痛程度。

在口服药物可以实现满意的镇痛效果之前，传统的镇痛方法多为静脉内或肌内注射麻醉镇痛药。患者自控镇痛（PCA）是目前主要的镇痛方式。PCA系统常使用吗啡作为镇痛药物，常以1 mg/h的基础速度进行静脉内注射，而患者能够控制的剂量为1 mg，患者可以每隔10分钟进行1次自控镇痛。剂量可以上下调整以适应患者的镇痛需求。1 mg的剂量在一部分患者中可能会诱发呼吸抑制，但如果控制剂量过于保守可能无法获得充分的疼痛控制，这会使一部分患者心脏负荷增加，严重者可导致心肌缺血等危急情况。传统应用的麻醉镇痛药也会导致很多问题。例如，患者恢复时间延长，可能出现恶心、呕吐、便秘、幻觉、定向感缺失。这些药物并发症会导致患者住院时间延长和满意度降低。

术后镇痛的方式有很多种，包括硬膜外或鞘内注射局部麻醉药，应用方式包括连续泵入或单次注射。上述这些方法都可以实现满意的镇痛效果，但是使用前必须对每一种镇痛方法的优缺点进行充分的评估。硬膜外或脊髓外单次注射含吗啡的镇痛药可以实现12~24小时的疼痛缓解效果，目前市场上已经有用于单次注射镇痛的长效吗啡制剂（DepoDur），其可提供长达48小时的镇痛效果。使用其他途径来限制镇痛药的应用可能导致其他问题，如药物过量的问题。长期应用硬膜外或鞘内镇痛会影响恢复过程。护士和物理治疗师并不愿意转移存在硬膜外置管的患者。在一些医院，这样的患者甚至会被要求在重症监护室内进行观察。神经阻滞和关节腔内注射的效果受局部麻醉药持续时长的影响。神经阻滞要针对某个区域内的全部神经加以阻滞才能够控制术后疼痛。

研究表明，使用镇痛泵将镇痛药持续泵入关节腔或其他体腔可以实现长期的镇痛效果，部分镇痛泵还可以间断进行大剂量药物的输入以提升镇痛效果。镇痛泵内往往使用的是长效镇痛药，如0.25%或0.5%布比卡因（丁哌卡因），以2 mL/h或更快的速度静脉泵入。有研究报道，罗哌卡因具有一定的促血管收缩的特性和较小的心脏毒性，但其价格较

为昂贵。研究表明，关节腔内注射镇痛药如利多卡因、罗哌卡因及布比卡因等，即使可能只是单次注射，也会引起关节内软骨细胞的损伤。因此术后单次镇痛或持续泵入镇痛药仅适用于全膝关节置换术或者手术切口不与关节腔相通的术式。

过去，应用于术后急性疼痛的非麻醉镇痛药只有酮咯酸。当患者不能口服药物时，可以静脉注射或肌内注射该药。尽管酮咯酸是一种有效的NSAID，且使用酮咯酸可以减少吗啡的用量。但该药物会激活血小板表面的环氧合酶-1（COX-1）受体活性，导致围手术期出血量增加。当患者能够口服药物时，即可采用其他类型的NSAID控制疼痛。不论是酮咯酸还是其他NSAID都可能影响血小板的凝血作用进而导致出血量增加，所以大部分骨科术后急性疼痛并不常规使用NSAID。COX-2选择性抑制NSAID，避免了围手术期的出血风险，使得此类药物可以作为常规镇痛药物使用。NSAID可以提供满意的镇痛效果，减少麻醉镇痛药的副作用。即将上市的新型COX-2选择性NSAID可以不通过消化道给药，有望作为术后早期疼痛控制的主要方式。这类药物的代表是帕瑞考昔，其为伐地考昔（已在欧洲上市，美国市场目前没有）的前体药物。但是高选择性COX-2受体抑制药（如罗非昔布、伐地考昔）也有不足之处。研究表明，长期应用可能诱发心血管方面的不良事件。此时，可以采用其他低选择性的、对血小板影响较小的NSAID（如塞来昔布、双氯芬酸、美洛昔康、依托度酸）作为替代。

目前学界对其他镇痛药与镇痛技术的认识并不充分，一些相关机制还处于探索阶段。对乙酰氨基酚是一种中枢性前列腺素合成酶抑制剂，可以显著缓解疼痛，其最大剂量为4 g/d。由于对乙酰氨基酚的作用机制和麻醉镇痛药不同，其镇痛效果对吗啡等麻醉镇痛药有加成作用，因此可减少麻醉镇痛药的应用。另外一种常用的麻醉镇痛药是曲马多，其具有较小的成瘾性和较强的镇痛效果，可以抑制去甲肾上腺素的再摄取，同时发挥弱阿片受体抑制剂作用（与吗啡相似）。同样，曲马多的镇痛效果与传统阿片类药物有叠加作用。

在手术等应急事件的刺激下，糖皮质激素分

泌量会明显增多。对于肾上腺功能受抑制的患者应外源性给予糖皮质激素予以对抗。有研究表明，全膝关节置换术后皮质激素的分泌量为术前的17倍，但膝关节镜术后增长不明显。对于此类患者，常分次给予200 mg的氢化可的松（约为8天的正常分泌量）。高剂量的地塞米松（20 mg，等效于400 mg的氢化可的松）可用于扁桃体切除术后的早期镇痛治疗。尽管应用糖皮质激素可以缓解术后恶心、肿胀及疼痛等不适症状，但是长期使用有增加感染的风险。短期内大剂量应用糖皮质激素有利于缓解术后疼痛。此外，还有很多间接镇痛的方法，如术中充分止血或采用冷疗等缓解组织肿胀与疼痛的措施。松质骨表面的出血可以通过涂抹骨蜡加以控制，有时也可应用纤维蛋白胶。冷疗可以使血管收缩从而减少肿胀，也可直接作用于痛觉信号的传导系统从而缓解疼痛。

　　疼痛管理采取系统且灵活多样的方式才能够取得较好的效果。多模式镇痛系统要求选择多种镇痛药物针对痛觉形成的不同环节进行控制。可联合使用的镇痛药物和方式包括麻醉镇痛药、对乙酰氨基酚、曲马多、COX-2受体抑制剂，以及起局部麻醉镇痛效果的镇痛泵。周围神经阻滞和蛛网膜下腔吗啡注射有助于术后早期的镇痛管理。于关节囊周围进行局部麻醉药物和固醇类药物注射同样能够达到一定的镇痛效果。当患者进入麻醉准备室时，即应考虑给予镇痛药物以预防术后疼痛，这样也有助于减少因组织创伤引起的周围神经痛觉过敏。除了采用药物控制疼痛外，术前宣教可以减轻患者的焦虑感，降低痛感并提升患者满意度。

Bianconi M, Ferraro L, Traina GC, et al: Pharmacokinetics and efficacy of ropivacaine continuous wound instillation after joint replacement surgery. *Br J Anaesth* 2003;91:830. [PMID: 14633754]

Chu CR, Coyle CH, Chu CT, et al: In vivo effects of a single intra-articular injection of 0.5% bupivacaine on articular cartilage. *J Bone Joint Surg* 2010;92A:599. [PMID: 20194318]

Cook P, Stevens J, Gaudron C: Comparing the effects of femoral nerve block versus femoral and sciatic nerve block on pain and opiate consumption after total knee arthroplasty. *J Arthroplasty* 2003;18:583. [PMID: 12934209]

Grishko V, Xu M, Wilson G, Pearsall AW 4th: Apoptosis and mitochondrial dysfunction in human chondrocytes following exposure to lidocaine, bupivacaine, and ropivacaine. *J Bone Joint Surg* 2010;92A:609. [PMID: 20194319]

Hartrick CT, Hartrick KA: Extended release epidural morphine (DepoDur): review and safety analysis. *Expert Rev Neurother* 2008;8:1641. [PMID: 18986234]

Kuritzky L, Weaver A: Advances in rheumatology: coxibs and beyond. *J Pain Symptom Manage* 2003;25(Suppl2):s6. [PMID: 12604153]

Leopold SS, Casnellie MT, Warme WJ, et al: Endogenous cortisol production in response to knee arthroscopy and total knee arthroplasty. *J Bone Joint Surg Am* 2003;85:2163. [PMID: 14630847]

Mallory TH, Lombardi AV Jr, Fada RA, et al: Pain management for joint arthroplasty: preemptive analgesia. *J Arthroplasty* 2002;17:129. [PMID: 12068423]

Parvizi J, Porat M, Gandhi K, et al: Postoperative pain management techniques in hip and knee arthroplasty. *Instr Course Lect* 2009;58:769. [PMID: 19385585]

Rasmussen S, Kramhøft MU, Sperling KP, Pedersen JH: Increased flexion and reduced hospital stay with continuous intraarticular morphine and ropivacaine after primary total knee replacement: open intervention study of efficacy and safety in 154 patients. *Acta Orthop Scand* 2004;75:606. [PMID: 15513495]

Sinatra RS, Torres J, Bustos AM: Pain management after major orthopedic surgery: current strategies and new concepts. *J Am Acad Ortho Surg* 2002;10:117. [PMID: 11929206]

Sjoling M, Nordahl G, Olofsson N, Asplund K: The impact of preoperative information on state anxiety, postoperative pain and satisfaction with pain management. *Patient Educ Couns* 2003;51:169. [PMID: 14572947]

B.深静脉血栓形成和肺栓塞

　　深静脉血栓形成是一种骨科常见且致命的手术并发症。对于关节置换手术、脊柱手术及术后下肢需要制动的患者而言，深静脉血栓形成是一种严重且常见的并发症，这种并发症在关节镜手术或骨折支具固定治疗及跟腱断裂的患者中也偶有发生。骨科手术及石膏固定是可预见的深静脉血栓形成危险因素。2006年起，JCAHO强制要求所有住院患者常规进行相关的筛查措施及治疗方案以预防深静脉血栓形成。静脉血栓栓塞可导致3个问题：静脉炎后综合征（或静脉栓塞后综合征）、非致死性肺栓塞和致死性肺栓塞。应重视肺栓塞发生的风险，即使未行手术治疗肺栓塞仍有可能发生，这一点与大多数人和大部分外科医生的认知还是存在差异的（表1-2）。

表1-2　梅奥诊所全髋关节置换术相关并发症发生率

并发症	发生率（%）
死亡	0.5
心肌梗死	0.5
肺栓塞	0.4
深静脉血栓形成	1.1

Mantilla et al: Poster presented at the American Academy of Orthopaedic Surgery Annual Meeting, 2001.

与肺栓塞发生相关的危险因素很多，包括年龄、体重、静脉曲张、制动、吸烟、深静脉血栓形成病史、关节置换手术、季节、雌激素治疗及病变位置。深静脉血栓形成与发生肺栓塞之间的关系并不明确。显而易见的是，若没有凝块堵塞肺血管就不会发生肺栓塞，但是究竟是哪一个血栓破裂形成了栓子及导致肺栓塞的发生仍然没有定论。一般认为，来自大腿静脉的血栓相较于小腿的血栓更加危险，因为其体积较大因而引起的损伤也较严重。某种程度上来讲，深静脉血栓形成是评估肺栓塞的标志，同时也是用来评估肺栓塞治疗有效性所参考的指标之一。非致死性肺栓塞可引起肺心病，但是目前的主流观点并不认同这种理论。根据目前的数据推测，非致死性肺栓塞所引发的残余效应，仅在0.1%~0.01%的病例中出现。深静脉血栓形成本身也是一种严重的问题，其可能导致大腿或小腿的静脉瓣功能不全，从而引起下肢持续性水肿，久之会导致肌肉硬性水肿和溃疡。除了深静脉血栓形成以外还有多种原因可以引起上述改变。有研究发现，未接受手术治疗的人群致命性肺栓塞的发生率存在地理分布差异。居住在美国西海岸的人群较其他地区的美国人发生致命性肺栓塞的风险低。尽管年龄仅单纯作为身体健康状态和活动量的指标，但致死性肺栓塞的发生率随着年龄的增长而上升。大于65岁的普通人群出现肺栓塞的概率为0.03%，而行关节置换手术的患者发生率为0.3%。

在美国，有3类药物可以用来预防深静脉血栓形成：华法林（维生素K抑制剂）、低分子肝素（达肝素钠、依诺肝素、磺达肝素）和抗血小板凝集药（阿司匹林、萘普生及其他NSAID）。每种药物都有其优缺点。华法林起效慢，往往需要数日才能达到治疗量，但是该药可以口服，较为方便。服用该药时须检测凝血酶原时间，以确保药物治疗剂量处在合适的水平。低分子肝素对凝血酶原时间和部分凝血活酶时间没有影响，但会影响Ⅱa及Ⅹa因子的水平。使用该药无须进行监测，因为该药一般以标准剂量使用，而且都是以胃肠道外途径给药。但华法林及低分子肝素都存在出血风险。阿司匹林、萘普生及其他NSAID相对较安全，但是不推荐

用于预防深静脉血栓形成。预防深静脉血栓形成的物理方法包括使用弹力袜和间歇气压疗法。最近的研究表明，这些方法与药物预防效果基本一样。

美国胸科医生学会定期发布深静脉血栓相关的荟萃分析并更新指南。在高风险的骨科手术后，通常给予华法林以维持国际标准化比值（INR）于2~3，术后12~24小时开始应用低分子肝素，同时应用弹力袜及间歇气压治疗作为补充手段预防深静脉血栓形成。上述措施推荐至少连续使用7天。在特殊情况下，推荐高危患者使用肝素或植入静脉滤器。表1-3列出了目前推荐的治疗方式。

骨外科的标准并不同于胸科医生学会制定的诊疗标准。近期有骨科相关文献提出华法林确实是预防深静脉血栓的可选之药，但是使用时需维持的INR值较上述更低。但选择何种药物用于预防深静脉血栓形成很大程度上取决于医生和患者对该疾病风险的理解和认知。

华法林、低分子肝素或普通肝素在极少数的病例中可产生灾难性的副作用。华法林可导致与手术无关的区域皮肤坏死和静脉肢体坏疽综合征。肝素可导致血小板减少症。在应用肝素（包括低分子肝素）5~10天后，患者体内可产生一种IgG抗体从而导致机体处于高凝状态，常常会在一些无法预测的位置发生栓塞。目前市场上虽然已有新型药物出现，但是这些药物的适应证并不推荐用于预防深静脉血栓。这些药物的有效成分是从水蛭身上提取的抗凝血酶。这些药物包括比伐卢定和地西卢定，这两种药物可在出现肝素引起血小板减少的情况时用于抗凝治疗。

在美国，另一种可以口服的抗凝血酶类药物——达比加群酯有可能很快纳入深静脉血栓的预防用药中（该药已在欧洲开始使用）。利伐沙班是一种口服的Ⅹa因子抑制剂，已经在欧洲和加拿大投入使用。在美国，食品药品监督管理局（FDA）顾问小组也在积极推动该药的上市许可。戊多糖（磺达肝癸钠）已经用于预防深静脉血栓形成，其作用机制同肝素相似。

诊断 对术后出现小腿肿胀及Homan征的患者，需通过超声检查来进行深静脉血栓的诊断。可

表1-3 高风险骨科患者深静脉血栓形成预防及治疗建议

手术操作	等级	建议
全髋或全膝关节置换手术	1A	术后12~24小时应用低分子肝素，或者
	1A	术后6~24小时给予磺达肝素2.5mg，或者
	1A	术后立即给予华法林（目标INR2.5，波动在2~3）
	1B	应用间歇气压治疗（仅限于全膝关节置换术）
髋部骨折	1A	磺达肝素
	1B	低剂量普通肝素
	1B	低分子肝素
	1B	华法林（使用方式同上）
创伤	1A	低分子肝素（安全时应用）
	1B	弹力袜和间歇气压治疗，直至可以应用低分子肝素
急性脊髓损伤	1B	低分子肝素（确实存在出血的情况）
	1A	弹力袜和间歇气压治疗（存在出血风险及化学药物溶栓禁忌时）

1A：随机试验证实风险-收益比值，无重大限制；1B：与1A相似但存在不一致的结果和方法学的缺陷。

从病史中筛选出一些危险因素，如制动、下肢或骨盆手术（术后4周内）、深静脉血栓病史及肿瘤病史。当病史中存在这些危险因素时应提高警惕。超声检查是一种可靠且无创的深静脉血栓筛查手段，已取代静脉造影成为该疾病诊断的金标准。肺栓塞的诊断方法同样在改进。对于非手术患者，血液中D-二聚体水平有助于肺栓塞的诊断。

因为在术后几周内都存在发生肺栓塞的风险，因此在术后晚期诊断肺栓塞也可借助于D-二聚体含量的变化。在缺少检查方法的年代，通气/灌注扫描是诊断肺栓塞的标准方法，而肺动脉造影是第二选择。现在螺旋CT已是诊断肺栓塞的可靠检查方法，据报道其敏感度性为70%、特异性为91%。对于常规超声和肺部平扫检查无异常的门诊患者，螺旋CT仅有7%的假阳性率和5%的假阴性率。另外，有些初期研究表明，纤维蛋白单体含量可用于鉴别全髋关节置换术后患者是否发生肺栓塞。肺栓塞患者体内D-二聚体含量虽有增高，但往往需要在术后7天才能检测到明显的差异。

Colwell CW: The ACCP guidelines for thromboprophylaxis in total hip and knee arthroplasty. *Orthopedics* 2009;32(12 Suppl): 67. [PMID: 20201479]

Colwell CW, Froimson MI, Mont MA, et al: Thrombosis prevention after total hip arthroplasty: a prospective, randomized trial comparing a mobile compression device with low-molecular-weight heparin. *J Bone Joint Surg Am* 2010;92A:527. [PMID: 20194309]

Freedman KB, Brookenthal KR, Fitzgerald RH Jr, et al: A meta-analysis of thromboembolic prophylaxis following elective total hip arthroplasty. *J Bone Joint Surg Am* 2000;82:929. [PMID: 10901307]

Geerts WH, Pineo GF, Heit JA, et al: Prevention of venous thromboembolism: the Seventh ACCP Conference on Antithrombotic and Thrombolytic Therapy. *Chest* 2004;126:338S. [PMID: 15383478]

Hong MS, Amanullah AM: Heparin-induced thrombocytopenia and thrombosis. *Rev Cardiovasc Med* 2010;11:13. [PMID: 20495512]

Johnson BF, Manzo RA, Bergelin RO, Strandness DE Jr: Relationship between changes in the deep venous system and the development of post thrombotic syndrome after an acute episode of lower limb deep vein thrombosis: a one- to six-year follow-up. *J Vasc Surg* 1995;21:307. [PMID: 7853603]

Lilienfeld DE: Decreasing mortality from pulmonary embolism in the United States, 1979–1996. *Int J Epidemiol* 2000;29:465. [PMID: 10869318]

Lilienfeld DE, Godbold JH: Geographic distribution of pulmonary embolism with mortality rates in the United States, 1980–1984. *Am Heart J* 1992;124:1068. [PMID: 1529881]

Mont MJ, Eurich DT, Russell DB, et al: Post-thrombotic syndrome after total hip arthroplasty is uncommon. *Acta Orthop* 2008;79:794. [PMID: 19085497]

Nazarian RM, Van Cott EM, Zembowicz A, Duncan LM: Warfarin-induced skin necrosis. *J Am Acad Dermatol* 2009;61:325. [PMID: 19615543]

Perrier A, Howarth N, Didier D, et al: Performance of helical computed tomography in unselected outpatients with suspected pulmonary embolism. *Ann Intern Med* 2001;135:88. [PMID: 11453707]

Rafee A, Herlikar D, Gilbert R, et al: D-dimer in the diagnosis of deep vein thrombosis following total hip and knee replacement: a prospective study. *Ann R Coll Surg Engl* 2008;90:123. [PMID: 18325211]

Schneider D, Lilienfeld DE: The epidemiology of pulmonary embolism: racial contrasts in incidence and in-hospital case fatality. *J Natl Med Assoc* 2006;98:1967. [PMID: 17225843]

Stevenson M, Scope A, Holmes M, et al: Rivaroxaban for the prevention of venous thromboembolism: a single technology appraisal. *Health Technol Assess* 2009;13(Suppl 3):43. [PMID: 19846028]

Turpie AG, Gallus AS, Hoek JA: A synthetic pentasaccharide for the prevention of deep-vein thrombosis after total hip replacement. *N Engl J Med* 2001;344:619. [PMID: 11228275]

▶ 门诊患者护理

美国的经济环境及医疗保险制度要求患者术后尽快出院，有时甚至可能需要住院完善诊断后进行门诊手术。这种趋势要求患者对自己的治疗问题担负更多的责任，同时也要求医生在门诊为患者提供较多的与住院患者相似的服务。患者出院的指征放宽了，同时入院的要求变严格了，将术后患者留在病房进行短期观察的情况也将随之减少。住院治疗的主要指征包括需要应用非消化道麻醉镇痛药控制疼痛发作、血流动力学不稳定、需要牵引治疗或需要观察生命体征变化（如留置引流管或感染等情况）。目前的理念认为，术后静脉应用抗生素治疗不是短期病房留观的确切理由。因此随访的时间就变得非常重要，既要确保不会给患者带来不必要的麻烦，还要能够及时准确地排除术后并发症以避免延误诊断所带来的伤害。大多数情况下，第一次随访应在切口拆线的时候进行（术后10~14天）。美国业内已经将术后90天内随访所产生的费用视作手术总费用。全髋关节置换术后患者应在术后2周、6周、12周进行随访。随访间隔时间可根据患者的恢复情况及院外康复治疗的水平（物理治疗、社区护士的随访、家庭护理和家庭环境等）具体情况缩短或延长。关节置换患者术后5年内至少每年进行1次随访。美国骨科医生学会建议接受过关节置换的患者在进行其他可能引起菌血症的操作前（如洗牙）应预防性使用抗生素，尤其是当患者存在免疫力减退（如患糖尿病或肾移植术后）时。

骨折愈合及受累肌肉、关节恢复相应的功能后，无须对植入患者体内的内固定如钢板、螺钉、固定针、固定棒或其他骨折固定物进行长期随访。对于此类患者，没有必要预防性地使用抗生素。对于可能引发疼痛的内固定物，在骨折愈合后应及时取出。但是大于75岁的患者不建议取出内固定物。对于年轻（小于50岁）或运动需求较高的患者，应根据骨折愈合情况适时取出内固定物，以预防金属内固定物所带来的应力集中或应力遮挡效应，减少再骨折的风险。由于内固定物取出后在骨面残留的缺损无法得到及时修复，所以内固定物取出术后应尽量避免患处受力（12周或更长的时间），尤其是旋转应力，以降低再骨折的风险。骨折后康复治疗详见第十二章。

Pacheco RJ, Buckley S, Oxborrow NJ, et al: Gluteal compartment syndrome after total knee arthroplasty with epidural postoperative analgesia. *J Bone Joint Surg Br* 2001;83:739. [PMID: 11476317]

Richards H, Langston A, Kulkarni R, Downes EM: Does patient controlled analgesia delay the diagnosis of compartment syndrome following intramedullary nailing of the tibia? *Injury* 2004;35:296. [PMID: 15124799]

Yang J, Cooper MG: Compartment syndrome and patient-controlled analgesia in children- analgesic complication or early warning system. *Anaesth Intensive Care* 2010;38:359. [PMID: 20369773]

▶ 出血和输血

输血是一项相对复杂且存在较多争议的治疗手段，幸运的是，并非所有骨科手术都需要输血。在加利福尼亚州，法规规定医生需向患者发放输血治疗宣教手册。该手册由州政府发行，其内容主要是血液管理规范、医生和患者可选择的输血方式，以及术后需要进行输血治疗的情形。患者参与输血治疗的决策有助于医疗服务的开展与进行。

对于输血的时机没有统一的标准，大部分情况是根据医生的临床评估来决定是否需要输血。而这种不确定性使得术后输血的"切入点"千差万别。例如，一项研究发现，全髋关节置换术后有16%~87%的患者接受了输血，而全膝关节置换术的比例为12%~87%。该项数据也反映出医疗机构间手术出血量也存在较大的差异。人体血液的含量占体重的7%~8%，一个70 kg的正常人其总血量大约为5 L。正常人急性失血在总血量的25%内可通过应用胶体液或晶体液静脉滴注进行复苏。如果失血量继续增多，但血容量仍能够通过补液维持，则机体也能够耐受失血，但需要考虑输血的必要性。在失血急性期必须对机体凝血功能进行监测，避免血液流失加速。对于术后亚急性失血期，可考虑使用血浆替代品补充血容量，同时评估患者症状以判断是否需要输注悬浮红细胞。存在中风或心肌梗死风险及心排血量持续降低的患者，有必要通过输血维持血红蛋白水平。年轻（小于50岁）、基础情况较好的患者可以耐受较低的血红蛋白水平，但对于合并体位性低血压、心动过速、头晕甚至昏迷等情况的患者应适时输血。

A.输血标准

术后是否需要立即输血取决于多种因素，其

中包括年龄、医疗条件和心脏功能、出血量、预计失血量、血液供应状况（自体血、献血或血站库存血）及患者对风险的认知情况。综合考虑上述所有因素后，不推荐对年轻（小于50岁）或基础情况较好的患者输血。除非患者存在以下情况：血细胞比容（曾称红细胞压积）20%~22%，出现心动过速、早期体位性低血压和头晕昏迷等症状。对于大于60岁且有卒中和心肌梗死风险的患者，即使血细胞比容正常或症状轻微也应及时输血。

B.降低输血相关风险的措施

出血是外科手术无法避免的部分。库存血虽然风险较小，但存在相关风险如传染性疾病等，降低输血相关风险的研究在近现代得到了大力发展。

实现降低输血相关风险这一目标的最好方式就是减少出血量。应用麻醉技术降低平均动脉压，可通过缩短手术时间和减少实际出血量来达到减少出血的目的。在术前，应使患者避免服用抗血小板药物。这类药物包括阿司匹林、氯吡格雷、所有常用的非处方NSAID、感冒和咳嗽药，以及缓解关节炎疼痛的药物。手术中，应该考虑使用骨蜡、明胶海绵或相似的纤维物、凝血酶、氨甲环酸、氨基己酸（抗纤溶药物）和纤维蛋白胶等止血材料。氨甲环酸可以静脉应用，也可以局部应用以控制出血。所有的手术操作均应遵循高效、精细的原则，以缩短手术时间、减少术中出血量。术前应将患者体位摆放正确，以降低静脉压力，减少出血。例如，全膝关节置换术采取屈曲位缝合，术后膝关节处于屈曲位，可以减少出血。

术前储备患者自体血（添加或不添加造血生长因子）、术前应用血液稀释法进行自体血储备，收集患者术中、术后出血进行自体血与洗涤红细胞或非洗涤红细胞一并回输，这些措施能减少患者使用同种异体血和库存血的风险。自体血输注除了费用的问题以外还有其他诸多困扰。对于一些老年（大于70岁）患者，他们无法耐受预存血所导致的贫血状态。也许最大的风险来自细菌污染和人为的记录错误，向患者体内输入ABO血型不兼容的血液。多余的自体血必须丢弃，不能放入一般血库进行存储。

术前血液稀释需要提前进入手术室进行采血操作，全过程需在麻醉师监护下完成。术前可通过肠道外应用促红细胞生成素提高血细胞比容，这样可以把术中出血的影响降到最低。促红细胞生成素较为昂贵，每存储1 U的血大约需要900美元，其花费远远高于应用自体血（300~400美元/单位）。此外，较高的血细胞比容也存在相关的风险。因此，只有在无其他替代方式时才考虑使用促红细胞生成素。

在美国，经历了早期的普遍反对和花费–收益相关的问题后，储备自体血目前已经被临床医生、患者及血站管理者普遍接受。但是自体血输注也存在一些短板，如存在被细菌污染的风险、容易引发围手术期贫血致使输血风险增大、管理失误导致输入不相容的血液、储存的血液因未被使用而丢弃造成经济损失等。在有些情况下，上述劣势可能可以抵消自体血在规避异体输血风险方面的优势。血液可以存储35天，经处理制成冷冻红细胞后可以存储1年，但是上述两种存储方式均会使血液中的红细胞丧失生存能力。并不是全部的骨科手术都能够采取自体血储备以消除使用库存血的相关风险。例如，血液检查指标处于临界值（如血红蛋白10 g/L，血细胞比容30%）就不能在术前进行血液储备工作。术前使用促红细胞生成素可使患者的血液储存能力和储存量得到明显的提升。促红细胞生成素的注射频率为2次/周，该剂量足以提高红细胞计数和血细胞比容水平。尽管该治疗方法较为昂贵，但能够为那些血型罕见难以匹配，或因宗教信仰无法接受他人血液的患者提供治疗方案。

红细胞可以通过术中吸引器和术后引流管进行收集。出血量需达到一定水平才可以使用这两种装置。血液回收系统可以有效降低围手术期异体输血的可能，其能够降低21%的异体输血率，平均每位患者能够节约0.68 U的异体血。术中血液回收系统应用于预期出血量较大的情况（如出血量超过2 U）、较低的初始血红蛋白含量等。重新收集的血液需要经过洗涤去除细胞碎片、脂肪、骨块。目前最先进的过滤技术可以使引流管收集的血液不经洗涤直接回输患者体内。

Bezwada HP, Nazarian DG, Henry DH, Booth RE Jr: Preoperative use of recombinant human erythropoietin before total joint arthroplasty. *J Bone Joint Surg Am* 2003;85:1795. [PMID: 12954840]

Carless PA, Henry DA, Moxey AJ, et al: Cell salvage for minimizing perioperative allogeneic blood transfusion. *Cochrane Database Syst Rev* 2010;4:CD001888. [PMID: 20393932]

Gombotz H, Rehak PH, Shander A, Hofmann A: Blood use in elective surgery: the Austrian benchmark study. *Transfusion* 2007;47:1468. [PMID: 17655591]

Goodnough LT: Autologous blood donation. *Crit Care* 2004;8 (Suppl 2):S49. [PMID: 15196325]

Keating EM, Ritter MA: Transfusion options in total joint arthroplasty. *J Arthroplasty* 2002;17:125. [PMID: 12068422]

Strumper D, Weber EW, Gielen-Wijffels S, et al: Clinical efficacy of postoperative autologous transfusion of filtered shed blood in hip and knee arthroplasty. *Transfusion* 2004;44:1567. [PMID: 15504161]

Zohar E, Ellis M, Ifrach N, et al: The postoperative blood-sparing efficacy of oral versus intravenous tranexamic acid after total knee replacement. *Anesth Analg* 2004;99:1679. [PMID: 15562053]

骨科手术中的伦理问题

医学伦理学的概念始于希波克拉底，后由托马斯·帕西瓦尔整理编纂，并于1803年出版了《医学伦理学》一书。自1847年起，美国医学会对该书进行了数次修订。医学伦理是定义医务人员高尚和道德行为的准绳。医学伦理学的大部分内容（如流产和人工授精）都和骨科手术没有直接联系。尽管医学伦理的要求在某些方面比法律更为严格，但是法规和法律仍然是骨科医生执业必须遵守的标准，而不是仅仅遵从医学伦理的要求。医学伦理是一个宽泛的概念，并不能用简短的文字说明，此处仅将涉及骨科学的内容做如下叙述。

▶临床试验

临床试验研究是医学伦理学内容中较难的部分。如今的美国临床试验受各个单位的伦理委员会、联邦政府人类研究保护组织的官员，以及研究经费来源方严密的监控。但若没有严格医学伦理管控，骨科团队成员在进行临床或动物研究时会存在一定的风险。骨科临床研究所面临的伦理问题主要有3个方面：在无临床指征的情况下应用电离辐射射线进行相关检查操作，使用患者本人或第三方的资金进行无临床适应证的检查项目，以及无保密措施的情况下使用患者的相关数据。当然，如果经过伦理委员会和患者/受试者本人的同意，对于对照组或试验组都可应用放射学检查。这些都必须经

过正式的程序。但使用第三方来源的资金进行试验或者泄露患者信息属于违背了医学伦理的行为。进行没有指征的研究（实验室或影像学），花费患者的资金同样是不道德的。同时，对患者隐私的保护是医患关系的基础。《健康保险携带和责任法案》（HIPAA）改变了医生对于隐私权的看法。

口头、书面及电子资料都必须保存在医院。患者的信息（包括患者的身份信息和影像学检查结果）必须由信息管理员密切监管。在公共场合播放足球运动相关损伤的照片或幻灯，在大部分情况下是允许的，极个别情形下可能会违反伦理规定。带有患者身份信息的影像学检查在没有患者书面同意的情况下，是不得在学术会议和公众面前展示的。电子病案资料的潜在应用情景很容易违反HIPAA的规定，尤其是允许个人笔记本接入办公局域网络。

经典的骨科临床研究是对病例进行回顾性分析。相较于多中心随机对照双盲试验，这种研究形式较为低端。但当资助者将此种类型的研究着重于常见手术如膝关节置换时，回顾性分析的结果有助于进行临床决策，尤其是对于较小的手术操作来说，回顾性研究非常重要。这些研究方法也会产生不同的问题。最主要的问题是研究经费（不是患者或第三方资金）、维护患者隐私和利益冲突。前两个问题可以由伦理委员会进行监管，而个体研究者可从医院获得相应的帮助。利益冲突至少存在两方面的问题。一些医生可能是医用假体或药物生产顾问或设计者，产品获得成功与否与其经济收益直接相关，同时在手术操作中存在强烈的自我投资倾向。基于不想被别人认为是"坏"医生，在报道疗效不满意的病例时存在主观偏倚。此外，某些教授级别的研究者可能需要发表研究成果来满足晋升需求，简单而言，这部分人仅仅想通过发表成果向公众展示他们的能力，给自己打"广告"。后一种情况也属于利益冲突，可能比经济利益冲突更为重要。潜在的经济冲突必须向患者、第三方机构如医院等，以及所要发表的杂志方进行公开。在伦理层面，手术医生有义务分享医学上的进步，并将研究成果以符合标准的方式公布出来。

▶行业内利益

行业内利益的概念可能会影响药物、假体等的选择。一般来讲，在以教育和患者利益为主要目的的前提下，美国医生协会的指南允许存在利益分配、其他形式的酬劳和会议补贴等。行业利益应尽可能最小化，并应和医生工作直接相关。制药商或假体制造商都有相应的行业组织对其赞助的会议进行审查与批准。由公司直接赞助的会议，只允许讨论药物或假体目前被批准的应用范围，而在教育机构举办的医学继续教育课程则可以讨论产品的非指南应用。除非医生承担一些服务，如履行讲师或顾问的工作，否则由赞助方支付来往路费、住宿费用和参与会议的酬金都是不合适的。尽管医生不太可能因为一顿免费午餐而改变医疗策略，但仍然需要时刻注意这些不恰当的举止。

Cartwright JC, Hickman SE, Bevan L, Shupert CL: Navigating federalwide assurance requirements when conducting research in community-based care settings. *J Am Geriatr Soc* 2004;52:1567. [PMID: 15341563]

Council on Ethical and Judicial Affairs: *Code of Medical Ethics: Current Opinions with Annotations* (2000–2001 edition). Chicago: American Medical Association; 2000.

Epps CH: Ethical guidelines for orthopedists and industry. *Clin Orthop* 2003;412:14. [PMID: 12838046]

Healy WL Peterson RN: Department of Justice investigation of orthopedic industry. *J Bone Joint Surg* 2009;91A:1791. [PMID: 19571103]

Laskin RS, Davis JP: The use of a personal digital assistant in orthopaedic surgical practice. *Clin Orthop* 2004;421:91. [PMID: 15123932]

Oyama L, Tannas HS, Moulton S: Desktop and mobile software development for surgical practice. *J Pediatr Surg* 2002;37:477. [PMID: 11877671]

Pancoast PE, Patrick TB, Mitchell JA: Physician PDA and the HIPAA privacy rule. *J Am Med Inform Assoc* 2003;10:611. [PMID: 14631929]

第二章　肌肉骨骼系统创伤的外科治疗

Wade R. Smith, MD, FACS

Philip F. Stahel, MD, FACS

Takashi Suzuki, MD

Gabrielle Peacher, MD

▼ 肌肉骨骼创伤治疗带来的高花费

在全世界范围内，创伤已经成为致死致伤的主要因素。对所有种族与国家而言，创伤在1~34岁的人群中是第一位的致死因素，同时是所有年龄人群致死率排行第三的因素。外伤性机动车事故（MVA）是导致外伤性死亡的主要因素。每年大约有130万人因交通事故死亡，超过2000万人因此受伤。2010年，公路交通事故致死在死亡因素中位居第9位，预计在2030年将会升至第5位，每年将导致240万人死亡。因公路交通事故带来的经济损失，在美国大约为2300亿美元，在欧洲约为1800亿英镑，在全球可能高达5180亿美元，消耗约1%~3%的国民生产总值。在低收入和中等收入国家，这一数字大约为650亿美元，远超他们接受的发展援助。

在美国，枪击致死在所有创伤死亡相关因素中居第3位。同时每年还有60 000~80 000的美国公民因此受伤。在2006年，美国有30 896人死于枪击，带来的终身医疗损失高达20亿美元。

创伤是导致儿童死亡及致残的首要因素。美国每年有1100万人因创伤住院，15万人因此致残，1.5万儿童因此死亡。创伤带来的直接损失每年超过80亿美元，但对家庭和社会造成的间接损失却无法估量。

随着人口增加和预期寿命的增长，与年龄相关的肌肉骨骼疾病如骨质疏松性骨折和运动性韧带损伤的发生率相比之前高出很多。每年全球约有160万人发生髋部骨折。到2050年，这个数字预计会是现在的3~4倍。在2005年，美国因骨质疏松性骨折导致的经济损失约为170亿美元。

在过去的20年里，人为和自然灾难已经致使数十万人死亡和残疾，而世界卫生组织（WHO）预计在接下来20年内，这个数字还要继续增长。虽然引发大量伤亡的灾难相对较少见，但仅2010年的海地地震就导致约30万人受伤。这种情况需要高效的创伤救援系统以尽可能地挽回损失。

关于肌肉骨骼系统损伤的花费计算必须综合考虑其对患者、家庭和社会的影响。决策者需了解该创伤的代价不仅涵盖诊断、治疗及康复过程中所产生的花销，同时还包括因劳动力丧失和生产力下降所带来的间接损失。

Dougherty PJ, Vaidya R, Silverton CD, Bartlett C, Najibi S: Joint and long-bone gunshot injuries. *J Bone Joint Surg Am* 2009;91:980-997. [PMID: 20415399]

Galano GJ, Vitale MA, Kessler MW, Hyman JE, Vitale MG: The most frequent traumatic orthopaedic injuries from a national pediatric inpatient population. *J Pediatr Orthop* 2005;25:39-44. [PMID: 15614057]

Gullberg B, Johnell O, Kanis JA: World-wide projections for hip fracture. *Osteoporos Int* 1997;7:407-413. [PMID: 9425497]

Heron M, Hoyert DL, Murphy SL, Xu J, Kochanek KD, Tejada-Vera B: Deaths: final data for 2006. *Natl Vital Stat Rep* 2009;57:1-134. [PMID: 19788058]

Mathers CD, Loncar D: Projections of global mortality and burden of disease from 2002 to 2030. *PLoS Med* 2006;3:e442. [PMID: 17132052]

Peden M, Scurfield R, Sleet D, et al: *World Report on Road Traffic Injury Prevention*. Geneva, Switzerland: World Health Organization; 2004.

▼ 愈合过程

▶ 骨愈合

在所有的肌肉骨骼组织中，骨组织是非常特殊的，因为它的愈合是形成正常的骨质结构而不是瘢痕组织。

如果骨折愈合处出现纤维组织反应而不是骨的形成，则应该考虑存在骨折不愈合的可能。

骨折愈合可分为两种，一期愈合与二期愈合。一期愈合是指骨折断端皮质骨进行直接重建，无须形成骨痂（骨性愈合或哈弗斯愈合）。一期愈合发生的条件为：骨折为解剖复位，骨折处血运供应保留完好，并且骨折端被内植物牢固固定。二期愈合会出现骨痂，骨折愈合的过程需要周围骨膜和外部的软组织参与。骨折端的活动能够刺激这种骨折愈合反应，固定骨折端会抑制二期愈合。

按照骨愈合过程中所发生的生物学事件的顺序，骨折愈合过程可以分为四个阶段：①血肿形成（炎症）和血管生成期。②软骨形成钙化期（血肿机化期）。③骨痂形成期。④骨重建期。

在骨折初期，骨折端周围形成血肿并募集大量的间充质干细胞促进炎症反应的发生。间充质干细胞增生分化形成软骨细胞和成骨细胞。由血小板释放的生长因子和细胞因子对血管生成、细胞趋化、细胞增生和分化具有重要的作用。生长因子诱导间充质干细胞和成骨细胞合成 II 型胶原和蛋白多糖。血小板源性生长因子（PDGF）在骨折处招募炎症细胞。骨形态发生蛋白（BMPs）起骨诱导作用，使间充质干细胞分化成为成骨细胞。白介素-1（IL-1）和白介素-6（IL-6）也可以在骨折处招募炎症细胞。骨膜是间充质干细胞的主要来源。高能量骨折常影响骨膜的完整性，此时，间充质干细胞主要来自循环系统和周围软组织。

低氧张力、低pH值和骨折端的活动都可促进间充质干细胞向软骨细胞分化，而高氧张力、高pH值和骨折端的牢固固定可刺激间充质干细胞向成骨细胞的分化。当存在骨折端不稳定的情况时，骨折愈合的形式为软骨内成骨，即软骨板形成后才逐渐转变为骨痂。

软骨细胞和成纤维细胞形成的软骨痂可以为骨折端提供一定的机械稳定性，同时为骨痂的形成提供框架。成骨作用最活跃的时期也称为原始骨形成期，该时期的特征为成骨细胞持续呈活跃状态和矿化骨基质逐渐形成。由于骨痂周围区域的稳定性相对更强，因此骨基质的矿化最先发生在骨痂的边缘区域。骨质的矿化导致软骨细胞退化、肥大，最终发生凋亡。骨痂组织的矿化过程使骨折周围被多形性矿化组织包绕。这些矿化组织包括钙化的软骨、软骨形成的编织骨及愈合过程中直接形成的编织骨。随后骨痂矿化后的编织骨被排列整齐的板层骨取代，构成发挥骨组织正常功能的基础。为了形成新的坚固的骨痂间连接，稳定性相对较弱的软骨痂逐渐被替代，同时伴有血管的再形成。此时新形成的硬性骨痂尚处在结构不规则的状态。

骨折愈合的终极阶段也称为继发性骨形成，其包括骨痂内编织骨和板层骨的重建，形成初级的皮质骨和骨小梁结构。矿物骨质再吸收过程中起关键作用的细胞是破骨细胞，其是一种体积较大的多核细胞，由多个单核细胞融合而成。成骨细胞为单核细胞，起增加骨质的作用。

巨噬细胞集落刺激因子（M-CSF）和NF-κB受体激活蛋白配体（RANKL）是成骨细胞分泌的两种主要的细胞因子，对破骨细胞的诱导形成、存活与发挥特定功能起调控作用。

▶ 软骨愈合

关节软骨由细胞外基质（ECM）和软骨细胞构成。细胞外基质由水（65%~80%）、胶原（95%为 II 型胶原）、蛋白多糖（硫酸软骨素和硫酸角质素）构成。细胞外基质中的胶原可以提供外部形态和抗张强度。蛋白多糖和水为关节软骨提供了一定的硬度、顺应性和耐久度。

成人的软骨组织内无血管滋养，其中软骨细胞含量也很少。其营养来自关节液，关节液通过海绵状软骨基质在组织内进行循环。由于软骨细胞的代谢率很低，而且软骨组织内细胞-基质比较小，这些因素限制了关节软骨的修复能力。关节运动对关节液循环的影响非常重要。关节骨折内固定和制动关节的早期负重锻炼都会对软骨面施加周期性压力，同时可影响关节液的循环。如果软骨缺损范围未触及钙化板，则机体会通过透明软骨对其进行修复。这种修复方式常见于关节表面的软骨损伤。而软骨断裂、皮瓣撕裂和软骨缺损都是软骨的节段性丢失，会激发机体进行有限的、短暂的软骨修复反应。如果损伤波及软骨钙化板（如骨软骨损伤），炎性细胞通过软骨下毛细血管募集并发生炎症反应。然后纤维结缔组织逐渐填充至软骨缺损处并最终成为纤维软骨。被动或主动关节运动能够增强纤维软骨的质地。有很多基础或临床研究表明，人造基质、生长因子、软骨膜、骨膜、移植软骨细胞和间充质干细胞等干预措施都具有刺激软骨生长、填充关节缺损的潜能。

▶ 肌腱愈合

肌腱是一类较为特殊的组织结构，其可以影响肌肉组织的收缩运动。肌腱由长束状胶原和散在分布其内且活性相对较低的纤维细胞构成。肌腱内细胞的营养由包裹在肌腱外（腱内膜）和鞘囊表面（腱鞘）上一层菲薄的滑膜所分泌的滑液提供。屈肌肌腱则被一层富含血管的外膜覆盖（腱旁组织）。

▶ 肌肉修复

Ⅰ型肌纤维也称为慢缩肌纤维、慢氧化肌纤维或红肌纤维。其收缩速度慢，但收缩力量大。这种肌纤维适合有氧运动，且不易疲劳。Ⅱ型肌纤维，即快缩肌纤维或白肌纤维，根据代谢水平分为两类：可以进行有氧和糖酵解代谢的ⅡA型和主要进行糖酵解代谢的ⅡB型。这两种类型的快缩肌纤维均易疲劳，但有较大的收缩力量和较快的收缩速度。肌肉损伤有多种形式：钝性创伤（肌肉挫伤）、撕裂伤、过度牵拉或缺血导致的肌肉拉伤。肌肉修复过程是退变与再生的过程，未分化细胞分化为肌细胞。除肌肉再生外，撕裂伤的修复还需要神经重新长入受损肌肉，对其进行再支配。肌肉挫伤会导致血肿的形成，其常见的修复过程包括炎症反应、结缔组织形成和肌组织再生。肌肉钝性损伤

会导致骨化性肌炎，可能伴有相关肌肉功能障碍。

骨科医生还需时刻注意因制动和缺乏运动所造成的肌肉萎缩。肌肉丰度的丢失起初往往发展非常迅速，随后渐渐趋于稳定，同时下降的还有肌肉力量，此时肌肉极易感到疲劳。

▶ 神经修复

多支神经纤维被神经束膜覆盖形成一条神经束，而多个神经束被神经外膜包裹。神经纤维可以以单束、少束和多束的形式走行。神经束的大小和分布与其长度，以及束内所含神经纤维的多少有关。神经损伤距神经支配的最远处的距离越大，其功能恢复的可能性就越小。影响神经功能恢复的因素还有神经受损的长度、手术医生的技术水平和损伤时间的长短。神经损伤的形式有很多种，如牵拉损伤，神经形变超过其自身长度的15%会引起缺血性神经损伤。神经损伤通常可以分为1~5五个等级；此外Mackinnon采用六分法对混合性神经损伤进行了分级。1级：严重程度最小，相当于功能性麻痹。2级：损伤程度相当于轴突断裂，伴有神经元退变。1、2级损伤可以完全恢复。3级：3级损伤与2级损伤相似，但合并有神经内膜管完整性破坏。4级：尽管神经干是连续的，但由于神经束的过度退变，有可能需要切除损伤节段的神经，并进行断端缝合或神经移植才有恢复部分功能的可能。5级：神经干完全断裂，需要手术修复以挽救神经功能。

儿童神经损伤的恢复效果较成人好，预后水平随年龄增长降低。

Browne JE, Branch TP: Surgical alternatives for treatment of articular cartilage lesions. *J Am Acad Orthop Surg* 2000;8:180. [PMID: 10874225]

Buckwalter JA: Articular cartilage injuries. *Clin Orthop Relat Res* 2002;402:21-37. [PMID: 14620787]

Jackson DW, Scheer MJ, Simon TM: Cartilage substitutes: overview of basic science and treatment options. *J Am Acad Orthop Surg* 2001;9:37. [PMID: 11174162]

Lee SK, Wolfe SW: Peripheral nerve injury and repair. *J Am Acad Orthop Surg* 2000;8:243. [PMID: 10951113]

Mackinnon SE, Dellon AL: *Surgery of the Peripheral Nerve.* New York: Thieme; 1988.

Robinson LR: Role of neurophysiologic evaluation in diagnosis. *J Am Acad Orthop Surg* 2000;8:190. [PMID: 10874226]

多发伤患者的评估和管理

全面理解创伤所引起的病理生理机制有助于骨骼肌肉系统损伤的准确诊断和及时治疗。合理的治疗原则可以提高患者的治愈率，并能最大限度地利用有限的医疗资源。

▶ 威胁生命的紧急情况：创伤处置原则

任何情况都需要采取系统的方法进行处置。对患者进行评估，并根据损伤的类型、生命体征稳定与否和损伤的机制来确定首要的治疗措施。对于重伤患者，首要的措施是评估患者基本情况，优先抢救生命、保留肢体的主要功能。病情评估由四个相互重叠的过程组成：①初步评估（ABCDE）。②生命复苏。③二次评估（全面详细地查体和评估病史）。④针对性处理。

识别、处理威胁生命安全的情况时，ABCDE操作顺序如下。

A：air，开放气道（同时保护颈椎）。

B：breathing，呼吸和通气。

C：circulation，维持血液循环（控制出血）。

D：disability，评估功能丧失程度（神经功能状态）。

E：exposure and environmental control，暴露和环境控制（为患者除去衣物但要避免体温过低）。

以下是关于多发伤患者处理过程的简要介绍，重点介绍骨科相关内容。

A.开放气道

评估气道功能时需非常小心谨慎。在治疗的整个过程中需要妥善保护颈椎，避免过伸、过屈或旋转，以维持气道的通畅。任何锁骨之上的钝性伤都要考虑是否合并颈椎损伤。首先应快速评估气道是否通畅，排除气道的梗阻、异物，面部、下颌骨、气管、食管的骨折和断裂。提起颏部、打开下颌以维持气道。格拉斯哥昏迷评分8分或更低、精神状态持续恶化、严重的肺部损伤、面部骨折或食管损伤都是气管插管的指征。

B.呼吸和通气

医生必须评估患者胸部情况。充分的通气不仅需要保证患者气道通畅，也需要有足够的氧气供应和二氧化碳排出。以下4种情况必须紧急处理：①张力性气胸。②连枷胸伴肺部挫伤。③开放性气胸。④大量血性胸腔积液。

C.维持血液循环

出血是创伤致死的重要原因，是可以预防的。除非有明确的因素，出现创伤后低血压时，应考虑血容量降低。患者意识水平、皮肤颜色和脉搏能准确反映其体内血流动力学状态，应进行持续评估并记录。股骨或骨盆骨折可造成大量出血，严重影响患者的生命安全。

D.评估功能丧失程度（神经功能状态）

应用格拉斯哥昏迷量表（详见第十二章）评估神经功能是快速、简便且有效的方式。还有一种简单的检测中枢神经状态的方法——意识清醒程度（AVPU）评估。其包括检查患者是否清醒（awake），是否对声音刺激（vocal stimuli）有反应，是否对疼痛刺激（painful stimuli）有反应，是否对外界刺激无反应（unresponsive）。

E.暴露和环境控制

为了能够准确彻底地评估撕裂伤、挫伤、擦伤、肿胀和畸形的情况，必须将患者衣物全部除去。这样做还能预防可能出现的骨折再移位，并降低忽略其他问题的风险。要预防体温过低，以避免低体温对心功能的影响，尤其是合并血容量降低的情况。

F.入院前患者管理

以下是骨折患者的一般处理原则。

（1）骨折近端和远端的关节必须保持固定的状态；颈椎必须制动，以防止对神经血管的进一步损伤，同时减少出血。

（2）可以用枕头、床单或衣物制成临时固定夹板对骨折进行固定处理。

（3）制动装置不需要过度坚硬。

（4）如果存在严重的成角畸形，沿肢体力线施加适当的牵拉以保持肢体形态。

（5）明显的出血需用现场能够利用的敷料进

行填塞并加压止血。

（6）除非患者肢体的出血已经威胁到生命安全，否则应避免使用止血带进行止血。

▶骨科相关检查

A.病史

对患者受伤的情况进行全面评估非常重要，要妥善记录从护理人员、患者家属和旁观者那里获得的信息。根据创伤机制获取下列信息。

（1）交通事故伤：速度；方向（侧面撞击、机动车翻滚）；患者在车中的位置，撞击部位，患者撞击后的位置（如果有弹射，应记录距离）；机动车内部和外部的损伤情况；是否有安全带及安全带类型。

（2）坠落伤：记录下落的距离和着地的姿势。

（3）挤压伤：重物的重量、损伤的部位、受压的时间。

（4）爆炸伤：爆炸的强度；患者与爆炸中心的距离；爆炸的初次损伤（爆炸产生的气流冲击）；爆炸的继发损伤（被气流抛起后落地受伤）。

（5）机动车-行人碰撞：机动车的类型；碰撞的部位、速度等。

应该准确记录环境暴露、基础疾病（糖尿病、冠心病等）、激素的应用、院前处理和事故现场探查的详细情况等。应评估出血量、开放性伤口、畸形、运动和感觉功能及抢救和转运等信息。

B.一般检查

骨科的临床检查要求检查中轴骨、骨盆和四肢骨骼。该类检查的程度需要依据患者中枢神经系统的状态而定。抢救时及时除去患者衣物，有利于发现存在的肿胀、血肿及开放性伤口情况等。必须对脊柱全长、骨盆和所有关节进行触诊检查。受伤后立即进行检查，此时关节肿胀和长骨的损伤可能不易被发现。对于视诊症状不明显的患者，只能观察到受伤处的骨擦音和反常运动。骨盆的检查至关重要，但是若患者存在血流动力学不稳定的情况，不要进行骨盆相关的检查，以免增加出血量。

C.神经功能检查

必须根据患者的精神状态，尽可能对四肢神经功能进行全面检查和详尽记录。因为这些检查结果对后续诊疗决策非常关键。检查包括描述四肢主要神经支配区域和皮肤节段性支配区域内感觉功能的异常。此外，肛周感觉的检查也非常重要。即使相关神经体格查体正常，也不能完全排除颈椎损伤的可能，仅从客观层面证实其可能性较低。若已经出现脊髓损伤或怀疑损伤，应检查肛周反射和球海绵体肌反射。其他脊髓反射（如肱二头肌、肱三头肌反射，膝跳反射和跟腱反射，巴宾斯基反射等）是更加细致的神经功能检查（详见第四章）。

D.肌肉检查

受限于疼痛和患者的精神状态，肌肉的运动功能检查较感觉检查难以操作。但通过对运动功能进行相应的体格检查，也可以获得很多有用的和相对完整的信息。医生必须确保对四肢每个部位都进行彻底的检查。血肿、瘀斑和皮肤擦伤往往提示潜在的肌肉损伤，必须加以记录。肌肉力量也可通过相应的方法进行评估。如果患者存在最小幅度的随意运动（即使存在疼痛刺激而使肌力下降），也有助于判断患者中枢感觉-运动功能是完整的。

▶影像学检查

如同临床体格检查，影像学检查同样应根据受伤的类型分级进行。严重的多发伤患者需行胸腹部及骨盆X线平片检查，以排除影响呼吸系统和循环系统的潜在病因。第二级的检查，需要对颈椎进行平卧位下的侧位X线检查。这样的检查可以帮助制订下一步的治疗措施，以及决定是否需要对颈椎进行进一步的影像学检查。对于血流动力学不稳定的患者单纯进行骨盆正位X线检查足以满足治疗决策的需求。在对急症进行处理后方可对骨盆进行全方位的检测。

下一步评估的方式与方法需要根据患者的临床表现制订。若长骨或关节出现撕裂伤、血肿、成角畸形或肿胀都要进行X线检查。长骨骨折进行X线检查时，检查范围需包含骨折部位近端和远端关节。对肢体进行X线检查至少需要拍摄两种视角的平片，即正位和侧位片。创伤的超声检查（FAST）是对创伤患者进行体格检查的延伸内容。与其他创伤相关专业的医生合作（如神经外科医生、泌尿外科医生），有助于对患者进行有效的循环、呼吸控制，也能提高进行这些检查的效率。

▶ 排除颈椎问题

高级创伤生命支持（ATLS）要求对所有外伤患者都要假定其颈椎受损，除非有确切证据排除，即优先排除颈椎损伤的可能性。如果颈椎节段曲度发生改变，要怀疑可能存在颈椎骨折、关节突关节交锁或脱位。此时应立即使用颈托对颈椎进行固定，直至进行进一步的检查排除颈椎损伤。对于神志清醒的患者，颈椎损伤可表现为立即出现肿胀和相应区域的压痛。对于神志不清的患者，颈椎损伤很可能被医生忽略。因此必须严格依赖影像学检查结果及仔细的体格检查。

排除颈椎损伤常通过以下3种X线检查：正位片、侧位片和张口-齿突位片。平片上必须能看到T1（T代表胸椎）椎体的上端。如果通过上述体位无法在影像检查中显露T1椎体，则可以拍摄颈椎斜位片和游泳者位片。拍摄这两种体位的平片时，患者需要抬高并外展上肢。但这种方式对影像检查的敏感性提高不明显，因此学界认为该方法性价比较差。

在张口位片，C1（C代表颈椎）的侧块须与C2的椎体保持在同一水平线上。正常情况下，C1椎体与C2椎体的垂直距离不应超过7 mm。在正常颈椎的侧位片上，可观察到颈椎椎体的前缘整齐排列呈弧形。枕骨大孔前缘中点到C1后弓的连线距离与枕骨大孔后缘中点到C1椎体前弓的距离之比应小于1（即Powers比）（图2-1）。枕骨大孔前缘中点与齿突顶点的距离是判断颅颈交界处脱位的指标，若儿童>10 mm，成人>5 mm，是一种潜在的致死性损伤。C1前弓后缘与C2椎体前缘的距离应在2~3 mm以内。棘突之间不应有分离，且椎间关节与关节突关节均应清晰可见。对于神志欠佳的患者，还应该给予CT或MRI检查以明确是否存在软组织损伤。尽管CT检查在骨性结构的异常或畸形的

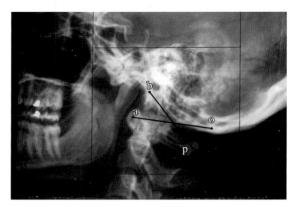

▲ **图2-1** Powers比。a：寰椎前弓；b：枕骨大孔前缘中点；p：寰椎后弓；o：枕骨大孔后缘中点。正常人bp和oa距离的比值大约为0.77。当此比值大于1.15时，应考虑寰枕关节前脱位

诊断中高度敏感，但对单纯韧带损伤诊断的准确性不如MRI检查。因MRI检查所需时间较长、干扰患者的监护设备且价格昂贵，所以不推荐用于颈椎疾病的初步筛查。若其他检查结果与患者目前的神经功能状态不一致，此时推荐对患者进行MRI检查。

对于出现神经功能损伤的情况，仔细全面的神经功能检查很有必要。此外，必须及时行减压、固定等治疗措施。

▶ 骨骼肌肉创伤的紧急处理措施

事实上，对于多发伤患者，骨科相关的创伤很少出现危及生命的情况，除非合并神经血管损伤。例如，膝关节或踝关节骨折脱位造成肢体远端缺血，此时应立即尝试复位以最大限度地降低肢体远端缺血所带来的并发症。另外一种需要紧急处理的情况是髋关节脱位，因其可能会影响股骨头的血液供应进而导致股骨头缺血性坏死。若开放性伤口存在动脉出血，应紧急进行压迫或填塞止血以避免血液进一步流失。除此以外的骨或关节的损伤虽紧急，但可以慎重制订治疗策略，择期处理。

在处理骨科相关的创伤时，医生不仅需要将注意力放在伤肢还需要考虑患者的整体情况。

▶ 相关并发症

有大量证据表明，对多发伤患者的骨折进行优先治疗能够显著影响呼吸系统相关并发症的发生风险。创伤性损伤诱发机体产生系统性炎症是机体对损伤的正常生理反应。受伤的程度和时间、持续的

缺氧状态、手术治疗和失血，可能会导致机体炎症反应失衡从而对机体产生炎症性损害，引发急性呼吸窘迫综合征（ARDS）和多器官功能衰竭（MOF）。尽早骨折固定能够为患者早期康复活动提供条件，可以避免呼吸系统相关并发症的出现。无论是立即手术还是择期手术都有发生相关并发症的可能。

A. ARDS和MOF

ARDS常为高能量外伤后与MOF相关的呼吸衰竭。在创伤早期，肺部是全身系统性炎症的首要攻击目标。但如果患者存活，心功能、胃肠道、肾脏、肝脏、血液系统和脑功能会相继衰竭，此时称为MOF。大量组织损伤激活自身免疫系统并释放大量炎症因子，这会严重破坏肺部毛细血管的正常功能。一些急诊骨科手术也被证实具有相同的炎症激活能力。严重创伤后ARDS的发生率为5%~8%，死亡病例占3%~40%。创伤后MOF是患者创伤后期死亡的最常见原因。

脂肪栓塞综合征（FES）是ARDS的一种特殊表现，由骨折处髓腔内的脂肪进入循环系统所致。骨折后约有95%的患者会出现脂肪栓子。此外，在进行内固定手术时，只要是涉及螺钉扩髓的操作都无法避免脂肪进入循环系统。但这其中仅有1%~5%的患者发展成严重的肺功能受损和FES。FES也常见于无骨折存在的情况，如对长骨髓腔内压迫等。ARDS和FES主要表现为顽固性低氧血症，即使采用高流量（60%~100%）氧气治疗也无法纠正。随着病程的进展，ARDS在胸部X线上常表现为弥漫性双侧肺野大面积白色阴影（暴风雪征）。60%并发FES的患者会出现特征性的瘀斑，出现神经功能异常者约占80%，其中包括急性精神混乱状态或局灶性神经功能缺损。

B.肺不张

肺不张也称为肺萎陷，是一种骨科术后因制动引发的常见并发症。常合并应用镇痛药物所诱发的呼吸抑制。病情往往进展迅速，表现为显著的缺氧状态。这在恢复早期可能是术后发热的原因之一。当行肺部X线检查时，发现部分肺野压缩即可诊断为肺不张。通过鼓励患者咳嗽、深呼吸，或使用刺激性肺量测定法即可缓解肺不张的症状。若上述方法不奏效，可使用呼吸疗法。

C.肺栓塞（PE）和深静脉血栓形成

肺栓塞是导致创伤后首日死亡的第三位因素。而创伤患者发生静脉血栓栓塞的风险较正常人增加了13倍。创伤患者发生静脉血栓栓塞的风险与多种因素相关（表2-1）。肺栓塞高风险患者往往下肢或骨盆静脉已经有深静脉血栓的形成。临床上严重的肺栓塞多由来自膝关节近端大静脉的血栓造成。预防该区域内静脉血栓形成可以降低发生肺栓塞的风险。预防或治疗深静脉血栓形成有多种方式，包括使用低分子肝素、低剂量肝素、戊多糖和华法林等药物治疗和间歇气压疗法等物理方法，以及对高危且无法进行药物治疗的患者植入下腔静脉滤网等。

深静脉血栓的临床诊断并不可靠，最终诊断需要使用静脉造影、二维超声扫描、阻抗容积描记术或CT、MRI静脉造影。对于深静脉血栓来说，预防是最好的策略，因为即使对外伤患者进行深静脉血栓的常规筛查也并不能降低肺栓塞的总体发病率。

在激发性事件发生5天后，若骨科患者开始出现呼吸急促或呼吸困难，要考虑出现肺栓塞的可能。这些患者常以胸痛为主诉症状，并且能准确指出疼痛发作的部位。体格检查可以发现心动过速、紫绀和胸膜摩擦音等体征。动脉血气分析提示低氧血症，尽管这可能不具有特异性。D-二聚体检查在受伤早期并不可靠，但在恢复期可作为复查指标之一。最终的诊断依据CT血管造影的结果。通气-血流比扫描有助于辅助判断肺栓塞的可能性高或者低。单层螺旋CT扫描是临床诊断急性肺栓塞的影像学标准。普通螺旋CT的阴性预测值接近98%。

表2-1　增加创伤患者静脉血栓栓塞的因素

1. 肥胖
2. 年龄>55岁
3. 脊髓损伤
4. 严重胸腰椎骨折
5. 严重骨盆和下肢骨折
6. 既往静脉血栓栓塞病史
7. 大型腹腔手术
8. 多发伤且ISS>16分
9. 进入ICU观察并制动≥4天
10. 肿瘤

ISS：外伤严重度评分；ICU：重症监护室。

治疗方式包括呼吸支持疗法和应用肝素。经过治疗的肺栓塞最终结局是栓子逐渐溶解，血液重新流入肺动脉树内。近端肢体深静脉血栓的自然病程多为血管再通或形成旁路绕过血栓的位置。患者可能要遭受以下肢慢性疼痛性肿胀为特征的静脉炎后综合征。

D.骨筋膜室综合征

骨筋膜室综合征是指体内密闭腔隙内压力持续增高所引起的病理改变。骨筋膜室四周常由筋膜环绕，其内壁可由1个或多个骨面构成。筋膜室内水肿或出血导致压力持续升高，在一定时段内影响筋膜室内容物的血液循环，最终造成相关的肌肉坏死与神经损伤。

骨筋膜室综合征可由骨折、软组织损伤、血管损伤、组织坏死、水肿或烧伤引起。不能通过体位的改变分散压力，从而导致毛细血管受压造成相关区域组织缺血。

术后或受伤后，若患者出现的疼痛症状远超过创伤或手术所引起的程度，需考虑骨筋膜室综合征。随着疼痛症状的恶化，镇痛药对疼痛的缓解完全无效。骨折或外伤后，被动牵拉受累肌肉可诱发相应区域内的疼痛发作，这也是骨筋膜室综合征的主观症状之一。必须与外伤导致的原发性疼痛进行鉴别。

骨筋膜室综合征具有5个特征，称为"5P征"（即无脉搏、感觉异常、不完全性麻痹、疼痛、压迫肿胀），5P征不能作为临床诊断依据。例如，脉搏不能作为诊断骨筋膜室综合征的体征，有时在骨筋膜室综合征晚期仍然能够触及明显的脉搏。

对于临床表现不明显或无可靠临床检查的高风险患者（如昏迷或有精神问题的患者，或有使用镇痛药物掩盖症状的情况）需测量其骨筋膜室内的压力。

根据测压方法不同，骨筋膜室内的压力低于30 mmHg或比人体舒张压低，都是筋膜切开术的指征。在行筋膜切开术前，需要去除缠绕的敷料及石膏外固定并观察一段时间，以确定有无恢复的征兆。有时尽管腔室内的压力正常，但阳性的临床结果仍然支持进行筋膜切开术。若筋膜切开减压不及

时可能会导致肌肉损伤甚至坏死，也会增加感染的风险。

理论上骨筋膜室综合征可发生在人体任何部位，临床上常见于胫骨骨折或高能量伤导致前臂骨折的年轻患者。对于发生于前臂的骨筋膜室综合征，采取掌侧切口并适当延伸才能保证达到彻底的减压效果。切口范围在远端应包括腕管，近端应至肱二头肌腱膜。在背侧则需要行纵切口。对于小腿的骨筋膜室综合征应行两处切口以达到四个骨筋膜室的充分减压。对于前方和侧方的骨筋膜室，应在前肌间隔的位置行纵切口。在小腿的后内侧，行另一个切口减压浅层和深层骨筋膜室。目前，有人采用小切口进行减压操作，但这会增加医源性神经损伤的概率。

E.异位骨化

临床上有明显症状的异位骨化发生于约10%的创伤患者，可以导致疼痛和关节活动受限，甚至造成关节强直。未合并头颅外伤的患者常可在伤后1~2个月通过影像学检查发现异位骨化的情况。如果异位骨化伴随相关的临床症状，且影像学或骨扫描提示骨化已经成熟则可以行手术切除。异位骨化成熟大约需要18个月。

完整切除异位骨化的骨质才能够达到手术治疗的目的。一些患者可以采用低剂量放疗（7 Gy）并口服吲哚美辛3~6周的治疗方案。对于髋臼骨折，局部应用单剂量射线照射的效果要优于口服吲哚美辛。合并头部损伤的患者发生异位骨化的概率更高。目前，理论认为这是因为相关生物因子释放所致，但尚没有详细的描述。进一步的讨论见第十二章。

▶ 开放性骨折的分类：Gustilo-Anderson分类

目前临床最常用的开放性骨折分类方法是Gustilo-Anderson分类法，其主要分为3级，而最严重的Ⅲ型又分为3个亚型（表2-2）。随着Gustilo-Anderson分类级别的增高，创面感染的概率也随之增加。由自然灾害导致的开放性骨折、创面严重污染或粉碎性骨折，不论创面大小都可以直接归为Ⅲ型开放性骨折。

表2-2　开放性骨折Gustilo-Anderson分类法

Ⅰ型	清洁伤口＜1cm，由内向外的穿透性损伤，少量或没有污染，简单类型的骨折	
Ⅱ型	皮肤撕裂＞1cm，无广泛软组织挫伤或重要肌肉结构撕脱，中等到重度类型的骨折	
Ⅲ型	广泛的软组织损伤，严重的切口污染，骨折端暴露，由于粉碎性骨折或节段性骨缺失，骨折不稳定	
	ⅢA	清创后，骨折处仍有充分的组织覆盖
	ⅢB	骨折处骨膜撕脱严重，需行皮瓣覆盖
	ⅢC	骨折合并严重血管损伤，需行血管修复手术

软组织及骨损伤的程度会影响医生对治疗方案的选择，截肢还是肢体重建因此变得难以确定。尽管微创技术在近年发展迅速，但对于功能极差或无感觉支配的下肢，安装假肢仍是可靠的治疗方案。当进行截肢或保肢的选择时，要考虑患者骨折在无感染的情况下愈合所需的时间、可能需要进行手术的次数，以及患者的情绪、心理创伤等诸多因素。

▶ **早期全面管理**

对于多发伤患者，早期骨折固定的益处已经被证实。及时、积极的治疗措施可以显著降低ARDS和MOF的发生率和死亡率。在一项经典的临床研究中，Bone等人将178名股骨骨折患者分为早期固定治疗组（24小时内）和择期固定治疗组（外伤48小时后）。研究结果表明，择期固定治疗组患者的肺部并发症发生率较高（包括ARDS、脂肪栓塞或肺炎等），住院天数和ICU治疗时间均高于早期固定治疗组。另外一项多中心回顾性分析纳入了676名外伤严重度评分（ISS）高于18分且合并严重骨盆骨折或长骨损伤的患者。研究结果发现，早期接受内固定治疗的患者（伤后48小时内）较择期内固定治疗的死亡率明显降低。

▶ **损伤控制骨科学**

对于严重外伤患者，何时进行骨科干预尚存在争议，尤其是对于合并头部外伤及系统性低血压的患者。使用扩髓髓内钉进行固定可能会导致术中低血压或增加炎症介质的释放，从而对一些患者产生损害。

在受伤伊始，多发伤患者机体免疫系统处于亢

进或激活状态（原发事件）。随后接踵而至的生命复苏、出血、输入血制品、低血压和手术（继发事件），都可能激发患者体内的全身炎症反应综合征（SIRS），并存在引起ARDS和MOF的风险。活化的中性粒细胞是炎症反应中主要的效应细胞，它可以释放活性氧破坏血管内膜。在手术中扩髓及植入髓内钉都可能使骨髓腔内容物进入血液循环，激活中性粒细胞并导致SIRS，尤其以创伤后96小时内多见。损伤控制的目的在于通过外固定和二次择期手术来降低因手术带来的损伤。多项研究证实，行外固定术后的2周内再转为髓内钉内固定手术是较为安全的。而控制炎症反应的治疗方法目前仍在研究中。Tuttle认为，损伤控制可以降低出血量并能显著降低初次手术的暴露程度。在另外一项2008年的研究中，Parekh等人发现对高能量性关节周围骨折采取一期临时外固定术-二期内固定术可以避免早期内固定术带来的局部软组织损伤的风险。

▶ **软组织损伤及创伤性关节暴露**

肢体的撕裂伤可能导致受累部位血管及神经损伤，甚至可能导致创伤性关节暴露。任何关节一旦被污染都应行严格的外科清创术。对于大多数关节，关节镜下冲洗和清创有利于降低手术创伤，便于关节功能的早期恢复。除掌长肌肌腱外，手部所有完全性肌腱撕裂都需要及时修补。对于足部而言，所有外在肌肌腱损伤都需要进行修补，以避免晚期出现足部失衡和功能障碍。肌腹的损伤往往需要外科清创手术，因为其位于筋膜层之下，普通的冲洗难以奏效。如果仅有肌腹撕裂则无须手术治疗。但肌腹的损伤常会累及肌腹-肌肉起点或肌肉-肌腱移行处。在这种情况下，缝合断端有助于达到满意的功能恢复效果。

在大多数情况下，对开放性骨折及撕裂伤应及时采取外科清创术，以去除无生命力的组织。一般来讲，清创术必须彻底去除坏死的组织，包括皮肤边缘的坏死组织、无活性的肌肉，以及表面被污染的筋膜和脂肪组织。附着于骨组织表面的软组织应尽可能地保留。对于碎骨块，尤其应将无附着的单纯皮质骨从切口内去除。在进行清创术前，使用夹

板固定骨折部位，并采用无菌湿敷料覆盖创面。应立即开始抗菌药物治疗，常采用头孢类药物作为抗菌治疗药物。如有必要，可同时进行破伤风的相关预防措施。抗菌药物的应用要根据临床病程进行适当的调整。

尽管保持创面开放是可以接受的，但Ⅰ型骨折的创面是可以直接进行闭合操作的。在有效的外科清创术后，Ⅱ型骨折的创面亦可以采用相同的闭合处理方案，并进行密切的观察随访。不推荐对Ⅲ型骨折进行伤口封闭处理。创面巨大的患者应在初次清创48小时内于手术室内进行二次清创手术，此后每48小时进行一次清创处理直到创面彻底清洁并呈现出明显的肉芽组织。较小的创口应保持其开放，待3~5天无明显感染迹象后进行闭合处理。

▶ 开放性创伤的皮瓣和软组织覆盖

ⅢB及ⅢC型骨折常合并有较大范围的软组织损伤，需要采取进一步的外科手术处理达到对创面覆盖的目的。这些创面可以采用局部或游离皮瓣进行重建。随着皮肤、肌肉与筋膜移植相关的显微微创技术的出现，针对大面积软组织损伤的治疗方法也发生了巨大的改变。局部翻转皮瓣、筋膜蒂皮瓣或游离组织移植都能成功地应用于组织修补。尽管Godina的研究认为伤后48小时内应立即进行游离皮瓣移植，但是重建的时机在学界仍充满争议。皮瓣移植之前需要进行大范围的清创，有时清创面积不亚于肿瘤切除。

如果不能彻底清创需推迟进行皮瓣移植的时间，直至软组织边缘有愈合迹象并且没有感染的表现。游离皮瓣的应用为伤肢提供了新的血液供应，避免了感染的发生，同时可以提供良好的软组织覆盖。

人体有很多部位可以作为皮瓣的来源。其中最常见也是最坚韧的皮瓣包括来自背阔肌、股薄肌、前锯肌和腹直肌的筋膜蒂皮瓣。这些皮瓣可用于处理各个位置的中到大型的创面。此外，还有许多较小组织移植的技术用于特定的情形，有利于修补供区的缺损，减少供区相关的并发症。

近期创面管理的革新措施是封闭负压引流技术（VAC）。VAC系统将创面包裹在一套负压吸引装置中。这种对创面的牵张力刺激信号可以转化为微化学分子力，通过促进细胞分裂和增殖、血管生成，以及提高局部生长因子分泌水平等方式来促进创面愈合。该系统还能够从血管外间隙去除水肿液，消除微循环改变的外部因素并增大局部血液供应。尽管该技术尚不能取代外科清创术，但其可以使具有较大创面的患者避免游离组织移植。其他骨科应用指征包括清创术后感染创面、战伤和筋膜切开术覆盖闭合创面。

▶ 枪击伤

枪击可以对肌肉骨骼系统造成复杂的软组织损伤、粉碎性骨折，以及相关的神经、血管及肌肉肌腱损伤。靠近大关节的枪击伤应怀疑是否存在穿透关节的情况。枪击所致骨折的最佳治疗方案要根据损伤的动能、方向、口径和致伤距离来制订。高速武器（>610 m/s）和低速武器（<610 m/s），以及平时枪击和战时枪击之间存在较明显的差别。能量传导的效率也是影响枪击伤的一个重要因素，其包括形变和碎裂、动能、稳定性、入口伤的轮廓、在体内的弹道和组织的生物学特点等。一般来说，一次损伤的动能可用公式来计算，$E=M/2 \times V^2$，其中M为质量，V代表速度。枪击伤穿透组织的特点、子弹速度和质量是最终创伤类型及严重程度的决定因素。从上述公式可发现，速度对动能的影响较质量更为明显。如果速度增加1倍，则相当于动能被放大了4倍。猎枪从技术层面上看属于低速武器，但是它的损伤类型和单纯的枪击伤不同，子弹的重量大大增加了动能，会导致更严重的损伤。

枪击伤和高动能武器损伤所带来的冲击波、撕裂、撞击和空穴效应都可以造成组织损伤。冲击波可以波及子弹路径周围一定范围的组织。空穴效应是高动量损伤的重要致伤机制。空穴效应是指在子弹穿透组织时，弹道内形成明显的负压并将出口与入口外的污染物吸入弹道内。若子弹弹道靠近大血管，即使可触及脉搏搏动仍不能排除血管发生损伤的可能。可以用多普勒超声检查排除血管损伤的可能。如果子弹或弹片进入关节腔并悬浮在关节液中，可能会导致铅中毒。

大部分低速枪伤仅需门诊局部创面处理即可治愈。创面应保持开放以利于引流。如果存在骨折需要进行手术治疗，应预防性地应用抗生素。

针对枪伤相关骨折，伤后立即采用外固定和内固定都存在争议。对于此类开放性骨折采取外来材质固定的方法存在一定危险性。但对于极不稳定骨折来说，将用于普通开放性骨折的治疗措施应用于治疗枪伤相关骨折，从理论上来讲也是合理的。伤后临时使用外固定可以作为骨折完全固定之前的过渡措施，而这种方法是一种普遍应用的骨折早期固定方式。

高速武器和猎枪导致的骨折往往需要外科冲洗、引流、充分清创，静脉应用抗生素的时间至少为24~48小时。在骨折固定后须尽快探查血管损伤的情况并对其进行修复。单独存在的肢体远端神经功能损伤并不是进行神经探查术的手术指征，其常为爆炸所引发的功能性麻痹，无须外科处理即可恢复。

▶ 多发伤患者评分系统

目前有多个评分系统用于多发伤患者病情和损伤严重程度的分类。这些分类、评分系统可以作为患者治疗和预后的评判标准。改良创伤评分（revised trauma score，RTS）可用于患者的鉴别分类。在这个系统中，收缩压和呼吸频率被分为5个等级并用0~4分表示。这些评分加上格拉斯哥昏迷评分共同构成RTS。格拉斯哥昏迷评分是目前广为接受的外伤性脑损伤评分系统，最低分是3分，最高分是15分，15分为正常。该评分从3个方面进行评价：睁眼反应、语言反应和运动反应。美国外科医师协会指南认为格拉斯哥昏迷评分为11分及更低的患者应被转移至专业的创伤治疗中心。

简明损伤定级标准（abbreviated injury scale，AIS）根据身体的9个不同区域分别进行损伤评分，并将损伤程度从最轻到致死性分为6个等级。该评分标准将威胁生命的情况、可预见的永久性损伤、治疗措施及损伤类型都纳入考虑范围。

损伤严重度评分（injury severity score，ISS），是指从AIS的评估区域中（头或颈部、面部、胸部、腹部、四肢或下肢带骨、皮肤）选出最为严重的3个区域，其AIS评分的平方和即为ISS分值。多发伤患者ISS≥14分。评分低于30分的患者往往具有较好的预后，而评分高于60分的患者可能濒临死亡。

是否对创伤后患者截肢需要考虑对侧肢体的功能状态、肢体缺血的时间和患者的年龄。Johansen综合考虑了上述多种因素，提出了肢体毁损严重程度评分（mangled extremity severity score，MESS）。该评分最初用于预测最终采取截肢的可能性。但是近期研究提示，MESS和其他评分系统并不能准确地评估患者肢体损毁的最终功能状态（表2-3）。

表2-3 MESS评估变量

	评分
A. 骨骼和软组织损伤	
低能量（稳定，简单型骨折，民用枪支损伤）	1
中等能量（开放或多发骨折，关节脱位）	2
高能量（近距离枪击伤或军用武器伤，挤压伤）	3
极高能量（以上的情况合并大量污染物，软组织撕裂）	4
B. 肢体缺血[a]	
搏动减弱或消失，但血液灌注正常	1
无搏动；感觉异常，毛细血管再充盈消失	2
皮温降低，麻痹，麻木，感觉障碍	3
C. 休克	
收缩压 > 90 mmHg	0
一过性低血压	1
持续性低血压	2
D. 年龄	
<30岁	0
30~50岁	1
>50岁	2

a：若肢体缺血时间超过6小时，分数加倍。

Anglen JO: Wound irrigation in musculoskeletal injury. *J Am Acad Orthop Surg* 2001;9:219. [PMID: 11476531]

Bartlett CS: Ballistic and gunshot wounds: effects on musculoskeletal tissues. *J Am Acad Orthop Surg* 2000;8:21. [PMID: 10666650]

Biffl WL, Smith WR, Moore EE, et al: Evolution of a multidisciplinary clinical pathway for the management of unstable patients with pelvic fractures. *Ann Surg* 2001;233:843. [PMID: 11407336]

Bone LB, McNamara K, Shine B, Border J: Mortality in multiple trauma patients with fractures. *J Trauma* 1994;37:262. [PMID: 8064927]

Bosse MJ, Mackenzie EJ, Kellam JF, et al: A prospective evaluation of the clinical utility of the lower-extremity injury-severity scores. *J Bone Joint Surg Am* 2001;83-A:3-14. [PMID: 11205855]

Dickson K, Watson TS, Haddad C, Jenne J, Harris M: Outpatient management of low-velocity gunshot-induced fractures. *Orthopedics* 2001;24:951. [PMID: 11688773]

Giannoudis PV, Pountos I, Pape HC, Patel JV: Safety and efficacy of vena cava filters in trauma patients. *Injury* 2007;38:7-18. [PMID:17070525]

Godina M: The tailored latissimus dorsi free flap. *Plast Reconstr Surg* 1987;80:304. [PMID: 3602183]

Gustilo RB, Anderson JT: Prevention of infection in the treatment of 1025 open fractures of long bones. *J Bone Joint Surg Am* 1976;58:453. [PMID: 773941]

Hammert WC, Minarchek J, Trzeciak MA: Free-flap reconstruction of traumatic lower extremity wounds. *Am J Orthop* 2000;29:22. [PMID: 11011776]

Hildebrand F, Giannoudis P, Krettek C, Pape HC: Damage control: extremities. *Injury* 2004;35:678. [PMID: 15203308]

Johansen K, Daines M, Howey T, et al: Objective criteria accurately predict amputation following lower extremity trauma. *J Trauma* 1990;30:568. [PMID: 2342140]

Mendelson SA, Dominick TS, Tyler-Kabara E, et al: Early versus late femoral fracture stabilization in multiply injured pediatric patients with closed head injury. *J Pediatr Orthop* 2001;21:594. [PMID: 11521025]

Mullett H, Al-Abed K, Prasad CV, O'Sullivan M: Outcome of compartment syndrome following intramedullary nailing of tibial diaphyseal fractures. *Injury* 2001;32:411. [PMID: 11382428]

Pape HC, Tornetta P 3rd, Tarkin I, Tzioupis C, Sabeson V, Olson SA: Timing of fracture fixation in multitrauma patients: the role of early total care and damage control surgery. *J Am Acad Orthop Surg* 2009;17:541-549. [PMID: 19726738]

Parekh AA, Smith WR, Silva S, et al: Treatment of distal femur and proximal tibia fractures with external fixation followed by planned conversion to internal fixation. *J Trauma* 2008;64:736-739. [PMID: 18332816]

Perrier A, Howarth N, Didier D, et al: Performance of helical computed tomography in unselected outpatients with suspected pulmonary embolism. *Ann Intern Med* 2001;135:88. [PMID: 11453707]

Pierce TD, Tomaino MM: Use of the pedicled latissimus muscle flap for upper-extremity reconstruction. *J Am Acad Orthop Surg* 2000;8:324. [PMID: 11029560]

Schoepf UJ: Diagnosing pulmonary embolism: time to rewrite the textbooks. *Int J Cardiovasc Imaging* 2005;21:155-163. [PMID: 15915948]

Stannard JP, Riley RS, McClenney MD, et al: Mechanical prophylaxis against deep-vein thrombosis after pelvic and acetabular fractures. *J Bone Joint Surg Am* 2001;83-A:1047. [PMID: 11451974]

Tuttle MS, Smith WR, Williams AE, et al: Safety and efficacy of damage control external fixation versus early definitive stabilization for femoral shaft fractures in the multiple-injured patient. *J Trauma* 2009;67:602-605. [PMID: 19741407]

Van Belle A, Büller HR, Huisman MV, et al: Effectiveness of managing suspected pulmonary embolism using an algorithm combining clinical probability, D-dimer testing, and computed tomography. *JAMA* 2006;295:172. [PMID: 16403929]

骨折手术固定的基本原则

当一个或多个力作用于骨骼且超出了骨骼的承受能力时，可导致骨质延续性和完整性破坏，即骨折。导致骨折的暴力方式包括轴向负重（张力性、压缩性）、弯曲力、旋转力或剪切力等（图2-2）。分析骨折类型和损伤机制有助于治疗方案的制定。

▶ 生物材料在骨折固定中的应用

手术固定骨折要求所采用的固定材料同时具有一定的刚性和柔韧度。不锈钢和钛合金材质的金属材料有较高的强度、良好的延展性及优秀的生物相容性。在手术中，这两种材质的固定物都可以被折弯以适应不规则的骨面，且不会降低其自身的稳定

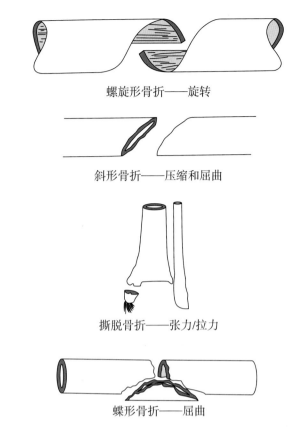

螺旋形骨折——旋转

斜形骨折——压缩和屈曲

撕脱骨折——张力/拉力

蝶形骨折——屈曲

▲ **图2-2** 骨折损伤机制

性。这些材料可以提供足够的强度及抗疲劳能力，以保证骨折顺利愈合。钛合金的弹性模量是不锈钢材质的一半，因此相同大小钛合金钢板的抗弯刚度也是不锈钢材质的一半。材质的弹性模量决定了材料的强度，以及在外力作用时抗形变的能力。延展性是指材料在断裂前的最大形变程度。不锈钢就是延展性较好的材料之一。

▶ 骨折固定的生物力学原则

骨折愈合需要特定的生物学和力学条件。这些条件包括血液供应情况、生长因子和激素的刺激，以及一定程度的结构固定。通过对骨折断端施加压力以实现骨折的完全稳定。可通过应用拉力螺钉、加压钢板固定，以及张力带技术等来实现骨折断端的完全稳定。如果骨折断端之间存在一些微动但并不影响骨折愈合，称为相对稳定。这可以促进骨折断端之间以骨痂形成的方式达到二期愈合。微动的范围必须低于组织进行修复的拉力水平。髓内固定、桥接钢板及外固定装置都是有助于产生二期愈合的器械。

A.螺钉

螺钉是最常见也是最基础的骨科固定器械。根据功能不同可分为拉力螺钉、钢板上的锁定/非锁定螺钉，以及定位限位螺钉。这些螺钉可以单独应用，也可与钢板搭配进行应用。锁定螺钉具有与钢板螺孔相匹配的螺纹。拉力螺钉技术可以对骨折端平面产生强大的压缩力以达到骨折的完全稳定，可由全螺纹或部分螺纹的螺钉来实现。而定位限位螺钉可应用于胫腓骨联合损伤。

B.钛合金和不锈钢固定棒

在不考虑骨折位置和类型的情况下，对于髓内固定系统来说最重要的是进钉点。目前的文献报道称，轻柔的扩髓系统要比不扩髓系统更加安全。手术医生必须关注患者的一般情况，尤其是多发伤患者。在合并胸部损伤的多发伤患者中，股骨髓内钉的植入可能会加重患者肺部损伤。目前已有多种股骨、胫骨、肱骨髓内钉系统可供临床选择使用。当代的技术要求所有固定钉都要达到静态锁定状态。

C.接骨板

接骨板的位置对所固定骨结构的功能具有重要的意义。接骨板最佳的放置位置应在骨折的张力侧，这样肌肉收缩可对骨折端产生压缩力，并刺激骨折端愈合、减少接骨板承受的压力。

传统的钢板螺钉固定系统需要大范围的骨质暴露以确保能够进行切开复位内固定术（ORIF）。术中根据骨折面弯曲钢板并用螺钉固定于骨面，可以实现解剖复位和完全的稳定。但钢板施加于骨面的压力会影响骨折的血液供应并阻碍骨折愈合，而低接触动态压缩钢板可以减少钢板与骨质接触的面积。

锁定钢板或内固定系统采用螺钉与钢板螺孔结合的方式进行加固，借此螺钉仅将钢板锁定于骨面上方并减少接触面积和压缩力。有观点认为，钢板上的锁定螺钉是第二层皮质骨，因此也可应用自攻型单皮质螺钉进行固定。这样可以在骨折处实现相对稳定，促进骨折断端骨痂组织的形成。在进行固定的过程中，要时刻注意手术目的在于尽可能加长钢板的有效固定长度并尽可能减少螺钉的使用数量，以利于骨痂组织形成。

D.外固定装置

外固定装置是一种治疗骨骼肌肉创伤的重要方式。其基础原理是在受伤区域远端和近端完好的骨质内植入固定针。然后将这些固定针与包绕在肢体外围的框架相连接，对骨折进行复位固定操作。根据外固定的种类及骨折类型、位置，外固定可作为骨骼肌肉创伤的临时固定方法或终极治疗措施。对上肢来说，外固定装置在桡骨远端粉碎性骨折的固定中可以起到重要的作用。

对于骨盆骨折，及时应用外固定装置可有效地压迫、稳定骨盆骨折，减少失血，同时有利于初级生命复苏。在一些特定情况下，还可以作为最终的固定方式。

对于股骨和胫骨骨折，外固定装置可以提供满意且安全的即时或临时固定效果。随后根据不同情况可改为髓内固定系统，或作为最终治疗措施。

外固定装置常用作上、下肢的Ⅲ型开放性骨折合并有节段骨质缺损或大面积软组织损伤时的临时治疗措施。

▶ 骨缺损替代物

A.自体骨移植

自体骨具有骨传导、骨诱导及成骨作用，故自体骨移植被认为是骨缺损和骨不连治疗的金标准。根据取骨区域解剖结构的差异，不同类型的自体骨具有不同的特性和应用。松质骨常从髂嵴获取，尽管存在较多并发症，仍然是一种成功的获取自体骨移植物的部位。近期扩髓-冲洗-吸引装置（Reamer-irrigator-aspirator，RIA）的发展使医生可以从股骨和胫骨髓腔中获取大量松质骨，且并发症发生率较低。

B.骨传导性移植材料

羟磷灰石和三磷酸钙盐是无机骨移植材料，其作用主要与其具有骨传导的特性有关。它们可以为骨的生长提供支架，但并不直接促进骨的形成。这种材料可以直接注入骨折处，如桡骨远端和跟骨，提供抗压负荷下的稳定性。如果和生长因子一并使用（如骨形成蛋白），也可具有骨诱导和成骨作用。

C.同种异体骨移植

同种异体骨移植指同物种不同个体之间的骨移植，这种移植技术主要是为了支撑机械负荷并降低结构性支撑部位出现骨折愈合失败的风险。同种异体骨移植最大的问题是移植过程可能会导致病毒相关的传染性疾病的传播。同种异体骨的处理加工方式很多，如低剂量（<20 kGy）射线照射、物理冲洗、超声波或脉冲水流冲洗、酒精浸泡及抗生素浸泡。移植材料的无菌处理包括射线和环氧乙烷灭菌，这些处理方式会影响材料本身的特性。有研究发现，环氧乙烷处理对骨特性的影响较射线更大。冻干骨虽然在常温下便于储存，但必须用环氧乙烷消毒灭菌才能使用。环氧乙烷的组织穿透距离较浅，因此在使用前进一步采用放射线进行灭菌更为安全。同种异体骨能够承受的 γ 射线剂量是 2.5 kGy，但该剂量的照射还不足以杀灭人类免疫缺陷病毒（HIV）。但总体而言，同种异体骨在经过上述灭菌方式处理后，在特定的指征下使用是安全有效的。

D.骨诱导材料

骨形成蛋白（Bone Morphogenetic Protein，BMP）是肌肉骨骼修复和软骨生长过程中的重要物质。随着分子生物学和重组DNA技术的发展，rhBMP-7和rhBMP-2已经用于临床试验。这些蛋白质可以与胶原基质及患者血液中的成分相结合，促进骨愈合，可用于脊柱融合手术、胫骨骨不连的治疗和开放性胫骨移植等。

脱矿骨基质（Demineralized bone matrix, DBM）也是一种骨引导材质，其可以减少机体的免疫反应和传染病的传播风险。DBM的终产物是一种附着有生长因子（如BMP等）的生物活性支架。因为骨架在脱矿化处理时生长因子并没有暴露在外，所以较同种异体移植物而言，这种材料可以提供更理想的骨传导作用。

Belthur MV, Conway JD, Jindal G, et al: Bone graft harvest using a new intramedullary system. *Clin Orthop Relat Res* 2008;466:2973-2980. [PMID: 18841433]

Centers for Disease Control and Prevention: Update: allograft-associated bacterial infections—United States, 2002. *MMWR Morb Mortal Wkly Rep* 2002;51:207. [PMID: 11922189]

Cobos JA, Lindsey RW, Gugala Z: The cylindrical titanium mesh cage for treatment of a long bone segmental defect: description of a new technique and report of two cases. *J Orthop Trauma* 2000;14:54. [PMID: 10630804]

El Maraghy AW, El Maraghy MW, Nousiainen M, et al: Influence of the number of cortices on the stiffness of plate fixation of diaphyseal fractures. *J Orthop Trauma* 2001;15:186. [PMID: 11265009]

Kurdy NG: Serology of abnormal fracture healing: the role of PIIINP, PICP, and BsALP. *J Orthop Trauma* 2000;14:48. [PMID: 10630803]

Laurencin C, Khan Y, El-Amin SF: Bone graft substitutes. *Expert Rev Med Devices* 2006;3:49. [PMID: 16359252]

Radomisli TE, Moore DC, Barrach HJ, et al: Weight-bearing alters the expression of collagen types I and II, BMP 2/4 and osteocalcin in the early stages of distraction osteogenesis. *J Orthop Res* 2001;19:1049. [PMID: 11781004]

Spinella-Jaegle S, Roman-Roman S, Faucheu C, et al: Opposite effects of bone morphogenetic protein-2 and transforming growth factor-beta I on osteoblast differentiation. *Bone* 2001;29:323. [PMID: 11595614]

Wagner M: General principles for the clinical use of the LCP. *Injury* 2003;34(Suppl 2):B31-B42. [PMID: 14580984]

Zlotolow DA, Vaccaro AR, Salamon ML, Albert TJ: The role of human bone morphogenetic proteins in spinal fusion. *J Am Acad Orthop Surg* 2000;8:3. [PMID: 10666648]

▼ 上肢创伤

肩部与臂部损伤

▶ 解剖和生物力学基础

A.骨的解剖

1.肱骨干 肱骨干近端起于胸大肌止点，远端至肱骨髁上嵴。肱骨干上半部为圆柱形，向下延续为前后扁平的形状。臂内、外侧肌间隔将上臂分为前后两个骨筋膜鞘。臂前骨筋膜鞘包含肱二头肌、喙肱肌、肱肌及走行于肱二头肌内侧的神经血管束，与之伴行的有肱动脉、肱静脉，以及正中神经、肌皮神经和尺神经。臂后骨筋膜鞘内有肱三头肌和桡神经。熟知肱骨干周围肌肉的起止点有利于理解发生骨折时肌肉对骨折断端牵拉的影响（图2-3）。

2.肩胛带 肩胛带是由骨和软组织组成的复杂结构。肩关节是一个关节盂较浅的球窝关节，其关节盂包裹大约1/3的肱骨头。因此肩关节的稳定性主要依靠关节囊、韧带和肌肉。肩关节的关节囊较大，以满足上肢的活动需求。

3.肱骨近端 肱骨近端包括肱骨头、大结节、小结节、结节间沟和近端肱骨干。解剖颈位于大、小结节和肱骨头的连接处。外科颈位于大、小结节下方。肱骨头的血液供应主要来自旋肱前动脉的升支。该血管通过结节间沟进入肱骨头，成为弓形动脉。肩关节附近的重要结构包括臂丛神经和腋动脉，位于肩胛骨喙突和肱骨头前方。支配肩部周围肌肉的神经有腋神经、肩胛上神经、肩胛下神经和肌皮神经。解剖颈骨折往往预后不佳，因其会彻底破坏滋养肱骨头的血供。外科颈骨折较为常见，肱骨头的血供一般可以得到保留。结节间沟中有肱二头肌长头腱走行，被肱横韧带覆盖。肱骨大结节为肌肉附着点，附着于此的肌肉有冈上肌、冈下肌和小圆肌。肱骨小结节是肩胛下肌的附着点。肱骨的颈干角平均为135°，同时肱骨头存在一个后倾的角度，平均为30°。

肩袖由4块肌肉组成：肩胛下肌、冈上肌、冈下肌和小圆肌。大圆肌并不是肩袖的组成部分。肩袖对肱骨头起对抗和稳定的作用，能够保证三角肌有效地外展肱骨。冈下肌和小圆肌是肱骨外旋肌，肩胛下肌是肱骨内旋肌。该区域内另外2个重要的肌肉是三角肌和胸大肌。当肱骨近端发生骨折时，由于肩袖结构及这些肌肉的牵拉力，骨折会发生特定的移位。另外，肩袖损伤（大、小结节肌肉附着点以外的单独损伤）在临床较为常见，在评估肩关节损伤时应充分考虑。

B.神经分布

肩关节周围神经损伤常见于骨折和关节脱位。肩关节向前方脱位可造成臂丛神经和腋动脉损伤。

与神经血管相关的检查是上臂及肩关节创伤后临床评估的重要内容。桡神经损伤常见于肱骨干骨折，尤其是发生在肱骨中远端1/3处的骨折（Holstein-Lewis骨折）。充分评估桡神经的感觉和运动功能非常重要。应重点评估虎口区域即拇指与示指指蹼之间的背侧区域，对该区域进行感觉检查、单个手指的背伸功能及腕关节的伸展功能检查。

在肩胛带周围发生的肱骨近端骨折和骨折脱位

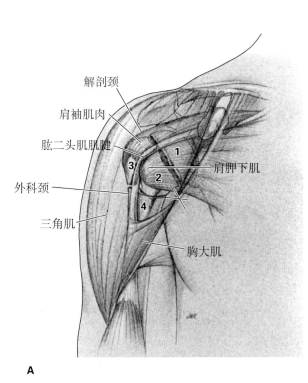

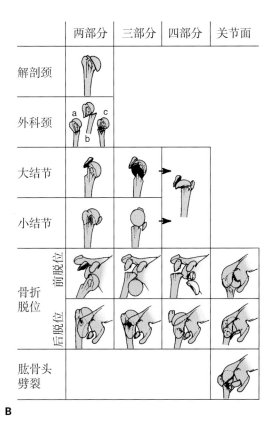

▲**图2-3** A.肱骨的肌肉附着；B.肱骨近端骨折的Neer四部分骨折分型（Rockwood CA, Green DP, Bucholz RW, et al, eds: Fractures in Adults, 4th ed.Philadelphia: Lippincott; 1996.）

可能导致腋神经和腋动脉的损伤。肱骨近端骨折所导致的腋神经损伤可致三角肌瘫痪，并可使上臂近端外侧（臂章区域）出现感觉减退。

肩关节周围骨折和脱位

- 上肢骨折中发生率第二位的骨折类型。
- 在老年群体中发生率大幅升高。
- 85%的骨折可以采取非手术治疗。

▶ 分型

在Codman观察研究的基础上，Neer基于形成肱骨近端的骨骺生长中心将股骨近端分为4个部分——解剖颈、外科颈、大结节和小结节。当某个部分较正常的解剖位置移位超过1 cm或成角大于45°，称为移位骨折。其他骨折类型有骨折脱位和肱骨头劈裂伤。此外，还需要考虑肱骨头和关节盂内骨折块的位置关系、骨折块的血供等问题。

▶ 临床表现

年轻人群发生该类骨折常见于高能量损伤，而老年人群则多见于低能量损伤。临床表现多为疼痛、肿胀和皮下血肿等。

X线检查是诊断和治疗的根本依据。临床推荐包括3个方位平片的Neer创伤系列X线检查，即一张正位片，一张位于肩胛平面的侧位片，以及一张Velpeau改良腋位片。肩胛骨平面的侧位片是沿肩胛骨切线的Y视图。这三张平片可以对肩关节在3个相互垂直的平面上进行评估。腋位片对评估关节盂表面和肱骨头前后位置关系非常重要。如有必要，还可采用如螺旋CT扫描等能够体现骨性结构细节的检查方式。

大、小结节的骨折必定存在肩袖组织损伤，肩关节脱位等可导致严重软组织损伤的创伤也会造成肩袖损伤。在紧急的外伤情况下判断肩袖组织的完整性较为困难。采用超声、MRI、关节造影或关节镜探查都对诊断有帮助。

尽管腋动脉损伤不常见，但其基本由骨折或骨折脱位导致内侧骨块损伤或穿透腋动脉导致。如果伤肢的颜色较未受伤的一侧肢体显著改变，则应高度怀疑腋动脉损伤。此时必须检查是否存在血管搏动，并用超声多普勒进行评估。腋动脉损伤的恢复程度受该区域的神经功能影响，即使损伤的血管得到了满意的重建。

▶ 治疗

A. 非手术治疗

大约85%的肱骨近端骨折为微小移位或无移位，可以采用非手术治疗，如用三角巾悬吊，这样不仅有利于减轻疼痛，还可进行早期锻炼。非手术治疗的核心是初期制动和早期康复锻炼。物理治疗师或医生指导患者进行锻炼很重要，尽可能于伤后7~10天开始锻炼。运动的调控也十分重要，应避免太过保守或太过激进的情况，前者可能导致肌肉挛缩，后者可能导致伴有疼痛和肿胀的骨折移位。

B. 手术治疗

对于需行手术治疗的骨折，有以下几种术式：闭合复位经皮穿刺克氏针、髓内钉、张力带切开复位内固定术（用传统钢板或锁定钢板固定），半关节成形术等。锁定钢板可以维持角度的稳定性，而且可以对粉碎性骨折和骨质疏松性骨折提供更加理想的骨–移植物接触面。

对于肱骨解剖颈骨折及肱骨头劈裂损伤的老年患者，半关节成形术是一种有效的治疗方式。只有骨质良好的简单骨折才可采取闭合复位联合经皮钢针固定的术式。对于年轻人群，切开复位内固定术也可用于粉碎性骨折。

总之，在选择进一步的治疗方案时，要综合考虑患者年龄、骨质、骨折类型及粉碎骨块数量等因素。

C. 两部分解剖颈骨折

两部分解剖颈骨折较少见。目前还没有确定的最佳治疗方案。因为骨折块可能在关节囊内旋转及成角，故闭合复位较为困难。对于40岁以下的患者，可以采取切开复位并用髓内钉或骨折块螺钉进行固定以保留骨折块。在不破坏关节面的情况下，很难使固定螺钉获得足够的把持力。另外，此种类型骨折肱骨头的预后往往较差，因为肱骨头的血供几乎完全被破坏。一般来说，对于老年（大于75

岁）患者，半关节成形术是预后最为理想的手术方式。

D.两部分肱骨大结节骨折

肱骨大结节骨折因冈上肌的牵拉作用，通常向上方或向后方移位。该类型骨折也常合并肩关节前脱位。有时采取闭合复位即可得到理想的大结节复位效果。Neer提出骨折块移位超过1 cm是肩袖损伤的征象。若骨折按此位置愈合会限制上肢的前伸和外旋，常导致肩峰下撞击综合征。有一项队列研究支持对骨折块移位大于5 mm的病例进行切开复位内固定术。也有学者认为，对于运动员，若移位大于3 mm就要进行手术治疗以防止发生肩峰下撞击综合征。肱骨大结节骨折的固定方式较多，包括螺钉、钢针、钢丝及缝线固定等。复位过程中要注意进行肩袖的修复和骨质的重建。但经皮穿刺克氏针固定常不能防止大结节骨折块发生再次移位。

E.两部分肱骨小结节骨折

如果移位的骨折块较小（通常位于肩胛下肌内侧），采用闭合复位即可达到满意的效果。骨折通常合并肩关节后脱位，在紧急情况下也可进行闭合复位。此种骨折制动位置可为中立位或轻度外旋位。若骨折块较大，则需要内固定手术治疗。

F.两部分外科颈骨折

此类骨折的大、小结节与肱骨头完整，因此肩袖几乎不会受到损伤。受胸大肌的牵拉作用，肱骨干向前内侧移位。因骨膜、肱二头肌肌腱、三角

肌阻碍，或骨折断端在三角肌、胸大肌或筋膜层中的嵌插，骨折复位可能会受影响。可先尝试闭合复位，如果不理想则应及时采取手术治疗。若闭合复位较为理想但骨折类型不稳定，可在透视引导下用经皮克氏针对其进行加固（图2-4）。如果需要开放手术去除游离的软组织，则可采用经皮克氏针固定或髓内固定联合张力带技术。对于骨质疏松患者，金属丝或缝线的张力带可以穿透软组织和肩袖，固定效果优于骨质固定。

也可使用髓内钉固定（如Enders髓内钉和Rush棒），该型内固定在三角肌区域行小切口即可植入。但髓内固定对旋转力线的控制较差。对于75岁以上的老年人群或体弱患者，此种方式可能是最为理想且并发症最少的手术方案。

G.三部分和四部分骨折

对于骨质较差的患者，其三部分或四部分肱骨近端骨折的最佳治疗方式存在争议。切开复位内固定治疗该型骨折效果较差，往往会导致缺血性坏死和骨折畸形愈合等并发症。据报道，缺血性坏死的发生率高达27%。AO支撑钢板也可能导致严重的并发症，包括和软组织分离有关的、发生率较高的缺血性坏死，钢板位置过于靠上导致的继发性撞击综合征，钢板螺钉稳定性丧失，骨折畸形愈合和感染等。近期研究表明，锁定钢板可以提高稳定性和促进愈合。螺钉锁入钢板可以减少因骨质疏松性骨折所引起的螺钉脱出。对于活动较少或年龄大于75岁的患者，半关节成形术相对来说是更好的选择。

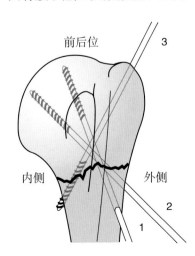 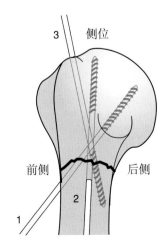

▲**图2-4**　不稳定外科颈骨折的克氏针固定方法（Fu FH, Smith WR, eds: Percutaneous pinning of proximal humerus fractures. Oper Tech Orthop 2001;11:235.）

因为在这类人群中缺血性坏死发生率高达90%，且通常伴有骨质疏松。理想的假体高度和肱骨后倾角度，以及大、小结节上的肌肉附着都是影响手术预后的重要因素。对于肩袖存在的任何缺损和损伤都应及时修复，以避免肱骨骨折块向近端移位及肩袖功能丧失。在术后进行康复治疗的过程中，肩部的疼痛可以获得明显的缓解，但肱骨近端和肩关节的功能往往仍处于受限状态。

H.骨折脱位

骨折脱位需要复位肱骨头，具体的治疗方式要根据骨折类型而定。这些损伤通常造成压缩性骨折或肱骨头劈裂伤，同时合并后方脱位。治疗措施根据压缩性骨折的大小和脱位的时间而定。通常，骨折缺损小于20%的病例采用闭合复位即可达到稳定；将上肢于外旋位固定6周，可获得长期稳定性。如果缺损为20%~50%，可以取肩胛下肌的肌腱与其附着的部分小结节骨质修复缺损。如果大结节处的压缩性骨折缺损超过50%，或伴有慢性脱位，半关节成形术是最佳的治疗方式。如果同时存在关节盂的破坏，则需要进行全肩关节成形术。

Eberson CP, Ng T, Green A: Contralateral intrathoracic displacement of the humeral head. *J Bone Joint Surg Am* 2000;82-A:105. [PMID: 10653090]

Helmy N, Hintermann B: New trends in the treatment of proximal humerus fractures. *Clin Orthop Relat Res* 2006;442:100. [PMID: 16394747]

Hintermann B, Trouillier HH, Schafer D: Rigid internal fixation of fractures of the proximal humerus in older patients. *J Bone Joint Surg Br* 2000;82-B:1107. [PMID: 11132267]

Naranja RJ, Iannotti JP: Displaced three- and four-part proximal humerus fractures: evaluation and management. *J Am Acad Orthop Surg* 2000;8:373. [PMID: 11104401]

Palvanen M, Kannus P, Niemi S, Parkkari J: Update on the epidemiology of proximal humerus fractures. *Clin Orthop Relat Res* 2006;442:87. [PMID: 16394745]

Ruch DS, Glisson RR, Marr AW, et al: Fixation of three-part proximal humeral fractures: a biomechanical evaluation. *J Orthop Trauma* 2000;14:36. [PMID: 10630801]

Steinmann SP, Moran EA: Axillary nerve injury: diagnosis and treatment. *J Am Acad Orthop Surg* 2001;9:328. [PMID: 11575912]

Thanasas C, Kontakis G, Angoules A, Limb D, Giannoudis P: Treatment of proximal humerus fractures with locking plates: a systematic review. *J Shoulder Elbow Surg* 2009;18:837-844. [PMID: 19748802]

肱骨干骨折

- 占所有骨折类型的3%~5%。
- 超过90%的病例可以采取非手术治疗。

- 创伤性或医源性桡神经损伤较为常见。

肱骨干骨折通常由直接打击、摔落、车祸伤或挤压造成。枪弹或弹片可以贯穿手臂并造成开放性骨折。其他间接损伤，如落地时伸展上肢支撑或肌肉剧烈收缩，可能导致肱骨干中段骨折。

▶ 分类

根据骨折是开放的还是闭合的，以及累及胸大肌和三角肌止点的骨折位置来进行分类。骨折和受伤的特点也是分类的因素。

▶ 临床表现

临床表现为肢体缩短、肱骨干骨摩擦音及骨折处疼痛等。从两个平面进行X线片检查可以确诊。还应该对肩关节、肘关节及神经功能进行全面的临床评估和影像学检查。

▶ 治疗

A.非手术治疗

大多数肱骨干骨折采取非手术治疗可以获得良好的愈合效果。非手术治疗手段包括应用悬吊石膏、功能性支具、Velpau绷带及骨牵引等。石膏固定是最有效的非手术治疗措施。

上肢的肌肉可以耐受骨折畸形愈合。在向前成角畸形小于20°、肢体缩短小于3 cm和外翻畸形小于30°的范围内，上肢并不会呈现出明显的畸形且肢体功能不受影响。

1.悬吊石膏　悬吊石膏的治疗包括两部分，即用石膏妥善固定上肢并通过石膏本身的重量矫正骨折。采用此种方法需要每周定期复查X线。与体态纤瘦的患者相比，体型较大的患者采用该方法时更容易发生严重的成角畸形。即使在夜间，也要保持上肢的垂直位置。因为螺旋形、粉碎性和斜形骨折具有更大的骨折面，有利于愈合，而横形骨折则不易愈合。该治疗方式所存在的风险为牵拉力造成骨折断端分离，可能导致最后的不愈合。

2.夹板固定　TU形夹板固定是另一种肱骨干骨折的早期治疗方式。相比悬吊石膏，夹板固定具有较好的稳定性，但无法对骨折断端进行有效的牵引，故可用于治疗程度较轻的缩短骨折，以及悬吊石膏不适用的短斜形和横形骨折。

3.功能性支具　在初期使用悬吊石膏或夹板固定后，可在受伤2周后开始使用功能性支具。在此期间，肢体肿胀逐渐消退。支具采用热塑性材料或根据患者体型定制，保证其能够贴合肢体。用Velcro带固定工具，调节其能够有效地维持合适的压力。由于采用悬吊带可能会导致内翻成角畸形，所以建议采用项圈或者特制袖口支撑前臂。使用支具期间需复查X线，骨折愈合一般发生在8~12周。

4.外固定　外固定装置可用于处理肱骨干骨折合并烧伤、枪击伤，或者严重的开放性骨折合并皮肤、骨质、软组织缺损的情况。其他的应用指征包括变形性骨炎、感染所致的骨不连。外固定应用的并发症包括钉道感染、骨不连和神经血管损伤等。

B.手术治疗

有些特殊情况需要采取切开复位内固定术，如节段性骨折、闭合复位不理想、浮肘损伤、双侧肱骨骨折、开放性骨折、多发伤、病理性骨折及创伤合并血管损伤需要切开探查的情况。近期针对肱骨内固定的技术与器械的进展较快，也导致其适应证进一步扩大。一般的内固定有3种形式：①采用AO技术的加压钢板和螺钉，采用后方、改良侧方及前外侧手术入路；②髓内钉固定系统，尤其适用于骨质疏松、节段性或病理性骨折；③Livani和Belangero所描述的微创经皮肱骨桥接钢板。对于多发伤患者，保持肱骨的稳定性、足够的制动、肺部清洁和疼痛控制有利于患者恢复。新鲜骨折出现桡神经麻痹的发生率为16%，然而现有的文献并不推荐使用切开内固定术和神经探查术。

Blum J, Janzing H, Gahr R, et al: Clinical performance of a new medullary humeral nail: antegrade versus retrograde insertion. *J Orthop Trauma* 2001;15:342. [PMID:11433139]

Chapman JR, Henley MB, Agel J, et al: Randomized prospective study of humeral shaft fracture fixation: intramedullary nails versus plates. *J Orthop Trauma* 2000;14:162. [PMID: 10791665]

Cox MA, Dolan M, Synnott K, et al: Closed interlocking nailing of humeral shaft fractures with the Russell-Taylor nail. *J Orthop Trauma* 2000;14:349. [PMID: 10926243]

Livani B, Belangero WD: Bridging plate osteosynthesis of humeral shaft fractures. *Injury* 2004;35:587. [PMID: 15135278]

McCormack RG, Brien D, Buckley R, et al: Fixation of fractures of the shaft of the humerus by dynamic compression plate or intramedullary nail. *J Bone Joint Surg Br* 2000;82-B:336. [PMID: 10813165]

Orthoteers. Available at: http://www.orthoteers.co.uk/Nrujp ij33lm/Orthcrps.htm

Pickering RM, Crenshaw AH Jr, Zinar DM: Intramedullary nailing of humeral shaft fractures. *Instr Course Lect* 2002;51:271. [PMID: 12064112]

Sarmiento A, Zagorski JB, Zych GA, et al: Functional bracing for the treatment of fractures of the humeral diaphysis. *J Bone Joint Surg Am* 2000;82:478. [PMID: 10761938]

Strothman D, Templeman DC, Varecka T, et al: Retrograde nailing of humeral shaft fractures: a biomechanical study of its effects on the strength of the distal humerus. *J Orthop Trauma* 2000;14:101. [PMID: 10716380]

Ziran BH, Belangero W, Livani B, Pesantez R: Percutaneous plating of the humerus with locked plating: technique and case report. *J Trauma* 2007;63:205. [PMID: 17622893]

肘关节周围损伤

- 肱骨髁间骨折是最为常见的骨折类型。
- CT扫描+三维重建有利于制订术前计划。
- 大多数病例可以采用切开复位内固定术处理。

▶解剖和生物力学基础

在横断面上，肱骨干中部略呈圆柱状，在向远端移行的过程中横径增宽并变得扁平。肱骨远端的内、外上髁形成弧形结构。肘关节的关节面组成包括：外侧的肱骨小头和内侧的肱骨滑车，相关节的桡骨头和尺骨近端。其中肱尺关节允许肘关节进行屈伸运动，肱桡关节可以实现前臂的旋转运动。在尺骨近端，后方的鹰嘴及前方的冠突和肱骨滑车构成关节。关节软骨成300°弧形覆盖滑车。内上髁与肱骨干成45°角，而外上髁大约为20°。

肱三头肌以宽大的肌腱附着于尺骨鹰嘴的后方；在前方，肱肌附着于尺骨冠突和尺骨粗隆。桡骨头与桡切迹组成关节，周围有环状韧带包绕。肱骨滑车内侧为内上髁，有尺侧副韧带、屈肌和旋前肌附着。尺侧副韧带最重要的部分是其前部，其止于尺骨冠突的内侧面。旋后肌和伸肌于肱骨小头的外上侧止于外上髁。

肘关节屈曲90°时，内上髁、外上髁和尺骨鹰嘴形成了一个可触及的三角形结构。该骨性标志在肘关节骨折、脱位或关节积液中有重要的诊断意义。关节液渗出可通过外上髁和鹰嘴之间的肿胀来进一步辨别。

尺神经经过肘关节内侧的肘管，在肘部外伤后对其进行全面的评估非常重要。尺神经在尺侧腕屈肌的两个肌头之间走行并进入前臂。

应在治疗前和治疗后分别对桡神经、尺神经、正中神经、骨间前神经和骨间后神经进行全面的检查。

肱骨远端骨折

- 发生率占肘关节骨折的30%。
- 处理方式与其他关节内骨折相似。

一、肱骨髁间T形或Y形骨折

肱骨髁间骨折是骨科医生所面临的最具有挑战性的骨折类型之一。一般的损伤机制为尺骨作用于滑车沟的轴向负荷。研究表明，该类型骨折在60岁以上人群中的发生率较高。针对此种骨折，对肱骨远端内、外侧可重建骨质的完整性和骨折粉碎程度进行全面详细的评估非常重要。

▶ 分型

Jupiter和Mehne等人将肱骨远端骨折分为关节内骨折和关节外骨折。其中关节内骨折又可分为以下几种。

（1）单柱骨折：分为内柱骨折和外柱骨折。

（2）双柱骨折：分为T形、Y形、H形、λ形及多平面骨折。

（3）肱骨小头骨折。

（4）滑车骨折。

关节外骨折又可分为关节囊内骨折和关节囊外骨折（表2-4）

▶ 治疗

常见的治疗方式有支具固定、骨折切开复位内固定术、全肘关节成形术（TEA）、肘关节融合术和肱骨远端置换术等。单纯石膏固定很难维持复位的效果，且长时间制动会造成成人肘关节的僵硬与强直。非手术治疗适用于不能耐受手术的老年人群、上肢功能受限（如瘫痪）及没有骨折块移位的骨折。

随着新的技术和器械设备的发展，骨折切开复位内固定术被认为适用于大多数骨折病例。该处骨

表2-4 桡骨远端骨折的Jupiter和Mehne分型

I. 关节内骨折
  A. 单柱骨折
    1. 内柱骨折
      a. 高位
      b. 低位
    2. 外柱骨折
      a. 高位
      b. 低位
    3. 矢状面劈裂骨折
  B. 双柱骨折
    1. T形骨折
      a. 高位
      b. 低位
    2. Y形骨折
    3. H形骨折
    4. λ形骨折
      a. 内侧
      b. 外侧
    5. 多平面骨折
  C. 小头骨折
  D. 滑车骨折
II. 关节面外、关节囊内骨折
  A. 经柱骨折
    1. 高位
      a. 伸展型
      b. 屈曲型
      c. 外展型
      d. 内收型
    2. 低位
      a. 伸展型
      b. 屈曲型
III. 关节囊外骨折
  A. 内上髁骨折
  B. 外上髁骨折

Browner BD, Levine A, Jupiter J,et al, eds: Skeletal Trauma, 2nd ed. New York: WB Saunders; 1998.

折切开复位通常经鹰嘴入路［横行截骨或chevron截骨（chevron osteotomy。译者注：chevron有V形的意思，因此也有人译为V形截骨）］。此外，经肱三头肌入路和肱三头肌外入路也是该处切开复位可行的手术入路。

对于关节内骨折碎块必须用拉力螺钉进行严格的解剖复位，且干骺端与骨干要保持稳定的结合并采用贴合的钢板进行加固。如果允许，最好采用双钢板内固定。

二、肱骨髁骨折

肱骨内、外上髁都可能发生骨折，且骨折通常与肱骨远端骨化中心的界线相一致。

▶ 外上髁骨折

外上髁骨折为单柱损伤，并且可以分为高位和低位骨折。低位骨折时，肱骨滑车的外侧壁依然与肱骨的大部分相连接，多为稳定性骨折。而高位骨

折累及大部分滑车结构，为不稳定性骨折。低位和高位骨折分别对应Milch Ⅰ型和Ⅱ型损伤。对于骨折移位的情况，推荐及时进行内固定治疗并尽快开始关节活动度锻炼。

▶内上髁骨折

内上髁骨折同样属于单柱损伤，低位骨折（Milch Ⅰ型）仅累及肱骨滑车的一部分，因保留了滑车嵴故多为稳定性骨折。而在高位骨折（Milch Ⅱ型）中，骨折常波及滑车嵴外侧。

上述两种骨折，如果存在骨折端移位，均须行切开复位内固定术并尽早开始关节功能锻炼。

三、肱骨髁上骨折

肱骨外上髁上骨折发生率较低，而肱骨内上髁上骨折则很常见，且多见于儿童或青少年。肱骨髁上骨折多表现为撕脱骨折。治疗方式依据骨折移位的程度而定。若移位很少，可采取闭合复位。若移位明显，可能需要进行经皮克氏针固定或切开复位。该骨折可能导致的肘关节不稳定并不是主要的问题，但可能对尺神经造成激惹。早期进行肘关节康复活动对病情恢复及最终的功能状态有重要的意义。如果脱位的骨折块已经引发了尺神经刺激症状或者受伤之前就已存在相应症状，可以择期对骨折块进行切除。

肘关节脱位

- 后脱位最为常见。
- 单纯脱位不伴骨折。

当作用于肘关节上的力量超过其骨质结构和软组织所能承受的极限时就会发生肘关节脱位。肘关节脱位可导致血管损伤，可能会造成肢体功能的丧失，故快速复位是治疗肘关节脱位的主要目标。

肘关节脱位是根据脱位远端骨的方位进行分类的。单独的桡骨头脱位很少见，常合并有尺骨骨折（尺骨上1/3骨折合并桡骨头脱位，又称为孟氏骨折）。当脱位伴随骨折时，应先处理骨折再处理其他损伤。充分纠正骨折脱位有助于关节脱位的恢复。

▶肘关节后脱位

肘关节后脱位是最为常见的肘关节脱位类型，约占80%。处于伸直状态的肘关节遭受轴向暴力后即可发生后脱位。而无论是向后内侧还是后外侧脱位，两侧韧带都会受损。

通过临床检查即可以进行初步诊断，X线检查可以进一步确诊并排除可能合并的骨折。通常会有上肢缩短畸形，肘关节呈略微屈曲的状态。

要先检查并记录患者的神经血管功能再进行下一步治疗。一般需要采取关节腔内镇痛或静脉镇痛。牵拉肘关节并根据或内或外的脱位角度进行复位。复位成功时通常能听见明显的弹响声。复位后肘关节需要进行一定程度的屈伸运动，以确认复位的效果并排除是否存在影响肘关节活动的软组织和骨质嵌顿。将肘关节用夹板固定于屈曲内旋状态以维持复位后关节的稳定性。复位固定后要及时进行X线复查，排除可能被忽略的骨折。

▶肘关节前脱位

肘关节前脱位非常少见，通常前脱位时软组织损伤较为严重。除了复位的方式不同之外，治疗方式和肘关节后脱位相似。

▶肘关节内侧脱位和外侧脱位

桡骨和尺骨可能向内侧或外侧脱位。侧方脱位，如尺骨脱位至滑车和肱骨小头之间的沟内，可能会出现一些特定的关节运动形式。进行前后位X线检查可明确诊断。复位时需要先轴向牵拉肘关节，再对肘关节施加侧方的力量进行复位。

▶单独尺骨脱位

当肱骨以桡骨头为中心旋转运动时可引发尺骨脱位，脱位可表现为冠突移位至肱骨后方或尺骨鹰嘴移位至肱骨前方。其中最常见的是后脱位，可能造成前臂的肘内翻畸形。肘关节伸直、旋后并施加一定的牵拉力即可实现尺骨复位。

▶ 治疗措施

A.早期处理

对肘关节施加内翻、外翻的压力，以及被动使其旋前或旋后来测试肘关节功能。稳定的脱位复位后通常用夹板将肘关节固定于屈曲90°位置，并尽可能在几天内开始关节的活动。尽量维持肘关节的复位状态，若怀疑再次脱位应立即复查X线。肘关节制动并不能保证肘关节的稳定性。不稳定复位较为少见。对于此种情况，肘关节需要制动一段时间。尽管制动后会出现关节僵硬，但稳定的关节比出现肘关节不稳定要更能接受。尺侧副韧带的损伤往往是肘关节反复性失稳的主要原因。

单纯肘关节脱位预后较好。该类型损伤可能会导致伤侧肘关节伸展损失5°~10°的活动范围。在一些患者中，后外侧脱位可能会伴发顽固性外翻不稳，其临床预后较差。

B.延迟治疗

受伤数星期后，肘关节陈旧性脱位仍可采用闭合复位的方法进行治疗。但长时间未治疗的肘关节脱位通常需要手术切开复位。手术复位后可通过延长肱三头肌肌腱获得更好的肘关节功能，减少屈肌肌腱挛缩的风险。

C.肘关节脱位和尺骨冠突骨折

肘关节脱位合并尺骨冠突骨折会增加肘关节顽固性不稳定的风险。冠突骨折块可能为小的边缘型骨块（Reagan-Morrey Ⅰ型）或较大的骨块（Reagan-Morrey Ⅱ型），冠突骨折也可能累及内侧副韧带前束止点（Reagan-Morrey Ⅲ型）。必须依据肘关节稳定性来决定是否治疗冠突骨折。即使是很小的边缘型骨折，如果骨折复位后依然出现肘关节失稳现象，则必须进行手术切开复位固定。尸体研究表明，若冠突骨折超过50%，必须进行手术固定，可以使用骨折块螺钉固定，也可采用拉拔技术。

D.肘关节脱位合并桡骨头和冠突骨折

肘关节脱位合并桡骨头和冠突骨折，可表现为肘关节的"恐怖三联征"，此类损伤较难处理，已知的损伤预后也较差。此类损伤治疗最常见的难点是其可导致长期慢性、反复的失稳，关节僵硬，创伤后关节炎和疼痛。该种损伤治疗方法包括冠突骨折的切开复位和关节囊前部的修复，桡骨头切开复位或桡骨头置换，以及侧方韧带复合体的修复等。修复后遗留的不稳现象是进行内侧副韧带修复的指征，必要时可采用铰链式外固定架辅助固定。

Bailey CS, MacDermid J, Patterson SD, et al: Outcome of plate fixation of olecranon fractures. *J Orthop Trauma* 2001;15:542. [PMID: 11733669]

Eygendaal D, Verdegaal SH, Obermann WR, et al: Posterolateral dislocation of the elbow joint. *J Bone Joint Surg Am* 2000; 82-A:555. [PMID: 10761945]

Hak DJ, Golladay GJ: Olecranon fractures: treatment options. *J Am Acad Orthop Surg* 2000;8:266. [PMID: 10951115]

Mckee MD, Wilson T, Winston L, et al: Functional outcome following surgical treatment of intraarticular distal humeral fractures through a posterior approach. *J Bone Joint Surg Am* 2000;82-A:1701. [PMID: 11130643]

Paramasivan ON, Younge DA, Pant R: Treatment of nonunion around the olecranon fossa of the humerus by intramedullary locked nailing. *J Bone Joint Surg Br* 2000;82-B:332. [PMID: 10813164]

Popovic N, Rodriguez A, Lemaire R: Fracture of the radial head with associated elbow dislocation: results of treatment using a floating radial head prosthesis. *J Orthop Trauma* 2000;14:171. [PMID: 10791667]

Pugh DMW, Wild LM, Schemitsch EH, et al: Standard surgical protocol to treat elbow dislocations with radial head and coronoid fractures. *J Bone Joint Surg Am* 2004;86:1122. [PMID: 15173283]

Sanchez-Sotelo J, Romanillos O, Garay EG: Results of acute excision of the radial head in elbow radial head fracture-dislocations. *J Orthop Trauma* 2000;14:354. [PMID: 10926244]

Schneeberger AG, Sadowski MM, Jacob HA: Coronoid process and radial head as posterolateral rotatory stabilizers of the elbow. *J Bone Joint Surg Am* 2004;86-A:975. [PMID: 15118040]

Wainwright AM, Williams JR, Carr AJ: Interobserver and intraobserver variation in classification systems for fractures of the distal humerus. *J Bone Joint Surg Br* 2000;82-B:636. [PMID: 10963156]

桡骨头骨折

• 占肘关节骨折的15%~25%。

• 桡骨头是影响肘关节外翻稳定性的第二位限制因素。

• 合并损伤较常见。

桡骨头位于桡切迹内，与肱骨远端的肱骨小头轴向相接。骨折通常是由摔落时上肢伸直后手撑地，对肘关节产生的轴向压力造成的。此外，肘关节脱位是导致桡骨头骨折的另一重要因素。

▶ 临床表现

通常根据骨折位置、肘关节受累的程度及骨折移位的范围对此类骨折进行描述。进行前后位和侧位X线检查可以明确损伤，侧位片通常可以发现脂肪垫征（图2-5）。

▶ 分类

Mason提出了一种桡骨头骨折的分类标准：Ⅰ型为无移位骨折；Ⅱ型为移位骨折，且常有1块较大的骨折块；Ⅲ型为粉碎性骨折；Ⅳ型为桡骨头骨折合并肘关节脱位（图2-6）。

▶ 治疗

对于Ⅰ型骨折，非手术治疗且早期进行康复活动即可取得较好的效果。

Ⅱ型骨折的治疗方式存在争议。对于活动基本接近正常，且骨折塌陷距离小于2 mm，无合并损伤的骨折，可采用非手术治疗的方式。

Ⅱ型骨折合并其他损伤可能影响肘关节稳定性，或合并骨折且关节内注射镇痛药物后骨折块依然对肘关节的全范围活动造成阻碍时，需要进行手术切开复位内固定治疗。可使用克氏针、关节螺钉或者Hebert螺钉进行固定。螺钉应置于非关节面的安全区域内，以避免侵犯尺骨桡切迹。安全区域指前臂中立位时的外侧100°弧形区域内。

对于有1个以上骨折块的Ⅱ型骨折，手术切开复位固定的效果难以预测。该型骨折术后可能出现与内固定物无关的前臂旋转受限。

对于Ⅲ型骨折且不合并肘关节不稳定、冠突骨折、腕部疼痛或桡尺远侧关节（distal radioulnar joint，DRUJ）损伤的病例，推荐早期切开复位并尽快进行康复活动。如果合并上述情况，目前的文献研究结果推荐采用金属桡骨头置换术。尤其是出现Essex-Lopresti损伤的征象（前臂骨间膜的纵向损伤、桡尺远侧关节损伤和桡骨头骨折/脱位）时，必须采用桡骨头置换术。对于健康的、活动需求较高的人群，有学者建议即使肘关节处于稳定状态，也应考虑进行桡骨头置换术。Antuna报道了对无肘关节不稳定的单纯骨折进行桡骨头切除手术，在长达15年的随访中，该方法在年轻患者中获得了超过90%的满意度。Broberg和Morrey则发现对肘关节骨折脱位进行处理，若没有进行桡骨头的修复和置

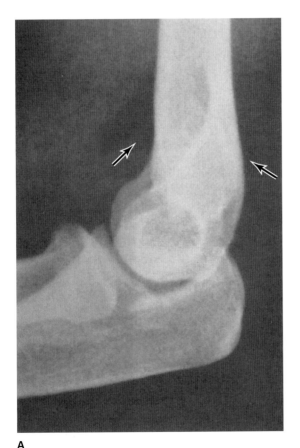
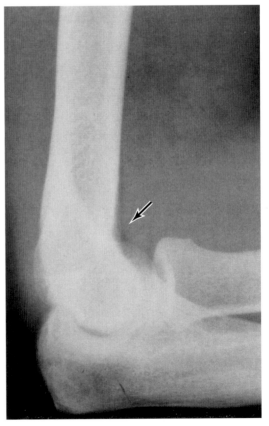

A　　　　　　　　　　　　　　　　　　　　**B**

▲**图2-5**　肘关节侧位片显示脂肪垫征阳性，提示肘关节内有液体蓄积。在急性期，该液体通常为骨折造成的出血

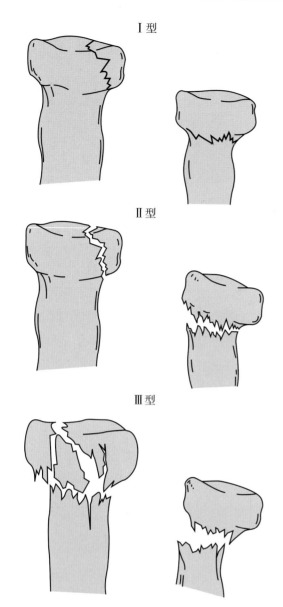

I 型

II 型

III 型

▲**图2-6** Mason桡骨头骨折分型

换，术后10年发生创伤性关节病的风险高达92%。

肱骨小头骨折

肱骨小头的损伤机制及常见合并伤与桡骨头损伤一致。内侧副韧带、骨间韧带和桡尺远侧关节也可发生损伤。损伤程度可由较轻的软骨损伤到较严重的肱骨小头大部分软骨和骨的损伤，这些损伤常由桡骨对肱骨小头的冲击造成。有时低等级的桡骨头骨折可能造成高等级的软骨损伤，因为完整桡骨头对肱骨小头会造成更大的损伤。剪切力可能会造成更严重的损伤：骨软骨损伤或完全骨折（1型或Hahn-Steinthal型）；单纯关节软骨损伤（2型或Kocher-Lorenz型）；粉碎性骨折（3型），或骨折线延伸至滑车（Hahn-Steinthal II型）。进行CT

重建检查有助于骨折的诊断和手术方案的制订。骨软骨的损伤可能会被忽视或被桡骨头骨折的骨块掩盖。

▶治疗

对于此类损伤，无论是采取闭合复位或切开手术复位都要求达到解剖复位并早期进行康复活动。手术入路常为肘后肌和尺侧腕伸肌之间。

鹰嘴骨折

- 张力带技术是治疗鹰嘴横形骨折的金标准。
- 内固定相关合并症很常见。

鹰嘴骨折约占肘关节周围骨折的10%。鹰嘴骨折通常由直接暴力所致且常伴发粉碎性骨折或由肱三头肌猛然收缩造成的撕脱骨折。肱三头肌的牵拉常造成鹰嘴的横形骨折或短斜形骨折。

▶临床表现

采用标准侧位X线检查进行损伤评估，基于骨折近端骨折块所累及的关节面进行骨折的分类和描述。粉碎性骨折块的数量、骨折所成角度、关节面沉降、移位的程度、并发症和患者的功能要求，对评估损伤和治疗措施的选择都非常重要。

▶治疗

鹰嘴骨折治疗方式较多，可切开复位也可手法整复。无移位骨折或者移位小于2 mm且肘关节伸肌功能正常的骨折应采用长臂石膏将肘关节固定在屈曲90°的位置。

有移位的横形骨折或短斜形骨折通常采用切开复位内固定治疗。该骨折的最佳治疗方式是张力带技术：采用2条纵行克氏针贯穿骨折区域并用钢丝以"8"字结方式固定（图2-7）。骨折线较倾斜的骨折可用骨折块螺钉和中立位接骨板处理。若钢丝凸起引起疼痛，需要取出内固定物。

对于严重的粉碎性骨折，或者位于滑车切迹中点远端的斜形骨折，可在尺骨鹰嘴背面应用低切迹、有限接触加压钢板。粉碎性骨折可能需要选择性的骨折块切除或全部骨折块切除，之后进行肱三头肌肌腱固定。上述这些治疗措施都可同步进行早

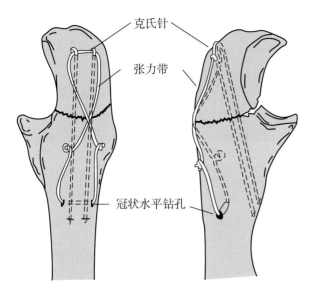

▲图2-7 张力带技术固定鹰嘴骨折

期保护下的功能锻炼。

前臂骨干骨折

- 男性发生率高于女性。
- 按照关节内骨折处理原则进行治疗。
- 缺血性肌挛缩（又称为福尔克曼挛缩，Volk-mann contracture）和骨筋膜室综合征是灾难性的并发症。

一般来说，任何骨折都需进行骨折处近端与远端关节的影像学临床评估。前臂中段骨折时，常可见到严重的腕关节、肘关节合并伤。

一、单纯尺骨骨折

最常见的损伤机制为直接暴力。单纯尺骨骨折也称为警棍骨折，常为将前臂举高超过头部来抵挡外力造成的损伤。可分为稳定性骨折和不稳定性骨折。不稳定性骨折指骨折移位超过50%，成角畸形＞10°，骨折累及尺骨近端1/3，或者伴随近端或桡尺远侧关节不稳定等。该部位骨折愈合时间一般为3个月，使用石膏制动并早期进行腕、肘关节的活动可保证骨折如期愈合。对于单纯尺骨骨折，使用功能性支具可以获得良好的效果。对于移位骨折，切开复位内固定是一种可选的治疗方式。目前推荐的治疗方法包括使用3.5 mm的动态或有限接触加压钢板，联合6~8枚皮质螺钉固定尺骨骨折的近端和远端。手术或非手术治疗后出现不愈合、延迟愈合、桡尺骨融合症并不少见。前臂旋转功能的丧失

和内固定去除后的再骨折是较为严重的并发症。

二、单纯桡骨干骨折

桡骨长轴任意位置的骨折，合并或不合并桡尺远侧关节损伤的尺骨骨折，称为加莱亚齐骨折（Galeazzi fracture，曾称盖氏骨折）。桡尺远侧关节相关损伤包括尺骨茎突骨折、桡骨缩短＞5 mm，以及桡尺远侧关节脱位等。

▶治疗

对于成年患者常推荐采取切开复位联合钢板内固定以确保获得桡尺远侧关节功能恢复的可能。在掌侧Henry入路植入加压钢板固定桡骨干骨折后，需要仔细探查桡尺远侧关节。如果存在不稳定的情况，使用克氏针将其固定于稳定位置（通常为完全旋后位）。如果移位较大，不能采用闭合复位，或闭合复位及经皮克氏针不能保持复位状态，则必须进行开放手术来修复相关的韧带损伤或去除骨与骨之间嵌顿的软组织。

三、孟氏骨折

▶骨折分型

1814年，米兰的Monteggia描述了尺骨近端1/3骨折合并桡骨头前脱位的损伤。后来Bado将此定义进行了扩展，将合并有桡骨头脱位的尺骨近端骨折都纳入此定义，而不再考虑桡骨头脱位方向。分类标准如下。

1型：尺骨骨干骨折并向前方成角，合并桡骨头前脱位（60%）。

2型：尺骨骨干骨折向后方成角，合并桡骨头向后或后外侧脱位（15%）。

3型：尺骨干骺端骨折，合并桡骨头向外或前外侧脱位（20%）。

4型：尺桡骨近端1/3双骨折合并桡骨头前脱位（5%）。

有部分学者认为，3型骨折较2型骨折更为常见，但1型骨折毫无疑问是所占比例最大的。

伤后进行详细的神经血管功能评估十分重要。在2型和3型骨折中虽然很少见到神经损伤的病例，

但桡神经、正中神经，以及前、后骨间神经极有可能受到损伤。如果没有进行准确的影像学检查和评估，此时需要高度怀疑桡骨头脱位，因为这种情况下极易漏诊。

▶ 治疗

儿童常采用闭合复位，但成人孟氏骨折的最佳治疗方式是切开复位内固定。满意的临床预后需要及时且准确的诊断、对骨折的尺骨进行牢固的内固定、完全复位脱位的桡骨头，以及术后进行6周的严格制动以确保达到稳定的愈合。内固定物最好选择加压钢板。如果已经对尺骨骨折进行复位且进行充分的固定，桡骨头的脱位往往可以通过闭合的方式进行复位。如果闭合复位不成功则需要进行切开复位，此时必须注意环状韧带、肱骨外上髁和桡骨头之间的关系。软组织嵌顿通常是尺骨骨折内固定术后影响桡骨头闭合复位的最常见原因。

四、尺桡骨双骨折

尺桡骨双骨折常见于高能量损伤，导致损伤的力量常可造成骨折的移位。此时要注意进行详细的神经血管功能检查和准确的影像学检查，以排除腕、肘关节的损伤。

▶ 治疗

尺桡骨双骨折的最佳治疗方式是切开复位内固定。采用桡侧腕屈肌和肱桡肌间入路（掌侧Henry入路）处理桡骨骨折，尺骨骨折则沿尺骨在皮下走行切开皮肤即可。采用切开复位内固定术可以获得尺桡骨的解剖复位，这对前臂功能的恢复尤为重要，尤其是旋前和旋后功能。对于发生在近端1/2的桡骨骨折，可采用背侧Thompson入路；然而，由此造成后侧骨间神经医源性损伤的风险增加。此时需要注意的技术要点为尽量在骨折范围内进行有限的骨膜下剥离。加压钢板放置在骨膜上方以尽可能地保留血供。3.5 mm的动态加压钢板或有限接触加压钢板可以采用AO/ASIF技术进行加压固定。近期发展的带锁髓内钉固定系统也可以提供有效的固定效果。对于严重的粉碎性骨折且存在大量骨质丢失的患者，可以应用骨移植物。要确保不会产生骨筋膜室综合征或缺血性肌挛缩后才能关闭切口。

多数学者推荐采用钢板内固定的方式治疗Gustilo Ⅰ型、Ⅱ型和ⅢA型开放性双骨折。对于合并严重的开放性创面及软组织损伤的Gustilo ⅢB和ⅢC型损伤，可以选用外固定架进行固定。

Catalano LW 3rd, Barron OA, Glickel SZ: Assessment of articular displacement of distal radius fractures. *Clin Orthop Relat Res* 2004;423:79-84. [PMID: 15232430]

Chung KC, Spilson SV: The frequency and epidemiology of hand and forearm fractures in the United States. *J Hand Surg Am* 2001;26:908. [PMID: 11561245]

Dell'Oca AA, Tepic S, Frigg R, et al: Treating forearm fractures using an internal fixator. *Clin Orthop Relat Res* 2001;389:196. [PMID: 11501811]

Iqbal MJ, Abbas D: Distal radioulnar synostosis following K-wire fixation. *Orthopedics* 2001;24:61. [PMID: 11199355]

Qidwai SA: Treatment of diaphyseal forearm fractures in children by intramedullary Kirschner wires. *J Trauma* 2001;50:303. [PMID: 11242296]

Ruch DS, Vallee J, Poehling GG, Smith BP, Kuzma GR. Arthroscopic reduction versus fluoroscopic reduction in the management of intraarticular distal radius fractures. *Arthroscopy* 2004;20:225. [PMID: 15007310]

Wei SY, Born CT, Abene A, et al: Diaphyseal forearm fractures treated with and without bone graft. *J Trauma* 1999;46:1045. [PMID: 10372622]

前臂远端与中段骨折、脱位

▶ 解剖和生物力学基础

桡骨远端有3个关节面（图2-8）：远端以桡舟窝、桡月窝分别与手舟骨和月骨相关节，内侧通过尺切迹与尺骨相关节。在桡舟窝、桡月窝之间存在一个相当于舟月骨间隔的骨性嵴。所有的关节面都覆盖有关节软骨。桡骨茎突为肱桡肌肌腱附着点，同样也是多个重要的腕部韧带如桡舟月韧带和桡月头韧带等的起点。

尺切迹是桡骨远端第三个关节的重要组成。该结构可使桡骨围绕尺骨远端进行旋转运动。尺骨远端有尺骨茎突，其包含三角纤维软骨复合体的附着

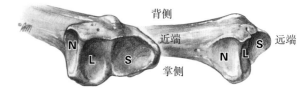

▲ **图2-8**　桡骨远端关节。L：月骨关节面；N：尺切迹；S：手舟骨关节面(Green DP, Hotchkiss RN, Pederson WC, eds: Operative Hand Surgery, 4th ed. New York: WB Saunders; 1999.)

点，如半月板类似体、掌侧和背侧的腕尺侧韧带和尺侧副韧带等。在矢状面，桡骨远侧椭圆形凹陷成约11°的掌倾斜。在冠状面，桡骨远端尺偏角角度约为23°。桡骨高度指从桡骨茎突的末端到尺桡骨关节面的距离，约为13 mm。

除骨表面、关节软骨、关节囊和腕部韧带外，前臂和腕关节还存在其他类型软组织。背侧有6个独立的间隔区容纳腕部和手指的伸肌肌腱（图2-9）。掌侧为腕管的内容物，即9条屈肌肌腱和正中神经。在尺侧可以触及尺侧腕屈肌止于豌豆骨。尺管或Guyon管，其界限为腕掌侧韧带和腕横韧带之间，桡侧为钩骨钩水平，尺侧为豌豆骨。尺管内有尺动脉和尺神经。当尺骨于肱尺关节处旋转时，尺骨干保持相对固定。桡骨相对于尺骨的旋转为前臂的旋前与旋后运动。桡骨外侧存在弧度以保证前臂的旋前、旋后功能。

骨间膜为尺骨和桡骨之间的连接部分。其中心部分较厚，在尺、桡骨之间力的传导中有重要的作用。屈肌和伸肌肌腱的起点沿尺、桡骨和骨间膜的前、后面分布。

Berger RA: The anatomy of the ligaments of the wrist and distal radioulnar joints. *Clin Orthop Relat Res* 2001;383:32. [PMID: 11210966]

Blazar PE, Chan PS, Kneeland JB, et al: The effect of observer experience on magnetic resonance imaging interpretation and localization of triangular fibrocartilage complex lesions. *J Hand Surg Am* 2001;26:742. [PMID: 11466652]

Cober SR, Trumble TE: Arthroscopic repair of triangular fibrocartilage complex injuries. *Orthop Clin North Am* 2001;32:279. [PMID: 11331541]

Freeland AE, Geissler WB: The arthroscopic management of intraarticular distal radius fractures. *Hand Surg* 2000;5:93. [PMID:11301502]

Gupta R, Bozenthka DJ, Osterman AL: Wrist arthroscopy: principles and clinical applications. *J Am Acad Orthop Surg* 2001;9:200. [PMID: 11421577]

Lindau T, Adlercreutz C, Aspenberg P: Peripheral tears of the triangular fibrocartilage complex cause distal radioulnar joint instability after distal radial fractures. *J Hand Surg Am* 2000;25:464. [PMID: 10811750]

McGinley JC, D'addessi L, Sadeghipour K, Kozin SH: Mechanics of the antebrachial interosseous membrane: response to shearing forces. *J Hand Surg Am* 2001;26:733. [PMID: 11466651]

Nakamura T, Takayama S, Horiuchi Y, Yabe Y: Origins and insertions of the triangular fibrocartilage complex: a histological study. *J Hand Surg Br* 2001;26:446. [PMID: 11560427]

Poitevin LA: Anatomy and biomechanics of the interosseous membrane: its importance in the longitudinal stability of the forearm. *Hand Clin* 2001;17:97. [PMID: 11280163]

桡腕关节脱位

桡腕关节脱位通常伴有严重的腕关节韧带损伤和骨折。治疗措施包括直接闭合复位、选择性闭合复位、切开复位内固定术，或者联合应用上述方式。相关骨折，如腕关节脱位合并经手舟骨的月骨周围骨折或桡骨远端骨折，应行切开复位内固定术治疗。应在同期完成韧带修复工作（详见第九章）。此外，还必须对正中神经进行评估。如果存在明显的神经病变，需进行手术探查。

尺桡骨远端损伤

- 约占所有骨折类型的14%。
- 最常见的上肢骨质疏松性骨折。
- 摔倒时伸手撑地为最常见的损伤机制。

一、桡骨远端骨折

1814年，Abraham Colles将桡骨远端骨折（科利斯骨折，Colles fracture）描述为"餐叉样畸形"：桡骨远端背侧移位，掌侧成角，桡骨远端掌倾角消失且桡骨长度缩短。与之相对的史密斯骨折（Smith fracture）又称反科利斯骨折，桡骨远端向背侧成角，即手与腕关节相对前臂向掌侧移位。骨折可能为关节内骨折、关节外骨折，或为腕关节骨折脱位的组成部分。巴顿骨折（Barton fracture）是合并关节内骨折的骨折脱位类型，指腕骨和桡骨远端骨折块向同一方向移位（图2-10）。司机骨折（chauffeur fracture）指桡骨茎突骨折，通常见于司机操作需要曲柄启动的汽车时。当引擎发动后，曲柄就会回弹，若对司机造成打击，导致的骨折即为司机骨折。

▶骨折分型

在现代骨折研究中，重点已经从"命名骨折"转向采用解剖学知识描述损伤。

目前没有一种骨折分类方法可以全面描述桡骨远端所有重要的骨折类型。

Frykman提出了一种分类标准，以有无尺骨茎突骨折和骨折线位置进行分类。包括骨折线位于关节外、位于关节内累及桡腕关节、位于关节内累及桡尺远侧关节，骨折线位于关节内同时累及桡尺远

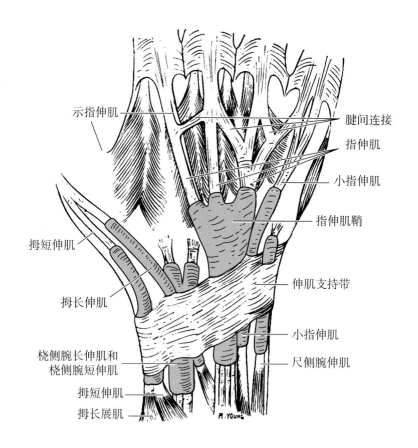

示指伸肌
腱间连接
指伸肌
小指伸肌
指伸肌鞘
拇短伸肌
拇长伸肌
伸肌支持带
小指伸肌
尺侧腕伸肌
桡侧腕长伸肌和
桡侧腕短伸肌
拇短伸肌
拇长展肌

A

屈肌支持带　掌长肌肌腱
正中神经
拇长屈肌肌
腱和腱鞘
指屈肌浅层深层肌
腱共有腱鞘
拇长展肌和拇短
伸肌共同腱鞘
尺动脉和尺神经
桡侧腕屈肌
肌腱和腱鞘
尺侧腕伸肌肌腱和腱鞘
拇长伸肌肌腱和
腱鞘
小指伸肌肌腱和腱鞘
桡侧腕长伸肌和桡侧
腕短伸肌肌腱和腱鞘
指伸肌肌腱和腱鞘

B

▲**图2-9** A.腕关节背侧示意图，显示6组伸肌肌腱。B.腕关节横断面图，显示腕关节处神经、血管和肌腱（Jenkins DB: Hollinshead's Functional Anatomy of the Limbs and Back, 6th ed. New York: WB Saunders; 1991.）

侧关节与桡腕关节（图2-11）。

　　AO骨折分类及其改良分类（OTA骨折分类）是目前对桡骨远端骨折最为全面的分类方法。概括地说，该分类将桡骨骨折分为3型：关节外骨折（A型）、部分经关节骨折（B型）、完全经关节

骨折（C型）。依据移位或粉碎的骨折块数量又分为各种亚型（图2-12）。这些亚型主要用于相关的临床研究。

　　另外一种广泛应用的关节内骨折分类标准为Melone分型（图2-13）。Melone分型描述了4个主

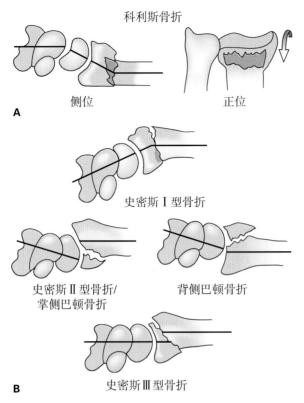

科利斯骨折

侧位　正位

A

史密斯Ⅰ型骨折

史密斯Ⅱ型骨折/
掌侧巴顿骨折　背侧巴顿骨折

史密斯Ⅲ型骨折

B

▲**图2-10**　A.科利斯骨折；B.史密斯骨折和巴顿骨折（Green DP, Hotchkiss RN, Pederson WC, eds: Operative Hand Surgery, 4th ed. New York: WB Saunders; 1999.)

要结构——骨干、桡骨茎突和掌内侧、背侧的骨折。月骨窝通常可因骨折分为背侧和掌侧两部分。四部分关节骨折的移位和粉碎性程度可以差别很大。

治疗

桡骨远端骨折需要依据骨折类型和患者骨质质量选择治疗方案，治疗目标是重建正常解剖结构和完整关节面。此外，还要充分考虑患者的活动需求和合并症等因素。大部分桡骨远端骨折可以通过高质量的X线片来诊断，包括正位片、斜位片和侧位片。正位片和侧位片上腕关节的正常解剖结构特点有：桡骨远端冠状面尺倾角约22°，矢状面掌倾角11°~12°；桡骨高度11~12 mm。另外需考虑的因素还有骨折移位、关节内骨折的组成、成角畸形和骨折粉碎的程度；患者年龄和患肢的功能水平等。可以采用进一步的影像学检查评估复杂型骨折，包括用于关节内骨折手术计划制订的CT扫描；用于排除腕部韧带（如月三角背侧韧带和舟月骨间韧带）或三角纤维软骨复合体的损伤的MRI检查。

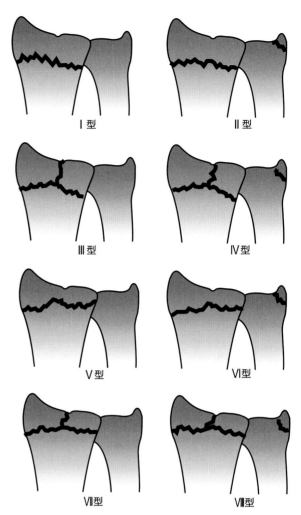

Ⅰ型　Ⅱ型　Ⅲ型　Ⅳ型　Ⅴ型　Ⅵ型　Ⅶ型　Ⅷ型

▲**图2-11**　桡骨远端骨折的Frykman分类（Green DP, Hotchkiss RN, Pederson WC, eds: Operative Hand Surgery, 4th ed. New York: WB Saunders; 1999.）

手术治疗的指征包括开放性骨折、骨折内部不稳定的类型（满足Lafontaine等描述的标准中至少3条：①初次背侧成角＞20°；②初次桡骨高度缩短距离＞5 mm；③背侧粉碎程度超过50%；④关节内骨折；⑤年龄＞60岁且合并尺骨骨折）、剪切力骨折及腕关节的骨折脱位等。

A.关节外无移位骨折

关节外无移位骨折可采用石膏制动4~6周直至骨折处开始愈合，随后使用临时支具进行康复活动。患者的桡骨高度和成角通常不能通过闭合复位完全恢复。一定程度的桡骨缩短会增大月骨窝、尺骨远端和三角纤维软骨复合体的负荷。但对于大部分要求较低的患者，该方式常可获得满意的疗效，腕关节的功能性活动能力也能够得到恢复。如果缩短距离较大，可能出现腕骨间的不稳定。另外一个

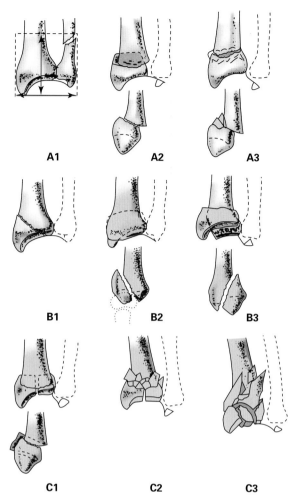

▲图2-12 桡骨远端骨折的AO分类。A型：关节外干骺端骨折。骨骺和骨干的连接部分采用正方形或T形区分。A1型：单纯尺骨远端骨折。A2型：单纯桡骨远端骨折。A3型：桡骨骨折合并嵌插。B型：关节内边缘型骨折（骨骺和骨干仍有连续性）。B1型：桡骨茎突骨折。B2型：桡骨远端背侧缘骨折（背侧巴顿骨折）。B3型：桡骨远端掌侧缘骨折（掌侧巴顿骨折）。C型：复杂关节内骨折（骨骺和骨干连续性被破坏）。C1型：桡腕关节一致性保留，骨骺骨折。C2型：关节面移位骨折。C3型：关节内粉碎性骨折（Green DP, Hotchkiss RN, Pederson WC, eds: Operative Hand Surgery, 4th ed. New York: WB Saunders; 1999.）

潜在的问题是桡尺远侧关节病和尺腕骨融合，这需要进行重建治疗。对于微小移位骨折及时采用石膏固定或夹板固定（2~3周），即可安全地进行早期活动，并可取得满意的临床效果。

B.关节外移位骨折

对于关节外移位骨折，首先应尝试闭合复位。如果闭合复位使桡骨高度或掌倾角得到恢复，使用sugar tong夹板或者长臂石膏固定即可保持满意的复位效果。如果闭合复位不理想，可考虑经皮克氏针穿刺（用于处理骨折块骨折）及外固定支架（用于整复）等治疗方式。目前的发展趋势是通过掌侧入

路放置特制的锁定钢板进行骨折复位固定，新型低切迹钢板使得这种方法更可靠。背侧钢板固定的主要缺点是刺激肌腱和关节僵硬。目前的研究结果提示，采用锁定钢板并在术后进行早期康复锻炼能够使患者长期效果更加理想。

经皮克氏针穿刺是支具和外固定架有效的辅助治疗措施，可以是撬拨复位或骨折块之间固定。关节镜辅助复位也可以用作评估关节面复位情况。对于老年患者，复位丢失是主要的潜在并发症。在克氏针周围可见肉芽组织生长。

外固定是处理桡骨远端骨折的有效方法。与其他固定方式相比，外固定架的优点是不会破坏骨折块的供血、也不会产生较大的手术创面。利用固定的克氏针对骨折块进行间接牵拉可以获得满意的复位效果。对于开放性骨折，使用外固定架有利于创面的护理。对于粉碎性骨折，外固定架可以很好地保持复位状态，避免高度的丢失。外固定主要的并发症有克氏针针道感染、桡神经浅支病变、克氏针松动及关节肌肉僵硬等。

C.关节内骨折

为了能够获得最好的治疗效果，应把恢复关节面的完整性及桡骨远端的正常解剖轴线作为关节内骨折的治疗目的。切开复位内固定术是理想的治疗方式。例如，掌侧巴顿骨折，最佳方式是掌侧植入支撑钢板。这一治疗方式唯一的禁忌证是高度粉碎性骨折，内固定物无法实现稳定的骨质重建。在这种情况下，建议使用外固定方式进行牵拉和矫正。透视辅助下操作可以使骨折处可视化，有助于确定关节面完整性和桡骨高度的恢复。必要时可使用经皮克氏针对复位效果进行细微的调整。但上述措施有可能无法实现关节结构的恢复，尤其是已经发生愈合的骨折或移位特别严重的骨折。此时则推荐使用切开复位内固定进行治疗。多个研究支持对年轻人群（年龄小于60岁）的桡骨远端骨折进行更加积极的治疗方式。治疗目标为关节面沉降<2 mm，桡骨高度缩短<4 mm，背倾角不超过15°，掌倾角不超过20°，尺偏角丢失不超过10°。推荐使用关节镜辅助桡骨远端骨折修复，以准确评估关节内沉降及相关损伤如三角纤维软骨复合体、舟月韧带

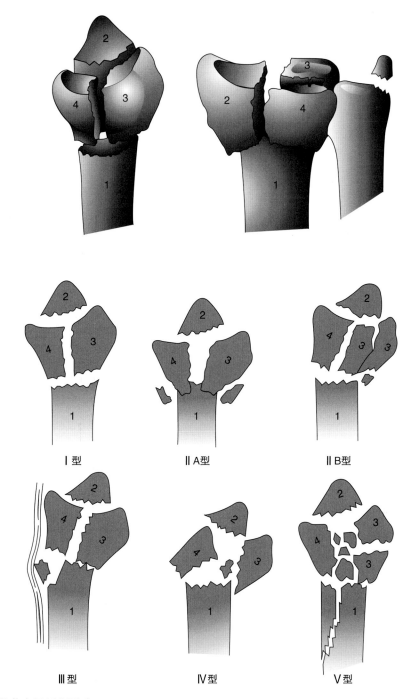

▲**图2-13** Melone关节内骨折分型（Green DP, Hotchkiss RN, Pederson WC, eds: Operative Hand Surgery, 4th ed. New York: WB Saunders; 1999.）

和月三角韧带的撕裂或关节软骨损伤。一些学者建议在粉碎性骨折的处理治疗中使用用骨移植物。外固定架可应用于关节内骨折，但若没有克氏针或内固定的辅助，骨折的复位难以保持。

二、桡尺远侧关节脱位

尺骨远端通过三角纤维软骨复合体向前臂传导大部分的负荷，因此即使桡骨远端、尺骨和尺侧腕部的解剖关系发生微小的损伤也会引起明显的疼痛综合征。桡尺远侧关节脱位有多种损伤机制，包括高能量和低能量创伤。这和尺侧软组织三角纤维软骨复合体的损伤（包括关节盘和相关韧带的损伤）有关。进行诊断时要高度怀疑，因为如果X线片不是非常准确的侧位片，可能提示桡尺远侧关节无异常。发生在尺骨茎突基底部的骨折有极大可能存在桡尺远侧关节不稳定。对于已发生的前臂和肘关节骨折脱位，很有必要评估桡尺关节。

▶临床表现

临床检查非常关键，其内容包括确认桡尺远侧关节的关节面解剖关系及对关节功能进行临床评估。此外，要对关节的稳定性进行详细的评估并与对侧腕关节进行对比。患者必须变动腕关节位置才能够激发疼痛感。在患者手掌旋前时，检查者可尝试分离尺骨头并于桡尺远侧关节近端4 cm处由背侧向掌侧施加负荷（钢琴键测试）。冲击触诊阻力较小和尺骨头掌侧移位提示"钢琴键测试"阳性。尺桡骨半脱位较前脱位或后脱位更为常见。若出现旋前、旋后功能受限，或伴随有疼痛感，要高度怀疑有半脱位的存在。在对抗旋前动作时触摸第六伸肌筋膜室有助于辨别是否存在半脱位。类风湿性关节炎也可导致桡尺远侧关节病变。

▶治疗

背侧脱位或者半脱位时，应将尺骨头还纳入尺骨切迹，并使前臂可以进行完整的旋后动作。上肢必须使用长臂石膏或者夹板固定于旋后位。掌侧脱位相对较为少见，且通常在复位后可保持稳定。如果上述脱位不能在门诊进行手法复位，可以在局部麻醉后闭合复位。如果仍然失败，切开复位和软组织重建就十分必要了。如果进行切开复位，有可能需要将尺侧腕伸肌作为韧带皮瓣转移至更靠背侧的位置以稳定尺骨远端的稳定性，该方法也称为Darrach关节重建术。

三、桡骨远端骨折畸形愈合

桡骨远端骨折畸形愈合可以导致多种不良后果。腕关节的生物力学功能会受到影响，导致无力、活动受限及腕部不稳定。也可能会出现桡尺远侧关节病和尺腕邻接综合征。成角畸形愈合通常会导致旋转畸形。在术前对双侧腕关节进行CT扫描有助于辨认和测量畸形旋转程度。

▶治疗

如果保守治疗失败，最佳的方式是进行重建手术。Fernandez对此进行了简明精确的描述：桡骨截骨联合自体髂骨移植钢板内固定（图2-14）。

根据半脱位或关节病的程度，采用闭合复位、开放复位或使用Darrach或Sauve-Kapandji等术式对桡尺远侧关节进行处理（图2-15）。不同于Darrach术式的是，Sauve-Kapandji式不切除尺骨远端，而是在尺骨骨骺处进行横行节段性切除，并以此作为骨移植物在桡尺远侧关节处行关节融合术。此时前臂的旋转功能可以通过尺骨干骺端处被截断所形成的假关节实现。另外，单纯手法复位难以实现桡骨高度的恢复。对于严重的畸形愈合有效复位高度和角度的方式包括在截骨术后应用间隙撑开器对桡骨骨折两端进行牵拉。此外，外固定装置也是截骨后恢复桡骨高度的有效方式。

如果桡骨远端骨折处于缩短及严重的成角畸形，但骨折尚未完全愈合的情况，进行早期截骨

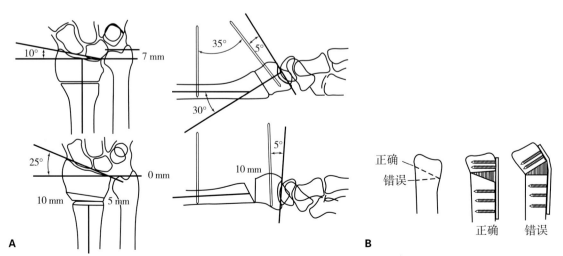

▲图2-14　桡骨远端开放楔形截骨，自体髂骨移植钢板内固定术（Green DP, Hotchkiss RN, Pederson WC, eds: Operative Hand Surgery, 4th ed. New York: WB Saunders; 1999.）

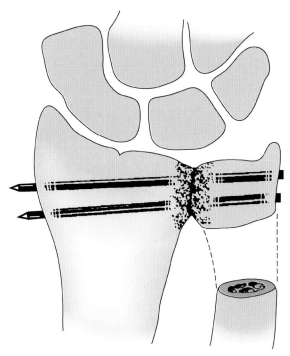

▲图2-15 桡尺远侧关节Suave-Kapandji重建（Green DP, Hotchkiss RN, Pederson WC, eds: Operative Hand Surgery, 4th ed. New York: WB Saunders; 1999.）

术是合理的。切除初期畸形组织的好处是手术方式较简单，缩短了处于功能障碍期的时间，可以获得更好的长期疗效。相比对已经畸形愈合的骨折进行截骨治疗，早期重建可使桡尺远侧关节获得更可靠的重建效果。而且前者通常需要通过Darrach截骨、Sauve-Kapandji术、部分切除或匹配式切除关节成形术来进行桡尺远侧关节重建。

Abboudi J, Culp RW: Treating fractures of the distal radius with arthroscopic assistance. *Orthop Clin North Am* 2001;32:307. [PMID: 11331543]

Antuña SA, Sánchez-Márquez JM, Barco R: Long-term results of radial head resection following isolated radial head fractures in patients younger than forty years old. *J Bone Joint Surg Am* 2010;92:558. [PMID: 20194313]

Carter PB, Stuart PR: The Sauve-Kapandji procedure for post-traumatic disorders of the distal radio-ulnar joint. *J Bone Joint Surg Br* 2000;82:1013. [PMID: 11041592]

Chhabra A, Hale JE, Milbrandt TA, et al: Biomechanical efficacy of an internal fixator for treatment of distal radius fractures. *Clin Orthop Relat Res* 2001;393:318. [PMID: 11764365]

Jakob M, Rikli A, Regazzoni P: Fractures of the distal radius treated by internal fixation and early function. *J Bone Joint Surg Br* 2000;82-B:341. [PMID: 10813166]

Ladd AL, Pliam NB: The role of bone graft and alternatives in unstable distal radius fracture treatment. *Orthop Clin North Am* 2001;32:337. [PMID: 11331546]

Lafontaine M, Hardy D, Delince P: Stability assessment of distal radius fractures. *Injury* 1989;20:208. [PMID: 2592094]

Margaliot Z, Haase SC, Kotsis SV, et al: A meta-analysis of outcomes of external fixation versus plate osteosynthesis for unstable distal radius fractures. *J Hand Surg* 2005;30:1185. [PMID: 16344176]

May MM, Lawton JN, Blazar PE: Ulnar styloid fractures associated with distal radius fractures: incidence and implications for distal radioulnar joint instability. *J Hand Surg Am* 2002;27:965. [PMID: 12457345]

Medoff RJ: Essential radiographic evaluation for distal radius fractures. *Hand Clin* 2005;21:279. [PMID: 16039439]

Nalbantoglu U, Gereli A, Kocaoglu B, Aktas S, Turkmen M: Capitellar cartilage injuries concomitant with radial head fractures. *J Hand Surg Am* 2008;33:1602. [PMID: 18984344]

Orbay JL, Fernandez DL: Volar fixed-angle plate fixation for unstable distal radius fractures in the elderly patient. *J Hand Surg Am* 2004;29:96. [PMID: 14751111]

Penzkofer R, Hungerer S, Wipf F, von Oldenburg G, Augat P: Anatomical plate configuration affects mechanical performance in distal humerus fractures. *Clin Biomech* 2010;25:972. [PMID: 20696508]

Rogachefsky RA, Lipson SR, Applegate B, et al: Treatment of severely comminuted intraarticular fractures of the distal end of the radius by open reduction and combined internal and external fixation. *J Bone Joint Surg Am* 2001;83-A:509. [PMID: 11315779]

Schneeberger AG, Ip W, Poon T, et al: Open reduction and plate fixation of displaced AO type C3 fractures of the distal radius: restoration of articular congruity in eighteen cases. *J Orthop Trauma* 2001;15:350. [PMID: 11433140]

Simic PM, Robison J, Gardner MJ, Gelberman RH, Weiland AJ, Boyer MI: Treatment of distal radius fractures with a low-profile dorsal plating system: an outcomes assessment. *J Hand Surg Am* 2006;31:382. [PMID: 16516731]

Stoffel K, Cunneen S, Morgan R, Nicholls R, Stachowiak G: Comparative stability of perpendicular versus parallel double-locking plating systems in osteoporotic comminuted distal humerus fractures. *J Orthop Res* 2008;26:778. [PMID: 18203185]

Viso R, Wegener EE, Freeland AE: Use of a closing wedge osteotomy to correct malunion of dorsally displaced extraarticular distal radius fractures. *Orthopedics* 2000;23:721. [PMID: 10917249]

▼ 下肢创伤

骨盆骨折和脱位

• 骨盆骨折是会威胁生命安全的损伤类型，有较高的死亡率。

• 大多数病例由机动车事故和高处坠落导致。

• 需要采用多学科交叉的管理方法，以降低死亡率和伤残率。

• 骨盆环骨折占所有骨折的3%。

▶ 损伤机制

骨盆骨折有4种损伤类型。第一种是前后压缩型，导致半骨盆外旋和骨盆底及骶髂前韧带撕裂。第二种是侧方压缩型，造成骶骨压缩性骨折和骶髂后韧带复合体损伤，此时骶棘韧带和骶结节韧带通常完好，可以提供一定的稳定性。对于高能量侧方损伤，对侧骨盆受挤压也可呈外旋状态，见于翻滚或挤压伤。第三种为外旋外展联合型损伤，多见于摩托车事故，从股骨传递过来的力量致使骨盆畸形。第四种为矢量剪切伤，多见于从高处坠落受伤，其水平方向的不稳定呈多样性。

▶ **临床表现**

损伤机制的相关知识在临床评估中有重要作用，体格检查应包括皮肤、会阴和直肠检查，要排除可能的闭合撕脱伤（Morel-Lavallée损伤）。触诊时所要检查的骨盆骨性标志包括骶骨后方和骶髂关节等。但对于前后方和髂骨翼侧方压缩性损伤，检查稳定性的操作只能进行一次。针对血流动力学不稳定的患者应尽量避免检查，因为额外的操作可能会使血凝块移动导致出血增加。所有情况都建议进行直肠、阴道的检查，以排除开放性骨折的可能。骨折断端刺破黏膜可能会污染骨折处血肿。此外，必须系统地排除可能发生的伴发性损伤：下尿道损伤、末梢血管损伤，并进行完整详细的神经功能检查。

根据高级创伤生命支持路径，通过骨盆正位X线检查进行骨盆环的初步评估，以排除是否存在导致休克的潜在因素。经过成功的生命复苏后就可以拍摄骨盆正位片。当患者血流动力学稳定时，可以加做骨盆出口位和入口位X线检查。怀疑髋臼骨折时，可行闭孔位、髂骨斜位片检查。在全身麻醉状态下，通过挤压试验评估耻骨联合分离的真实情况。CT扫描有助于进一步确定骨折类型，也需要对血管和泌尿系统进行影像学检查。

▶ **治疗**

骨科医生处理的大部分骨盆骨折都是稳定性骨折，对于这些低能量损伤导致的骨折，非手术治疗即可达到目的。不稳定性骨盆骨折需要多学科参与、系统性诊治。所以对于血流动力学不稳定的患者，要按照高级创伤生命支持路径严格执行。骨折导致的出血和休克是骨盆骨折引起死亡的主要原因。成功治疗骨盆骨折的关键包括对严重骨盆骨折的正确诊断、快速生命复苏、止血（血管造影栓塞术或压迫骨盆）、伴发性损伤的评估和治疗，以及维持骨盆的机械稳定性。初期复苏输入2 L的晶体液，随后应尽快以1∶1∶4的比例输入压缩红细胞、新鲜冰冻血浆、血小板。可以使用束带或者床单对不稳定的骨盆进行临时固定。在排除了其他出血原因后（胸部、脊柱影像学检查，腹部外伤超声检查），应尽快使用骨盆外固定装置（骨盆固定带或床单）对骨盆进行固定。根据创伤治疗中心的诊疗流程进行骨盆填塞或血管造影检查。当患者的血流动力学恢复稳定后，要考虑是继续使用暂时固定还是改为牢固固定。前方固定包括在耻骨联合放置钢板或保持外固定装置。这种方式不能维持骨盆后方的稳定性，对于垂直方向不稳定的骨折还可能会加重骨折移位的程度，而且通常只能承受坐姿时的负荷，并不能站立位承重。所以在后期，往往需要进行内固定手术。而骨盆后方固定措施（包括开放手术或CT引导下经皮固定）通常在后期才会应用。

骨盆开放性骨折占骨盆骨折的2%~4%，应该早期进行多学科联合手术治疗。72%的开放性骨折是Ⅲ型开放性创面，要妥善处理。开放性骨折最终的固定方式仍存争议。在没有明确感染征象时，可以采用内固定。如果存在粪便或环境污染则应采用外固定。如果排泄物污染创面，需行结肠造口术。

一、伴随损伤

1.出血 骨盆骨折的出血大部分来自周围软组织中的中小静脉或滋养骨盆的血管。在骨盆骨折中，动脉损伤造成严重出血的发生率为10%。钝性损伤后最常见的骨盆动脉损伤为臀上动脉和阴部内动脉。相比血管造影，CT可以快速检查动脉出血。但必须在患者血流动力学稳定可以搬运时才能进行CT检查。也可以采用栓塞术来预防动脉出血。骨盆填塞增加骨盆内压力有助于止血。如果有远端肢体缺血改变，要考虑进行手术修复或构建血管侧支。

2.血栓形成 骨盆骨折增大了创伤患者发生静脉血栓的风险。深静脉血栓形成不仅见于远端小腿静脉，也见于盆腔静脉丛。相较于彩色超声多普勒检查，磁共振静脉血管成像探查骨盆血栓形成的优势更大。目前预防血栓形成的指导意见存在较大的争议，必须综合考虑其优劣及相关风险、临床花费等。低分子肝素的早期应用可能有利于降低有症状的肺栓塞发生率。越来越多的创伤中心采用间歇气压压迫治疗并临时性置入腔静脉滤网的方式来处理存在血栓预防性药物（肝素、华法林或低分子肝素）禁忌证的重伤患者。

3.神经损伤　神经损伤较常见，且随着骨折类型越复杂，发生神经损伤的可能性越高。有将近40%的不稳定性骨盆骨折存在神经损伤。在不稳定的垂直剪切骶骨骨折中，这一概率增大至50%。其中第5腰神经和第1骶神经神经根最容易被波及。伤后应及时进行全面的神经功能检查并详细记录，在坐骨神经、股神经、闭孔神经、阴部神经及臀上神经支配区寻找感觉或运动功能缺失的证据。周围神经损伤比神经根损伤预后好，局部神经受损比完全性损伤预后好。多数情况为功能性神经麻痹，通常预后良好。目前认为，有10%的患者可能出现严重的永久性神经系统后遗症。

4.泌尿系统损伤　泌尿系统损伤较常见，在成人骨盆骨折中的发生率约为24%。由于生理结构不同，男性尿道损伤的发生率是女性的2倍。对于男性患者，出现排尿困难、尿道口血尿、会阴或阴茎肿胀或血肿，或直肠指诊时触及"扁平或漂浮"的前列腺，要高度考虑尿道损伤的可能。

对于女性患者而言，阴道出血、阴唇肿胀、尿道口出血或直肠尿漏等症状高度提示可能存在尿道损伤。盲目插入Foley导尿管可能会导致尿道部分撕裂变为完全撕裂，可能增加出血量，也可能导致原有无菌性血肿处发生感染。因此在插入Foley导尿管之前应先行逆行尿路造影检查。尿道部分或完全撕裂确诊后应行耻骨上膀胱造口术。

二、骨盆环损伤

稳定性骨折在正常的生理负荷下不会发生移位，不稳定性骨折可依据其移位程度进行分类，如垂直方向不稳定或水平方向不稳定等。

从解剖学角度出发，骶髂后韧带复合体是维持骨盆稳定的最重要结构。骨盆环多处损伤会产生不稳定的骨折段，而骶髂后韧带复合体的完整性决定了稳定丧失的程度。骨盆出口位和入口位X线和CT扫描是重要的诊断性检查。当复合体完整无损时，半侧骨盆会出现旋转不稳定，但垂直方向仍具稳定

性。当其完全撕裂时，骨折侧骨盆的旋转及垂直方向均失去稳定性。

▶分型和治疗

基于骨折的损伤机制和骨折的不稳定性，Tile对骨盆环骨折进行了动态分型（表2-5）。

A型：骨盆环仅1处骨折，且为稳性状态。

A1型：撕脱骨折，常发生在肌肉起点处（如髂前上棘——缝匠肌起点；髂前下棘——股直肌直头起点；坐骨结节——腘绳肌起点）。这类骨折常发生在成人身上，多采取保守治疗即可。少数情况下可能会出现有症状的骨折不愈合，需要手术处理。

A2型：稳定性骨折合并微小移位。单独髂骨翼骨折、没有关节内损伤，通常由直接暴力引起。即使移位较严重，骨质也能实现愈合。因此主要的治疗措施为对症处理。少数情况下骨折处软组织损伤和血肿可能会导致严重的异位骨化症。

表2-5　骨盆环骨折的Tile分型

A型：稳定，后弓完整
A1型：后弓完整，骨盆撕脱损伤
　A1.1型：髂棘
　A1.2型：髂嵴
　A1.3型：坐骨结节
A2型：后弓完整，直接暴力导致骨折
　A2.1型：髂骨翼骨折
　A2.2型：前弓单侧骨折
　A2.3型：前弓双侧骨折
A3型：后弓完整，骶尾部横形骨折［尾侧至S2（S代表骶椎）］
　A3.1型：骶尾部脱位
　A3.2型：骶骨无移位
　A3.3型：骶骨移位

B型：部分稳定，后弓不完全损伤
B1型：外旋型损伤，翻书样损伤，单侧
　B1.1型：骶髂关节前部破坏
　B1.2型：骶骨骨折
B2型：后弓不完全损伤，单侧，内旋型损伤（侧方压缩）
　B2.1型：前方压缩性骨折
　B2.2型：部分骶髂关节骨折，半脱位
　B2.3型：髂骨后部不完全骨折
B3型：后弓不完全损伤，双侧
　B3.1型：双侧翻书样骨折
　B3.2型：翻书样、侧方压缩骨折
　B3.3型：双侧侧方压缩骨折

C型：后弓完全损伤，不稳定
C1型：后弓完全损伤，单侧
　C1.1型：髂骨骨折
　C1.2型：骶髂关节脱位或骨折脱位
　C1.3型：骶骨骨折
C2型：双侧损伤，一侧旋转型不稳定，一侧垂直型不稳定
C3型：双侧损伤，双侧都不稳

Browner BD, Levine A, Jupiter J,et al, eds: Skeletal Trauma, 2nd ed. New York: WB Saunders; 1998.

A3型：闭孔骨折。通常为移位较小的耻骨或坐骨支骨折。骶髂关节后复合体保持完整，骨盆具有稳定性。主要进行对症处理，卧床休息，镇痛以及早期适当活动和负重。

B型：骨盆环2处或多处骨折，造成一个骨折端呈现旋转不稳定，但在垂直方向依然具有稳定性。

B1型：前后压缩损伤造成的翻书样骨折。除非耻骨联合移位严重（>6 mm），通常骶髂后复合体保持完整，骨盆处于相对稳定状态。要注意会阴和泌尿系统撕裂伤。医生要注意，患者在受伤时骨折移位程度可能比影像学检查结果显示的更为严重。对于移位程度较小的耻骨联合损伤，以及骑跨式（4个耻骨支）骨折对症处理即可。移位程度较大的骨折脱位，则可利用骶髂后复合体作为铰链侧进行复位，就像合上书本一样。可采用外固定或内固定的方式维持复位。复位后可以明显减少出血，增加患者舒适感，有利于护理工作及早期活动，这些对多发伤患者的恢复至关重要。

B2和B3：侧方压缩骨折。侧方力量作用于骨盆，导致患侧骨盆向内移位，暴力经过骶髂复合体和同侧（B2型）或对侧耻骨支（B3型，桶柄式骨折，更常见）。骶髂后复合体的受累程度也决定了骨盆不稳定的程度。后方损伤在移位过程中被挤压，可提供一定的稳定性支持。患侧骨盆向内折叠，耻骨联合也存在相应的重叠。较明显的移位应在全身麻醉状态下进行手法复位，且必须尽快进行，因为恢复骨折嵌插随着时间会变得困难和危险。复位后可以通过外固定、内固定或外固定加内固定的方法进行维持。单独使用外固定可能会缓解疼痛，简化护理工作，但对于后方不稳定性骨折其强度不足以支持早期的活动。

C型：旋转及垂直不稳定性骨折。通常此类骨折由垂直方向的剪切力造成，如高处坠落伤等。在骨盆环前方可能出现耻骨支骨折和耻骨联合撕裂；后方可能出现骶髂关节脱位、骶骨骨折或紧邻骶髂关节的髂骨骨折，而且往往伴有骶髂后复合体功能的丧失。患侧骨盆完全失去稳定性，可能会有3个方向上的移位，尤其是向近端移位。这极易导致大量出血和腰骶神经丛损伤。在诊疗过程中，必须积极寻找骨盆不稳定的间接影像学证据，如髂棘撕脱伤或患侧L5（L代表腰椎）横突骨折。复位相对较容易，常通过股骨远端或胫骨近端进行沿身体长轴的牵引。如果采取保守治疗，牵引必须持续8~12周。骨质损伤的愈合要快于韧带损伤。单独使用外固定装置并不能有效维持高度不稳定性骨折的复位，但有利于控制出血和开展护理工作。通常需要采取切开复位内固定治疗，但手术难度较高，手术并发症风险大，最好由有经验的外科医生进行操作。

▶并发症

不稳定性骨盆环骨折的长期并发症较常见，且比想象中严重。如果不能实现骨性结构的解剖复位并有效维持，临床可能出现疼痛、双侧肢体不等长、步态异常等症状。骨盆骨折的总体不愈合率约为3%。慢性腰痛和骶髂关节疼痛较为常见，长期随访有50%的患者出现此类症状。骶骨骨折或骶髂关节脱位后通常可见排尿、排便习惯的改变，以及性功能障碍。

三、髋臼骨折

髋臼由髂骨、耻骨、坐骨以Y形软骨连接形成，覆盖有透明软骨。

髋臼骨折可见于转子区的直接暴力打击，也可见于由下肢传递力量造成的间接损伤。受伤时肢体状态（旋转、屈曲、外展或内收）决定了骨折的类型。粉碎性骨折较常见。

▶解剖

从大体形态上看，髋臼好似位于一个弓形之中，有两柱支撑、两个侧壁加强。后柱支撑能力更强，骨量丰富，能够为内固定植入提供更多的空间。后柱由坐骨大切迹的密质骨开始，向远端移行经过髋臼中心，进而覆盖坐骨棘和坐骨结节。其内表面组成髋臼的后侧壁，前表面形成髋臼的后侧关节面。前柱从髂骨嵴到耻骨联合。在前柱向下移行的过程中于髋臼上方旋转90°。前柱的内侧部分是真骨盆的边缘。在前、后柱之间存在一独立的四边形板状结构，是防止髋关节向内移位的结构。髋臼窝或负重区域从骨的后面延续至髂前下棘前下方和后柱。

▶分型

Letournel根据骨折涉及的柱将髋臼骨折进行了分型。简单或复杂骨折都可能涉及前、后柱。

对骨折进行准确分型需要高质量的影像学检查结果作为指导。除骨盆标准正位片外，双侧斜位（Judet位）即受累侧内外倾斜45°的平片也是一项重要的影像学检查。闭孔斜位（内侧）片是指在患髋水平抬高45°拍摄的平片，可以显露前柱（髂耻线）和髋臼后缘，髂骨翼和其关节面垂直。95%的双柱骨折（C型）可在闭孔斜位上髂骨翼位于髋臼基底部之上的区域发现"马刺征"。髂骨斜位（外侧）片指抬高非骨折的髋部45°的平片。该平片能很好地显示后柱结构（髂坐线），包括坐骨棘、髋臼前侧壁和完整的髂骨翼。另外，如果怀疑骨盆环存在压缩性损伤，骨盆出口位和入口位片也是很重要的补充检查。

CT扫描能够为骨折分型提供更详细的信息，可以显示关节内游离骨折块、股骨头的状态及余下部分的骨盆环。

Letournel将髋臼骨折分为10种不同的类型：5种简单型骨折（1条骨折线），5种复杂型骨折（2种或多种简单骨折联合）（图2-16）。这是临床应用最广泛的分型，对手术治疗的入路选择具有指导意义。

▶治疗

治疗的目的是保持髋臼承重区域与股骨头之间球窝关节的相互匹配，并维持直至骨质完全愈合。和其他类型的骨盆骨折一样，髋臼骨折可能伴随腹腔脏器、泌尿系统及神经损伤，所以需要进行系统的排查和处理。髋臼骨折可能出现严重的失血，要尽可能快地止血。同时必须对膝关节韧带和下肢的血供状况进行检查。详细的神经功能检查和记录也是必不可少的。在髋臼骨折中，约有20%的患者出现坐骨神经功能障碍，腓神经也常受累。在外伤和手术过程中，也要考虑股神经和臀上神经损伤。预

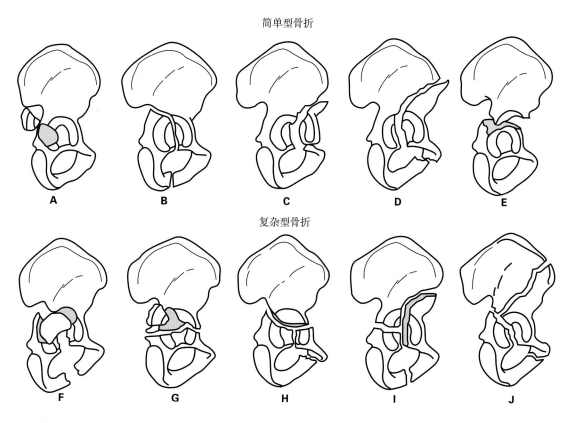

简单型骨折

A B C D E

复杂型骨折

F G H I J

▲**图2-16** 髋臼骨折的Letournel分型（Canale ST, ed: Campbell's Operative Orthopaedics, 9th ed. Philadelphia: Lippincott; 1998. ）

防和治疗深静脉血栓形成要于伤后尽快进行。

情况稳定的患者，可用克氏针在股骨远端或胫骨近端进行纵向中立位骨牵引。不推荐使用转子螺钉进行侧方牵拉，因为会形成污染的钉道并妨碍进一步的手术治疗。复位后进行X线检查。一般来讲，有移位的髋臼骨折很难通过闭合复位达到满意的效果。如果复位较满意，要继续骨牵引6~8周直至有骨愈合的证据。在完全负重之前，需再休息6~8周。手术指征包括关节内移位≥2 mm、复位后髋关节不协调、边缘压缩超过2 mm或关节内游离体等。手术入路的选择十分重要，而且往往需要不止一种入路。髋臼骨折手术需要熟练的入路和复位内固定技术，需要由有经验的骨科医生承担。骨软骨游离碎片、股骨头骨折、未复位的脱位和不稳定性复位也是手术指征。

▶并发症

创伤常见的并发症包括创伤后退变性关节病、异位骨化症、股骨头坏死、深静脉血栓形成及保守治疗相关的并发症。手术治疗可以预防或延缓骨性关节炎的出现，但增大了感染、医源性神经损伤和异位骨化症的风险。当复位后稳定性且内固定足够牢固时，患者可以适当进行不负重的行走，术后6周进行适当负重活动。大多数骨科医生常规进行术后抗凝，以及使用放射线或吲哚美辛预防异位骨化。

American College of Surgeons, Committee on Trauma: *Advanced Trauma Life Support for Doctors: Student Course Manual*, 7th ed. Chicago: American College of Surgeons; 2008.

Bellabarba C, Ricci WM, Bolhofner BR: Distraction external fixation in lateral compression pelvic fractures. *J Orthop Trauma* 2000;14:475. [PMID: 11083609]

Carlson DA, Scheid DK, Maar DC, et al: Safe placement of S1 and S2 iliosacral screws: the vestibule concept. *J Orthop Trauma* 2000;14:264. [PMID: 10898199]

Grotz MRW, Allami MK, Harwood P, Pape HC, Kretekk C, Giannoudis PV: Open pelvic fractures: epidemiology, current concepts of management and outcome. *Injury* 2005;1:1. [PMID: 15589906]

Hak DJ, Smith WR, Suzuki T: Management of hemorrhage in life-threatening pelvic fracture. *J Am Acad Orthop Surg* 2009;17:447. [PMID: 19571300]

McCormick JP, Morgan SJ, Smith WR: Clinical effectiveness of the physical examination in diagnosis of posterior pelvic ring injuries. *J Orthop Trauma* 2003;17:257. [PMID: 12679685]

Saterbak AM, Marsh JL, Nepola JV, et al: Clinical failure after posterior wall acetabular fractures: the influence of initial fracture patterns. *J Orthop Trauma* 2000;14:230. [PMID: 10898194]

Slobogean GP, Lefaivre KA, Nicolaou S, O'Brien PJ: A systematic review of thromboprophylaxis for pelvic and acetabular fractures. *J Orthop Trauma* 2009;23:379. [PMID: 19390367]

Switzer JA, Nork SE, Routt ML: Comminuted fractures of the iliac wing. *J Orthop Trauma* 2000;14:270. [PMID: 10898200]

Tornetta P: Displaced acetabular fractures: indications for operative and nonoperative management. *J Am Acad Orthop Surg* 2001;9:18. [PMID: 11174160]

Tötterman A, Glott T, Madsen JE, Røise O: Unstable sacral fractures: associated injuries and morbidity at 1 year. *Spine* 2006;31:E628. [PMID: 17545913]

髋关节骨折和脱位

- 预计到2050年，全球将有630万髋关节骨折患者。
- 主要发生于55岁以上的老年人群。
- 跌倒摔伤是主要的损伤原因。
- 几乎所有的髋关节骨折都需要采用手术治疗。
- 股骨颈骨折和转子间骨折后1年死亡率高达14%~36%。

▶解剖和生物力学基础

髋关节由股骨头和髋臼组成。股骨头、股骨颈和髋臼内骨小梁结构的排布有利于传导经过关节的力量。股骨矩是起自股骨干后内侧、小转子下方的密质骨，在股骨干和股骨颈之间起力量传导的作用。

单腿站立时，作用于髋关节的力量相当于自身体重的2.5倍，跑步时为自身体重的5倍。健侧使用手杖、单腿站立可以降低髋关节的负重。

一、股骨颈骨折

股骨颈骨折是指发生于股骨头和转子之间的关节囊内区域的骨折。股骨颈的血供主要由关节囊外的血管环提供，其主要由前方的旋股外侧动脉升支和后方的旋股内侧动脉组成。股骨颈骨折可分为头下型、经颈型和基底型。基底型更类似转子间骨折。这些骨折通常见于老年人群的低能量外伤，也见于青少年高能量损伤。典型病例一般是意外跌倒受伤的老年女性，就诊时伴有患髋疼痛，查体可见患侧肢体缩短，呈外旋畸形。临床也可见到股骨颈压缩性骨折，特别是对于年轻运动员，要排除此类骨折。此类骨折可能诊断起来较为困难，体格检查和最初的影像学检查通常无明显异常。多次进行X线检查，或采用核素骨显像和MRI检查有助于确立诊断。受累关节的正位和水平侧位片有助于该骨折的诊断和分型。在骨折急性期行骨扫描检查可能出现假阴性。

▶分型

股骨颈骨折急性期的Garden分型是应用最为广泛的分类方法。

1型：股骨头外翻嵌插。

2型：完全骨折，无移位。

3型：完全骨折，移位程度<50%。

4型：完全骨折，移位程度>50%。

此种分型对股骨头缺血性坏死的发生有一定的预测价值：Garden分型越高，股骨头缺血性坏死的发生概率越高。在治疗前进行骨牵引或皮牵引对患者的益处尚无定论。牵引可能会缓解部分患者的痛苦，但不能提升整体的预后。

▶稳定性股骨颈骨折

包括股骨颈压缩性骨折和Garden1型、2型骨折。对于存在极大手术风险的患者应采取非手术治疗。

Garden1型骨折多为外翻位的嵌插骨折，通常为稳定性骨折。正位和侧位片可以见到压缩处。但是该型骨折出现再移位的风险较高；大部分医生推荐预防性植入内固定联合螺钉或髋部滑动螺钉以维持复位状态，并能够保证患者进行早期的活动和负重。

▶不稳定性股骨颈骨折

治疗目的是保护生命，在早期活动下恢复髋关节功能。当患者条件允许时，应尽快手术治疗。治疗手段包括进行内固定手术或初次髋关节置换。一般来说，对于年轻患者，要尽最大努力保存股骨头的功能。越来越多的研究支持对年轻患者进行紧急干预以保护股骨头的生存能力。通过关节囊切开术对关节进行减压的做法尚存争议。对于老年患者，手术方式为切开复位内固定术或初次髋关节置换。Gjertsen等在一项包含4335名患者的研究中（挪威髋关节骨折数据库）发现，对于老年人群的移位型股骨颈骨折，相比于螺钉固定手术，采取半髋关节置换术可以降低手术翻修率，缓解患者的痛苦，可获得更高的临床满意度。

▶治疗

A.内固定手术

由于股骨颈骨折要求尽可能地达到解剖复位，所以骨折的复位一般需要在术中透视下完成。轻柔的手法复位通常可达到满意的效果，很少有需要切开复位的情况。如果需要进行切开复位，则应尽量选择前方入路而不是后方入路，以减少对股骨颈、股骨头血供的破坏。最常用的固定技术是植入股骨颈空心螺钉（3枚螺钉呈倒三角形，其中1枚位于股骨颈后内侧）。滑动髋部螺钉或钢板放置的位置应保持尖顶距在25 mm以内。另一枚螺钉应从上方或后下方放入，以控制旋转的力量。手术后患者可进行非负重活动，并且根据重建的稳定性决定何时进行适当的负重活动。

B.初次关节置换术

老人的移位型骨折需要进行关节置换术，尤其是Garden 4型骨折（出现股骨头坏死的可能性较大），或Garden 3型骨折复位不理想或术前存在病变的情况。近期有研究认为，全髋关节置换术比半髋关节置换术的翻修率低、预后好。

▶并发症

股骨颈骨折最常见的并发症是伴或不伴内固定失败的骨折再移位、不愈合或畸形愈合，以及股骨头缺血性坏死。股骨头缺血性坏死最晚一般在伤后2年出现。根据不同的类型，发生缺血性坏死的概率分别为Garden 1型0%~15%，Garden 2型10%~25%，Garden 3型25%~50%，Garden 4型50%~100%。继发性退变性关节病可能会在更晚的时候出现。感染较少见。

二、股骨转子骨折

▶股骨小转子骨折

单独的小转子骨折十分少见，多为髂腰肌撕脱骨折。有症状的骨不连可能需要复位固定或切除。

▶股骨大转子骨折

单纯的大转子骨折可能由直接暴力造成，也可能是由臀中肌、臀小肌的活动产生的间接损伤。常为转子间骨折的组成部分。

如果孤立的骨折块移位小于1 cm，且没有进一步移位的趋势（定期进行影像学复查），治疗方式以卧床休息为主，直至急性期疼痛消失。在症状允许的情况下，可尽快增加活动量直至在拐杖辅助下进行适当的负重活动。完全负重需在6~8周出现骨折愈合征象之后。如果骨折移位超过1 cm，且在大腿内收时移位加重可推断存在周围软组织进一步撕裂的可能，需要切开复位内固定治疗。张力带技术也是一种应用广泛且有效的治疗方法。

▶股骨转子间骨折

• 约占髋关节骨折的50%。

• 高龄、女性、骨质疏松、跌落史及步态异常是危险因素。

股骨转子间骨折从定义上来说是指骨折线位于大、小转子之间的骨折。相比股骨颈骨折，常发生于更年长的人群。转子间骨折大部分为关节外骨折，并多发生于松质骨。无论采取何种治疗方法，骨折愈合一般需要8~12周。骨折不愈合和股骨头缺血性坏死并不是此类骨折最常见的问题。

在临床上，转子间骨折通常表现为一侧肢体缩短合并内旋或外旋畸形。如果股骨矩粉碎性骨折或骨折线延伸至转子下区，为不稳定性骨折。反斜形骨折是极其不稳定性骨折，其骨折线从近端内侧向远端外侧延伸。转子间骨折的类型较多，有无移位的裂缝性骨折，也有极其严重的粉碎性骨折（出现4组骨折块，分别为股骨头与股骨颈、大转子、小转子、股骨干）。Muller/AO分型用于股骨转子间骨折的分类，并在近些年得到了广泛的应用（图

2-17）。

依据患者一般情况和骨折类型选择治疗方式。因为内固定治疗允许患者早期活动，具有较低的临床死亡率，若患者条件能够耐受手术治疗，应尽快行开放手术治疗。在48小时内手术可以明显降低总体死亡率。住院初期的处理包括适当的皮牵引以缓解疼痛并防止骨折进一步移位。不建议将骨牵引作为最终治疗手段，因为可能会导致多种并发症，如压疮、深静脉血栓形成和肺栓塞、精神状态减退，以及髋关节内翻畸形愈合。如果手术存在禁忌证且无法开展，那么患者应在能够忍受疼痛的前提下尽快进行活动，并接受最终的畸形愈合或不愈合的后果。

大部分转子间骨折病例都能够接受手术治疗。手术目的是提供牢固的内固定以确保患者能够进行早期活动，并为骨折端提供理想的条件，保证其在合适的位置愈合。转子间骨折的复位常以闭合复位为主，有时需要骨折牵引床的辅助并在透视下完成。可以选择动态髋部螺钉（DHS）、髓内钉（IM）和解剖锁定钢板内固定。髓内钉较髋部螺钉具有更好的生物力学特性，特别是在治疗不稳

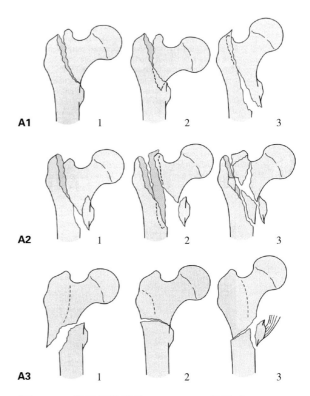

▲图2-17 转子间骨折的Muller/AO分型（Browner BD, Levine A, Jupiter J, et al, eds: Skeletal Trauma, 2nd ed. New York: WB Saunders; 1998.）

定性骨折时优势更加明显。此外，髓内钉还具有实现早期完全负重、恢复受伤前的活动水平，以及手术切口小、手术时间短、出血量小等优点。放入髋部螺钉时，螺钉必须位于股骨头中心位置。在正位和侧位片中，拉力螺钉距离股骨头顶点的距离要在25 mm以内。反斜形骨折按转子下骨折处理。尽管股骨矩关节重建手术并不是主流的内固定治疗方式，但对于受伤前已存在关节炎性改变合并骨质较差或有保肢要求的患者仍可使用。转子间骨折术后主要的并发症有感染、内固定失败、骨折再脱位、骨折不愈合、滑动螺钉刺激所引起的滑囊炎和假体松动移位等。

三、髋关节外伤性脱位

- 多由高能量损伤导致。
- 伴或不伴髋臼骨折。
- 85%的病例为后脱位。
- 合并股骨、膝关节、髌骨骨折较常见。

▶ 髋关节后脱位

当大腿处于屈曲位时受力容易导致股骨头脱出髋臼并向后方脱位。例如，机动车正面碰撞，乘客与驾驶员的膝关节与仪表盘发生相互暴力作用。髋关节后脱位也是髋关节置换术后常见并发症之一，尤其是后方入路手术。

临床表现主要包括患肢缩短，内收、内旋畸形。常规进行正位、侧位X线检查，如果怀疑存在髋臼骨折，应加做斜位（Judet位）检查。常见的相关损伤包括髋臼、股骨头和股骨干骨折，以及坐骨神经损伤。股骨头可能通过髋关节后方关节囊的撕裂处向后方脱位。股骨的髋外旋短肌通常被撕裂。髋臼后缘骨折可造成髋关节的不稳定。

如果无髋臼骨折或骨折块很小，可以采取闭合手法复位。复位应尽早在全身麻醉下进行，建议在伤后数小时内进行。随着复位的推迟，发生股骨头缺血性坏死的概率会逐渐增加。主要的复位方法为：患者仰卧位，沿畸形力线牵拉下肢，助手辅助稳定骨盆，患者屈膝、屈髋90°。牵拉时，髋关节稍向内旋转后向外旋转即可使股骨头还纳髋臼内（Allis复位）。

复位成功后要检查髋关节的稳定性，在伸直状态下进行髋关节的外展、内收、外旋、内旋动作。如果稳定程度满意，屈髋90°再进行上述4个动作的检查。若出现髋关节处虚无则提示髋关节再脱位，此时应进行双髋关节正位X线检查以明确诊断。若患侧髋关节间隙较健侧明显增大，则意味着有软组织或骨折块进入了关节间隙。对于无法复位的关节脱位、复位后关节对位不良、开放性脱位、脱位伴同侧股骨颈骨折、复位后在髋关节处于伸展外旋位时仍出现脱位（常并发髋臼后壁骨折）等情况，必须立即采取切开复位内固定治疗。大部分学者认为，即使复位较为稳定，只要影像学检查结果提示关节间隙增大就需要进行关节切开术。另一部分学者认为，应在关节切开前进行CT检查以进一步明确嵌顿的碎块和相关损伤。近期越来越多的研究认为，髋关节镜比关节切开术在处理髋关节游离体方面更加安全可靠。

髋臼后缘较小的骨折块可以忽略，但若存在较大的骨折块难以实现满意的闭合复位，此时需要切开复位联合螺钉和钢板内固定治疗。

复位后的处理需要根据初次手术类型和损伤范围而定。复位后进行一段时间的皮牵引或骨牵引有助于软组织的恢复，随后在拐杖的辅助下逐渐进行负重活动，6周后逐渐实现完全负重。稳定性骨折可按软组织损伤处理，但完全负重活动需要在影像学结果证实骨折愈合后才能进行。当内固定力量不足时，可骨牵引4~6周或应用髋"人"字支具。

并发症包括感染、股骨头缺血性坏死、畸形愈合、创伤后退变性关节病、反复脱位和坐骨神经损伤。由于脱位破坏了股骨头主要的供血血管，因此可能出现股骨头缺血性坏死，发生概率随脱位时间的延长而增高。有时在伤后2年依然可能会出现股骨头缺血性坏死。MRI检查有利于早期诊断，在股骨头血供恢复前建议进行有保护的负重活动。通常有10%~20%的髋关节后脱位患者发生坐骨神经损伤。尽管多为神经麻痹，但仍有20%的患者症状不可恢复。对于复位前无相关神经症状但复位后出现神经症状的患者，需立即进行手术探查神经是否在关节间隙内发生嵌顿。髋关节后脱位的并发损伤很少见，如股骨头骨折。小的骨折块或非负重区骨折在不影响髋关节功能的情况下可以忽略；否则需要手术切除。但是发生在负重区关节面的较大骨折块要尽可能地进行复位并牢固固定。

▶ 髋关节前脱位

- 约占所有髋关节脱位的10%~15%。
- 受到暴力时，髋关节多位于伸直外旋位。

通常股骨头位于闭孔外肌外侧，但有时可能在其下方（闭孔脱位），或者位于髂腰肌下方并与耻骨上支接触（耻骨脱位）。

髋关节呈现典型的屈曲外展外旋位。常可在腹股沟下方触及脱位的股骨头。根据双髋关节正位和经骨盆侧位X线检查即可做出诊断。

全身麻醉下闭合复位通常可以获得满意的效果。医生需要在复位后进行双髋关节正位检查以确保复位后双侧股骨头与髋臼相对位置一致。当患者能够忍受疼痛时可进行康复活动。可进行主动或被动活动，但要避免髋关节外旋。通常4~6周后，患者即可进行完全负重活动。对于依从性较差的患者，骨牵引或"人"字支具的应用难以奏效。

四、髋关节骨折患者的康复

近来人们越来越关注髋关节骨折患者的社会心理康复。康复目的是尽快使骨折患者恢复受伤前的功能水平。影响康复的因素包括年龄、精神状态、相关损伤、健康基础状态、心脏功能、上肢力量、肢体平衡性和患者的积极性。

对于少数采取非手术治疗的患者，康复的重点是预防关节僵硬和其他肢体力量的下降，要鼓励患者在能够忍受疼痛的前提下尽早下床活动。因为目前该类损伤大部分都是通过内固定或关节假体置换治疗，康复治疗的重点是尽可能进行早期关节活动度锻炼，提升患者肌肉力量和鼓励负重锻炼。应鼓励关节置换（水泥型或生物型）患者进行早期完全负重活动，同样，妥善固定的转子间骨折患者也应如此。大多数学者认为，股骨颈骨折内固定术后也可以进行早期负重活动，但仍有部分学者出于防止内固定松动断裂的考量，仍坚持以影像学骨折愈合征象作为进行完全负重活动的指征。若内固定无法

为骨折处提供足够的支撑，可以用"人"字支具辅助；但是对于老年患者这非常不方便。另外，负重活动和关节的活动范围也可由医生个人观点决定。

Ahn J, Bernstein J: Fractures in brief: intertrochanteric hip fractures. *Clin Orthop Relat Res* 2010;468:1450. [PMID: 20195807]

Bernstein J, Ahn J: In brief: fractures in brief: femoral neck fractures. *Clin Orthop Relat Res* 2010;468:1713. [PMID: 20224957]

Conn KS, Parker MJ: Undisplaced intracapsular hip fractures: results of internal fixation in 375 patients. *Clin Orthop Relat Res* 2004;421:249. [PMID 15123955]

Cooper C, Campion G, Melton LJ 3rd: Hip fractures in the elderly: a world-wide projection. *Osteoporos Int* 1992;2:285. [PMID: 1421796]

Foulk DM, Mullis BH. Hip dislocation: evaluation and management. *J Am Acad Orthop Surg* 2010;18:199. [PMID: 20357229]

Gjertsen JE, Vinje T, Engesaeter LB, et al: Internal screw fixation compared with bipolar hemiarthroplasty for treatment of displaced femoral neck fractures in elderly patients. *J Bone Joint Surg Am* 2010;92:619. [PMID: 20194320]

Gotfried Y: Percutaneous compression plating of intertrochanteric hip fractures. *J Orthop Trauma* 2000;14:490. [PMID: 11083611]

Gruson K, Aharonoff GB, Egol KA, et al: The relationship between admission hemoglobin level and outcome after hip fracture. *J Orthop Trauma* 2002;15:39. [PMID: 11782632]

Jaglal S, Lakhani Z, Schatzker J: Reliability, validity and responsiveness of the lower extremity measure for patients with a hip fracture. *J Bone Joint Surg Am* 2000;82-A:955. [PMID: 10901310]

Kaplan K, Miyamoto R, Levine BR, Egol KA, Zuckerman JD: Surgical management of hip fractures: an evidence-based review of the literature. II: intertrochanteric fractures. *J Am Acad Orthop Surg* 2008;16:665. [PMID:18978289]

Kenny AM, Joseph C, Taxel P, Prestwood KM: Osteoporosis in older men and women. *Conn Med* 2003;67:481. [PMID: 14587128]

Miyamoto RG, Kaplan KM, Levine BR, Egol KA, Zuckerman JD: Surgical management of hip fractures: an evidence-based review of the literature. I: femoral neck fractures. *J Am Acad Orthop Surg* 2008;16:596. [PMID: 18832603]

Parker MJ, Handoll HH: Pre-operative traction for fractures of the proximal femur. *Cochrane Database Syst Rev* 2001;3:CD000168. [PMID 11686954]

Parker MJ, Handoll HH, Bhargara A: Conservative versus operative treatment for hip fractures. *Cochrane Database Syst Rev* 2000;4:CD000337. [PMID 11034683]

Rosen JE, Chen FS, Hiebert R, Koval KJ: Efficacy of preoperative skin traction in hip fracture patients: a prospective randomized study. *J Orthop Trauma* 2001;15:81. [PMID: 11232658]

Sahin V, Karakaş ES, Aksu S, Atlihan D, Turk CY, Halici M: Traumatic dislocation and fracture-dislocation of the hip: a long-term follow-up study. *J Trauma* 2003;54:520. [PMID: 12634533]

股骨干骨折

- 指发生于小转子下方5 cm与收肌结节上方5 cm之间的股骨干骨折。
- 闭合髓内钉固定是适合大多数股骨干骨折的标准治疗。
- 相关骨科损伤较常见。

一、股骨干骨折

股骨干骨折常见于严重的暴力创伤。间接暴力，尤其是旋转应力作用会造成螺旋形骨折或骨折

线向远端波及干骺端。大部分股骨干骨折是闭合骨折，开放性骨折多由骨折断端刺破软组织所致。

▶临床表现

股骨干骨折常出现大范围的软组织损伤、出血甚至休克。最重要的表现是剧烈的大腿疼痛和下肢畸形。尽管大腿表面看起来肿胀不明显，但其内部出血量可多达数个单位，严重时可能导致失血性休克。至少进行两个平面的X线检查以辨别骨折具体位置和类型。要仔细检查髋、膝关节并进行X线检查以排除伴随损伤。有9%的患者可能合并同侧股骨颈骨折，当出现同侧膝关节韧带和半月板损伤时要高度警惕股骨颈骨折的发生。

坐骨神经和股浅动、静脉的损伤较少见，若出现必须及时诊治。失血性休克和继发性血肿是骨折早期严重的并发症。远期并发症主要包括康复时间延长、关节僵硬、畸形愈合、不愈合、双下肢不等长及感染等。

▶分型

通常从骨折位置、类型及粉碎程度等方面对骨折进行分型。Winquist提出了一种目前应用较为广泛的粉碎性骨折分型标准。

1型：骨折处无粉碎或粉碎程度较轻，髓内钉固定后较稳定。

2型：骨折端粉碎性骨折，骨折断端大骨块至少有50%的周径相互接触。

3型：50%~100%的骨折端接触骨面呈粉碎性骨折，非锁定型髓内钉固定不能提供足够的稳定性。

4型：骨折完全粉碎，稳定性完全丧失。

▶治疗

治疗方式根据患者年龄、医疗情况及骨折位置和类型而定。

A.闭合处理

对于骨骼结构尚未发育成熟的患者来说，闭合处理是有效的治疗手段之一。根据患儿年龄和骨折端初始移位程度，治疗措施包括立即进行髋"人"字石膏固定。成年股骨干骨折极少采取闭合复位。骨折断端对位不齐和关节僵硬较为常见。偶见长期卧床引发的压疮或深静脉血栓形成。

B.手术治疗

通过转子窝，采取顺行交锁髓内钉固定是大多数股骨干骨折手术治疗的金标准。该技术允许股骨干骨折患者早期进行活动（如果骨折固定稳定可在24~48小时内活动），特别有利于多发伤患者的恢复，且可获得更好的骨折端对位对线；应用该技术还可缩短牵引时间改善髋膝关节的功能，同时能显著减少住院费用。

尽管有切开进行髓内钉植入的报道，但大多数髓内钉固定采取闭合方式进行。得力于新型设计的铰刀和锋利的钻头，避免了医源性坏死和过多的脂肪栓塞。理论上扩髓操作会影响骨折愈合，但扩髓也使得直径更大、更坚固的内固定应用成为可能，可提高抗旋转的能力和减少不愈合。

闭合髓内钉固定减少了对软组织的破坏，因而降低了感染发生的概率。在大多数病例中，静态交锁螺钉用于提供抗旋转控制力和预防骨折处高度丢失。动态交锁螺钉仅用于髓内钉的末端，使骨折断端相互压缩紧贴。扩髓交锁髓内钉可用于大部分Ⅰ型、Ⅱ型或ⅢA型开放性骨折。当软组织大部分丢失时，可采用外固定架以获得暂时的骨质稳定，如ⅢB和ⅢC型开放性骨折。

由于手术技术问题（选择棒的长度等），骨折处对线不良或下肢缩短时有发生。骨折不愈合较罕见，如果出现则应高度考虑深部感染。感染、双下肢不等长、异位骨化也是术后常见的并发症。骨折愈合后（12~16个月）可以取出内固定物。逆行交锁髓内钉内固定技术可用于处理多发伤、病态肥胖患者及孕妇的骨折。

Ender型弹性髓内钉并不能为成年患者提供足够的稳定性，但常用于小儿骨科。钢板螺钉内固定的方式常需要大范围的软组织剥离并切开骨折处的血肿，仅适用于一侧股骨颈合并股骨干骨折的患者。有些开放性骨折患者可采用外固定治疗。对于多发伤患者，由于其血流动力学不稳定，不宜在伤后24小时内进行髓内钉手术，此时可采取外固定进行一期稳定。外固定也逐渐用于儿童闭合性股骨干骨折，有利于患儿早期活动，也可以缩短住院天数。骨折远端牵引针应在膝关节屈曲时置入，以免股四头肌肌腱被固定，影响膝关节活动。针道表层感染较为常见，但一般不会累及深层骨质。

二、股骨转子下骨折

- 骨折发生在小转子与其下方5 cm之间的区域。

- 为病理性骨折好发部位。

股骨转子下骨折发生在股骨小转子水平以下，通常由高能量创伤导致，多见于中青年人群。通常为粉碎性骨折，并向大转子近端或远端延伸。患者通常表现为患侧大腿近端肿胀、疼痛，伴或不伴有肢体缩短或旋转畸形。如果小转子保持完整，由于髂腰肌和外展肌群的牵拉，骨折近端呈屈曲、外展、外旋位。

近期的研究表明，二磷酸盐的使用和低能量转子下骨折存在关联，影像学检查会发现不典型的横形或轻微斜形骨折，伴有股骨内侧破裂，外侧皮质增厚的现象。此类骨折往往愈合困难，需要手术处理。

Russell和Taylor分型是一种基于治疗的分型标准，其主要依据是转子窝是否受累（图2-18）。Ⅰa型骨折不累及转子窝，股骨小转子与骨折近端无明显移位。该类型骨折采用第一代髓内钉治疗。Ⅰb型骨折不累及转子窝，但小转子与骨折近端分离。

该类型骨折需要采用第二代髓内钉治疗，即联合应用股骨颈和股骨头的螺钉固定。Ⅱ型骨折累及转子窝，最好采用滑动髋关节螺钉或固定角度的钢板进行固定。

对于大多数病例，可采用闭合或切开内固定治疗。在确定最终手术方式之前，可暂时进行骨折牵引以维持股骨长度。有很多类型的器械可以选择。

根据不同的骨折类型可以使用第一代髓内钉、伽马钉、髋部髓内螺钉，或多种多样的头端松质骨螺钉或钢板螺钉内固定。

术后活动取决于内固定的牢固程度。如果内固定足够牢固，身体灵活轻便的患者术后几天即可下床活动，活动时需用拐杖辅助减轻手术侧肢体受力。骨折愈合通常需要3~4个月，但延迟愈合、不愈合较常见，内固定失败也不罕见。这些情况可进行二次内固定并自体骨移植进行处理。

Black DM, Kelly MP, Genant HK, et al: Bisphosphonates and fractures of the subtrochanteric or diaphyseal femur. *N Engl J Med* 2010;362:1761. [PMID: 20335571]

Brumback RJ, Virkus WW: Intramedullary nailing of the femur: reamed versus nonreamed. *J Am Acad Orthop Surg* 2000;8:83. [PMID: 10799093]

Das De S, Setiobudi T, Shen L, Das De S: A rational approach to management of alendronate-related subtrochanteric fractures. *J Bone Joint Surg Br* 2010;92-B:679. [PMID: 20436006]

Dora C, Leunig M, Beck M, et al: Entry point soft tissue damage in antegrade femoral nailing: a cadaver study. *J Orthop Trauma* 2001;15:488. [PMID: 11602831]

Giannoudis PV, MacDonald DA, Matthews SJ, et al: Nonunion of the femoral diaphysis. *J Bone Joint Surg Br* 2000;82-B:655. [PMID: 10963160]

Herscovici D, Ricci WM, McAndrews P, et al: Treatment of femoral shaft fracture using unreamed interlocked nails. *J Orthop Trauma* 2000;14:10. [PMID: 10630796]

Nowotarski PJ, Turen CH, Brumback RJ, et al: Conversion of external fixation to intramedullary nailing for fractures of the shaft of the femur in multiply injured patients. *J Bone Joint Surg Am* 2000;82-A:2000. [PMID: 1085909]

Ostrum RF, Agarwal A, Lakatos R, et al: Prospective comparison of retrograde and antegrade femoral intramedullary nailing. *J Orthop Trauma* 2000;14:496. [PMID: 11083612]

Patton JT, Cook RE, Adams CI, et al: Late fracture of the hip after reamed intramedullary nailing of the femur. *J Bone Joint Surg Br* 2000;82-B:967. [PMID: 11041583]

Ricci WM, Bellabarba C, Lewis R, et al: Angular malalignment after intramedullary nailing of femoral shaft fractures. *J Orthop Trauma* 2001;15:90. [PMID: 11232660]

Ricci WM, Bellabarba C, Evanoff B, et al: Retrograde versus antegrade nailing of femoral shaft fractures. *J Orthop Trauma* 2001;15:161. [PMID: 11265005]

Scalea TM, Boswell SA, Scott JD, Mitchell KA, Kramer ME, Pollak AN: External fixation as a bridge to intramedullary nailing for patients with multiple injuries and with femur fractures: damage control orthopedics. *J Orthop Trauma* 2004;18(8 Suppl):S2. [PMID: 15472561]

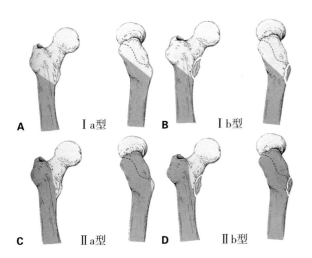

▲图2-18　转子下骨折的Russell和Taylor分型（Browner BD, Levine A, Jupiter J, et al, eds: Skeletal Trauma, 2nd ed. New York: WB Saunders; 1998.）

Shepherd LE, Shean CJ, Gelalis ID, et al: Prospective randomized study of reamed versus undreamed femoral intramedullary nailing: an assessment of procedures. *J Orthop Trauma* 2001;15:28. [PMID: 11147684]

Tornetta P, Tiburzi D: Antegrade or retrograde reamed femoral nailing. *J Bone Joint Surg Br* 2000;82-B:652. [PMID: 10963159]

Tornetta P, Tiburzi D: Reamed versus nonreamed anterograde femoral nailing. *J Orthop Trauma* 2000;14:15. [PMID: 10630797]

Tornetta P 3rd, Kain MS, Creevy WR: Diagnosis of femoral neck fractures in patients with a femoral shaft fracture. Improvement with a standard protocol. *J Bone Joint Surg Am* 2007;89:39. [PMID: 17200308]

髌骨骨折

- 髌骨是人体最大的籽骨。
- 推荐使用直腿抬高试验评估伸肌装置。
- 常发生严重的关节腔积血。

一、髌骨横形骨折

髌骨横形骨折（图2-19）多由膝关节屈曲状态下的间接暴力所致。该处骨折可能由股四头肌突然的自主强力收缩牵拉或股四头肌收缩状态时突然屈膝导致。骨折常位于髌骨中部。髌韧带损伤与受伤的暴力程度有关。由于股四头肌的收缩活动，髌骨上部常向近端移位，移位程度和韧带撕裂有关。

▶临床表现

临床常见关节腔出血或关节周围软组织积血导致的膝关节前部肿胀。如果存在骨折移位，可触及髌骨缺损，且膝关节主动伸展功能丧失。如果韧带完整，可以完成直腿抬高动作。

▶治疗

无移位骨折可使用管型石膏或支具固定6~8周，之后进行膝关节功能锻炼。如果骨折移位超过3 mm，或关节面塌陷超过2 mm，应采取切开复位。骨折必须解剖复位以避免髌股关节在术后早期出现创伤后关节炎。如果较小的骨折块长度不超过1 cm，或者骨折为严重的粉碎状态，可切除较小的骨折块，将股四头肌肌腱和髌韧带直接缝合在较大的骨折块上。尽可能进行解剖复位内固定，以允许膝关节早期活动。最好在两处平行克氏针或空心螺钉固定的基础上用张力线进行"8"字缝合固定。术中通过侧位透视确保关节面的精确复位。

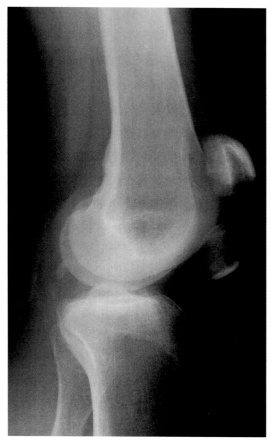

▲图2-19　髌骨横形骨折

二、髌骨粉碎性骨折

髌骨粉碎性骨折通常由直接暴力导致。严重的损伤可能导致关节内出现大范围的创伤，包括髌骨关节面和与之相对的股骨关节面创伤。

如果粉碎程度较轻且移位不明显，可采用从腹股沟到踝关节的桶形石膏固定8周。

严重的粉碎性骨折需要行切开复位内固定联合丝线环扎术治疗。但对于极少数病例，切除髌骨并用股四头肌肌腱填补髌骨缺损是唯一能够选择的治疗方式。切除髌骨会导致下肢力量降低、膝关节疼痛和活动受限。无论何种治疗方式，高能量损伤常并发髌骨软化症和髌股关节炎。

三、髌骨脱位

必须将急性创伤性髌骨脱位和间歇复发性髌骨脱位区分开，后者意味着可能存在未被发现的组织损伤。单独髌骨脱位常由直接暴力或股四头肌的活动导致，一般是向外侧脱位。当膝关节伸直时可出现髌骨自发性复位，此时临床表现仅有关节腔积血或髌韧带内侧局部压痛等症状。在体格检查中若发现髌骨整体不稳定，提示膝关节内侧软组织损伤范围较广泛。Balcarek等研究发现，98.6%的外侧髌骨脱位患者合并有髌股韧带内侧损伤，其中有51.4%为韧带完全撕裂，且损伤处多位于股骨附着点。

复位后，可采用支具或管型石膏将膝关节固定于伸直位2~3周。应鼓励患者进行股四头肌等长收缩运动。同时应进行增强股内侧肌肌肉力量的物理治疗。动态支具有利于患者功能的恢复。而反复发作性髌骨脱位可能需要手术修复才能够实现最佳的治疗效果。

四、股四头肌肌腱撕裂

股四头肌肌腱撕裂多发生于40岁以上的患者。韧带从髌骨撕裂的情况多见于合并肾性骨营养不良或甲状旁腺功能亢进的患者。在受伤之前就表现有韧带损耗性疾病的特征，而导致最终肌腱撕裂的损伤可能比较轻微。

膝关节肿胀可由关节腔内出血或血液渗入关节周围软组织内引起。患者不能完全伸直膝关节。如果髌骨上极存在小的撕脱骨折片，影像学检查可以清晰显示。

股四头肌肌腱完全撕裂推荐采用手术修复。术后需用管型石膏或支具固定6周，之后才可以进行膝关节功能锻炼。

五、髌韧带撕裂

髌韧带的损伤机制与股四头肌肌腱撕裂、髌骨横形骨折或胫骨粗隆撕脱骨折相同。上述这些损伤都可能导致髌韧带撕裂。临床上典型的表现为髌骨向近端移位。如果损伤发生在髌韧带近端，则可在髌骨下极附近发现撕脱骨折片。

髌韧带完全撕裂需采取手术治疗。需要将韧带重新固定于髌骨，并对股四头肌肌腱的所有损伤进行修复。术后下肢制动6~8周，使用支具或从腹股沟区到踝关节使用管型石膏，之后可进行有保护的功能锻炼。

Balcarek P, Ammon J, Frosch S, et al: Magnetic resonance imaging characteristics of the medial patellofemoral ligament lesion in acute lateral patellar dislocations considering trochlear dysplasia, patella alta, and tibial tuberosity-trochlear groove distance. *Arthroscopy* 2010;26:926. [PMID: 20620792]

Jutson JJ, Zych GA: Treatment of comminuted intraarticular distal femur fractures with limited internal and external tensioned wire fixation. *J Orthop Trauma* 2000;14:405. [PMID: 1100141])

Meyer RW, Plaxton NA, Postak PD, et al: Mechanical comparison of a distal femoral side plate and a retrograde intramedullary nail. *J Orthop Trauma* 2000;14:398. [PMID: 11001413]

Stahelin T, Hardegger F, Ward JC: Supracondylar osteotomy of the femur with use of compression. *J Bone Joint Surg* 2000; 82-A:712. [PMID: 10819282]

Woo SL, Vogrin TM, Abramowitch SD: Healing and repair of ligament injuries in the knee. *J Am Acad Orthop Surg* 2000;8:364. [PMID: 11104400]

股骨远端骨折

- 占所有股骨骨折的7%。
- 区分股骨髁上骨折和关节内骨折十分重要。
- 假体周围骨折的病例在不断增长。

股骨远端骨折是指发生于股骨远端10~15 cm区域内的骨折，低能量骨折常见于老人，而青年人骨折多为高能量损伤所致。由于腓肠肌的牵拉作用，远端骨折常旋转至伸展位。骨折近端常刺破覆盖其上的股四头肌，或者穿透髌上囊造成关节内出血。骨折远端常常波及腘神经血管束，因此要进行及时全面的神经血管功能检查。如果足部动脉搏动消失或显著减弱，则应立即进行骨折复位。如果骨折复位后仍然无法改善足部的血液供应情况，要立即检查下肢动脉的搏动情况并修复损伤的血管。骨折很少造成腓神经和胫神经损伤。治疗目的为重建下肢力线、解剖复位关节面和早期畸形膝关节活动度锻炼。

对多发伤患者可通过短期外固定维持骨折处稳定性。将2根克氏针植入股骨干，另外2根植入胫骨干。如果患者血流动力学稳定且没有发生感染的风险，而且克氏针处无感染发生，可在伤后2周内安全地进行切开复位内固定治疗。复杂的膝关节创伤包括：股骨远端髁上或髁间骨折合并胫骨近端骨折（漂浮膝），股骨髁上或髁间骨折合并2度或3度闭合或开放损伤，或膝关节完全脱位及可能并发神经血管损伤。基于损伤的复杂性和对多学科诊疗的需求，此类患者最好在一级创伤中心进行救治。

内固定是大部分关节外骨折的最佳治疗方法：采用微创经皮钢板接骨技术（MIPPO）放置锁定钢

板、固定角度钢板，以及逆行髓内钉固定。对于存在手术禁忌证的患者可进行骨牵引治疗。

对于关节内骨折，最大限度地恢复膝关节功能需要使关节面组成部分达到解剖复位，而且要尽可能地重建下肢力线。对移位骨折进行闭合复位几乎是不可能成功的。有移位的关节内骨折通常需进行切开复位内固定术，并联合多种内固定方式如动态加压螺钉固定、AO支撑钢板固定和微创内固定系统（LISS）及MIPPO等。

根据关节内骨折的形态，股骨远端有移位的T形或Y形骨折最好进行切开复位。即使骨折达到解剖复位并顺利愈合，关节僵硬、疼痛和创伤后关节炎仍是常见的并发症。

股骨内、外侧髁单独骨折较少见，通常和韧带损伤相关。该型骨折常由膝关节内翻或外翻暴力导致。也可见股骨下端单髁或双髁后方的冠状位骨折，即Hoffa骨折。

上述情况多为切开复位内固定的手术指征，且需要矢状面上使用拉力螺钉。术中还应尽量修复相关韧带的撕裂。如果内固定足够牢固，可尽可能缩短制动时间并进行早期膝关节功能锻炼。术后3个月临床及影像学检查提示骨愈合后，才可以进行适当的负重锻炼。

膝关节周围损伤

▶解剖和生物力学基础

膝关节是改良的滑膜铰链关节，由股骨远端、胫骨近端和髌骨3块骨构成。膝关节常可分为3个部分：内侧、外侧和髌股侧。

股骨干向远端移行并在干骺端延伸为2个弧形的股骨髁。每个股骨髁都呈凸面并和与其对应的胫骨平台相关节。股骨髁的关节面向前方延伸与髌骨构成关节，而在后方呈分离状态并形成股骨髁间窝。外侧髁在矢状面上更宽（防止髌骨向外侧移位）并向近端延伸。内侧髁较为狭窄但向远端延伸。内、外侧髁长度的不同使得人体在承重时，双侧膝关节间距小于双侧髋关节间距。双侧股骨髁形成的平面与地面平行，并与股骨干形成了一个5°~7°的解剖性夹角（生理性外翻角）。正常情

况下，髋关节中心、膝关节、踝关节3点位于同一条直线上，即所谓的下肢力线机械角（0°）。股骨髁上区域指股骨远端9 cm范围内的骨质。位于此区域头侧的骨折应视为股骨干骨折，两者预后相差甚远。

与股骨远端相对，胫骨近端在其干骺交界区增宽并向近端延展形成内侧和外侧胫骨平台（内、外侧髁）。胫骨平台面自前向后存在7°~10°的倾斜角。胫骨髁间嵴和其内侧、外侧的骨嵴是交叉韧带和半月板的附着点，将膝关节分为不同的间室。在膝关节远端，胫骨有2个骨性凸起：前方为胫骨结节，为髌韧带附着点；前外侧有Gerdy结节，为髂胫束的止点。在后外侧，胫骨髁的下面与腓骨头相关节，组成胫腓近侧关节。

髌骨是人体中最大的籽骨，位于股四头肌肌腱内。髌骨远端1/3的底面不参与关节构成，仅为髌韧带提供附着点。髌骨近端2/3的底面和股骨髁前面形成髌股关节。髌骨面有一纵行的嵴将髌股关节分为内、外侧关节面。髌股关节的接触面积随膝关节屈曲程度而改变。髌骨两侧有股外侧肌和股内侧肌延伸形成的韧带附着，并最终止于胫骨。若该组织完好无损，即使髌骨骨折，膝关节也可以进行主动伸展运动。髌骨的血供来自膝关节动脉的吻合支，血供自髌骨下极向头端走行。在临床上，近端骨折块缺血性坏死并不少见。

膝关节的主要运动为屈曲和伸展。但从生理学角度而言，膝关节也可进行内旋、外旋，内收、外展（内翻、外翻），前、后平移等动作。膝关节自身的骨质结构提供的稳定性有限。在生理负重状态下，是复杂的软组织网络承担了膝关节的稳定性。这包括：①被动稳定系统如内、外侧副韧带，内、外侧半月板，前、后交叉韧带，关节囊等；②主动稳定系统如伸肌群、腘肌与腘绳肌及其这些肌肉延伸的腱膜结构。所有这些软组织组成部分一同作用，保证膝关节在生理负重的情况下全关节运动都不会出现关节面移位。超过软组织承受能力的异常负荷传导至关节面时，可能出现不同程度的损伤。这些损伤可能单独存在或联合出现，呈部分损伤或完全损伤，可能伴或不伴骨质损伤。有时诊断难度

较大，但准确的诊断对诊疗结果十分重要。

韧带损伤

- 骨、软骨和半月板联合损伤较常见。
- 对损伤机制的熟悉程度非常重要，有助于判断损伤类型。
- 1级或2级内侧副韧带损伤可以采取保守治疗。

损伤急性期的患者可能因疼痛而不能配合体格检查，所以医生完成有效且翔实的临床体格检查有时会比较困难，特别是年轻运动员，其下肢粗壮难以控制。尽管如此，体格检查仍非常重要，并且可以提供诊断的关键信息。

X线检查的意义相对有限，其可以显示骨折、韧带附着点的撕脱骨折块或者关节囊撕裂。

MRI是目前为止膝关节韧带损伤最为理想的检查方式，其准确率高于95%。对于MRI检查结果不确定或有极大可能需要外科手术治疗干预的病例，可采用诊断性关节镜探查术。

一、内侧副韧带损伤

内侧副韧带的作用是限制膝关节外翻成角。这是最常见的孤立性韧带损伤的部位，常发生于青年运动员。此类患者有下肢外展型损伤的病史，合并有外旋扭转。体格检查可见损伤区域压痛和关节渗出。相比对侧膝关节，在患侧膝关节屈曲20°~30°时施加外翻力量，可见关节线处有十分明显的松弛感。这往往提示内侧副韧带完全断裂。可根据膝关节屈曲30°时施加外翻力所导致关节线处的间隙大小，对内侧副韧带损伤进行分级（表2-6）。应力位X线检查在少数情况下可以辅助诊断。

1级或2级损伤（不完全撕裂），可使用铰链支具和石膏保护患者的承重活动，以避免在韧带愈合过程中发生进一步的损伤。3级损伤（完全断裂）通常不单独出现。可能合并的损伤包括内侧半月板损伤、前交叉韧带撕裂或外侧胫骨平台骨折等。这些潜在的合并伤都需要进行系统的排除。大多数医生更倾向于使用保守治疗处理单发性内侧副韧带3级损伤，采用长下肢铰链膝支具固定4~6周。是否伴随前交叉韧带损伤决定了保守治疗能否成功。

表2-6　外翻力量作用于屈曲30°的膝关节时内侧关节线的主观间隙

等级	间隙距离
1	3~5 mm
2	6~10 mm
3	>10 mm

二、外侧副韧带损伤

外侧副韧带起于股骨外侧髁，止于腓骨头，是膝关节静态稳定系统中防止膝关节内翻的结构。外侧副韧带单发性损伤极为罕见，多合并不同程度的膝关节后外侧角（PLC）损伤，包括股二头肌肌腱、后外侧关节囊、腘绳肌肌腱及髂胫束等。此外，前、后交叉韧带损伤也是常见的合并伤。临床还可见腓神经损伤。膝关节外侧疼痛和压痛通常伴有关节内渗出。全面的体格检查、X线和MRI检查对诊断具有非常重要的意义。若存在漏诊的外侧副韧带腓骨段损伤或膝关节后外侧角损伤，前、后交叉韧带的修复常常会失败。膝关节内翻应力位X线检查可用于排除上述损伤。在严重的病例中，患侧膝关节屈曲0°~30°时受内翻力作用可见到异常的松弛现象。

当外侧副韧带在腓骨头附着处出现撕脱骨折且骨折块较大时，需要进行内固定手术治疗才能达到满意的结果。大多数损伤需要手术治疗。韧带损伤急性期的即刻修复或初期重建相较于二期重建可以获得更好的临床预后。

三、前交叉韧带损伤

前交叉韧带（ACL）起自股骨外侧髁的后内面，止于胫骨髁间嵴前外侧部。因为前交叉韧带至少由2束不同的纤维构成，故在膝关节屈曲伸展活动中部分韧带始终保持紧张状态。这可以避免胫骨在股骨髁下向前滑移。前交叉韧带单独损伤较为常见，尤其当膝关节位于过伸状态时极易造成该韧带损伤，损伤多见于滑雪、排球或篮球运动员。屈曲、外翻、外旋损伤可导致内侧副韧带、内侧半月板和前交叉韧带的损伤（膝关节"恐怖三联征"）。当韧带完全损伤时，多为韧带本身断裂。极少数情况X线可见股骨或胫骨韧带附着点撕脱骨折。合并内侧副韧带、内侧半月板、后内侧关节囊，甚至后交叉韧带的损伤较常见。

▶临床表现

患者可回忆起受伤的过程，并能够感觉到膝关节的弹响声与错位。在受伤初期的几个小时内，膝关节内常可见到渗出物蓄积。急性前交叉韧带功能障碍唯一的临床表现可能是拉赫曼试验（Lachman test）阳性。拉赫曼试验是膝关节屈曲20°~30°的前抽屉试验。而经典的抽屉试验是在膝关节屈曲90°且足部轻轻接触地面的情况下完成的。相比之下，经典的抽屉试验并不可靠。必须对比患侧和健侧膝关节。对于慢性前交叉韧带功能缺陷，可见继发性病变和其他临床体征，如轴移试验阳性和主动抽屉征阳性。

▶治疗

尽管前交叉韧带重建并不能预防骨性关节炎的产生，但前交叉韧带损伤可以造成膝关节疼痛、功能障碍，并可增加半月板撕裂和早期膝关节骨性关节炎的风险。尽管大多数病例需要手术重建，但对于有功能且稳定的膝关节仍可采用康复治疗和支具固定等保守治疗措施。接受保守治疗后膝关节仍不稳定的患者，依然可以从延迟的重建手术中获益。当股骨或胫骨存在骨折块撕脱时，需要采取手术方式修复，因为可以提供骨对骨愈合和较好的长期效果。一期修复但不重建前交叉韧带很有可能会失败。关节镜下利用髌韧带中部1/3或自体肌腱进行修复可获得较好的效果。近期有趋势采用前内侧入路进行双束修复或单束修复。

四、后交叉韧带损伤

后交叉韧带（PCL）是一条粗壮的韧带，其起于股骨内侧髁的外侧面并向后方走行，止于关节外胫骨平台后关节线下方大约1 cm处。后交叉韧带可以阻止胫骨平台向股骨髁后方移位。后交叉韧带损伤通常由作用于胫骨近端向后方的直接暴力所致，常见于机动车乘客或驾驶员腿部受到仪表盘撞击引起的创伤。该韧带损伤同样可见于膝关节严重过伸损伤的终末期。

▶临床表现

后抽屉试验和膝关节下垂试验阳性。下垂试验是指在膝关节屈曲90°时，膝关节后方的胫骨平台较健侧明显下沉。和前交叉韧带损伤一样，损伤可发生在骨-韧带连接处或韧带中部，其中韧带中部的损伤更常见。

▶治疗

大部分单独韧带损伤可以采用保守康复治疗获得满意效果（如减轻炎症反应、加强下肢伸肌的力量、恢复膝关节运动并在3~6周内逐渐恢复体育运动）。与健侧膝关节相比，若胫骨平台后移超过10 mm，提示存在膝关节后外侧角损伤需要采取手术治疗。

五、半月板损伤

半月板是位于膝关节间隙内的纤维软骨组织，其作用是使凸出的股骨髁能够适配胫骨平台扁平的外形。内、外侧半月板均与周围组织相连，而中央存在相对游离的区域。半月板呈楔形且周围部分较厚。内侧半月板呈C形，外侧半月板呈O形，二者的前角和后角在中部相接。内、外侧半月板的血供集中于外侧1/3区域内，因此发生于血供丰富区的撕裂伤修复后效果佳。半月板可以向其下方的关节软骨均匀地传递重量，因此也起到了减少点对点的接触和磨损。半月板是膝关节的二级稳定系统，它对于韧带功能欠缺的膝关节更加重要。

▶临床表现

半月板损伤可继发于创伤或关节磨损，内侧半月板损伤较常见。症状包括膝关节疼痛、肿胀、关节错动感，常有关节交锁和打软腿等症状。体格检查常可发现非特异性内、外侧关节线疼痛，在膝关节屈曲90°时旋转胫骨，偶尔可有摩擦感或异常阻力感（麦氏征）。虽然X线检查对半月板疾病几乎没有诊断价值，但可以排除其他相关疾病。目前，MRI已取代关节造影成为半月板疾病的最理想诊断方式。

▶ 治疗

受伤伊始的保守治疗措施包括制动、支具应用、保护性负重及适当的康复锻炼，这些措施都可以获得满意效果。关节镜探查和治疗适用于反复或持续存在的关节交锁、反复关节内渗出或疼痛致活动困难的患者。如果撕裂的范围很大且位于血供丰富部位，必须尽力修复。对于发生在其他部位的损伤，应在尽可能保留正常组织的前提下去除受累组织。半月板全切术已弃用，因为该术式引起术后骨性关节炎的风险极大。

六、软骨和骨软骨损伤

透明关节软骨是无血供结构，不具有自我修复表面损伤的能力。深部损伤波及软骨下骨板时，组织修复的第一步是形成纤维蛋白凝块，之后该凝块被肉芽组织取代并最终转变为纤维软骨。反复出现的软骨与骨损伤会引起剪切应力的变化导致异常活动，造成软骨或骨软骨松弛软化。软骨压缩性损伤可以导致创伤后软骨软化症。

▶ 临床表现

软骨损伤没有特征性临床症状，其表现常与半月板损伤类似。如果骨软骨碎片较大，在X线平片上即可看到松弛的骨软骨碎块。Tunnel位和髌骨切线位有利于显现碎块。MRI是针对关节损伤最为理想的诊断工具。但是MRI可能会漏诊剥脱性损伤、表层组织瓣损伤及表层纤维化等病损。关节镜仍然是诊断关节软骨疾病最准确的手段。

▶ 治疗

常见的治疗措施包括外科清创术、骨软骨碎片固定、骨髓刺激、切除游离的碎片、供骨区内彻底清创、在软骨下骨部分造成微骨折或钻孔以促进纤维蛋白凝块形成、骨软骨镶嵌移植术、伴或不伴支架植入的自体软骨细胞移植等。选择何种治疗方式要根据患者的年龄、缺损的大小、骨骼的成熟程度及是否有足够的软骨下骨组织来综合判断。术后关节功能恢复至术前水平需要数月时间，与关节软骨损伤的程度有关。

七、膝关节脱位

膝关节脱位多见于高能量暴力损伤，创伤性脱位较少见。对于老年群体，低能量暴力有时也可导致膝关节脱位。根据胫骨脱位方向可将膝关节脱位分为前方脱位、后方脱位、内侧脱位、外侧脱位及旋转脱位。完全性脱位仅见于膝关节支持韧带及软组织严重损伤之后。脱位导致周围血管神经损伤比较常见，应该进行系统性检查。

▶ 治疗

膝关节脱位需要立即复位。在抢救室内通过对下肢施加纵向的牵引力即可较为容易地完成复位。极少数情况下，复位需要在全身麻醉下进行。血管造影检查的必要性值得商榷。若血管搏动和踝臂压力指数正常，仅需对受累肢体进行密切观察即可。有很多研究表明，单纯通过足背动脉搏动有无异常去评判是否存在外科性血管损伤是不足取的，因为该指标的敏感性较差。甚至有针对膝关节脱位的研究表明，其研究对象几乎都不存在血管损伤，并且受伤初期的血管检查皆为正常。血管造影可用于已有明显血管损伤症状的患者，但进行血管造影不能拖累治疗的进度。任何血管损伤都应尽快修复。肢体缺血超过4小时，其功能预后会非常差。在血管修复时，应同时进行预防性筋膜切开术，以避免血管再通后水肿所引发的骨筋膜室综合征。

目前大多数学者认为，对于相对年轻（<50岁）且活动需求较高的患者，要对所有受损韧带进行外科修复。早期重建具有更好的临床效果。开放性脱位、不可复性脱位及腘动脉损伤需要立即进行外科手术处理。

加强股四头肌和腘绳肌的功能锻炼非常重要，可以最大限度地恢复肢体功能。患者术后进行重体力活动需要采用支具辅助。

胫骨近端骨折

一、胫骨平台骨折

- 胫骨平台骨折是一系列不同损伤类型的关节内骨折。

- 无论选择何种治疗方式，创伤后关节炎都十分常见。

胫骨近端平台骨折占所有骨折类型的1%，其中外侧胫骨平台骨折占该类型骨折的60%。和其他干骺端骨折类似，压缩性损伤会造成支撑骨出现结构缺失。这些损伤通常是由轴向暴力联合外翻或内翻力所致。此外，该型骨折伴随的韧带和半月板损伤也非常常见。Gardner等应用MRI检查发现有91%的胫骨平台骨折患者合并有外侧半月板病变，44%的患者存在内侧半月板撕裂，57%的患者合并有前交叉韧带损伤，68%的患者合并有膝关节后外侧角损伤。由于高能量骨折和骨折脱位可能导致腘动脉损伤，因此需要对胫骨平台骨折进行全面的神经血管功能检查。

▶分型

虽然胫骨平台骨折有多种分型，但学界并没有达成共识。应用最为广泛的分类标准是Schatzker分型：Ⅰ型，外侧平台单纯劈裂性骨折；Ⅱ型，外侧平台劈裂压缩性骨折；Ⅲ型，外侧平台单纯压缩性骨折；Ⅳ型，内侧平台骨折；Ⅴ型，双髁骨折；Ⅵ型，伴有干骺端和骨干分离的平台骨折（图2-20）。分型的合理性取决于影像学检查是否充分，必要时可进行斜位透视。CT和三维重建是一种重要的辅助检查手段，有利于术前计划的制订和术后复位情况的评估。MRI可用于诊断相关的软组织损伤情况。

▶治疗

胫骨平台骨折的治疗目的是对关节表面进行解剖复位、恢复正常形态、促进软组织愈合、预防膝关节僵硬。闭合复位和开放复位都可达到上述目的。治疗方式的选择基于以下几个因素：患者的年龄和是否存在基础疾病、骨折移位和粉碎的程度、相关的软组织和骨损伤程度、局部皮肤条件、残余的膝关节稳定性及骨折形态等。

对于移位程度较小且韧带稳定性较好的病例，可采取闭合复位联合功能性支具的治疗方式。在膝关节完全伸直状态下，若出现内翻或外翻松弛是闭合复位预后不良的征象。关节面沉降不超过3 mm或胫骨髁宽度增加不超过5 mm即可以采取保守治疗。外侧倾斜或外翻角度不超过5°即可满足正常力学需求。因为内侧胫骨平台骨折移位有进一步加重的趋势，因此对于任何可见的骨折移位都要进行手术处理。双侧平台骨折合并向内移位、外翻角＞5°或关节面明显沉降时都应采取手术治疗。术后8~12周应鼓励患者在保护性负重下进行关节活动度锻炼。非粉碎性骨折可在透视下利用经皮螺钉进行闭合复位。

切开复位联合钢板螺钉内固定仍是治疗胫骨平台骨折最为有效的手术方式。复位必须尽可能达到精准的解剖复位，内固定强度要足够以确保患者可以早期进行活动。近期，针对胫骨平台骨折也出现了进行微创钢板内固定技术（MIPO）的报道。骨质缺损必须进行填补，自体骨、同种异体骨或结构性骨支撑材料均可应用。根据重建稳定程度来决定早期膝关节活动度的范围。开放手术必须在软组织肿胀消退或明显缩小后进行，对于不稳定性骨折，

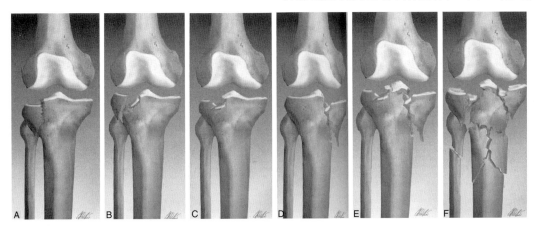

▲图2-20　胫骨平台骨折Schatzker分型。A.Ⅰ型：外侧平台单纯劈裂性骨折；B.Ⅱ型：外侧平台劈裂压缩性骨折；C.Ⅲ型：外侧平台单纯压缩性骨折；D.Ⅳ型：内侧平台骨折；E.Ⅴ型：双髁骨折；F.Ⅵ型：伴有干骺端和骨干分离的平台骨折（Rockwood CA, Green DP, Bucholz RW, et al, eds: Fractures in Adults, 4th ed. Philadelphia: Lippincott; 1996.）

一期采用外固定装置临时固定并联合择期治疗手段是安全有效的。

根据患者自身的临床状况和医生的诊疗习惯，可采用单边外固定架或环形固定架对骨折进行一期临时处理或作为最终治疗手段。胫骨近端植入克氏针距离关节线的距离不能小于14 mm，以免出现脓毒性关节炎。混合型和环形外固定架可用于双髁骨折合并严重软组织损伤的治疗。

Bai B, Kummer FJ, Sala DA, et al: Effect of articular step-off and meniscectomy on joint alignment and contact pressures for fractures of the lateral tibial plateau. *J Orthop Trauma* 2001;15:101. [PMID: 11232647]

Bedi A, Feeley BT, Williams RJ 3rd: Management of articular cartilage defects of the knee. *J Bone Joint Surg Am* 2010;92:994. [PMID: 20360528]

Cain EL, Clancy WG: Treatment algorithm for osteochondral injuries of the knee. *Clin Sports Med* 2001;20:321. [PMID: 11398361]

Chen FS, Rokito AS, Pitman MI: Acute and chronic posterolateral rotatory instability of the knee. *J Am Acad Orthop Surg* 2000;8:97. [PMID: 1075373]

Collinge CA, Sanders RW: Percutaneous plating in the lower extremity. *J Am Acad Orthop Surg* 2000;8:211. [PMID: 10951109]

Fanelli GC, Stannard JP, Stuart MJ, et al: Management of complex knee ligament injuries. *J Bone Joint Surg Am* 2010;92:2235. [PMID: 20844167]

Gardner MJ, Yacoubian S, Geller D, et al: The incidence of soft tissue injury in operative tibial plateau fractures: a magnetic resonance imaging analysis of 103 patients. *J Orthop Trauma* 2005;19:79. [PMID: 15677922]

Geller J, Tornetta P 3rd, Tiburzi D, et al: Tension wire position for hybrid external fixation of the proximal tibia. *J Orthop Trauma* 2000;14:502. [PMID: 11083613]

Griffin LY, Agel J, Albohm MJ, et al: Noncontact anterior cruciate ligament injuries: risk factors and prevention strategies. *J Am Acad Orthop Surg* 2000;8:141. [PMID: 10874221]

Kumar A, Whittle AP: Treatment of complex (Schatzker type VI) fractures of the tibial plateau with circular wire external fixation: a retrospective case review. *J Orthop Trauma* 2000;14:339. [PMID: 10926241]

Larsson S, Bauer TW: Use of injectable calcium phosphate cement for fracture fixation: a review. *Clin Orthop Relat Res* 2002;395:23. [PMID: 11937863]

Levy BA, Dajani KA, Whelan DB, et al: Decision making in the multiligament-injured knee: an evidence-based systematic review. *Arthroscopy* 2009;25:430. [PMID: 19341932]

Lundy DW, Johnson KD: "Floating knee" injuries: ipsilateral fractures of the femur and tibia. *J Am Acad Orthop Surg* 2001;9:238. [PMID: 11476533]

Matava MJ, Ellis E, Gruber B: Surgical treatment of posterior cruciate ligament tears: an evolving technique. *J Am Acad Orthop Surg* 2009;17:435. [PMID: 19571299]

Ranawat A, Baker CL 3rd, Henry S, Harner CD: Posterolateral corner injury of the knee: evaluation and management. *J Am Acad Orthop Surg* 2008;16:506. [PMID: 18768708]

Stevens DG, Beharry R, McKee MD, et al: The long-term functional outcome of operatively treated tibial plateau fractures. *J Orthop Trauma* 2001;15:312. [PMID: 11433134]

Wijdicks CA, Griffith CJ, Johansen S, Engebretsen L, LaPrade RF: Injuries to the medial collateral ligament and associated medial structures of the knee. *J Bone Joint Surg Am* 2010;92:1266. [PMID: 20439679]

Yacoubian SV, Nevins R, Sallis J, et al: Impact of MRI on treatment plan and fracture classification of tibial plateau fractures. *J Orthop Trauma* 2002;16:632. [PMID 12368643]

▶ 并发症

胫骨平台骨折早期并发症包括感染、深静脉血栓形成、骨筋膜室综合征、复位丢失、内固定失败等。晚期并发症包括关节不稳定、创伤后退变性关节炎，可能需要进行全膝关节置换成形术或关节融合术进一步治疗。

二、胫骨粗隆骨折

胫骨粗隆骨折可由股四头肌剧烈收缩导致，肌腱牵拉胫骨粗隆发生撕脱骨折。胫骨粗隆完全性骨折时，下肢伸肌运动系统受到破坏，膝关节主动伸展功能丧失。

尽管对于无移位的撕脱骨折可采取保守治疗，即采用管型石膏将下肢于伸直位固定6~8周可实现骨折愈合，但坚固的螺钉固定能够确保膝关节进行早期活动。对于骨折移位超过5 mm的骨折应采取内固定治疗，可切开复位或闭合复位。

三、胫骨髁间嵴骨折

胫骨髁间嵴骨折可单独出现，亦可作为胫骨平台粉碎性骨折的组成部分。而单纯胫骨髁间嵴骨折常见于儿童。有40%的患者可合并半月板、关节囊或两侧副韧带和骨软骨损伤。

Meyer将此类骨折分为3型。1型为无移位骨折，可采取保守治疗，即用管型石膏将膝关节于伸直位固定6~8周。2型为前缘骨折部分移位，如果应用石膏可实现解剖复位则不需要手术治疗。3型为完全移位，需手术固定。可吸收或不可吸收缝合线、克氏针或螺钉均可用于骨折的固定。当合并胫骨平台其他部分骨折时，胫骨髁间嵴骨折端常附着于前交叉韧带，所以必须进行刚性内固定治疗以达到解剖复位。

胫腓骨损伤

- 胫骨骨折是最常见的长骨骨折。
- 由于胫骨前缘位于皮下，发生开放性骨折的概率较高。
- 医生要时刻注意骨筋膜室综合征的临床体征。

▶解剖

胫骨的骨干较直，其横截面为三角形。由于胫骨前缘位于皮下，其前内侧缘和胫骨前嵴均可在体表触及，因此是闭合复位的骨性标志。因为腓骨头、胫骨远端1/3、髌韧带和内踝皮下覆盖也较少，因此在进行石膏塑形时应着重缓解压迫。下肢远端被覆的肌腱组织多，但肌肉组织较少。因此胫骨部分软组织覆盖和血供较下肢近端更为贫瘠。腓骨分担了1/6的膝关节传递至足部的重量负荷，而胫骨承担剩余的5/6。

传统的外科学观点将下肢分为4个骨筋膜室（也称为骨筋膜鞘）。骨筋膜室是指不同组织边界围成的潜在腔隙。前骨筋膜室的内侧为胫骨，后方为骨间膜，外侧为腓骨，前方为小腿筋膜。前骨筋膜室内包含胫骨前肌、趾长伸肌、蹬长伸肌、第三腓骨肌，这些肌肉支配踝关节和蹬趾的背屈运动。同时前骨筋膜室内亦包含胫前动脉和腓深神经。外侧骨筋膜室包含腓骨长、短肌（支配踝关节跖屈和足外翻），以及腓浅神经。后骨筋膜室浅部包含腓肠肌、比目鱼肌、跖肌、腘肌和腓肠神经等。后骨筋膜室深部由胫骨、骨间膜、深部横筋膜组成，内有胫骨后肌、趾长屈肌、蹬长屈肌、胫后动脉、腓动脉及胫神经等。

一、胫腓骨骨折

胫腓骨骨折由直接或间接暴力所导致，其中一部分骨折为开放性骨折。必须对骨折周围软组织进行全面详尽的检查。医务人员要注意皮肤表面的创伤范围与深部软组织的损伤程度不直接相关。有时虽然皮肤创面仅有1 cm，但其深层可能存在广泛的肌肉和骨膜损伤。这也导致该骨折分型从Gustilo Ⅰ型直接升级为Ⅲ型，预后也往往不佳。同样，闭合性胫骨骨折也可能合并严重的软组织损伤。1982年，Tscherne和Oestern将软组织损伤程度分为以下等级（0~3级）。

0级：无或轻微软组织损伤。

1级：浅层软组织损伤、擦伤或挫伤，多由骨折块从里向外压迫所致。

2级：直接暴力作用于局部皮肤和肌肉造成深部组织污染性钝挫伤，如骨筋膜室综合征前期。

3级：严重的皮肤肌肉损伤，包括皮肤压轧伤。皮下组织严重损毁导致骨筋膜室综合征，主要血管神经损伤合并闭合性骨折是附加条件。

当骨折存在移位时，临床诊断非常容易。要对所有的骨筋膜室进行检查，对末梢神经血管功能进行检查并详细记录。

拍摄包括膝关节和踝关节在内的下肢全长正、侧位X线片，必要时可加拍斜位片。胫骨远端骨折可用CT扫描进一步明确。

▶腓骨干骨折

单纯腓骨干骨折可继发于下肢其他损伤，如胫骨骨折或踝关节骨折脱位等。但遇到腓骨骨折时，医生必须重视内踝部位并排除踝关节三角韧带损伤或内踝骨折等合并症。单纯腓骨干骨折可由直接暴力引起，但也可由韧带联合破坏所致。如果踝穴复位位置良好，需定期X线检查以确保踝穴位置正确。

▶胫骨干骨折

胫骨干单纯骨折多见于扭转暴力所致的创伤。由于腓骨外侧完好无损，胫骨干骨折具有内翻成角的趋势。

胫腓骨双骨折稳定性很差，即使复位也可能出现再移位。腓骨干骨折较容易愈合，不论是否复位都能够愈合，但胫骨不同。目前对成人胫骨干骨折复位的标准尚存在争议。以下标准是目前被广泛接受的：正侧位X线显示骨折两断端有效接触面积>50%，内翻或外翻成角<5°，矢状面成角<5°，旋转角<10°，肢体缩短<1 cm。如果胫骨骨折愈合的形态不理想（如畸形愈合），会影响膝关节或踝关节的力学功能，并可导致过早发生退变性关节病。

理想的复位效果可通过多种方式获得，但使用闭合复位还是切开复位是另一个充满争议的话题。所有针对骨折的治疗目的都是使骨折在最理想的位置达到愈合，同时尽量降低对周围软组织或关节的负面影响。如果必要，可在全身麻醉下进行闭合复位，之后用非负重长管型石膏固定制动。复位2周后复查X线，若此时骨折对位对线良好则可以改为Sarmiento型全负重支具。

如果闭合复位不理想，可行早期内固定或先用外固定架或夹板治疗再进行内固定。交锁髓内钉内固定系统适用于大多数有移位的闭合骨折和Gustilo Ⅰ~Ⅲ A型骨折。外固定架可作为暂时固定，直至皮肤及软组织条件恢复至可以耐受二期内固定手术治疗。髓内钉系统可以在透视下经皮植入，无须暴露骨折处。动态或静态锁定可用于髓内钉两端，这样可以维持肢体长度并控制骨折断端旋转。

切开复位联合钢板螺钉很少用于胫骨干骨折。如果骨折线在远端或近端延伸并妨碍了髓内钉的植入，则可以采取微创经皮钢板接骨术。这种技术可以避免暴露骨折处、减少对软组织的剥离，保护骨组织的血供，降低感染和延迟愈合的风险。

▶ **胫骨远端关节内骨折**

- 治疗的基本目的是重建关节表面和胫骨的对位对线，同时保护覆盖的软组织。
- 术后并发症较常见。

胫骨远端骨折又称为pilon骨折或plafond骨折。这一类骨折常累及胫距关节中胫骨远端关节面。与其他关节骨折的治疗目的一样，对于胫骨远端累及关节面的骨折需要进行解剖复位。这非常困难，在某些情况下甚至是不可能完成的。对于有移位的骨折进行闭合复位几乎不可能成功，单独应用跨越损伤区域的外固定架固定或联合腓骨切开复位内固定可作为该损伤的早期处理手段。软组织肿胀逐渐消退，即可安全地进行切开复位内固定术。可以在胫骨干骺端的骨缺损内填充骨移植材料以支撑关节面。当骨折粉碎程度非常严重且无法进行切开复位内固定术时，可尝试进行韧带整复术以达到间接复位，同时可采取或不采取用以维持长度的腓骨骨折切开复位内固定，闭合复位，应用外固定架。通过上述方式通常可以恢复小腿的正常外观和力线，并且当致残性创伤后关节炎出现时进行胫距关节融合术更加容易。

手术切口要避开富含出血性水疱的区域。该

部位骨折愈合过程较为缓慢，且只有当影像学检查显示骨愈合的证据时才能谨慎地进行适当的负重活动。约25%的患者术后会出现关节疼痛、僵硬和肿胀的症状。一期手术后不愈合发生率高达5%。

▶ **骨筋膜室综合征**

骨筋膜室综合征是胫骨骨折常见的并发症之一，通常是由小腿4个闭合性骨筋膜室内的压力增高引起的。骨筋膜室内的压力增高会对其内部的结构造成压迫，影响血液供应及组织灌注。神经和肌肉组织常因此受累。骨筋膜室综合征可出现在没有骨折撞击伤或开放性骨折中。其临床特点超过创伤自身所致范围的剧烈疼痛，并随着肌肉的被动拉伸而加重。

骨筋膜室综合征需急行筋膜切开术。一般从骨筋膜室外侧或内侧切开筋膜。术前可以进行骨筋膜室压力的监测，但如果诊断明确则无须进行。通过外科清创术清除所有的坏死组织。保持切口开放，有条件者可采用创面真空抽吸系统（VAC system)。术后5天内根据患者情况再择期缝合或采用中厚皮瓣移植。若骨筋膜室综合征的治疗延迟6~8小时会导致不可逆转的神经肌肉损害。

▶ **并发症**

胫腓骨骨折后并发症较常见，并发症包括感染、畸形愈合、不愈合、肌肉挛缩和慢性疼痛等。

A.延迟愈合或不愈合

因为胫骨血供较差，软组织覆盖较少，尤其是其远端1/3段发生骨折延迟愈合或不愈合的概率很高。在高能量创伤、开放性骨折和节段缺失性骨折等情况下出现该并发症概率更高。有时甚至在伤后6个月还可能存在骨折处的异常活动和疼痛。影像学检查结果提示骨折线持续存在，伴或不伴骨痂形成。骨折断端的硬化和突出是肥厚性骨不连的特征性改变，而萎缩性骨不连可见骨折端的骨质减少与变薄。有观点认为，早期负重活动有利于骨折愈合。如果出现骨折不愈合的情况，需要进行刚性内固定联合骨移植进行治疗以达到骨性愈合的目的。电刺激、超声或冲击波治疗的效果有限，但在一些病例中可实现促进愈合的作用。

B.畸形愈合

畸形愈合可能会导致退变性关节病，可能需要进行截骨矫形术。当合并肢体短缩畸形时，可采用皮质切开术联合环形外固定架进行多平面的矫形和延长，达到对畸形的渐进性矫形效果。

C.感染

胫骨开放性骨折感染或手术后感染是最为严重的并发症之一，尤其是合并不愈合时。围手术期预防性抗生素治疗，对开放性骨折进行充分的外科清创和冲洗引流并不是预防感染发生的保险措施。早期积极地采取肌肉移植可以增加骨折处血供，能显著提高治疗效果。但是对于严重病例，可能需要截肢手术。

D.复杂性局部疼痛综合征（反射性交感神经营养不良）

复杂性局部疼痛综合征是原因不明且较为罕见的并发症。其特点是疼痛程度远远超过创伤所能够达到的程度。典型症状包括疼痛、肿胀和血管舒缩障碍。渐进性负重活动和早期关节活动可以减少该并发症发生的概率。化学或外科方式进行局部交感神经阻断可用于严重病例的疼痛缓解。

E.其他并发症

创伤后关节炎是pilon骨折较常见的并发症，也是胫骨干骨折后畸形愈合的并发症之一。长期制动可能造成关节僵硬和强直。软组织损伤包括神经、血管、肌肉的损伤，这些已在骨筋膜室综合征部分讨论过。手术后遗症包括足下垂和爪状趾畸形等，可能需要进一步的软组织或骨骼手术干预。

Blauth M, Bastian L, Krettek C, et al: Surgical options for the treatment of severe tibial pilon fractures: a study of three techniques. *J Orthop Trauma* 2001;15:153. [PMID: 11265004]

Bozic V, Thordarson DB, Hertz J: Ankle fusion for definitive management of non-reconstructable pilon fractures. *Foot Ankle Int* 2008;29:914. [PMID: 18778670]

Finkemeier CG, Schmidt AH, Kyle RF, et al: A prospective, randomized study of intramedullary nails inserted with and without reaming for the treatment of open and closed fractures of the tibial shaft. *J Orthop Trauma* 2000;14:187. [PMID: 10791670]

Fulkerson EW, Egol KA: Timing issues in fracture management: a review of current concepts. *Bull NYU Hosp Jt Dis* 2009;67:58. [PMID: 19302059]

Gopal S, Majumder S, Batchelor AG, et al: Fix and flap: the radical orthopaedic and plastic treatment of severe open fractures of the tibia. *J Bone Joint Surg Br* 2000;82-B:959. [PMID: 11041582]

Hernigou P, Cohen D: Proximal entry for intramedullary nailing of the tibia. *J Bone Joint Surg Br* 2000;82-B:33. [PMID: 10697311]

Keating JF, Blachut PA, O'Brien PJ, et al: Reamed nailing of Gustilo grade-IIIB tibial fractures. *J Bone Joint Surg Br* 2000;82-B: 1113. [PMID: 11132268]

Larsen LB, Madsen JE, Hoiness PR, Ovre S: Should insertion of intramedullary nails for tibial fractures be with or without reaming? A prospective, randomized study with 3.8 years' follow-up. *J Orthop Trauma* 2004;18:144. [PMID: 15091267]

LeBus GF, Collinge C: Vascular abnormalities as assessed with CT angiography in high-energy tibial plafond fractures. *J Orthop Trauma* 2008;22:16. [PMID: 18176160]

Lin J, Hou SM: Unreamed locked tight-fitting nailing for acute tibial fractures. *J Orthop Trauma* 2001;15:40. [PMID: 11132268]

Nassif JM, Gorczyca JT, Cole JK, et al: Effect of acute reamed versus unreamed intramedullary nailing on compartment pressure when treating closed tibial shaft fractures: a randomized prospective study. *J Orthop Trauma* 2000;14:554. [PMID: 11149501]

Tscherne H, Lobenhoffer P: A new classification of soft-tissue damage in open and closed fractures. *Unfallheilkunde* 1982;85:111. [No PMID]

Samuelson MA, McPherson EJ, Norris L: Anatomic assessment of the proper insertion site for a tibial intramedullary nail. *J Orthop Trauma* 2002;16:23. [PMID: 11782628]

Sarmiento A, Latta LL: 450 closed fractures of the distal third of the tibia treated with a functional brace. *Clin Orthop Relat Res* 2004;428:261. [PMID: 15534552]

Thordarson DB: Complications after treatment of tibial pilon fractures: prevention and management strategies. *J Am Acad Orthop Surg* 2000;8:253. [PMID: 10951114]

Vives MJ, Abidi NA, Ishikawa SN, et al: Soft tissue injuries with the use of safe corridors for transfixion wire placement during external fixation of distal tibia fractures: an anatomic study. *J Orthop Trauma* 2001;15:555. [PMID: 11733671]

Zelle BA, Bhandari M, Espiritu M, et al: Treatment of distal tibia fractures without articular involvement: a systematic review of 1125 fractures. *J Orthop Trauma* 2006;20:76. [PMID: 16424818]

Ziran BH, Darowish M, Klatt BA, Agudelo JF, Smith WR: Intramedullary nailing in open tibia fractures: a comparison of two techniques. *Int Orthop* 2004;28:235. [PMID: 15160254]

足部与踝部的损伤

诊疗足踝损伤时，要将患侧与健侧进行细致的对比（如瘀斑、肿胀或畸形），仔细触诊查明有无压痛，必要时可对关节进行挤压操作，同时评估神经血管功能状态。相关损伤和其他系统性疾病（尤其是糖尿病和周围血管病）要予以诊断和鉴别。同时要进行准确的放射学检查，拍摄标准正位片和侧位片是基本要求。根据患者自身情况，必要时加拍斜位片或其他位置平片。尽管X线是一些骨折类型最佳诊断方法，但是CT扫描加三维重建是目前最具价值的检查手段，尤其是踝关节骨折和跟骨骨折。放射性核素扫描有助于诊断隐匿性骨折和压缩性骨折。MRI在诊断软组织损伤中应用较为广泛，如胫骨后肌肌腱、腓肠肌的损伤，骨软骨骨折和缺血性坏死等。

解剖和生物力学基础

足是复杂且高度特异性的结构，其能够保证人体以一种高效且节能的方式进行负重。因此，当计划进行足部损伤的治疗时，要特别注意肌肉韧带与骨质的力量平衡。高能量损伤（如撞击伤）即使达到解剖复位，预后也往往不理想。一些特殊结构如足跟脂肪垫和足底筋膜等软组织形成瘢痕会影响正常活动并产生顽固性疼痛。

从胚胎学角度来看，足从近端向远端发育成为3个功能性节段：跗骨、跖骨、趾骨。从解剖学角度可分为后足（距骨和跟骨）、中足（足舟骨、骰骨、3块楔骨）、前足（5块跖骨和14块趾骨）。除皮肤、血管、神经外，软组织包括外在肌肌腱、固有肌（内在肌）肌腱、复杂的关节囊韧带网状结构和一些特异性结构如脂肪垫等。

足部骨骼韧带和肌肉共同维持足部的3个弓状结构。2条纵向的足弓可帮助人体承担主要的重量并在运动过程中吸收冲击力。而足横弓则辅助足部的运动。足底部可分为4个解剖学层次，从表层到深层每层都包含不同的肌肉和肌腱。

足部包括28块骨、57个关节，以及内在肌、外在肌和肌腱等软组织。这些结构之间如球窝关节一样协同工作，确保人体在不规则的平面以最小的能量消耗实现行走、奔跑、跳跃等活动。

重建骨和软组织结构之间的复杂关系是足部损伤的治疗目标，但难度很大。

常见全足骨折

一、应力性骨折

应力性骨折也称为疲劳性骨折、行军骨折，常见于过度训练的年轻运动员，多为反复负重而不是单次外伤导致。当周期性负重超过足部生理修复能力时，就会产生损伤导致骨折。高足纵弓和前足内翻是常见的诱发因素。骨折多发生于跖骨和跟骨，但应力性骨折事实上可发生于足的任何位置。

▶临床表现

患者休息时疼痛程度各异，但行走时加重，可见肿胀和点状压痛。根据病情进展不同，X线检查可能提示无异常，或者显示完整或不完整的骨折线，有时可能只显示皮质外骨痂组织形成，此时容易误诊为成骨性肉瘤。核素扫描、CT、MRI等检查有利于隐匿性骨折的诊断。CT对于区分完全和不完全骨折有较好的诊断效果。持续无保护的负重活动可能造成骨愈合的停止甚至骨折断端的移位。

▶治疗

治疗方式主要包括采用短下肢石膏、行走靴及沉重的硬底鞋保护足部。严格限制负重活动直到疼痛消失且放射学结果提示骨质连续性得到重建，通常需要3~4周的时间。考虑到此类骨折发生移位和不愈合的风险较高，对于精英运动员的应力性骨折建议采取早期手术治疗。

二、多发高能量损伤

暴力作用于足部造成的损伤可能比预想的要严重。高能量损伤骨折多为开放性骨折，必须严格遵守开放性骨折的处理原则。

▶治疗

治疗目的为保护足部血液循环和神经感觉功能（尤其是足底部）、维持足部的中立位、预防或控制感染、保留足底皮肤和脂肪垫、保留足部不同关节的协调运动（主动与被动）、实现骨愈合，最终实现足部的正常功能。对于严重的足部损伤，必要时需行筋膜切开术以预防骨筋膜室综合征及其严重后果。

多发骨折脱位的早期固定可以降低创面护理的难度。可通过外固定装置或内固定器械（克氏针、螺钉、钢板等）来辅助完成，早期进行局部或游离皮瓣覆盖创面也很有益处。

三、神经源性关节损伤和骨折

骨折和其他足部疾病多见于合并沙尔科关节病（Charcot arthropathy，又称为夏科特关节）的患者。神经源性骨折多见于糖尿病患者。其他少见的病因包括脊髓痨、脊髓空洞症、周围神经损伤及麻风病等。

如果没有其他并发症存在，足部骨折可以愈

合，但往往出现延迟愈合。保护、休息和抬高患侧肢体可以促进骨折愈合。必要时需要采取切开复位内固定术。很少进行关节融合术，其骨不连率较其他正常关节高。

踝关节骨折和脱位

- 临床最常见的骨折类型。
- 认识和治疗胫腓骨韧带联合损伤非常重要。

▶解剖和生物力学基础

踝关节本身只能在矢状面上进行跖屈和背屈运动，联合距下关节（允许在冠状面上进行外翻和内翻动作），足部可以与下肢配合进行复杂的运动。

胫骨、腓骨远侧关节面组成踝穴（单平面铰链关节），呈"屋顶"状覆盖距骨。内踝与外踝如同两面支撑墙使足部仅能在踝穴内进行可控的跖屈、背屈运动。踝穴结构的几何轮廓又对距骨的旋转运动产生巨大的抵抗力。踝关节周围软组织和韧带为关节提供了进一步的支持和稳定。胫腓骨韧带联合由4条韧带组成，其中胫腓后韧带是最厚最强韧的韧带，在胫骨穹窿部水平连接胫腓骨。踝穴骨质结构的特点也可限制距骨向后方半脱位。这得益于胫骨远端"茶杯样"外形的穹窿部，以及距骨穹隆前方的横径较后方略有增加。

胫骨远端可以吸收施加在踝关节上的应力和重量负荷。骨内骨小梁的结构有利于应力的传导、分布和吸收。横断面研究表明，缺乏运动和高龄都可能会导致松质骨的吸收，因此降低了胫骨远端的应压能力。

踝关节骨折脱位通常指双踝骨折脱位（内、外踝骨折）或三踝骨折（内踝、外踝和后踝骨折）。外踝骨折合并足三角韧带完全撕裂、内踝骨折合并韧带联合断裂和近端腓骨干骨折，骨折从功能基础的角度出发都被认为是双踝骨折。

▶分类

任何分类的目的都是为了帮助更好地理解损伤范围，描述损伤情况，并帮助制订治疗计划。目前，踝关节骨折最常用的2种分类方法分别是Lauge-Hansen分型和Weber-Danis分型。

1950年，Lauge-Hansen提出了一种基于损伤机制的分型方式，其涵盖了95%的踝关节骨折（图2-21）。

Lauge-Hansen通过在新鲜截除的肢体上施加旋前、旋后、外展、内收及外旋等负荷，几乎描述了所有可能存在的骨折类型。旋前或旋后指患者外伤时足部的位置，外展、内收及外旋指患者受伤时暴力作用的向量。因此根据损伤机制将踝关节损伤分为旋后内收型、旋后外旋型、旋前外展型、旋前外旋型4种类型。随后Lauge-Hansen根据胫骨穹窿部骨折的机制提出了第五种类型，即旋后背屈型损伤。该损伤多由轴向压力负荷所致。

Weber-Danis分型是基于解剖学而不是功能机制进行的分型，较前者简单，其主要是根据腓骨受伤的水平位置分型的。

A型：腓骨远端骨折并向远端的踝关节线方向撕脱。胫腓韧带联合完整，内踝未受损或呈应力性骨折。

B型：腓骨螺旋形骨折，起始于踝关节线水平或附近并向腓骨干近端后方延伸。胫腓韧带联合复合体部分撕裂，但胫腓骨间韧带完整，因此胫腓远侧关节无明显关节间隙增宽的迹象。此类型骨折可造成韧带联合的完全断裂。内踝可保持完整或产生横形撕脱骨折。如果内踝完整，则可能有足三角韧带的损伤。胫骨后唇（后踝）撕脱骨折也时有发生。

C型：韧带联合复合体近端的腓骨骨折，常伴发韧带联合损伤。内踝撕脱骨折或三角韧带断裂也常出现。后踝撕脱骨折也可能发生。

AO分型标准是基于Weber-Danis分型建立的，并以数字和字母命名，分别对不同情况进行了分类描述。

▶治疗

为了达到治疗效果最优化，踝关节骨折治疗需遵守4个原则：①骨折和脱位必须尽快复位；②所有关节面必须解剖复位；③在骨折愈合过程中，应保持骨折复位状态；④必须尽早进行关节康复活动。如果实现上述4个原则，往往可以获得较好的临床效果。但要时刻牢记关节软骨断裂会造成永久

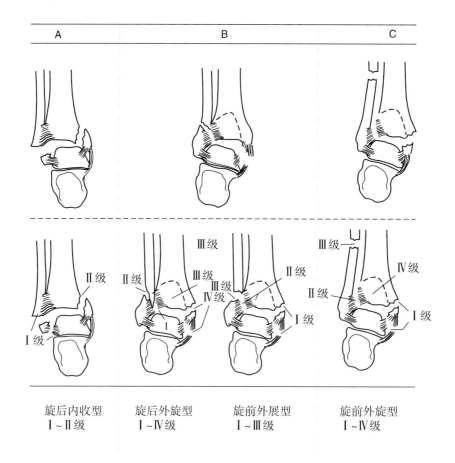

A	B	C

旋后内收型
Ⅰ~Ⅱ级

旋后外旋型
Ⅰ~Ⅳ级

旋前外展型
Ⅰ~Ⅲ级

旋前外旋型
Ⅰ~Ⅳ级

▲**图2-21** Weber-Danis分型和Lauge-Hansen分型的比较。上部：Weber-Danis分型；下部：Lauge-Hansen分型
（Browner BD, Levine A, Jupiter J, et al, eds: Skeletal Trauma, 2nd ed. New York: WB Saunders; 1998.）

损伤。

过往研究表明，踝关节的关节软骨面是最薄的，但其关节面对合与关节软骨厚度的比值在所有大关节中是最高的。这意味着踝关节因为骨折造成关节面完整性丧失是无法被临床医生接受的状态，且极易导致创伤后关节炎性改变。因此，对踝关节面内进行解剖复位非常重要。当距骨向外侧仅移位1 mm时，胫距关节的接触面积要减少40%之多。

踝关节骨折的初期治疗包括即刻闭合复位和夹板固定，注意将足固定于合适位置避免足部神经血管受影响。注意千万不能将踝关节置于脱位状态。如果是开放性骨折，应进行适当的静脉内抗生素治疗并立即转运至手术室，对创面、骨折处及踝关节进行冲洗和彻底的外科清创。同时也应对骨折进行合适的固定。

采用切开复位内固定处理踝关节骨折时，要遵守以下几条原则。要尽量避免对踝关节软组织进行暴力操作，谨慎的手术处理可以最大限度地降低

感染和创面愈合相关并发症发生的概率。在双踝骨折和三踝骨折的处理中，通常先处理外踝的骨折。这样做有两方面的益处：①有助于下肢恢复至正常的长度；②由于外踝和距骨之间韧带（距腓前、后韧带）力量非常强大，先固定外踝可以使距骨准确地进入踝穴，为踝关节提供一个足够且完整的覆盖面。当对内踝骨折进行切开复位内固定时，要去除骨折断端之间嵌插的所有软组织和骨膜组织。大部分医生习惯采用2枚松质骨拉力螺钉或张力带技术来固定内踝以实现骨折断端之间的加压。

后踝骨折固定与否取决于若干因素。当外踝和内踝骨折被妥善固定后，韧带整复后的力量往往能使后踝骨折复位。如果骨折造成胫骨远端关节面缺失不超过25%或骨折块移位小于2 mm，可不采取内固定手术。但如果术中透视发现后踝骨折没有因韧带力量复位，或者骨折造成踝关节关节面受累面积超过25%，此时大多数学者提倡对后踝骨折进行内固定手术。后踝的固定方式种类较多，如后外侧方

入路进行直接复位固定，或从前向后使用拉力螺钉进行复位等。

手术结束后，创面覆盖足够的无菌敷料并用石膏固定。固定范围为从足跟部到小腿近端，以为愈合尽可能创造理想的条件。踝关节应保持中立位以预防形成马蹄足畸形。术后2周拆除切口缝线后，医生需要根据患者自身情况决定是否开始踝关节的早期康复活动。如果患者依从性好且术中对骨折进行了牢固的内固定，可以进行早期的关节康复活动。此时患者需要拐杖辅助，且不能使患足负重。如果对患者依从性或内固定强度存有疑虑，可用短型下肢支具对患肢进行辅助性保护。一般术后6周左右，应停止所有的制动手段并逐步开始进行负重锻炼。物理治疗对踝关节的运动、力量有益，并有助于恢复踝关节的本体感觉。

Brockwell J, Yeung Y, Griffith JF: Stress fractures of the foot and ankle. *Sports Med Arthrosc* 2009;17:149. [PMID: 19680111]

Egol KA, Dolan R, Koval KJ: Functional outcome of surgery for fractures of the ankle. *J Bone Joint Surg Br* 2000;82-B:246. [PMID: 10755435]

Egol KA, Pahk B, Walsh M, Tejwani NC, Davidovitch RI, Koval KJ: Outcome after unstable ankle fracture: effect of syndesmotic stabilization. *J Orthop Trauma* 2010;24:7. [PMID: 20035171]

Hess F, Sommer C: Minimally invasive plate osteosynthesis of the distal fibula with the locking compression plate: first experience of 20 cases. *J Orthop Trauma* 2011;25:110. [PMID: 21245715]

Horisberger M, Valderrabano V, Hintermann B: Posttraumatic ankle osteoarthritis after ankle-related fractures. *J Orthop Trauma* 2009;23:60. [PMID: 19104305]

Manjoo A, Sanders DW, Tieszer C, MacLeod MD: Functional and radiographic results of patients with syndesmotic screw fixation: implications for screw removal. *J Orthop Trauma* 2010;24:2. [PMID: 20035170]

Miller AN, Paul O, Boraiah S, Parker RJ, Helfet DL, Lorich DG: Functional outcomes after syndesmotic screw fixation and removal. *J Orthop Trauma* 2010;24:12. [PMID: 20035172]

Moore JA Jr, Shank JR, Morgan SJ, Smith WR: Syndesmosis fixation: a comparison of three and four cortices of screw fixation without hardware removal. *Foot Ankle Int* 2006;27:567. [PMID: 1691920]

Stark E, Tornetta P 3rd, Creevy WR: Syndesmotic instability in Weber B ankle fractures: a clinical evaluation. *J Orthop Trauma* 2007;21:643. [PMID: 17921840]

Tornetta P: Competence of the deltoid ligament in bimalleolar ankle fractures after medial malleolar fixation. *J Bone Joint Surg* 2000;82-A:843. [PMID: 10859104]

Wikerøy AK, Høiness PR, Andreassen GS, Hellund JC, Madsen JE: No difference in functional and radiographic results 8.4 years after quadricortical compared with tricortical syndesmosis fixation in ankle fractures. *J Orthop Trauma* 2010;24:17. [PMID: 20035173]

后足骨折和脱位

一、距骨骨折

- 所有跗骨骨折类型中发病率仅次于跟骨骨折。
- 距骨的60%覆盖有关节软骨。

距骨骨折多发生在距骨体和距骨颈处。距骨颈骨折占所有距骨骨折的50%。距骨的供血血管从距骨颈处进入且非常薄弱。骨折或脱位可能影响此处血供，并造成骨折的延迟愈合或缺血性坏死。对于所有的距骨骨折，CT扫描在精确地评估骨折分型及术前计划的制订中都起重要的作用。

距骨颈骨折

最常见的损伤机制是踝关节过度背屈时受到轴向暴力，造成距骨颈和胫骨之间撞击。目前最广泛应用的分型标准是由Hawkins提出的，根据脱位的程度和受影响的关节数量，将距骨骨折分为4型（图2-22）。

1型：无移位垂直型骨折。

2型：距下关节移位合并脱位或半脱位。

3型：距下关节和胫距关节移位合并脱位或半脱位。

4型：3型损伤合并距舟关节脱位或半脱位。

该分型标准对距骨体缺血性坏死具有预后价值：1型骨折发生概率为0%~13%；2型骨折为25%~50%；3型骨折为80%~100%；4型骨折为100%。

距骨颈骨折的并发症包括感染、骨折延迟愈合或不愈合、畸形愈合，以及胫距关节和距下关节骨性关节炎。

距骨颈骨折的治疗重点为减少并发症的发生。1型骨折理想的处理方式为使用无负重型膝关节石膏固定6~8周，直至临床和影像学结果提示骨折愈合。

对2型骨折先尝试进行闭合复位，如果可以实现解剖复位则按照1型骨折进行后续处理。大约有50%的病例无法通过闭合复位达到满意的位置，可采取切开复位联合克氏针、固定针或螺钉进行固定治疗。3型或4型骨折的闭合复位几乎不可能成功，切开复位内固定是标准的治疗。术后处理同上所述。如果无距骨体缺血性坏死，可以在骨折愈合后逐步进行负重锻炼。术后6~8周，可在距骨颈处观察

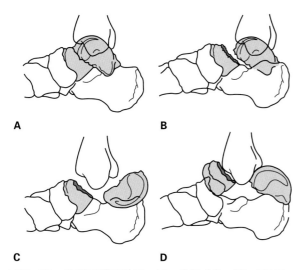

▲图2-22 距骨颈骨折的Hawkins分型（Coughlin MJ, Mann RA, eds: Surgery of the Foot and Ankle, 7th ed. New York: WB Saunders; 1999.）

到软骨下透亮区［即霍金斯征（Hawkins sign）］，这是距骨体血供正常的表现。但霍金斯征缺失不能说明在组织学或MRI为基础的检查中就一定存在距骨体缺血性坏死。

▶ 距骨体骨折

距骨体骨折多为剪切力或轴向压缩暴力所致。多为关节内骨折，且胫距关节和距下关节的关节面经常受累。

距骨体骨折可大致分为以下几型。

1型：骨软骨骨折。

2型：冠状面、矢状面、水平面骨折。

3型：距骨后突骨折。

4型：距骨外侧突骨折。

5型：距骨体粉碎性骨折。

距骨体骨折的治疗基于重建胫距关节和距下关节的关节面完整。如果患者能被妥善制动直至骨折融合，那么距骨体微小移位性骨折并不会造成机体功能障碍。距骨体骨折常合并踝关节、距骨颈和跟骨骨折。距骨正侧位、踝穴位和Broden位（内侧45°斜位）的影像学检查有助于评估损伤程度和量化受损及移位的关节面。推荐对所有的距骨骨折都进行CT检查以明确粉碎程度和合并骨折。

通过内、外侧切口入路进行开放手术解剖复位内固定是距骨体骨折最理想的治疗方式。内固定可以为早期运动提供条件。在距骨粉碎程度更大的一

侧进行内踝截骨术可以直接暴露骨折断端。如果不能达到解剖复位，可能出现骨折延迟愈合及创伤后关节炎等并发症。如果发生了上述情况，可以采用踝关节或距下关节融合术缓解长期疼痛症状。

▶ 距骨穹隆骨软骨骨折

踝关节扭伤后出现慢性疼痛要高度怀疑存在骨软骨损伤，但有时患者可能无创伤史。

病程早期的放射学影像检查多不能发现这些损伤。CT和MRI检查对该病有很好的检出效果，但敏感度和特异度都不如关节镜检查。

Berndt和Harty依据X线平片表现对骨软骨骨折进行了如下分期。

1期：局限性压缩。

2期：骨折断端不完全分离。

3期：骨折断端完全分离但无移位。

4期：骨折断端完全分离且移位。

其他标准多依据MRI、CT检查结果及是否存在骨软骨周围囊性结构对骨软骨骨折进行分类。损伤周围出现囊性改变是预后不良的因素之一。

有症状的1、2、3期损伤通常采取保守治疗，足部制动并限制负重。复查距骨正侧位及踝穴位确认骨折愈合的情况。保守治疗无效的1、2、3期损伤和所有的4期损伤需要进行手术治疗。建议采取切开复位克氏针固定或螺钉内固定。关节镜治疗与关节切开的疗效几乎一样，但发生并发症的概率低。胫距关节退行性关节病是常见的长期并发症。

▶ 距下关节脱位

距下关节脱位也称为距骨周围脱位，为跟距关节和距舟关节的同时脱位。内翻损伤导致内侧脱位（85%），外翻损伤导致外侧脱位（15%）。前方、后方脱位较少见。

使用镇静、镇痛药物后进行轻柔的手法复位通常可以获得成功。采用下肢短型石膏支具制动6周可达到满意的治疗效果。软组织尤其是胫骨后肌肌腱的嵌插会阻碍闭合复位。此时推荐采取开放手术进行复位，根据具体情况决定使用或不使用内固定。

▶距骨完全脱位（挤压伤）

此类损伤多由高能量暴力所致，且所属脱位为开放性脱位。尽管可以进行准确的复位和彻底的清创，但并发症发生率仍然非常高，常见并发症包括持续感染和缺血性坏死。

二、跟骨骨折

- 最常见的跗骨骨折。
- 大约75%的骨折存在关节内骨折。
- 创面裂开和感染是术后最常见的并发症。

最常见的损伤机制是高能量轴向暴力迫使距骨向下移位。10%的跟骨骨折合并有胸腰椎骨折，5%为双侧骨折。粉碎和压缩性为其常见特点。

▶临床表现

A.症状和体征

疼痛往往很严重但常被合并损伤掩盖。皮肤肿胀、畸形和皮肤水疱常发生在伤后36小时内，由周围软组织损伤造成。足跟的脂肪垫是高度特异性的脂肪组织，起缓冲作用。脂肪垫受损会导致持续性疼痛和畸形，即使骨折愈合也会存在足部相关功能障碍。

B.影像学检查

首先进行X线检查：前后位、侧位和轴位（Harris位）片。可以通过影像学检查结果看到Böhler角（跟骨结节角）和Gissane角（跟骨交叉角）的破坏（图2-23）。斜位片和Broden位片可以较好地显示距下关节的问题。CT扫描是理想的诊断检查方式，且可以进一步明确骨折类型和隐匿性损伤。

C.分型

跟骨骨折存在多种分型方式。一般来说，跟骨折可分为关节内骨折和关节外骨折。相比关节外骨折，80%的关节内骨折预后较差。Sanders提出了一种基于冠状面CT扫描结果的分型标准（图2-24）。该分型标准被证实在治疗和预测预后中有重要作用。Ⅰ型骨折为无移位关节面骨折；Ⅱ型骨折为后关节面的两部分骨折，根据其骨折线的位置

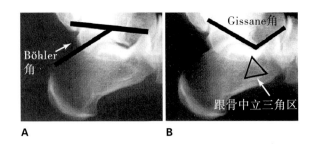

▲图2-23　Böhler角和Gissane角，正常的解剖标志（Coughlin MJ, Mann RA, eds: Surgery of the Foot and Ankle, 7th ed. New York: WB Saunders; 1999.）

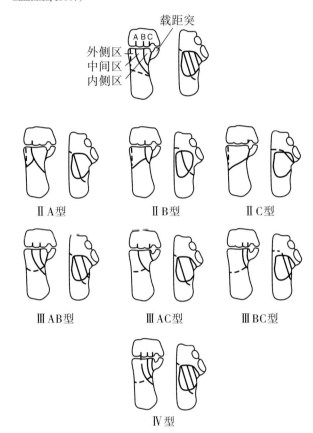

▲图2-24　跟骨骨折的Sanders分型（Coughlin MJ, Mann RA, eds: Surgery of the Foot and Ankle, 7th ed. New York: WB Saunders; 1999.）

又可分为A、B、C 3种亚型；Ⅲ型骨折为三部分骨折，其中央有1个压缩骨折骨块，同样可分为3种亚型；Ⅳ型骨折为包含所有骨折块的四部分骨折，多为粉碎性骨折。Essex-Lopresti分型将跟骨骨折分为舌型骨折和关节压缩性骨折。

1.无移位骨折　Sanders Ⅰ型骨折可以采用非手术方式进行处理，即有保护地负重6~8周，直至临床和影像学检查提示骨折愈合。

2.舌型骨折　跟骨结节在周围分裂（图2-25），并累及距下关节。跟腱的牵拉使背侧的骨折块向头端移位。

3.关节压缩性骨折　该骨折类型（图2-26）后关节面为单独的骨折块，同时关节完整性丧失。

4.粉碎性骨折　一些骨折为粉碎压缩性骨折，以至于无法详细分类，这些骨折都具有严重的软组织损伤和距下关节完整性丢失。

▶ 治疗

关节内移位性骨折的治疗存在争议。根据已有的研究，最终临床预后与软组织和骨折的愈合情况有关。

加拿大的一项大规模前瞻性临床试验表明，对移位性骨折进行保守治疗也可以获得满意的临床效果。重度烟瘾、周围血管病变、控制不佳的糖尿病是相对手术禁忌证。轴位投影中矢状面的内翻位移程度比后关节突压缩程度更有利于指导手术操作。

一些学者认为，应对移位性关节内骨折进行早期手法复位，争取部分恢复跟骨正常的解剖学外形。克氏针经皮穿刺固定对无粉碎的舌型骨折具有较好的效果。克氏针轴向植入舌状骨折块，使其压缩部分撑开并复位。然后将克氏针进一步深入以固定骨折（Essex-Lopresti技术）。切开复位内固定联合应用克氏针、螺钉或钢板，使用或不使用骨移植均可获得较好的效果。切开复位内固定术治疗的目的是重建Böhler角并通过牢固内固定改善足跟的内翻畸形。急诊手术的创面愈合相关并发症发生率较高。因此，多在伤后10~14天进行择期内固定手术，以降低创面不愈合和感染的风险。术前皮肤褶皱试验必须是阳性。出于对创面愈合并发症的考量，近期有学者鼓励采用微创手术。少数学者认为，对于严重粉碎性骨折可采用早期距下关节融合术。

跟骨载距突骨折较少见，多由高能量损伤导致。此类损伤的患者多具有足部外翻外伤史和内踝以下水平的疼痛。主要诊断手段为CT检查。移位的载距突骨折可能需要通过内侧入路手术处理。

跟骨前凸骨折通常由足内翻时受伤导致，且必须和跗骨间关节扭伤和踝关节扭伤相鉴别。跟骰韧带十分强大，能在其附着处造成撕脱骨折。严重的压痛和肿胀可见于外踝边缘和第5跖骨基底部之间。外斜位X线片可以显示骨折线。

内侧突骨折影响蹋展肌和部分趾短屈肌，并在外翻外展损伤中形成撕脱性损伤。

▶ 并发症

最为严重的并发症为术后切口开裂和感染。术后创伤性关节炎是相对较为常见的远期并发症，可能需要距下关节融合术或三踝融合术。切开复位内固定术后切口并发症的发生率高达30%~50%。其他并发症包括骨筋膜室综合征、神经卡压综合征（足底外侧神经的内外侧支和腓肠神经，为创伤后或术后瘢痕形成所致）、腓骨肌肌腱损伤、后跟脂肪垫疼痛、外生骨疣及骨折畸形愈合等。10%的患者可出现骨筋膜室综合征，要通过相关检查进行排除。

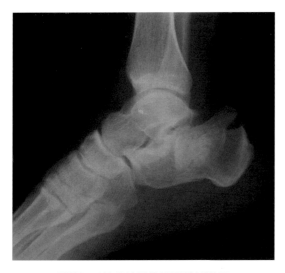

▲ **图2-25**　累及距下关节的跟骨舌型骨折显示

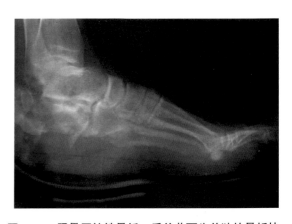

▲ **图2-26**　跟骨压缩性骨折，后关节面为单独的骨折块

Allmacher DH, Galles KS, Marsh JL: Intra-articular calcaneal fractures treated nonoperatively and followed sequentially for 2 decades. *J Orthop Trauma* 2006;20:464. [PMID: 16891937]

Attiah M, Sanders DW, Valdivia G, et al: Comminuted talar neck fractures: a mechanical comparison of fixation techniques. *J Orthop Trauma* 2007;21:47. [PMID: 17211269]

Benirschke S: Calcaneal fractures: to fix or not to fix. Opinion: open reduction internal fixation. *J Orthop Trauma* 2005;19:356. [PMID: 15891548]

Buckley R: Calcaneal fractures: to fix or not to fix. Opinion: nonoperative approach. *J Orthop Trauma* 2005;19:357. [PMID: 15891549]

Buckley RE: Evidence for the best treatment for displaced intra-articular calcaneal fractures. *Acta Chir Orthop Traumatol Cech* 2010;77:179. [PMID: 20619108]

Buckley RE, Tough S: Displaced intra-articular calcaneal fractures. *J Am Acad Orthop Surg* 2004;12:172. [PMID: 15161170]

Della Rocca GJ, Nork SE, Barei DP, Taitsman LA, Benirschke SK: Fractures of the sustentaculum tali: injury characteristics and surgical technique for reduction. *Foot Ankle Int* 2009;30:1037. [PMID: 19912711]

Early JS: Talus fracture management. *Foot Ankle Clin* 2008;13:635. [PMID: 19013400]

Gardner MJ, Nork SE, Barei DP, Kramer PA, Sangeorzan BJ, Benirschke SK: Secondary soft tissue compromise in tongue-type calcaneus fractures. *J Orthop Trauma* 2008;22:439. [PMID: 18670282]

Lim EV, Leung JP: Complications of intraarticular calcaneal fractures. *Clin Orthop Relat Res* 2001;391:7. [PMID: 11603691]

Longino D, Buckley RE: Bone graft in the operative treatment of displaced intraarticular calcaneal fractures: is it helpful? *J Orthop Trauma* 2001;15:280. [PMID: 11371794]

Marsh JL, Saltzman CL, Iverson M, Shapiro DS: Major open injuries of the talus. *J Orthop Trauma* 1995;9:371. [PMID: 8537838]

McGahan PJ, Pinney SJ: Current concept review: osteochondral lesions of the talus. *Foot Ankle Int* 2010;31:90. [PMID: 2006772]

Rammelt S, Zwipp H: Calcaneus fractures: facts, controversies and recent developments. *Injury* 2004;35:443. [PMID: 15081321]

Rammelt S, Zwipp H: Talar neck and body fractures. *Injury* 2009;40:120. [PMID: 18439608]

Sanders DW, Busam M, Hattwick E, Edwards JR, McAndrew MP, Johnson KD: Functional outcomes following displaced talar neck fractures. *J Orthop Trauma* 2004;18:265. [PMID: 15105747]

Swanson SA, Clare MP, Sanders RW: Management of intra-articular fractures of the calcaneus. *Foot Ankle Clin* 2008;13:659. [PMID: 19013401]

Tezval M, Dumont C, Sturmer KM: Prognostic reliability of the Hawkins sign in fractures of the talus. *J Orthop Trauma* 2007;21:538. [PMID: 17805020]

Verhagen RA, Maas M, Dijkgraaf MG, Tol JL, Krips R, van Dijk CN: Prospective study on diagnostic strategies in osteochondral lesions of the talus. Is MRI superior to helical CT? *J Bone Joint Surg Br* 2005;87:41. [PMID: 15686236]

中足骨折和脱位

一、足舟骨骨折

▶撕脱骨折

足舟骨的撕脱骨折多由严重跗骨间扭伤所致，通常不需要复位或过多的治疗。胫骨后肌肌腱附着处结节的撕脱骨折不常见，必须与副舟骨、多余的籽骨或胫骨外籽骨相鉴别。此外，背唇撕脱也时有发生。

▶足舟骨体骨折

足舟骨体骨折多见于水平面中央部，垂直平面骨折较少见。偶尔可以表现为压缩性骨折。无粉碎的骨折合并背侧骨折块移位可进行复位。在前足施加较大的牵拉力进行闭合复位，同时在足趾处向骨折块施加压力即可将骨折复位至正常的位置。如果骨折端有再移位的趋势，可以采用克氏针经皮植入进行暂时固定。使用石膏或夹板固定要确保肢体制动且不负重至少6周。粉碎压缩性骨折不能通过闭合方式实现解剖复位。当骨折块体积超过25%时，需采取切开复位内固定术以避免足舟骨骨折块向后方半脱位。骨移植术可以用于填充被压缩的区域。一些学者认为，粉碎性或压缩性足舟骨骨折预后较差，他们的论点为尽管实现了部分复位，接下来仍会发生创伤后关节炎，而且距舟关节和舟楔关节融合术将是缓解疼痛症状的最终手段。

▶应力性骨折

足舟骨是跑步者应力性骨折的好发部位。CT扫描和核素放射扫描对于确立诊断很有必要。这种骨折的愈合多需要下肢不负重并用短型石膏固定6周。

二、楔骨骨折和骰骨骨折

楔骨和骰骨位于跗骨间并相互保护，所以独发损伤较为少见。撕脱骨折通常作为严重跗骨间扭伤的组成部分。广泛性骨折可与其他足部的严重损伤合并出现，多由严重挤压造成。"核桃夹骨折"是骰骨的压缩性骨折，当合并外侧柱高度丢失时，可采用外侧柱支撑术、切开复位内固定术或植骨术进行处理。

三、跗骨间关节脱位

跗骨间脱位常经过舟楔关节和跟骰关节，或靠近近端并经过距跟舟关节和跟骰关节（跗横关节又称为Chopart关节，是距跟舟关节和跟骰关节联合构成的关节），可能是由前足扭伤导致的。邻近骨的不同程度骨折通常合并发生。

进行早期治疗时，对前足进行牵引并采取手法闭合复位通常有效。如果复位不稳定，或去除牵引后有再移位的可能，可采用经皮植入克氏针并固定4周。

前足骨折和脱位

一、跖骨骨折和脱位

跖骨骨折和跗跖关节脱位是由前足直接挤压伤或间接扭伤造成的。严重的前足损伤可能导致走行于第1和第2跖骨之间的足背动脉受累。

▶跖骨骨干骨折

跖骨骨干无移位骨折一般只会导致短暂的功能障碍，除非骨折愈合失败。当第1和第5跖骨完整时，其他跖骨骨折很少出现移位，因为这两根跖骨起到了内固定夹板的作用。可采用穿硬底鞋治疗并限制患肢负重；如果疼痛较明显可使用下肢短型行走石膏固定。

对于出现移位的骨折，最主要的是复位骨干长轴的成角畸形。跖骨骨干向足背侧成角会使跖骨头突出于足底皮肤，导致局部软组织压迫，出现疼痛症状。第1跖骨的足底成角畸形，负重力量会通过第2和第3跖骨头传导。成角复位纠正后，要用石膏妥善固定至足底部，避免再次发生骨折处畸形，并维持足底横弓和纵弓的结构。如果成角畸形严重或有关节内移位，应考虑应用开放或闭合复位联合内固定。

▶跖骨颈和跖骨头骨折

跖骨颈骨折靠近跖骨头，仍然属于关节外骨折。骨折常见背侧成角，应进行复位避免出现足跖面皮肤出现反应性硬痂。跖骨头关节内骨折少见。即使骨折出现畸形愈合，随后也会发生一些重塑过程，总体功能预后较好。进行骨折开放复位的指征目前还存在一定的争议。

跖骨骨折闭合复位最好通过牵引骨折跖骨相应的趾骨进行。使用术中放射影像技术评估复位效果。如果效果欠佳，应使用切开复位联合克氏针或钢板螺钉内固定治疗。不稳定骨折必须在透视引导下进行经皮克氏针穿刺固定。

▶跗跖关节脱位

传统观点认为，跗跖关节损伤是由高能量损伤造成的，如车祸伤或工地意外。但目前越来越多的学者认为，跗跖关节损伤也可由低能量创伤造成，如运动损伤。尤其是多发伤患者和运动损伤，这些损伤通常容易被忽视。因此进行诊断时应对此类损伤持有高度警惕。

第2跖骨基底部比其他跖骨向近端突出更多，处于第1和第3楔骨之间，起"锁定"关节的作用。骨骼系统提供初级稳定性支持，强韧的韧带提供进一步的关节稳定性。韧带可分为足底部、足背部和骨间部韧带，其中足底部韧带强度最大。在足30°斜位X线片上，第4跖骨内侧缘应和骰骨对齐；在侧位片上，跖骨底部上缘应和内侧骰骨上缘对齐。对于轻微损伤，MRI、CT和应力位X线检查均有助于诊断。

跗跖骨损伤有3种常见类型：完全同向型脱位、部分同向型脱位、分离型脱位（图2-27）。

无移位骨折可采取石膏固定治疗并限制患者负重。通常在下肢短型石膏固定6周后进行6周的行走石膏固定直至疼痛和压痛消失。

和对侧足相比，第1和第2跖骨底之间距离超过2 mm的移位即需要手术治疗。实现解剖复位是治疗成功的关键，如果闭合复位失败，可采取切开复位。可用多种内固定维持骨折复位：螺钉、生物可吸收性螺钉、钢板或缝线固定微孔钢板等。

跗跖关节损伤的漏诊或畸形复位会造成创伤后关节炎，是跗跖关节损伤最常见的并发症。其他常见并发症包括复杂性局部疼痛综合征、器质性病变、骨折复位不全或复位丢失等。

▶第5跖骨底骨折

第5跖骨底骨折是最常见的跖骨骨折类型。常见类型有3种：①跖骨粗隆处任何部位和大小的撕脱骨折，少数情况下可能累及骰骨和第5跖骨之间的关节；②累及跖骨间关节（位于干骺端-骨干交界处）的急性Jones骨折；③跖骨骨干近端横形骨折。

撕脱骨折多由前足内收型损伤导致。腓骨短肌

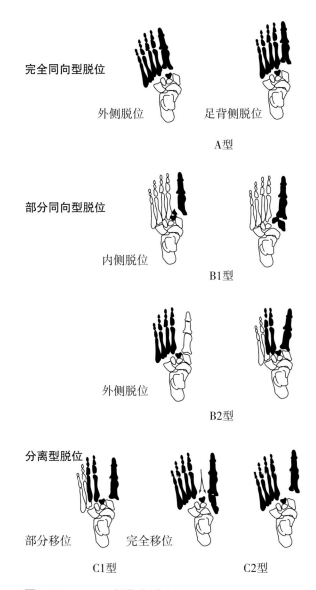

完全同向型脱位

外侧脱位　　足背侧脱位

A型

部分同向型脱位

内侧脱位

B1型

外侧脱位

B2型

分离型脱位

部分移位　　完全移位

C1型　　　　　C2型

▲**图2-27**　Lisfranc损伤分型（Coughlin MJ, Mann RA, eds: Surgery of the Foot and Ankle, 7th ed. New York: WB Saunders; 1999.）

会牵拉骨折断端使其向近端移位。穿硬底鞋、戴石膏支具固定3周，骨愈合几乎很少失败。有症状的骨折不愈合，骨折移位超过2 mm，或者骰跖关节破坏超过30%者需要手术治疗。对于引发临床症状的小的骨折块，可进行切除处理。

急性Jones骨折的最佳处理方式是无负重石膏固定6~8周。对于高水平运动员的急性Jones骨折，部分学者建议采取急诊切开复位内固定治疗。近端骨干骨折或慢性Jones骨折，通常继发于疲劳性损伤。和上述相同，采取无负重短型下肢石膏固定6周即可确保骨折愈合。有时确实会发生骨不连（缺乏血供），此处的骨不连常会引发临床症状。如果伤后12周仍无骨愈合征象，应采取切开复位和骨

移植。近端跖骨干骨折的处理方法和Jones骨折相同。

二、趾骨骨折和脱位

趾骨骨折和脱位通常由直接暴力造成，如挤压伤等。第5趾近端趾骨干斜形或螺旋形骨折可由间接扭曲损伤造成。必须从畸形外形、软组织损伤、神经血管功能状态和影像学表现等方面来评估损伤。

▶**治疗**

第1趾近端趾骨粉碎性骨折，单独损伤或联合第1趾骨远端骨折是致残性损伤。由于骨折移位通常不明显，矫正成角畸形并用小夹板固定通常可获得理想效果。使用承重型石膏固定有助于缓解软组织损伤导致的疼痛。第5趾近端或中段趾骨的螺旋形或斜形骨折，可将其与邻近未受伤的足趾固定在一起（骨折自体固定）。远节趾骨的粉碎性骨折治疗方式与软组织损伤治疗方式相同。

跖趾关节脱位和近端趾间关节脱位通常可采取手法复位。这些脱位很少单独发生，通常与前足其他损伤一同出现。

三、第1趾籽骨骨折

第1趾籽骨骨折少见，通常由挤压伤导致。这些损伤必须通过与对侧未受累足的X线片对比，将其与二分游离籽骨区分开。

▶**治疗**

无移位骨折无须特殊治疗，使用硬底鞋或跖骨束带固定即可。移位骨折需要使用行走鞋或石膏进行固定，足趾保持屈曲状态。籽骨和第1跖骨关节炎会造成骨折延迟愈合，持续存在则会造成功能障碍性疼痛。如果保守治疗效果欠佳，需要手术切除籽骨；但这应该作为最后的治疗手段。

Brin YS, Nyska M, Kish B: Lisfranc injury repair with the TightRope device: a short-term case series. *Foot Ankle Int* 2010;31:624. [PMID: 20663431]

Chuckpaiwong B, Queen RM, Easley ME, Nunley JA: Distinguishing Jones and proximal diaphyseal fractures of the fifth metatarsal. *Clin Orthop Relat Res* 2008;466:1966. [PMID: 18363075]

DeOrio M, Erickson M, Usuelli FG, Easley M: Lisfranc injuries in sport. *Foot Ankle Clin* 2009;14:169. [PMID: 19501801]

Desmond EA, Chou LB: Current concepts review: Lisfranc injuries. *Foot Ankle Int* 2006;27:653. [PMID: 16919225]

Haapamaki V, Kiuru M, Koskinen S: Lisfranc fracture-dislocation in patients with multiple trauma: diagnosis with multidetector computed tomography. *Foot Ankle Int* 2004;25:614. [PMID: 15563381]

Porter DA, Duncan M, Meyer SJ: Fifth metatarsal Jones fracture fixation with a 4.5-mm cannulated stainless steel screw in the competitive and recreational athlete: a clinical and radiographic evaluation. *Am J Sports Med* 2005;33:726. [PMID: 1572227]

Richter M, Wippermann B, Krettek C, et al: Fractures and fracture dislocations of the midfoot: occurrence, causes and long-term results. *Foot Ankle Int* 2001;22:392. [PMID: 11428757]

Vorlat P, Achtergael W, Haentjens P: Predictors of outcome of non-displaced fractures of the base of the fifth metatarsal. *Int Orthop* 2007;31:5. [PMID: 16721621]

Zwitser EW, Breederveld RS: Fractures of the fifth metatarsal; diagnosis and treatment. *Injury* 2010;41:555. [PMID:19570536]

▶复杂性局部疼痛综合征（CRPS）

复杂性局部疼痛综合征是损伤的异常反应。临床表现多样，包括受伤肢体的烧灼样疼痛、机械性或热异常性疼痛（指无痛性刺激引发的疼痛）、痛觉过敏、僵硬、血管舒缩性改变、肿胀和骨质疏松等。根据损伤是否合并神经损伤分为2种类型。1型（反射性交感神经营养不良）表现为疼痛发作与受伤因素不成比例、痛觉过敏、活动受限、活动异常、皮肤改变（颜色、质地和温度）、水肿、斑片状骨质疏松和全身性症状。2型（烧灼性疼痛）包括1型的临床表现，但存在神经损伤。感染、创伤、心肌梗死、中风、手术和脊髓异常或其他一些不显著原因都会加速复杂性疼痛综合征的发展。疾病的病理生理学知识尚不明确，但受损部位的控制神经节段已有研究。40~60岁人群发病率较高，女性发病率约为男性的3倍。基于病史和体格检查的疾病早期诊断，是预防机体产生慢性病变（肌肉失用性萎缩或挛缩）的关键。检查包括X线、骨扫描、神经传导功能检查和体温等。一旦病因确定，即需要进行病因治疗。

临床上可将复杂性局部疼痛综合征分为3期，但每个分期并不能完全分开。早期阶段或1期，表现为烧灼样疼痛，且随外界刺激而加重；血管痉挛导致皮肤的颜色和温度改变。2期大约在1期发病后3个月，此时疼痛加重，并出现2期的特征性改变，即显著的水肿、皮肤寒冷光滑，以及关节活动受限。放射学检查可见弥漫性骨量减少。3期或萎缩期，表现为皮肤、肌肉进行性萎缩和关节挛缩等。

Sudeck萎缩是影像学术语，但其应用范围已延伸至临床。症状发生后6~8周可出现点状稀疏骨萎缩，有别于广泛弥漫性骨萎缩。肩手综合征是这一现象的变异类型，通常见于上肢异常，包括肩关节和手、腕关节僵硬。

由于复杂性疼痛综合征病因不明，推荐物理治疗帮助恢复正常的软组织敏感度，预防或治疗关节挛缩。持续的肢体负重或抗阻锻炼有利于疾病恢复。

骨愈合失败

骨愈合失败的原因很多。骨折愈合时间与受伤的骨、骨折位置、损伤的自然特征和周围软组织条件等有关。

一般来说，骨折正位X线检查显示在正交投影位至少3处皮质出现骨折端骨质桥接，才可以说明骨折端结合。骨折愈合的临床标准包括骨折处异常活动消失、疼痛缓解，其在确认骨折愈合方面的作用有限。

▶骨不连/骨折不愈合

根据美国食品药品监督管理局的定义，长骨延迟愈合指骨折后6个月骨折处仍未实现完全骨性融合。延迟愈合可表现为骨膜下骨形成是在骨折愈合之前停止的。

骨不连的定义目前并不明确。骨折在4个月或6个月后仍没有愈合进展，可称为骨不连。此时骨折两端都存在骨缺损，如果仅仅简单地制动骨折断端，不会自发出现骨的愈合和重建。

骨不连可出现瘢痕组织形成，骨折部位骨内膜和骨外膜骨形成率较低甚至为零，骨吸收显著，骨折面髓腔硬化。如果骨膜成骨活动正常但骨折断端之间没有骨桥形成，则可出现肥大性骨不连。如果没有新生骨形成，则表现为萎缩性骨不连。

A.骨不连的病因

最常见的2个原因是骨折处血供不足和骨折断端稳定性不足。其他原因包括骨折断端软组织嵌插、骨折断端分离状态固定、代谢异常、骨折断端移位、开放性或闭合性骨折，患者年龄、一般条件和营养状态、药物史(类固醇、抗凝药物）、吸烟、感染等。骨折处感染本身就会阻止骨愈合，形成骨不连。表2-7列出了Rosen提出的骨不连的病因。

表2-7　骨不连的常见病因

1. 多余的活动：骨折固定不足
2. 骨折断端分离
   a.软组织嵌插
   b.牵引或内固定导致分离
   c.骨折断端错位
   d.骨缺损
3. 血供不足
   a.营养血管被破坏
   b.骨膜和肌肉损伤
   c.游离骨块、严重粉碎性骨折
   d.内固定破坏血供
4. 感染
   a.骨坏死
   b.骨溶解
   c.内植物松动
5. 一般情况：患者年龄、营养状况、应用激素和抗凝药物、射线暴露、烧伤
6. 牵引或内固定导致骨折断端分离

Rosen H: Treatment of nonunions: general principles. In: Chapman MW, ed: Operative Orthopedics, 2nd ed. Philadelphia: Lippincott; 1988.

一些特殊部位的骨折即使得到了充分的治疗，也容易发生骨不连，包括胫骨远端骨干、手舟骨、股骨转子下区和第5跖骨近端骨干骨折。骨折类型也是骨不连发生的重要因素，长骨的节段性骨折更容易发生骨不连，如蝶形骨折的中段骨折块缺乏血供，因此难以愈合。

B.骨不连分型

骨不连根据其影像学表现进行分型。最常用的为Weber和Cech分型，该分型将骨不连分为肥大性骨不连和萎缩性骨不连。它们采用标准放射学检查和锶同位素扫描检查来鉴别这2种类型。肥大性骨不连的骨折断端存有活性，而萎缩性骨不连骨折断端不具有活性。这二者的鉴别对预后和具体治疗措施有重要作用。肥大性骨不连可以进一步分为象足型、马蹄形和营养不良型骨不连（图2-28）。一般来说，如果骨折断端具有较多的血供和适当微动，可以产生较多的骨折愈合组织；如果骨折断端没有活动或活动过多，或者呈分离状态、血供不足，则

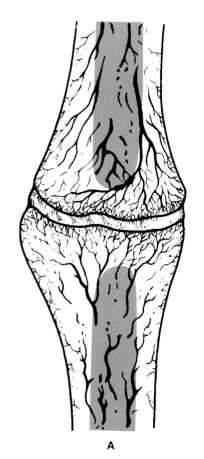 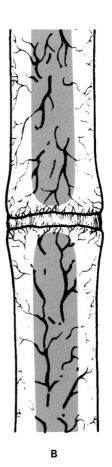 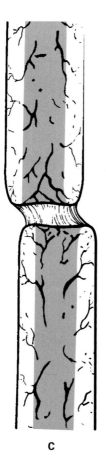

A　　　　　**B**　　　　　**C**

▲**图2-28**　Weber和Cech分型的肥大性骨不连亚型：A.象足型；B.马蹄型；C.营养不良型（Browner BD, Levine A, Jupiter J, et al, eds: Skeletal Trauma, 2nd ed. New York: WB Saunders; 1998.）

会严重影响骨折的愈合。

C.骨不连并发症

肥大性骨不连或萎缩性骨不连长期不进行处理会出现假关节（图2-29）。即在骨折断端之间形成有滑膜组成的关节囊，包绕骨折断端，断端之间可见滑液。如果出现假关节，手术是唯一有效的治疗措施。

D.治疗

临床医生要判断患肢缩短或畸形的程度，对骨折处上下关节进行活动度和功能的检查。同时应对患者一般情况进行评估，明确患者功能障碍程度。这一步非常重要，因为部分患者无临床症状，因此也无须进行特殊治疗。对于体质较差或年龄较大（>70岁）的患者，治疗方案应尽量个体化，因为这些患者可能难以耐受手术治疗。

1.外力刺激成骨活动　目前已知有数种方式可以刺激骨折愈合。根据促进骨折愈合机制的差异可分为机械性刺激、电刺激和化学刺激。通过手术或非手术治疗都能达到一定的疗效。

（1）机械性刺激：骨折断端有坚强外固定维持复位，同时给予骨折处周期性活动的机械力量，是除了手术干预外最理想的骨折愈合机制。Sarmiento的研究表明，功能性支具联合部分负重锻炼可使胫骨骨不连发生愈合。

手术治疗也能够给予一定的机械刺激帮助骨折

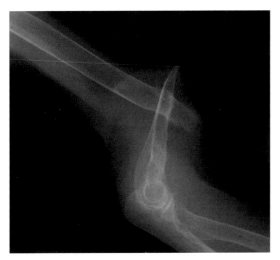

▲图2-29　89岁老年女性肱骨骨折14年未经处理，X线检查见假关节。患者肘关节已经挛缩僵硬，所有活动依靠假关节完成

愈合。长骨骨不连的机械性稳定可通过髓内钉或加压钢板固定实现。髓内钉可为骨折处提供力学稳定性，允许肢体承受周期性轴向作用力，同时避免由负重导致的剪切力。加压钢板可对骨折断端提供即时牢固的骨折端加压作用。这些方式治疗象足型骨不连可取得满意的临床效果。

（2）电刺激：Fukada和Yasuda的研究促进了电刺激治疗骨延迟愈合或不愈合的临床应用。电学领域研究表明，电刺激可作用于骨折处静息状态的软骨细胞和间质细胞，使其激活并促进成骨作用，进而促进骨折愈合。术中采用电刺激对手术植入的内固定物具有移植物松动、移位、感染等负面影响，因此手术中应用电刺激的时间应尽可能短。目前认为，最好对骨折断端联合电磁刺激进行治疗。

（3）生物增强：化学调节因子在促进骨折愈合中也有重要作用。自体松质骨移植物（通常取自髂嵴）的应用具有刺激骨愈合的潜能。由于自体骨移植可在无内固定物的情况下促进骨不连愈合，因此可以认为是移植骨中的化学调节因子起到了刺激骨愈合的作用。目前的研究重点是找出该过程中的重要作用因子。有报道称，一些手术医生将髂嵴处骨髓部分抽出，随后注入骨不连区域，成功实现了骨折的愈合。在未来，这些促进骨愈合的因子可能被分离出来，然后使用遗传工程技术进一步合成，注入骨不连区域即可促进骨折愈合。

2.萎缩性骨不连　萎缩性骨不连的处理较为困难，可选择的治疗方式也比较有限。电刺激和非手术治疗效果欠佳。最常用也是最有效的处理办法是去除骨折断端无血供骨质，然后进行内固定联合自体骨移植。该方式也用于处理假关节形成。

Ilizarov技术治疗复杂的肥大性和萎缩性骨不连，必要时联合自体骨移植，已经取得了满意的效果。该技术不仅可以实现骨质融合，也可对畸形、节段性骨缺失或肢体缩短进行处理。

▶骨折畸形愈合

骨折断端有不能接受的成角、旋转或重叠畸形，此时发生的骨折愈合会造成肢体短缩畸形，称为骨折畸形愈合。上肢对短缩畸形的耐受力比下肢好，而肱骨成角畸形对人体的影响要小于胫骨或股骨。因此可接受的畸形愈合和不可接受的畸形愈合，二者间并无绝对明确的分界线。一般来说，下肢短缩移位不能超过2.5 cm。而双下肢轻度的不等长，通常可使用特殊鞋垫来改善。当骨折畸形会导致疼痛症状（如胫骨内翻畸形愈合导致患肢负重时疼痛）或者使正常功能受限时，需要进行手术矫形治疗。

针对骨折畸形愈合进行手术治疗，需要制订详细的手术计划。判断畸形的真实平面对手术方式的选择很重要。手术医生需要确立骨折肢体真实的机械力学轴线。当实行骨切除时，手术医生需决定采用闭合式楔形截骨术（即去除楔形骨质）还是开放式楔形截骨术（添加自体或异体楔形骨移植物）。因为上述操作会改变肢体的长度所以应谨慎。如果肢体已经缩短，手术还应该进行肢体延长。应联合应用合适的内固定方式和自体松质骨移植，以确保骨切除处能愈合，因为将骨折畸形愈合变为骨折不愈合是严重的失误。必须小心处理骨折周围软组织，避免切口不愈合和感染等。

▶Ilizarov 技术

自从1951年Ilizarov在西伯利亚Kurgan提出该技术后，Ilizarov器械和其牵拉骨生成术的理念极大地革新了外固定设备在治疗骨缺损、骨折不愈合、畸形愈合、假关节形成和骨髓炎方面的应用原则。Ilizarov意识到骨折的愈合需要骨折断端之间处于微动状态，而这可通过牵拉/加压来实现。Ilizarov将这一理论分为3个部分：生物学、临床和技术。其中重要的生物学概念包括骨内膜的保留，以及通过低能量皮质骨切开和稳定内固定维持骨外膜的血供。截骨后经过5~7天的修整后，以每天1 mm的速度分3~4次对骨折断端进行拉伸。牵拉结束时需行中立内植物固定，以利于骨组织的成熟和矿化，同时增强新生骨的强度。通俗地说，该技术使机体骨愈合的模式进入类似儿童生长的模式，而截骨处起到了骺板的作用。该技术需要避免承受剪切力，但允许骨折处承受轴向作用力，甚至在术后可以进行负重活动，这样可以促进骨的形成。从技术角度来说，Ilizarov技术要求使用极度牢固（除了轴向稳定性）、极度全能的外固定架，联合张力侧克氏针固定。正是截骨处牵拉逐渐形成的张应力效应，使得肢体延长和骨移植所需骨搬运成为可能。与此同时，周围软组织包括血管、神经、肌肉和皮肤也在同步生长。此外，由于Ilizarov设备的动态特性，可对骨折断端进行持续加压，这有利于骨折愈合。牵拉骨形成过程中骨折处处于充血状态，丰富的血管长入骨折间隙。患者总体血流量增多达40%。

环形外固定架最重要的部分是金属环和固定棒。金属环的直径和环之间的距离影响其稳定性。直径小的金属环稳定性更好；但一般原则是金属环和皮肤之间的距离应不小于2 cm。直径较大且长固定棒连接的金属环稳定性稍差。理想情况下，金属环与环之间应有4根固定棒连接，且每个金属环至少2处有加强固定或丝线固定。有2种直径的丝线可用：1.5 mm的用于儿童和成人上肢，1.8 mm的用于青少年和成人下肢。串珠线可用于骨搬运，能提供较好的内固定稳定作用，避免多余的骨质向框架移位。应用于下肢的合适的外固定架需使下肢实现完全负重，而不考虑骨缺损的程度。对骨折处施加周期性轴向应力是Ilizarov技术的重要内容。

临床原则包括固定架的几何结构、牵拉率的调整和切口护理，这些都会直接影响治疗的效果。而初期应用固定架只是整个治疗过程中较小的一部分。固定架必须尽可能安全方便，因为患者需要佩戴较长时间。固定棒植入处感染是较常见的并发症，必须积极处理，处理措施包括口服抗生素和局部护理等。

联合应用铰链、钢板、固定棒和其他设备，几乎可以矫正任何平面的畸形。因此该技术和外固定架在先天性、获得性和创伤后肢体畸形，以及骨延迟愈合、骨不连治疗中的价值越来越高，这种技术的独特之处在于所有影响肢体的畸形都可用一种设备进行治疗。

Bhandari M, Guyatt GH, Tong D, et al: Reamed versus nonreamed intramedullary nailing of lower extremity long bone fractures: a systematic overview and meta-analysis. *J Orthop Trauma* 2000;14:2. [PMID: 10630795]

Einhorn TA, Lee CA: Bone regeneration: new findings and potential clinical applications. *J Am Acad Orthop Surg* 2001;9:157. [PMID: 11421573]

Goldstein C, Spraque S, Petrisor BA: Electrical stimulation for fracture healing: current evidence. *J Orthop Trauma* 2010; 24(Suppl 1): S62. [PMID: 20182239]

Hak DJ, Lee SS, Goulet JA: Success of exchange reamed intramedullary nailing for femoral shaft nonunion or delayed union. *J Orthop Trauma* 2000;14:178. [PMID: 10791668]

Henson P, Bruehl S: Complex regional pain syndrome: state of the art update. *Curr Treat Options Cardiovasc Med* 2010;12:156. [PMID: 20842553]

Hupel TM, Weinberg JA, Aksenov SA, Schemitsch EH: Effect of unreamed, limited reamed, and standard reamed intramedullary nailing on cortical bone porosity and new bone formation. *J Orthop Trauma* 2001;15:18. [PMID: 11147683]

Ilizarov GA: The significance of the combination of optimal mechanical and biological factors in the regenerate process of transosseous synthesis. In: Abstracts of First International Symposium on Experimental, Theoretical, and Clinical Aspects of Transosseous Osteosynthesis Method Developed in Kniekot, Kurgan, USSR, September 20–23, 1983.

Ilizarov GA: *Transosseous Osteosynthesis*. New York: Springer-Verlag; 1992.

Katsenis D, Bhave A, Paley D, et al: Treatment of malunion and nonunion at the site of an ankle fusion with the Ilizarov apparatus. *J Bone Joint Surg Am* 2005;87:302. [PMID: 15687151]

Lowenberg DW, Randall RL: The Ilizarov method. In: Braverman MH, Tawes RL, eds: *Surgical Technology International II*. San Francisco: Surgical Technology International; 1993.

Marsh D: Concepts of fracture union, delayed union, and nonunion. Clin Orthop Relat Res 1998;355S:S22. [PMID: 9917623]

Paley D, Maar DC: Ilizarov bone transport treatment for tibial defects. *J Orthop Trauma* 2000;14:76. [PMID: 10716377]

Spiegelberg B, Parratt T, Dheerendra SK, Khan WS, Jennings R, Marsh DR: Ilizarov principles of deformity correction. *Ann R Coll Surg Engl* 2010;92:101. [PMID: 20353638]

Weresh MJ, Hakanson R, Stover MD, et al: Failure of exchange reamed intramedullary nails for ununited femoral shaft fractures. *J Orthop Trauma* 2000;14:335. [PMID: 11029556]

第三章 运动医学

Patrick J. McMahon, MD

Lee D. Kaplan, MD

Charles A. Popkin, MD

简介

运动医学发展自1970年，一位骨科学者将研究目光放在了竞技比赛运动员身上。如今，运动医学包含对运动员多个层面的全面保健，而对专业运动员的保健也逐渐普及开来。除了骨骼肌肉系统，对运动员的医疗保健内容还包括心血管系统、呼吸系统保健，以及训练技术、营养和女性运动员保健等。这样的医疗保健需要多学科团队合作，如运动防护师、物理治疗师、心血管及肺部专家、骨科医生和全科医生。

▼ 膝关节损伤

解剖

膝关节由股骨远端、胫骨近端和髌骨组成。这些骨联合支持韧带、关节囊、半月板等软组织一同维持膝关节的稳定性。

A.半月板和关节囊

半月板也称为半月形软骨，是C形的软骨盘，起吸收震荡的作用，同时也使两关节面更加贴合，增强关节稳定性，还有利于关节液的分布。

内、外侧半月板呈凹形，可以适配股骨远端股骨髁凸出的外形。如果没有半月板，股骨内、外侧髁直接和相对较平的胫骨平台相关节，关节面不能很好贴合。关节接触面积降低和施加在关节软骨的力量增大，都会加速关节面的退变。内侧半月板的边缘和关节囊紧密相连。外侧半月板和前后关节囊相连，但在其后外侧有一处和关节囊的连接不甚紧密（图3-1）。因此，内侧半月板相比于外侧半月板，活动性差，在股骨髁和胫骨平台的撞击中容易受损。外侧半月板体积较大，承载的压力较内侧半月板大。

B.韧带

膝关节中，前交叉韧带起于股骨外侧髁的内侧面，止于胫骨髁间嵴的前外侧部。该韧带可以限制胫骨平台相对于股骨远端的前方平移和旋转（图3-2）。后交叉韧带可以预防胫骨后方半脱位。后交叉韧带起于股骨内侧髁的外侧面，止于胫骨平台后方，且位于关节线之下（图3-3）。膝关节内侧副韧带具有表层和深层两部分（图3-4），可以稳定膝关节，限制膝关节外翻。外侧副韧带从股骨外侧髁延伸至腓骨头，是限制膝关节内翻的主要力量（图3-5）。外侧副韧带是膝关节后外侧角或后外侧复合体的组成部分，故也有限制外旋的功能。另外一个重要的韧带为腘腓韧带，大约有90%的膝关节有该韧带，该韧带位于腘肌肌腱到腓骨头后方的腓骨茎突之间。

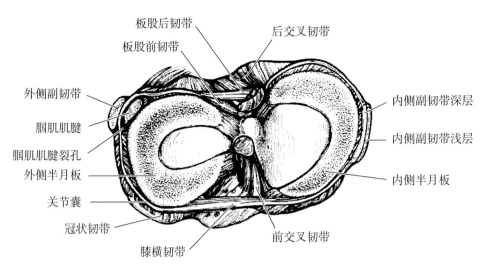

▲图3-1　内、外侧半月板及其相关韧带。提示：外侧半月板不与腘肌肌腱接触（Scott WN: Ligament and Extensor Mechanism Injuries of the Knee: Diagnosis and Treatment. New York: Mosby-Year Book; 1991.）

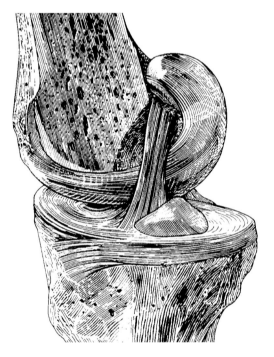

▲图3-2　膝关节过伸状态下显示前交叉韧带，起于股骨外侧髁的内侧面，止于胫骨髁间嵴的前外侧部（Girgis FG, Marshall JL, Monajem A: The cruciate ligaments of the knee joint: anatomical, functional, and experimental analysis. Clin Orthop Relat Res 1975;106:216.）

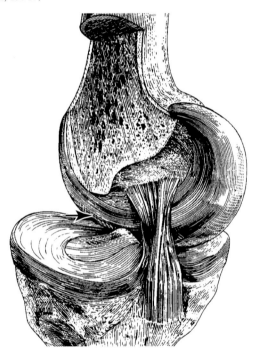

▲图3-3　后交叉韧带，起于股骨内侧髁的外侧面，止于胫骨平台后方（Girgis FG, Marshall JL, Monajem A: The cruciate ligaments of the knee joint: anatomical, functional, and experimental analysis. Clin Orthop Relat Res 1975;106:216.）

▶病史和体格检查

A.一般方法

采用表3-1所示问题获取患者膝关节损伤病情。体格检查从患者步态检查开始。然后以未受伤侧膝关节作为基准。要注意任何的肿胀和渗出，少量渗出即可使髌韧带两侧的隐窝消失，大量渗出会导致髌骨上方弥漫性肿大，此时可在髌骨周围触及波动感。然后进行膝关节主动运动和被动活动范围的检查。仔细触诊膝关节确认压痛位置。膝关节屈曲90°时，关节线位于髌骨下极水平。

B.韧带松弛性检查

检查膝关节内翻和外翻稳定性，将患者足部固定于检查者肘关节和髋关节之间，这样检查者双手可以用来进行检查（图3-6）。应分别在膝关节伸

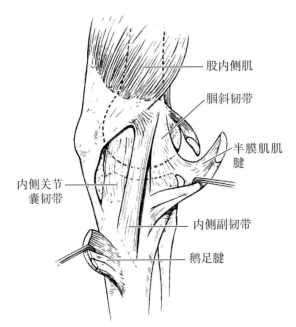

▲**图3-4** 内侧关节囊韧带复合体（Feagin JA Jr: The Crucial Ligaments. New York: Churchill Livingstone; 1988.）

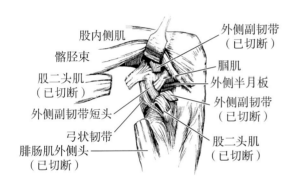

▲**图3-5** 膝关节外侧韧带支持结构（Rockwood CA Jr, Green DP, Bucholz RW, et al: Fractures in Adults, 2nd ed. New York: Lippincott; 1984.）

表3-1 膝关节损伤病史询问

损伤发生了吗	是：可能存在韧带或半月板撕裂 否：疲劳或退行性变
是非接触性损伤吗	是：一般ACL是唯一损伤的韧带
是接触性损伤吗	是：可能存在多个韧带损伤，包括ACL和MCL损伤；LCL和ACL损伤；ACL、PCL和一个侧副韧带损伤
患者是否听到或感受到弹响	是：多发生在ACL撕裂
伤后多久开始肿胀	数小时内：通常为ACL撕裂 隔夜：通常为半月板撕裂
是否存在膝关节交锁症状	是：通常为半月板撕裂形成的碎块在关节内外移动所致
是否存在膝关节无力症状	是：无特异性，可能由股四头肌力量减退、半月板损伤、韧带失稳或者髌骨脱位所致
是否存在上楼或下楼困难	多为髌股关节问题
是否存在切割动作困难	ACL损伤
是否存在下蹲（深蹲）困难	半月板损伤
是否存在跳跃困难	髌韧带炎
受伤位置	关节线内侧：内侧半月板撕裂或内侧胫股关节炎 MCL：MCL扭伤 关节线外侧：外侧半月板撕裂或损伤、髂胫束肌腱炎、腘肌肌腱炎

ACL：前交叉韧带；MCL：内侧副韧带；LCL：外侧副韧带；PCL：后交叉韧带

直和屈曲30°时进行检查。松弛程度依据关节开放的距离而定（1级：0~4 mm；2级：5~9 mm；3级10~15 mm）。膝关节伸直时出现内翻或外翻成角是主要韧带结构损伤的征兆。如果伸直时表现为严重的外翻松弛，可能存在后内侧关节囊和内侧副韧带损伤。膝关节伸直状态下出现内翻松弛，可能存在外侧副韧带或后外侧关节囊复合体损伤。如果二者都出现，则可能存在前、后交叉韧带的损伤。膝关节屈曲30°时，后关节囊和前、后交叉韧带处于松弛状态，内、外侧副韧带处于孤立状态。外翻或内翻应力时出现疼痛症状更可能是韧带损伤。

C. 拉赫曼试验

拉赫曼试验（Lachman test）是前交叉韧带撕裂敏感度最高的诊断方式。将膝关节屈曲20°，一手固定股骨远端，另一只手向前推移胫骨近端（图3-7）。韧带完整的情况下，胫骨向前移动程度甚微。前交叉韧带撕裂则移动程度较大。小腿后方肌群应保持松弛状态，以防止出现假阴性结果。检查过程中要注意将患侧膝关节与健侧进行对比。

D.前抽屉试验

膝关节屈曲90°的前抽屉试验敏感性不如拉赫曼试验，但可作为前交叉韧带失稳的辅助检查手段（图3-8）。患者呈仰卧位，膝关节屈曲90°（髋关节屈曲45°），固定患者足部。确认小腿后方肌群松弛后，向前牵拉胫骨近端，检查移位程度和终点。

E.Losee试验

轴移现象可以显示前交叉韧带撕裂有关的关节不稳定。一旦出现，通常很难重复引出，因为

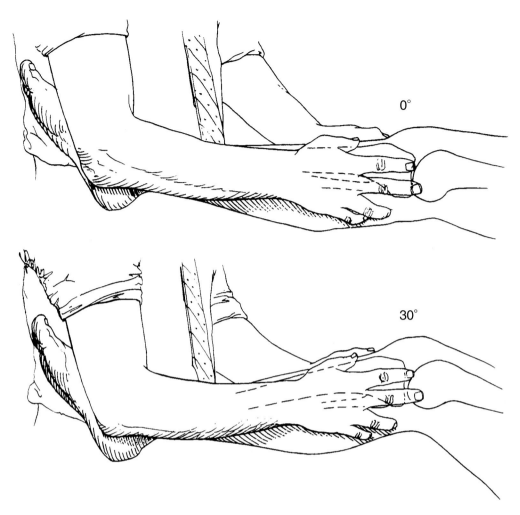

0°

30°

▲**图3-6** 将患者足部固定于肘、髋关节之间，分别于膝关节伸直和屈曲30°时检查内、外侧副韧带（Feagin JA Jr: The Crucial Ligaments. New York: Churchill Livingstone; 1988.）

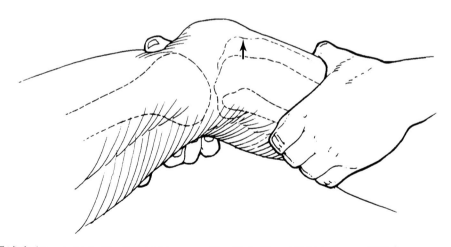

▲**图3-7** 拉赫曼试验（Feagin JA Jr: The Crucial Ligaments. New York: Churchill Livingstone; 1988. ）

该方式会造成不适感。Losee对该检查方式进行了描述：对胫骨施加外翻和内旋力量（图3-9）。从膝关节屈曲45°、外侧胫骨平台处于正常位置时开始。逐渐伸膝关节至屈曲20°时，可听到"砰"的声响，同时外侧胫骨平台向前方半脱位。当膝关节完全伸直时胫骨平台复位而不发出声响。有多种方式可以完成该试验，其表现和意义相似。

F.后抽屉试验

后抽屉试验用于评估后交叉韧带的完整性。

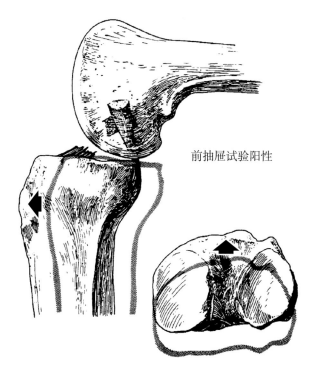

前抽屉试验阳性

▲图3-8 前抽屉试验阳性高度提示前交叉韧带撕裂（Insall JN: Surgery of the Knee. New York: Churchill Livingstone; 1984.）

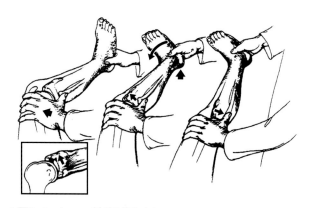

▲图3-9 Losee轴移试验（Scott WN: Ligament and Extensor Mechanism Injuries of the Knee: Diagnosis and Treatment. New York: Mosby-Year Book; 1991.）

膝关节屈曲90°，对胫骨近端施加向后的力量（图3-10）。正常情况下，胫骨平台略超过股骨髁，沿股骨髁向下触诊可有"阶梯感"。出现后交叉韧带损伤时，可发现"阶梯感"消失（图3-11）。合并出现胫骨前缘挫伤提示后交叉韧带损伤。

G.半月板回旋挤压试验

半月板回旋挤压试验（McMurray's test）也称为麦氏试验。存在半月板损伤时，被动屈曲膝关节并进行旋转动作会引出摩擦音（图3-12），这仅见于不超过10%的半月板损伤患者，而麦氏试验出现关节线疼痛则更为常见。

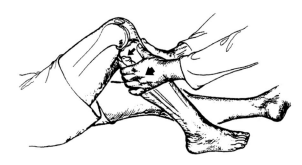

▲图3-10 后抽屉试验患者体位同前抽屉试验，检查者对胫骨近端施加向后的力（Scott WN: Ligament and Extensor Mechanism Injuries of the Knee: Diagnosis and Treatment. New York: Mosby-Year Book; 1991.）

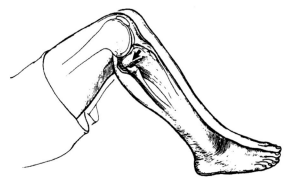

▲图3-11 后交叉韧带损伤可见"后沉征"（Scott WN: Ligament and Extensor Mechanism Injuries of the Knee: Diagnosis and Treatment. New York: Mosby-Year Book; 1991.）

▶关节镜检查

A.关节镜检查指征

膝关节损伤关节镜检查的适应证有：①急性关节出血；②半月板损伤；③关节游离体；④特定类型的胫骨平台骨折；⑤髌骨软化症或力线异常；⑥慢性滑膜炎；⑦膝关节不稳定；⑧反复渗出；⑨软骨和骨软骨骨折。

目前，对膝关节损伤的特异性诊断往往可以通过病史、体格检查和影像学检查实现。在麻醉状态下关节镜检查可以确认、扩展或推翻之前的诊断，如有必要，可同时进行相关治疗。

B.关节镜技术

麻醉状态有利于进行韧带损伤或关节失稳的检查和诊断。应在手术开始之前对患者进行麻醉。对于诊断性关节镜检查，要对膝关节持续进行液体冲洗（冲洗液通常为生理盐水或乳酸盐林格液），冲走血液和关节内的组织碎片。其中一个通道位于髌韧带外侧关节线上方约1个大拇指宽度的

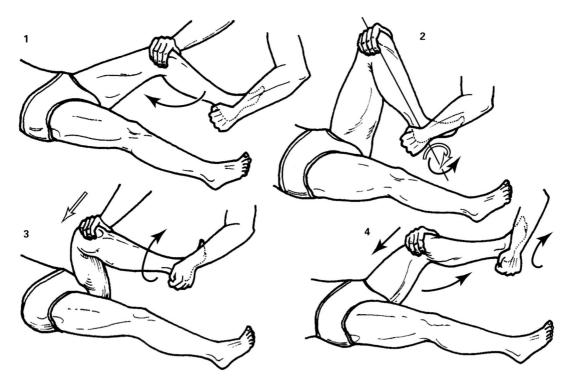

▲**图3-12** 麦氏试验（American Academy of Orthopaedic Surgeons: Athletic Training and Sports Medicine, 2nd ed. Burlington, MA: Jones and Bartlett; 1991.）

位置。内侧通道处于同一水平，位于髌韧带内侧。对关节进行一般检查可以从髌上囊开始，寻找游离体和滑膜皱襞。之后检查髌股关节面，观察是否存在髌骨运动轨迹异常或软骨损伤。施加屈曲和外翻压力，检查外侧结构和腘肌肌腱。使用神经钩通过内侧通道探查内侧半月板。检查股骨髁间窝结构，包括前交叉韧带。之后采用同样的方法进行外侧胫骨关节的检查。详细记录手术操作过程、术中所见及结果非常重要，可将其存储为视频、照片或示意图等形式。有了对病理性改变的评估，可以采取合适的治疗方法，包括清理和修补撕裂的半月板，去除游离体，以及重建前交叉韧带等。

▶**影像学检查及其他检查方式**

A. MRI

MRI对膝关节损伤的诊断具有重要价值。一般而言，最终诊断建立在病史和体格检查的基础之上，MRI检查结果可以进一步确认是否存在损伤。有些情况下，体格检查可能由于疼痛等原因无法获得准确结果，MRI可以辅助进行诊断。对内、外侧半月板，以及前、后交叉韧带的诊断，MRI具有超过90%的特异性、敏感性和准确性。因此MRI常作为关节镜检查的替代手段。但当膝关节存在既往手术史时，MRI的诊断作用会下降。

B.放射学检查

可以采用放射学检查对外伤性损伤进行评估。对于微小创伤，如果为自限性，则无必要进行X线检查。当患者由于幽闭恐惧症或体内含有金属而不能进行MRI检查，或有其他禁忌证时，可以采用关节摄像术进行检查。

C.实验室检查

实验室检查可以排除非物理损伤如炎性关节炎（详见第六章）。

Behairy NH, Dorgham MA, Khaled SA: Accuracy of routine magnetic resonance imaging in meniscal and ligamentous injuries of the knee: comparison with arthroscopy. *Int Orthop* 2009;33:961. [PMID: 18506445]

Kramer DE, Micheli LJ: Meniscal tears and discoid meniscus in children: diagnosis and treatment. *J Am Acad Orthop Surg* 2009;17:698. [PMID: 19880680]

Meserve BB, Cleland JA, Boucher TR: A meta-analysis examining clinical test utilities for assessing meniscal injury. *Clin Rehabil* 2008;22:143. [PMID 18212035]

Sanders TG, Miller MD: A systematic approach to magnetic resonance imaging interpretation of sports medicine injuries of the knee. *Am J Sports Med* 2005;33:131. [PMID: 15611010]

半月板损伤

▶诊断重点

- 急性损伤多由轴向负重合并旋转暴力所致。
- 关节弹响和活动受限。
- 关节线压痛阳性、关节内渗出、麦氏征阳性是重要的体征。
- MRI检查有助于辨别病变位置和形态。

半月板损伤是进行关节镜检查最常见的原因。内侧半月板整个外缘与周围关节囊紧密相连，而外侧半月板存在可移动的区域，因此内侧半月板更容易受到损伤。半月板损伤在儿童中少见，青年可有发生，30~40岁人群发生率最高。50岁以上的人群，半月板损伤更多由关节炎导致而不是创伤。

▶临床表现

半月板急性创伤性损伤多由垂直旋转力量导致。患者多表现为膝关节疼痛和肿胀。损伤较小的患者可有轻微弹响或关节活动受限，而撕裂较大的患者可能有关节交锁症状，半月板碎片可在关节内、外移动。关节交锁导致膝关节不能伸直多由严重的半月板桶柄样撕裂造成。半月板急性撕裂合并前交叉韧带损伤时，肿胀症状会更加严重。前交叉韧带损伤往往合并外侧半月板损伤，因为胫骨平台向前移动，导致股骨胫骨撞击，挤压外侧半月板。

相反，半月板慢性或退变性撕裂多见于成年患者（40岁以上），且疼痛和肿胀多为慢性加重。通常没有明确的外伤史，或者进行了一些很轻微的动作如弯腰或下蹲。

半月板损伤患者最重要的体征是关节线压痛和关节渗出。特异性检查包括麦氏试验、屈曲麦氏试验、Apley研磨试验等。进行麦氏试验时患者取仰卧位，屈髋、屈膝90°，检查者一手控制患者足部并由外向内旋转，另一手控制患者膝关节并施加压力（图3-12）。检查者在检查过程中听到或感受到摩擦音为阳性，此时受损的半月板被胫骨和股骨髁挤压。屈曲麦氏试验是将患者足部外旋并对患者膝关节进行最大程度的屈曲，患者出现后内侧关节线疼痛逐渐加重即为阳性。Apley研磨试验要求患者

俯卧位，屈膝90°，检查者进行下肢内旋或外旋操作的同时在足底部施加向下的压力，出现任何关节线疼痛即为阳性。

除了上述检查方式，对整个下肢的检查也很重要。检查髋关节的活动度和关节激惹，对于儿童患者十分重要，因为从髋关节到膝关节的牵涉痛很常见。要检查是否存在股四头肌萎缩和膝关节渗出，以及关节活动度。检查股骨髁、关节线、胫骨平台和髌股关节压痛可分别为可疑的骨软骨损伤、半月板损伤、骨折或软骨病提供依据。韧带检查包括膝关节伸直和屈曲30°的内、外翻应力试验，前、后抽屉试验等。

▶半月板撕裂分型

半月板撕裂有病因学分型，也有根据关节镜、MRI表现进行的分型。按照病因学可分为急性损伤（过于强大的力量作用于相对正常的膝关节）或退变性损伤（正常力量作用于退变的关节）。

分型标准必须对撕裂位置和相关血供、形态、稳定性进行描述。损伤定位有两方面组成：一是损伤处在前后平面的位置（前部、中部、后部），二是相对于有血供区的位置。按照血供分区可分为靠近半月板关节囊连接处的红/红区，中部的红/白区，以及最中央的白/白区。损伤位置越靠近中央，由于半月板的血液供应越匮乏，愈合率越低。撕裂同样可以发生在半月板前角和后角处，即半月板和胫骨相连接的部位。

半月板撕裂有垂直或水平损伤、放射状损伤（横形撕裂）、斜形及复合型（包括退变性损伤）撕裂（图3-13）。大多数年轻患者的急性损伤多为垂直或斜形撕裂，而老人常见复合型和退变性撕裂。垂直或桶柄状撕裂，通常从后角开始向前方延伸。较严重的半月板损伤会产生碎块，在关节内移位，造成膝关节交锁症状（图3-14）。这种情况多见于内侧半月板损伤。斜形撕裂通常发生于内后1/3交界处，多为小的撕裂，但游离的碎块可能嵌顿在关节中，产生运动障碍。复合型或退变性撕裂可发生在多个平面上，通常位于和靠近后角，在半月板发生退变的老年患者中更为多见。水平损伤多

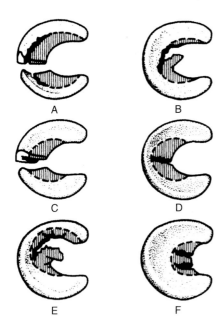

▲图3-13　半月板损伤类型。A.桶柄状撕裂；B.瓣状撕裂；C.水平损伤；D.放射状损伤；E.退变性损伤；F.盘状半月板双重撕裂（Scott WN: Arthroscopy of the Knee. New York: WB Saunders; 1990.）

和半月板囊肿有关，初期位于半月板内缘，然后向半月板与关节囊连接处延伸。此类损伤多认为是剪切力损伤，合并半月板囊肿时，可造成关节线处局限性肿胀。

▶治疗和预后

　　若半月板撕裂较小、稳定，通常无明显症状且不需要手术治疗。如果存在持续性症状则需要通过关节镜检查进行评估。在半月板的生理学功能未被重视且关节镜技术尚未应用时，处理半月板损伤的方式多为切除半月板，即使半月板状态正常也常会选择切除术。而现在半月板的治疗目的致力于仅切除撕裂部分，并尽可能修复损伤部位。

　　通过关节镜，检查者可直视半月板，当内侧2/3无血供区发生撕裂时通常需要切除。对剩余的半月板进行修整并预防其锯齿状边缘进一步的撕裂。手术后恢复到正常功能状态可能需要6~8周。

　　发生在外周1/3的较局限的撕裂（<15 mm）可以不采取特殊处理，因为此处血供较为丰富，可以自行修复。较大的损伤必须进行修复，因为过早进行半月板切除术会增大早期骨性关节炎的风险。因此，应尽量保留半月板。上述的病理变化由Fairbanks首次描述，包括股骨髁变平、关节间隙变窄和骨赘生成。

A.半月板部分切除

　　对无膝关节失稳或骨性关节炎的患者进行半月板部分切除术可获得90%的康复率。相比半月板修复，半月板部分切除的主要优势是恢复期短。然而随着时间推移，10年以上随访可见骨性关节炎的发

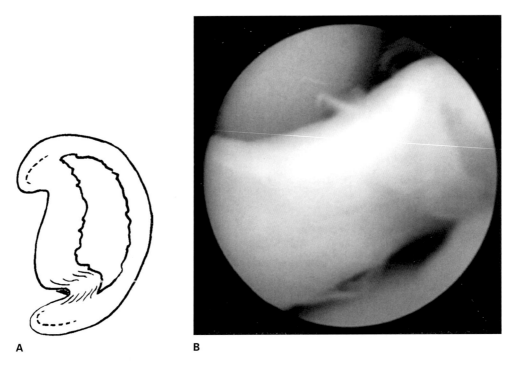

▲图3-14　A.典型的半月板桶柄状撕裂；B.关节镜下可见桶柄状撕裂碎块移位至髁间窝（McGinty JB: Operative Arthroscopy. Baltimore: Raven Press, 1991.）

生。内侧半月板手术效果较外侧半月板好，半月板边缘完好、关节软骨正常、膝关节稳定性正常是积极的预后因素。

B.半月板修复

对年轻且活动量需求较大的患者，大多数医生推荐采用半月板修复术而不是部分切除术。其他被广泛接受的手术适应证包括：完全纵行撕裂长度超过15 mm，半月板边缘受损10%~30%，边缘撕裂可被推向胫骨平台，半月板无继发性退变风险，以及在韧带和关节软骨修复时造成的半月板损伤。

有多种因素会影响半月板修复术的结果。尽管该术式没有绝对的年龄限制，但40岁以下的患者愈合的机会更大。合并韧带失稳尤其是前交叉韧带损伤的患者，由于股骨、胫骨失稳，导致半月板不正常受力，愈合率要更低。损伤的位置和伤后至接受治疗的时间间隔也很重要。位于外周红/红区或红/白区的急性损伤，愈合率比发生在红/白或白/白区的慢性损伤更高。撕裂部位距离半月板外缘超过5 mm，即可认为无血供（白区），距离在3~5 mm之间存在一定血供（红/白区），3 mm之内血供较为丰富（红区）。在边缘的富血供区，可见半月板关节囊连接处存在一定程度的磨损。而目前认为，磨损后组织内形成的血管翳结构有助于愈合过程的进行。此外，半月板修复的稳定性非常重要，可采用垂直褥式缝合，这也是目前半月板修复的金标准。一般认为，垂直褥式缝合比水平褥式缝合有优势，因为其可以使半月板与周围纤维牢固结合。

半月板修复与前交叉韧带重建同时进行能获得更好的效果。前交叉韧带损伤的患者半月板修复术成功率大约为50%，而前交叉韧带完好的患者半月板修复成功率可高达90%。因此半月板损伤合并前交叉韧带撕裂必须同时修复。重建前交叉韧带可为膝关节提供一定的稳定性，防止异常运动对修复后的半月板造成损伤。

修复方式包括传统的开放手术修复和关节镜修复。关节镜修复技术包括内-外修复技术、外-内修复技术、全内修复技术等。内-外和外-内修复技术通常需要微小切口，用缝线将半月板固定于关节囊上。全内修复技术可采用多种器械。无论选用

哪种修复方式，都需要对撕裂处进行充分的准备工作。撕裂边缘要仔细打磨使其出血，生物力学功能重建要求将撕裂的半月板按正常解剖位置固定，以促进愈合。

1.开放式半月板修复术 开放式半月板修复术被证实具有良好的远期效果。手术技术包括采取小切口经皮下、关节囊和滑膜进入关节腔，直视下进行损伤修复。开放式修复技术对于修复发生于半月板边缘或与关节囊结合处的损伤有重要价值，通常与副韧带损伤或胫骨平台骨折的开放手术联合进行。

超过10年的随访研究结果表明，修复后的半月板存活率为80%~90%，韧带撕裂或骨折修复病例在某种程度上受撕裂边缘原始状态和关节病的影响。

2.关节镜下半月板修复术

（1）内-外修复技术：关节镜内-外方式修复半月板为采用可吸收或不可吸收缝线通过关节镜工作通道从关节内垂直穿过撕裂部位，然后于关节囊外穿出。缝线可以一直保持垂直穿过半月板。改善缝线穿入位置可以避免穿刺套管进出关节可能造成的神经血管损伤。该技术需要采取后内侧或后外侧切口，以保护重要神经血管结构，并且在操作穿刺针时要小心谨慎。该技术允许医生进行垂直褥式缝合半月板，可以获得最佳的生物力学功能重建，因此对于大部分医生，该技术是治疗的金标准。大量的回顾性和前瞻性研究使用关节镜或关节摄像术评估半月板修复愈合率，结果表明单独半月板损伤愈合率为70%~90%，而联合前交叉韧带重建的病例愈合率高达90%。该技术是处理半月板后角或后内侧角撕裂的理想方式。而处理半月板前角撕裂则存在一些困难。

（2）外-内修复技术：相较于内-外方式，外-内修复技术可以部分降低神经血管损伤的风险。穿刺针从关节外进入，穿过撕裂的半月板进入关节。该方法可通过两种方式进行半月板修复。一种方式为穿刺针从前方通道穿出并在关节外打结，并将线结通过前方通道放置在复位的半月板旁边。另一种方式利用平行穿刺针，缝线由第二根穿刺针

带出，然后在关节外打结。该技术适用于半月板前角或体部撕裂，并不适用于后角损伤。使用MRI、关节摄像术或关节镜进行评估，提示完全或部分愈合。74%~87%的半月板修复可获得良好效果。和预期相同，靠近后角的损伤或合并膝关节不稳定的损伤修复效果较差。

（3）全内修复技术：得益于越来越多的新型器械和相关技术的不断优化，全内修复技术越来越流行。该技术不需要额外的切口，因此能缩短手术时间，避免了其他修复技术所要求的关节镜技术问题。然而该技术成功率低于传统修复技术。手术成功率为60%~90%，并存在相关并发症如器械松动移位、破碎的片段，以及外来物免疫反应、炎症、慢性渗出和关节软骨损伤等。

近期生物力学研究显示，使用这些外来器械进行修复，其临床疗效与使用缝线进行垂直褥式缝合相同。但全内修复技术有多种类型器械可以选用。半月板愈合所需的修复力量仍无定论，并存在争议。

C. 半月板移植术

对于半月板缺失或早期骨性关节炎的患者，可选择半月板移植术。2/3的患者可获得满意的疗效。未来，生物支架的应用可能实现半月板切除术后的再生。

Ahn JH, Wang JH, Yoo JC: Arthroscopic all-inside suture repair of medial meniscus lesion in anterior cruciate ligament–deficient knees: results of second-look arthroscopies in 39 cases. *Arthroscopy* 2004;20:936. [PMID: 15525926]

Hommen JP, Applegate GR, Del Pizzo W: Meniscus allograft transplantation: ten-year results of cryopreserved allografts. *Arthroscopy* 2007;23:388. [PMID: 17418331]

Metcalf MH, Barrett GR: Prospective evaluation of 1485 meniscal tear patterns in patients with stable knees. *Am J Sports Med* 2004;32:675. [PMID: 15090384]

Salata MJ, Gibbs AE, Sekiya JK: A systematic review of clinical outcomes in patients undergoing meniscectomy. *Am J Sports Med* 2010;38:1907. [PMID: 20587698]

Shelbourne KD, Dersam MD: Comparison of partial meniscectomy versus meniscus repair for bucket-handle lateral meniscus tears in anterior cruciate ligament reconstructed knees. *Arthroscopy* 2004;20:581. [PMID: 15241307]

Steenbrugge F, Verstraete K, Verdonk R: Magnetic resonance imaging of the surgically repaired meniscus: a 13-year follow-up study of 13 knees. *Acta Orthop Scand* 2004;75:323. [PMID: 15260425]

Stone KR, Adelson WS, Pelsis JR, Walgenbach AW, Turek TJ: Long-term survival of concurrent meniscus allograft transplantation and repair of the articular cartilage: a prospective two- to 12-year follow-up report. *J Bone Joint Surg Br* 2010;92:941. [PMID: 20595111]

膝关节骨折

膝关节关节软骨损伤不常见，但必须要进行相应的鉴别诊断。MRI和关节镜检查有助于分辨这些损伤，但是单纯软骨损伤时放射学检查的表现可能呈正常状态。

一、骨软骨损伤

▶ **诊断要点**

• 患者膝关节模糊性疼痛，无法准确定位。

• 好发部位为内侧股骨髁的后外部。

• 25%的患者存在双侧损伤，故要检查双侧膝关节。

• 渗出、捻发音和减痛步态是可能存在的体征。

• X线检查和MRI检查有助于判定损伤位置和范围。

▶ **骨软骨骨折**

目前对于青少年和成人骨软骨损伤（OCL，也称为分离性骨软骨炎）的命名及病因存在许多争议。传统认为，可能的病因包括炎症、骨化异常和缺血性坏死等。但是，基础医学、组织病理学及血管相关研究结果并不支持上述三者病理表现。名词"骨软骨损伤"曾用来描述从急性骨软骨骨折到单纯软骨损伤等一系列病理状态。目前骨软骨损伤是指软骨下骨的特发性损伤，导致分层或碎片化，同时可能伴或不伴关节软骨损伤。骨软骨损伤依据股骨远端骨骺开放情况分为青少年和成人两种类型。对于儿童，通常认为多种病因的联合导致了骨软骨损伤的发生。例如，应力性骨折可能发生于股骨髁的软骨下骨。这可能导致该区域的血供受损，进而造成软骨下骨的损伤。而失去软骨下骨的支撑作用，覆盖其上的关节软骨也可能损伤。一般认为，大部分成人骨软骨损伤是其青少年时期损伤的延续，但同时也存在很多新发损伤。

无论是青少年还是成人，骨软骨损伤不愈合都会存在不良后果，如退变性关节炎等。青少年骨软骨损伤的预后通常要比成人好。骨软骨损伤好发部位为股骨内侧髁的后外侧面，约占所有骨软骨损伤的70%~80%。外侧髁和髌骨的骨软骨损伤发生率分别为15%~20%、5%~10%。MRI和关节镜的应用使得骨软骨损伤的诊断更加准确。

临床表现

骨软骨损伤患者通常表现为活动相关的膝前区疼痛，并且很难准确定位。患者上楼或跑步时症状可能会加重。稳定型骨软骨损伤无机械性症状或膝关节不稳定。不稳定型或松弛型骨软骨损伤则可能出现机械性症状。患者可能出现跛行和膝关节肿胀。体格检查可见膝关节屈曲时股骨髁处压痛。在长期病例中也可见膝关节活动度丢失及股四头肌萎缩等。

不稳定型骨软骨损伤的诊断非常重要。通常在膝关节活动时可出现捻发音及疼痛，典型发作位置为膝关节深处。高达25%的病例为双侧受损，因此无论有无症状，都应该对双侧膝关节进行检查、评估。初步评估方式包括双侧膝关节正位、侧位和隧道位X线片，目的在于排除任何可能的骨质病变、评估骨骺情况，以及辨别损伤位置。Cahill认为，可以确认损伤位置和范围。MRI有利于损伤的诊断，并能给出损伤范围的评估依据，并且可以对关节软骨和软骨下骨、骨髓远端的水肿、游离体等情况进行判断，还可以评估骨软骨损伤的稳定性。通过MRI检查T_2加权像判断骨软骨损伤稳定性须符合4条标准：骨软骨损伤和骨质之间的高信号线长度超过5 mm，损伤下方的均匀信号区域直径至少为5 mm，关节表面5 mm或更大的缺损病灶，以及穿过软骨下板到损伤处的高信号线。其中不稳定型损伤最常见的症状是高信号线，通常保守治疗对这类患者的效果较差。MRI有利于损伤的诊断，尤其是单纯关节软骨损伤。在X线上，可能表现为正常或假阳性结果。关节镜仍是诊断此类损伤的金标准。

静脉内钆元素造影检查对评估疾病预后的价值存在争议。骨扫描最初用于愈合过程复查，然而MRI可以消除离子辐射作用并可缩短检查用时，所以骨扫描应用并不广泛。

治疗和预后

发育未成熟的儿童预后较好。儿童稳定型骨软骨损伤要先进行非手术治疗，其目的是尽可能在骨骺闭合前使损伤愈合，防止出现早期骨性关节炎。即使患者骨骺闭合已经6~12个月，也可以尝试进行非手术治疗。

由于软骨下骨损伤可能会造成关节软骨损伤，大部分骨科医生建议纠正患者的日常活动方式。但对于是否应用石膏或支具制动仍存在争议。非手术治疗的原则是降低活动水平，进行日常生活无痛性活动。但根据现有文献报道，仍然没有十全十美的制动工具。

在疼痛症状消失前，骨软骨损伤患者必须保持肢体零负重或少量负重3~6周。每隔6周复查X线1次。患者疼痛消退后可进行完全负重的物理治疗。物理治疗应注重进行股四头肌和腘绳肌低强度力量锻炼。诊断明确且持续无症状至少3个月的患者，可以慢慢开始进行高强度活动，如跑步、跳高等。症状出现反复或X线平片显示病情进展，则需要进行零负重，甚至可能进行更长时间的制动。成年患者出现挫败感和依从性降低较为常见。因此与患者进行有关非手术治疗相关风险和获益的详细讨论十分必要。

存在以下情况可能要考虑进行手术治疗：①游离体；②不稳定型骨软骨损伤；③保守治疗无法缓解症状；④影像学检查显示病情恶化；⑤骨骺接近闭合或已经完全闭合。手术治疗目的为恢复骨软骨稳定性以保持关节一致性并允许患者进行早期活动。

对于关节面完整且稳定的骨软骨损伤，推荐进行关节镜下损伤处钻孔。这可以为损伤区域的血管长入提供通道。钻孔的方式包括经关节面钻孔和经骨骺钻孔。80%~90%的骨骺未闭合患者及50%~75%的骨骺闭合患者症状可得到缓解，X线显示损伤愈合。

部分不稳定损伤患者，要根据软骨下骨的状态进行治疗。如果在损伤处和软骨下骨之间出现纤维连接，则应将其去除。如果软骨下骨丢失过多，可填充自体骨移植物。多种固定方式可供选择，包括

Herbert螺钉、可吸收螺钉或克氏针等，但都具有各自相应的并发症。并发症包括固定物松动移位、损伤部分碎裂、异物排斥反应、炎症、慢性渗出，以及关节软骨损伤等。

对于较大的损伤进行简单的切除效果非常差，可能会导致骨关节炎性改变的加速进展。对于超过2 cm²的损伤，纤维软骨填充缺损的钻孔技术或微骨折技术被证实效果较差。因此，对于较大范围的损伤可以尝试进行软骨移植术。自体软骨填充或镶嵌式成形术的弊端包括移植物供区并发症及软骨形态不一致等。其优势是患者自身组织的固定效果良好。另一种选择是自体软骨细胞移植——采集患者自体软骨细胞，培养增殖并移植回体内。优势包括自身组织利用并且可以消除移植物供区并发症。青年人群可获得高达90%的长期临床成功率。然而，也需要进一步的大量样本和长期随访的研究。

Cepero S, Ullot R, Sastre S: Osteochondritis of the femoral condyles in children and adolescents: our experience over the last 28 years. *J Pediatr Orthop B* 2005;14:24. [PMID: 15577303]

Crawford DC, Safran MR: Osteochondritis dissecans of the knee. *J Am Acad Orthop Surg* 2006;14:90. [PMID: 16467184]

Detterline AJ, Goldstein JL, Rue JP, et al: Evaluation and treatment of osteochondritis dissecans lesions of the knee. *J Knee Surg* 2008;21:106. [PMID: 18500061]

Gomoll AH, Farr J, Gillogly SD, Kercher J, Minas T: Surgical management of articular cartilage defects of the knee. *J Bone Joint Surg Am* 2010;92:2470. [PMID: 20962200]

Vasiliadis HS, Wasiak J: Autologous chondrocyte implantation for full thickness articular cartilage defects of the knee. *Cochrane Database Syst Rev* 2010;10:CD003323. [PMID: 20927732]

膝关节韧带损伤

膝关节韧带损伤常见于接触性或非接触性运动损伤。韧带损伤的早期诊断和治疗可以使运动员尽快恢复至受伤前的运动水平。膝关节韧带和半月板协同工作，因此急性损伤通常累及多个组织结构。

韧带损伤可进行如下分级：1级，韧带拉伤，无明显不稳定；2级，韧带进一步受损，出现可探查的不稳定现象，但韧带纤维仍有连续性；3级，韧带完全断裂。

▶ 解剖

膝关节维持稳定性需要4个韧带——前交叉韧带、后交叉韧带、内侧副韧带及外侧副韧带，以及一些附属或次要稳定结构，如半月板、髂胫束和股

二头肌等。当韧带受损时，这些次要稳定结构就尤为重要。

内侧副韧带是膝关节初级稳定结构，能限制膝关节外翻。韧带起自股骨内上髁的中间沟，内上髁C形凹槽位于收肌结节的远端前方。内侧副韧带是重要的膝关节内侧稳定结构，包括内侧副韧带浅层、腘斜韧带和关节囊韧带深层。

外侧副韧带是膝关节初级稳定结构，能限制膝关节内翻。韧带起自股骨外上髁，为股骨外侧髁最突出的位置。韧带止于腓骨头的腓骨茎突。外侧副韧带联合弓形韧带、腘肌、腓肠肌的外侧头共同构成外侧弓形复合体，控制膝关节静态或动态内翻动作和胫骨外旋。髂胫束和股二头肌也可以维持膝关节外侧的稳定性。

前交叉韧带是膝关节初级稳定结构，可以限制胫骨相对股骨的前移程度。前交叉韧带起自股骨外侧髁的后内侧面，止于胫骨平台外侧半月板前角内侧，在胫骨关节面前缘的后方约15 mm处。前交叉韧带和后交叉韧带的供血血管为膝中动脉。二者均被一层滑膜包裹，这些韧带位于关节内滑膜外。

后交叉韧带是膝关节初级稳定结构，限制胫骨相对股骨的后移程度。韧带起自股骨内侧髁的外侧面，止于胫骨平台后部关节面后方的中心压缩处，且沿胫骨后部向远端延续约1 cm。后交叉韧带为复合结构，主要由两束组成：前外侧束和后内侧束。前外侧束在膝关节屈曲时紧张，伸展时松弛，后内侧束则相反。前外侧束横截面积是后者的2倍。半月板股骨韧带即Wrisberg韧带（板股后韧带）和Humphrey韧带（板股前韧带），是后交叉韧带的第三个组成部分，起于外侧半月板后角，止于股骨后内侧髁。

▶ 膝关节不稳定的鉴别诊断

急性或慢性膝关节不稳定的鉴别诊断包括膝关节所有韧带和/或后外侧角复合体等结构。通常为多个韧带损伤合并次要稳定结构如半月板的损伤。病史和损伤机制为非常重要的信息。评估疼痛的位置有利于缩小诊断范围。同样需要进行全面详细的体格检查以明确损伤的韧带。另外，影像学检查通

常用于进一步明确诊断，以及评估和排除隐匿性损伤。

Fanelli GC, Orcutt DR, Edson CJ: The multiple-ligament injured knee: evaluation, treatment and results. *Arthroscopy* 2005;21:471. [PMID: 15800529]

Micheo W, Hernández L, Seda C: Evaluation, management, rehabilitation, and prevention of anterior cruciate ligament injury: current concepts. *PM R* 2010;2:935. [PMID: 20970763]

一、内侧副韧带损伤

▶诊断要点

• 通常为膝关节外翻应力作用所致的损伤或非接触性扭伤。

• 膝关节屈曲30° 内侧疼痛和失稳是特异性症状；膝关节完全伸直状态外翻应力作用下出现关节间隙增大，需要考虑合并前、后交叉韧带损伤。

• 慢性损伤可能导致韧带止点出现钙化。

• MRI可以进一步明确诊断，排除可能的半月板损伤。

▶症状（病史）

患者何时受伤及如何受伤是病史中重要的内容。低级别内侧副韧带损伤通常见于非接触性扭伤，而高级别内侧副韧带损伤则多见于大腿或整个下肢的外侧受力。其他重要病史信息包括疼痛位置和疼痛出现的时间、失稳、出现肿胀的时间、弹响或撕裂感等。令人惊讶的是，1级或2级损伤疼痛程度往往比韧带完全撕裂严重。膝关节短时间内出现肿胀要高度怀疑交叉韧带损伤、骨折或髌骨脱位等。

评估新近膝关节损伤患者时，收集相关病史十分重要。

▶体征（体格检查）

应对内侧副韧带损伤进行全面的膝关节检查。对前、后交叉韧带的检查十分重要，因为具体的韧带损伤情况会影响治疗方案的选择。考虑到内侧副韧带损伤常合并髌骨脱位，必须进行髌骨及髌韧带内侧的触诊和推髌试验。

沿内侧副韧带走行处的内侧关节线压痛常位于韧带撕裂处。膝关节屈曲30° 施加外翻应力，根据内侧关节间隙张开的程度评估关节松弛度。需要在膝关节屈曲30° 时进行检查，因为在膝关节伸直状态下，关节囊后部及后交叉韧带都会对抗膝关节的外翻活动，此时检查结果并不准确，会造成错误的判断，认为内侧副韧带处于完好状态。关节间隙张开程度：0为正常，1~4 mm为1级损伤，5~9 mm为2级损伤，10~15 mm为3级损伤。另外，1、2级损伤韧带止点处较为牢固，而3级损伤韧带止点处常不稳定。

▶影像学检查

A.放射线

怀疑膝关节损伤的患者需要进行全面的X线检查，用于发现急性骨折、外侧关节囊撕脱骨折、游离体、Pellegrini-Stieda损伤（内侧副韧带骨化）及髌骨脱位等。对于骨骼发育不成熟的患者需拍摄应力位片排除骨骺骨折。

B.MRI

MRI有助于进一步明确内侧副韧带损伤的诊断，并且可以辨别损伤位置。同样可以发现半月板损伤或其他膝关节组织损伤。MRI检查相对适应证包括：①多种检查方式不能确认的前交叉韧带损伤；②怀疑存在半月板撕裂；③内侧副韧带重建或修复术前的评估。

C.其他特殊检查

当患者存在保护行为时，膝关节体格检查结果可能不准确，需要在麻醉状态下进行。诊断性关节镜检查可以用来评估共存的病理状态。然而，所有这些诊断性检查大多可被MRI替代。

▶治疗（非手术治疗和手术治疗）

单纯内侧副韧带损伤常采用非手术治疗——避免膝关节受到外翻应力，并进行早期活动。1、2级损伤可以采取石膏或支具制动，通常在伤后1周或2周开始膝关节活动，早期活动可以更快地实现完全康复。

3级损伤的治疗存在争议。部分学者研究表

明，3级损伤采取非手术治疗会使病情恶化，但此类研究几乎都没有排除膝关节多发韧带损伤的情况。针对单纯3级内侧副韧带损伤，手术治疗和保守治疗的临床疗效对比结果表明，非手术治疗可以获得更好的主观症状缓解和早期康复率。

目前3级损伤合并多发韧带损伤多采用手术治疗。在这种情况下，尤其是合并内侧副韧带胫骨附着点撕脱骨折，非手术治疗效果不如单纯内侧副韧带损伤。急性期若存在撕裂韧带缩短，可行初期韧带修复术。同样，撕脱骨折急性期可以进行复位固定。如果损伤的内侧副韧带不足以完成修复，可用自体组织或同种异体组织移植物来加强韧带修复。长期重建也包括自体组织或同种异体组织移植重建。

传统内侧副韧带损伤所采取的石膏或手术治疗方式严重限制了膝关节的早期活动。应用功能性支具可以使膝关节进行早期活动和力量锻炼，同时支具可以避免膝关节受外翻应力的影响。当膝关节活动初步改善时，可以进行肌肉的等张运动锻炼。随着肢体力量的提升，可以逐渐进行较大强度的功能康复锻炼。

▶并发症

随着非手术治疗成为内侧副韧带损伤治疗的标准，并发症的发生率在逐步下降。主要的并发症包括残留外翻松弛或膝关节内侧疼痛。放射学影像检查可见内侧副韧带骨化。潜在的手术并发症包括关节纤维化、感染、隐神经和隐静脉损伤，或者反复性外翻松弛。

▶临床效果

一般来说，单纯内侧副韧带损伤采取非手术治疗可获得满意的临床效果，恢复正常的概率高达98%。

二、外侧副韧带损伤

▶诊断要点

• 患者多诉膝关节外侧疼痛，日常活动中常有膝关节内翻不稳情况。

• 膝关节屈曲30°施加内翻应力出现外侧关节间隙增大是单纯外侧副韧带损伤的典型表现。

• 通常是膝关节韧带多发伤的一部分。

• 有很高概率伴有腓总神经损伤；详细检查并记录受伤下肢的神经血管功能情况。

• 应进行MRI检查以对后外侧角损伤进行诊断。

▶症状（病史）

急性外侧副韧带损伤最常见的症状是膝关节外侧疼痛。膝关节外侧和后外侧不稳定的症状多样，与损伤的严重程度、患者活动水平、整个下肢力线和其他膝关节相关损伤等有关。例如，久坐且下肢整体呈现外翻的患者可能没有症状。但如果外侧副韧带松弛伴下肢内翻、过伸，膝关节出现过度活动现象，此时症状会很显著。患者主诉外侧关节线疼痛，日常生活中会有外摆步态，在行走中有过伸情况。

▶体征（体格检查）

单纯外侧副韧带损伤或外侧副韧带合并膝关节后外侧角损伤的患者通常合并有膝关节其他韧带损伤。因此需要进行全面详细的膝关节检查。同时，还应进行仔细的神经血管功能检查，在该类患者中，神经血管损伤的发生率为12%~29%，尤其是腓总神经损伤。

分别在膝关节完全伸直和屈曲30°时施加内翻应力，检查外侧副韧带的完整性。关节间隙距离长短不一，需要和对侧膝关节进行对比。正常情况下膝关节内翻角度为7°。单纯外侧副韧带损伤临床上可见屈曲30°时韧带松弛，但膝关节伸直时无不稳定现象，此时完好的前、后交叉韧带可以保持膝关节稳定性。

需要注意的是，严重的膝关节后外侧角损伤可能没有严重的内翻松弛。最佳的检查方式是胫骨外旋试验，即将胫骨外旋，测量大腿和足部之间的角度。分别在膝关节屈曲30°和90°时进行，该角度比对侧要大5°或以上。单纯后外侧关节囊损伤在膝关节屈曲30°时有更大的胫骨旋转角，单纯的后交叉韧带损伤在屈曲90°时有更大的胫骨旋转角。

▶影像学检查

A.X线检查

对怀疑存在膝关节损伤的患者进行X线检查，用于鉴别急性骨折、外侧关节囊撕脱骨折、游离体、腓骨头撕脱，以及髌骨脱位、慢性后外侧失稳、膝关节外柱退变性改变等。可见外侧关节间隙狭窄和软骨下硬化。应力位X线有助于更好的定量内翻角度。

B.MRI

对于膝关节后外侧角和外侧副韧带损伤，MRI是极具诊断价值的检查方式。如前所述，膝关节后外侧损伤在初步检查中可能并无表现，MRI检查可以对后外侧结构进行检查。受伤时的疼痛和膝关节保护性动作可能掩盖膝关节后外侧损伤，此时MRI极具诊断价值。

C.特殊检查

1.反向轴移试验　膝关节屈曲90°，外旋小腿，若存在后外侧损伤则会有胫骨外侧平台向外侧半脱位。然后在逐渐伸直的过程中，施加外翻应力，胫骨外侧平台可在屈曲40°时复位，并有弹响。

2.外旋反屈试验　检查时患者呈仰卧位，膝关节、髋关节完全伸直。通过牵拉足趾使腿抬起，若存在后外侧损伤，则会出现过伸、内翻不稳和胫骨粗隆外旋。

3.后外侧抽屉试验　标准后抽屉试验分别在胫骨内旋、中立位、外旋位时进行。若存在后外侧损伤，胫骨外旋时抽屉试验移位程度最大。

4.麻醉状态下进行的检查　全身麻醉状态下进行检查非常有意义，尤其是在紧急情况下。多韧带损伤患者进入手术室在全身麻醉状态下进行检查，可以避免膝关节保护性动作的影响，获得更准确的检查结果。

▶治疗

A.非手术治疗

单纯外侧副韧带损伤较罕见，合并2级损伤时，可制动2~4周，随后进行股四头肌力量锻炼，可获得较好的临床效果。3级损伤采取手术治疗效果较好。诊断延迟和后外侧损伤病史的不完整会使治疗变得困难。

B.手术治疗

如前所述，外侧副韧带损伤和后外侧韧带损伤甚少单独出现。因此对于多发韧带损伤，要同时考虑其他韧带损伤治疗。理想情况下，在急性期尽早进行诊断，这样可以早期进行韧带损伤修复手术。

膝关节慢性后外侧损伤往往需要韧带重建或重建内翻应力的限制结构。外侧副韧带重建的关键生物力学概念，即外侧副韧带的等长点位于腓骨头和股骨外上髁之间。因此无论采用何种移植物进行修复，移植物都要经过股骨外上髁和腓骨头。

为提高重建成功率，需行胫骨近端外翻截骨术以减少外侧结构所受应力。

▶康复

膝关节后外侧重建术后的康复方法，同前、后交叉韧带类似。需要术后限制负重至少6周，并采取支具保护膝关节外侧结构至少3个月。

▶并发症

腓总神经自腓骨头后方走行。优先游离腓总神经可以降低其损伤概率。

▶临床效果

如果膝关节后外侧角损伤得到诊断，并尽快修复，常可获得较好的临床效果。实现等长外侧重建，慢性后外侧角损伤修复临床效果同样优良。

三、前交叉韧带损伤

▶诊断要点

- 损伤机制包括无接触性扭转损伤，作用于伸直膝关节上的外翻暴力损伤。
- 患者可听到弹响，会描述膝关节不稳定且常有交锁感。
- 伤后12小时内出现膝关节内大量渗出。
- 较高概率出现合并损伤，如半月板损伤。

- 拉赫曼试验是敏感度最高的检查方式；轴移试验和Losee试验用于评估膝关节旋转稳定性。
- X线片上可显示Segond征。
- MRI有助于确立诊断，并可辨别可能的合并损伤。

▶ 症状（病史）

在膝关节韧带损伤的诊治中，了解损伤机制非常重要。这有助于针对其他可能受伤的结构进行检查。前交叉韧带损伤发生方式多样。最常见的非接触性前交叉韧带损伤为在跑步、跨栏或跳跃中，进行减速时合并扭转应力导致前交叉韧带损伤。最常见的接触性损伤方式为过伸或外翻暴力直接作用。

前交叉韧带损伤患者常可在受伤时有关节内弹响，但这并不是前交叉韧带损伤特有的。当再次进行竞技性运动时患者会发现关节不稳定现象，继发于关节内出血的关节肿胀多在伤后的4~12小时内出现。

▶ 体征（体格检查）

根据完善的病史和详细的体格检查常可诊断前交叉韧带损伤，而无须其他特殊检查方式。必须进行完整详细的体格检查以评估任何可能的合并损伤。应首先检查健侧膝关节，使患者了解熟悉检查方式。

拉赫曼试验是交叉韧带损伤最具诊断价值的检查方式。检查方法为患者屈膝20°~30°，检查者固定患者股骨远端，并向前方推移胫骨。评估胫骨向前移位程度和移位终点特性。对比患侧和健侧的韧带松弛度。1级为胫骨相对前移1~4 mm，2级为5~9 mm，3级为10~15 mm。

前抽屉试验是另外一个评估胫骨前移的检查方式。患者屈膝90°，检查者向前方推移患者胫骨。该试验敏感度低于拉赫曼试验。

前交叉韧带损伤急性期，常在膝关节肿胀和保护性反应影响之前存在空窗期，此时进行体格检查常可获得准确的结果。适当抽出关节内积血可以缓解患者疼痛，并可提高急性期体格检查的准确性。

轴移试验用于评估前交叉韧带损伤的旋转稳定性。检查过程中会出现膝关节伸直时胫骨平台向前半脱位和膝关节屈曲时外侧胫骨平台复位。将患者膝关节伸直，使胫骨内旋并对膝关节施加外翻应力，之后逐步屈曲膝关节。半脱位的外侧胫骨平台多在膝关节屈曲30°时复位。内侧副韧带损伤或半月板损伤可能会导致假阴性结果。

轴移试验被认为是评估前交叉韧带损伤后膝关节稳定性的最佳方式。如果患者受伤病史不详则更具价值。

▶ 影像学检查

进行膝关节X线检查排除膝关节骨折。Segond骨折为胫骨前外侧关节囊的撕脱骨折。在骨骼发育未成熟时，X线可显示发生于前交叉韧带胫骨平台止点处的撕脱骨折。MRI为最理想的评估合并损伤的检查方式。尽管不是前交叉韧带诊断的必要检查，但MRI诊断前交叉韧带损伤的准确率高达95%。80%的前交叉韧带损伤病例会出现股骨外侧髁和外侧胫骨平台的骨挫伤。

▶ 特殊检查

使用特殊检查工具可以有效辅助体格检查，并为今后的对比提供客观的基础值。最常用的是关节动度计（KT-1000），可使用一系列标准方式来评估胫骨前移距离。

▶ 治疗

A.非手术治疗

单纯前交叉韧带损伤的康复应包括恢复膝关节活动度和加强膝关节周围肌肉的力量等。不建议进行可能引起膝关节失稳的活动。随着关节活动度和肌肉力量的恢复，可以逐步恢复日常活动并确保活动水平不会造成失稳。

对于回归竞技性运动的患者来说，前交叉韧带损伤后采取非手术措施联合康复治疗，临床效果较差。在那些重新参与网球、足球和橄榄球等运动的患者中，有80%的人出现了因关节不稳定导致的疼痛、肿胀和功能障碍。这样的不稳定发作可能会导致半月板和关节软骨的进一步损伤（图3-15）。

B.手术治疗

是否选择手术重建前交叉韧带取决于患者重回竞技性运动的期望值、年龄、伴随的退变性改变，以及主观、客观两方面膝关节不稳定的表现。例如，一个年轻运动员患者，具有较高的重返赛场的希望，并且主观感觉和客观表现都存在膝关节不稳定，则最好通过手术重建韧带功能。而一位年龄较大合并退变性关节炎的患者，若回归赛场的愿望不大，没有主观上的不稳定感受，可以采取非手术措施进行处理。

在前交叉韧带重建手术早期，初期韧带修复效果较差。这使得各种移植材料得到应用，无论是合成材料还是自体或同种异体移植物，均可用于前交叉韧带重建手术。现在，利用自体骨-髌韧带-骨、半腱肌/腘绳肌肌腱自体移植或同种异体骨-髌韧带-骨移植是最为常用的方式，具有满意的重建效果。

膝关节前交叉韧带重建的目的是恢复正常前交叉韧带的解剖位置、强度和功能。最近几项研究质疑了单束重建的效果。他们指出，术后关节不稳定

率高达30%，而且只有60%~70%的患者可以重新返回赛场。因此他们提倡采取双束修复术以重建正常解剖结构并改善前交叉韧带术后临床效果。该技术利用前交叉韧带正常的解剖结构，即前交叉韧带主要由两束纤维组成：前内侧束和后外侧束。前内侧束提供前后运动的稳定性，而后外侧束提供对旋转运动的控制。双束重建可以对抗旋转负荷并且可以模仿正常膝关节运动方式。生物力学试验和1级证据研究表明，双束重建可以增加旋转稳定性，但临床试验与传统单束重建相比，并未获得明确结果。这也是一项具有争议的研究。无论是单束重建还是双束重建，应该注意的是要尝试重建前交叉韧带正常的解剖结构。

1.单束重建 选择合适强度的移植物之后，应该注重考虑移植物放置的位置。移植物通常要穿过胫骨和股骨上的骨道。胫骨关节内骨道位于残留前交叉韧带附着处，即后交叉韧带起点前方，在冠状面上位于髁间窝中央内侧（图3-16，图3-17）。

移植物应放置到位，移植物应保持适度张力并牢固固定。若移植物过于松弛不能为膝关节提供稳

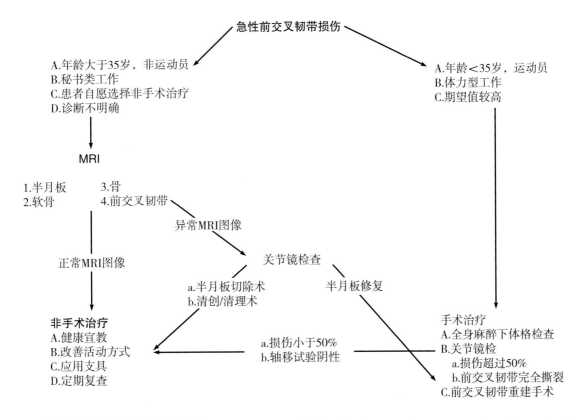

▲**图3-15** 急性前交叉韧带损伤治疗流程（Marzo JM, Warren RF: Results of nonoperative treatment of anterior cruciate ligament injury: changing perspectives. Adv Orthop Surg 1991;15:59.）

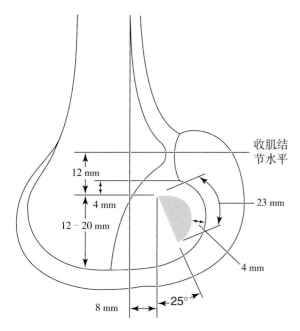

▲图3-16　右股骨髁内侧，显示前交叉韧带附着点与周围解剖结构的关系（Arnoczky SP: Anatomy of the anterior cruciate ligament. Clin Orthop Relat Res 1983;172:19.）

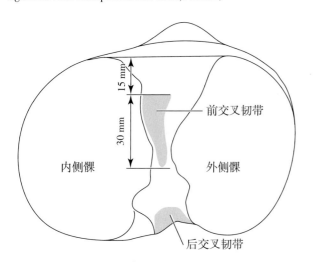

▲图3-17　胫骨平台上表面，显示前交叉韧带附着点与周围解剖结构的关系（Girgis FC, Marshall JL, Monajem A: The cruciate ligaments of the knee joint: anatomical, functional, and experimental analysis. Clin Orthop Relat Res 1975;106:216.）

定性，而且张力过高则会导致移植失败或限制膝关节活动度。有多种方式用于移植物的固定，最常用的方式为使用挤压螺钉将移植物固定于骨道中，或者用丝线将移植物固定在骨道周围皮质上。

2.双束重建　双束重建和单束重建有诸多差异。首先是除了关节镜所需的前内侧和前外侧通道，还需要一个前内侧附属通道。该通道有利于在股骨端精确钻孔，尤其是前内侧股骨通道。其次要特别注意韧带撕裂类型，这有助于确定残留韧带的位置。确定植入点的长度和宽度也很重要，因为前

交叉韧带止点小于12 mm时很难成功。同样也应注意在2个通道之间保留至少2 mm的骨桥，以免出现骨道互通的情况。作者推荐采用异体胫骨前肌或胫骨后肌肌腱。在股骨侧用内置纽扣固定，胫骨侧采用挤压螺钉固定。使移植物保持一定张力，后外侧束成0°~15°，前内侧束成45°~60°。

▶并发症

尽管前交叉韧带重建术临床效果较好，但仍有一些并发症发生。最常见的并发症是膝关节活动度受限或丧失。这可以通过术后立即将膝关节维持在伸直位来进行改善。术后立即开始膝关节屈曲功能锻炼，目标为术后1周屈曲达到90°。另外，注意髌骨的活动，以预防髌股关节瘢痕形成。另外一个常见并发症为膝关节前部疼痛，但具体病因尚不明确。一般认为获取髌韧带为移植物时会加重髌股关节疼痛。不常见并发症（发生率<1%）有髌骨骨折、髌韧带撕裂、股四头肌肌腱撕裂等。

▶临床效果/运动恢复

前交叉韧带术后康复的目的是尽快恢复至患者所期望的活动水平，并尽量避免并发症的发生。通过不断提高的手术技术和相关辅助康复措施，大部分研究表明，前交叉韧带重建术可获得90%以上的满意度。患者通常可在术后4~6个月恢复运动，一些职业运动员甚至能在术后3个月即可参加竞技性运动。各个医疗结构关于术后回归运动的标准不一，但都需要综合考虑功能、主观感受及临床检查来进行判断。一般来说，包括膝关节达到全范围活动度、KT-1000试验与健侧膝关节相比<2~3 mm、大于85%的股四头肌力量和完全正常的腘绳肌力量，以及相对于正常膝关节功能恢复至85%等。

Herrington L, Wrapson C, Matthews M, et al: Anterior cruciate ligament reconstruction, hamstring versus bone-patella tendon-bone grafts: a systematic literature review of outcome from surgery. *Knee* 2005;12:41. [PMID: 15664877]

Järvelä T, Moisala AS, Sihvonen R, et al: Double-bundle anterior cruciate ligament reconstruction using hamstring autografts and bioabsorbable interference screw fixation: prospective, randomized clinical study with 2 year results. *Am J Sports Med* 2008;36:290. [PMID: 17940145]

Laxdal G, Kartus J, Hansson L, et al: A prospective randomized comparison of bone-patellar tendon-bone and hamstring grafts for anterior cruciate ligament reconstruction. *Arthroscopy* 2005;21:34. [PMID: 15650664]

Prodromos CC, Fu FH, Howell SM, et al: Controversies in soft-tissue anterior cruciate ligament reconstruction: grafts, bundles, tunnels, fixation and harvest. *J Am Acad Orthop Surg* 2008;16:376. [PMID: 18611995]

四、后交叉韧带损伤

▶诊断要点

• 常见的损伤机制包括膝关节屈曲时作用于胫骨前部的直接暴力，或摔落时足跖部弯曲。

• 患者主诉膝关节疼痛、肿胀和僵硬。

• 体格检查可见后抽屉试验、Godfrey试验和反向轴移试验阳性。

• 必须进行全面的膝关节检查，因为通常伴有其他损伤（后外侧角、半月板）。

• 影像学检查必须包括X线片、MRI等。X线检查可在慢性后交叉韧带损伤中评估髌股关节和膝关节内侧柱关节炎。

▶症状（病史）

对后交叉韧带损伤患者进行评估时，要注重其损伤机制、损伤严重程度和任何可能的合并损伤。与前交叉韧带损伤相比，后交叉韧带损伤患者很少出现弹响或者主观膝关节不稳定表现，更多的是膝关节疼痛、肿胀和僵硬。

亚急性或慢性后交叉韧带损伤的临床表现可以无症状，也可能存在严重的不稳定和疼痛。膝关节严重内翻或外侧结构损伤的患者常诉关节不稳定或失控感。相比前交叉韧带损伤，后交叉韧带的损伤机制存在一些不同。最常见的机制之一是"仪表盘"损伤，即当膝关节屈曲90°时，胫骨受到向后方的直接暴力作用导致的损伤。运动产生的后交叉韧带损伤多见于外力或打击，而不是像前交叉韧带损伤那样在减速过程中扭曲受损。最常见的运动损伤方式为胫骨前缘力的直接作用，或者落地时屈曲的膝关节着地所致。对于运动员来说，单纯后交叉韧带损伤最常见于膝关节过伸状态下造成韧带部分撕裂。另外，外翻或内翻暴力作用于过伸状态的膝关节会导致严重的多韧带损伤合并后交叉韧带撕裂。

▶体征（体格检查）

必须对膝关节进行全面详细的检查。视诊要注意观察胫骨近端前缘或腘窝处是否存在瘀斑和皮肤擦伤，这是诊断后交叉韧带损伤的特异性线索。另外，需要对可能的半月板或其他韧带损伤进行评估。后交叉韧带损伤急性期检查前交叉韧带的松弛度并不容易，因为此时没有一个稳定的参照点去完成拉赫曼试验或前抽屉试验。

对急性期后交叉韧带损伤进行体格检查较为困难。尽管高度怀疑，但大多数后交叉韧带损伤都不能在急性期得到确诊。最准确的检查方式是后抽屉试验。患者取仰卧位，患侧膝关节屈曲90°，固定股骨远端，并对胫骨前缘施加向后的力。记录胫骨后移的程度，以及终末位移点的特性。胫骨后移的程度可以通过测量前内侧胫骨平台和股骨内侧髁的距离来判断。一般来说，胫骨平台比股骨内侧髁向前方超出1 cm左右。在检查过程中必须对健侧膝关节进行检查，以作为双侧对比的基准。

另外一个体格检查方式是Godfrey试验。患者取仰卧位并屈膝、屈髋，将足部置于支撑物上，此时可见小腿由于自身重力的原因，导致胫骨相对股骨有"下沉"的距离，此为Godfrey试验阳性。当股四头肌主动收缩时，可以观察到胫骨的复位。

反向轴移试验类似前交叉韧带损伤中的轴移试验。使患者足部外旋，膝关节屈曲90°同时对膝关节施加外翻应力。逐渐伸直膝关节，可以观察到在屈曲20°~30°时后外侧胫骨平台复位。

怀疑存在后交叉韧带损伤时要注意对膝关节后外侧角进行检查评估。因为高达60%的后交叉韧带损伤可能伴有后外侧角的损伤。

▶影像学检查

A.放射学影像

考虑到造成后交叉韧带损伤的强大力量，需要对患侧膝关节进行X线检查，以评估可能的骨质损伤、脱位，或发现可能的合并损伤的征象。X线片上显示胫骨轻度后脱位也可能意味着后交叉韧带损伤。应力下后抽屉试验的影像并与健侧对比比普通平片对后交叉韧带诊断的敏感性高。对于慢性后交叉韧带损伤，X线检查有利于评估髌股关节，以及可能随着时间推移而出现的膝关节内侧退变性改变。

B.MRI

MRI是目前后交叉韧带损伤最为理想的诊断工具。据报道，MRI对后交叉韧带撕裂有高达96%~100%的敏感性。更重要的是，MRI具有发现合并损伤的能力。这在诊断膝关节后外侧角损伤时尤为重要，因为初步体格检查可能将其忽略。对于多韧带损伤，MRI用于评估前交叉韧带，因为在后交叉韧带完全断裂的情况下进行前交叉韧带相关检查较为困难。

C.其他特殊检查

对于单纯慢性后交叉韧带损伤，膝关节内侧和髌股关节处的疼痛常用X线评估。如果结果提示无异常，一些医生会进行骨扫描进一步检查。受应力大的区域会增大对放射性物质的吸收从而在骨扫描图像上显示。对患者进行后交叉韧带重建可能会降低膝关节应力并延迟骨性关节炎的发生。

▶治疗

对单纯后交叉韧带损伤的治疗存在一定争议。选择合适的治疗方案要考虑多种因素——患者年龄、活动水平、期望值水平和合并损伤。一些关于非手术治疗和手术治疗的文献难以明确结果，且缺乏随机试验的长期随访数据。

A.非手术治疗

后交叉韧带损伤的康复多取决于可能的合并损伤，尤其是膝关节后外侧角损伤。因此这里主要叙述单纯后交叉韧带损伤。康复过程中重要的两点是恢复关节活动度和肌肉力量。恢复股四头肌的正常功能是获得满意效果的重要因素。初期治疗的目的是维持胫骨复位，并减少受损后交叉韧带的受力。若韧带部分损伤（1级、2级损伤），预后通常较好。对于完全撕裂的情况，大多需要于伸直状态制动膝关节，以保护后外侧角结构。早期应着重进行股四头肌力量增强的锻炼、直腿抬高和伸直状态下

部分负重锻炼。

总之，大部分患者可以从非手术治疗中获益。尽管在检查时会有不稳定的表现，但大部分患者主观上对膝关节功能状态较为满意。临床上应用支具控制后交叉韧带松弛度效果较差。

慢性后交叉韧带功能不全最常见的主诉是疼痛而不是关节不稳定。后交叉韧带功能障碍合并胫骨后脱位会极大地增加髌股关节和膝关节内侧结构的受力。一项对后交叉韧带患者的试验表明，有60%的患者出现了膝关节内侧退行性改变。

B.手术治疗

后交叉韧带损伤的手术治疗可用于处理撕脱骨折、单纯急性后交叉韧带损伤、多韧带损伤和慢性后交叉韧带功能不全等。如果无移位现象，这些损伤可用非手术方式治疗。如果有严重移位，常用开放复位内固定手术治疗。

目前对于单纯后交叉韧带损伤，大部分医生仍选择非手术方式进行治疗。但研究表明，非手术方式并非没有不良后果。尽管短期内主观体验较好，但大部分患者仍然存在客观上的不稳定征象，随着时间的推移，也会出现退变性关节炎性改变。一项对后交叉韧带功能不全患者的随访试验表明，89%的患者存在持续性疼痛，半数患者存在膝关节慢性肿胀。随访25年时，发现该组患者都出现了关节退行性改变。因此，考虑到失稳的进一步发展和关节炎性改变风险的升高，后交叉韧带手术重建是合理的选择。

最初的外科手术治疗方式是对韧带本体的撕裂进行初步修复，但该方式并不能减少关节不稳定的体征。目前所采用的修复方式是采用自体或同种异体移植物，于正常解剖位置重建后交叉韧带。重建后交叉韧带的方式很多，最主要的两种是单束修复和双束修复。后交叉韧带的单束修复类似前交叉韧带的单束修复，双束修复可以对前外侧束和后内侧束进行重建。但双束重建技术尚缺乏临床试验和长期随访来说明其与单束修复的优劣势。

后交叉韧带损伤合并多发韧带损伤导致的严重膝关节不稳定需要进行韧带重建治疗。很多针对复杂膝关节损伤行后交叉韧带重建手术的试验都是进

行初期修复。尽管患者主观感觉满意，修复术后韧带松弛仍然很常见。目前采用自体或同种异体移植物进行后交叉韧带重建手术成了处理此类复杂病例的最突出的技术。

▶并发症

最常见的并发症是体格检查中韧带再发松弛。这可能不会出现主观上的不稳定感受。多韧带损伤修复重建中进行后交叉韧带急性期修复可能会导致关节纤维化和术后瘢痕形成。

▶临床效果/运动恢复

采取非手术治疗方式也能获得较好的功能恢复。足够强大的股四头肌力量和伸肌装置可以代偿后交叉韧带的松弛。运动员在返回赛场前要花费至少3个月的时间用于康复锻炼。但是韧带3级损伤的患者是不能再参加竞技性运动的，此类患者可以从韧带重建术中获益。

后交叉韧带损伤合并多发韧带损伤时要小心地进行恢复运动尝试。尽管对多发韧带损伤的认识在不断深入，也有了合适的治疗、重建、康复方式，但绝大多数患者不能重返竞技性运动。

Jung TM, Lubowicki A, Wienand A, Wagner M, Weiler A: Knee stability after posterior cruciate ligament reconstruction in female versus male patients: a prospective matched-group analysis. *Arthroscopy* 2011;27:399. [PMID: 21168303]

Li G, Papannagari R, Li M, et al: Effect of posterior cruciate ligament deficiency on in vivo translation and rotation of the knee during weightbearing flexion. *Am J Sports Med* 2008;36:474. [PMID: 18057390]

Lien OA, Aas EJ, Johansen S, Ludvigsen TC, Figved W, Engebretsen L: Clinical outcome after reconstruction for isolated posterior cruciate ligament injury. *Knee Surg Sports Traumatol Arthrosc* 2010;18:1568. [PMID: 20571763]

McAllister DR, Petrigliano FA: Diagnosis and treatment of posterior cruciate ligament injuries. *Curr Sports Med Rep* 2007;6:293. [PMID: 17883964]

五、髌骨脱位

▶诊断要点

- 最常见的是外侧脱位。
- 髌骨内侧缘疼痛、肿胀、压痛；膝关节屈曲并向外推移髌骨时有恐惧感。
- 检查对侧的过度运动，确立比较基准。

- 进行X线检查找寻可能的骨软骨碎块。

髌骨脱位是关节内积血的潜在诱因，当评估急性膝关节损伤时要进行考虑。损伤机制为膝关节屈曲时受到外翻应力且胫骨外旋。常发生于10~20岁的女性。

▶临床表现

髌骨脱位大部分是向外侧脱位。大多数患者并不会注意到是髌骨向外侧脱位，而是可能认为膝关节向内侧移动。除了受伤，其他时候很难见到实际的脱位现象。当膝关节伸直时常可见髌骨复位。

体格检查可见内侧髌骨韧带起点处的内侧支持带和收肌结节处压痛。膝关节轻度屈曲并将髌骨推向外侧时患者会表现出恐惧感。X线片包括髌骨轴位片，可发现骨软骨骨折。通常可见从髌骨内侧关节囊上的小块撕脱骨折，其位于关节外，并不需要手术去除。移位的骨软骨骨折需要切除或采取内固定手术。对侧髌骨同样要进行检查以排除可能的脱位诱因，如高位髌骨、膝反屈、Q角增大和髌骨过度活动等。高位髌骨通过测量髌韧带与髌骨长度的比值来判断。正常值上限为1.2。Q角是由沿髌韧带线和髂前上棘–髌骨中心连线交叉组成的角。一般正常角度为10°±5°。活动度过大的患者可能表现为膝关节过伸或膝反屈，使髌骨处于高位。此外，这类患者的膝关节囊韧带结构，包括一些静态稳定结构，也存在过度活动，这使得病变处于过度活动状态。

▶治疗和预后

髌骨脱位有多种治疗方式，包括即刻活动和加强肌肉锻炼，管型石膏制动6周后进行锻炼，关节镜下支持韧带修复，外科手术修复，以及立即进行髌骨复位等。

具体治疗措施应根据诱发因素制订。功能性治疗通常可以取得满意效果。如果脱位再发，需要进行再度复位对齐。一项长期随访研究表明，相对于非手术治疗，手术处理髌骨错位问题，可能有更高的骨性关节炎发生概率。

Buchner M, Baudendistel B, Sabo D, et al: Acute traumatic primary patellar dislocation: long-term results comparing conservative and surgical treatment. *Clin J Sport Med* 2005;15:62. [PMID: 15782048]

Gerbino PG, Zurakowski D, Soto R, et al: Long-term functional outcome after lateral patellar retinacular release in adolescents: an observational cohort study with minimum 5 year follow-up. *J Pediatr Orthop* 2008;28:118. [PMID: 18157056]

Smith TO, Davies L, Chester R, Clark A, Donell ST: Clinical outcomes of rehabilitation for patients following lateral patellar dislocation: a systematic review. *Physiotherapy* 2010;96:269. PMID: 21056161]

膝关节肌腱损伤

股四头肌肌腱损伤和髌韧带撕裂通常由股四头肌剧烈反常收缩导致，多发生在运动员步态不稳而极力避免摔落时。两种类型的损伤都很常见。

一、股四头肌肌腱损伤

▶诊断要点

- 多见于40岁以上的人群。
- 患侧膝关节多不能伸直。
- 如果不进行处理，股四头肌会向近端挛缩。

股四头肌肌腱撕裂通常发生于40岁以上人群。对新鲜撕裂处的组织进行活检，可见局部已经有退行性改变。双侧肌腱损伤极为少见，且通常和痛风、糖尿病、应用激素有关。当创伤极轻微且为双侧损伤时，由于只有轻微的肿胀和损伤症状，很难确立准确的诊断。

最主要的症状是膝关节不稳定。当尝试将膝关节伸直时，髌上区会出现一处沟槽。髌骨位置较低且可以触及股骨髁的前缘。

急性股四头肌肌腱完全撕裂必须手术修复，如果不予处理，股四头肌断端会形成瘢痕并向近端挛缩。直接断端修复可以获得满意的临床效果。伤后2周再进行韧带修复比较困难，可能需要股四头肌延长手术、肌肉或肌腱移植，或者综合应用上述方式。

West JL, Keene JS, Kaplan LD: Early motion after quadriceps and patellar tendon repairs: outcomes with single-suture augmentation. *Am J Sports Med* 2008;36:316. [PMID: 17932403]

二、髌韧带撕裂

▶诊断要点

- 常见于40岁以下人群。
- 放射学影像检查可见高位髌骨。
- 膝关节伸直障碍。

髌韧带断裂多见于40岁以下人群。患者常不能主动伸直膝关节，髌骨位置较高，在髌骨下方可触及缺陷。外科手术是最合适的处理方式。必须头对头修复从髌骨内侧和外侧经过的支持带，减张线围绕髌骨并穿过胫骨粗隆。这些线要在术后6~8周去除。慢性髌韧带撕裂难以处理。必须将股四头肌和髌骨向下方牵拉至合适位置。可使用股薄肌或半腱肌部分肌腱作为髌韧带替代材料进行修复。

髌骨在髌韧带起点处断裂会影响伸肌装置，常见于8~12岁的儿童。髌骨下极连带部分关节软骨被牵拉向下方（图3-18）。由于骨折块很小，漏诊可能性较高。此种情况下必须重建伸肌装置。需要进行开放复位内固定术联合张力带来复位移位的骨折。

Brooks P: Extensor mechanism ruptures. *Orthopedics* 2009;32:9. [PMID: 19751001]

膝关节疼痛

膝关节疼痛是运动员常见的主诉。如果没有急性损伤病史，则疼痛通常由过度使用即疲劳导致。患者通常可以准确指出疼痛部位。必须详细地收集患者活动相关信息，同时也要对下肢进行全面的评估。

一、膝前区疼痛

▶髌股关节病

A.诊断要点

- 上楼或爬山时出现疼痛或疼痛加重。
- 通常见于年轻女性。
- 检查Q角、股骨前倾、髌骨活动度和股四头肌力量等。
- 通过X线检查判断是否存在膝关节外翻、骨

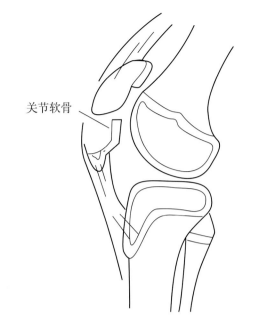

关节软骨

A

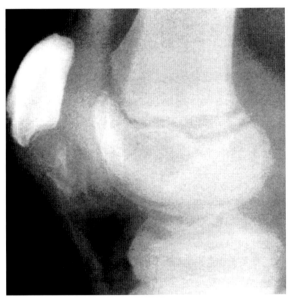

B

▲**图3-18** 髌骨袖套样骨折。A.髌骨下极相对较小的骨折块从上部撕脱。B.膝关节侧位片可见移位的骨折，但软骨部分不可见（Rockwood CA Jr, ed: Fractures in Children, 3rd ed. Philadelphia: Lippincott; 1991.）

软骨损伤、高位髌骨等异常。

B.临床表现

1.症状和体征 通常表现为双侧膝关节不适，常见于10~20岁的女性。髌股关节为常见的疼痛来源，需考虑髌骨软化症、髌股关节痛、外侧髌股关节压迫综合征等。患者通常在上下楼梯或上下山时出现膝关节疼痛，在行走、跑步或其他活动中可能出现膝关节不稳定现象。当体重作用于髌骨时，会出现髌骨关节反作用力。膝关节肿胀比较少见。如

果症状仅在一侧出现，可考虑改变活动或上下楼的方式，使患侧膝关节保持伸直，用对侧下肢力量上下楼。这样可以减少髌股关节反作用力。

导致上述问题的主要原因是髌股关节为半限制性关节，膝关节屈曲0°~20°时活动性最大。当膝关节继续屈曲时，限制性逐渐增大。髌股关节的限制性也与其他因素有关，如股骨凹陷角度、是否存在高位髌骨和韧带的松弛性等。另外，股骨前倾和Q角增大也可能导致髌股关节不稳定性增加（图3-19）。缺乏限制可能会造成髌骨完全脱位。髌股关节的对合关系个体差异很大，可能会因髌骨的解剖结构和动态、静态限制引起高接触应力。持续增大的应力可能会导致疼痛和髌股关节骨性关节炎。

对髌股关节半脱位的患者进行体格检查，往往得不到和主诉有关的检查结果。偶尔能在膝关节屈伸过程闻及捻发音、"咔嗒"声等。膝关节抗阻运动时，可能会在某个屈曲角度出现疼痛症状。髌股关节半脱位可通过髌骨恐惧征进行诊断，即将髌骨向外侧推移，股四头肌快速收缩为阳性。

2.影像学检查 膝关节正位片通常可以显示膝关节外翻角度。侧位片可能发现高位髌骨，而膝关节不同角度屈曲时的髌骨切线位片则可观察到运动过程中髌骨内面和股骨接触的缺失。

如果影像学检查结果未见异常，则通常考虑为髌骨软化症。若X线显示半脱位，则为髌股关节半脱位。更加准确的术语是髌股关节痛，因为髌股关节半脱位往往早于疼痛出现，而且髌骨软化症需要关节镜下或病理学检验才能确诊，而髌股关节痛是一个临床诊断。

C.治疗

1.髌骨软化症 初期多为保守治疗，即通过增强股四头肌力量和耐力来保持髌股关节的稳定性。减重有利于减少髌股关节的受力；减少屈曲状态下膝关节的负重也有利于减少关节受力。当主要不适为半脱位和脱位带来的恐惧感时，可采用膝关节矫形器械来限制膝关节伸直，因为膝关节屈曲时稳定性相对更好。此外，也可采用NSAID缓解疼痛。

2.髌股关节痛 只有严格保守治疗无效时才考虑手术治疗。恢复髌股关节正常解剖位置有利于缓

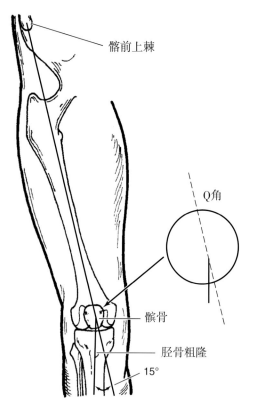

▲**图3-19**　Q角和外翻畸形（American Academy of Orthopaedic Surgeons: Athletic Training and Sports Medicine, 2nd ed. Burlington: Jones and Bartlett; 1991.）

解关节痛。进行外侧支持韧带松解，随后进行一段时间的保守治疗。对于膝关节外翻畸形或股骨前倾的患者，在髌股关节矫正后，还要进行肢体远端的矫正，使下肢力线恢复正常。

3.外侧髌股关节压迫综合征　外侧髌股关节压迫综合征会出现髌骨外侧面或股骨外侧髁压痛。由于没有软骨损伤，膝关节渗出较少见。治疗措施包括减少活动，如避免爬山和有氧运动等。冰敷、股四头肌和腘绳肌拉伸、股四头肌抗阻锻炼都可以实现无痛性增强股内斜肌的力量。髌骨支持器械同样有利于恢复。大多数患者都能得到满意恢复并回归日常活动。但是对于收缩的髌骨外侧支持带，是否进行松解术仍存在争议。

4.髌韧带炎　髌韧带炎也称为跳跃膝，常见于篮球和排球运动员。髌骨下极可有韧带区压痛。治疗包括冰敷、避免跳跃运动等。对于难治性病例，采取清创术去除退变性肌肉组织可获得满意临床效果。

D.预后

跳跃膝预后较好。该病症状常持续存在但具有自限性。患者可以通过改变运动方式避免疼痛出现。

二、膝外侧疼痛

▶**髂胫束摩擦综合征**

A.诊断要点

- 膝关节外侧疼痛。
- 通常见于跑步和自行车运动员。
- 股骨外上髁压痛、奥伯试验（Ober test）阳性。

膝关节外侧非关节线处的疼痛多由髂胫束摩擦综合征导致。是由髂胫束与股骨外上髁摩擦造成的滑囊炎。当膝关节逐渐伸直时，于屈曲30°触及股骨外上髁处的压痛有助于该疾病的诊断。奥伯试验：患者保持侧卧位，髋关节处于过伸位，通过下肢的外展、内收运动评估髂胫束的紧张程度。该病常见于跑步或自行车运动员。

治疗方式包括减少运动员的运动量、冰敷、髂胫束拉伸或使用支具。在平缓地面进行运动或改变步态均有利于疾病的治疗。对于自行车运动员，可适当降低车座高度，使膝关节不能完全伸直。膝关节内激素注射不常用。其他膝关节过度使用综合征，预后通常较好。

Hariri S, Savidge ET, Reinold MM, Zachazewski J, Gill TJ: Treatment of recalcitrant iliotibial band friction syndrome with open iliotibial band bursectomy: indications, technique, and clinical outcomes. *Am J Sports Med* 2009;37:1417. [PMID: 19286912]

Lavine R: Iliotibial band friction syndrome. *Curr Rev Musculoskelet Med* 2010;3:18. [PMID: 21063495]

▼ 踝关节或足疼痛

详细的足踝关节损伤诊断与治疗参考第八章。运动员的特异性损伤包括慢性跟腱炎、足跟疼痛、足底筋膜炎和胫后综合征。

▶**临床表现**

跟腱炎是跑步运动员常见病症。常由腓肠肌收缩或极度外旋使跟腱受到过度牵拉所致。此外，跟骨后上方可能会出现骨性凸起，造成足跟后滑囊炎。

足跟疼痛是跑步运动员的常见问题。由于其病因不明确，治疗起来存在一定困难。病因理论上包括足跟刺痛、滑囊炎、脂肪垫萎缩、应力性骨折、足底筋膜炎或胫后神经卡压等。

很多患者的疼痛症状局限于足跟后内侧面，即足底筋膜跟骨附着处的远端（足底筋膜炎）。疼痛多在晨起时最严重，随着日常活动逐渐减轻。

胫后综合征发生于过度旋前的跑步运动员。运动员的足纵弓受力变平，胫骨后肌要时刻牵拉以提高纵弓，而使其受到不正常的应力作用。

▶ 治疗

治疗措施要依据损伤的原因而定，一般包括减少活动、使用特制鞋垫及进行拉伸运动。如果考虑疼痛是由极度旋前导致的，可采用矫形支具辅助治疗。不推荐类固醇激素注射，因为这有可能使韧带力量减弱从而导致断裂。

慢性跟腱炎或足跟后滑囊炎很少采取手术干预。手术主要用于去除跟腱中的纤维化或钙化部分，以及去除跟骨后突上的部分骨质。就足底筋膜炎而言，治疗措施包括冰敷，以及应用抗炎药物。可使用在足跟部增厚且有吸收震荡作用的特制鞋垫。对于依从性差的患者，可采取类固醇激素注射。若发生足底筋膜的急性断裂，多为锐痛，并可造成6~12周的功能障碍。

极度旋前有可能造成腓骨应力性骨折。可使用半刚性矫形支具以缓解旋前畸形的程度。在跑步时佩戴支具实际上使跑步更费体力，但能减少不正常的应力作用则有利于恢复。

Hanlon DP: Leg, ankle, and foot injuries. *Emerg Med Clin North Am* 2010;28:885. [PMID: 20971396]

Mizel MS, Hecht PJ, Marymont JV, et al: Evaluation and treatment of chronic ankle pain. *Instr Course Lect* 2004;53:311. [PMID: 15116624]

Simpson MR, Howard TM: Tendinopathies of the foot and ankle. *Am Fam Physician* 2009;80:1107. [PMID: 19904895]

▼ 下肢其他损伤

运动员出现的很多病症难以进行确诊，此时要全面认真地进行鉴别诊断以排除更严重的损伤。通常先休息一段时间，随后逐步恢复活动是最好的处理方式。康复过程可以辅以冰敷、伸展运动及受伤肢体力量锻炼，这样有利于恢复过程的加快。

下肢过度使用综合征

很多运动员包括跑步者、自行车运动员、有氧运动爱好者、篮球和排球运动员等，常在没有急性损伤的情况下出现下肢疼痛症状。对于这种情况，要全面详细询问病史，并针对不同运动类型提出不同的问题。如对于跑步者，要注意询问最近有无跑步距离的增加或跑道材质的改变，疼痛出现的时间，以及在就医之前采取过何种治疗措施等。

不仅要针对疼痛部位进行检查，同时也要对背部、骨盆、肢体长度、膝内翻或膝外翻、股骨和胫骨扭矩，以及高弓足或扁平足等情况进行检查。必须检查腘绳肌或跟腱的挛缩情况及患者步态类型。另外，对跑步所穿鞋子进行检查也可能有利于诊断。

一、肌肉劳损

▶ 诊断要点

• 通常波及跨越两个关节的肌群（如腓肠肌）。

• 患者通常会有肌肉被"揪住"的感受，以及局部疼痛感。

• 致病因素通常认为是偏心力作用。

下肢的肌肉劳损非常常见，多发生于肌肉远端的肌腹、肌腱相接处。肌肉伸展的最大限度为静息状态长度的1.25倍，超过限度则可能发生撕裂。肌肉劳损可依据疼痛、肌肉痉挛、功能障碍的程度，分为轻度、中度和重度劳损。重度劳损可能是肌肉完全断裂，通常可触及肌肉中缺陷，及肌肉近端球形改变。

尽管肌肉劳损发生率很高，也有很大可能导致功能障碍，但其病理学基础尚不明确。容易被拉伸的肌肉更容易发生劳损。对于下肢来说，腘绳肌、股四头肌、腓肠肌常可发生肌肉劳损。这些肌肉均跨越两处关节，且都不能对抗完全拉伸。力量越强大的肌肉越有可能发生劳损，通常见于需要"爆发力"的运动。通常认为偏心力（肌肉伸展时进行牵拉）是肌肉劳损的致病因素。

▶临床表现

诊断较容易。通常运动员在加速时会有肌肉紧缩感。肌肉局部有压痛，在伸展时会有疼痛症状。由于所涉及肌肉多为跨关节肌肉，在体格检查时每个关节都要进行伸展。

▶治疗和预后

肌肉劳损的治疗，伤后应立即进行冰敷。在恢复活动之前应着重恢复关节活动度和肌肉力量。这可能要持续数月，如果过早恢复活动，可能对病情的恢复造成影响。

肌肉力量的加强能避免肌肉撕裂。通常认为，关节灵活能避免肌肉劳损，但这方面的报道尚存有争议。

Askling CM, Tengvar M, Saartok T, et al: Proximal hamstring strains of stretching type in different sports: injury situations, clinical and magnetic imaging characteristics and return to sport. *Am J Sport Med* 2008;36:1799. [PMID: 18448581]

Fousekis K, Tsepis E, Poulmedis P, Athanasopoulos S, Vagenas G: Intrinsic risk factors of non-contact quadriceps and hamstring strains in soccer: a prospective study of 100 professional players. *Br J Sports Med* 2011;45:709. [PMID: 21119022]

二、胫骨疼痛

▶诊断要点

- 疼痛多发生于胫骨前缘。
- 多与训练或活动水平加大有关。
- 放射学检查提示骨折阴性。

▶临床表现

A.外胫夹（胫骨应力综合征）

外胫夹多指胫骨疼痛，但这并不是一个诊断学术语。如果允许应进行更加准确的诊断。外胫夹多指在休息一段时间后开始锻炼时出现的疼痛症状。疼痛和压痛通常位于胫骨前部，并在运动员进行1~2周的锻炼后消失。必须排除胫骨骨折，骨折会造成更加局限的疼痛，如果不妥善处理可能会导致更多潜在的并发症。

B.胫骨内侧应力综合征

胫骨内侧应力综合征同样多见于跑步运动员。

伤后3~4周，X线片可见胫骨远端皮质肥大，且有骨膜下新骨形成。这种情况通常不是骨膜炎或不完全应力性骨折。胫后肌群的牵拉和胫骨后肌肌腱炎为可能的病因。

▶治疗

治疗多为休息一段时间，然后逐渐恢复正常的运动水平。

三、应力性骨折

▶诊断要点

- 训练或活动量增加后出现的局限性疼痛。
- X线片通常为阴性结果；MRI和骨扫描是较好的诊断检查方式。

应力性骨折可能发生于骨盆、股骨颈、胫骨、足舟骨和距骨等处。通常由剧烈增加的活动及训练量导致。对于女性运动员，如果合并营养缺乏、骨质疏松、绝经等，应力性骨折的发生率会更高。

病史在鉴别诊断中非常重要。初期的X线片多为阴性，MRI和骨扫描是最佳的检查方式。如果症状持续1个月以上，X线片也可以显示骨折。

应力性骨折的治疗措施包括休息，避免高强度活动直至骨折修复。骨折修复包括压痛消失和骨愈合征象的出现。合并应力性骨折的情况下持续活动可能会导致完全性骨折。患者必须意识到这一点。

Feingold D, Hame SL: Female athlete triad and stress fractures. *Orthop Clin North Am* 2006;37:575. [PMID: 17141015]

Fredericson M, Jennings F, Beaulieu C, et al: Stress fractures in athletes. *Top Magn Reson Imaging* 2006;17:309. [PMID: 17414993]

Rauh MJ, Macera CA, Trone DW, et al: Epidemiology of stress fracture and lower-extremity overuse injury in female recruits. *Med Sci Sports Exerc* 2006;38:1571. [PMID: 16960517]

四、劳累性骨筋膜室综合征

▶诊断要点

- 活动时出现反复的跛行或疼痛，休息时缓解。
- 在跑步机上运动时监测骨筋膜室压力（锻炼1 min后压力>30 mmHg，或者锻炼5 min后压力>20 mmHg，或者休息时绝对值大于15 mmHg，可以进行诊断）。

劳累性骨筋膜室综合征多由在有限的骨筋膜室中肌肉肥大导致。因为肌肉肥大，且周围水肿程度增加，导致神经肌肉血供受到影响，进一步加重水肿，导致压力持续增高。

该综合征表现为运动时反复出现跛行，休息时可缓解。运动过后通常有局限性疼痛及被动运动时疼痛等。

治疗措施为改变运动方式。如果效果欠佳，可在跑步机上运动时检测骨筋膜室压力，如果持续增高，可采取筋膜切开术。

Shah SN, Miller BS, Kuhn JE: Chronic exertional compartment syndrome. *Am J Orthop* 2004;33:335. [PMID: 15344575]

Tucker AK: Chronic exertional compartment syndrome of the leg. *Curr Rev Musculoskelet Med* 2010;3:32. [PMID: 21063498]

下肢挫伤和撕裂伤

一、股四头肌挫伤

▶诊断要点

• 有直接创伤病史。

• 影像学检查提示周围骨化表现（和皮质旁骨肉瘤进行鉴别诊断，后者为中心骨化）。

▶临床表现

严重的股四头肌挫伤会导致长时间的功能障碍和活动受限，多见于足球运动员。肌肉内部大量出血，肌肉活动严重受限。极少数情况会发生骨筋膜室综合征。

损伤后2~4周，可能发生骨化性肌炎。从影像学和组织学角度来看，骨化性肌炎与皮质旁骨肉瘤相似，因此挫伤病史非常重要。应于受伤后进行X线检查，以避免误诊为癌症。

▶治疗和预后

股四头肌挫伤应抬高整个下肢，并尽可能屈曲髋关节和膝关节以减少出血量。数日之后，膝关节可逐渐进行被动活动。之后患者可坐在稍高的桌子上使双脚离开地面，将健侧脚踝置于患侧脚踝上，然后借其力量伸直患侧膝关节，随后不用力，使患侧在重力作用下回复屈曲状态。轻度挫伤可能导致

2周的功能障碍，严重者为3周。

异位骨化症没有特异的治疗方法。异位骨化症可以恢复正常的功能，但所需时间会较长。如果对异位骨化症采取早期手术处理，可能会导致病情加重。近期的一项动物实验表明，苏拉明——一种抗纤维形成药物，可以帮助肌肉再生，有利于病情恢复。这些初期结果非常重要，但在获得临床广泛应用之前尚需进一步的研究。

Cooper DE: Severe quadriceps muscle contusions in athletes. *Am J Sports Med* 2004;32:820. [PMID: 15090402]

Kary JM: Diagnosis and management of quadriceps strains and contusions. *Curr Rev Musculoskelet Med* 2010;3:26. [PMID: 21063497]

髋关节和骨盆挫伤

▶临床表现

髋部及骨盆挫伤常伴有强烈疼痛和功能障碍。由于髂嵴和股骨大转子在皮下的位置，这些区域容易受到接触性运动的伤害。

股骨大转子区挫伤可造成持续的滑膜炎、大转子区压痛及下肢内收时疼痛加重。女性由于骨盆宽大更容易发生滑膜炎。

在很多有身体接触的运动中，髂嵴受伤会出现严重疼痛。对于儿童，必须和撕脱骨折进行鉴别诊断；对于成人，则需要和肌肉腱膜撕裂进行鉴别诊断。弥漫性出血可能发生，并会造成严重疼痛。

▶治疗和预后

对于股骨大转子区的挫伤，治疗包括冰敷及减少活动量。使用衬垫可以避免反复性疼痛。骨盆挫伤可采用冰敷。使用保护性衬垫有利于恢复。

胫骨结节撕脱骨折

▶诊断要点

• 多见于14~16岁的青少年运动员。

• 胫骨固定时股四头肌强行收缩导致损伤。

• 胫骨结节（粗隆）处严重肿胀和压痛；可触及骨折移位导致的缺陷。

• 患者多不能主动伸展膝关节。

• X线检查有助于确定移位程度及指导治疗。

▶临床表现

胫骨结节撕脱骨折多见于14~16岁的青少年运动员，尤其是男性运动员，多由胫骨固定时股四头肌强行收缩造成。常见于跳跃或摔落时膝关节被迫屈曲，产生对抗股四头肌收缩的力量。胫骨结节撕脱骨折可发生于伸膝装置突然的加速或减速。此时，髌韧带必须被强烈地牵拉以抗衡生长盘周围骨软骨组织和邻近骨膜的力量。

胫骨近端可见肿胀和压痛，可出现关节内积血。胫前区域可触及骨折移位造成的缺陷。髌骨向近端移位，且可以漂浮在股骨前方。被动屈曲膝关节，由于骨折移位，患者多不能主动伸直膝关节。

Watson-Jones将该类骨折分为3型（图3-20）：1型骨折，骨折线在髌韧带内侧缘水平通过次级骨化中心；2型骨折，骨折累及干骺端初级和次级骨化中心；3型骨折，骨折线向上穿过胫骨近端干骺端。周围软组织损伤的严重程度决定了骨折移位的程度。胫骨轻度内旋位X线侧位片最有利于看到骨折及移位程度。

▶鉴别诊断

Osgood-Schlatter病也称为胫骨粗隆骨软骨病，必须和急性撕脱骨折相鉴别。胫骨粗隆骨软骨病常见于11~15岁的年轻运动员。疼痛局限于胫骨粗隆，间断出现，常可持续数月。平地行走无受限，但上下楼梯较困难。X线提示撕脱骨折轻度位移，且骨折块和胫骨粗隆之间有新生骨（图3-21）。

推荐治疗包括减少活动量但仍持续进行活动，或者采用管型石膏制动一段时间。长期预后较好。症状可能会持续2年，早期使用管型石膏可使症状缩短至9个月。对于大部分儿童来说，石膏固定并无必要。必须向患者和患者家属详细解释该骨折的良性发展过程，并说明其长期预后较好，且在改变活动方式的前提下可继续进行活动。腘绳肌肌腱牵拉和冰敷有助于减轻症状。当骨折愈合时疼痛大多消失。极少数情况下，可能出现愈合失败导致的慢性疼痛。对于成人，可用单纯的切除术来缓解疼痛。

▶治疗

胫骨结节撕脱骨折治疗目的是恢复伸肌装置的正常功能。如果骨折移位程度很小，且患者能抗重力伸直膝关节，则可采用非手术治疗方式。石膏于伸直位固定膝关节4周。之后开始进行关节活动和力量锻炼。6周开始进行股四头肌抗阻锻炼。对于移位骨折，推荐开放手术复位联合应用内固定。如果内固定足够坚固，可早期进行膝关节主动屈曲和被动伸直锻炼。如果内固定力量较弱，则建议使用石膏进行保护性固定。

Abalo A, Akakpo-numado KG, Dossim A, Walla A, Gnassingbe K, Tekou AH: Avulsion fractures of the tibial tubercle. *J Orthop Surg* 2008;16:308. [PMID: 19126896]

▶预后

由于该损伤常见于骨骼发育接近成熟的少年，

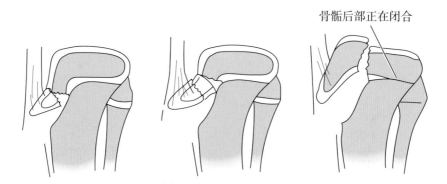

骨骺后部正在闭合

▲**图3-20** 胫骨结节撕脱骨折分型。左：1型骨折，骨折线在髌韧带内侧缘水平通过次级骨化中心；中：2型骨折，骨折累及干骺端初级和次级骨化中心；右：3型骨折，骨折线向上穿过胫骨近端干骺端（Odgen JA, Tross RB, Murphy MJ: Fractures of the tibial tuberosity in adolescents. J Bone Joint Surg Am 1980;62:205.）

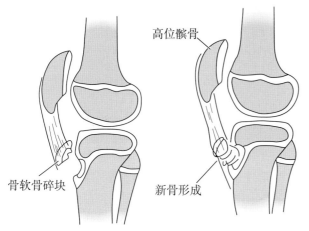

▲图3-21 胫骨粗隆骨软骨炎的发展。左：骨软骨撕脱碎块，包括表面的软骨和部分胫骨粗隆次级骨化中心；右：骨折移位造成的间隙内有新骨形成（Rockwood CA Jr, ed: Fractures in Children, 3rd ed. Philadelphia: Lippincott; 1991.）

胫骨近端骨干的畸形生长很少出现。当患侧肌肉力量恢复至两侧相同时，可恢复正常活动。

骨盆撕脱损伤

▶临床表现

对于骨骼发育未成熟的运动员，肌肉与骨附着处的连接较为薄弱。因此小儿骨折多可见生长板破裂，肌肉牵拉骨折块。这种情况多见于14~25岁的人群。进行X线检查有助于辨别骨折和正常解剖变异。在骨盆处，撕脱骨折可见于髂嵴（腹肌附着点）、髂前下棘（股直肌附着点）、坐骨结节（腘绳肌附着点）、股骨小转子（髂腰肌附着点）。

▶治疗和预后

有症状的患者休息数日，随后采取支具辅助行走1个月。通常需要6~10周才可恢复运动。长期体育活动多不受影响。开放复位联合内固定效果较好。坐骨结节区可能出现多余的钙化，可能导致慢性滑囊炎和疼痛，可通过切除手术缓解。另外一个手术指征为纤维性骨不连，同样需要切除骨折块。

Sanders TG, Zlatkin MB: Avulsion injuries of the pelvis. *Semin Musculoskelet Radiol* 2008;12:42. [PMID: 18382943]

▼ 肩关节损伤

运动和日常活动中，肩关节是第三位最易受损的关节，仅次于膝关节和踝关节。肩关节运动相关损伤可由直接创伤或者过度使用导致。任何上肢运动，尤其是高过头部的上肢运动，如投掷，都会对肩关节周围软组织造成压力。肩关节是人体活动性最大的关节，因其肱骨头较大而关节盂较小，肱骨头并不能被很好地包覆，因此肩关节缺乏对无意或潜在伤害性运动的结构性限制。所以必须要维持肩关节的平衡，保持完整的活动度和关节的稳定性。

▶解剖

A.肩关节的骨性关节组成

肩关节是特殊的球窝关节。关节盂为一浅凹，形似逗号，其关节面仅覆盖肱骨头的1/4。肱骨头的关节面相对于肘关节横轴向后旋转约30°。由于肩胛骨紧贴胸廓，向前外侧与身体的冠状面成30°夹角，所以关节盂恰好与后倾的肱骨头相匹配。当双臂自然垂于身体两侧时，关节盂和肱骨头后倾的角度一致。当肩关节活动时，肩胛骨也会一起活动，从而让关节盂始终和肱骨头的位置保持稳定。正因如此，在肩关节的大部分活动中，肱骨头都能够保持在关节盂的中央。一旦无法保证正中的对位，就会出现肩关节不稳定。

B.锁骨及其关节

锁骨内侧与胸骨相关节，称为胸锁关节；外侧与肩胛骨的肩峰相关节，称为肩锁关节。锁骨可沿其长轴旋转，同时作为上肢带骨与中轴骨唯一的连接部分起支杆的作用。

C.肩关节关节囊、韧带（图3-22）及盂唇

肩关节关节囊菲薄松弛，表面积是肱骨头关节面的2倍，赋予了肩关节极大的活动范围。关节囊的不同部分可以在肩关节处于不同位置时为肩关节提供稳定性。上肢垂于身体两侧时，上关节囊紧张，下关节囊松弛。过头顶上举手臂时，关节囊的紧张与松弛情况相反。

肩关节处于自然解剖位置时，从侧面可以看到关节囊的皱褶和增厚，称为盂肱韧带。传统上，前关节囊由上、中、下盂肱韧带组成。用"韧带"对这些结构进行命名是被广泛认可的，但是依然需要

一些澄清。韧带是连接骨与骨之间的软组织结构，通常呈带状，由平行走行的胶原纤维组成，并与骨相连，具有清晰的边界，如膝关节的内侧副韧带。关节囊整体可以看作是连接于肱骨和肩胛骨之间的片状韧带，但其胶原纤维并不是平行排列的，关节囊皱褶也没有明确的边缘，而且研究也不认为它具有条带状的特征。这就是人们认为只能在一定比例的人群中才能找到肩关节前关节囊"韧带"的可能原因。即使肩关节处于外展外旋位时，研究报道中最恒定的前关节囊皱褶——盂肱下韧带前束也常与周围关节囊没有明显分界。虽然结构的命名会带来解剖学上的不统一，但是生物力学及临床研究证实了关节囊的不同区域对关节功能起不同的作用，这些认识也大大提高了肩关节损伤的治疗效果。

关节囊止于关节盂唇和关节盂的骨面。盂唇并不仅仅为关节囊韧带提供止点，它还起延伸关节面的作用。它的存在使关节窝的深度增加了近50%，并且它的三角形截面可以起挡板的作用，防止肩关节脱位。

D.肩关节的肌肉结构

肩关节周围的肌肉可以分为3个功能肌群：盂肱肌群、胸廓肱骨肌群和跨肩关节与肘关节肌群。

1.盂肱肌群 三角肌和肩袖。肩袖由4块肌肉组成，分别是冈上肌、肩胛下肌、冈下肌和小圆肌。冈上肌起自肩胛骨后面，肩胛冈上方，经过冈上窝，自肩峰下方走行，止于肱骨大结节，并且有

纤维软骨延伸附着于骨面。上肢通过肩胛骨平面外展的整个过程，冈上肌一直参与运动。肩胛上神经瘫痪会导致肩关节损失约50%的外展扭矩。冈下肌和小圆肌起自肩胛骨后面，肩胛冈下方，止于大结节后部。虽然它们起自肩胛冈下方，但它们的腱性止点与冈上肌肌腱连接。这两块肌肉共同作用可以外旋、伸直肱骨。这两块肌肉在内收位上可以提供约80%的外旋力量。当手臂在身体两侧时，参与运动更多的是冈下肌；当手臂上抬90°时，小圆肌的激活更多。肩胛下肌起自肩胛骨前面，是止于肱骨小结节的唯一一块肌肉。肩胛下肌是肩袖前方的唯一组成部分，作用是内旋、屈曲肱骨。肩胛下肌的腱性止点与前关节囊相连续，因此可以提供肩关节的前向稳定性。

三角肌是盂肱肌群中最大的肌肉。它的3个部分分别起自锁骨、肩峰和肩胛冈，向下包裹肱骨近端，止于肱骨中部的三角肌粗隆。肩关节外展依靠三角肌前束与中束。三角肌前束也可以使肩关节前屈。三角肌后束不能外展肩关节，但可以内收、伸直肱骨。三角肌在肩关节外展的整个过程一直参与运动，三角肌瘫痪会使肩关节损失50%的外展扭矩。在冈上肌不激活的状态下，三角肌也可以使肩关节完全外展。

大圆肌起自肩胛下角，止于肱骨小结节嵴，止点位于背阔肌止点后方。腋神经与旋肱后动脉经肩胛下肌及肩关节下关节囊下方，再从小圆肌下方穿

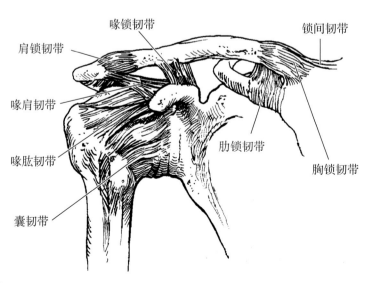

▲图3-22 肩关节韧带

过大圆肌、三头肌和肱骨围成的四边孔。大圆肌与背阔肌一同收缩，两者组成一个运动单位，可以使肱骨伸直、内旋和内收。

2.胸廓肱骨肌群　胸大肌和背阔肌是肩关节运动中强大的肌肉，因此可以稳定肩关节。胸大肌起点呈宽阔的扇形，分两个头。胸大肌胸骨头越靠下的肌纤维止点越靠近近端肱骨。

起自胸廓的肌肉可以稳定肩关节，因此在肩关节不稳定中也发挥作用。当肩关节水平外展，类似恐惧位时，胸大肌胸骨头的下部纤维被拉伸至极限。肩关节前向不稳定可以发生于水平外展位，而胸大肌和背阔肌的张力又恰巧可以被迫牵拉肱骨头脱离关节盂。

3.肱二头肌　肱二头肌有两个头，均起自肩胛骨。短头与喙肱肌一同起自喙突，形成联合腱。长头起自关节盂的后上盂唇和盂上结节，紧邻关节面的上方，走行于肩关节的滑膜鞘中，横过肩关节，转向肱骨头前方，在肱骨横韧带下方出肩关节，进入肱二头肌沟。

肱二头肌长头起自肩胛骨，止于桡骨，因此可以运动肩关节和肘关节。肱二头肌可以屈肘，并使前臂旋后。一直以来，人们认为肱二头肌可以下压肱骨头，但是肌电图研究发现，在限制肘部活动时，肱二头肌激活程度很小，伸直时无激活，因此肱二头肌的作用也受到了质疑。但这些结果并不能排除肘关节活动时肱二头肌的主动和被动作用，其张力可以提供肩关节稳定性。

E.神经血管

腋动脉自第1肋外侧缘向小圆肌下缘横过腋窝，移行为肱动脉。腋动脉位于胸肌深方，中段被胸小肌止于喙突前的肌腱所覆盖。腋静脉与腋动脉伴行，腋动脉的分支供应大部分肩胛带。臂丛由第5~8颈神经前支和第1胸神经前支组成。脊神经前支首先在颈部汇合，然后向前方、远端延伸，在锁骨中远段交界处下方斜行进入腋区。该处的锁骨骨折有可能伤及臂丛。臂丛继续经过喙突下方，其神经束形成周围神经下行至臂部。支配肩胛带肌的神经均来自臂丛。

Moore SM, Stehle JH, Rainis EJ, McMahon PJ, Debski RE: The current anatomical description of the inferior glenohumeral ligament does not correlate with its functional role in positions of external rotation. *J Orthop Res* 2008;26:1598. [PMID: 18524007]

Rispoli DM, Athwal GS, Sperling JW, Cofield RH: The anatomy of the deltoid insertion. *J Shoulder Elbow Surg* 2009;18:386. [PMID: 19186076]

▶病史及体格检查

A. 一般方法

肩关节的病史采集一般包括年龄、主力手、部位、程度、持续时间、发生规律、加重及缓解因素、放射痛、体力活动水平、职业和受伤机制。既往治疗效果可以帮助医生了解治疗的有效性并建立疾病或损伤进展的模型。进行体格检查前，患者需要脱掉衣服完全露出双肩。查体时，先让患者站立。检查体表解剖结构，排除是否存在不对称、肌肉萎缩或表面破损。冈上窝和冈下窝是检查肌肉萎缩最重要的区域。医生在进行肩关节手法检查前，应让患者指出疼痛的位置，以免在查体时造成不必要的疼痛。查体时应全面检查上肢神经血管。

B.肩关节的活动范围

1.活动方式　用来描述肩关节活动的术语有很多（图3-23）。屈曲是指手臂位于身体两侧，在矢状面上向前方抬起。伸展是指手臂位于身体两侧，在矢状面上向后方抬起。内收是指手臂向身体中线的方向运动，外展是指手臂向远离身体中线的方向运动。内旋是指手臂向内旋转，转向身体；外旋是指手臂向外旋转，转向身体外面。水平内收是指手臂外展90°，向身体中线内收；水平外展是指手臂外展90°，向外远离身体运动。上抬范围是指胸廓和手臂形成的角度，包括外展位、前屈位或是两者中间。

2.活动的评估　受伤肩关节的活动范围应与对侧肩关节进行比较，同时比较外展与旋转的肌力。主动与被动活动范围都是重要的查体内容。肩关节活动时应观察有无同步性改变，如翼状肩胛、肩胛骨上抬、肌肉颤动（提示功能异常），或其他异常或不对称的肩胛骨活动。查体发现的活动受限或肩关节不稳定可以为医生提供诊断肌肉不平衡、纤维化、肌腱挛缩、关节囊挛缩或韧带挛缩的线索。活动受限通常来源于肩关节关节囊。突然疼痛或弹响提示存在关节内问题。内外旋活动范围不全可能分别提示慢性前向或后向脱位。

3.激发试验 后续进行的特殊检查可以帮助医生进行正确诊断。我们将在后面讨论关节不稳定、撞击、肱二头肌肌腱变性和上关节囊盂唇与肱二头肌止点损伤的特殊检查。

▶**影像学检查和其他检查**

有很多影像学位置和照射角度可以检查肩关节损伤。初始的肩关节影像学评估应包括肩关节内旋和外旋的前后位片和腋位片。是否需要额外的平片检查要根据可能的疾病判断。肩袖损伤保守治疗无效时，应进行MRI检查。磁共振关节造影可以用来检查盂唇损伤。超声检查也是诊断肩袖损伤的有力手段，但是准确性和操作者相关。肌电图检查可以用来识别颈源性肩痛。

▶**关节镜检查**

A.肩关节疼痛行关节镜检查的适应证

肩关节疼痛行关节镜检查的适应证包括：

（1）撞击综合征，包括肩峰下滑囊炎、肩袖肌腱变性和肩袖撕裂。

（2）肩锁关节骨性关节炎。

（3）游离体。

（4）慢性滑囊炎。

（5）肩关节不稳。

（6）上关节囊盂唇、肱二头肌起点损伤（即肩胛部上盂唇前后位损伤，也称为SLAP损伤）。

（7）粘连性关节囊炎（冻结肩）。

B.技术

患者可取侧卧位或沙滩椅位，从肩关节后方进镜。看到肩关节后，紧贴喙突外侧做前方入路，可以注水或使用其他器械。手术还可能需要附加入路。例如，在前方入路下方附加入路可以进行肩关节不稳的修复。镜检后，将关节镜退出关节腔，进入肩峰下滑囊。在肩峰外侧做一入路可以进行肩峰下减压和肩袖缝合。

C.关节镜检的步骤

在麻醉下对患者的肩关节活动度和稳定性进行检查可以帮助肩关节损伤的诊治，因此需要在关节镜手术前进行。肩关节镜检的步骤：肩关节面→从

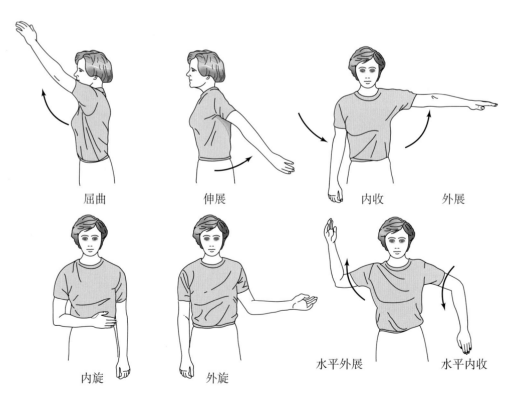

屈曲　　　　　伸展　　　　　内收　　　　外展

内旋　　　　　外旋　　　　水平外展　　　水平内收

▲**图3-23　肩关节活动类型**

关节内部观察肩袖→盂唇，包括肱二头肌止点→前关节囊→从肩峰下滑囊观察肩袖→喙肩韧带→肩峰→肩锁关节。

Ludewig PM, Phadke V, Braman JP, Hassett DR, Cieminski CJ, LaPrade RF: Motion of the shoulder complex during multiplanar humeral elevation. *J Bone Joint Surg Am* 2009;91:378. [PMID: 19181982]

Saupe N, Zanetti M, Pfirrmann CW, Wels T, Schwenke C, Hodler J: Pain and other side effects after MR arthrography: prospective evaluation in 1085 patients. *Radiology* 2009;250:830. [PMID: 19164115]

Vlychou M, Dailiana Z, Fotiadou A, Papanagiotou M, Fezoulidis IV, Malizos K: Symptomatic partial rotator cuff tears: diagnostic performance of ultrasound and magnetic resonance imaging with surgical correlation. *Acta Radiol* 2009;50:101. [PMID: 19052931]

肩关节肌腱与肌肉损伤

▶ 肩袖肌腱损伤

肩袖损伤是导致肩部疼痛和肩关节不稳的最常见原因。虽然肩部无力、活动度下降是肩袖损伤的直接结果，但肩峰下滑囊炎、肩袖肌腱变性引起的疼痛也可以导致这些症状。活动可以加重症状，尤其是举过头顶的动作。夜间痛也很常见，很多患者主诉在翻身到伤侧的肩膀时会疼醒。

长时间、重复手臂上举过头顶的活动可能会造成肩袖损伤，如网球、棒球、高尔夫球或游泳。无论是重复性损伤还是急性损伤都可能造成恶性循环（图3-24）。肩袖肌腱的血供不稳定，因此降低了其愈合的能力。

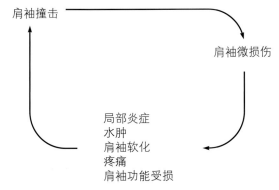

▲图3-24 肩袖撞击导致的损伤–再损伤循环

一、肩峰下滑囊炎和肩袖肌腱变性

▶ 诊断要点

- 手臂举过头顶时出现轻中度疼痛。
- 偶发夜间痛。
- 反复上举过头顶的活动史。
- 没有肌肉萎缩。
- 没有肩部无力，或因肩部疼痛有轻微无力。
- 肩峰下注射利多卡因可缓解疼痛。

▶ 预防

减少反复上举运动、保持肩袖肌力是预防的关键。除此以外，使用正确的方法进行护理、拉伸和锻炼可以帮助减少过度使用造成的损伤。

▶ 临床表现

肩关节滑囊炎是指肩峰下滑囊的炎症，可以同时伴有或不伴有肩袖肌腱变性，这两种病变类似。手臂举过头顶时可出现疼痛，手臂在身体两侧时一般没有疼痛或只有轻微疼痛。

在4块肩袖肌之中，冈上肌肌腱通常最先受累。肩袖肌腱变性可由撞击综合征引起，特点是手臂举过头顶时诱发疼痛。患者偶有夜间疼醒的情况。

肩关节主动活动范围可能因疼痛而受限。肩关节周围肌肉没有萎缩，肌力检查只有轻度无力。被动内旋前屈肩关节时，患者可感不适（图3-25）。这一不适称作Neer撞击征。向肩峰下间隙注射10 mL利多卡因后，疼痛缓解，进行Neer撞击试验，肌力和活动度明显好转。

肩峰下间隙的影像学检查，如冈上肌出口位平片可见肩峰下表面毛糙，肩峰下间隙狭窄。最近几年，影像学检查技术（超声、MRI）的发展帮助了肩胛下滑囊、肩袖肌腱变性和肩袖撕裂的诊断（图3-26）。

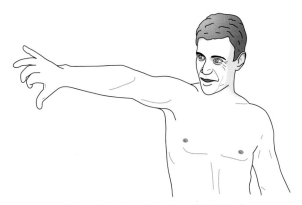

▲图3-25 通过空杯征试验检查冈上肌肌腱撞击

▶ 治疗

首选保守治疗，如改变运动模式、物理治疗和口服NSAID等。只有肩袖肌腱功能完好，肩关节力学才能改善，撞击综合征才会停止。如果保守治疗无效，肩胛下注射糖皮质激素可以缓解症状。大多数患者接受保守治疗后效果满意。

只有当保守治疗数月，症状没有好转时，才考虑进行手术干预。肩峰成形（也称为肩峰下减压）是将肩峰下表面打磨，从而缓解症状。肩关节不稳继发肌腱变性的年轻运动员不宜采用肩峰成形。这时应先治疗关节不稳，肩袖肌腱变性会随之缓解。肩峰成形可以通过关节镜微创操作以减少术后不适，最大程度减少三角肌自肩峰止点断裂的并发症。接受手术治疗的患者通常都能回归运动，且没有疼痛。

二、肩袖肌腱撕裂

▶ 诊断要点

• 手臂举过头顶时出现中重度疼痛。

• 持续性夜间痛。

• 反复上举过头顶的活动史。

• 中重度撕裂伴肩关节无力。

• 重度撕裂可伴肩袖肌肉萎缩。

• 肩峰下注射利多卡因可缓解疼痛。

▶ 预防

调整身体状态，规律拉伸、锻炼肩袖和稳定肩胛骨的肌肉有助于预防肩袖损伤。

▶ 临床表现

肩袖肌腱撕裂的特点是手臂举过头顶时出现疼痛。患者也会出现夜间疼醒的情况。患有慢性肩袖撕裂的运动员肩部力量会逐渐下降。疼痛可为持续性的，手臂位于身体两侧时也可能出现。肩关节主动活动范围受限。如果撕裂较严重，还可能伴有肩关节周围肌肉萎缩。查体可发现肌肉无力、Neer撞击征阳性。肩峰下注射利多卡因后，疼痛可缓解。影像学检查与肩峰下滑囊炎及肩袖肌腱变性相似。

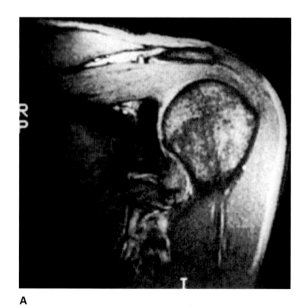

A   B

▲图3-26　MRI检查。A.正常肩关节解剖；B.肩袖撕裂（箭头），伴大结节囊性改变

▶治疗

影像学评估及治疗方式和肩峰下滑囊炎相似。与急性撕裂不同，慢性肩袖撕裂症状不明显，从肩峰下滑囊炎进展到肩袖肌腱变性，最终到肩袖撕裂的速度缓慢。有时难以区分重度肩袖肌腱变性和非全层肩袖撕裂或小的全层撕裂。

治疗肩袖撕裂时有两点需要考量：目前的症状和撕裂恶化的风险。虽然损伤部位和撕裂大小足以描述肩袖撕裂的性质，但症状不单单与这两个因素有关。有的患者可以耐受肩袖撕裂造成的症状，有的患者甚至没有任何症状。症状的严重程度还与许多因素有关，如疼痛耐受度、年龄、活动水平、肱骨头上移、肩关节周围肌肉力量、肌肉萎缩、肌肉脂肪变性、关节炎和代偿的情况。

休息、康复锻炼、服用NSAID可以缓解症状，疗程最长需要4~9个月。推荐进行活动范围锻炼和肌肉力量锻炼，除非它们会造成严重不适。锻炼肩关节周围其他肌肉力量可以帮助患者应对肩袖撕裂。避免任何可以加重症状的活动，如涉及过顶动作的运动。非手术治疗后疼痛、无力、活动度受限等症状依然持续表明需要手术干预。

因为肩袖撕裂的范围可随时间逐渐扩大，因此对于高风险的患者需要直接进行修复。对于整体人群的流行病学调查和影像学研究发现，年龄越小越容易发生部分（非全层）撕裂，年龄越大越容易发生全层撕裂。年龄越大，肩袖撕裂的发病率越高也佐证了肩袖撕裂的病情可以进展。具体来说，60岁以上的人群中，有25%患有肩袖撕裂；80岁以上的人群中，有50%患有全层肩袖撕裂。目前，我们还不能对肩袖撕裂是否会进一步进展做出预测，但人们认为活动水平高的年轻人风险高，一部分原因是他们还有更多的时间去受伤。

慢性肩袖撕裂的退变组织菲薄，使得手术修复比急性肩袖撕裂更困难。关节镜手术或开放手术都可以修复损伤的肩袖。手术减压在很多年来一直被当作常规操作进行，但近年一些人开始质疑是否需要进行减压。关节镜手术的结果与开放手术的结果相当。近来关节镜修复肩袖的技术有了很多变化，如使用双排固定而非单排固定，以及使用新型方法固定缝线。

一些重度撕裂是无法进行缝合的，包括大或巨大肩袖撕裂、累及2根及以上肌腱的肩袖撕裂、肱骨头上移紧邻肩峰、大量肌肉萎缩或脂肪变性。在这些情况下，肩袖清理、肩峰下骨刺清理可以缓解疼痛。

手术修复后的康复锻炼要持续3个月到1年，逐步加强锻炼以达到正常或接近正常的功能和力量。撕裂的大小、手术的类型都会影响康复的时间。一般来说，手术结束后可以马上进行被动活动、等长收缩锻炼和肘、手握力训练。术后6周，运动员可以开始进行对抗重力的低强度主动力量练习。康复目标是让运动员重新获得正常的肌肉力量，活动范围满足功能需求且没有疼痛。

▶预后

正如上文所介绍的，肩袖撕裂的预后与很多因素相关。决定肩袖损伤后能否重返运动需要个性化标准。而这些标准需要根据运动员肩袖损伤的特点和治疗，以及进行何种体育运动进行个体化评估。在回归运动前，患者必须达到疼痛消失、活动范围不受限、接近正常肌肉力量，这样才能最大程度减少再损伤的发生。

三、肩袖肌腱部分（非全层）撕裂

关节侧肩袖部分撕裂远多于滑囊侧部分撕裂。与其他肩袖损伤相似，适当的物理治疗和镇痛治疗可以缓解症状。但是，一些肩袖部分撕裂的患者可有持续或反复发作的症状。如果保守锻炼和逐步回归运动没有稳定的效果，则需要进行超声、MRI或关节镜检查。手术修复部分撕裂的肌腱是一些患者的最佳选择，不过清理异常的肩袖组织也可以为其余患者减轻或缓解症状。一些医生将撕裂超过肩袖厚度的50%作为手术修复的指征。如果进行手术修复，术后患者需要进行与肩袖全层撕裂术后类似的康复锻炼。单纯清理术后，可以立即进行活动度和肌肉力量锻炼。对于需要投掷动作的运动员来说，接受肩袖部分撕裂关节镜清理术后，一般需要6~12个月才能完全重返运动。

四、肩袖撕裂性关节病

严重的肩袖撕裂可能导致肱骨头上移，与肩峰下方碰撞。由于肩袖撕裂，肱骨头不再位于关节盂中央，三角肌的拉力没有对抗。随着时间推移，肱骨头和关节盂会因异常的接触而逐渐磨损。大多数患者表现为严重的肩关节功能不全，形容为"假性瘫痪"。他们只能小范围地运动肩关节。有趣的是，另一部分患者却可以抬起手臂，只主诉肩关节疼痛、无力。肩袖撕裂性关节病是肩袖损伤治疗的难点。患者的症状可能与严重程度不一致，一些患者可以耐受损伤，一些患者则无法忍受。非手术治疗可以减轻症状，包括康复治疗、应用NSAID和类固醇注射。对于老年患者，半肩关节置换术可以减轻疼痛，但改善功能的作用有限。使用反球窝假体进行肩关节置换术可以更好地缓解疼痛，改善功能，但是容易发生术后并发症（如假体松动），因此不要轻易对老年患者进行肩关节置换术。

Feeley BT, Gallo RA, Craig EV: Cuff tear arthropathy: current trends in diagnosis and surgical management. *J Shoulder Elbow Surg* 2009;18:484. [PMID: 19208484]

Levy O, Venkateswaran B, Even T, Ravenscroft M, Copeland S: Mid-term clinical and sonographic outcome of arthroscopic repair of the rotator cuff. *J Bone Joint Surg Br* 2008;90:1341. [PMID: 18827245]

Mall NA, Kim HM, Keener JD, et al: Symptomatic progression of asymptomatic rotator cuff tears: a prospective study of clinical and sonographic variables. *J Bone Joint Surg Am* 2010;92:2623. [PMID: 21084574]

Matsen FA 3rd: Open rotator cuff repair without acromioplasty. *J Bone Joint Surg Am* 2009;91:487. [PMID: 19182000]

Pennington WT, Gibbons DJ, Bartz BA, et al: Comparative analysis of single-row versus double-row repair of rotator cuff tears. *Arthroscopy* 2010;26:1419. [PMID: 20875720]

Zumstein MA, Jost B, Hempel J, Hodler J, Gerber C: The clinical and structural long-term results of open repair of massive tears of the rotator cuff. *J Bone Joint Surg Am* 2008;90:2423. [PMID: 18978411]

肩关节不稳

区分肩关节松弛和不稳并不容易，一是因为正常关节松弛的变异性很大，二是因为缺乏相关的研究定义松弛与不稳。相反，其他关节，如膝关节就有准确的关节不稳的定义。人们普遍接受拉赫曼试验较对侧位移超过5 mm与前交叉韧带断裂及其导致的膝关节不稳有关。在肩关节中，关节不稳通常被定义为造成症状的关节移位。这一定义含糊，阻碍了准确的诊断，影响了观察者内、观察者间的一致性，让有关肩关节不稳的研究变得难以比较。未来关于正常和异常肩关节动力学的研究需要帮助临床医生诊断并分类肩关节不稳。

为了获得正确的诊断，需要检查肩关节前方、后方和下方的不稳。学者根据不同的特点提出了很多肩关节不稳的分类方法。TUBS和AMBRI是两种最主要的肩关节不稳分类方法。TUBS是首字母缩写，分别代表不稳由外伤（traumatic）导致，单方向不稳（unidirectional），伴有班卡特损伤（Bankart lesion），通常需要手术（surgical）治疗。AMBRI也是首字母缩写，是指非外伤（atraumatic）导致，多方向（multidirectional）不稳，可能累及双侧（bilateral），最佳治疗方法是康复治疗（rehabilitation）。在该分类中，多方向不稳的病因被认为是遗传或微损伤导致的关节囊扩张。TUBS和AMBRI是古老的分类方法，因为临床医生已经发现了肩关节不稳的其他类型。

FEDS是肩关节不稳最重要的4个特征的首字母缩写，分别为：频率（frequency）、病因（etiology）、方向（direction）和程度（severity），这些特征都可以通过病史和查体获得。频率分为单次、偶发（发作2~5次）或频发（发作大于5次）。病因分为外伤性或非外伤性。方向分为前方、下方或后方。程度分为半脱位和脱位。虽然方便记忆，但FEDS分类系统的不足是不能区分单方向和多方向不稳。

沟槽征（sulcus sign）阳性一直被用作多方向不稳的诊断，但是我们现在却知道沟槽征在无症状的肩关节松弛人群中也能出现。关节松弛度是身体体质的一种体现，每个人都不同，有的人关节很松，有的人则很紧。如果检查者可以轻松地将肱骨头向前、向后或向下拉出关节盂，造成半脱位，但不引起明显症状，则为肩关节过度松弛。不幸的是，这使得仅根据病因、不稳方向对肩关节不稳进行分类变得异常困难。然而，根据可以诱发症状的肩关节不稳方向及是否伴有关节过度松弛，可以更好地对肩关节不稳进行分类（表3-2）。肩关节多方向不稳的定义是肩关节同时伴有前方和下方不稳，通常表现为半脱位而不是脱位。

盂唇是关节盂周缘的纤维软骨环，可以加深关

表3-2　肩关节不稳的分类：依据不稳的方向和是否伴有关节过度松弛

松弛度 ＼ 方向	单方向不稳	多方向不稳
正常松弛度	非常常见60%	非常少见3%
过度松弛	常见30%	少见7%

Gerber C: Observations of theclassification of instability. In: Warner JJP, Iannotti JP, FlatowEL, eds: Complex and Revision Problems in Shoulder Surgery.Philadelphia: Lippincott-Raven; 1997:9 - 18.

节窝，为肱骨头提供稳定性。同时，盂唇还为肩关节周围的关节囊韧带提供固定点。肩关节不稳通常伴有盂唇撕裂。盂唇撕裂可以由肩关节反复运动或急性外伤导致。在肩关节反复前向半脱位的运动员中，前下盂唇可能撕裂，加重肩关节不稳。盂唇损伤的患者会将他们的疼痛描述为在进行特定动作时肩关节平顺的活动像被打断一样。盂唇撕裂的症状还有肩关节活动时弹响或错动。磁共振造影可以发现这些损伤。

▶**肩关节不稳的评估**

A.前向不稳

恐惧试验可以用来评估前向不稳。该试验从后方对肱骨头施加向前的力，同时外展、外旋上肢（图3-27）。患者出现恐惧感，担心关节会发生脱位则为阳性。该查体的手法模拟了肩关节半脱位或脱位时的位置，可以激发反射性防御。相反，如果对肱骨头施加向后的力，患者感到恐惧感消失，则为复位试验阳性（图3-28）。

B.后向不稳

没有单一的检查方法对诊断肩关节后向不稳有较高的敏感性和特异性。并没有和前方恐惧试验对应的"后方恐惧试验"可以辅助诊断。Jahnke试验也称为推挤试验（jerk test）是在肩关节前屈内旋时对肱骨头施加向后的力，然后逐渐水平外展肩关节至侧方，同时向肱骨头施加向前的力。若肱骨头从半脱位复位，伴有钝响，则为阳性（图3-29）。进行环转试验（circumduction test）时，指导患者肩关节主动活动画一个大圆，从屈曲内旋横过身体开始，转到前屈位，再到外展位，然后外旋，最终回

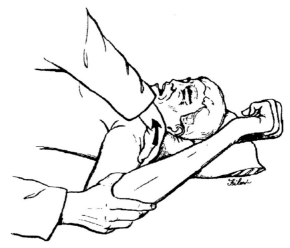

▲**图3-27**　检查前向不稳的恐惧试验

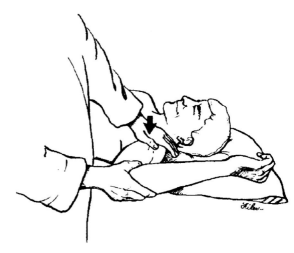

▲**图3-28**　若向肱骨头施加向后的力，恐惧减轻，则为复位试验阳性

到体侧。检查者站在患者身后，触诊肩关节后方。若开始时肩关节半脱位，随着环转运动关节复位，则为阳性。Kim试验时，患者取坐位，上肢外展90°，检查者固定患者肘部和上臂近端的外侧，施加轴向的力。然后继续上抬45°，向上臂近端施加向后向下的力。如果突然出现肩关节后方疼痛则表明试验阳性，不论是否出现肱骨头突然向后错动。

C.下方不稳

沟槽征可以评估关节松弛和下方不稳。检查时，运动员取坐位，手臂垂于身体两侧。沿肱骨纵向牵引。若出现不适或恐惧，且肩峰外侧皮肤空陷，则为阳性（图3-30）。

肩关节脱位

当肩关节受外力作用超出正常的活动范围时，肱骨头可与关节盂发生不同角度的错位。大多数肩

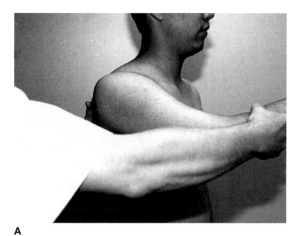

A

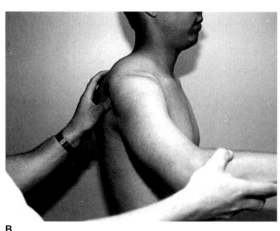

B

▲图3-29　Jahnke试验检查后方不稳。A.肩关节前屈，施加向后的力。B.水平外展肩关节，同时向肱骨头施加向前的力。肱骨头复位时会发出钝响（Hawkins RJ, Bokor DJ: Clinical evaluation of shoulder problems. In: Rockwood CA, Matsen F III, eds: The Shoulder. New York: WB Saunders; 1998, p. 186.）

关节脱位或半脱位是前下脱位。

一、前脱位

▶诊断要点

- 患者常托住患肢。
- 由于肱骨头脱位，肩峰下可见凹陷。
- 可在喙突下或腋窝触及肱骨头。
- 肩关节活动时剧痛，活动严重受限。
- 恰当的影像学检查可以确定脱位的方向和潜在的伴随损伤。

▶预防

肩关节脱位一般由急性外伤导致。因此，避免肩关节损伤是最好的预防方法，同时规律拉伸、锻炼肩袖肌肉也可以降低肩关节受撞击时脱位的风险。

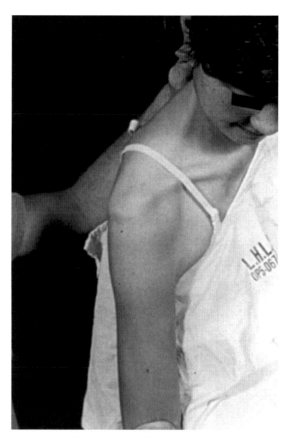

▲图3-30　沟槽征检查下方不稳（Hawkins RJ, Bokor DJ: Clinical evaluation of shoulder problems. In: Rockwood CA, Matsen F III, eds: The Shoulder. New York: WB Saunders; 1998, p. 189.）

▶临床表现

当肩关节外旋、外展超过正常活动范围，或肩关节遭受后方或后外方的大力撞击时，可发生盂肱关节前脱位。脱位时，前关节囊在关节盂前方的附着点处拉长或撕裂。肱骨头可脱位至喙突下方、关节盂下方，极少见脱位至锁骨下方，甚至胸腔内。在肩关节复发性前脱位患者中，常见两种典型的损伤类型（图3-31）。第一种是班卡特损伤，即前关节囊损伤伴盂唇从关节盂前缘撕裂。班卡特损伤还可能伴有关节盂边缘的骨折。这种骨折移位通常很小，治疗方式一般由关节稳定情况决定。第二种复发性肩关节前脱位常见损伤是希尔-萨克斯损伤（Hill-Sachs lesion），即肱骨头后外侧的压缩性骨折。它是由肱骨头向前脱位时，与前关节盂锋利的边缘撞击所致。如果班卡特损伤或希尔-萨克斯损伤的范围很大，会增加肩关节外展、外旋时发生复发性脱位的风险。如果关节盂边缘骨折累及关节盂直径的20%以上，肩关节就会变得不稳定，此时切

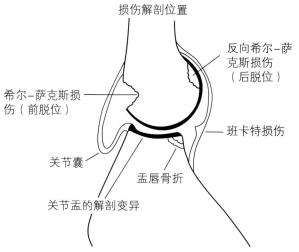

损伤解剖位置

反向希尔-萨克斯损伤（后脱位）

希尔-萨克斯损伤（前脱位）

班卡特损伤

关节囊

盂唇骨折

关节盂的解剖变异

▲图3-31 产生肩关节不稳的损伤解剖位置

开复位内固定是最佳选择。如果是陈旧性骨折，或关节盂周缘是逐渐磨损到这一程度的，则适合进行关节盂周缘皮质松质骨移植。

肩关节前脱位还可能伴随其他类型的损伤，包括肩袖牵拉导致肱骨大结节撕脱骨折、腋神经受牵拉或扭伤。腋神经功能丧失可能导致三角肌和小圆肌失去神经控制，还会导致上臂近端外侧感觉丧失。腋神经麻痹还可能发生于肩关节复位的过程中，因此在复位前后都要检查腋神经功能。三角肌后伸不足征（deltoid extension lag sign）是最好的评估该神经功能的方法，将在"腋神经损伤"中详细说明。死臂综合征（dead arm syndrome）可能继发于肩关节前向不稳。例如，一位投球手主诉突然无法完成投掷动作，球离手后，突感上肢麻木且极度无力。症状是暂时的，可在几秒到几分钟内消失。

运动员发生肩关节脱位时，会用另一只手抓住前臂，将伤肢托在身体一侧。大多数运动员都会知道自己的肩关节发生了脱位，并会马上寻求帮助。查体时可发现肩峰下方肱骨头处空虚，在腋前方可触及肱骨头。

▶治疗

治疗时必须区分急性和复发性肩关节前脱位，因为急性前脱位的损伤更重，且伴随损伤的可能性更大。复发性脱位受到的外伤可能较小，且复位更不费力。肩关节前脱位有几种复位的方法。外旋患肢同时沿长轴牵引，之后逐渐内旋患肢。必须注意保护神经血管结构以防损伤。另一种方法是让患者

俯卧于检查床上，在患肢上固定一水桶，逐渐注水。这可以使肩关节周围肌肉在重力的作用下逐渐放松，自行复位。

首次脱位复位后，应将肩关节固定于内旋位2~6周。组织愈合缓慢，至少需要6周时间。在回归运动前，患者必须达到正常活动范围和肌肉力量，且没有肩关节疼痛。必须强调锻炼肩袖肌肉力量以补偿支持韧带的松弛。当开始重量锻炼时，必须避免肩部推举、飞鸟动作、窄距卧推或大幅度双杠臂屈伸，直到休息足够时间，组织完全愈合后才能开始这些动作。

复发性脱位的治疗仅需要稍许制动，待疼痛缓解后就可以开始活动范围和肌肉力量的锻炼。许多限制装备都可以通过限制肩关节的外展、外旋，帮助预防体育活动中的复发性脱位，这些护具的效果很好，但由于它们限制了运动员的肩关节活动，在某些竞技类运动中并不能得到广泛使用。

如果运动员已发生过多次脱位，且保守治疗无效，则需要外科手术重建肩关节的稳定性。手术方式有很多，包括开放手术、关节镜手术。盂唇损伤修复（Bankart修复）并前下关节囊紧缩是必须进行的环节（表3-3），成功率很高。如果患者伴有较大的希尔-萨克斯损伤或骨性班卡特损伤，也需要进行手术治疗。

对于大多数手术，术后3周后才能开始积极的活动范围锻炼。术后目标是全范围外展和90°外

表3-3 将关节囊和盂唇修复到关节盂周缘上

Bankart技术
　duToit技术
　Viek技术
　Eyre-Brook技术
　Moseley技术
肌肉及关节囊折叠
　Putti-Platt技术
　Symeonides技术
肌肉及肌腱悬吊技术
　Magnuson-Stack技术
　Bristow-Helfet-Latarjet改良技术
　Boytchev技术
　Nicola技术
　Gallie-LeMesurier技术
　Boyd肱二头肌长头转位（治疗后脱位）
骨块移植
　Eden-Hybbinette技术
　Deanquin技术（从上方入路进行）
截骨
　Weber（肱骨颈）
　Saha（肱骨干）

旋。术后12周，患者的康复计划完成得一般都很好，可以开始不同的负重锻炼，但要避免会使前关节囊紧张的动作。

▶预后

对于年轻患者，如果首次外伤性前脱位后接受康复锻炼等保守治疗，再脱位的风险较高。这些患者需要考虑进行手术治疗。总体来说，即便接受手术治疗，如果患者回归接触性运动，依然有10%的概率发生再脱位。

二、后脱位

▶诊断要点

- 后脱位较前脱位更难诊断。
- 典型表现是患肢内旋，无法外旋。
- 恰当的影像学检查可以确定脱位的方向和潜在的伴随损伤。

▶预防

肩关节脱位一般由急性外伤导致。因此，避免肩关节损伤是最好的预防方法，同时规律拉伸、锻炼肩袖肌肉也可以降低肩关节受撞击时脱位的风险。

▶临床表现

当肩关节后关节囊扭伤、拉长或从关节盂后方断裂时会发生肩关节后脱位。反向希尔-萨克斯损伤（图3-31）发生于肱骨头关节面的前部。发生肩关节后脱位时，肩胛下肌小结节止点可能同时受伤。后脱位常难以诊断，因为患者肩关节的外形可能是正常的，在三角肌发达的运动员中，发达的肌肉也可能遮盖肱骨头脱位的征象。患者会把患肢维持在内旋的位置，检查者无法外旋肩关节。诊断后脱位时，必须拍摄肩关节前后位片和腋位片。

▶治疗

沿内收的肱骨轴线施加牵引，同时向肱骨头施加向前的力将脱位的肱骨头复位。麻醉可以帮助减少复位带来的创伤。复位后，肩关节外旋位稍外展固定2~6周。如果保守治疗无法带来预想的效果，应考虑手术治疗。

▶预后

急性肩关节后脱位的患者经过针对活动范围和肩袖肌肉力量的康复锻炼后一般都可以回归伤前运动。

三、多方向不稳

▶诊断要点

- 多方向不稳通常很难诊断。
- 肩部疼痛不只出现在过顶运动中，和其他肩部外伤也有关系。
- 可能出现肌肉疲劳感或感觉异常。
- 病史和查体可发现前方不稳和后方不稳同时存在的证据。
- 沟槽征阳性。
- 必须评估关节是否存在过度松弛的情况，并与关节不稳相鉴别。

▶临床表现

一些患者同时存在肩关节前方不稳和后方不稳，但大多数情况下是半脱位而非脱位。多方向不稳会导致肩部疼痛，在肩袖肌肉力量下降时疼痛更明显。肩部疼痛通常是肩袖炎症导致的，可能的原因是运动中肩袖试图稳定肱骨头。患者会经历一些模糊的症状，包括上肢疲劳、不适、疼痛、恐惧感和感觉异常等。这些患者的肩关节不稳发作得非常直接。查体应评估反映关节整体过度松弛的征象，如掌指关节、肘关节和膝关节过伸及内收拇指接触同侧手腕。关节整体过度松弛并不一定意味着肩关节不稳可以引起症状。肩关节查体应包括前文所述的对前方、后方、下方不稳的检查。MRI是平片的补充，可以显示肩关节腋囊增大及盂唇或肩袖的病理表现。

▶治疗及预后

多方向不稳的初始治疗是非手术治疗，绝大多数患者通过非手术治疗都能获得良好效果。非手术治疗包括对患者进行健康宣教、改善运动方式，以及肩袖和肩胛骨稳定肌肉力量锻炼。若保守治疗失败，手术治疗通常可以有效减轻症状。由于多方向不稳的分类不同，治疗的效果也各不相同。在前方及后方不稳的多方向不稳患者中，约2/3的患者在接受手术后症状有缓解，这一比例小于只有前方不稳的患者。

Bahu MJ, Trentacosta N, Vorys GC, Covey AS, Ahmad CS: Multidirectional instability: evaluation and treatment options. *Clin Sports Med* 2008;27:671. [PMID: 19064150]

Barchilon VS, Kotz E, Barchilon Ben-Av M, Glazer E, Nyska M: A simple method for quantitative evaluation of the missing area of the anterior glenoid in anterior instability of the glenohumeral joint. *Skeletal Radiol* 2008;37:731. [PMID: 18523766]

Bartl C, Schumann K, Vogt S, Paul J, Imhoff AB: Arthroscopic capsulolabral revision repair for recurrent anterior shoulder instability. *Am J Sports Med.* 2011;39:511. [PMID: 21212311]

Bradley JP, Forsythe B, Mascarenhas R: Arthroscopic management of posterior shoulder instability: diagnosis, indications, and technique. *Clin Sports Med* 2008;27:649. [PMID: 19064149]

DiPaola MJ, Jazrawi LM, Rokito AS, et al: Management of humeral and glenoid bone loss—associated with glenohumeral instability. *Bull NYU Hosp Jt Dis* 2010;68:245. [PMID: 21162700]

Hovelius L, Olofsson A, Sandström B, et al: Nonoperative treatment of primary anterior shoulder dislocation in patients forty years of age and younger. A prospective twenty-five-year follow-up. *J Bone Joint Surg Am* 2008;90:945. [PMID: 18451384]

Purchase RJ, Wolf EM, Hobgood ER, Pollock ME, Smalley CC: Hill-Sachs "remplissage": an arthroscopic solution for the engaging Hill-Sachs lesion. *Arthroscopy* 2008;24:723. [PMID: 18514117]

SLAP损伤

SLAP损伤是累及肱二头肌长头起点和上关节囊盂唇结构的损伤。SLAP是上盂唇前方和后方（superior labrum anterior and posterior）的首字母缩写。Ⅰ型SLAP损伤是盂唇磨损。Ⅱ型SLAP损伤是上盂唇自关节盂脱落，它是最常见的SLAP损伤类型，超过50%的SLAP损伤为Ⅱ型损伤。Ⅲ型损伤是上盂唇桶柄样撕裂，剩余部分与关节盂连接牢固。Ⅳ型损伤是延续至肱二头肌肌腱内部的盂唇撕裂（图3-32）。

Ⅴ型、Ⅵ型、Ⅶ型SLAP损伤是后来对4型分型的补充。Ⅴ型损伤是前下班卡特损伤向上延伸，肱二头肌肌腱附着处分离。Ⅵ型损伤是肱二头肌肌腱附着处分离，同时伴盂唇不稳定瓣状裂。Ⅶ型损伤是指上盂唇与肱二头肌肌腱分离，向前延伸至盂肱中韧带。

损伤的可能发生机制包括摔倒时上肢伸直撑地，撞击时肩关节外展稍前屈。对于从事过顶运动的运动员，后下关节囊收紧导致肩关节外展时内旋受限，与对侧对比可以诊断。当进行过顶投掷运动时，这一机制会导致肱骨头向后上方移位，在投掷的挥臂阶段出现疼痛，查体时可在恐惧试验外展外旋位诱发肩关节后方疼痛。有人提出了导致SLAP损伤的"剥离（peel-back）机制"。这些改变也会导致轻度肩关节前向不稳和胸锁关节运动异常。然而，在接受肩袖损伤修复的老年患者中，也常常发现伴随的SLAP损伤。

▶ 诊断要点

• 常见的主诉包括肩关节疼痛，过顶运动时加重，伴有卡顿及弹响。

• 上肢内旋稍内收时，肩关节抗阻前屈疼痛，外旋上肢，疼痛可缓解。

• 磁共振关节造影可以帮助诊断。

▶ 预防

由于重复性运动或急性外伤均可导致盂唇损伤，所以保持肩关节良好的肌肉力量和灵活度可以降低损伤发生的风险。

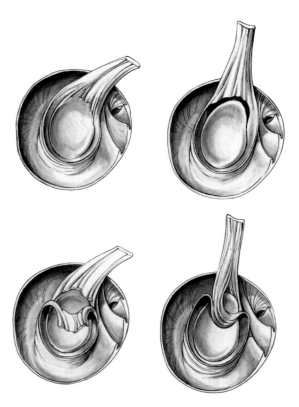

▲ **图3-32** SLAP损伤

▶临床表现

SLAP损伤会导致一系列的机械症状和轻度肩关节不稳，引起肩部疼痛。虽然人们在努力寻找特异性更高的检查，但目前诊断SLAP损伤依然困难。尚没有同时拥有较高敏感性和特异性的诊断SLAP损伤的试验。磁共振关节造影可以帮助诊断。但是，诊断性关节镜检依然是确诊SLAP损伤的最佳方法。主动挤压试验（active compression test）被证明是最有用的诱发试验。检查时，肩关节内旋，前屈90°，水平内收约10°。肩关节前屈抗阻，如果出现肩部疼痛，并且外旋肩关节后抗阻前屈疼痛消失，则为阳性。

诊断SLAP损伤时的一个复杂因素是大多数SLAP损伤一般伴有其他肩关节病理改变，如肩袖撕裂、肩锁关节病变和肩关节不稳。单纯SLAP损伤不足28%。

▶治疗

虽然病史、查体、影像学检查和特异性的磁共振关节造影可以帮助诊断，但是确诊SLAP损伤依然需要肩关节镜检查。治疗措施可以根据损伤是否造成肱二头肌肌腱附着点或前上方关节囊盂唇结构脱离进行选择。如果损伤造成前关节囊韧带结构的撕脱，一般需要手术将这些结构重新固定在关节盂的骨性边缘上。如果损伤延续到肱二头肌肌腱，则需要清创术、肱二头肌肌腱切断术或肌腱固定术。

Alpert JM, Wuerz TH, O'Donnell TF, Carroll KM, Brucker NN, Gill TJ: The effect of age on the outcomes of arthroscopic repair of type II superior labral anterior and posterior lesions. *Am J Sports Med* 2010;38:2299. [PMID: 20739578]

Barber FA, Field LD, Ryu RK: Biceps tendon and superior labrum injuries: decision making. *Instr Course Lect* 2008;57:527. [PMID: 18399607]

Boileau P, Parratte S, Chuinard C, Roussanne Y, Shia D, Bicknell R: Arthroscopic treatment of isolated type II SLAP lesions: biceps tenodesis as an alternative to reinsertion. *Am J Sports Med* 2009;37:929. [PMID: 19229046]

Franceschi F, Longo UG, Ruzzini L, Rizzello G, Maffulli N, Denaro V: No advantages in repairing a type II superior labrum anterior and posterior (SLAP) lesion when associated with rotator cuff repair in patients over age 50: a randomized controlled trial. *Am J Sports Med* 2008;36:247. [PMID: 17940144]

Kanatli U, Ozturk BY, Bolukbasi S: Anatomical variations of the anterosuperior labrum: prevalence and association with type II superior labrum anterior-posterior (SLAP) lesions. *J Shoulder Elbow Surg* 2010;19:1199. [PMID: 21070956]

Meserve BB, Cleland JA, Boucher TR: A meta-analysis examining clinical test utility for assessing superior labral anterior posterior lesions. *Am J Sports Med* 2009;37:2252. [PMID: 19095895]

肩关节僵硬

▶诊断要点

- 肩关节活动受限，活动时疼痛难忍。
- 可以是特发性的，也可以是创伤所致。
- 主动及被动活动范围丧失，尤其是内旋受限。
- 关节造影可以帮助诊断。

▶预防

大多数患者都存在或轻或重的陈旧肩部外伤。在外伤后及时开始轻柔的活动范围及肌肉锻炼可以极大地降低肩关节僵硬的可能性。

▶临床表现

肩关节僵硬又称为粘连性关节囊炎或冻结肩，是以肩关节主动及被动活动范围严重受限、肩部疼痛为特征的疾病。肩关节僵硬患者的肩关节面正常，关节稳定，但活动范围受限。关节僵硬通常由软组织挛缩所致，关节面对线不齐、滑囊粘连或肌肉肌腱单元短缩也可以造成关节僵硬。若疾病没有特殊病因，则关节僵硬一般累及整个关节，肩关节各方向运动都会受限。

根据病因可以把肩关节僵硬分为特发性和创伤后肩关节僵硬。特发性肩关节僵硬是年长患者中最常见的类型，尤其多见于40~60岁女性。其他可能增加特发性肩关节僵硬的因素包括颈部、心脏、肺部、肿瘤、神经系统疾病和人格障碍。糖尿病患者也是肩关节僵硬的高风险人群，10%~35%的糖尿病患者存在肩关节活动受限。多年依赖胰岛素控制血糖的糖尿病患者风险最高，且通常累及双侧肩关节。由于两者之间关系密切，临床医生应询问肩关节僵硬患者是否存在糖尿病相关症状。70%的肩关节僵硬患者可能患有糖尿病或为糖尿病前状态。特发性肩关节僵硬的病理生理机制依然不明，不过病理解剖一般表现为肩关节囊挛缩（图3-33）。最常累及的部位是肩袖间隙，包括盂肱上韧带和喙肱韧带。

虽然所有患者都能回忆起肩关节僵硬前曾发生过某些外伤，但只有既往骨折、肩袖撕裂或手术史

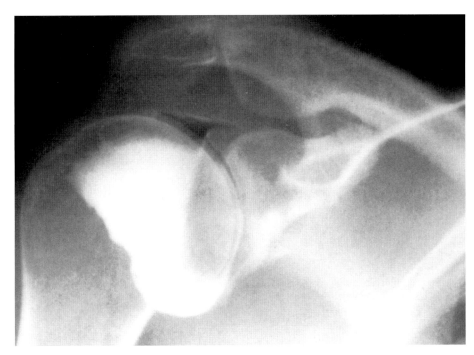

▲**图3-33** 肩关节粘连性关节囊炎。注意关节囊异常狭小，组织皱缩

等明确外伤史的患者才被归为创伤后肩关节僵硬。肩关节术后关节僵硬十分常见，通常适当康复后，会随着时间的推移逐渐好转。任何涉及肩胛带附近的手术术后都不能忽略肩关节情况。可能的手术包括腋窝及颈部淋巴结清扫（尤其注意伴随放射治疗的患者）、经腋窝心脏导管治疗和切开胸骨或经胸廓的冠状动脉旁路移植术等。所有的外科医生应该知道这些手术操作可能导致肩关节活动受限。

特发性肩关节僵硬的临床表现通常分为3个阶段。第一阶段是疼痛、"冻结"期。肩部疼痛持续存在，肩关节突然运动或尝试快速运动时疼痛加重。疼痛最初可表现为夜间痛，肩关节活动范围进行性受限。患者常将患肢托在体侧，肩关节内旋，前臂横在腹部上方。有时会被当作非特异性疼痛，使用吊带将肩关节悬吊在该位置进行治疗。该炎症期通常延续2~9个月。

第二阶段是进行性僵硬，通常持续3~12个月。关节僵硬会逐渐进展到肩关节各平面上的运动全部受限。本质上，肩关节经历了纤维性关节融合。幸运的是，初期炎症期结束后，疼痛会逐渐减轻。随着时间的推移，肩关节在受限的范围内进行运动时引起的疼痛变小甚至消失，但如果试图超过这一范围进行运动则会造成疼痛。患者的症状至此进入平台期。不幸的是，这一阶段可能一直持续，症状长时间存在不缓解。

进入缓解期或"解冻"期后，肩关节会逐渐变得灵活。这一阶段最短持续1个月，但一般持续1~3年。

临床检查时可发现肩关节主动及被动活动范围均丧失。通常最先受累的活动是内旋，表现为患肢向后背手时不能举到和正常肩关节同样的高度。MRI检查可发现肩袖间隙缩小，关节造影可发现关节腔容积显著减小。患侧肩关节只能注射几毫升对比剂，而正常的容积为20~30 mL。

▶**治疗**

治疗肩关节僵硬的方法很多。保守治疗和渐进性的活动范围锻炼对改善症状有效。外旋、外展活动范围锻炼可以帮助减少活动受限的程度，改善肩关节功能。大多数患者进行非手术治疗都能获得成功。如果选择手术治疗，麻醉下手法推拿、关节囊扩张等主要治疗手段，已经被选择性肩关节镜关节囊松解术代替了。

▶**预后**

无论进行手术还是非手术治疗，通常患者最终可以恢复80%的活动范围。

Blanchard V, Barr S, Cerisola FL: The effectiveness of corticosteroid injections compared with physiotherapeutic interventions for adhesive capsulitis: a systematic review. *Physiotherapy* 2010;96:95. [PMID: 20420956]

Hand C, Clipsham K, Rees JL, Carr AJ: Long-term outcome of frozen shoulder. *J Shoulder Elbow Surg* 2008;17:231. [PMID: 17993282]

Hand GC, Athanasou NA, Matthews T, Carr AJ: The pathology of frozen shoulder. *J Bone Joint Surg Br* 2007;89:928. [PMID: 17673588]

Milgrom C, Novack V, Weil Y, Jaber S, Radeva-Petrova DR, Finestone A: Risk factors for idiopathic frozen shoulder. *Isr Med Assoc J* 2008;10:361. [PMID: 18605360]

Rill BK, Fleckenstein CM, Levy MS, Nagesh V, Hasan SS: Predictors of outcome after nonoperative and operative treatment of adhesive capsulitis. *Am J Sports Med* 2011;39:567. [PMID: 21160014]

Saccomanni B: Inflammation and shoulder pain: a perspective on rotator cuff disease, adhesive capsulitis, and osteoarthritis: conservative treatment. *Clin Rheumatol* 2009;28:495. [PMID: 19224130]

Tauro JC, Paulson M: Shoulder stiffness. *Arthroscopy* 2008;24:949. [PMID: 18657745]

Thomas SJ, McDougall C, Brown ID, et al: Prevalence of symptoms and signs of shoulder problems in people with diabetes mellitus. *J Shoulder Elbow Surg* 2007;16:748. [PMID: 18061115]

肩关节周围骨折

一、锁骨骨折

锁骨是身体最容易发生骨折的部位之一，体育运动中的直接创伤是常见的病因（图3-34）。橄榄球、摔跤和冰球是最容易发生锁骨骨折的运动项目，原因显而易见，这3个项目都有运动员之间的高速冲撞。

▶诊断要点

- 肩部创伤史。
- 受伤锁骨周围肿胀、瘀斑。
- 触诊骨折处可出现疼痛及骨擦音。

- 上肢活动时疼痛、活动受限，前屈及外展时症状明显。
- 适当的影像学检查可以确定骨折部位及严重程度。

▶临床表现

虽然锁骨邻近重要结构，但体育运动中发生的锁骨骨折很少伴随神经血管损伤。患者的病史常见为摔倒时肩部着地或锁骨直接受到撞击，损伤发生时立即感到疼痛并无法上抬手臂。影像学检查通常可以确诊，必须拍摄锁骨全长，包括肩周结构、肱骨上1/3和锁骨的胸骨端。

锁骨骨折中，中段骨折占82%，远端骨折占12%，近端骨折占6%。大多数锁骨干骨折都能获得很好的愈合。但是，一些神经血管并发症，如锁骨下动脉撕裂、臂丛损伤等，虽然罕见，但十分严重。因此，当对锁骨骨折进行评估和治疗时，先检查神经血管是非常重要的。必须仔细检查上肢远端的脉搏、肌力和感觉。

因为锁骨是连接上肢带骨和胸廓的唯一骨性结构，因此锁骨骨折会造成肩关节向前向下垂。胸锁乳突肌可将骨折近端拉向上造成移位。这些外力会影响初次复位和复位后对位关系的维持。另外，锁骨远端骨折在高龄人群中更常见，可能同时伴随喙锁韧带撕裂，使骨折近端上抬，外形似肩锁关节脱位。这一类型的锁骨骨折较其他锁骨骨折更容易出现延迟愈合。

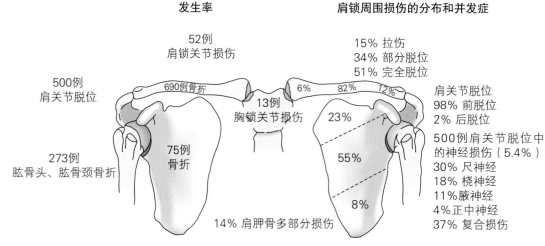

▲**图3-34** 1603例肩周损伤的分析。图中所示为发生骨折和脱位的频率和部位

▶治疗

锁骨中段及近端骨折通常可以使用肩带悬吊患肢，加以短时间的休息进行保守治疗。制动一般持续3~4周，锁骨骨折愈合后，就可以开始活动范围和肌肉力量锻炼。粉碎性锁骨中段及近端骨折，移位明显（尤其是短缩移位）时，切开复位内固定是最好的治疗方法。锁骨远端骨折伴喙锁韧带撕裂，外形类似肩锁关节脱位，也应行切开复位内固定。

▶预后

骨折愈合前开始功能锻炼可能会导致骨折不愈合。运动员在肩关节力量和活动范围恢复到伤前水平之前不能重返运动。总的来说，运动员重返运动时不需要佩戴特殊的支具或防护垫。

Khan LA, Bradnock TJ, Scott C, Robinson CM: Fractures of the clavicle. *J Bone Joint Surg Am* 2009;91:447. [PMID: 19181992]

Kulshrestha V, Roy T, Audige L: Operative versus nonoperative management of displaced midshaft clavicle fractures: a prospective cohort study. *J Orthop Trauma* 2011;25:31. [PMID: 21164305]

Robinson CM, Court-Brown CM, McQueen MM, et al: Estimating the risk of nonunion following nonoperative treatment of a clavicular fracture. *J Bone Joint Surg Am* 2004;86-A:1359. [PMID: 15252081]

二、肱骨近端骨折

▶诊断要点

- 肩部外伤史。
- 肩部肿胀、瘀斑，可延续至肘部。
- 骨折处疼痛、骨擦感。
- 肩关节尝试活动时出现剧痛。
- 适当的影像学检查可以确定骨折部位及严重程度。

肱骨近端骨折占全身骨折的4%~5%，是相对少见的运动损伤，通常发生于生长板未闭合的青少年或骨质疏松的老人。运动员的肱骨近端骨折通常由高能量撞击造成，或为病理性骨折。

▶临床表现

肱骨近端由4个重要的骨性结构组成：肱骨头、大结节、小结节和肱骨干，任何结构都能发生骨折，甚至可能同时发生骨折。肱骨近端骨折一般通过位置和骨折块移位情况进行分类（图3-35）。肱

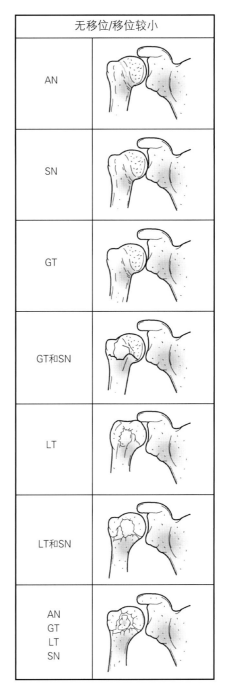

▲**图3-35** 肱骨近端骨折的四部分分类法。AN：解剖颈；GT：大结节；LT：小结节；SN：外科颈（Norris TR, Green A: Proximal humerus fractures and fracture-dislocations. In: Browner BD, et al, eds: Skeletal Trauma: Fractures, Dislocation and Ligamentous Injuries. Elsevier; 1998.）

骨近端骨折的患者就诊时通常可以描述受伤机制，主诉肩部疼痛、肿胀、无法运动。查体通常可以发现肩部失去正常的外形，肩部压痛，肩部瘀青可延伸至肘关节，试图运动肩关节时可有骨擦音。全面的神经血管检查非常重要，因为文献报道肱骨近端骨折可能并发臂丛和腋神经损伤。由于腋神经是这类骨折最容易损伤的神经，因此应该仔细检查上臂

外侧的轻触觉和针刺觉，以及三角肌肌力。准确的影像学检查对确定骨折类型和程度十分重要，而且可以帮助确定治疗方案。必须拍摄X线正位片、肩胛骨平面侧位片，也需要拍摄腋位片以排除肩关节脱位。

▶ 治疗

大多数肱骨近端骨折的移位不严重，可以使用悬吊制动、早期被动活动等方式进行保守治疗。约20%的骨折患者需要手术治疗。是否进行手术治疗需要考虑很多因素，包括骨折类型和移位程度、骨质、活动水平和伴随损伤。手术方式从闭合复位经皮穿刺固定到切开复位内固定，再到肱骨头置换等，有很多不同选择。

▶ 预后

对于移位较小的骨折，预后通常较好。最常见的并发症是活动度缺失。获得最佳的疗效可能需要12~18个月的时间，因此活动范围锻炼需要一直进行。

Cannon CP, Paraliticci GU, Lin PP, Lewis VO, Yasko AW: Functional outcome following endoprosthetic reconstruction of the proximal humerus. *J Shoulder Elbow Surg* 2009;18:705. [PMID: 19186077]

Zhu Y, Lu Y, Shen J, Zhang J, Jiang C: Locking intramedullary nails and locking plates in the treatment of two-part proximal humeral surgical neck fractures: a prospective randomized trial with a minimum of three years of follow-up. *J Bone Joint Surg Am* 2011;93:159. [PMID: 21248213]

肱骨近端骨骺骨折

年轻运动员可能发生肱骨近端骨骺骨折。分散在关节面、大结节和小结节处的生长中心在7岁左右相互融合，并在20~22岁左右生长板闭合。因此，在生长板闭合前，都有可能发生骨骺分离。幸运的是，该类型骨折通常不会阻碍生长。

▶ 诊断要点

- 肱骨近端疼痛。
- 平片示肱骨近端骨骺增宽。

▶ 临床表现

青少年的骨骼肌肉系统正在发育，参加过顶投

掷运动的青少年可能会遭受肩部损伤。肱骨近端疼痛伴肱骨近端骨骺增宽（尤其是进行投掷运动时）称为"小球员肩"。虽然肱骨近端骨骺增宽可能是对投掷运动的适应性改变，但一旦出现疼痛，就可能代表过度使用性骨折。

▶ 治疗

停止投掷运动是治疗的第一步。一旦疼痛缓解，就可以开始肩关节活动范围和肌肉力量锻炼。最终，只要患者没有疼痛，就可以重新开始投掷运动。

Bahrs C, Zipplies S, Ochs BG, et al: Proximal humeral fractures in children and adolescents. *J Pediatr Orthop* 2009;29:238. [PMID: 19305272]

肩关节骨性关节炎

▶ 诊断要点

- 肩关节持续性疼痛，在任何位置都不缓解，甚至双手垂于身体两侧时疼痛依然存在。
- 活动时疼痛加重。
- 运动时有摩擦感。
- 肩关节内注射利多卡因后疼痛可缓解。

▶ 预防

肩关节面损伤后，减少活动是减缓骨性关节炎进展的最好方法。而对于完好的肩关节来说，剧烈运动一般也不会造成骨性关节炎。

▶ 临床表现

肩关节骨性关节炎的起始症状是持续疼痛和活动范围受限。60岁以上的人群发病率最高，既往遭受过肩关节损伤的人群发病时间可能较早。活动时肩关节疼痛加重，停止运动后疼痛依然可持续数小时。在轻中度骨性关节炎患者中，使用NSAID可以减轻疼痛。骨性关节炎患者肩关节活动时伴随摩擦感，主动和被动活动时都可出现，类似粘连性关节囊炎的表现。肩部无力、肌肉萎缩可继发于疼痛，当骨性关节炎严重时，可造成肩关节废用。

肩关节影像学检查可以发现关节间隙变窄、

骨赘形成、软骨下骨硬化或囊肿。这些征象可以反映疾病的严重程度，但是和患者疼痛的程度关系不大。和髋关节、膝关节和其他关节类似，一些患者肩关节疼痛十分严重，但影像学仅表现为轻度骨性关节炎。而有些患者虽然影像学所示关节炎很严重，但他们可以很好地适应症状。MRI有助于评估肩关节的其他损伤，如肩袖撕裂等。

▶ 治疗

休息、康复和服用NSAID可以减轻轻中度骨性关节炎患者的症状。推荐进行活动范围和肌肉力量锻炼，除非康复锻炼会造成患者严重不适。避免可以加重症状的活动，应进行其他不引起疼痛的肩部力量锻炼。关节腔内注射皮质激素可以在一段时间内减轻症状，几个月进行一次间断注射有时可以有效控制症状。如接受保守治疗后，患者依旧存在疼痛、无力或肩关节活动受限，应选择肩关节置换术。

▶ 预后

全肩关节置换术（肱骨头和关节盂表面都进行置换）可以有效减轻肩部疼痛。也可以选择半肩关节置换，即只置换肱骨头，这种手术平均可以减轻2/3的疼痛。半肩关节置换术的假体使用时间更长，而全肩关节置换术的关节盂假体可能会随着时间延长变得容易松动。大约90%的全肩关节置换可以使用10年，近75%可以使用20年。两种手术方案都不能恢复正常肩关节功能，患者的肌肉力量和活动范围只能获得部分改善。

Hambright D, Henderson RA, Cook C, Worrell T, Moorman CT, Bolognesi MP: A comparison of perioperative outcomes in patients with and without rheumatoid arthritis after receiving a total shoulder replacement arthroplasty. *J Shoulder Elbow Surg* 2011;20:77. [PMID: 20655764]

Millett PJ, Gobezie R, Boykin RE: Shoulder osteoarthritis: diagnosis and management. *Am Fam Physician* 2008;78:605. [PMID: 18788237]

Saltzman MD, Mercer DM, Warme WJ, Bertelsen AL, Matsen FA 3rd: Comparison of patients undergoing primary shoulder arthroplasty before and after the age of fifty. *J Bone Joint Surg Am* 2010;92:42. [PMID: 20048094]

Singh JA, Sperling J, Buchbinder R, McMaken K: Surgery for shoulder osteoarthritis: a Cochrane systematic review. *J Rheumatol* 2011;38:598. [PMID: 21239751]

肩锁关节损伤

▶ 诊断要点

- 肩锁关节处疼痛、肿胀。
- 可有肉眼可见的锁骨上翘或脱位（相对于肩峰），与对侧不对称。
- 手臂向前抬时出现疼痛。
- 适当的影像学检查可以确诊。

▶ 预防

预防这类损伤最有效的方法是避免可能对肩关节外侧造成向下撞击的活动。

▶ 临床表现

肩锁关节脱位或半脱位一般指肩锁关节分离，根据稳定关节的韧带和关节囊的损伤范围可有不同的严重程度。典型的损伤机制是肩峰遭受向下的直接冲击。临床上，肩部最高处肩锁关节上方疼痛是最明显的症状，肩关节活动范围因损伤的程度不同而有不同程度的下降。遭受该损伤的运动员的典型表现是下场时托住患肢紧贴身体一侧。

当检查肩锁关节稳定性时，检查者应在锁骨中段施力，不能在肩锁关节处施力，从而排除因肩锁关节周围挫伤而导致的疼痛。对较轻的肩锁关节损伤，患者应将患肢搭在对侧肩膀上，检查者在患侧肘部施加向下的力，观察肩锁关节是否出现疼痛。

肩锁关节损伤通常分为Ⅰ~Ⅲ级（图3-36）。Ⅰ级损伤是由较小的撞击导致的肩锁韧带部分撕裂。如果肩锁韧带完全断裂，但喙锁韧带依然完整，则为Ⅱ级损伤，通常表现为肩锁关节半脱位或部分移位。如果撞击力足够将肩锁关节关节囊、喙锁韧带和肩锁韧带同时撕裂，则会造成Ⅲ级损伤。

后来又增加了3种损伤分级。Ⅳ级损伤是指锁骨向后移位，穿入并卡在斜方肌筋膜内。Ⅴ级损伤是肩关节向下严重脱位，锁骨相对肩峰向上移位超过300%。Ⅵ级损伤是指锁骨远端卡在喙突下方。

肩锁关节移位在查体时通常很明显，但影像学检查是最好的分类手段。向头侧偏10°的前后位片可以较好地显示肩锁关节。上胸部平片可以测量并

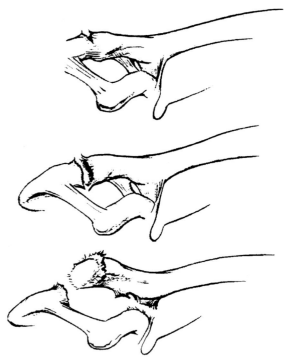

▲**图3-36** 肩锁关节分离的分级

比较患侧和对侧喙突和锁骨的垂直距离。上肢应力正位片不作为常规检查。腋窝侧位片对正确分类也很重要。

▶**治疗**

肩锁关节损伤的治疗需根据其严重程度决定。Ⅰ级和Ⅱ级损伤可以通过肩带悬吊治疗，通常2~4周后症状可以缓解。症状缓解后可以开始康复锻炼，逐渐恢复上肢的正常活动范围和肌肉力量。运动员急性Ⅲ级肩锁关节损伤或完全性脱位的治疗存在争议。大多数医生认为Ⅲ级损伤最佳的治疗方法是非手术治疗，但也有一部分医生推崇手术治疗。Ⅳ~Ⅵ级损伤最佳治疗方法是切开复位内固定，同时重建喙锁韧带。

非手术治疗需要使用悬臂带帮助患者维持舒服的姿势。肩锁关节急性损伤时可以通过冰敷和其他手段减轻疼痛和肿胀。疼痛是延迟活动范围和等长肌肉锻炼开始时间的因素。因此，应将疼痛作为何时开始或进行下一步康复计划的指标。活动范围锻炼可以较早开始，力量锻炼应等到疼痛减轻到可以接受的水平再开始。

在回归体育运动之前，患者应在没有疼痛的前提下恢复全部活动范围，且肩锁关节触诊无压痛，肌肉力量满意。

▶**预后**

相比需要上举运动的运动员（如网球、棒球和游泳运动员），不需要上举胳膊的运动员（如足球或橄榄球运动员）可以更早地回归运动。

Johansen JA, Grutter PW, McFarland EG, Petersen SA: Acromioclavicular joint injuries: indications for treatment and treatment options. *J Shoulder Elbow Surg* 2011;20(2 Suppl):S70. [PMID: 21195634]

Rios CG, Mazzocca AD: Acromioclavicular joint problems in athletes and new methods of management. *Clin Sports Med* 2008;27:763. [PMID: 19064155]

喙突骨折

喙突骨折十分少见，常见于职业军人和射击运动员，在棒球和网球运动员中也有报道。喙突骨折通常由影像学检查发现。患者经过制动等保守治疗6~8周后，骨折通常可以顺利愈合。

胸锁关节损伤

在骨骼发育成熟的成人运动员中，胸锁关节损伤一般累及关节周围软组织和关节囊，造成关节半脱位甚至脱位。常见损伤机制：①可能导致运动员关节前脱位的点遭到撞击；②肩关节后伸，锁骨或胸部遭到撞击，可能导致关节后脱位。胸锁关节损伤轻则为扭伤，重则为关节囊撕裂、限制韧带断裂、胸锁关节完全脱位。

一、胸锁关节前脱位

▶**诊断要点**

- 上胸壁创伤史。
- 锁骨近端翘起，伴疼痛。
- 适当的平片或CT检查可以确诊。

▶**临床表现**

前脱位是胸锁关节最常见的脱位类型。临床可见患侧锁骨近端向前方翘起。平片很难对胸锁关节前脱位进行判断，因为肋骨、胸骨和锁骨在胸锁关节处相互重叠，但斜位片可以确诊。CT平扫十分敏感，在怀疑脱位但平片未显示时应进行CT平扫。

▶治疗

虽然胸锁关节前脱位的患者十分痛苦，但症状通常可以很快缓解，肩关节功能也不会受到影响。许多手术和非手术方法都可以治疗胸锁关节前脱位。但手术治疗胸锁关节前脱位常导致较严重的并发症。闭合治疗手段包括使用吊臂带尝试闭合复位，但复位成功后很难维持关节位置。

二、胸锁关节后脱位

▶诊断要点

- 上胸壁创伤史。
- 锁骨近端周围疼痛。
- 患者可有声音嘶哑、吞咽困难或严重的呼吸窘迫等症状。
- 适当的平片或CT平扫可以确诊。

▶临床表现

胸锁关节后脱位不常见，但有损伤食管、大血管和器官的风险，可引起相应并发症。临床症状可以仅有胸锁关节处轻中度疼痛，也可能出现声音嘶哑、吞咽困难、严重呼吸困难和气管损伤导致皮下气肿等严重症状。

▶治疗

大多数情况下，胸锁关节后脱位早期闭合复位都能成功，且复位稳定。为了快速复位，患者应取仰卧位，在患者上背部下方垫一枕头，肩关节外展90°并极度后伸，轻柔牵引患肢（图3-37）。极少数情况下，需要在全身麻醉辅助下行闭合复位，或行切开复位。

复位后，患者需要佩戴吊臂带制动，遵医嘱进行冰敷、服用NSAID。通常2~3周关节可以达到一定程度的愈合，患者可以开始活动范围锻炼。受伤3周后才可以尝试上举患肢。

三、锁骨中段骨骺骨折

在小于25周岁的运动员中，胸锁关节损伤可能不会造成脱位，反而会造成锁骨近端生长板骨折。锁骨骨骺骨折临床表现类似脱位，尤其是骨折移位

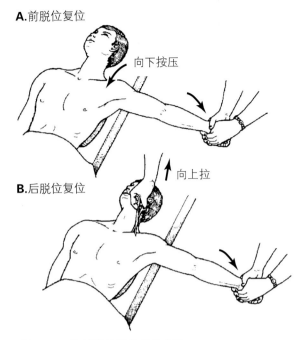

A.前脱位复位
向下按压

B.后脱位复位
向上拉

▲图3-37　胸锁关节脱位复位方法

时更容易被混淆。可以保守治疗。通常，锁骨骨骺骨折不会造成生长畸形，在没有严重移位的情况下不需要复位。单纯对症镇痛治疗一般可以满足需求。临床上会遇到家长带着孩子就诊，主诉胸锁关节处逐渐膨大，担心是否患癌。详细的问诊发现就诊前几周患者的胸锁关节处遭受外伤，此处的膨大是骨骺愈合时产生的骨痂，平片检查可以进一步明确。

Jaggard MK, Gupte CM, Gulati V, Reilly P: A comprehensive review of trauma and disruption to the sternoclavicular joint with the proposal of a new classification system. *J Trauma* 2009;66:576. [PMID: 19204537]

肩部其他肌腱与肌肉

肱二头肌肌腱损伤

一、肱二头肌肌腱变性

▶诊断要点

- 肱骨近端前方及肩关节疼痛。
- 肩关节前屈抗阻或前臂旋后抗阻可诱发疼痛。
- 肱二头肌腱鞘内注射类固醇可缓解疼痛。

▶预防

与肩袖损伤的预防相似，调整身体状态、活动

前拉伸、锻炼肌肉力量可以最大限度地降低肱二头肌肌腱损伤的风险。

▶临床表现

肱二头肌长头位于肩袖深处，走行于关节囊内，经肩峰下方，止于关节盂顶端。诱发肩袖撞击综合征的机制也可以导致走行于肩峰下方的部分肱二头肌的炎症，造成肱二头肌肌腱变性。肌腱反复从肱骨近端的结节间沟半脱位也可以导致走行于关节囊内的肌腱下表面、内部或上表面出现炎症。肱二头肌肌腱半脱位通常均伴有肩胛下肌肌腱撕裂。无论是撞击还是半脱位导致的肱二头肌肌腱变性，其临床症状相同。疼痛位于肱骨近端前方和肩关节周围，前臂旋后抗阻时疼痛加重。检查肘关节屈肌或触诊肱二头肌肌腱时可以诱发疼痛。肱二头肌抗阻力试验（Yergason test）可以用来判断肱二头肌长头腱在结节间沟内是否稳定。

▶治疗

如果肱二头肌肌腱炎伴随肩关节撞击，针对撞击综合征的治疗可以同时缓解肱二头肌肌腱变性。如果肌腱半脱位是症状的原因，应保守治疗，包括应用NSAID、限制活动、休息一段时间后逐渐恢复活动。锻炼辅助肱二头肌屈肘、旋后的肌肉也有益处。肱二头肌腱鞘内注射类固醇可以缓解症状，但是一旦误入肌腱内部则会进一步加重肌腱退变。如果症状持续存在，应行肌腱固定术，将肱二头肌肌腱固定在肱骨上。

▶预后

肱二头肌肌腱变性的康复较困难，竞技运动员在经过治疗后并不能保证能够重新回到巅峰状态。

二、肱二头肌肌腱近端撕裂

▶诊断要点

- 因肱二头肌远端牵拉，上臂出现"突眼"征。
- 根据损伤时间长短，可伴有或不伴有疼痛和瘀斑。

▶预防

和肩袖损伤的预防相似，调整身体状态、活动前拉伸、锻炼肌肉力量可以最大限度地降低肱二头肌肌腱损伤的风险。

▶临床表现

肱二头肌长头近端可以发生断裂。肌腱可以从肩胛冈盂上结节处、结节间沟入口处或肌腱肌腹移行处断裂。断裂后，肌肉被拉向远端，上臂出现隆起或"突眼"征，但肱二头肌短头依然完整。如果肱二头肌远端发生断裂，长头和短头同时受累，肌肉向近端移动。肱二头肌长头腱断裂对肩袖撕裂有预测作用。其损伤机制通常是上臂用力前屈（多见于年龄较大的运动员）或肌腱直接损伤。肌腱内部的微小撕裂可使肌腱变得脆弱，容易发生急性断裂。皮肤瘀斑的程度取决于撕裂的位置，如果撕裂位于无血管区，则瘀斑较小；如果撕裂位于肌腱肌腹交界处，通常会造成大范围的瘀斑。由于肌腱断裂后畸形明显，该病通常不难诊断。

▶治疗

通常年轻患者才考虑通过手术治疗肱二头肌近端断裂。手术时，在胸大肌止点下方可以找到肌腱断端。中年和老年运动员，肱二头肌近端断裂通常和肩袖撕裂一同发生。

▶预后

通常在肱二头肌近端修复术后4~6个月，在肘关节达到最大活动度、肌肉力量可以满足功能的前提下，可以允许运动员重返接触性运动。

Nho SJ, Strauss EJ, Lenart BA, et al: Long head of the biceps tendinopathy: diagnosis and management. *J Am Acad Orthop Surg* 2010;18:645. [PMID: 21041799]

胸大肌断裂

▶诊断要点

- 突发疼痛。
- 胸大肌表面皮肤瘀斑、肿胀。

▶ **预防**

和肩袖损伤的预防相似，调整身体状态、活动前拉伸、锻炼肌肉力量可以最大限度地降低胸大肌损伤的风险。

▶ **临床表现**

胸大肌肌腱断裂是一类不常见的损伤，一般发生于举重的卧推训练中，或由做拉、举等动作时突然的肌肉收缩造成。运动员会感到突然的疼痛，局部出现瘀斑和肿胀。随着肿胀消退，可以看到胸大肌出现凹陷和畸形，同时患侧上肢内收及内旋无力。

▶ **治疗**

胸大肌断裂可分为部分断裂和完全断裂。经过保守治疗，功能通常可以满足日常生活。如果运动员希望重返举重运动，可考虑手术治疗。

▶ **预后**

通常胸大肌修复术后6个月，活动范围和肌肉力量可实现完全恢复，运动员可以重返接触性运动。

Antosh IJ, Grassbaugh JA, Parada SA, Arrington ED: Pectoralis major tendon repairs in the active-duty population. *Am J Orthop* 2009;38:26. [PMID: 19238264]

Provencher MT, Handfield K, Boniquit NT, Reiff SN, Sekiya JK, Romeo AA: Injuries to the pectoralis major muscle: diagnosis and management. *Am J Sports Med* 2010;38:1693. [PMID: 20675652]

肩部神经血管损伤

一、臂丛损伤

▶ **诊断要点**

• 通常有肩部着地损伤史。

• 患肢可出现一过性或永久性的感觉异常和运动丧失。

• 肌电图（EMG）可以帮助定位损伤、判断预后。

▶ **临床表现、治疗和预后**

臂丛损伤典型的发病机制是摔倒时肩部着地，可见于肩锁关节损伤等患者。大多数臂丛损伤并不会造成运动功能丧失，仅表现为持续数分钟到数周的感觉异常，有些患者感觉异常可持续数个月至数年。在神经损伤早期，可见暂时的神经传导速度减慢或神经潜伏期延长。皮肤"烧灼感"或"针刺感"是运动员臂丛损伤中最常见的表现。诊断要点是短时间的上肢感觉异常和肩部无力，颈椎活动范围正常且没有疼痛。在肩部力量恢复、肩关节活动范围正常且无疼痛后，运动员可以回归运动。

严重的臂丛损伤（如摩托车比赛中的创伤）较罕见。慢性损伤可以导致肩关节不稳，可以通过斜方肌转位进行治疗。肩关节融合可以作为首选治疗，也可以作为肌肉转位失败后的替代治疗。

Safran MR: Nerve injury about the shoulder in athletes. Part 2: long thoracic nerve, spinal accessory nerve, burners/stingers, thoracic outlet syndrome. *Am J Sports Med* 2004;32:1063. [PMID: 15150060]

二、胸长神经损伤

▶ **诊断要点**

• 前锯肌麻痹导致翼状肩胛。

• 可以没有疼痛，但常伴有肩胛骨内侧疼痛。

▶ **临床表现、治疗和预后**

外力牵拉可以导致胸长神经麻痹，进而导致前锯肌瘫痪和翼状肩胛。牵拉伤或钝性损伤也可以造成副神经脊髓根损伤，是翼状肩胛的另一个原因。这两种损伤可以通过查体时肩胛骨的位置进行鉴别。前锯肌麻痹时，肩胛骨下部会向内移动；而副神经脊髓根损伤时，肩胛骨下部会向外移动。通常采取保守治疗，在神经没有离断的情况下，治疗几周后功能就可以恢复。

三、肩胛上神经损伤

▶ **诊断要点**

• 肩后外侧定位不明确的疼痛、无力。

• 冈上肌和/或冈下肌无力、萎缩。

- MRI可见肩胛上切迹或冈盂切迹囊肿。
- 肌电图和神经传导速度（NCV）检查可以帮助诊断。

▶ 临床表现、治疗和预后

肩胛上神经卡压和举重、棒球投球、排球和背包旅行等运动相关。牵拉和反复使用肩关节是肩胛上神经损伤的机制。神经可以在肩胛骨的肩胛上切迹受到压迫，或在冈盂切迹处受到卡压。后者一般发生于排球和棒球运动员，可能的原因是上肢快速举过头顶加速所致。神经卡压可以引起肩部后外侧定位不明确的疼痛和无力。冈上肌或冈下肌可能随之萎缩。最终可导致肩关节前屈、外旋无力。肌电图和神经传导速度检查可以确诊。

保守治疗包括休息、服用NSAID和物理治疗，旨在增加肌肉张力和力量。如果保守治疗无效，应行手术探查，术中可能发现肩胛横韧带肥厚、肩胛上切迹异常和神经节囊肿。手术治疗的效果也因术中发现的病灶情况而异，但是许多患者术后都可以恢复正常功能。

四、肌皮神经损伤

▶ 诊断要点

- 肱二头肌无力或功能丧失伴有前臂外侧感觉丧失。
- 肌电图和神经传导速度检查可以帮助诊断，判断预后。

▶ 临床表现、治疗和预后

该神经容易受到正面直接撞击或手术创伤。肌皮神经损伤表现为前臂外侧到拇指根部感觉麻木，肱二头肌无力，而后功能丧失。大多数损伤发生于体育运动中，症状持续时间短暂，保守治疗数天或数周后有效。

五、腋神经损伤

▶ 诊断要点

- 继发于肩关节脱位或肱骨近端骨折。
- 三角肌无力或功能丧失。

- 三角肌后伸不足征阳性。
- 肌电图和神经传导速度检查可以帮助诊断、判断预后

▶ 临床表现、治疗和预后

腋神经损伤的机制是肩关节后方受到直接打击，导致肩关节前脱位或肱骨近端骨折，损伤神经；或手术后损伤神经。关节镜肩关节囊松解可能损伤腋神经，尤其在松解前下关节囊的过程中最容易损伤。腋神经向肩关节后方走行，与肩关节囊的相对位置关系取决于肩关节的位置。肩关节外展时，腋神经与关节囊之间的距离缩短。双手垂于身体两侧时，腋神经位于前下关节盂周缘5点位（右肩）外侧1~1.5 cm处。随着腋神经转向后方，其相对于关节盂更靠外侧，与后下关节盂周缘7点位（右肩）相距2~2.5 cm。腋神经损伤程度各异，最初表现为患侧肩关节外展、后伸轻度无力，伴或不伴有上臂外侧感觉麻木。三角肌后伸不足征可以检查腋神经损伤。进行该检查时，检查者将患者的上肢向后抬起到接近完全后伸的位置，告诉患者主动保持在这个位置上，然后松手。如果存在三角肌完全瘫痪，患侧上肢会因无法维持后伸而掉落。对于神经部分损伤，测量患肢下落的角度（后伸不足的角度）可以反映三角肌的肌力。约25%的肩关节脱位伴有腋神经牵拉伤，经过休息、物理治疗等保守治疗后，可以随着时间的推移逐渐好转。如果3~6个月后症状依然没有好转，推荐通过外科手段探查腋神经，根据具体情况行神经消融或神经移植术（或两者同时进行）。手术通常可达到患者满意的效果，感觉功能恢复早于运动功能恢复。

Zarkadas PC, Throckmorton TW, Steinmann SP: Neurovascular injuries in shoulder trauma. *Orthop Clin North Am* 2008;39:483. [PMID: 18803978]

胸廓出口综合征

▶ 诊断要点

- 症状常为非特异性，可能是神经源性、静脉或动脉源性症状；包括水肿、皮肤苍白、厥冷和感觉异常。

• 超声检查、肌电图和神经传导速度检查可以帮助诊断。

▶ 临床表现、治疗和预后

胸廓出口综合征引起的症状可能是神经源性症状，也可能是静脉或动脉源性症状。锁骨下静脉阻塞可导致患侧上肢僵直、水肿，甚至出现上肢血栓。压迫导致动脉阻塞，可引起皮肤苍白、厥冷和前臂间歇性无力。超声检查可见动脉、静脉血流改变。肌电图和神经传导检查也可以帮助诊断。

对于不严重的胸廓出口综合征，推荐非手术治疗，疼痛缓解后，锻炼胸部肌肉力量对康复有益。针对斜方肌上部肌束、斜方肌下部肌束、竖脊肌和前锯肌锻炼效果较好。症状缓解后，矫正错误的身体姿态和维持性锻炼是必需的。如果症状进展或非手术治疗失败，则需要行手术探查，根据探查发现纠正病理性改变。

Laulan J, Fouquet B, Rodaix C, Jauffret P, Roquelaure Y, Descatha A: Thoracic outlet syndrome: definition, aetiological factors, diagnosis, management and occupational impact. *J Occup Rehabil.* 2011;21:366. [Epub ahead of print][PMID: 21193950]

▼ 肘关节损伤

肱骨上髁炎

肱骨上髁炎包括肱骨外上髁炎和肱骨内上髁炎。通常较易明确解剖定位，做出明确诊断。

一、肱骨外上髁炎

▶ 诊断要点

• 上肢重复性活动或过度使用史。

• 疼痛位于肘关节外侧，可放射至前臂。

• 桡侧腕短伸肌起点压痛，压痛点位于紧贴肱骨外上髁中心的远端前方。

• 肘关节活动范围正常。

• 肘关节平片多正常，少见（<10%）肱骨外上髁旁钙化灶。

肱骨外上髁炎就是人们熟知的网球肘，它是一种累及腕伸肌肌腱的疾病。做重复性伸腕抗阻运动（如网球运动中的反手击球）的人患该病的风险较高。疼痛通常为慢性，较少阻碍活动，但干扰日常生活。压痛点位于肱骨外上髁，抗阻伸腕时可诱发疼痛，在肘关节伸直时表现最明显。桡侧腕短伸肌肌腱是最常受累的部位。诊断时，应考虑其他可能引起肘关节外侧疼痛的疾病，如肱桡关节炎和骨间后神经压迫。平片少见肱骨外上髁周围软组织钙化，MRI对于诊断该病的意义存在争议。

肱骨外上髁炎的治疗包括减少特定的活动，佩戴反作用力支具，这种支具理论上可以将肌肉的拉力分散到更大的面积上。使用更轻的球拍，更适合的握距、更合理的技术也可以帮助缓解症状。肘关节伸直，屈曲腕关节从而拉伸前臂伸肌和旋后肌，前臂旋前也对拉伸很有帮助。治疗还应包括锻炼腕伸肌肌肉力量。如果这些方法无效，在压痛最明显的地方注射局麻药和类固醇通常可以缓解症状。顽固性网球肘手术治疗后通常可以取得令患者满意的效果。可选择的手术技术很多，包括关节镜手术。无论何种手术，一般都需要松解伸肌总腱。受损肌腱的组织学研究发现存在血管成纤维细胞增殖和肌腱退行性改变。人们认为这些病理改变与肩袖损伤类似——血液供应减少，营养状态改变，肌腱变得容易撕裂。

二、肱骨内上髁炎

▶ 诊断要点

• 上肢重复性活动或过度使用史，损伤通常发生于使肘关节外翻的运动，如棒球投球。

• 疼痛位于肘关节内侧，可放射至前臂。

• 前臂屈肌-旋前肌总腱压痛，旋前圆肌和尺侧腕屈肌压痛最常见。

• 肘关节活动范围正常。

• 肘关节平片多正常，少见（<10%）肱骨内上髁旁钙化灶。

肱骨内上髁炎累及前臂屈肌-旋前肌总腱，常称为高尔夫球肘。其治疗方法与肱骨外上髁炎类似，只是治疗对象变成了腕屈肌和旋前肌。肱骨内上髁炎可能伴发尺神经在肘关节处受压。在60%接受手术治疗的患者中，发现了尺神经压迫。前臂屈肌总腱是重要的肘关节内侧稳定结构，因此如果需要手术治疗，不能单纯松解肌腱，而应将清理后的肌腱重新修复到内上髁表面。

Baker CL Jr, Baker CL 3rd: Long-term follow-up of arthroscopic treatment of lateral epicondylitis. *Am J Sports Med* 2008;36:254. [PMID: 18202296]

Calfee RP, Patel A, DaSilva MF, Akelman E: Management of lateral epicondylitis: current concepts. *J Am Acad Orthop Surg* 2008;16:19. [PMID: 18180389]

Coombes BK, Bisset L, Vicenzino B: Efficacy and safety of corticosteroid injections and other injections for management of tendinopathy: a systematic review of randomised controlled trials. *Lancet* 2010;376:1751. [PMID: 20970844]

肘关节不稳

肘关节侧副韧带断裂最常见的原因是肘关节脱位。外翻应力过大可导致尺侧副韧带断裂。后外方向旋转力过大可导致尺侧副韧带外侧断裂。这些损伤都可以导致肘关节脱位，一般为向后脱位。治疗包括复位、短暂制动和主动活动范围锻炼。复发性肘关节不稳较少见；与之相反，肘关节脱位后常导致伸直稍受限（小于10°）。

一、外翻不稳

▶诊断要点

• 投掷运动后突发或逐渐出现的肘关节内侧疼痛。

• 在投掷运动的挥臂阶段末和加速期，疼痛最明显。

• 压痛点位于肱骨内上髁远端1 cm处。

• 手法检查时在肘关节施加外翻应力可以重现症状。

• 可能伴有尺神经病变和肘关节后内侧撞击、肱骨内上髁炎和肘管综合征。

外翻不稳可由过顶投掷运动，如棒球、橄榄球和标枪中的过度使用性损伤导致。发生急性尺侧副韧带断裂时，可在投掷过程中感到脆响。肘关节内侧压痛，通常位于肱骨内上髁远端。向肘关节施加外翻应力可以感到关节不稳。进行这一检查时，必须屈肘20°，从而将尺骨鹰嘴从鹰嘴窝中解锁，避免完全伸直肘关节时鹰嘴锁定，造成关节稳定的假象。和健侧对比可以帮助正确诊断。如果尺侧副韧带损伤，但依然完整，外翻试验可以诱发疼痛，但没有不稳感。挤奶试验（图3-38）也可以诱发肘关节内侧疼痛。进行挤奶试验时，向肘关节施加外翻应力，同时屈伸肘关节。这是诊断肘关节尺侧副韧带损伤最好的检查方法，如能引出疼痛，则表明尺侧副韧带损伤。

应力位平片也可以帮助诊断。拍摄肘关节正位片时，检查者可以同时进行肘关节外翻应力试验。检查者也可以借助重力进行试验。如果使用这种方法，肩关节应外旋90°，肘关节屈曲约20°，拍摄肘关节正位片。如果存在肘关节不稳，患侧肘关节内侧间隙较健侧增宽。MRI可以帮助诊断，关节造影的诊断效率更高，如观察到造影剂从尺侧副韧带漏出，则表明韧带断裂。

投掷类项目运动员发生急性尺侧副韧带断裂，且希望继续从事该项运动时，应采取手术修复。足球、篮球运动员和其他非投掷类项目运动员通过早期主动活动范围锻炼可以完全回归正常水平运动。治疗过度使用造成的慢性尺侧副韧带损伤的最佳方式是康复锻炼、服用NSAID和停止投掷运动3个月。只有保守治疗后依然存在持续性疼痛和不稳的患者才需要接受手术治疗，重建尺侧副韧带前束。

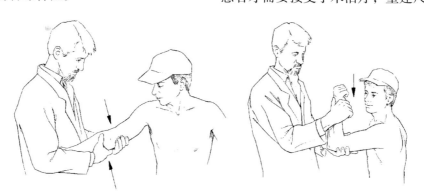

▲**图3-38** 外翻应力试验和挤奶试验检查尺侧副韧带损伤（Chen FS, Rokito AS, Jobe FW: Medial elbow problems in the overhead-throwing athlete. *J Am Acad Orthop Surg* 2001;9:102.）

该手术方式由Frank Jobe率先发明，使用肌腱移植物（通常为掌长肌肌腱）固定在肱骨内上髁远端前部和尺骨高耸的结节上，重建尺侧副韧带。接受手术后，85%的运动员可以回归高强度的投掷类运动。

Cain EL Jr, Andrews JR, Dugas JR, et al: Outcome of ulnar collateral ligament reconstruction of the elbow in 1281 athletes: results in 743 athletes with minimum 2-year follow-up. *Am J Sports Med* 2010;38:2426. [PMID: 20929932]

Murthi AM, Keener JD, Armstrong AD, Getz CL: The recurrent unstable elbow: diagnosis and treatment. *J Bone Joint Surg Am* 2010;92:1794. [PMID: 20660245]

二、后外侧旋转不稳

▶ 诊断要点

- 突发或逐渐出现的肘关节外侧疼痛。
- 患者可有弹响、卡顿、交锁或不稳感。
- 网球肘手术史。
- 手法检查时行肘关节后外侧旋转试验可以重现症状。

肘关节后外侧旋转不稳可由摔倒时上肢伸直着地导致，也可由肘关节外侧手术或长期拄拐行走等活动引起的慢性内翻应力导致。后外侧旋转不稳的程度各异，轻者仅为松弛，重者可为复发性脱位。程度较轻的患者常主诉肘关节外侧间歇性出现症状，旋后时产生疼痛、弹响或卡顿。更严重的症状还有交锁或自觉肘关节不稳。进行肘关节后外

侧不稳检查时，患者取平卧位，患肢举过头顶，肘关节旋后，检查者向患者肘关节施加外翻应力（图3-39）。肘关节伸直时，桡骨头半脱位；肘关节屈曲时，桡骨头复位。这一手法也可以重现患者的症状。在行肘关节后外侧不稳试验时，拍摄肘关节伸直位外侧应力位平片，也可以发现不稳的征象（图3-39）。急性不稳的治疗包括佩戴肘关节支具6周，维持前臂旋前，限制肘关节伸直。慢性不稳的最佳治疗方法是重建尺侧副韧带外侧。术后患者应佩戴同样的支具6~12周。

Charalambous CP, Stanley JK: Posterolateral rotatory instability of the elbow. *J Bone Joint Surg Br* 2008;90:272. [PMID: 18310745]

肘管综合征

▶ 诊断要点

- 肘关节内侧疼痛，投掷运动时加重；小指及环指感觉异常。
- 肘管上方蒂内尔征（Tinal sign）阳性，肘关节屈曲试验阳性。
- 可伴发肱骨内上髁炎和尺侧副韧带损伤。

肘管综合征的预防依赖于良好的投掷技术，从而最小化肘关节的外翻应力。调整一些已知的引起神经激惹的病因，如外翻不稳，也可以预防该疾病的发生。肘管是由肱骨内上髁、肘关节及尺侧腕屈肌的两个头共同形成的。肘管的近端、远端或肘管

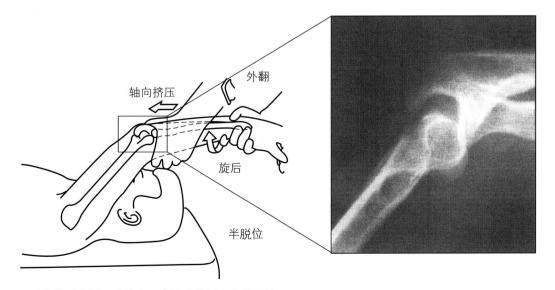

▲ **图3-39** 肘关节后外侧不稳检查。右图为外侧应力位平片

内部的结构可以导致肘管压迫、卡压、牵拉、半脱位及尺神经激惹。肘管近端结构包括Struthers弓（不要与Struthers韧带混淆，该结构与正中神经病变有关）和肱三头肌内侧头。肘管内部结构包括肱骨内上髁、上髁沟、尺侧腕屈肌的两个头及与其相互连接的Osborne韧带。引起该病的肘管远端结构有指深屈肌–旋前肌筋膜。无论是何种原因或病变位置，肘管综合征最终引起的变化为神经缺血和纤维化。

最初的症状可能是肘关节内侧偶尔疼痛，可辐射到前臂内侧。感觉异常可能发生在尺侧两指。运动员经常在肌肉无力前出现上述症状。机械性并发症如神经半脱位可能发生弹响。诊断主要依靠临床症状和两项激惹检查阳性：蒂内尔征和肘关节屈曲试验。肘关节屈曲试验是将肘部完全屈曲并且手腕完全伸直。如果1分钟内出现疼痛或麻木，则结果为阳性。感觉变化可以用塞姆斯–温斯坦单丝测验（Semmes–Weinstein monofila–ment test）检测。严重病例可应用两点分辨觉（two–point discrimination）试验。运动受损通常出现较晚，且运动员通常诉小鱼际萎缩，两侧不对称，捏力和握力下降，小指出现外展或出现瓦腾贝格征（Wartenberg sign）、Froment征或尺侧两指屈曲。即使到了疾病晚期，运动受损也可能并不会出现。一个可能的原因是出现了解剖变异，手内在肌由正中神经支配——即马丁–格鲁伯吻合（Martin–Gruber anastomosis），该变异使得运动受损不会发生。

完整的体格检查应包括颈部和近端上肢，以排除有相似临床表现的神经性病因，如颈椎病、臂丛病变（内侧束）和胸廓出口综合征等。

X线平片，包括一些特殊角度（如肘管视图）可以显示引起神经压迫的骨性结构异常。同理，MRI可以显示导致神经压迫的软组织病变。50%的患者肌电图和神经传导速度检查结果呈阴性。当肘关节弯曲时神经传导速度低于50 m/s提示可能存在该疾病。感觉神经动作电位降低也可证实早期的神经病变。

肘管尺神经病变的初始治疗通常是保守治疗：休息、冰敷、服用NSAID，并且在30°~45°的肘关节屈曲位使用夹板固定。夜间伸直夹板通常有助于减少疾病早期的症状。由于尺神经位置浅表，通常不推荐糖皮质激素注射。由于运动员的运动需要较高，保守治疗通常会失败，特别是当出现尺神经半脱位时。该疾病的手术指征包括保守治疗失败及尺神经半脱位。目前应用的一些技术包括：单纯减压、内上髁切除术、皮下移位术和肌肉移位术。无论何种技术，都应该在所有可能的位置上对尺神经进行减压，减压范围为从Struthers韧带近端到肘管，远端至尺侧腕屈肌的两个头。每种技术都有潜在的并发症，成功率大约为85%。术后先进行短暂的固定，然后是被动，最后是主动的关节活动（4周时）。力量及投掷练习在术后第八周开始。并发症较为罕见，包括内侧前臂皮神经受伤，尺侧副韧带复合体损伤及神经周围瘢痕形成。未成功识别的内侧肘部病变也会影响预后。

除了运动水平较高的运动员外，保守治疗的效果通常很好。手术效果与术前神经受累情况有关。许多患者在术后6个月即可完全回归正常活动。而对于投掷运动员来说，如果在治疗前疾病已经发展很久，那么该疾病则可能会导致其职业生涯的结束。

Gellman H: Compression of the ulnar nerve at the elbow: cubital tunnel syndrome. *Instr Course Lect* 2008;57:187. [PMID: 18399580]

肱二头肌肌腱远端撕裂

▶诊断要点

• 肱二头肌近端牵拉导致上臂出现"突眼"征。

• 根据损伤时间的长短，可伴或不伴有疼痛和瘀斑。

• 肘关节屈曲无力，前臂旋后无力。

▶预防

肱二头肌长头腱可在其远端的桡骨粗隆附着点处断裂，也可以在远端的肌腱肌腹交界处或肌肉内部断裂。肌肉块向近端回缩，在上臂形成"突眼"征。肱二头肌腱远端断裂同时累及长头和短头。肌腱断裂的机制通常是手臂用力屈曲，这种损伤机制在年纪较大的运动员中较常见；常见的机制还包括肌腱受到直接损伤。肌腱内部的微小撕裂可以使肌腱变得脆弱，容易发生急性断裂。皮肤瘀斑的程度取决于撕裂的位置，如果撕裂位于无血管区，则瘀斑较小；如果撕裂位于肌腱肌腹交界处，通常会造成大范围的瘀斑。由于肌腱断裂后畸形明显，该病通常不难诊断。

▶治疗

对于年龄较大的患者，虽然肘关节屈曲和前臂旋后力量可能较弱，但可以选择非手术治疗。其他患者一般需要手术修复肱二头肌腱远端断裂，修复后可以有效地恢复屈肘和前臂旋后力量。急性二头肌断裂手术治疗时，容易找到断裂的肌腱，通常位于肘关节上方约6 cm处。探查时必须注意保护前臂外侧皮神经。术后大约3个月，修复的肌腱开始结痂，形成瘢痕，恢复正常肌肉力量的过程可能十分艰难。传统的肱二头肌肌腱修复术需要两个切口，通过经钻孔固定的技术，将撕脱的肌腱缝合到骨面上。较新的手术技术只需要一个切口，使用带线锚钉将肌腱固定。

▶预后

肌腱愈合满意，且达到最大的功能力量和活动范围后，可以允许运动员重返接触性运动。通常术后需要4~6个月的时间才能重返运动。可能出现的并发症包括肘关节活动范围受限、异位骨化、肌腱再断裂、神经损伤（尤其是桡神经的骨间后神经分支）和尺桡骨骨连接。

Frazier MS, Boardman MJ, Westland M, Imbriglia JE: Surgical treatment of partial distal biceps tendon ruptures. *J Hand Surg Am* 2010;35:1111. [PMID: 20610056]

Vidal AF, Drakos MC, Allen AA: Biceps tendon and triceps tendon injuries. *Clin Sports Med* 2004;23:707. [PMID: 15474231]

其他肘关节过度使用性损伤

一、肘关节后侧及后内侧撞击

▶诊断要点

• 投掷动作末期上肢伸直时肘关节后侧疼痛，

或投掷动作加速阶段肘关节后内侧疼痛。

• 肘关节伸直受限，鹰嘴后方或后内侧压痛。

• 向肘关节施加外翻应力时快速伸直肘关节可诱发疼痛。

• 有时平片上可见鹰嘴后方或后内侧骨赘。

• 可伴有外翻伸直应力过大或外翻不稳。

撞击可由肘关节后侧骨与软组织机械接触造成。撞击可伴或不伴有尺侧副韧带损伤。

在体操运动员、橄榄球前锋、举重运动员和其他项目运动员中，可见过度伸直导致的损伤，不伴有尺侧副韧带损伤。病灶通常位于肘关节后方正中，用力伸直肘关节时可以重现疼痛。如果同时存在尺侧副韧带强度不足，如撞击投掷类项目运动员的肘关节后侧，那么病灶通常位于肘关节后内侧。此时，撞击发生于鹰嘴内侧面和鹰嘴窝内侧壁的外缘之间（图3-40）。如前文所诉，对这些患者进行肘关节外翻应力试验可诱发疼痛，但是疼痛偏后内侧或内侧。影像学检查可见鹰嘴窝骨赘。

和大多数重复性创伤导致的损伤类似，治疗首先应以预防为主。投手比赛中投球的局数是此类损伤最重要的相关因素。如果症状持续，切除骨赘可

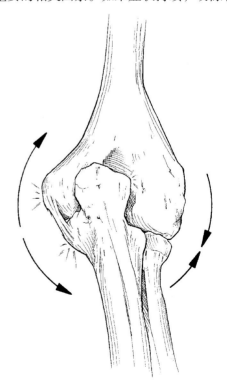

▲**图3-40** 后内侧撞击机制。鹰嘴内侧面与鹰嘴窝内侧壁的外缘发生撞击（Chen FS, Rokito AS, Jobe FW: Medial elbow problems in the overhead-throwing athlete. J Am Acad Orthop Surg 2001;9:105.）

以达到良好的效果，前提是尺侧副韧带没有损伤。同时处理伴发的外翻不稳也是治疗成功的保障。

Moskal MJ, Savoie III FH, Field LD: Arthroscopic treatment of posterior elbow impingement. *Instr Course Lect* 1999;48:399. [PMID: 10098066]

Sellards R, Kuebrich C: The elbow: diagnosis and treatment of common injuries. *Prim Care* 2005;32:1. [PMID: 15831310]

二、肱骨内上髁应力性骨折

▶诊断要点

• 投掷运动时突发肱骨内上髁疼痛和肿胀。

儿童肱骨内上髁应力性骨折可以造成疼痛和肿胀。人们认为骨折与扔弧线球有关，但一些研究发现，动作正确的弧线球和普通平快球一样不会造成额外的损伤。预防或尽可能减少损伤需要注意几个方面。首先，通过非赛季规律的投球练习，或在赛季开始之初逐渐增加强度从而维持良好的身体竞技状态很重要。第二，应避免疼痛与炎症。如果肘关节出现疼痛，运动员必须立即停止投掷运动。应该准确控制每一场比赛的投球数量，而且应提前确定"停止点"（上限）。如果投球手中途出现疼痛或者控球失误，应暂停投球，采取措施治疗或减轻疼痛和炎症。在活动范围完全恢复、投掷时疼痛完全消失前，不能在比赛中投球。

三、肱骨小头剥脱性骨软骨炎

▶诊断要点

• 投掷类项目及体操运动员中逐渐出现的肘关节外侧疼痛。

• 肘关节卡顿或交锁。

• 肘关节外侧摩擦。

• 活动范围可能受限，尤其同时伴有关节渗出或游离体时更明显。

肱骨小头剥脱性骨软骨炎（图3-41）常发生于10岁以上的投球手和体操运动员，有时发病年龄可以更年轻。肱桡关节病变对患者的影响很大，因为该病可能造成永久性功能丧失。许多手术方式都可以治疗本病，但一旦出现骨软骨碎片，可能需要切除游离体。最近，一些外科医生尝试使用骨软骨移植的方法修复损伤。

Rahusen FT, Brinkman JM, Eygendaal D: Arthroscopic treatment of posterior impingement of the elbow in athletes: a medium-term follow-up in sixteen cases. *J Shoulder Elbow Surg* 2009;18:279. [PMID: 19218052]

Ruchelsman DE, Hall MP, Youm T: Osteochondritis dissecans of the capitellum: current concepts. *J Am Acad Orthop Surg* 2010;18:557. [PMID: 20810937]

▼ 脊柱损伤

颈椎损伤

颈椎损伤可能会造成严重的神经系统损伤，这在运动员中并不常见。如果怀疑颈椎损伤，在明确诊断之前，对患者的处理应小心慎重。这样可以防止原本可以修复的损伤出现灾难性的后果。一般而言，颈椎损伤由碰撞导致，同时还可能伴有颅脑损伤。遇到这种情况应立即固定患者头颈部，评估患者呼吸情况及意识状态。

一、臂丛神经失用

最常见的颈部损伤是神经根或臂丛神经的挤压伤或牵拉伤。这样的损伤持续时间短暂，患者颈部的活动不受限，也称为"stinger"或者"burner"

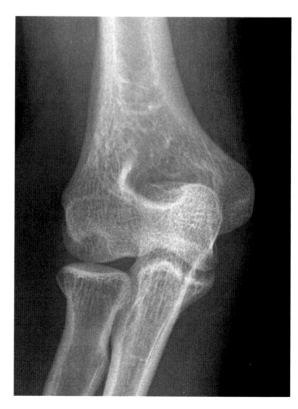

▲**图3-41** 肱骨小头剥脱性骨软骨炎的肘关节正位片

损伤。这种损伤为头颈部外侧受到冲击，同时肩关节下沉，从而导致的臂丛神经受挤压或受牵拉。患者可能有从肩部向手臂及手放射的烧灼感、麻木感、刺痛感。往往第5、6颈神经根水平受累，数分钟后即可恢复。

如果患者肩、上臂内在肌肌力没有下降，同时颈部活动不受限，即可立即恢复平时的体育活动。如果有持续的麻木或者肌无力，则不应继续参加比赛。颈部疼痛并不是颈椎损伤的症状之一，如果没有颈部疼痛，医生也应注意颈椎损伤的可能性。

如果患者表现为持续性感觉异常及肌无力，应给予神经系统查体、肌电图及影像学检查，同时终止参加比赛。待患者肌力恢复，复查肌电图提示轴突再生之后才可以开始接触性体育活动，这往往需要至少4~6周。

这种损伤的预防方法以使用正确的头颈相关运动技巧、锻炼颈部肌肉为主。此外，颈围（cervical roll）也会减少冲击时的颈部过度活动。

二、颈部拉伤

颈部拉伤是运动员中最常见的颈部损伤。"拉伤"这个词往往指肌肉损伤，而"扭伤"往往指肌腱过载或抻拉受伤。患者的表现类似其他肌肉肌腱损伤。颈部活动时疼痛，数小时或次日达高峰。抗炎药物、热敷、按摩等方法均有益处。

三、颈部扭伤

颈部扭伤中，颈椎或关节突关节之间连接的韧带或关节囊结构受到损伤。这与拉伤很难鉴别。患者表现为损伤部位及其上覆盖的肌肉疼痛、活动困难。韧带损伤如果十分严重，可能导致相关关节不稳，从而导致神经系统症状。对此应进行常规影像学检查。对于活动困难、疼痛的运动员，必须评估并记录颈椎的稳定性，这可以通过伸展位或屈曲位X线平片来完成。

颈部扭伤的治疗包括固定、颈托支撑、应用抗炎药。当患者的颈部活动度及肌力恢复正常时即可恢复体育活动。

四、颈部脊髓神经失用症伴一过性四肢瘫痪

颈部脊髓神经失用症伴一过性四肢瘫痪是一个单独的疾病。感觉系统症状包括烧灼感、麻木感、刺痛感、感觉丧失。运动系统症状包括肌肉无力乃至完全瘫痪，一般都是一过性的，往往10~15分钟即可完全恢复。也有患者经过36~48小时才完全恢复。最终，患者的运动系统会恢复正常，颈部活动也不受限。X线平片一般会显示颈椎不存在骨折或者脱位。也有的平片会发现椎管狭窄、先天性融合的颈椎、颈椎不稳定、椎间盘疾病。

颈椎管狭窄很可能导致永久的神经系统症状。Torg比是以往用于诊断椎管狭窄的方法，即椎管前后径除以椎体前后径（图3-42）。正常情况下它小于0.8，但最近认为Torg比没有预测价值。现在基于CT或MRI评估椎管狭窄，一般椎管直径小于13 mm考虑狭窄，小于10 mm为绝对狭窄。如果患者检查结果提示有椎管狭窄同时也有临床症状，不应参与对抗性运动。对于没有症状的椎管狭窄患者应根据个体情况治疗。

运动员一过性四肢瘫痪并不是永久性四肢瘫痪的危险因素。有这种症状且伴有颈椎不稳或者颈椎间盘疾病的患者应停止参加对抗性体育运动。

有时患者可能有颈椎骨折或脱位。这种疾病的治疗始于赛场之上。先固定脊柱，如果患者佩戴面具应用专业工具（bolt cutter）切割取下。完全固定颈椎后，将患者置于硬板上，用沙袋固定患者的颈部及头部。此后将患者转送急诊进行相关评估及治疗。对于骨折或脱位的患者，不论有没有永久的神经系统损伤，治疗与其他脊柱损伤无异。

Crowl AC, Kong JF: Cervical spine. In: Johnson DL, Mair SD, eds: *Clinical Sports Medicine*. Philadelphia: Mosby Elsevier; 2006:143-149.

Dailey A, Harrop JS, France JC: High-energy contact sports and cervical spine neuropraxia injuries: what are the criteria for return to participation? *Spine (Phila Pa 1976)* 2010;35(21 Suppl): S193. [PMID: 20881462]

Torg JS, Corcoran TA, Thibault LE, et al: Cervical cord neurapraxia: classification, pathomechanics, morbidity, and management guidelines. *J Neurosurg* 1997;87:843. [PMID: 9384393]

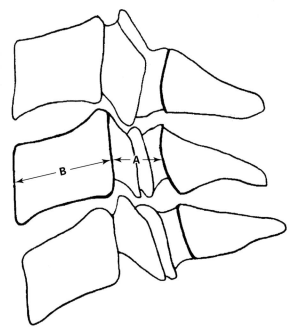

▲图3-42　Torg比（椎管-椎体直径比）是指：椎体后侧皮质中点到相应椎骨的棘突椎板线的最短距离（A）除以椎体前后径（B）。(图片授权来自Torg JS, Pavlov H, Genuario SE, et al: Neurapraxia of the cervical spinal cord with transient quadriplegia. J Bone Joint Surg Am 1986;68:1354.)

腰椎损伤

▶临床表现

椎体峡部裂（spondylolysis）指峡部结构破坏。而椎体滑脱（spondylolisthesis）是上下相邻的两个椎骨中，上边的椎骨相对前移。椎体峡部裂往往见于L5或L4，偶尔也见于L3及L2。病因很可能是腰部过伸时峡部不断受到应力。如果过伸动作持续，椎体峡部裂可能会进展成为椎体滑脱。椎体滑脱常见于体操、橄榄球及举重运动员。年轻的女性体操运动员常见腰痛，但是早期平片均显示为正常结构。3~6周后，峡部可见不断重复受力所产生的骨密度增高等变化。这时骨扫描呈阳性，预示着2~4周内该位置会出现平片可见的应力性骨折。医生应针对患者体育运动类型来决定是否应用骨扫描来排除椎体滑脱。

▶治疗与预后

椎体滑脱的治疗包括终止相关体育运动，避免腰部过伸动作。这种骨折往往会自行愈合。愈合时间一般为6个月。如果在此之后没有发生愈合，则自发愈合的可能性已经不大。这时应考虑脊柱融合，或者患者停止相关的体育运动，选择应力较小、疼痛较轻的运动。

很多椎体滑脱患者，尽管参与高强度体育运动，也没有疼痛或神经系统症状。只有一小部分寻求医疗评估与治疗。这两种脊柱疾病的完整评估及治疗均在脊柱章节有详细叙述。

Leone A, Cianfoni A, Cerase A, Magarelli N, Bonomo L: Lumbar spondylolysis: a review. *Skeletal Radiol* 2011;40:683. [PMID: 20440613]

Milanese S, Grimmer-Somers K: What is adolescent low back pain? Current definitions used to define the adolescent with low back pain. *J Pain Res* 2010;3:57. [PMID: 21197310]

Purcell L: Causes and prevention of low back pain in young athletes. *Paediatr Child Health* 2009;14:533. [PMID: 20885805]

第四章　脊柱疾病和损伤

Bobby K.B. Tay, MD

Brett A. Freedman, MD

John M. Rhee, MD

Scott D. Boden, MD

Harry B. Skinner, MD, PhD

▼ 脊柱炎性疾病

类风湿性关节炎

▶ 诊断要点

• 高达71%的类风湿性关节炎患者存在颈椎病变

• C1~C2节段不稳、颅底凹陷症、下颈椎半脱位是常见的病症类型。

• 炎症性血管翳会破坏滑膜关节。

• 80%的患者类风湿因子阳性。

▶ 一般考虑

类风湿性关节炎是最常见的炎症性关节炎，女性发病率约为3%，男性发病率约为1%。该病常波及颈椎，约有71%的患者合并颈椎病变。最常见的类型是C1~C2节段不稳、颅底凹陷症和下颈椎半脱位。随着药物治疗的发展和应用，C1~C2节段不稳和颅底凹陷症发生率逐渐降低。据报道，与类风湿性关节炎有关的突然死亡，较大可能继发于脑干压迫或椎–基底动脉供血不足。

▶ 发病机制

破坏周围关节的炎性细胞同样会攻击椎间关节和钩椎关节的关节滑膜，造成疼痛性颈椎不稳，同时伴或不伴神经功能缺陷。血管翳是增生滑膜组织和炎性细胞的聚集物，常造成关节突关节和横韧带的破坏，导致疼痛性不稳。增生肥大的组织同样可以对脊髓和神经根造成直接压迫。

▶ 预防

预防类风湿性关节炎导致的不稳定应以控制炎症反应为中心，标准药物治疗方法应以应用抗炎药开始，最终应用缓解病情的抗类风湿药（DMARD）。

▶ 临床表现

A. 症状和体征

有7%~34%的患者会出现神经功能受损。评估神经功能可能比较困难，因为关节活动度的丢失也会造成肌肉力量的减弱。很多患者以颈部非特异性疼痛为主诉，寰枢椎半脱位是类风湿性关节炎患者出现上颈部、枕部、前额疼痛的主要原因。持续加重的脊髓压迫可能会造成严重的颈椎病，出现步态异常、四肢无力、麻木等症状。体格检查可发现莱尔米特征（Lhermitte sign）阳性，四肢肌张力增高和病理性反射。

B. 影像学表现

通过颈椎侧位动力位X线片可以诊断上颈椎不稳。寰椎齿突间距（ADI）>3.5 mm为异常。ADI为10~12 mm的半脱位提示寰枢椎复合体所有支持韧带都有损伤。此位置的脊髓受齿突和C1椎体后弓的压迫。ADI是C1~C2复合体创伤性不稳的重要指标，寰椎齿突后距离（PADI）在神经功能的评估上更具诊断价值。PADI指从齿突后缘到后方最近的结构（枕骨大孔或寰椎后弓）的距离。PADI值直接代表C1~C2水平椎管内能够容纳脊髓的空间。如果该间距<13 mm，患者发展为颈椎病的可能性极大。

5%~32%的患者可出现颅骨下沉。齿突超出硬腭枕骨大孔线（chamberlain line）的高度不应大于3 mm。二腹肌间沟线，即硬腭后缘到枕骨的连线，齿突高出该线的距离应小于4.5 mm。Clark分型将C2椎体在矢状位上分为3部分。严重的颅骨下沉病例，C1前弓的维持从C2椎体上1/3（Station 1）降至下1/3（Station 2）。此时齿突对脑干和上颈椎的压迫会造成神经功能的损伤。椎动脉于齿突和枕骨大孔之间进入颅内，因此也会受到影响。

侧方半脱位和寰椎后不稳较为少见。10%~20%的患者可表现为下颈椎半脱位。关节突关节破坏和椎间盘高度下降都可能导致颈椎轻度前脱位。这会造成颈椎的阶梯状畸形，常见于C2~C3和C3~C4节段。

C.实验室检查

高达80%的患者可出现类风湿因子阳性。在疾病的活动期，红细胞沉降率（简称血沉）升高，血红蛋白含量降低。X线平片检查（包括侧方动力位片）和MRI检查可较好地评估神经功能和颈椎畸形程度。

▶鉴别诊断

- 骨性关节炎。
- 其他炎性关节炎。

▶并发症

未治疗的颈椎不稳会导致神经功能的损害、瘫痪和突然死亡。药物治疗如应用DMARD会造成免疫抑制，增大感染风险。手术并发症包括感染率增高、切口愈合不良、融合率较低，以及因患者骨质较差所致的较高的潜在内固定失败。

▶治疗

手术治疗的指征是严重颈部疼痛和神经功能持续恶化。最常见的手术方式为寰枢椎后路融合术，可采用Gallie或Brooks术式，或者进行后路经关节螺钉固定（图4-1）。后者可以避免术后Halo架的应用。对于合并颅底凹陷症的病例，需进行颈枕部融合术。术前进行Halo架牵引，可以减小半脱位的程度或者将齿突从枕骨大孔内拉出。通常需要进行枕骨下颅骨切除术使脑干获得足够的减压。使用钢板-螺钉或固定棒-螺钉固定系统可以获得理想的固定。下颈椎半脱位合并脊髓压迫时需进行颈椎减压融合术，包括后路椎弓板切除、内固定植入融合术，当患者骨质较差或合并较为严重的矢状位畸形时，可进行前后路联合减压融合内固定术（图4-2）。

Borenstein D: Inflammatory arthritides of the spine: surgical versus nonsurgical treatment. *Clin Orthop Relat Res* 2006;443:208. [PMID: 16462444]

Caird J, Bolger C: Preoperative cervical traction in cases of cranial settling with halo ring and Mayfield skull clamp. *Br J Neurosurg* 2005;19:488. [PMID: 16574561]

Gluf WM, Schmidt MH, Apfelbaum RI: Atlantoaxial transarticular screw fixation: a review of surgical indications, fusion rate, complications, and lessons learned in 191 adult patients. *J Neurosurg Spine* 2005;2:155. [PMID: 15739527]

Higashino K, Sairyo K, Katoh S, Nakano S, Enishi T, Yasui N: The effect of rheumatoid arthritis on the anatomy of the female cervical spine: a radiological study. *J Bone Joint Surg Br* 2009;91:1058. [PMID 19651834]

Kauppi MJ, Neva MH, Laiho K, et al: Rheumatoid atlantoaxial subluxation can be prevented by intensive use of traditional disease modifying antirheumatic drugs. *J Rheumatol* 2009;36:273. [PMID: 19132793]

Kim DH, Hilibrand AS: Rheumatoid arthritis in the cervical spine. *J Am Acad Orthop Surg* 2005;13:463. [PMID: 16272271]

Paus AC, Steen H, Rislien J, Mowinckel P, Teigland J: High mortality rate in rheumatoid arthritis with subluxation of the cervical spine: a cohort study of operated and nonoperated patients. *Spine (Phila Pa 1976)* 2008;33:2278. [PMID: 18784629]

Ronkainen A, Niskanen M, Auvinen A, Aalto J, Luosujrvi R: Cervical spine surgery in patients with rheumatoid arthritis: long-term mortality and its determinants. *J Rheumatol* 2006;33:517. [PMID: 16511921]

Wolfs JF, Kloppenburg M, Fehlings MG, van Tulder MW, Boers M, Peul WC: Neurologic outcome of surgical and conservative treatment of rheumatoid cervical spine subluxation: a systematic review. *Arthritis Rheum* 2009;61:1743. [PMID: 19950322]

Wollowick AL, Casden AM, Kuflik PL, Neuwirth MJ: Rheumatoid arthritis in the cervical spine: what you need to know. *Am J Orthop (Belle Mead NJ)* 2007;36:400. [PMID: 17849024]

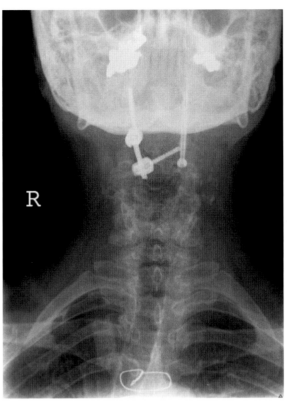
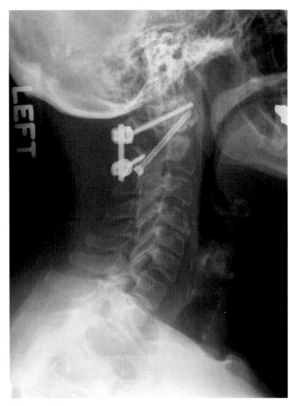

▲**图4-1** 一位类风湿性关节炎女性患者，50岁，合并齿突骨折，接受右侧后路C1~C2经关节螺钉固定融合术，左侧C1侧块螺钉、C2椎弓板螺钉重建手术

强直性脊柱炎

▶ 诊断要点

- 血清阴性脊柱关节病。
- 青少年强直性脊柱炎具有髋关节侵犯的倾向。
- 和类风湿性关节炎不同，强直性脊柱炎男性更容易受累。
- 88%~96%的患者为HLA-B27（人类白细胞抗原B27）阳性。

▶ 一般考虑

强直性脊柱炎是一种慢性血清阴性炎性疾病，可累及中轴骨，尤其是骶髂关节、髋关节和脊柱。骨骼系统外可发生主动脉、肺部和眼部色素层等部位的病变。强直性脊柱炎发病率为0.05%~0.1%。该病男性发病率高于女性，且女性症状较轻。该病通常在幼儿时期起病，但多影响青少年阶段，并且具有髋关节侵犯的倾向。

▶ 发病机制

88%~96%的患者HLA-B27阳性，研究者认为内源性因素（HLA-B27）和外源性因素共同导致了疾病的发生。80%的患者可出现红细胞沉降率升高，但并不能准确反映疾病的活动程度。而血清肌酸磷酸激酶是能较好反映疾病进展严重程度的指标。

▶ 预防

目前尚无有效方法阻止该病的发展。DMARD［包括肿瘤坏死因子（TNF-α）拮抗剂等］有助于缓解疾病进展过程中炎症引起的疼痛症状。在起病时进行合适的支具固定可以减少或预防脊柱畸形的发展。

▶ 临床表现

A.症状和体征

强直性脊柱炎起病隐匿，早期症状包括臀部、

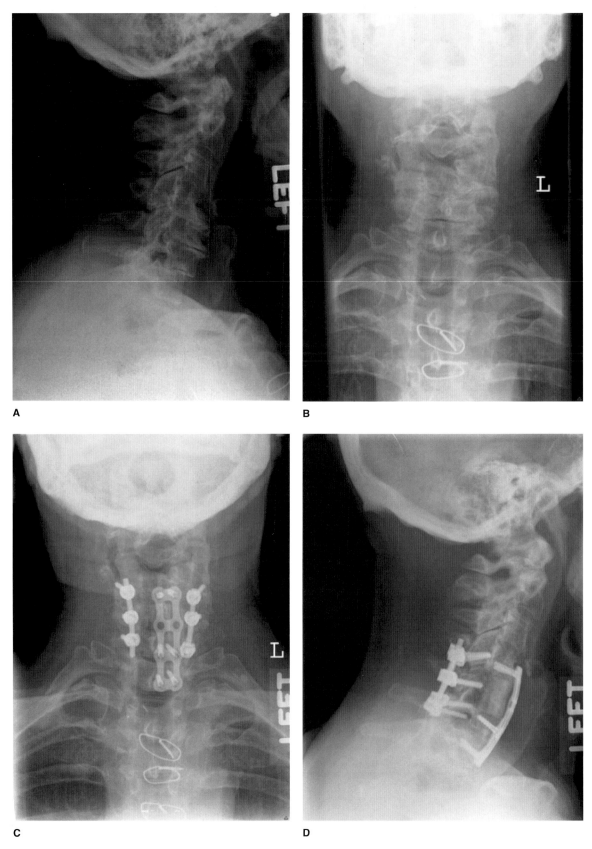

▲图4-2　一位58岁男性炎性关节炎患者的术前正位和侧位片（A和B），显示严重的关节破坏和下颈椎半脱位。采取前后路联合减压重建融合术治疗后的正位和侧位片（C和D）

足跟、腰部疼痛等。患者多诉晨僵，症状随白天活动增多而减轻，睡前加重。病变早期即累及骶髂关节，并沿脊柱向上发展。脊柱病变会导致脊柱活动度丧失进而出现颈椎、腰椎曲度消失。病变早期滑膜炎会导致进展性关节纤维化和强直。附着点炎症见于椎间盘纤维环与椎体骨质的交界处，并最终形成钙化，出现竹节状脊柱。当脊柱完全强直后，炎症导致的疼痛可缓解或消退。约有30%的患者患葡萄膜炎，有30%的患者存在胸部紧迫感。胸腔扩张受限意味着胸椎出现病变。小于5%的患者可能出现主动脉病变，表现为动脉扩张和可能的心脏传导障碍。另外，患者可能出现肾淀粉样变性和肺纤维化等病变。

B.影像学表现

早期放射学影像改变可见于骶髂关节，随着关节软骨下破坏和强直，出现双侧对称性关节间隙增宽。脊柱骨质的改变影响椎体，包括椎体凹陷消失、椎体外形变方、椎体边缘性骨赘形成等，导致脊柱出现竹节样改变，同样会造成椎间关节的强直。该病一般从腰椎开始，之后向头侧发展直至颈椎，偶有寰枢椎不稳的表现。

鉴别诊断

疾病早期表现与其他类型的炎性脊柱关节病类似。

并发症

未采取治疗的颈椎畸形会导致患者不能平视前方，造成严重的功能障碍。手术相关并发症包括感染、瘫痪，第7颈神经根或第1胸神经根损伤导致三角肌和手部固有功能丧失。有些药物会增加术后切口愈合不良及术后感染的风险。因此患者术前必须停用TNF-α拮抗剂至少2周，以降低感染风险。术后长时间应用Halo架的并发症包括针孔处感染，固定针向颅内移位。患者若合并骨质疏松则会加大内固定物脱出的风险。

治疗

强直性脊柱炎疾病进展缓慢，病史可长达数十年，因此在制订治疗计划时要考虑这一点。疾病初期的治疗包括锻炼和应用吲哚美辛。大约有10%的患者会发展成严重的骨质改变，并最终需要进行手术干预，这些改变包括固定的脊柱屈曲畸形，限制了患者的活动能力。在进行脊柱矫形之前优先处理髋关节病变，因为髋关节屈曲畸形的矫正可能会造成显著的脊柱代偿性后凸畸形。计划进行手术治疗时，应停用TNF-α至少2周以减少切口感染的风险。

腰椎生理曲度的丧失可通过以L3、L4椎体为中心的后路多节段V形截骨术或经椎弓根楔形截骨术进行矫正，因为L3、L4椎体为正常腰椎生理曲度的顶点，允许进行足够的远端固定来保持截骨节段的稳定性。

脊柱融合将脊柱固定于矫形后的位置。现代内固定系统如椎弓根螺钉等的应用，允许患者早期进行功能锻炼。术前对脊柱畸形进行全面评估，并测量颏眉垂线角，有利于准确制订矫形方案。手术相对禁忌证为患者一般条件较差及大血管严重纤维化，后者可能在脊柱矫形操作中受到损伤。

颈椎截骨矫形多在C7和T1节段进行，这样可以避免损伤双侧椎动脉，因为椎动脉一般在C6水平进入横突孔。早期手术多为局部麻醉，患者取半坐位，应用Halo架作为唯一的固定方式。随着体感诱发电位和经颅运动诱发电位检测技术的发展，全身麻醉矫形手术得以实施。后路打开椎管并进行脊髓减压，之后轻柔地将头部后伸以矫正后凸畸形。对前方钙化的椎间盘进行骨折处理并以后纵韧带为轴进行转动。使用钉棒内固定系统固定矫形后的头部，并应用Halo架进行头颈部制动（图4-3）。通常需要进行延伸至C2或C3节段的多节段固定以获得足够的生物力学稳定性。也可采用其他手术方式，如C7椎体去松质楔形截骨术等。术后要严密观察患者，避免出现截骨处不可逆的移位，压迫脊髓和神经根并造成损伤。最近，颈椎环形减压融合内固定技术的应用使得患者术后不再需要Halo架固定。

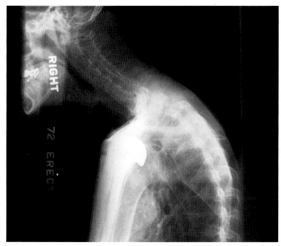

A

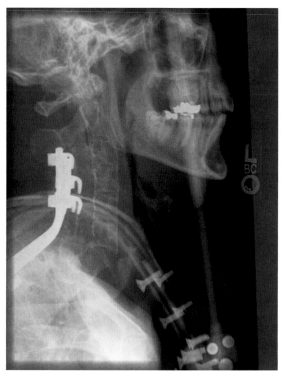

B

▲图4-3　一位38岁男性颈胸段后凸畸形患者术前（A）和经后路颈胸椎截骨内固定植入融合术后（B）的侧位X线片

Baraliakos X, Listing J, von der Recke A, Braun J: The natural course of radiographic progression in ankylosing spondylitis—evidence for major individual variations in a large proportion of patients. *J Rheumatol* 2009;36:997. [PMID: 19332632]

Einsiedel T, Schmelz A, Arand M, et al: Injuries of the cervical spine in patients with ankylosing spondylitis: experience at two trauma centers. *J Neurosurg Spine* 2006;5:33. [PMID: 16850954]

Etame AB, Than KD, Wang AC, La Marca F, Park P: Surgical management of symptomatic cervical or cervicothoracic kyphosis due to ankylosing spondylitis. *Spine (Phila Pa 1976)* 2008;33:E559. [PMID: 18628698]

Gill JB, Levin A, Burd T, Longley M: Corrective osteotomies in spine surgery. *J Bone Joint Surg Am* 2008;90:2509. [PMID: 18978421]

Hoh DJ, Khoueir P, Wang MY: Management of cervical deformity in ankylosing spondylitis. *Neurosurg Focus* 2008;24:E9. [PMID: 18290747]

Kanter AS, Wang MY, Mummaneni PV: A treatment algorithm for the management of cervical spine fractures and deformity in patients with ankylosing spondylitis. *Neurosurg Focus* 2008;24:E11. [PMID: 18290737]

Kelleher MO, Tan G, Sarjeant R, Fehlings MG: Predictive value of intraoperative neurophysiological monitoring during cervical spine surgery: a prospective analysis of 1055 consecutive patients. *J Neurosurg Spine* 2008;8:215. [PMID: 18312072]

Kubiak EN, Moskovich R, Errico TJ, Di Cesare PE: Orthopaedic management of ankylosing spondylitis. *J Am Acad Orthop Surg* 2005;13:267. [PMID: 16112983]

Maksymowych WP: Disease modification in ankylosing spondylitis. *Nat Rev Rheumatol* 2010;6:75. [PMID: 20125174]

Simmons ED, DiStefano RJ, Zheng Y, Simmons EH: Thirty-six years experience of cervical extension osteotomy in ankylosing spondylitis: techniques and outcomes. *Spine (Phila Pa 1976)* 2006;31:3006. [PMID: 17172997]

Smith MD, Scott JM, Murali R, Sander HW: Minor neck trauma in chronic ankylosing spondylitis: a potentially fatal combination. *J Clin Rheumatol* 2007;13:81. [PMID: 17414535]

Thumbikat P, Hariharan RP, Ravichandran G, McClelland MR, Mathew KM: Spinal cord injury in patients with ankylosing spondylitis: a 10-year review. *Spine (Phila Pa 1976)* 2007;32:2989. [PMID: 18091492]

Tokala DP, Lam KS, Freeman BJ, Webb JK: C7 decancellisation closing wedge osteotomy for the correction of fixed cervico-thoracic kyphosis. *Eur Spine J* 2007;16:1471. [PMID: 17334795]

van der Heijde D, Landew R, Einstein S, et al: Radiographic progression of ankylosing spondylitis after up to two years of treatment with etanercept. *Arthritis Rheum* 2008;58:1324. [PMID: 18438853]

Vosse D, van der Heijde D, Landew R, et al: Determinants of hyperkyphosis in patients with ankylosing spondylitis. *Ann Rheum Dis* 2006;65:770. [PMID: 16219704]

Whang PG, Goldberg G, Lawrence JP, et al: The management of spinal injuries in patients with ankylosing spondylitis or diffuse idiopathic skeletal hyperostosis: a comparison of treatment methods and clinical outcomes. *J Spinal Disord Tech* 2009;22:77. [PMID: 19342927]

Woodward LJ, Kam PC: Ankylosing spondylitis: recent developments and anaesthetic implications. *Anaesthesia* 2009;64:540. [PMID: 19413825]

▼ 颈椎疾病

▶诊断要点

• 疾病的诊断需要准确的影像学检查结果。

• 颈椎成像须包括颈椎全长、寰枕关节和颈胸椎连结。

• 脊柱侧位X线片是最为重要的脊柱影像。

• 不准确的影像学结果会造成约20%的颈椎损伤漏诊。

▶一般考虑

准确的影像学检查对及时正确地诊断颈椎疾病非常重要。常用检查方式包括X线平片、X线断层扫描、脊髓造影、CT、CT下脊髓造影、CT三维重建、MRI及闪烁显像等。医生应熟悉各种检查方式的优缺点，针对不同病情选择合适的检查方式。

A.X线平片

在合并颈部疼痛患者的评估中，颈椎X线影像学检查非常重要。对于创伤病例，怀疑患者存在头部或颈部损伤时，颈椎的X线检查必须非常仔细，否则容易漏诊一些危及生命的损伤。检查包括正位、左右斜位、张口位和侧位片，如果能准确拍摄这5种图像，疾病诊断准确性高达92%。如果患者无创伤史，无须常规进行张口位和左右斜位的拍摄。

正确拍摄侧位片可以发现大部分颈椎损伤，而不正确的拍摄漏诊率超过20%。颈椎全部7个椎体都要清楚显示。可以将患者双上肢轻轻向尾端牵拉以显示C7椎体，如果不清楚则可采用游泳者位。必须仔细辨别颈前部软组织、椎体前缘、椎体本身、椎体后缘、椎管和后方附件。

颈前部软组织可因血肿形成而肿胀，这可作为创伤性损伤的唯一证据。椎前软组织距离椎体前缘的距离即颈前间隙，其上限值：C1为10 mm，C2为5 mm，C3、C4为7 mm，C5、C6、C7为20 mm。常规检查椎体外缘完整性，轻微的骨质不连续可能提示严重的颈椎不稳。熟悉颈椎正常解剖的变异情况有利于减少不必要的检查。ADI正常距离：成人<3 mm，儿童<4 mm。

应在正位片上进行棘突间距离的测量。若某个节段棘突间距离是上下邻近节段的1.5倍或以上，则提示颈椎存在过屈损伤，可能为颈后部不稳或关节突关节脱位。创伤性倾斜在正位片上能得到较好的显示。

左右斜位即左右45°角进行拍摄，能显示双侧关节突关节及关节面。张口位可用来评估齿突、侧块及侧块的关节面，同时也能测量齿突到C1两侧侧块的距离。当寰枢椎存在旋转半脱位时，旋前的一侧更靠近中线，对侧远离中线。C1椎体爆裂性骨折可见C1侧块悬于C2椎体之上，高度大于6.9 mm则高度提示横韧带损伤和C1~C2矢状位不稳。

这一系列的图像可以用于怀疑有先天性或进展性缺陷的婴儿和儿童，也可用于患隐匿性颈部疼痛的成人。关节改变可以很轻微，或者很明显且合并骨赘形成、椎间隙变窄、关节突关节硬化等。X线平片也可用来评估患者骨质情况。

B.CT

CT扫描能较为理想地显示骨质和椎旁软组织，可以获得比传统放射学检查更加清晰的检查结果，包括椎弓根、椎弓板、棘突和骨性椎管等（图4-4）。CT联合脊髓造影或鞘内造影剂增强检查可以显示椎管内容物。

CT能较好地显示先天性变异和畸形，包括椎管狭窄和脊柱裂等。峡部缺损、寰枢椎关节病、炎性改变、原发肿瘤、转移性肉瘤能通过CT更加清晰地得到显示。尽管可以采用造影来观察椎间盘疾病，但显示效果不如MRI。

当创伤患者X线平片有可疑发现时，可用CT评估可能的骨折或失稳。使用鞘内造影剂能清晰地显示因急性或慢性损伤导致的脊髓肥大、畸形、移位等情况。但随着MRI技术的发展，CT现在多作为评估骨性结构的检查方式。

随着计算机技术的发展，CT三维重建得到了广泛的临床应用，重建图像可以对骨质结构影像进行旋转并可以从任意角度进行观察评估，有利于对寰枢椎旋转半脱位或颈椎复杂性骨折进行评估。

C.MRI

MRI允许在轴位、矢状位、冠状位或斜位等不同平面分析解剖结构，是一种无创检查方法，仅在一些特殊情况下需要造影剂的辅助。

MRI是评估颈椎脊髓损伤的标准检查方法。MRI能清晰地显示脊髓肿瘤和创伤性损伤，以及椎间盘突出等。对颈椎病或椎间盘突出患者进行术前评估，MRI是最佳手段（图4-4）。

血管内造影剂多应用于血流速度比较快的组织的检查，有利于病变部位感染、肿瘤或术后瘢痕形成的诊断。

高分辨率动态MRI检查（屈曲/伸展/直立）可以显现轻微的脊髓压迫现象，而这些微小病变在普通仰卧位MRI（患者头部为中立位）上通常不明显。高分辨率动态MRI可以在患者颈部能够诱发相应症状的位置完成影像学检查。

D.闪烁显像

使用放射性锝-99m磷酸盐骨扫描可以对骨骼

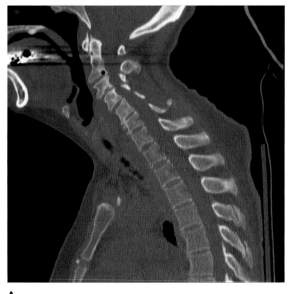
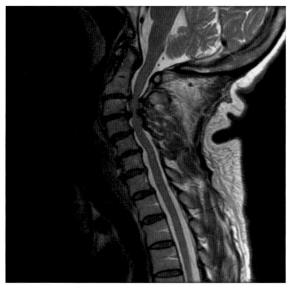

A   B

▲图4-4 一位脊髓型颈椎病合并椎管狭窄患者的CT（A）和MRI（B）图像。CT图像可清晰地显示患者的骨质结构，MRI则可对脊髓和椎间盘进行评估

肌肉系统的生理性突起进行评估，可对代谢性、转移性、炎性异常进行检查。锝-99m磷酸盐的特性和焦磷酸盐相似，从而增大了与患者骨质的结合能力，并在骨形成活跃的区域沉积。检查的早期影像可以显示血液流动的信息，因此可以对微小骨折、缺血性坏死和骨髓炎进行检测。其他用于检查的放射性元素包括标记血清蛋白的镓-67柠檬酸盐，标记白细胞的铟-111等。这些放射性元素标记技术有利于判断肿瘤或急性感染的影响范围。

Anderson PA, Muchow RD, Munoz A, Tontz WL, Resnick DK: Clearance of the asymptomatic cervical spine: a meta-analysis. *J Orthop Trauma* 2010;24:100. [PMID: 20101134]

Bailitz J, Starr F, Beecroft M, et al: CT should replace three-view radiographs as the initial screening test in patients at high, moderate, and low risk for blunt cervical spine injury: a prospective comparison. *J Trauma* 2009;66:1605. [PMID: 19509621]

Barrett TW, Schierling M, Zhou C, et al: Prevalence of incidental findings in trauma patients detected by computed tomography imaging. *Am J Emerg Med* 2009;27:428. [PMID: 19555613]

Brandenstein D, Molinari RW, Rubery PT, Rechtine GR 2nd. Unstable subaxial cervical spine injury with normal computed tomography and magnetic resonance initial imaging studies: a report of four cases and review of the literature. *Spine (Phila Pa 1976)* 2009;34:E743. [PMID: 19752695]

Como JJ, Diaz JJ, Dunham CM, et al: Practice management guidelines for identification of cervical spine injuries following trauma: update from the Eastern Association for the Surgery of Trauma Practice Management Guidelines Committee. *J Trauma* 2009;67:651. [PMID: 19741415]

Gonzalez RP, Cummings GR, Phelan HA, Bosarge PL, Rodning CB: Clinical examination in complement with computed tomography scan: an effective method for identification of cervical spine injury. *J Trauma* 2009;67:1297. [PMID: 20009681]

Gore PA, Chang S, Theodore N: Cervical spine injuries in children: attention to radiographic differences and stability compared to those in the adult patient. *Semin Pediatr Neurol* 2009;16:42. [PMID: 19410157]

Grauer JN, Vaccaro AR, Lee JY, et al: The timing and influence of MRI on the management of patients with cervical facet dislocations remains highly variable: a survey of members of the Spine Trauma Study Group. *J Spinal Disord Tech* 2009;22:96. [PMID: 19342930]

Hashem R, Evans CC, Farrokhyar F, Kahnamoui K: Plain radiography does not add any clinically significant advantage to multidetector row computed tomography in diagnosing cervical spine injuries in blunt trauma patients. *J Trauma* 2009;66:423. [PMID: 19204517]

Lehman RA Jr, Helgeson MD, Keeler KA, Bunmaprasert T, Riew KD: Comparison of magnetic resonance imaging and computed tomography in predicting facet arthrosis in the cervical spine. *Spine (Phila Pa 1976)* 2009;34:65. [PMID: 19127162]

Manchikanti L, Dunbar EE, Wargo BW, Shah RV, Derby R, Cohen SP: Systematic review of cervical discography as a diagnostic test for chronic spinal pain. *Pain Physician* 2009;12:305. [PMID: 19305482]

Mummaneni PV, Kaiser MG, Matz PG, et al: Preoperative patient selection with magnetic resonance imaging, computed tomography, and electroencephalography: does the test predict outcome after cervical surgery? *J Neurosurg Spine* 2009;11:119. [PMID: 19769491]

Pieretti-Vanmarcke R, Velmahos GC, Nance ML, et al: Clinical clearance of the cervical spine in blunt trauma patients younger than 3 years: a multi-center study of the American Association for the Surgery of Trauma. *J Trauma* 2009;67:543. [PMID: 19741398]

Richards PJ, George J, Metelko M, Brown M: Spine computed tomography doses and cancer induction. *Spine (Phila Pa 1976)* 2010;35:430. [PMID: 20081559]

Saltzherr TP, Beenen LF, Reitsma JB, Luitse JS, Vandertop WP, Goslings JC: Frequent computed tomography scanning due to incomplete three-view x-ray imaging of the cervical spine. *J Trauma* 2009;68:1213. [PMID: 20016389]

Schoenfeld AJ, Bono CM, McGuire KJ, Warholic N, Harris MB: Computed tomography alone versus computed tomography and magnetic resonance imaging in the identification of occult injuries to the cervical spine: a meta-analysis. *J Trauma* 2010;68:109. [PMID: 20065765]

Simon JB, Schoenfeld AJ, Katz JN, et al: Are "normal" multidetector computed tomographic scans sufficient to allow collar removal in the trauma patient? *J Trauma* 2010;68:103. [PMID: 20065764]

Song KJ, Choi BW, Kim GH, Kim JR: Clinical usefulness of CT-myelogram comparing with the MRI in degenerative cervical spinal disorders: is CTM still useful for primary diagnostic tool? *J Spinal Disord Tech* 2009;22:353. [PMID: 19525791]

Xu-hui Z, Jia-hu F, Lian-shun J, et al: Clinical significance of cervical vertebral flexion and extension spatial alignment changes. *Spine (Phila Pa 1976)* 2009;34:E21. [PMID: 19127144]

先天畸形

▶诊断要点

• 游离齿突为先天性齿突不融合，可能导致严重的C1~C2节段不稳定。

• 微小创伤即可导致损伤。

• 克利佩尔-费尔综合征（Klipper-Feil syndrome，又称为先天性短颈综合征，颈椎融合综合征）。症状：短颈、后发际低及颈椎活动受限。

颈椎先天性发育或分节不全的表现必须要排除VATER综合征（椎体、直肠、气管、食管和肾脏异常）。

▶一般考虑

寰枢椎是发生畸形的常见部位，包括各种骨性和神经结构的畸形。在人体胚胎发育阶段，轴旁中胚层发育形成42个体节，体节进而分化为生骨节并分别发育为椎体的头、尾两部分，椎体的尾部和下位椎体的头部之间的区域则发育为椎间盘组织。第2、3、4体节进行融合形成枕部及枕骨大孔后部。第1体节的发育目前尚不清楚。神经管的发育与软骨-骨系统的发育同步。

胚胎发育过程中受到干扰会导致组织结构的发育不全或部分缺失，如齿突闭合、发育不全，寰椎闭合不全或寰椎关节骨关节缺失。节段丢失导致寰枕部融合、邻近节段失稳等。单独或合并骨性结构异常的神经结构发育异常，可导致颅底凹陷、小脑扁桃体下疝畸形（Arnold-Chiari malformation，又称为阿-基二氏畸形）和脊髓空洞症，这些都表现为不同程度的脊髓功能不全。

一、游离齿突

▶发病机制

游离齿突是齿突和枢椎椎体之间形成假关节导致的（图4-5）。游离齿突可导致严重的寰枢椎不稳和颈椎病，并可造成患者突然死亡。严重的C1~C2节段不稳可导致脊髓受压或损伤。在一些病例中，对椎动脉的压迫可造成大脑缺血进而导致昏迷。

▶预防

目前没有预防性措施避免出现该种先天畸形。稳定型游离齿突可采用非手术方式治疗，但在治疗过程中应详细告知患者相关的神经功能损伤风险。

▶临床表现

A.症状和体征

患者可能没有临床症状，或表现为寰枢椎不稳，如颈部疼痛、局部或弥漫性神经功能缺损。应详细询问病史，排除创伤因素。

B.影像学检查

X线平片表现极为微小，难以分辨。骨骼系统发育成熟的患者，影像学可能表现为齿突处透亮区。而对于5岁以下儿童可见异常的间隙，但难以与正常的神经软骨融合过程区别。颈椎过伸过屈位片可以显示齿突和枢椎椎体之间的活动情况。游离齿突中的小骨多为球形或卵圆形，表面光滑，且具有一致的皮质厚度，通常为正常齿突大小的1/2。在创伤因素导致的骨愈合中，其边缘较为粗糙，间隙较窄。X线片还可见寰椎前弓增生合并后弓发育不良（图4-5）。对于诊断困难的病例，需要进一步的检查，包括张口位X线片、断层摄影和CT三维重建等。

▶鉴别诊断

齿突骨折的表现可能和游离齿突类似，但一般有严重的创伤史（如车祸伤等）。

▶并发症

非手术治疗的并发症包括神经功能损伤、慢性颈部疼痛及突然死亡等。手术并发症包括瘫痪、感染、卒中或椎动脉损伤导致的死亡等。

▶治疗

诊断为游离齿突的患者需要极为小心，因为轻微创伤即可致命。合并颈椎病的患者可采取牵引、制动或二者结合，但通常需要接受融合手术。游离齿突直接愈合几乎不可能，因为游离骨块过小。有

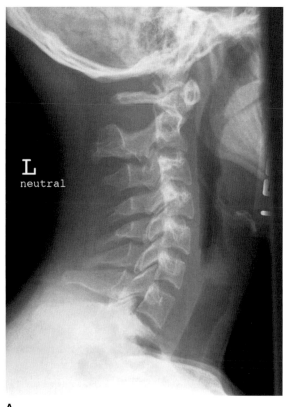

A

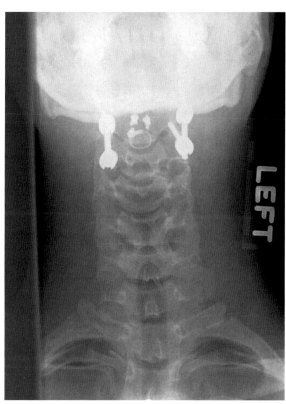

B

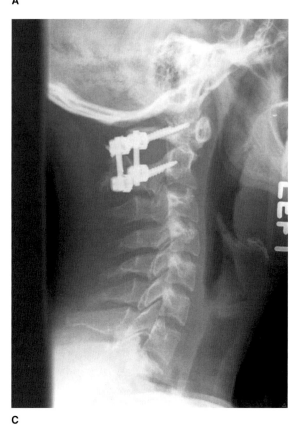

C

▲**图4-5** A.24岁游离齿突患者的颈椎侧位片；B和C.C1~C2融合内固定术后的颈椎正位和侧位片

时候症状具有可逆性。对无症状患者进行处理存在一定争议。手术固定诊疗可能具有避免微小创伤致死的益处，但被其并发症所抵消。影像辅助手术系统如STEALTH或BrainLAB等系统的应用有助于在复杂的次解剖结构区域更安全和更准确地进行内固定手术。可选内固定方式如C1侧块螺钉联合C2经椎弓板/椎弓根内固定，能够减少但不能消除椎动脉损伤的可能。

如果存在融合手术指征，多采取C1~C2节段后路融合手术，并有多种融合方式可选择。大部分医生会选择经关节螺钉或C1侧块/C2钉棒内固定手术，联合Gallie或Brooks融合技术植入结构性骨移植物。Gallie融合技术将单一骨移植块放置在C2棘突和C1后弓之间，并采用单独椎弓板下钢丝进行骨块的固定。Brook融合技术将两个楔形骨块放置在C1~C2之间，并用2~4根钢丝进行固定。寰枢椎活动丢失会造成颈椎50%的旋转功能减退。使用经C1侧块和C2椎弓根的螺钉-固定棒进行固定可以提供足够的稳定性，患者术后无须佩戴软性颈托。

二、颈椎融合

▶诊断要点

- 颈椎融合综合征与颈椎先天性融合有关。
- 该病具有典型的临床症状。
- 相关的异常包括脊柱侧弯、肾脏异常、听力减退和高肩胛畸形。

▶发病机制

颈椎融合综合征指的是一系列的临床症状，与颈椎单个节段或多个节段先天性融合有关。在胚胎发育第8周时，第3~8体节发育异常，导致单个或多个节段颈椎融合，但发育异常的原因目前尚不清楚。M. Klippel和A. Feil在1912年首次描述了该综合征，包括短颈畸形、后发际线低及颈部活动受限等。有趣的是，只有50%的患者表现为典型的三联征。

颈椎先天性融合会导致多种症状，包括脊柱侧弯（约60%）、肾脏异常（35%）、耳聋（30%）、高肩胛畸形（30%）、镜像运动（20%）、先天性心脏病（14%）、脑干异常、先天性颈椎管狭窄、肾脏发育不良、眼睑下垂、Duane挛缩、眼外直肌麻痹、面神经麻痹、并指/趾畸形、上肢局限性或广泛性发育不良。

▶预防

目前尚无预防措施可避免此先天畸形。症状较为轻微的儿童可正常地生长发育。症状较重患者，幼年时期针对相关症状进行治疗，也能获得较为满意的生活质量。

▶临床表现

A.症状与体征

患者最常见的表现是颈椎活动度下降。但当病情只累及下颈椎或融合椎体小于3个时，颈椎活动度仅轻微丢失。患者颈椎其他节段可出现代偿性活动增加，掩盖颈椎活动度的丢失。

颈部短小除非十分严重否则难以发现。不到20%的患者可出现先天性蹼颈、面部不对称、斜颈等。不过先天性蹼颈可以非常严重，从乳突到肩峰的肌肉被拉伸。胚胎发育异常导致肩胛骨未能从C4水平下降从而出现高肩胛畸形，可见于约30%的患者。有时候患者颈椎和肩胛骨之间会形成骨桥连接，限制颈椎和肩胛骨的活动。

颈椎融合综合征颈椎融合节段会导致活动度下降，未融合节段会代偿性增大活动度，从而导致颈椎相关症状的出现。除了寰枢椎关节融合会严重降低颈椎旋转活动度外，其他节段融合并没有显著的临床症状。由于未融合节段活动度增大，会导致继发性骨性关节炎、椎间盘退变、椎管狭窄和颈椎不稳。神经相关后遗症多由脊髓和神经根受压所致。颈椎不稳进行性加重会造成脊髓和神经根的压迫，造成肌肉强直、肌肉力量减退、生理反射亢进，甚至出现四肢麻痹或微小创伤导致的猝死。

B.影像学检查

X线显示颈椎先天性融合具有诊断价值（图4-6），可以表现为2个椎体之间或多个椎体之间的骨性连接。其他有意义的发现包括受累节段椎体扁平和椎间隙缺失。儿童椎间盘发育不良很难通过X线进行识别。如果怀疑存在这种情况，需拍摄过伸过屈位片。CT和MRI检查可用于评估骨质和神经根受累的情况。

椎管狭窄症状往往在成年后才表现出来。前脊柱裂非常少见，但后脊柱裂很常见。颈部固定过伸状态和枕骨大孔扩大，多伴随颈椎脊柱裂的发生。半椎体形成也可见于该综合征。

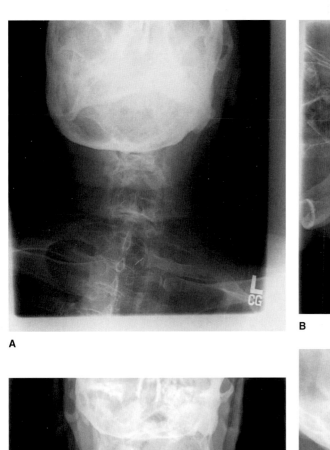

A

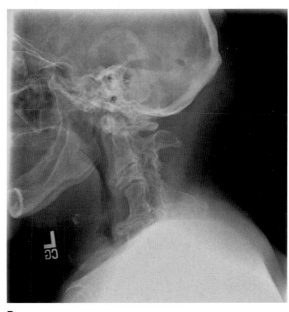

B

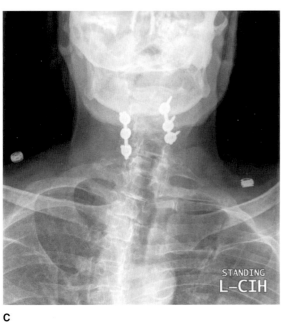

C

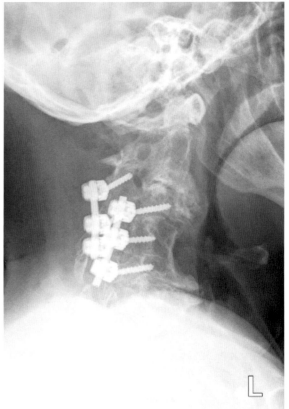

D

▲图4-6　A和B. 一位60岁颈椎融合综合征患者的正位和侧位X线片，显示先天性颈椎融合导致邻近节段退变，造成严重的椎管狭窄症状。C和D. 颈后路椎弓板切除、内固定融合术后的正位和侧位X线片

　　未被诊断的颈椎融合首先出现的症状可能是上胸椎的表现。由于该综合征存在多器官异常的可能，患者需进行心电图和肾脏超声检查，以明确病情。

▶鉴别诊断

　　要和其他先天性畸形如半椎体畸形等鉴别，同时应排除VATER综合征等综合性病症。

▶并发症

并发症与特定症状的治疗直接相关。手术并发症包括神经损伤和麻痹。非融合手术可能会导致后凸畸形，因为先天性融合节段的相邻未受累节段颈椎的活动度本就代偿性增大，通常已经发生了退行性改变。前路融合手术可能需要进行多个节段的固定，进一步降低了颈椎活动度，并会加速邻近节段的退变。而延长节段的前路手术会造成术后吞咽困难或一侧声带麻痹等并发症。

▶治疗

颈椎先天性畸形的治疗手段较为有限。未受累节段活动度增加，患者需小心其日常活动。不建议对无症状患者进行预防性手术固定，因为风险–收益比并不理想。对于一些特殊病例，则需进行手术治疗。

继发性的骨性关节炎需要常规治疗，包括使用颈托、牵引、应用抗炎药物等。对神经根受压进行减压手术前必须进行全面的评估，因为手术节段可能较多且可能存在脊髓中央异常。

手术治疗对于外观的改善往往不太理想，应谨慎选择手术适应证患者。通常软组织Z成形术或肌腱切断有利于外观的改善而且不影响颈椎活动度。

Campbell RM Jr: Spine deformities in rare congenital syndromes: clinical issues. *Spine (Phila Pa 1976)* 2009;34:1815. [PMID: 19644333]

Grob D: Fusion in craniocervical malformation. *Eur Spine J* 2009; 18:1241. [PMID: 19693545]

Klimo P Jr, Kan P, Rao G, Apfelbaum R, Brockmeyer D: Os odontoideum: presentation, diagnosis, and treatment in a series of 78 patients. *J Neurosurg Spine* 2008;9:332. [PMID: 18939918]

Menezes AH: Pathogenesis, dynamics, and management of os odontoideum. *Neurosurg Focus* 1999;6:e2. [PMID: 16972748]

Samartzis D, Kalluri P, Herman J, Lubicky JP, Shen FH: The extent of fusion within the congenital Klippel-Feil segment. *Spine (Phila Pa 1976)* 2008;33:1637. [PMID: 18594455]

Samartzis D, Lubicky JP, Herman J, Shen FH: Faces of spine care: from the clinic and imaging suite. Klippel-Feil syndrome and associated abnormalities: the necessity for a multidisciplinary approach in patient management. *Spine J* 2007;7:135. [PMID: 17269206]

Sankar WN, Wills BP, Dormans JP, Drummond DS: Os odontoideum revisited: the case for a multifactorial etiology. *Spine (Phila Pa 1976)* 2006;31:979. [PMID: 16641773]

Shen FH, Samartzis D, Herman J, Lubicky JP: Radiographic assessment of segmental motion at the atlantoaxial junction in the Klippel-Feil patient. *Spine (Phila Pa 1976)* 2006;31:171. [PMID: 16418636]

Tracy MR, Dormans JP, Kusumi K: Klippel-Feil syndrome: clinical features and current understanding of etiology. *Clin Orthop Relat Res* 2004;424:183. [PMID: 15241163]

颈椎病

▶诊断要点

- 颈椎病与椎间盘退变直接相关。
- 最常受累节段为活动度较大的节段：C5~C6、C6~C7及C4~C5。
- 颈椎管前后径小于13 mm时可表现出颈椎管狭窄症状。
- 颈椎过伸会加重脊髓及神经根受压症状。

▶一般考虑

颈椎病是一种普遍发生的疾病，影响整个颈椎并与椎间盘退变相关。有90%的50岁以上男性、60岁以上女性可在放射学影像上表现为椎间盘退变征象。初期为椎间盘改变，随后出现关节突关节病、骨赘形成和韧带不稳，进而导致脊髓型颈椎病、神经根型颈椎病或二者同时存在。颈椎病是最常见的引起55岁以上人群脊髓功能异常的疾病。60岁以上患者大多累及多个颈椎节段。男性颈椎病的发生率是女性的2倍。

▶发病机制

脊髓与其周围的骨性椎管结构之间的关系得到了广泛的研究。最早于19世纪初发表的文章提出了"脊髓条"的现象，实际上是继发于椎间盘突出的后纵韧带肥厚并突入椎管压迫脊髓。进一步的研究表明，椎间盘退变和骨性关节炎可能导致脊髓和神经根的损伤。

急性创伤性椎间盘突出从慢性颈椎病进展中分离出来。目前，椎间盘突出压迫椎前动脉被认为是颈椎病发病机制的一部分。椎间盘退变开始于纤维环后外侧区域的撕裂。髓核内水分含量和蛋白多糖的丢失使得椎间盘高度降低。进而后纵韧带发生退变，并在其附着于椎体处形成骨赘。这种情况称为硬性椎间盘突出，应与软性椎间盘突出相区别。最常见的病变节段为3个活动度较高的节段：C5~C6、C6~C7和C4~C5。椎间盘高度的减小会导致黄韧带松弛褶皱突入椎管，造成进一步的椎管狭窄。颈椎节段性不稳使得Luschka关节和关节突关节代偿性骨赘增生。上述这些突出物都可能压迫脊髓和神经根造成临床症状。

更进一步的研究表明，颈椎病患者的椎管直径比正常人细。正常椎管矢状位前后径为17~18 mm，而颈椎管狭窄患者的椎管矢状位前后径多小于13 mm。随着颈椎曲度变直，椎管直径和椎间孔径都相应减小。

▶ 预防

颈椎病是一种慢性进展性疾病（图4-7）。Gore等人对205例颈部疼痛患者进行了研究，在10年随访期间，大部分患者症状有缓解，但症状特别严重的患者则没有改善。疾病早期进行保守治疗可以延缓疾病进展。保持警惕并进行早期诊断，采取合适的治疗方法能减少或预防功能损失。

▶ 临床表现

A.症状和体征

颈椎病患者首先出现的症状可能是头痛。通常晨起头痛症状最严重，随着白天活动有所改善。最

常见的疼痛位置为枕部，并向前额放射。患者很少主诉颈部疼痛、僵硬症状。体征包括颈部活动度降低、捻发音或者二者均有。随着疾病进一步发展，可能表现为神经根型或脊髓型症状。

1.神经根型颈椎病　神经根型颈椎病较为复杂，神经根受损可能为单个节段或多个节段，可能为单侧或双侧受累。可分为急性期、亚急性期和慢性期，造成神经根压迫的可以是骨赘或突出的椎间盘。对于神经根型颈椎病，感觉异常或感觉过敏等感觉症状比运动或反射改变更为常见。患者可能有多个皮节受累，症状向前胸和后背放射。患者可能以肩胛间和上肢的放射性疼痛为主诉。通常，患者表现为上肢近端疼痛和远端感觉异常。颈椎向患侧侧弯旋转可以引发疼痛等症状。

2.脊髓型颈椎病　脊髓型颈椎病发病机制复杂，临床症状表现不一。发病机制包括动态或静态椎管受损、关节突关节病、血管堵塞及脊髓横形骨赘的形成。另外，根据神经组织的解剖结构，在受压区域，细微的差别即可造成较大的症状差异。脊髓型颈椎病多为进展性发展，持续数月或数年的功

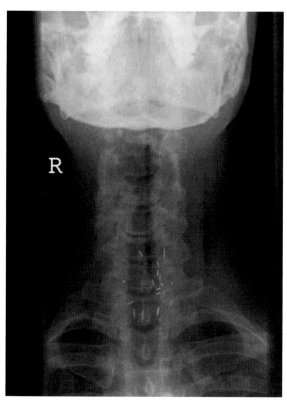

A

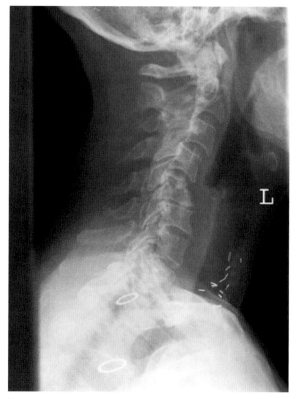

B

▲ **图4-7**　一位53岁多节段颈椎病女性患者的颈椎正位和侧位片

能恶化，最终造成彻底的功能障碍。

患者可表现为感觉和运动异常，或者手部、上肢及下肢无力。渐进性发展的脊髓型颈椎病可出现肢体深部疼痛、宽基步态、平衡能力失调、手部灵活性下降和四肢肌肉无力等症状，性功能障碍较少见。严重的脊髓型颈椎病患者可有莱尔米特征（Lhermitte sign）阳性，快速屈颈低头会引起向上肢和胸椎放射的触电样感觉。多发性硬化患者也可能出现莱尔米特征阳性，应进行脑部MRI检查来排除此病。

脊髓型颈椎病多为深型损伤，会导致中央脊髓综合征，上肢的运动感觉改变较下肢更为严重。此种类型损伤多不能完全恢复。如果椎管持续性严重狭窄可能导致四肢瘫痪，此种情况的患者1年后死亡率高达80%。

脊髓型颈椎病患者的深部腱反射可能减退或亢进。前者见于前角运动神经元损伤，后者见于皮质脊髓束受累。病变节段支配的腱反射多减退，而受累节段之下区域的腱反射多亢进。长纤维束症状和体征，包括霍夫曼征（Hoffmann sign）和巴宾斯基征（Babinski sign）阳性等，提示上运动神经元损伤，痉挛症状多发生于单侧，上肢症状多发生于单侧，下肢则多发生于双侧。高位脊髓型颈椎病（C3~C5）可能导致手部麻木、无力症状，下颈椎型则可导致下肢肌肉强直和本体感觉丧失。

腹壁反射多保持正常，这在临床上有助于和肌萎缩侧索硬化症相鉴别，后者反射多消失。多节段的脊髓压迫造成的功能和电生理性恶化较单个节段严重。

B.影像学检查

尽管颈椎病是由颈椎退行性改变导致的，但并非所有影像学结果阳性的患者都会出现临床症状，即部分患者具有颈椎病全部的影像学表现，但临床无症状。同样，部分患者临床症状明显，但影像学表现非常轻微。这样的矛盾现象可以用椎管直径差异来解释，直径越小的椎管，其内部缓冲空间就越小。

椎管矢状位前后径的平均距离约为17 mm，其中脊髓的前后径约为10 mm。硬脊膜前后径要比脊髓多出2~3 mm。最小的矢状位前后径即椎体后下缘骨赘顶部到下位椎体棘突基底部的距离。椎管前后径小于10 mm即为椎管绝对狭窄，10~13 mm为相对狭窄。

X线片随着疾病进展时期的不同而呈现不同的结果。病变早期X线片可无明显异常。或者可显示单个或多个椎间隙狭窄，伴或不伴骨赘形成。C5~C6和C6~C7是最常受累的两个节段。皮质椎体受损不常见，往往提示存在炎症性病变，如类风湿性关节炎。

颈部斜位X线片可用于评估关节突关节和骨赘。关节突关节的上位椎体关节突部分更易发生退变，通常发生后方半脱位并进入椎管下方。但下方的骨赘某种程度上可以阻碍这一过程的进展。如果过伸过屈位X线显示颈椎不稳（过伸过屈位椎体后下角之间距离大于3.5 mm），则可能导致椎间孔狭窄和椎动脉受累。

MRI可在冠状面和矢状面对颈椎椎管整体和脊髓、神经根进行评估（图4-8）。对于老年患者，合并颈椎骨质增生，则可采取对比增强CT扫描进行检查。对病变位置和范围有准确清晰的认定和判断有助于选择合适的减压方法。选择性神经根阻滞和肌电图检查可以有效地进行病变节段的定位。

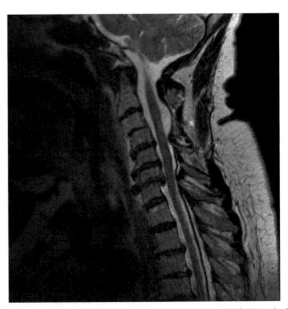

▲**图4-8**　脊髓型颈椎病患者MRI矢状位T$_2$加权像提示多个节段椎管狭窄

▶鉴别诊断

炎症性疾病、肿瘤、感染都可能出现相似的症状。

大多数类风湿性关节炎患者都存在颈部受累。寰枢椎半脱位或下颈椎不稳均可出现类似症状。原发性或转移性肿瘤可造成颈部疼痛，且多在夜间加重。MRI可以对肿瘤进行鉴别诊断。颈椎感染可见于儿童、60岁以上老人或者免疫抑制患者。多发性硬化是必须进行鉴别的疾病，多见于年轻患者，且可造成相似的运动异常。肺上沟瘤（Pancoast tumor）可能会侵入臂丛神经导致上肢症状。脊髓空洞症可出现刺痛感和运动无力等症状。脑脊液中蛋白浓度较低可以在MRI上体现。肩部疾病，尤其是肩袖肌腱炎，可出现类似神经根型颈椎病的症状。神经压迫症状如胸廓出口综合征应进行排除。

▶治疗

应将患者分为3组：单纯颈部疼痛、神经根型和脊髓型。决定治疗方案时必须考虑症状的严重程度和持续时间。一些研究认为，病程较短的颈椎病患者进行手术治疗可能有较好的远期疗效。

▶预防

颈椎病患者的初期干预包括佩戴软性颈托、应用抗炎药和物理治疗（包括牵引、椎旁肌肉和颈椎活动度锻炼等）。软性颈托佩戴时间不能过长，急性期症状消退时即应去掉。镇痛在急性期的干预中非常重要，可以缓解肌肉痉挛和疼痛。避免使用安定等镇痛药物。硬膜下激素注射可以缓解患者的放射性疼痛。肌肉扳机点药物注射是一种经验性的治疗方法，似乎对慢性颈部疼痛患者有一定作用。

颈椎牵引的作用目前尚不明确，脊髓压迫、类风湿性关节炎、感染和骨质疏松是牵引的禁忌证。进行牵引治疗前必须进行细致小心的X线检查。目前没有证据说明家庭牵引装置比手法牵引更有效。急性期症状缓解后患者即要开始进行椎旁肌力量的锻炼，尽量避免对保守治疗手段的依赖。尽管冰敷、热敷、超声、经皮电刺激等方式是安全的，但并没有科学依据证明其有效性。

▶并发症

手术相关并发症包括神经损伤、瘫痪和感染。如果采取前路手术方式，可能出现术后吞咽困难和声带麻痹。进行后路多节段椎管减压则可能导致术后颈椎后凸畸形。如果进行融合手术，则存在融合失败的可能，需要二次手术治疗。

▶手术治疗

如果患者经过严格保守治疗无效或有证据表明症状进行性加重，则可以考虑手术治疗。手术方式包括前路、后路、前后路联合等。

前路手术包括多节段椎间盘切除、椎体次全切和椎间孔切开等。进行椎间隙准备并植入融合器，如自体髂骨或填充自体骨、同种异体骨的人工合成融合器。颈前路钢板可以提高融合率，维持颈椎矢状位力线。但当前路进行2个节段的椎体次全切时应考虑进行后路内固定和融合。而前路3个节段的椎体次全切必须联合后路的内固定和融合。后路内固定可以减少前路移植物松动移位的可能。此外，单节段椎体次全切联合椎间盘切除治疗长节段颈椎病不仅可以提供足够的稳定性，同时可以避免移植物的移位（图4-9）。前路椎间盘切除联合融合器植入具有较高的成功率，但融合会增大邻近节段未融合椎间盘的生物力学应力和椎间盘内压力，这可能造成邻近节段过早发生退变。颈椎间盘置换术是除了前路椎间盘切除融合术外的可选方案（图4-10）。通过保持现有的生理活动度或重建病变节段的活动度，人工椎间盘具有降低邻近节段退变的能力。目前，一项美国FDA的5年随访数据显示，单节段椎间盘置换具有和传统前路椎间盘切除融合术相同的临床效果并且保留了颈椎节段的活动度。5年随访时功能和节段活动仍然保留。

病变节段多少是选择手术入路的必要考虑因素。受累节段≥3个应考虑后路手术。进行多节段椎管扩大减压或椎管成形术时，必须注意保护双侧关节突关节和关节囊，以减少术后畸形的发生率。使用侧块螺钉可以避免术前形成"鹅颈"畸形（图4-11）。椎弓板成形术较椎管扩大减压术能降低术后颈椎畸形的发生率（图4-12），可以避免内固定

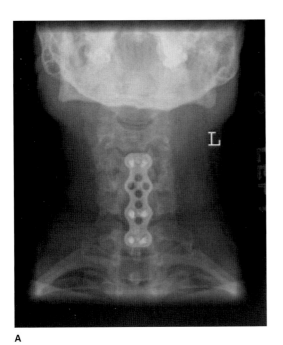
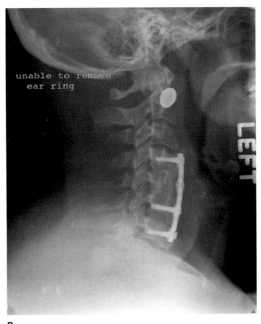

A　　　　　　　　　**B**

▲**图4-9**　接受前路C5椎体次全切、C6~C7椎间盘切除联合钢板内固定术患者的正位和侧位片

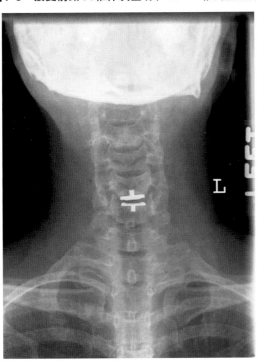
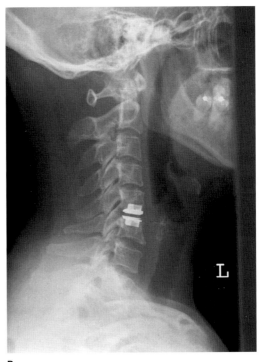

A　　　　　　　　　**B**

▲**图4-10**　45岁女性C5~C6椎间盘突出患者进行椎间盘切除、椎间盘置换术后的正位和侧位片

及融合相关并发症，颈椎活动度也可得到保留。

　　手术治疗方案必须根据患者具体情况进行个性化的制订。

Anderson PA, Matz PG, Groff MW, et al: Laminectomy and fusion for the treatment of cervical degenerative myelopathy. *J Neurosurg Spine* 2009;11:150. [PMID: 19769494]

Boakye M, Patil CG, Santarelli J, Ho C, Tian W, Lad SP: Cervical spondylotic myelopathy: complications and outcomes after spinal fusion. *Neurosurgery* 2008;62:455. [PMID: 18382324]

Buchowski JM, Anderson PA, Sekhon L, Riew KD: Cervical disc arthroplasty compared with arthrodesis for the treatment of myelopathy. Surgical technique. *J Bone Joint Surg Am* 2009;91(Suppl 2):223. [PMID: 19805586]

Dimar JR 2nd, Bratcher KR, Brock DC, Glassman SD, Campbell MJ, Carreon LY: Instrumented open-door laminoplasty as treatment for cervical myelopathy in 104 patients. *Am J Orthop (Belle Mead NJ)* 2009;38:E123. [PMID: 19714281]

Fehlings MG, Arvin B: Surgical management of cervical degenerative disease: the evidence related to indications, impact, and outcome. *J Neurosurg Spine* 2009;11:97. [PMID: 19769487]

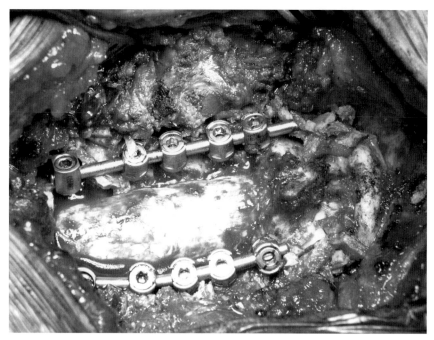

▲ **图4-11**　颈后路C3-7椎弓板切除联合内固定术的术中图像，显示解除压迫的硬脊膜

Fehlings MG, Gray R: Importance of sagittal balance in determining the outcome of anterior versus posterior surgery for cervical spondylotic myelopathy. *J Neurosurg Spine* 2009;11:518. [PMID: 19929352]

Gwinn DE, Iannotti CA, Benzel EC, Steinmetz MP: Effective lordosis: analysis of sagittal spinal canal alignment in cervical spondylotic myelopathy. *J Neurosurg Spine* 2009;11:667. [PMID: 19951018]

Harrop JS, Naroji S, Maltenfort M, et al: Cervical myelopathy: a clinical and radiographic evaluation and correlation to cervical spondylotic myelopathy. *Spine (Phila Pa 1976)* 2010 Feb 10. [Epub ahead of print] [PMID: 20150835]

Holly LT, Matz PG, Anderson PA, et al: Clinical prognostic indicators of surgical outcome in cervical spondylotic myelopathy. *J Neurosurg Spine* 2009;11:112. [PMID: 19769490]

Holly LT, Matz PG, Anderson PA, et al: Functional outcomes assessment for cervical degenerative disease. *J Neurosurg Spine* 2009;11:238. [PMID: 19769503]

Holly LT, Moftakhar P, Khoo LT, Shamie AN, Wang JC: Surgical outcomes of elderly patients with cervical spondylotic myelopathy. *Surg Neurol* 2008;69:233. [PMID: 18325426]

Hyun SJ, Rhim SC, Roh SW, Kang SH, Riew KD: The time course of range of motion loss after cervical laminoplasty: a prospective study with minimum two-year follow-up. *Spine (Phila Pa 1976)* 2009;34:1134. [PMID: 19444059]

Matz PG, Anderson PA, Holly LT, et al: The natural history of cervical spondylotic myelopathy. *J Neurosurg Spine* 2009;11:104. [PMID: 19769489]

Matz PG, Anderson PA, Groff MW, et al: Cervical laminoplasty for the treatment of cervical degenerative myelopathy. *J Neurosurg Spine* 2009;11:157. [PMID: 19769495]

Matz PG, Holly LT, Mummaneni PV, et al: Anterior cervical surgery for the treatment of cervical degenerative myelopathy. *J Neurosurg Spine* 2009;11:170. [PMID: 19769496]

Mummaneni PV, Kaiser MG, Matz PG, et al: Cervical surgical techniques for the treatment of cervical spondylotic myelopathy. *J Neurosurg Spine* 2009;11:130. [PMID: 19769492]

Nikolaidis I, Fouyas IP, Sandercock PA, Statham PF: Surgery for cervical radiculopathy or myelopathy. *Cochrane Database Syst Rev* 2010;1:CD001466. [PMID: 20091520]

O'Shaughnessy BA, Liu JC, Hsieh PC, Koski TR, Ganju A, Ondra SL: Surgical treatment of fixed cervical kyphosis with myelopathy. *Spine (Phila Pa 1976)* 2008;33:771. [PMID: 18379404]

Pimenta L, McAfee PC, Cappuccino A, Cunningham BW, Diaz R, Coutinho E: Superiority of multilevel cervical arthroplasty outcomes versus single-level outcomes. *Spine (Phila Pa 1976)* 2007;32:1337. [PMID: 17515823]

Rao RD, Currier BL, Albert TJ, et al: Degenerative cervical spondylosis: clinical syndromes, pathogenesis, and management. *J Bone Joint Surg Am* 2007;89:1360. [PMID: 17575617]

Rao RD, Currier BL, Albert TJ, et al: Degenerative cervical spondylosis: clinical syndromes, pathogenesis, and management. *Instr Course Lect* 2008;57:447. [PMID: 18399602]

Riew KD, Buchowski JM, Sasso R, Zdeblick T, Metcalf NH, Anderson PA: Cervical disc arthroplasty compared with arthrodesis for the treatment of myelopathy. *J Bone Joint Surg Am* 2008;90:2354. [PMID: 18978404]

Rihn JA, Lawrence J, Gates C, Harris E, Hilibrand AS: Adjacent segment disease after cervical spine fusion. *Instr Course Lect* 2009;58:747. [PMID: 19385583]

Ryken TC, Heary RF, Matz PG, et al: Cervical laminectomy for the treatment of cervical degenerative myelopathy. *J Neurosurg Spine* 2009;11:142. [PMID: 19769493]

Ryu JS, Chae JW, Cho WJ, Chang H, Moon MS, Kim SS: Cervical myelopathy due to single level prolapsed disc and spondylosis: a comparative study on outcome between two groups. *Int Orthop* 2010 Jan 29. [Epub ahead of print] [PMID: 20108087]

Suk KS, Kim KT, Lee JH, Lee SH, Lim YJ, Kim JS: Sagittal alignment of the cervical spine after the laminoplasty. *Spine (Phila Pa 1976)* 2007;32:E656. [PMID: 17978640]

Wang X, Chen Y, Chen D, et al: Removal of posterior longitudinal ligament in anterior decompression for cervical spondylotic myelopathy. *J Spinal Disord Tech* 2009;22:404. [PMID: 19652565]

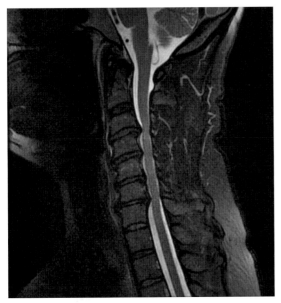

A

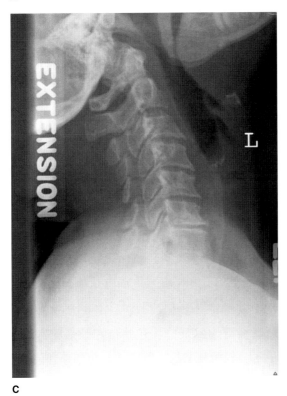

C

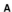

B

▲**图4-12** A.多节段颈椎管狭窄症患者术前MRI T₂加权像；B和C.颈后路C3~C7椎管成形术后颈椎过伸过屈位X线片，提示颈椎活动度良好

后纵韧带骨化症

▶**诊断要点**

- 亚洲人群脊髓型颈椎病的常见病因。
- 症状最重时期多在60岁左右。
- 可能和其他类风湿性病变并发。
- 男性发病率高于女性。

▶**一般考虑**

后纵韧带骨化症（OPLL）是亚洲人群椎管狭窄和颈椎病的常见病因之一（图4-13）。总体发病率在日本为2%~3%，夏威夷为0.6%，意大利为1.7%。男性发病率高于女性，病情最为严重时期为60岁左右。

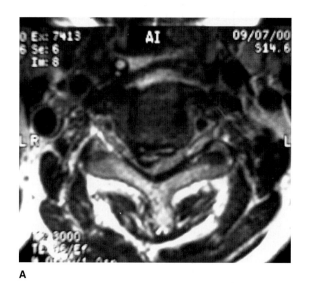

A

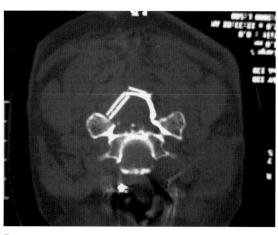

B

▲ **图4-13**　A.术前MRI冠状位T$_2$加权像提示患者存在OPLL，导致椎管严重狭窄；B.术后CT冠状位像显示OPLL病变

发病机制

发病机制不明，目前多认为该病可能为常染色体遗传性疾病，因为患者父母和兄弟姐妹的发病率分别为26%和29%。该疾病可能和类风湿性因素有关，包括弥漫性特发性骨肥厚、颈椎病和强直性脊柱炎等。

预防

目前没有预防手段可以影响OPLL的进展。一旦出现临床症状，及时进行受累节段融合术可以延缓骨化的进展。

临床表现

几乎所有患者在起病初期都仅表现为轻微症状，可能有10%~15%的患者会以肌肉痉挛和步态异常为主诉。然而，此时哪怕一个小小的创伤都可能会导致神经功能的严重恶化。痉挛性瘫痪是最常见的神经功能状态。

OPLL通过X线检查就可以很容易地进行诊断。最常见的发病部位是C5、C4和C6。OPLL依据病变影响的椎体节段不同可分为4型，即节段型、连续型、局部型和混合型。CT扫描有利于评估后纵韧带骨化结构的厚度和宽度。超过95%的患者为颈椎受累，有报道在颈椎减压术后骨化可能会先延续至胸椎从而造成持续性的神经功能障碍。

软骨内骨化通常连接上、下两个椎体。很多病例骨化结构紧挨硬脊膜，切除手术的风险非常高。脊髓压迫会造成脊髓灰质萎缩坏死及白质脱髓鞘改变。

鉴别诊断

每个脊髓型颈椎病患者都要考虑是否存在OPLL。此外，OPLL应与先天性椎间盘钙化相鉴别。

并发症

手术并发症包括神经损伤（尤其是第5颈神经根麻痹）、瘫痪和感染。经前方入路去除骨化结构极易损伤硬脊膜并造成脑脊液漏。

治疗

大部分OPLL患者都可以从保守治疗和手术治疗中获得神经功能的改善。合并严重神经症状的患者需要手术治疗，包括前路、后路和联合入路手术。较为复杂的后路手术，包括单开门椎管成形术，治疗椎管侵占面积不超过50%和颈椎生理力线正常的患者，长期临床疗效好。

Andres RH, Binggeli R: Ossification of the posterior longitudinal ligament. *J Rheumatol* 2008;35:528. [PMID: 18322975]

Chen Y, Chen D, Wang X, Guo Y, He Z: C5 palsy after laminectomy and posterior cervical fixation for ossification of posterior longitudinal ligament. *J Spinal Disord Tech* 2007;20:533. [PMID: 17912131]

Chen Y, Guo Y, Chen D, et al: Diagnosis and surgery of ossification of posterior longitudinal ligament associated with dural ossification in the cervical spine. *Eur Spine J* 2009;18:1541. [PMID: 19452175]

Dalbayrak S, Yilmaz M, Naderi S: "Skip" corpectomy in the treatment of multilevel cervical spondylotic myelopathy and ossified posterior longitudinal ligament. *J Neurosurg Spine* 2010;12:33. [PMID: 20043761]

Hida K, Yano S, Iwasaki Y: Considerations in the treatment of cervical ossification of the posterior longitudinal ligament. *Clin Neurosurg* 2008;55:126. [PMID: 19248677]

Inamasu J, Guiot BH: Factors predictive of surgical outcome for ossification of the posterior longitudinal ligament of the cervical spine. *J Neurosurg Sci* 2009;53:93. [PMID: 20075820]

Kim TJ, Bae KW, Uhm WS, Kim TH, Joo KB, Jun JB: Prevalence of ossification of the posterior longitudinal ligament of the cervical spine. *Joint Bone Spine* 2008;75:471. [PMID: 18448378]

Miyazawa N, Akiyama I: Ossification of the ligamentum flavum of the cervical spine. *J Neurosurg Sci* 2007;51:139. [PMID: 17641578]

Mochizuki M, Aiba A, Hashimoto M, Fujiyoshi T, Yamazaki M: Cervical myelopathy in patients with ossification of the posterior longitudinal ligament. *J Neurosurg Spine* 2009;10:122. [PMID: 19278325]

▼ 腰椎疾病

概述

　　腰椎症状性退变性疾病是患者接受手术治疗的最常见原因。腰椎退行性疾病和背部疼痛及下肢放射性疼痛的鉴别诊断较为广泛（表4-1）。本章叙述症状性腰椎退行性疾病的5种常见形式，以及脊柱感染、脊柱肿瘤等。

表4-1　腰椎退行性疾病的鉴别诊断

- 腰背肌筋膜疼痛："腰部扭伤"；腰部肌筋膜痛对肌肉松弛剂的反应较好；肉毒杆菌注射的可选适应证
- 药物性神经疾病（维生素B12缺乏症、甲状腺疾病等）
- 中枢神经系统疾病（脑血管病变、多发性硬化等）
- 牵涉痛（慢性胰腺炎、脾肿大）
- 脊柱椎间盘炎、硬膜下脓肿、关节突关节囊感染
- 恶性肿瘤（恶性肿瘤常见转移部位；夜间疼痛，不典型，机械性、全身性症状）
- 周围血管疾病，血管性跛行（VC）；骑单车可加重血管性跛行但不加重神经性跛行（NC）；站立会加重NC症状但对VC无影响。VC可表现为典型的最大行走距离受限及脉搏减弱
- 糖尿病
- 髋关节退变性疾病
- 梨状肌综合征：大约有20%的坐骨神经通过梨状肌；梨状肌收缩会造成坐骨神经痛；可用激素抗炎或肉毒杆菌治疗

腰椎间盘突出

▶一般考虑

　　腰椎间盘突出即腰椎间盘髓核通过损伤的纤维环向后方突出的现象，可分为中央型（图4-14A）、后外侧型（图4-14B）、椎间孔型（图4-14C）和椎间孔外型（图4-14D）。

　　越靠近中央的椎间盘突出越容易压迫刚从脊髓穿出的神经根（如L5~S1节段的第1骶神经根），越靠外侧的椎间盘突出越容易影响从椎间孔穿出的神

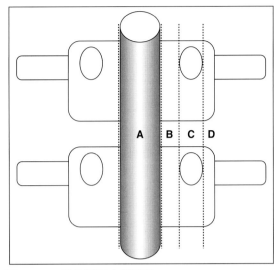

▲图4-14　4种椎间盘突出示意

经根（如L5~S1节段的第5腰神经根）。因此同一个节段的椎间盘突出可能导致不同的临床症状。

　　椎间盘髓核突出（HNP）通过两种机制对神经根造成影响。一是突出的髓核直接对神经根造成压迫，二是椎间盘髓核突出可以引起炎症反应从而对神经根产生刺激。目前认为，大部分症状性腰椎间盘突出的发病机制同时包括二者，这也是髓核突出大小和临床症状严重程度不匹配的原因之一。

　　每年，每1000人中有5~20人发生椎间盘突出，造成13%~40%的人发病，多于50岁左右起病。L4~L5和L5~S1是最常见发病节段（80%），但随着年龄增长，高位节段（L2~L3、L3~L4）发病率升高。最近的研究表明，遗传因素也许是腰椎间盘突出的最重要危险因素。职业暴露、肥胖、吸烟也是重要的潜在危险因素。

▶临床症状

A.症状和体征

　　腰椎间盘突出通常以腰痛为前驱症状，快速发展为下肢放射痛。此时腰痛可能缓解或保持原程度，但下肢症状更为严重。50%的疼痛没有明显的诱发因素。除了疼痛，患者还可出现受压神经支配区域麻木、无力。椎间盘源性疾病的症状通常在腰部前屈时加重，后伸时缓解。由于坐位会增大椎间盘内的压力，很多症状性腰椎间盘突出患者可能感觉坐位时疼痛最严重。另外，造成神经根紧张的姿势（如完全伸膝）会引发或加重放射性疼痛。

所有疼痛性腰椎退变性疾病患者都应进行全面的体格检查（表4-2~表4-4）。第1腰神经根至第1骶神经根支配区域要进行轻触觉和针刺觉检查，同时与对侧对比。

患者应在站立位和移动状态下进行检查。步态要对独立性、稳定性和疼痛性三方面进行评估。通常合并巨大椎间盘突出的患者，患侧下肢不能完全负重，身体重量会偏向对侧。为进一步检查运动能力和一致性，应要求患者分别用足跟和足趾着地步行。如果条件允许，应进行脊柱活动度检查，确认脊柱屈曲和后伸状态下的症状差异。最后要检查张力。仰卧位时将患者下肢伸直抬高20°~70°，引发下肢疼痛即为直腿抬高试验阳性。俯卧位的直腿抬高试验即股神经牵拉试验，用于检测第2、3、4腰神经根。患者坐位通过伸直膝关节检测股四头肌肌力时，可重复直腿抬高试验。

表4-2 腰椎体格检查

- 视诊：皮肤、既往手术瘢痕；触诊：肌肉痉挛状态
- 体态：腰椎力线、矢状位平衡、冠状位平衡、站立姿势
- 活动度：引发疼痛的活动度和活动水平
- 肌力（0~5级）
- 感觉：第1腰神经至第1骶神经支配区域和肛周感觉
- 张力试验
  - 仰卧位和坐位直腿抬高试验（第5腰神经至第1骶神经放射性症状）
  - 股神经牵拉试验（第2~4腰神经放射性症状）
- 骶髂关节检查：触诊、侧方压力试验、FABER综合征（外展、外旋并屈曲）
- 步态：足跟行走、足趾行走、直线行走、站立-蹲下、平衡
- 精神状态和Waddell征
- 患肢检查：动脉搏动、髋、膝关节的活动度

表4-3 肌力分级

0：无活动、无肌肉抽动、彻底瘫痪
1：肌肉抽动/收缩或者肌束震颤，但不能产生动作
2：肢体在床上移动，但不能抵抗自身重力，即不能抬离床面
3：肢体能抬离床面，但不能抵抗阻力
4：能够抵抗重力和一定的阻力进行活动
5：正常肌力（两侧一致）

表4-4 神经根及其支配的肌肉、动作

神经根	肌肉	动作
第1、2腰神经根	髂腰肌	髋关节屈曲
第3、4腰神经根	股四头肌 内收肌	膝关节伸直 髋关节内收
第4、5腰神经根	胫骨前肌	踝关节背屈
第5腰神经根	拇长伸肌	第1趾伸直
第5腰神经根、第1骶神经根	腓骨长、短肌	踝关节外翻
第1骶神经根	腓肠肌	踝关节跖屈

B. 影像学检查

MRI是发现、诊断腰椎间盘突出的金标准，但敏感度过高，因为相当一部分无症状志愿者的MRI显示椎间盘异常。因此，在椎间盘突出的诊断中将MRI结果与临床症状相结合非常重要。椎间盘突出在MRI上的表现可分为3种形态：膨出、突出和脱垂。椎间盘膨出可见于椎间盘退变和正常的生理性退化，为最常见的椎间盘突出类型，20%~30%的40岁以下无症状成人、60%的40~60岁人群、80%~100%的60岁以上人群，都存在椎间盘膨出。采用椎间盘切除术处理椎间盘膨出，其结果多样，术后出现再膨出的概率为7%~13%，至多38%的患者可能出现持续性坐骨神经痛。无论是手术治疗还是非手术治疗，椎间盘突出的预后不如椎间盘膨出，因为椎间盘突出意味着椎间盘功能全面退化。对椎间盘突出病例使用局部处理措施如药物注射或微创椎间盘切除效果不佳。椎间盘突出即椎间盘髓核受压越过后方纤维环向后方突出。椎间盘突出的治疗多（将近2/3的病例）采用椎间盘切除术（图4-15）。椎间盘脱垂是椎间盘突出的加重，突出的椎间盘髓核与原本椎间盘组织分离，椎间盘突出和椎间盘脱垂通常比膨出具有更好的结果。前二者在无症状志愿者中发生率仅为1%~10%。椎间盘突出和椎间盘脱垂的临床表现通常比膨出更为显著。

▶治疗

对于大部分退变性有症状的腰椎疾病，应先保守治疗。尽管多种非手术治疗方式可供采用，但总体来说仅有有限证据支持其疗效。然而20世纪的研究者们努力破除了上述限制。由于疾病的自然发展史，最初应进行保守治疗。60%~90%的椎间盘突出症状可在最初6~12周内自发缓解。表4-5列出了一些常见的非手术治疗方式。应采取阶梯式治疗，初期使用药物如NSAID。短时间的口服激素治疗可获得显著的症状缓解。肌肉松弛剂有助于缓解肌肉痉挛和疼痛。镇静类药物由于其成瘾性应尽量短时间应用。如果条件允许，物理治疗对症状的缓解也很有帮助。硬膜外类固醇注射（ESI）是常见的措施，应在透视引导下进行，经过椎间孔将药物注射

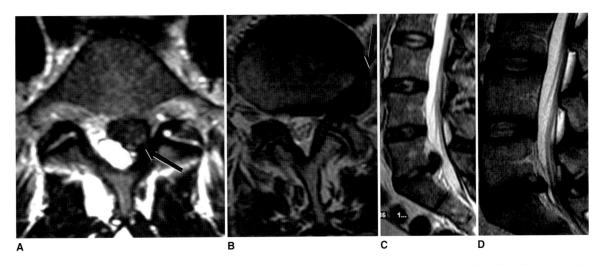

▲图4-15 不同类型的椎间盘突出。A. MRI水平位T₂像提示L5~S1后外侧巨大椎间盘突出压迫第1骶神经根；B. MRI水平位T₂像提示L4~L5椎间孔外椎间盘突出，压迫第4腰神经根；C. MRI矢状位图像提示L5~S1椎间盘突出，并向头侧移位；D. 矢状位MRI图像显示椎间盘突出维持在L5~S1椎间盘水平。

表4-5 非手术治疗方式
物理治疗/锻炼
患者咨询与教育
改变活动方式
NSAID/塞来昔布
镇痛药物
肌肉松弛剂
神经调节药物（如加巴喷丁）
口服类固醇
硬膜外或神经根类固醇注射
整脊疗法/牵引
按摩/热疗/冷疗/经皮神经电刺激/针灸
心理治疗/生物反馈/精神病学疗法

至突出节段，以达到最大剂量。相关临床研究结果不一，但有一级研究证据表明，其在症状急性期的作用要优于安慰剂。

对于ESI是否会影响疾病自然进程尚不清楚。无论如何，机体对注射的即刻反应具有诊断和预后价值。对ESI有较好或者优良反应的患者，接受椎间盘切除术后的临床效果优于反应不良的患者。

手术治疗指征包括：①严格的非手术治疗无效，症状仍持续存在；②显著的或进展性的运动功能缺失；③马尾神经综合征；④难治性疼痛；⑤患者自我意愿。一级证据试验提示，对于症状持续1~4年或者以上的患者，通过切除突出的椎间盘进行神经根的外科减压，其效果显著优于保守治疗，包括疼痛缓解、功能恢复，甚至精神状态的改善等方面。毫无疑问，相比保守治疗，手术治疗后获得最大临床恢复所需的时间更短。最具影响的研究是脊柱患者临床结果研究试验（SPORT），

是由美国健康委员会赞助的多中心临床研究，纳入了3种常见脊柱退变性疾病——椎间盘突出（随机试验组289例，对照观察组365例）、椎管狭窄、椎体滑脱。SPORT进行了非手术治疗和手术治疗的对比；收集试验数据并分析，用来评估多种因素，包括费用和并发症等的影响。椎间盘突出节段越靠近端，手术减压的效果越优于非手术治疗。

相比非手术治疗，手术治疗的主要优势是能更快地缓解症状，尤其是神经根性疼痛。而这样快速的缓解具有成本-收益的优势。大部分进行微创椎间盘切除的患者可在术后立即感受到下肢神经痛的缓解。术前肌肉无力和麻木也能获得较快的改善，但不如疼痛症状恢复得快速和彻底，尤其是当麻木、无力症状长时间存在时。糖尿病患者的神经功能恢复可能更差。

相反，非手术治疗病例症状恢复更加缓慢，通常在起病1~2年才能获得最大限度的改善。但在1年或2年的时间点上，一些学者的研究表明，手术治疗与非手术治疗的疗效差异并不明显。另外，SPORT的研究结果表明，症状持续6个月及以上的患者，其恢复程度要显著低于那些早期接受治疗的患者，这和之前的研究结果一致。因此，这说明存在一个时间窗，即6周至6个月，在这个时间手术治疗可以最大限度地获益。最后，对于症状未自发缓解或非手术治疗效果较差的椎间盘突出患者，其个人意愿是选择治疗方式的重要因素。症状严重

的患者可能会选择手术治疗，症状轻中度的患者可能会采取非手术治疗。在神经充分减压的前提下，目前还没有明确证据表明，不同的手术方式会产生不同的临床效果。

说到底，对HNP采取手术治疗或者非手术治疗方式很大程度上取决于患者或医生，但对于需要急诊手术的情况则存在一些指征。最常见的为马尾神经综合征。患者多出现严重的双下肢急性神经功能受损，合并有鞍区麻木和大小便功能障碍（通常为大便失禁和尿潴留）。马尾神经综合征代表腰椎发生真正的紧急病情。因此，所有怀疑出现马尾神经综合征症状的患者都应尽快求医，并进行急诊MRI检查。通常认为，在症状出现48小时内进行神经减压手术具有最佳的神经功能改善，但最近的研究认为，失禁的严重程度（而不考虑持续时间）才是大小便功能恢复的最重要的术前预测因素。即使短时间内即进行处理，仍有25%~50%的患者持续存在大小便功能障碍。除了马尾神经综合征，患者合并任何形式的进展性神经功能受损或者疼痛控制不佳都应该考虑进行早期手术治疗。

医生应选择适合患者的手术治疗。除了椎间盘病变，心理社会因素对临床结果也有很大影响。当患者出现3~5项Waddell征象时，说明手术治疗后结果不佳。这些征象包括：①坐位和仰卧位直腿抬高试验结果不一致；②非器质性病变引起的浅表且广泛的皮肤压痛；③头部轴向负荷或骨盆转动导致疼痛出现；④非皮节性感觉缺失（患者可能会主诉"我的整个左腿都是麻木的"）；⑤对体格检查的过度反应。

▶并发症

腰椎间盘切除术最常见的并发症包括感染（1%~3%）、硬脊膜撕裂（3%~10%）、神经根损伤（<1%）及复发性腰椎间盘突出（4%~27%）。尽管神经性疼痛可以获得较好的缓解，但仍有部分患者会出现持续性腰痛。术前必须使患者明白手术的目的是缓解神经根性疼痛，而腰痛有可能不会缓解，尽管手术很成功。

Ahn UM, Ahn NU, Buchowski JM, Garrett ES, Sieber AN, Kostuik JP: Cauda equina syndrome secondary to lumbar disc herniation: a meta-analysis of surgical outcomes. *Spine (Phila Pa 1976)* 2000;25:1515. [PMID: 10851100]

Buttermann GR: Treatment of lumbar disc herniation: epidural steroid injection compared with discectomy. A prospective, randomized study. *J Bone Joint Surg Am* 2004;86-A:670. [PMID: 15069129]

Carragee EJ, Han MY, Suen PW, Kim D: Clinical outcomes after lumbar discectomy for sciatica: the effects of fragment type and annular competence. *J Bone Joint Surg Am* 2003;85-A:102. [PMID: 12533579]

Casal-Moro R, Castro-Menéndez M, Hernández-Blanco M, et al: Long-term outcome after microendoscopic diskectomy for lumbar disk herniation: a prospective clinical study with a 5-year follow-up. *Neurosurgery* 2011;68:1568. [PMID: 21311384]

Katayama Y, Matsuyama Y, Yoshihara H, et al: Comparison of surgical outcomes between macro discectomy and micro discectomy for lumbar disc herniation: a prospective randomized study with surgery performed by the same spine surgeon. *J Spinal Disord Tech* 2006;19:344. [PMID: 16826006]

Lebow R, Parker SL, Adogwa O, et al: Microdiscectomy improves pain-associated depression, somatic anxiety, and mental well-being in patients with herniated lumbar disc. *Neurosurgery* 2012;70:306. [PMID: 22251975]

Lurie JD, Berven SH, Gibson-Chambers J, et al: Patient preferences and expectations for care: determinants in patients with lumbar intervertebral disc herniation. *Spine (Phila Pa 1976)* 2008;33:2663. [PMID: 18981962]

Lurie JD, Faucett SC, Hanscom B, et al: Lumbar discectomy outcomes vary by herniation level in the Spine Patient Outcomes Research Trial. *J Bone Joint Surg Am* 2008;90:1811. [PMID: 18762639]

Manchikanti L, Buenaventura RM, Manchikanti KN, et al: Effectiveness of therapeutic lumbar transforaminal epidural steroid injections in managing lumbar spinal pain. *Pain Physician* 2012;15:E199. [PMID: 22622912]

McCarthy MJ, Aylott CE, Grevitt MP, Hegarty J: Cauda equina syndrome: factors affecting long-term functional and sphincteric outcome. *Spine (Phila Pa 1976)* 2007;32:207. [PMID: 17224816]

Osterman H, Seitsalo S, Karppinen J, Malmivaara A: Effectiveness of microdiscectomy for lumbar disc herniation: a randomized controlled trial with 2 years of follow-up. *Spine* 2006;31:2409. [PMID: 17023847]

Peul WC, van den Hout WB, Brand R, et al: Prolonged conservative care versus early surgery in patients with sciatica caused by lumbar disc herniation: two year results of a randomised controlled trial. *BMJ* 2008;336:1355. [PMID: 18502911]

Qureshi A, Sell P: Cauda equina syndrome treated by surgical decompression: the influence of timing on surgical outcome. *Eur Spine J* 2007;16:2143. [PMID: 17828560]

Rhee JM, Schaufele M, Abdu WA: Radiculopathy and the herniated lumbar disk: controversies regarding pathophysiology and management. *Instr Course Lect* 2007;56:287. [PMID: 17472314]

Rihn JA, Hilibrand AS, Radcliff K, et al: Duration of symptoms resulting from lumbar disc herniation: effect on treatment outcomes: analysis of the Spine Patient Outcomes Research Trial (SPORT). *J Bone Joint Surg Am* 2011;93:1906. [PMID: 22012528]

Ryang YM, Oertel MF, Mayfrank L, Gilsbach JM, Rohde V: Standard open microdiscectomy versus minimal access trocar microdiscectomy: results of a prospective randomized study. *Neurosurgery* 2008;62:174. [PMID: 18300905]

Stafford MA, Peng P, Hill DA: Sciatica: a review of history, epidemiology, pathogenesis, and the role of epidural steroid injection in management. *Br J Anaesth* 2007;99:461. [PMID: 17704089]

Weinstein JN, Tosteson TD, Lurie JD, et al: Surgical versus nonoperative treatment for lumbar spinal stenosis four-year results of the Spine Patient Outcomes Research Trial. *Spine (Phila Pa 1976)* 2010;35:1329. [PMID: 20453723]

Weinstein JN, Tosteson TD, Lurie JD, et al: Surgical vs. nonoperative treatment for lumbar disk herniation: the Spine Patient Outcomes Research Trial (SPORT): a randomized trial. *JAMA* 2006;296:2441. [PMID: 17119140]

Weinstein JN, Tosteson TD, Lurie JD, et al: Surgical vs. nonoperative treatment for lumbar disk herniation: the Spine Patient Outcomes Research Trial (SPORT) observational cohort. *JAMA* 2006;296:2451. [PMID: 17119141]

椎管狭窄

▶诊断要点

• 常由脊柱退变性因素导致，但也可能由先天性或者炎症及创伤因素造成。

• 脊柱后伸时症状加重，脊柱前屈时症状减轻。

• 需要评估血供不足和髋、膝关节骨性关节炎。

▶一般考虑

椎管狭窄指脊椎椎管的缩窄。最常见的原因是椎管内空间不断被侵占，退变性结构包括肥大增生的黄韧带，增生骨赘、膨出或突出的椎间盘（图4-16）。极少数情况下，硬脊膜外脂肪也可能导致椎管狭窄。椎管狭窄可能为椎管中央部狭窄、两侧侧隐窝狭窄（如关节突关节下方），或者椎间孔狭窄。多数情况下，椎管狭窄发生于关节突关节水平，存在椎间盘、关节突关节病理性改变，黄韧

带肥厚，能造成最大限度的椎管狭窄。相对而言，椎管狭窄较少发生在椎弓根水平，当发生在此水平时，多提示潜在的先天性或进展性骨性椎管狭窄。

椎管狭窄多见于合并进展性椎管变窄的患者。此类患者年轻时椎管容积足够容纳脊髓及神经根，但随着年龄增大和组织退变，椎管的储备空间不足。同时存在脊柱不稳（侧方或前后滑脱）和/或脊柱畸形（如脊柱侧弯）可能会导致或加重椎管狭窄。在不稳节段的椎体向下位椎体移行的部位，后方的椎管会产生雪茄钳一样的缩窄。椎间孔狭窄多为下位椎体的上关节突增生或向近端移位，或黄韧带肥厚侵占椎间孔所致。椎间盘高度降低或椎间盘突出进入椎间孔也能导致椎间孔狭窄。椎管狭窄最常发生于L4~L5节段。全年龄段都可能出现症状。先天性椎管狭窄患者多在青少年后期出现症状，大部分退变性狭窄患者在50岁或年龄更大时出现症状。

▶临床表现

A.症状和体征

典型症状为隐匿性起病的臀部放射痛和下肢疼痛，当腰椎后伸（如直立或行走，尤其是下山）

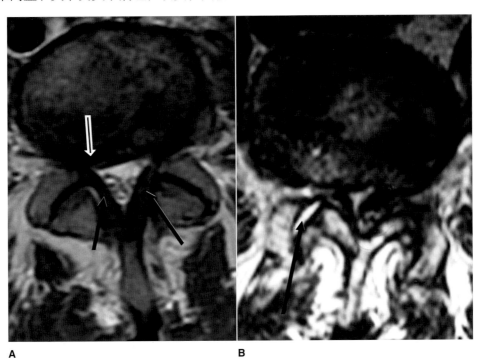

A　　　　　　　　**B**

▲**图4-16**　A.MRI轴位图像提示由黄韧带肥厚导致的侧隐窝狭窄（紫色箭头），同时存在右侧后外侧椎间盘膨出（白色箭头）。B.严重的中央型椎管狭窄，提示存在关节突关节囊炎症和关节病（紫色箭头）

时椎管进一步狭窄，症状加重；腰椎向前屈曲（坐位、婴儿姿势卧位）时椎管容积相对增大，症状可有一定缓解。患者可能表现为下肢麻木、无力，或者行走一段路程即出现下肢沉重感或容易疲劳的症状。此外，患者还可能诉腰痛。但并不是所有患者均出现典型症状。多数患者可出现严重的下肢放射痛，但放射至整个下肢的病例较少，大多为臀部或大腿后侧的放射痛。

需进行全面的体格检查，但常没有明显体征。严重的运动和感觉功能障碍较少见。需要评估患者是否存在膝关节、髋关节骨性关节炎，因为此二者可能表现有与椎管狭窄相似的症状。大转子滑膜炎也有可能误诊为放射性下肢痛。骶髂关节痛可能产生相似症状但难以鉴别诊断。另外，所有患者都要进行血管功能的检查，以排除血管源性跛行。

B.影像学检查

常规MRI平扫是最有价值的椎管狭窄诊断检查。对于不能进行MRI检查的患者，可进行CT脊髓成像检查。CT平扫价值不大，但有利于辨认骨性异常，辅助制订手术方案。站立时进行正位、侧位、过伸过屈位X线检查，排除可能的脊柱不稳或畸形。

▶治疗

非手术治疗措施与腰椎间盘突出的治疗措施类似。由于椎管狭窄很少引起神经功能进行性恶化，故应首先采取非手术治疗。膨出的椎间盘可能会随着时间的推移而发生溶解和吸收，但椎管骨性狭窄或由韧带肥厚导致的狭窄则不会随着时间的推移或者非手术治疗措施而缓解。和腰椎间盘突出一样，非手术治疗措施仅仅是对症治疗，即可以改善症状但并不能去除病因。因此对于非手术治疗措施是否会改变疾病自然病程存在争议，且目前文献支持较少。最近的一项荟萃分析显示，支持非手术治疗措施相关证据的等级很低。ESI是常见的非手术治疗措施，但并没有表现出临床优势。对于轻度腰椎管狭窄，非手术治疗措施可以长期改善症状。然而对于严重狭窄患者，症状可能会复发或随时间的推移加重。

对于症状持续存在或进展性神经功能缺损的患者，手术治疗具有优良的效果。对于大部分中央型椎管狭窄或侧隐窝狭窄病例来说，最理想的方式是后路进行狭窄区域的椎管切除减压术（图4-17）。由于没有脊柱不稳现象，所以一般不进行椎间融合手术。对于合并椎间孔狭窄者，可同时进行椎间孔切开术。如果是由椎体滑脱倾斜导致的椎间孔狭窄，尽管已经进行了椎间孔切开，仍需要进行融合手术来保持椎间孔高度，缓解神经压迫。

在一些特定病例中，尤其是上腰椎且由于椎弓根原因导致的椎间孔狭窄，需要切除部分椎弓组织以进行足够的椎间孔切开，同时由于减压手术会造成脊柱节段不稳，应同时进行腰椎融合手术。

符合手术指征的患者，椎弓板切除术能获得令人满意的椎管狭窄症状缓解效果。70%~90%的患者可有神经性或间歇性疼痛缓解，以及神经功能改善。再次强调，尽管75%的病例会出现轴性腰痛症状的缓解，但手术的主要目的是神经源性症状的缓解而不是轴性腰痛的缓解。

Ammendolia C, Stuber K, de Bruin LK, et al: Nonoperative treatment of lumbar spinal stenosis with neurogenic claudication: a systematic review. *Spine (Phila Pa 1976)* 2012;37:E609. [PMID: 22158059]

Athiviraham A, Yen D: Is spinal stenosis better treated surgically or nonsurgically? *Clin Orthop Relat Res* 2007;458:90. [PMID: 17308483]

Atlas SJ, Keller RB, Wu YA, Deyo RA, Singer DE: Long-term outcomes of surgical and nonsurgical management of lumbar spinal stenosis: 8 to 10 year results from the Maine lumbar spine study. *Spine (Phila Pa 1976)* 2005;30:936. [PMID: 15834339]

Koc Z, Ozcakir S, Sivrioglu K, Gurbet A, Kucukoglu S: Effectiveness of physical therapy and epidural steroid injections in lumbar spinal stenosis. *Spine (Phila Pa 1976)* 2009;34:985. [PMID: 19404172]

Malmivaara A: Surgical or nonoperative treatment for lumbar spinal stenosis? A randomized controlled trial. *Spine (Phila Pa 1976)* 2007;32:1. [PMID: 17202885]

Ruetten S, Komp M, Merk H, Godolias G: Surgical treatment for lumbar lateral recess stenosis with the full-endoscopic interlaminar approach versus conventional microsurgical technique: a prospective, randomized, controlled study. *J Neurosurg Spine* 2009;10:476. [PMID: 19442011]

Smith CC, Booker T, Schaufele MK, et al: Interlaminar versus transforaminal epidural steroid injections for the treatment of symptomatic lumbar spinal stenosis. *Pain Med* 2010;11:1511. [PMID: 20735751]

Weinstein JN, Tosteson TD, Lurie JD, et al: Surgical versus nonsurgical therapy for lumbar spinal stenosis. *N Engl J Med* 2008;358:794. [PMID: 18287602]

Zouboulis P: Functional outcome of surgical treatment for multilevel lumbar spinal stenosis. *Acta Orthop* 2006;77:670. [PMID: 16929447]

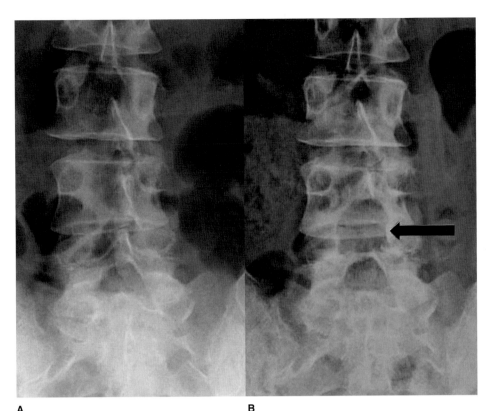

A　　　　　　　　　　　B

▲图4-17　腰椎管狭窄椎板切除术患者术前（A）和术后（B）的腰椎正位片。在大多数病例中，中央型或侧隐窝型狭窄多发生在椎间盘水平，此水平上关节突关节、黄韧带和椎间盘等组织会压迫神经结构。因此对关节突关节头尾侧之间进行神经减压（紫色箭头），通常可以获得满意的减压效果

退变性椎间盘疾病

▶诊断要点

- 椎间盘老化导致椎间盘脱水与内部破坏。
- 大多数退变性椎间盘没有临床症状。
- 单纯靠影像学检查很难诊断疼痛性椎间盘。

▶一般考虑

椎间盘的老化会导致水分减少，椎间盘高度降低，以及生物力学性能改变，导致运动节段活动性增大，同时可能伴有纤维环破裂。尽管这样的退变可发生在全脊柱，但只有少部分椎间盘退变出现症状。目前尚不清楚退变性椎间盘造成疼痛的原因，也没有可靠的MRI或其他影像学手段对有症状椎间盘与无症状退变性椎间盘进行鉴别。因此要对疼痛性退变性椎间盘进行基于影像学检查的诊断较为困难。

我们认为，椎间盘退变是影像学和解剖学角度的描述，而椎间盘退变性疾病（DDD）是椎间盘退变导致的一系列临床综合征（图4-18），二者应进

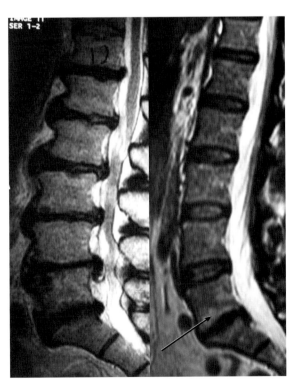

A　　　　　　　　　　B

▲图4-18　A.75岁男性患者，表现为椎管狭窄和多节段椎间盘退变的症状，但没有腰痛，其原因尚不明确。因此医生要明白影像学检查提示退变性改变并不一定出现临床症状，即使症状应该出现。B.37岁女性，L5~S1单节段症状性椎间盘疾病患者。提示椎间盘相对脱水（同其他椎间盘相比，此节段椎间盘中心变暗，甚至变黑）和高度丢失，伴有椎体终板Modic改变（紫色箭头）

行区分。由于椎间盘退变性疾病难以确切诊断，采取手术处理椎间盘源性腰痛，效果不佳。因此只有症状严重且保守治疗效果欠佳，以及已经清晰辨别椎间盘疼痛产生原因的患者，才可考虑手术治疗。已有研究表明，遗传和先天性因素是椎间盘退变性疾病发展的重要危险因素。潜在危险因素包括吸烟、肥胖和职业暴露。

▶临床表现

A.症状和体征

椎间盘源性腰痛，在腰椎屈曲时加重，后伸时减轻。如果合并椎间盘突出，则坐位是患者最难以忍受的体位，因为此时椎间盘内压力最高。轴性腰痛可能放射至臀部、大腿和腹股沟，但通常不越过膝关节。放射痛越过膝关节通常提示存在神经根的压迫或激惹。要清楚休息能使症状缓解到何种程度。若疼痛症状即使在休息时也没有改善，提示此时脊柱融合手术也不见得能改善疼痛症状。

B.影像学检查

放射学检查显示椎间隙狭窄、椎体骨质增生、终板和关节突关节硬化等。患者站立位进行检查，以排除可能在卧位时不表现的潜在脊柱畸形和不稳。过伸过屈位可以排除腰椎滑脱和节段不稳。CT扫描可以排除隐匿性脊髓疾病或肿瘤。MRI平扫是显示椎间盘高度和含水量降低的理想检查方法，高信号区（HIZ）是T2加权像中正常的低信号椎间盘纤维环组织内出现的局部信号增强的区域。该区域意味着可能存在纤维环撕裂或裂开。椎体终板改变（Modic改变）提示终板水肿、脂肪退变或者硬化。合并HIZ或终板改变的患者接受手术治疗效果优于无此MRI征象的患者。但是出现这些症状并不足以对症状性椎间盘退变性疾病进行诊断。

椎间盘造影是有价值但不完美的诊断工具，因为单从其影像学表现难以判断疼痛性椎间盘，只能在椎间盘受力情况下进行椎间盘内造影剂注射，以此进行判断。如果注射引发患者腰痛，则该椎间盘即为疼痛性椎间盘。随后进行CT扫描来评估椎间盘形态和功能。通常来说，要对相邻正常表现（不

产生疼痛症状或仅造成轻度的压迫感）的椎间盘进行检查作为对比。如果患者存在多节段严重疼痛，但MRI检查或椎间盘造影后的CT检查提示椎间盘形态正常，则可能说明患者对疼痛过于敏感，手术治疗通常效果欠佳。必须权衡检查获取的有限信息和手术带来的风险。一项匹配队列研究对7~10年前进行椎间盘造影的患者进行了分析，结果显示，进行造影的椎间盘比其他椎间盘有更显著的退行性改变。这项研究与之前的研究结论一致。

▶治疗

退变性椎间盘疾病的治疗非常具有挑战性，目前尚没有很好的处理方式。因为手术治疗仅对小部分患者效果较好，因此首选非手术治疗（表4-5）。改善生活方式、行为疗法、心理社会因素的调控可帮助患者更好地进行疼痛管理。一级研究证据显示，退变性椎间盘疾病患者、进行至少6个月非手术治疗效果欠佳者，可能会从手术治疗中获益。

最常用的手术治疗方式是脊柱融合术，有前路手术和后路手术可选。前路手术融合率高，能避免腰椎伸肌破坏导致的并发症，但手术本身风险较大，如血管损伤、男性逆行射精，以及腹腔组织结构损伤等（图4-19）。后路融合手术（后外侧融合、后路椎间融合）通常需要植入椎弓根螺钉以

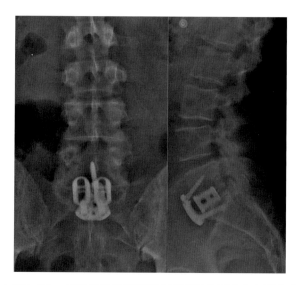

▲图4-19　43岁男性患者接受前路腰椎椎间融合内固定术后的正位和侧位片。尽管存在风险，但腰椎前路椎间融合器仍非常成功（融合率＞95%），如果血管解剖允许，融合器固定不足可采用钢板螺钉提供进一步的稳定性。患者临床症状可获得显著缓解

提供坚强的内固定，但这需要剥离较多的腰椎后方肌肉，可能会加重腰痛，同时增大感染的风险，总体融合率低于前路手术。对于合适的患者来说，上述手术方式效果均优于非手术方式。总体来说，有2/3~3/4的患者能从手术中获益。

非融合方式包括后路弹性内固定技术和前路椎间盘成形术。后路弹性内固定术的支持证据较少。最近的一项美国FDA试验对前路椎间盘成形术和1~2个节段的融合手术进行了对比，发现二者均能显著地改善临床症状。在这些研究中，椎间盘成形术的临床效果等同或优于融合术。但是必须强调的是，这些研究结果均为短期效果，椎间盘成形术的长期临床疗效尚不清楚。可能存在灾难性内植物失败，包括内植物侵入髂血管等危及生命的情况。

▶ 并发症

后路内固定融合术常见并发症有感染、不融合及内固定物相关并发症，包括移位、螺钉松弛、融合器移位等。前路手术并发症包括血管损伤（<3%），下腹部神经丛损伤导致的逆行射精（≤5%），以及融合器移位。前路带锯齿的椎间融合器联合rhBMP-2的应用可使融合率达到100%。然而最近有研究称，应用rhBMP-2时出现逆行射精的概率高于应用自体骨。后路1~2个节段融合术的融合率为80%~95%。

▶ 预后

和其他腰椎疾病相比，椎间盘退变性疾病不论是手术治疗还是非手术方式，预后均欠佳。大约有1/3的患者，采取任何治疗方式均无明显疗效。对于手术治疗应严格选择患者。合并顽固性腰痛及具有潜在社会生理影响因素未处理的患者，手术疗效较差。其他预后较差因素包括工作的代偿状态、未决诉讼、肥胖和吸烟。对术后疼痛缓解的程度有现实的认识非常重要。

Berg S, Tullberg T, Branth B, Olerud C, Tropp H: Total disc replacement compared to lumbar fusion: a randomised controlled trial with 2-year follow-up. *Eur Spine J* 2009;18:1512. [PMID: 19506919]

Burkus JK: Six-year outcomes of anterior lumbar interbody arthrodesis with use of interbody fusion cages and recombinant human bone morphogenetic protein-2. *J Bone Joint Surg Am* 2009;91:1181. [PMID: 19411467]

Carragee EJ: Retrograde ejaculation after anterior lumbar interbody fusion using rh-BMP-2: a cohort controlled study. *Spine J* 2011;11:511. [PMID: 21612985]

Carragee EJ, Don AS, Hurwitz EL, et al: 2009 ISSLS Prize Winner: does discography cause accelerated progression of degeneration changes in the lumbar disc: a ten-year matched cohort study. *Spine (Phila Pa 1976)* 2009;34:2338. [PMID: 19755936]

Carragee EJ, Lincoln T, Parmar VS, Alamin T: A gold standard evaluation of the "discogenic pain" diagnosis as determined by provocative discography. *Spine (Phila Pa 1976)* 2006;31:2115. [PMID: 16915099]

Carreon LY, Glassman SD, Howard J: Fusion and nonsurgical treatment for symptomatic lumbar degenerative disease: a systematic review of Oswestry Disability Index and MOS Short Form-36 outcomes. *Spine J* 2008;8:747. [PMID: 18037354]

Cheh G: Adjacent segment disease following lumbar/thoracolumbar fusion with pedicle screw instrumentation: a minimum 5-year follow-up. *Spine (Phila Pa 1976)* 2007;32:2253. [PMID: 17873819]

Delamarter R, Zigler JE, Balderston RA, et al: Prospective, randomized, multicenter FDA IDE study of the ProDisc-L total disc replacement compared to circumferential arthrodesis for the treatment of two-level degenerative disc disease: results at twenty-four months. *J Bone Joint Surg Am* 2011;93:705. [PMID: 21398574]

Dimar JR: Clinical and radiographic analysis of an optimized rhBMP-2 formulation as an autograft replacement in posterolateral lumbar spine arthrodesis. *J Bone Joint Surg Am* 2009;91:1377. [PMID: 19487515]

Glassman SD, Polly DW, Bono CM, Burkus K, Dimar JR: Outcome of lumbar arthrodesis in patients sixty-five years of age or older. *J Bone Joint Surg Am* 2009;91:783. [PMID: 19339561]

Gornet MF, Burkus JK, Dryer RF, et al: Lumbar disc arthroplasty with MAVERICK disc versus stand-alone interbody fusion: a prospective randomized controlled multicenter IDE trial. *Spine (Phila Pa 1976)* 2011;36:E1600. [PMID: 21415812]

Guyer RD: Prospective, randomized, multicenter Food and Drug Administration investigational device exemption study of lumbar total disc replacement with the CHARITE artificial disc versus lumbar fusion: five-year follow-up. *Spine J* 2009;9:374. [PMID: 18805066]

Hsieh PC, Koski TR, O'Shaughnessy BA, et al: Anterior lumbar interbody fusion in comparison with transforaminal lumbar interbody fusion: implications for the restoration of foraminal height, local disc angle, lumbar lordosis, and sagittal balance. *J Neurosurg Spine* 2007;7:379. [PMID: 17933310]

Manchikanti L, Glaser SE, Wolfer L, Derby R, Cohen SP: Systematic review of lumbar discography as a diagnostic test for chronic low back pain. *Pain Physician* 2009;12:541. [PMID: 19461822]

Mirza SK, Deyo RA: Systematic review of randomized trials comparing lumbar fusion surgery to nonoperative care for treatment of chronic back pain. *Spine (Phila Pa 1976)* 2007;32:816. [PMID: 17414918]

Putzier M, Hoff E, Tohtz S, et al: Dynamic stabilization adjacent to single-level fusion: part II. No clinical benefit for asymptomatic, initially degenerated adjacent segments after 6 year follow-up. *Eur Spine J* 2010;19:2181. [PMID: 20632044]

Soegaard R, Bünger CE, Christiansen T, Høy K, Eiskjaer SP, Christensen FB: Circumferential fusion is dominant over posterolateral fusion in a long-term perspective: cost-utility evaluation of a randomized controlled trial in severe, chronic low back pain. *Spine (Phila Pa 1976)* 2007;32:2405. [PMID: 18090078]

Videbaek TS: Circumferential fusion improves outcome in comparison with instrumented posterolateral fusion: long-term results of a randomized clinical trial. *Spine (Phila Pa 1976)* 2006;31:2875. [PMID: 17139217]

关节突关节综合征

▶ 一般考虑

关节突关节病和关节突关节综合征是退变性腰

椎病变患者中相对较常见但未得到重视的疼痛产生原因。不同于椎间盘退变普遍存在于有症状和无症状群体，有15%~90%合并有腰痛的患者存在明显的关节炎性改变，同时有不超过15%的无症状志愿者具有关节炎性改变。至多有10%的患者在进行椎间盘切除术后可能会发展成为症状性腰椎关节突关节综合征，表现为小关节交锁。翻修或过度的椎间盘切除会显著增加该风险。

关节突关节病变是腰痛的独立激发因素。尽管关节突关节病变可能随椎间盘退化而出现，但关节突关节综合征和椎间盘源性腰痛综合征通常不同时出现，即关节面交锁和椎间盘造影在同一个节段且同时阳性的概率为3%~10%。L5~S1是最常见受累节段，其次是L4~L5、L3~L4。关节突关节退化类似其他关节的滑膜炎、骨赘形成、软骨下囊肿、软骨撕裂、关节间隙变窄和畸形等（图4-20）。

▶临床表现

A.症状和体征

关节突关节综合征（慢性腰痛在腰椎后伸、小关节囊局部麻醉而出现关节炎性改变的情况下，症状会加重）诊断较为困难，原因之一在于其并没有可靠的临床症状和体征。常见为牵涉痛放射至臀部、大腿后部（一般不超过膝关节），有时放射至

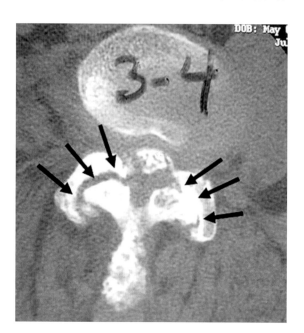

▲图4-20 脊髓CT显示L3~L4椎管严重狭窄，伴有双侧关节突关节病变

腹股沟。腰椎后伸的同时进行躯干旋转动作会加重疼痛症状并使活动受到限制。相对而言，进行局部麻醉阻滞是更具诊断意义的方式。需要注射两种麻醉药，一种为短效型（利多卡因），一种为长效型（布比卡因）。患者在两种药注射后出现阳性反应（疼痛缓解或恢复因疼痛而受限的活动），并且阳性反应能在长效麻醉剂注射后维持较长时间，则可确立诊断。如果仅对其中一种药物产生反应，则为假阳性反应，其发生率约为50%。不幸的是，多项研究表明，患者对关节突关节注射的反应，与患者对非手术治疗措施或融合手术治疗措施的反应，二者之间没有关联或关联性较弱。很多脊柱外科医生认为关节突关节退变是慢性腰痛的激发因素，但对激发机制尚不明确。

B.影像学检查

大多数情况下椎间盘退变和高度丧失发生于关节突关节病之前。对关节突关节面进行CT检查，若退变的关节突关节面更加趋近于矢状位，则此类患者更易发生腰椎滑脱。MRI和CT检查经常显示因上关节突肥厚导致的侧隐窝和椎间孔狭窄。如同其他滑膜关节，关节病会导致关节滑囊囊肿的出现。关节囊肿多见于关节后部，但发生在腹侧或内面的囊肿会压迫神经根，造成神经性疼痛。

▶治疗

关节突关节综合征的非手术治疗方式见表4-5。临床体格检查之后，可以进行关节局部麻醉阻滞，以进行疾病诊断与治疗。具有阳性反应的患者是关节内激素注射或射频消融术（RFA）的合适对象。16%~63%的患者注射类固醇后，背部疼痛可得到长期缓解。进行射频消融术时射频针在X线引导下进入关节突关节囊。在把握严格适应证的前提下，射频消融术可使60%的患者在术后1年内获得80%~90%的症状缓解，87%的患者疼痛症状至少能得到60%的缓解。一些随机试验表明，射频消融术要优于安慰剂。其他一些研究发现，关节突关节内类固醇注射或射频消融术与生理盐水安慰剂之间并没有显著的疗效差异。如同其他非手术治疗措施，随着反复应用，其效果也逐渐降低。将腰椎后路融

合术作为关节突关节综合征的最终治疗方式，其支持证据有限且充满争议。一般来说，关节突关节综合征不应视为一种外科疾病，进一步来说，关节突注射的阳性反应并不能预示着手术治疗可以有好的效果。

Cohen SP: Lumbar zygapophysial (facet) joint radiofrequency denervation success as a function of pain relief during diagnostic medial branch blocks: a multicenter analysis. *Spine J* 2008;8:498. [PMID: 17662665]

Cohen SP, Hurley RW: The ability of diagnostic spinal injections to predict surgical outcomes. *Anesth Analg* 2007;105:1756. [PMID: 18042881]

Cohen SP, Raja SN: Pathogenesis, diagnosis, and treatment of lumbar zygapophysial (facet) joint pain. *Anesthesiology* 2007;106:591. [PMID: 17325518]

Dreyfuss P, Halbrook B, Pauza K, Joshi A, McLarty J, Bogduk N: Efficacy and validity of radiofrequency neurotomy for chronic lumbar zygapophysial joint pain. *Spine (Phila Pa 1976)* 2000;25:1270. [PMID: 10806505]

Esses SI, Moro JK: The value of facet joint blocks in patient selection for lumbar fusion. *Spine (Phila Pa 1976)* 1993;18:185. [PMID: 8441932]

Jackson RP, Jacobs RR, Montesano PX: 1988 Volvo award in clinical sciences. Facet joint injection in low-back pain. A prospective statistical study. *Spine (Phila Pa 1976)* 1988;13:966. [PMID: 2974632]

Nath S, Nath CA, Pettersson K: Percutaneous lumbar zygapophysial (facet) joint neurotomy using radiofrequency current, in the management of chronic low back pain: a randomized double-blind trial. *Spine (Phila Pa 1976)* 2008;33:1291. [PMID: 18496338]

Steib K, Proescholdt M, Brawanski A, et al: Predictors of facet joint syndrome after lumbar disc surgery. *J Clin Neurosci* 2012;19:418. [PMID: 22277562]

Stojanovic MP, Sethee J, Mohiuddin M, et al: MRI analysis of the lumbar spine: can it predict response to diagnostic and therapeutic facet procedures? *Clin J Pain* 2010;26:110. [PMID: 20090436]

van Wijk RM, Geurts JW, Wynne HJ, et al: Radiofrequency denervation of lumbar facet joints in the treatment of chronic low back pain: a randomized, double-blind, sham lesion-controlled trial. *Clin J Pain* 2005;21:335. [PMID: 15951652]

Wong DA, Annesser B, Birney T, et al: Incidence of contraindications to total disc arthroplasty: a retrospective review of 100 consecutive fusion patients with a specific analysis of facet arthrosis. *Spine J* 2007;7:5. [PMID: 17197326]

椎体滑脱

▶诊断要点

• 椎体滑脱有6种类型。

• 症状和体征与滑脱类型有关，但通常都伴有腰痛和下肢疼痛。

• 根据滑脱程度和角度，以及脊柱总体矢状位平衡等因素选择合适的治疗方式。

▶一般考虑

椎体滑脱的英文spondylolisthesis来源于希腊语spondylo（意为"脊柱"）和olisthesis（意为"滑"），指椎体相对于下位椎体的异常位移，分类见表4-6。发病率为9%~10%，其中峡部裂性和退变性为最常见类型。

▶临床表现

A.症状和体征

1.退变性椎体滑脱 多见于50岁以上患者，以不同程度的腰痛和/或下肢疼痛为主诉。神经根型下肢症状与椎管狭窄症状类似，滑脱会加重椎管中央部狭窄或侧隐窝狭窄。也可出现椎间孔狭窄。因此神经根型症状可能与狭窄水平神经根出口段和移行段受影响有关。L4~L5是最常见发病节段。脊柱失稳导致的腰痛在休息时缓解，站立和行走时加重。

2.峡部裂性椎体滑脱 患者青少年时期即可发病，或者保持无症状状态直至成人期（30~50岁）。L5~S1是最常受累的节段（图4-21）。峡部缺损通常不会导致中央型椎管狭窄，且椎体滑脱往往能扩大椎管容积；而椎间孔则会发生狭窄从而压迫神经根产生临床症状。腰痛往往为机械性因素导致（活动时加重），且在腰椎屈曲后伸时会有"咯噔"的感觉。

表4-6　椎体滑脱的Wiltse分类

1. 发育不良/先天性：表现为圆顶状的骶骨，异常L5~S1关节突关节，L5椎弓根细长且L5椎体呈梯形；倾向于高等级滑脱（滑脱＞50%）

2. 峡部裂性：为成人最常见的类型，通常因为L5两侧椎弓根缺损或畸形骨折断裂所致，椎体向前滑移程度可达50%。峡部裂通常于5~6岁时自然发生，在白种人群中发生率为5%~6%，但只有约1/3的患者发展成为椎体滑脱。此型存在家族偏好性。如果滑脱是由创伤性因素导致的，采取非手术治疗也能获得较好的效果。椎体滑脱并不预示着会出现腰痛；因此偶然发现轻度滑脱时，并不需要向脊柱外科医生咨询。当出现腰痛和/或放射性下肢症状，且非手术治疗措施无效时，脊柱融合伴/不伴减压和复位都能获得较好的效果

3. 退变性：为老年人群最常见的类型。进展性椎间盘退变、椎体高度丢失、不稳和关节突关节病的最终结果，常见于L4~L5节段，且通常合并神经源性跛行。女性发病率高［(4~6)∶1］。若非手术措施治疗效果欠佳，则考虑采取腰椎减压融合手术，75%以上的患者可获得卓越的临床效果

4. 创伤性：常由腰椎不稳定性骨折导致而非峡部骨折。常需要采取脊柱固定手术

5. 病理性：继发于原发或转移肿瘤，肿瘤生长破坏了脊柱单元的支撑性结构。此类型需要脊柱固定手术，伴/不伴肿瘤切除术和辅助治疗。此种类型较为少见

6. 医源性：通常是指腰椎减压未行融合术发生的椎体滑脱，椎弓根太细不能承受应力而骨折。此类型的病例应进行融合手术

B.影像学检查

通常采用Meyerding分级来描述椎体滑脱的程度（表4-7）。退变性滑脱通常程度较轻，多为Ⅰ度，Ⅱ~Ⅲ度较少见。站立侧位X线片对诊断至关重要，因为仰卧位时X线、MRI或CT检查，椎体滑脱可能并不明显。过伸过屈位X线提示椎体动态不稳（移位大于2~4 mm）。侧方滑脱（冠状位位移）可以单独发生，也可以和矢状位滑脱同时发生。MRI检查用于评估神经功能。CT扫描联合矢状位重建可以辨别椎弓根缺损，这可能在X线或MRI上显示欠佳。骨扫描有时可用于发现隐匿性椎弓根缺损。

▶治疗

成人峡部裂性或退变性椎体滑脱很少有进行性发展。但是，生长发育期的儿童合并峡部裂可能会出现恶化。另外，儿童发育不良性滑脱及成人医源性椎体滑脱大多会进行性发展，因此需要进行融合手术，至少应进行严密观察和复查。非手术治疗措施（表4-5）作为初期治疗方式。任何类型的滑脱患者都不建议只进行减压手术，因为这会造成进一步的不稳定从而加重症状。最常用的手术治疗方式是后路腰椎减压融合术。最近的随机对照试验表明，采取1个或2个节段的后路减压融合术治疗退变性腰椎滑脱合并椎管狭窄，在术后最长5年随访的各个观察点上，其临床疗效都优于非手术治疗。对于症状持续2~4年或以上的退变性和峡部裂性滑脱患者，融合术治疗的改善率在75%以上。椎体滑脱融合术后总体健康和幸福感的改善与髋、膝关节置换术相似。

Ha KY, Na KH, Shin JH, Kim KW: Comparison of posterolateral fusion with and without additional posterior lumbar interbody fusion for degenerative lumbar spondylolisthesis. *J Spinal Disord Tech* 2008;21:229. [PMID: 18525481]

Hu SS, Tribus CB, Diab M, Ghanayem AJ: Spondylolisthesis and spondylolysis. *J Bone Joint Surg Am* 2008;90:656. [PMID: 18326106]

Kalichman L, Hunter DJ: Diagnosis and conservative management of degenerative lumbar spondylolisthesis. *Eur Spine J* 2008;17:327. [PMID: 18026865]

Kim JS, Kang BU, Lee SH, et al: Mini-transforaminal lumbar interbody fusion versus anterior lumbar interbody fusion augmented by percutaneous pedicle screw fixation: a comparison of surgical outcomes in adult low-grade isthmic spondylolisthesis. *J Spinal Disord Tech* 2009;22:114. [PMID: 19342933]

Müslüman AM, Yilmaz A, Cansever T, et al: Posterior lumbar interbody fusion versus posterolateral fusion with instrumentation in the treatment of low-grade isthmic spondylolisthesis: midterm clinical outcomes. *J Neurosurg Spine* 2011;14:488. [PMID: 21314280]

Rampersaud YR, Wai EK, Fisher CG, et al: Postoperative improvement in health-related quality of life: a national comparison of surgical treatment for (one- or two-level) lumbar spinal stenosis compared with total joint arthroplasty for osteoarthritis. *Spine J* 2011;11:1033.

Remes V, Lamberg T, Tervahartiala P, et al: Long-term outcome after posterolateral, anterior, and circumferential fusion for high-grade isthmic spondylolisthesis in children and adolescents: magnetic resonance imaging findings after average of 17-year follow-up. *Spine (Phila Pa 1976)* 2006;31:2491. [PMID: 17023860]

Resnick DK, Choudhri TF, Dailey AT, et al: Guidelines for the performance of fusion procedures for degenerative disease of the lumbar spine. Part 9: fusion in patients with stenosis and spondylolisthesis. *J Neurosurg Spine* 2005;2:679. [PMID: 16028737]

Swan J: Surgical treatment for unstable low-grade isthmic spondylolisthesis in adults: a prospective controlled study of posterior instrumented fusion compared with combined anterior-posterior fusion. *Spine J* 2006;6:606. [PMID: 17088191]

Weinstein JN: Surgical compared with nonoperative treatment for lumbar degenerative spondylolisthesis. Four-year results in the Spine Patient Outcomes Research Trial (SPORT) randomized and

---

表4-7　Meyerding滑脱分级标准

滑脱程度为L5椎体后下角到S1椎体后上角的距离，与S1终板长度的比值。椎体滑脱通常分为低度（0%~50%）和高度（>50%），这两种情况所选择的手术方式不同

Ⅰ度：0%~25%
Ⅱ度：26%~50%
Ⅲ度：51%~75%
Ⅳ度：76%~100%
Ⅴ度：椎体前移，L5椎体全部向前滑移，位于S1椎体前方

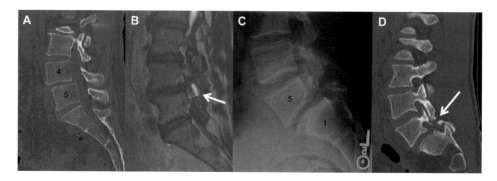

▲图4-21　A.L4~L5退变性椎体滑脱，最常见；B.同一患者的MRI显示严重退变的L4~L5关节突关节内积液（白色箭头）；C.L5~S1节段峡部裂性椎体滑脱（Ⅰ度）。尽管最常见于L5~S1节段，但也可发生于其他节段；D.峡部缺损（白色箭头）

observational cohorts. *J Bone Joint Surg Am* 2009;91:1295. [PMID: 19487505]

Weinstein JN, Lurie JD, Tosteson TD, et al: Surgical versus nonsurgical treatment for lumbar degenerative spondylolisthesis. *N Engl J Med* 2007;356:2257. [PMID: 17538085]

脊柱感染

▶诊断要点

• 脊柱感染常见感染形成包括椎间盘炎、骨髓炎、硬膜外脓肿、术后感染。

• 脊柱细菌性感染最常侵犯腰椎，其次是胸椎。

• 胸椎感染最常见的是真菌感染。

• 成人与儿童的感染在病理生理方面不同。

• 腰痛是最常见的症状，也是较为严重且长期持续的症状。

▶一般考虑

骨科感染中脊柱感染发生率低于5%。腰椎是最常见的部位（50%），胸椎其次（35%）。最常见感染形式包括椎间盘炎、骨髓炎、硬膜外脓肿、术后感染（脊柱手术感染为0%~5%）。最常见致病菌为金黄色葡萄球菌（40%~60%），其次是凝固酶阴性葡萄球菌和革兰氏阴性肠菌，同时要通过细菌培养进行细菌种类特异性诊断，这对治疗来说很重要。脊柱融合内固定术后常见感染病原为痤疮丙酸杆菌和表皮金黄色葡萄球菌。手术皮肤准备前可以从皮肤培养出低致病性病原菌。

发生于儿童和成人的化脓性椎间盘炎和骨髓炎，其病理解剖学因素不同。对于儿童，椎间盘可从穿过终板连接椎体和髓核的血管获得感染。对于成人，椎间盘缺乏血供，可由椎体感染（如骨髓炎）继发椎间盘感染。血源性骨髓炎最开始出现于椎体前下部。在此部位，终末小动脉成环状，血流速度减慢。此外，椎体静脉是无瓣膜的，并汇入盆腔静脉系统。这两个解剖学特点容易导致细菌的聚集和溢出。随着感染进程，椎体终板被破坏，使得细菌可以到达相邻无血供的椎间盘（图4-22）。这是化脓性椎间盘炎与肿瘤的可靠鉴别点，因为肿瘤很少会越过椎间隙。感染可以通过椎间隙传播至相邻椎体

和/或椎旁结构。在一些晚期病例中（5%~18%），感染可以向后波及椎管造成硬膜外脓肿。硬膜外脓肿同样也可以由血源性因素所致。由于硬膜外脓肿可能会压迫脊髓及神经根，因此是最为紧急的脊柱感染。

无菌性感染较少见。真菌感染多为无痛性但常累及多个节段并造成严重的畸形。脊柱结核［又称波特病（Pott's disease）］也是无痛性感染，常见于胸椎，但通常仅有1%~5%的肺结核病患者出现脊柱感染。同真菌感染一样，脊柱后凸畸形是常见的严重并发症。结核感染需和肿瘤鉴别，其也不会累及椎间隙，因为结核杆菌是专性需氧菌，而椎间盘内养分含量很低。对于免疫功能正常的患者，纯蛋白衍生物试验阳性率95%以上；而免疫功能低下的患者，则可能发生过敏反应。传统的结核杆菌培养需要21天或更长时间才能得到结果，最近聚合酶链反应技术已成为确诊结核感染的首选方法。

▶临床表现

A.症状和体征

脊柱感染症状多样，最常见的症状为局限在感染区域的腰痛。感染导致的腰痛与退变性疾病不同，症状多严重且持续时间长，多在夜间加重，很多患者会改变自己的活动水平。其他症状如发热通常仅见于33%~50%的患者，但发热不是特异性症状，其还是简单脊柱手术术后短时间内常见的并发症。神经症状如神经根性疼痛、麻木、无力等，可能与感染蔓延至硬膜外，或感染椎体出现病理性骨折导致脊椎后凸畸形，进而压迫脊髓及神经根有关。感染的危险因素有年龄、糖尿病和长期激素应用史。

B.实验室检查

怀疑脊柱感染患者初步实验室检查包括全血细胞计数、C-反应蛋白、血沉，以及从两个不同位置取得的血培养等。不超过50%的患者会出现白细胞数量增多和核左移现象，但C反应蛋白和血沉升高则可见于90%的患者。C反应蛋白在感染发生后的24~48小时开始升高，血沉可能在1周内升高。

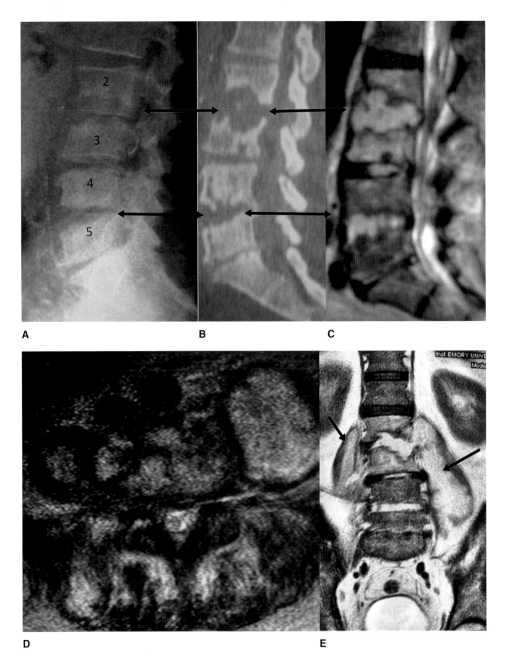

▲**图4-22**　A.一位轻度肥胖合并糖尿病的骨髓炎-椎间盘炎患者的侧位X线片，显示感染波及L2~L3、L4~L5节段。B.CT重建显示感染所致的L2下终板、L3上终板，以及L4下终板、L5上终板破坏。C、D和E.矢状位、冠状位、轴位MRI图像提示L2~L3节段广泛感染和L4~L5两侧腰大肌脓肿（黑色剪头）

另外作为最先开始升高的指标，C反应蛋白在成功治疗感染后也是最先恢复正常的指标，因此其可用于评估治疗反应。仅有30%~50%的患者血培养出现阳性结果。在血培养或组织培养结果确定之前，暂不应用抗生素。CT引导下在怀疑感染区域进行针刺活检是较为理想的方式，50%~80%的患者可有阳性结果，但必须取出足够含量的标本。如果不能确认病原体或患者感染严重需要进行外科清创，可以采用开放活检方式，在不使用抗生素的前提

下，80%~90%的患者可有阳性结果。

C.影像学检查

慢性感染可造成骨质溶解和硬化，X线上可表现为骨质透亮区。但在疾病早期，X线可无明显异常；直至30%~50%的骨小梁被破坏，才能在X线片上见到骨质透亮区，而这可能需要3~4周的时间。椎间隙狭窄是椎间盘炎的早期X线异常表现。随着感染的进展，可有脊柱畸形发生如局部后凸畸形

等。

增强MRI检查是诊断所有形式的感染较为理想的方式，其敏感性和特异性均在95%以上。感染起病24~48小时内，即可从MRI上观察到异常表现；MRI还可以用于评估神经功能。CT扫描能更好地观察骨质破坏情况。通常需要联合MRI和CT检查对感染进行全面评估。核医学检查能可靠地显示感染起病3~7天的活动情况，但随着MRI技术的发展，现在已经很少应用。

▶ 治疗

治疗化脓性感染的目标有4个：①消除感染；②缓解疼痛；③保留或改善神经功能；④保持或重建脊柱正常力线和稳定性。外科治疗感染的适应证包括：①需要外科手段明确致病菌；②出现脓肿（椎间盘内、骨质、软组织内或硬膜外）；③出现神经功能损害；④脊柱失稳；⑤进展性或严重脊柱畸形；⑥非手术治疗措施无效。手术治疗的主要目的为对感染区域进行彻底清创，去除所有感染坏死的组织。脊柱内固定重建通常用于清创后的稳定性支持。尽管存在争议，使用脊柱内固定物进行融合和内固定手术，联合足够的清创和针对病原菌敏感的抗生素，有助于成功消除感染。如果缺乏上述指征，可考虑进行一系列的非手术治疗措施。应用合适的抗生素2~3周后，疼痛、发热等症状仍不缓解，实验室检查指标未恢复至正常，说明非手术治疗失败。

大多数病例需要采取前路手术进行彻底的感染区域清创。多数患者同时需要进行后路固定与融合手术来提供足够的稳定性支持，因为感染侵蚀和前路清创会使脊柱稳定性下降。长期感染患者的骨质一般较差，因此稳定性的维持不能仅依靠常规的内固定。硬膜外囊肿好发于胸腰交界处，可通过后方入路进行引流。通常会采用自体骨移植来填补前路手术的骨缺损。最近，同种异体骨或钛笼联合rhBMP-2的应用成功地避免了自体移植物相关并发症的发生。术后一般至少应用6周抗生素。长期感染会导致患者营养不良，因此恢复过程中营养补充十分重要。

▶ 预后

脊柱感染是非常严重的疾病，文献记载的死亡率高达50%~70%，即使现在，总体死亡率仍在5%~20%。外科清创和内固定融合手术可以成功地处理脊柱感染，并且复发率低于10%。在术后感染急性期（术后4~6周内）进行有效治疗，可保留手术植入的内固定物。

Allen RT, Lee YP, Stimson E, Garfin SR: Bone morphogenetic protein-2 (BMP-2) in the treatment of pyogenic vertebral osteomyelitis. *Spine (Phila Pa 1976)* 2007;32:2996. [PMID: 18091493]

Grane P, Josephsson A, Seferlis A, Tullberg T: Septic and aseptic post-operative discitis in the lumbar spine—evaluation by MR imaging. *Acta Radiol* 1998;39:108. [PMID: 9529438]

Hahn F, Zbinden R, Min K: Late implant infections caused by *Propionibacterium acnes* in scoliosis surgery. *Eur Spine J* 2005;14:783. [PMID: 15841406]

Kuklo TR, Potter BK, Bell RS, Moquin RR, Rosner MK: Single-stage treatment of pyogenic spinal infection with titanium mesh cages. *J Spinal Disord Tech* 2006;19:376. [PMID: 16826013]

Mok JM, Pekmezci M, Piper SL, et al: Use of C-reactive protein after spinal surgery: comparison with erythrocyte sedimentation rate as predictor of early postoperative infectious complications. *Spine (Phila Pa 1976)* 2008;33:415. [PMID: 18277874]

Ogden AT, Kaiser MG: Single-stage debridement and instrumentation for pyogenic spinal infections. *Neurosurg Focus* 2004;17:E5. [PMID: 15636575]

O'Shaughnessy BA, Kuklo TR, Ondra SL: Surgical treatment of vertebral osteomyelitis with recombinant human bone morphogenetic protein-2. *Spine (Phila Pa 1976)* 2008;33:E132. [PMID: 18317180]

Petignat C, Francioli P, Harbarth S, et al: Cefuroxime prophylaxis is effective in noninstrumented spine surgery: a double-blind, placebo-controlled study. *Spine (Phila Pa 1976)* 2008;33:1919. [PMID: 18708923]

Savage JW, Weatherford BM, Sugrue PA, et al: Efficacy of surgical preparation solutions in lumbar spine surgery. *J Bone Joint Surg Am* 2012;94:490. [PMID: 22437997]

Schimmel JJ, Horsting PP, de Kleuver M, et al: Risk factors for deep surgical site infections after spinal fusion. *Eur Spine J* 2010;19:1711. [PMID: 20445999]

脊柱肿瘤

▶ 诊断要点

- 转移瘤是最常见的脊柱肿瘤。
- 80%的脊柱转移瘤来源于前列腺、乳腺和肺部肿瘤。
- 最常见的脊柱良性肿瘤为血管瘤。
- 最常见症状为腰背部疼痛。

▶ 一般考虑

转移瘤是脊柱肿瘤最常见的类型，而脊柱是肿瘤骨转移的常见部位，最常受累的是胸椎。转移瘤来源主要包括前列腺、乳腺、肺、甲状腺、肾脏的肿瘤。80%的脊柱转移瘤来自前列腺、乳腺和肺部的恶性肿瘤。脊柱原发性骨肿瘤相对较少见，包括软骨肉瘤、骨肉瘤和脊索瘤，也可见淋巴瘤、孤立性浆细胞瘤及多发性骨髓瘤。70%的恶性肿瘤发生于21岁以上的患者，且通常发生在脊柱前方（椎体和椎弓根）。软骨肉瘤是个例外，通常发生于脊柱后部结构。

脊柱最常见的良性肿瘤是血管瘤，发病率为10%~12%。大多数患者没有临床症状，常在因其他原因行MRI等检查时偶然发现。但少数情况下，血管瘤会增大并产生临床症状。除了血管瘤多见于老年人群，其他良性肿瘤则多见于年轻患者。骨样骨瘤和成骨细胞瘤是良性原发性骨肿瘤，且倾向于侵犯脊柱后柱结构。常见症状为腰痛，多在夜间加重，使用NSAID可以缓解症状。其他脊柱良性肿瘤包括动脉瘤样骨囊肿、骨纤维结构发育不良、骨巨细胞瘤。骨巨细胞瘤尽管组织学上为良性，但有局部浸润和转移倾向。

脊柱肿瘤多在进行常规MRI检查评估腰痛或坐骨神经痛时偶然被发现。当发现时，可用脊柱MRI排除病理性因素，如髓内肿瘤、Chiari畸形、椎管畸形、脊髓栓系综合征或严重的椎管狭窄。90%的脊髓空洞是在MRI检查时偶然发现的，和临床症状并没有关联性。在部分病例中，如无进行性发展的神经功能恶化或计划采取手术干预，应进行严密观察。

▶临床表现

A.症状和体征

脊柱肿瘤的表现同脊柱感染相似。最常见的症状为轴性腰痛，如果肿瘤直接干扰神经组织，或者肿瘤造成病理性骨折导致神经压迫，则可出现神经功能症状。患者可见一些全身症状，如发热、夜间盗汗、体重下降等。背部通常长期持续性疼痛发作，夜间加重，脊柱负荷增加时症状恶化。患者出现腰痛且具有肿瘤病史，需排除脊柱转移瘤。体格检查包括肿瘤所在处局部压痛、活动受限，一些进展性病例还可见椎体塌陷和后凸造成的脊柱畸形。

B.影像学和实验室检查

影像学表现类似脊柱感染。MRI是主要的诊断方式，CT扫描可以评估骨质破坏的程度、骨反应的类型及骨基质的情况，负重下X线片可以评估脊柱整体力线和畸形现象。X线片对脊柱肿瘤敏感性很低，多达40%的骨小梁被破坏时，X线片上才会出现骨质透亮区。因此先进的检查手段对于疾病的诊断非常重要。CT能全面显示骨质细节，可用于判断溶骨性病变的发展过程。生长缓慢的良性肿瘤周围可存在由反应性硬化的骨质构成的较窄的过渡带，称为1A级损伤。进展性、生长迅速的肿瘤通常表现为对骨质的侵蚀，反应性骨较少且过渡带较宽。对于单纯影像学检查不能诊断的肿瘤，需要进行活检以明确诊断。通常在CT引导下进行肿瘤部位的穿刺，要注意取出足够多的组织以保证诊断效果。对于广泛转移的情况，取更加浅表的肿瘤组织进行活检。对预期行根治性切除治疗的病例，活检的穿刺通道应在计划手术区域内。

所有脊柱肿瘤患者都应该考虑身体其他部位转移情况，应进行胸腹部和骨盆的CT扫描。全身骨扫描同样有利于探查原发性或转移性病变。但多发性骨髓瘤仅有50%的病例在骨扫描图像上表现为摄入增加。而骨扫描是根据肿瘤组织血供增加，放射性元素聚集在骨形成活跃区域，以此成像来探查肿瘤的。常规的实验室检查包括全血细胞计数和分类，血清钙、镁、磷酸根离子含量，以及肝功能等。血清和尿液化学电泳有助于诊断多发性骨髓瘤。

术前对肿瘤进行血管栓塞有利于减少术中出血量，使手术更加安全、简单和有效。对于巨大、临床症状明显的血管瘤也可采用血管栓塞的方法进行治疗。此外，对累及下胸椎的肿瘤，血管造影有助于辨认脊髓的供血血管，术中进行游离以避免损伤血管导致脊髓缺血性坏死。

▶治疗

治疗方法受多种因素影响，包括年龄（＞65岁或＜65岁）、肿瘤类型和分期、症状严重程度、神经功能受损程度（最重要的是活动状态）、预期寿命（小于3个月或3个月以上）及机械力学稳定性。

大多数良性肿瘤且没有临床症状者，可不进行处理，但应该明确诊断并进行严密的随访。如果在临床观察期症状恶化，应反复进行影像学检查。手术指征包括没有合适的非手术治疗措施、非手术措施不能控制的疼痛、脊柱力学不稳、保留神经功能或解除神经压迫，以及少数情况下对原发性肿瘤进行根治性切除术。经皮骨水泥椎体增强治疗是一种微创技术，目前在缓解脊柱肿瘤的疼痛症状方面有重要作用。血管瘤是其适应证之一，而该技术也用于骨质疏松性椎体压缩性骨折的治疗。

类固醇常用于肿瘤压迫脊髓造成的脊髓病。骨肿瘤医生常用双磷酸盐来治疗患者的骨质丢失，可以显著降低多发性骨髓瘤和溶骨性转移瘤患者骨骼系统相关并发症（病理性骨折、放疗或手术治疗的并发症、脊髓压迫症等）。

A.转移瘤

大部分无神经压迫的转移瘤可以通过非手术方式，即根据肿瘤类型和对治疗方式的反应，采取化疗和/或放疗来处理。近期的一级证据研究表明，对于合并脊髓压迫症状的情况，采取先手术后放化疗，其神经功能改善要优于单纯放疗或化疗后手术，但对于没有引起脊柱不稳或骨质压缩且对放疗高度敏感的肿瘤，可以先进行放疗。为了避免神经功能逐步恶化，以及放疗区域手术相关并发症，除非肿瘤具有高度放疗敏感性或患者一般情况极差，我们都建议先进行手术治疗解除神经压迫。

手术治疗同样适用于那些没有直接压迫，但由于脊柱不稳而产生神经压迫的病例。一般来说，肿瘤累及椎体超过50%或破坏关节突关节、椎弓根和椎弓板等结构，脊柱不稳的风险很大，有可能导致神经组织的压迫。不幸的是，在临床实践中，不能直接评估脊柱稳定性，通常是结合X线、CT、MRI等检查对患者脊柱稳定性和肿瘤类型进行评估。

手术入路的选择取决于多项因素。对于大多数转移瘤患者，手术目的是缓解疼痛，预防或逆转神经功能受损。因此医生在计划手术时应尽可能实现上述目的，同时减少并发症的发生。根据神经压迫的位置和类型，脊柱减压重建手术可以通过前路、后路和前后路联合三种方式实现。

术后放疗可以消灭残存的肿瘤细胞，降低复发率。但术后大量的化疗可能增大不融合和切口感染的概率。因此通常在术后3~6周开始化疗。脊柱重建的选择取决于患者总体的预后情况。预期寿命在1~2年或以上的患者能从坚固的内固定和融合手术中获益，但同时要考虑手术带来的出血及自体移植物相关并发症。预后较差患者最好仅采取减压和内固定手术。这种情况下，骨水泥可用于辅助椎体次全切，为骨缺损提供即刻的稳定性支持。和椎体骨折有关的疼痛症状，可通过创伤较小的经皮骨水泥注射，包括椎体成形术或后凸畸形矫正术等方式来缓解。

B.原发良性肿瘤

骨样骨瘤常见于青少年（10~20岁）的椎体后部，并可能与急性脊柱侧弯有关。CT扫描可见肿瘤中心有一透亮区，肿瘤外围有一层硬化的反应骨。可反复发作。如果症状非常严重，随着时间的推移或使用NSAID无好转，彻底刮除病灶会有较好的效果。刮除病灶可以相对预防肿瘤再生。使用射频消融术也可以获得良好的临床改善。大部分骨样骨瘤或成骨细胞瘤相关的脊柱侧弯都不是结构性的，会在肿瘤切除后逐渐得以纠正。

骨样骨瘤大于2 cm即为成骨细胞瘤，通常发生于30岁以下患者，同样可以引起脊柱侧弯。发生于脊柱的成骨细胞瘤倾向于侵犯椎弓。进行肿瘤边缘性切除可以获得较好的效果同时具有低复发率。如果病变切除范围较大，有可能需要进行脊柱融合手术。

动脉瘤样骨囊肿可造成充血性溶骨性损伤，多发生在椎体后部且一般不累及椎体前柱（图4-23）。作为良性程度最高的肿瘤，动脉瘤样骨囊肿多见于20岁以下青少年。病变扩大可能会压迫神经，产生神经根型或脊髓型病变。MRI可显示囊肿内的液-液平面。理想的治疗方式是刮除或切除肿瘤，并进行缺损处骨移植物填充。同样，如果肿瘤切除范围较大，可能需要行脊柱融合手术。术前要进行有效的肿瘤动脉栓塞以避免术中出血过多。

骨巨细胞瘤多见于20~40岁的患者，多发生在脊柱前部。可进行刮除植骨治疗，但复发率高达

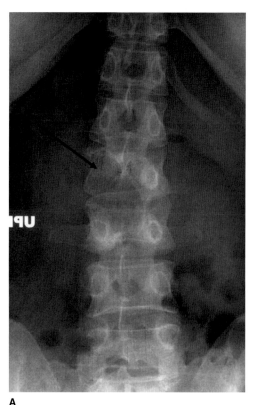

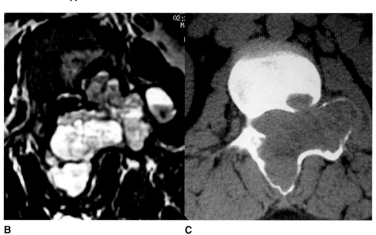

▲图4-23　27岁女性动脉瘤样骨囊肿患者，表现为严重的腰痛和下肢无力。A.腰椎正位X线片提示L2椎弓根破坏和L2椎体溶骨性改变（黑色箭头）。B.MRI轴位像提示囊肿范围及其内部的液-液平面，对椎管造成压迫。C.CT扫描显示溶骨性损伤的皮质外缘

45%。因此，若条件允许应进行肿瘤椎体整块切除以防止复发。不推荐放疗，因为放疗可使15%的肿瘤恶化为肉瘤。

C.原发恶性肿瘤

多发性骨髓瘤是最常见的脊柱原发恶性肿瘤，通常见于50~60岁的患者。多发性骨髓瘤与孤立性浆细胞瘤都是B淋巴细胞癌。对于无脊柱不稳的病例，可采用放疗、化疗、干细胞移植等方法治疗。但对于肿瘤导致脊柱不稳、病理性骨折造成神经压迫，或即将发生的骨折，最好采取手术治疗。通常患者需要服用一些抑制吸收的药物（如双磷酸盐）来减少骨骼系统相关并发症的发生。

脊索瘤是起源于脊索细胞的恶性肿瘤，通常见于50~60岁及以上人群。2/3的脊索瘤发生于骶骨，1/3发生于枕颈交界处。由于肿瘤局部复发率极高，因此应注意完整切除肿瘤并避免污染术野。如果不能实现肿瘤完整切除或肿瘤污染术野，可采用化疗辅助。大部分脊索瘤患者最终都死于肿瘤局部复发的相关并发症。

软骨肉瘤是软骨源性肉瘤，常累及脊柱后部，多见于40~60岁之间的患者。X线和CT扫描可见肿瘤内部钙化。因为软骨肉瘤是抗放射性肿瘤，因此手术切除是主要的治疗方式。因为大多数患者死于软骨肉瘤的复发和进一步恶化，手术要注意完整地切除瘤体以避免局部复发。

▶ 预后

肿瘤种类不同，预后情况也不同。对于转移性肿瘤导致的急性脊髓压迫症状，随机对照试验结果表明，立即进行减压手术，然后辅以化疗，疗效要优于单纯使用放疗。一般来说，手术讨论要基于疼痛程度和/或可能出现的神经功能损害对患者生活质量进行讨论。患者预期寿命3个月以下，多采用非手术治疗。对于预后较好且出现神经功能受损的患者，手术是比较合理的治疗方式。即使是预后相对较差的患者，也可以从手术中获益，在余下的生命中获得神经功能保留和疼痛的缓解。

Allen RT, Lee YP, Stimson E, Garfin SR: Bone morphogenetic protein-2 (BMP-2) in the treatment of pyogenic vertebral osteomyelitis. *Spine (Phila Pa 1976)* 2007;32:2996. [PMID: 18091493]

Grane P, Josephsson A, Seferlis A, Tullberg T: Septic and aseptic post-operative discitis in the lumbar spine—evaluation by MR imaging. *Acta Radiol* 1998;39:108. [PMID: 9529438]

Hahn F, Zbinden R, Min K: Late implant infections caused by *Propionibacterium acnes* in scoliosis surgery. *Eur Spine J* 2005;14:783. [PMID: 15841406]

Kuklo TR, Potter BK, Bell RS, Moquin RR, Rosner MK: Single-stage treatment of pyogenic spinal infection with titanium mesh cages. *J Spinal Disord Tech* 2006;19:376. [PMID: 16826013]

Mok JM, Pekmezci M, Piper SL, et al: Use of C-reactive protein after spinal surgery: comparison with erythrocyte sedimentation rate as predictor of early postoperative infectious complications. *Spine (Phila Pa 1976)* 2008;33:415. [PMID: 18277874]

Ogden AT, Kaiser MG: Single-stage debridement and instrumentation for pyogenic spinal infections. *Neurosurg Focus* 2004;17:E5. [PMID: 15636575]

O'Shaughnessy BA, Kuklo TR, Ondra SL: Surgical treatment of vertebral osteomyelitis with recombinant human bone morphogenetic protein-2. *Spine (Phila Pa 1976)* 2008;33:E132. [PMID: 18317180]

Petignat C, Francioli P, Harbarth S, et al: Cefuroxime prophylaxis is effective in noninstrumented spine surgery: a double-blind, placebo-controlled study. *Spine (Phila Pa 1976)* 2008;33:1919. [PMID: 18708923]

Savage JW, Weatherford BM, Sugrue PA, et al: Efficacy of surgical preparation solutions in lumbar spine surgery. *J Bone Joint Surg Am* 2012;94:490. [PMID: 22437997]

Schimmel JJ, Horsting PP, de Kleuver M, et al: Risk factors for deep surgical site infections after spinal fusion. *Eur Spine J* 2010;19:1711. [PMID: 20445999]

▼ 脊柱畸形

脊柱侧凸

▶ 诊断要点

- 脊柱侧弯及脊柱偏离垂直轴线超过10°。
- 90%的病例不会进展。
- 侧弯角度大于45°者可能发展成为成人型脊柱侧弯。
- 大多数年轻患者无明显症状，成人多伴有腰痛和坐骨神经痛。

▶ 一般考虑

脊柱侧凸研究学会将脊柱侧凸定义为脊柱侧方偏离正常垂线10°或更大。脊柱左右"摆动"幅度小于10°者一般认为是身体不平衡，不需要后续治疗。以10°为标准，美国人群发病率为2%~4%，男女发病率一致。在这样较低的诊断标准下，90%的病例不会发展至需要干预的程度。因此，对于弯曲角度15°~20°、基层医生经评估认为弯曲程度可能会发展、患者因此感到焦虑和体格检查有发现的病例应寻求脊柱外科医生的帮助。当冠状面弯曲程度大于20°~30°时，脊柱侧凸开始出现女性偏向〔（8~10）：1〕。特发性脊柱侧凸指随着骨骼系统的发育，脊柱出现严重的弯曲（超过30°~50°）。根据上述内容，脊柱侧凸的治疗分为3个等级：严密观察（最常见）、支具固定矫正（仅应用于骨骼系统未成熟时）、手术矫形。

如果骨骼系统发育成熟且弯曲角度不超过30°，这样的轻度畸形在成年时期进一步发展的可能性不大。最大弯曲角度超过45°~50°，则成年期弯曲会进一步发展，每年大约进展1°。随着侧凸的进展，开始出现临床症状，如腰痛、神经根性疼痛和坐骨神经痛（尤其是侧凸主要发生在腰椎的病例），而一些严重病例（弯曲角度大于75°~90°），则可能出现肺部和消化道功能受损。所以当弯曲角度大于45°~50°时，可以采取脊柱内固定融合手术进行治疗。手术目的是防止侧凸进一步发展，并提供足够的畸形矫正，在融合尽可能少的节段的基础上恢复脊柱的稳定性和平衡性。除了以上目的，手术治疗可以改善体形，缓解腰痛和神经功能缺损。传统的临床研究重点在脊柱矫形上，而现在的临床试验多通过一些可靠的工具着重对患者术后总体生活质量进行研究。

脊柱侧凸可根据发病年龄分类，出生时即出现为先天性脊柱侧凸，可由以下二者之一导致，脊柱部分椎体形成不全，成形失败（如半椎体形成）或者椎体分割不全。胚胎期第4~6周是脊柱形成和分节的重要时期，也是脊髓、肾脏、心血管系统发育的关键时期。因此如果发现先天性脊柱侧凸，也要对其他组织结构进行检查。3岁以下婴幼儿发生脊柱侧凸，称为婴幼儿特发性脊柱侧凸，为少见的脊柱侧凸形式（小于1%），通常和遗传因素有关，非常需要进一步的影像学检查（脊柱MRI筛查）。这通常会导致胸椎左侧弯曲，大多数（90%）会在随后的生长发育中得以纠正。发生于3~10岁儿童的脊柱侧凸称为儿童特发性脊柱侧凸，此类型的表现和治疗方式与成人脊柱侧凸类似，但快速的生长潜能使得侧凸更容易发展至需手术治疗的程度。青少年特发性脊柱侧凸是最常见的脊柱侧凸类型，发生在10岁至骨骼系统发育成熟（女性通常为月经来潮后的2年）这一时间段内。成人脊柱侧凸指在骨骼系统发育成熟之后出现的脊柱侧凸，可分为新发生（指在成人节段开始发生发展，通常为脊柱退行性改变的结果，表现为低度腰椎侧弯和显著的旋转半脱位）和进展型（即由青少年时期脊柱侧凸发展而来）。除了先天性和婴幼儿特发性脊柱侧凸具有特殊的解剖学特点，儿童特发性脊柱侧凸、青少年特发性脊柱侧凸和成人特发性脊柱侧凸之间的区别并不显著。

85%的病例属于以上描述的类型。但脊柱侧凸还可以和骨骼系统综合征有关（如马方综合征或神经纤维瘤病），称为综合征型脊柱侧凸和神经肌肉型脊柱侧凸（如大脑性麻痹）。这两种较少见的类型的侧弯角度较大，且通常需要手术治疗。神经肌肉型脊柱侧凸通常采用从胸椎到骨盆的融合手术。需要注意的是，以上两种脊柱侧凸类型是临床综合征中的一部分，一旦确立诊断，要对综合征的其他

相关临床表现综合进行检查和评估。

▶临床表现

A.症状和体征

脊柱侧凸最常在筛查性检查或儿科常规检查中偶然发现。患者或家属可注意到两侧肋骨、肩关节或骨盆的不对称，这需要通过体格检查进行评估。尽管大多数患者无临床症状，仍有1/3的患者表现为背痛，且多发生在肩胛间区。如果症状发生在腰部，要进行腰椎X线检查以排除可能与侧凸同时存在的腰椎滑脱。由于年轻成人脊柱变直也会引起背痛，且临床报道显示，和脊柱侧凸背痛发生率相似，所以此症状的临床意义，以及与潜在脊柱侧凸畸形的关联性目前尚不清楚。即使这样，如果临床表现为严重的背痛，则需要进一步检查，如全脊柱MRI等，以确保没有椎管内异常（如脊髓空洞、肿瘤或脊髓纵裂等）。这些临床检查所需花费较多，检查操作复杂（进行MRI检查可能需要一定量镇静剂），但检查结果的可参考性有待商榷。由于MRI检查在脊柱侧凸中的应用指征还没有被广泛接受，因此是否进行检查应咨询专科医生。当患者合并阳性神经体征时（如无力、感觉缺失、步态异常、大小便功能障碍等），需要进行MRI检查。

Adams身体前屈试验是经典的脊柱侧凸筛查方法，在学校或家庭即可进行。检查者需站在儿童身后，随后儿童向前弯腰至上半身与地面平行。脊柱侧凸不仅是侧方移位，也是脊柱的旋转畸形。胸椎的旋转导致凸侧的肋骨高起，大多数为右侧（90%）。因为胸椎右侧凸太常见，以至于很多专科医生认为当出现胸椎左侧凸时需要MRI检查。躯干的旋转可看到或触摸到，也可使用工具如脊柱侧凸测量计（类似木工的水平尺）直接测量胸腔旋转的角度。当倾斜角度为5°~7°时，需进行X线检查或咨询脊柱外科医生。较低的阈值敏感度更高（无假阴性情况），稍高的阈值更具特异性（少数可有假阳性情况）。

B.影像学检查

脊柱侧凸诊断的金标准是站立时全胸椎和腰椎的后前位和侧位X线检查，通常称为脊柱侧凸检

查。应确保有完整的放射学检查设备以获取高质量的X线图像。之后在X线片上找出脊柱侧凸的3个主要弯曲部位——近胸段、主胸段和腰椎。用Cobb法测量畸形弯曲角度，即测量弯曲节段最近端椎体（上端椎体）的上终板延长线与最远端椎体（下端椎体）下终板延长线的夹角。弯曲节段凸侧的方向通常使用拉丁语Dextro表示右侧，Levo表示左侧，特殊情况下弯曲阶段最大侧方位移点（顶点）可以是椎体或椎间盘。程度最大的弯曲为主弯。其他弯曲为小弯。主弯除了侧方移位程度最大之外，还是旋转程度最大的弯曲段。椎体旋转分级可用两侧椎弓根偏离其正常位置的"猫头鹰眼"样表现的程度来判断。小弯通常是主弯的代偿性弯曲。代偿性弯曲的节段通常无旋转畸形，仅为单纯的侧方弯曲，来保证头部和骨盆位置的一致。

目前，Lenke分型取代了King分型，是最常用的脊柱侧凸分型标准。其将脊柱侧凸的三维形态纳入考虑，具有更可靠、更好的手术计划指导能力等特点。除了站立位脊柱X线，还用仰卧位侧方弯曲X线用来评估每个弯曲的灵活性和结构性。Lenke分型具有3个组成部分：①有6种弯曲类型；②腰椎修正，是指腰椎弯曲偏离垂直中线的度数；③胸弯矢状位修正，是指胸椎（T5~T12）弯曲程度。

大多数表现为主胸段弯曲的Lenke 1型患者，其矢状位胸椎曲度扁平。脊柱后凸（脊柱异常向前弯曲，角度为10°~50°）可以和脊柱侧凸同时发生或独立存在。整体胸椎后凸超过50°，或胸椎连续多个椎体呈楔形，角度为5°或更大，常伴有许莫式结节，称为休门氏后凸畸形（Scheuermann kyphosis）。尽管可以在生长发育期使用支具矫形，大多数休门氏后凸畸形无须特殊处理。对于严重病例（弯曲角度>75°~90°）可考虑矫形手术。

▶治疗

脊柱侧凸的治疗分为3个等级。最初的方式即严密的观察。因为脊柱侧凸是一种进行性发展的疾病，除非发现时脊柱侧弯已十分严重，否则1年应至少进行2次脊柱的全面评估。影响疾病发展的3个因素：①女性；②剩余生长程度；③现有的弯曲程度。为了避免反复射线暴露，在生长发育高峰期每隔4个月复查1次，在生长发育变缓时每隔6个月复查1次，尤其是患者弯曲度数较低时（<20°）。成人节段小于30°的弯曲不需要常规复查。尽管存在一些变异，目前已知的可以预测脊柱侧凸程度发展至45°~50°的方式显示，当主弯曲在女性月经来潮前1年或月经来潮时，以及男性骨骼系统发育开始时的度数为20°~30°，仅有5%~20%的可能发展为需要手术治疗的程度。月经来潮2年后的女性和骨骼系统发育成熟的男性，偶然发现脊柱存在无症状的、小于30°的弯曲，一般不需要单独就手术治疗进行咨询。由于成人时期的侧凸进展速度远低于青少年时期，所以成人时期可以每隔1~3年复查1次。脊柱侧凸冠状位X线片数据测量可能存在3°~5°的误差，因此按照成人期每年1°的进展速度，可能需要3~5年才能发现测量错误的存在。成人脊柱侧凸多根据临床症状，而不是弯曲或畸形的程度判断是否手术治疗。

如果骨骼发育未成熟的患者主弯曲进展至20°~25°（最多35°），需要使用支具进行下一步的治疗。支具种类繁多，主要使用的是胸腰椎矫形支具和夜间支具。胸腰椎矫形支具是最常用的支具类型，每天可以佩戴20~24个小时。通常由薄塑料制成，所以可以穿在衣服里面，减少支具佩戴的不适感。佩戴支具的依从性显著影响支具防止侧凸进展的效果。支具并不能永久矫正侧凸畸形，但可以将侧凸维持在一个不会产生终身影响的程度。

坚持佩戴支具可以阻止或减缓脊柱侧凸的发展速度，并可使75%的患者避免手术治疗。对于注重外表形象的青少年来说，佩戴支具可能是充满挑战的治疗方式，因为一旦开始佩戴，就要持续整个生长发育期，而且之后还需佩戴一段时间（全部佩戴时间为2~3年）。为了避免在学校时佩戴支具，可以应用夜间支具，即于夜间将患者脊柱固定在一个过度矫正的姿势。这种方式可能痛苦程度大且效果不理想。物理治疗和活动方式改善不会对脊柱侧凸自然病史造成影响，因此对于脊柱侧凸患者，没有任何理由限制他们的活动。虽然如此，减轻书包重量，鼓励使用双肩背包，最好将书包里的书变成两份（一份学校用，一份为家庭用），有助于减轻背痛并且可以减慢短时间内的弯曲加重速度。

最后，当弯曲度数超过45°~50°时，应采用脊柱内固定融合手术干预，可通过前路、后路、联合入路等方式进行。不同手术入路的优越性尚不明确，每一种都具有其独特的优势和风险。脊柱侧弯矫形有多种手术方式，包括脊柱内固定手术，松解内固定节段（如关节突关节切开和韧带松解术），通过对内固定物施加力量进行畸形矫正，将螺钉与金属固定棒牢固锁定在一起以维持矫形，最后将骨移植物放入内固定节段以确保脊柱牢固融合。最常用的内固定方式为椎弓根螺钉植入和金属固定棒固定。椎弓根螺钉可以提供椎体三柱稳定性，以维持脊柱的三维矫形。

本章讨论的内容不包括复杂的手术过程，如手术节段的选择，是进行主弯曲融合还是全部弯曲的融合，要考虑到小弯曲/代偿性弯曲可能会自发纠正。目前的手术技术，尤其是对于年轻健康的患者，能实现坚强的内固定，获得优良的临床效果，并且并发症发生率较低。最常见的并发症是脊髓损伤（<1%），可能由内固定移位导致，但更多的原因为术中畸形的急剧矫正，尤其是在合并严重脊柱后凸的情况下。术中神经监测可以实现术中对脊髓功能的实时或接近实时的监测，降低神经损伤的风险。合并症如骨质疏松症、肥胖、心血管疾病和糖尿病，增大了成人脊柱侧凸手术的相关风险。相对于成人较为僵硬的弯曲，青少年脊柱弯曲节段的灵活性更好，采用较简单的技术即可获得有效的矫形效果。初始症状为疼痛或神经功能损害的患者，低度弯曲（30°~50°）且中立矢状位平衡的畸形矫正并不是手术治疗的首要目的。当矢状位不平衡表现为侧凸或后凸畸形，成人脊柱侧凸通常需要长节段胸腰椎融合手术，以保护脊柱、重建脊柱矢状位平衡。这很重要，因为矢状位平衡参数是脊柱侧凸手术能否成功的重要预测因素。最近，脊柱侧凸手术除了实现上述理论上的目标，还能显著改善外形及整体生活的幸福程度。

Belmont PJ Jr, Kuklo TR, Taylor KF, Freedman BA, Prahinski JR, Kruse RW: Intraspinal anomalies associated with isolated congenital hemivertebra: the role of routine magnetic resonance imaging. *J Bone Joint Surg Am* 2004 Aug;86-A(8):1704-1710. [PMID: 15292418]

Bridwell KH, Baldus C, Berven S, et al: Changes in radiographic and clinical outcomes with primary treatment adult spinal deformity surgeries from two years to three- to five-years follow-up. *Spine (Phila Pa 1976)* 2010;35:1849. [PMID: 20802383]

Carreon LY, Sanders JO, Diab M, Sturm PF, Sucato DJ; Spinal Deformity Study Group: Patient satisfaction after surgical correction of adolescent idiopathic scoliosis. *Spine (Phila Pa 1976)* 2011;36:965. [PMID: 21224771]

Charles YP, Daures JP, de Rosa V, Diméglio A: Progression risk of idiopathic juvenile scoliosis during pubertal growth. *Spine (Phila Pa 1976)* 2006 Aug 1;31(17):1933-1942. [PMID: 16924210]

Clements DH, Marks M, Newton PO, Betz RR, Lenke L, Shufflebarger H; Harms Study Group: Did the Lenke classification change scoliosis treatment? *Spine (Phila Pa 1976)* 2011 Jun 15;36(14):1142-1145. [PMID: 21358471]

Diab M, Landman Z, Lubicky J, et al: Use and outcome of MRI in the surgical treatment of adolescent idiopathic scoliosis. *Spine (Phila Pa 1976)* 2011;36:667. [PMID: 21178850]

Fu KM, Smith JS, Polly DW Jr, et al: Correlation of higher preoperative American Society of Anesthesiology grade and increased morbidity and mortality rates in patients undergoing spine surgery. *J Neurosurg Spine* 2011;14:470. [PMID: 21294615]

Hamilton DK, Smith JS, Sansur CA, et al: Rates of new neurological deficit associated with spine surgery based on 108,419 procedures: a report of the scoliosis research society morbidity and mortality committee. *Spine (Phila Pa 1976)* 2011;36:1218. [PMID: 21217448]

Howard A, Wright JG, Hedden D: A comparative study of TLSO, Charleston, and Milwaukee braces for idiopathic scoliosis. *Spine (Phila Pa 1976)* 1998 Nov 15;23(22):2404-2411. [PMID: 9836354]

Isaacs RE, Hyde J, Goodrich JA, Rodgers WB, Phillips FM: A prospective, nonrandomized, multicenter evaluation of extreme lateral interbody fusion for the treatment of adult degenerative scoliosis: perioperative outcomes and complications. *Spine (Phila Pa 1976)* 2010;35(26 Suppl):S322. [PMID: 21160396]

Lange JE, Steen H, Gunderson R, Brox JI: Long-term results after Boston brace treatment in late-onset juvenile and adolescent idiopathic scoliosis. *Scoliosis* 2011;6:18. [PMID: 21880123]

Lehman RA Jr, Lenke LG, Keeler KA, et al: Operative treatment of adolescent idiopathic scoliosis with posterior pedicle screw-only constructs: minimum three-year follow-up of one hundred fourteen cases. *Spine (Phila Pa 1976)* 2008;33:1598. [PMID: 18552676]

Lenke LG: Lenke classification system of adolescent idiopathic scoliosis: treatment recommendations. *Instr Course Lect* 2005;54:537. [PMID: 15948478]

Little DG, Song KM, Katz D, Herring JA: Relationship of peak height velocity to other maturity indicators in idiopathic scoliosis in girls. *J Bone Joint Surg Am* 2000;82:685. [PMID: 10819279]

Lowe TG, Line BG: Evidence based medicine: analysis of Scheuermann kyphosis. *Spine (Phila Pa 1976)* 2007;32(19 Suppl): S115. [PMID: 17728677]

Newton PO, Faro FD, Lenke LG, et al: Factors involved in the decision to perform a selective versus nonselective fusion of Lenke 1B and 1C (King-Moe II) curves in adolescent idiopathic scoliosis. *Spine (Phila Pa 1976)* 2003;28:S217. [PMID: 14560195]

Potter BK, Kuklo TR, Lenke LG: Radiographic outcomes of anterior spinal fusion versus posterior spinal fusion with thoracic pedicle screws for treatment of Lenke Type I adolescent idiopathic scoliosis curves. *Spine (Phila Pa 1976)* 2005;30:1859. [PMID: 16103856]

Ramirez N, Johnston CE, Browne RH: The prevalence of back pain in children who have idiopathic scoliosis. *J Bone Joint Surg Am* 1997;79:364. [PMID: 9070524]

Reames DL, Smith JS, Fu KM, et al: Complications in the surgical treatment of 19,360 cases of pediatric scoliosis: a review of the Scoliosis Research Society Morbidity and Mortality database. *Spine (Phila Pa 1976)* 2011;36:1484. [PMID: 21037528]

Smucny M, Lubicky JP, Sanders JO, Carreon LY, Diab M: Patient self-assessment of appearance is improved more by all pedicle screw than by hybrid constructs in surgical treatment of adolescent idiopathic scoliosis. *Spine (Phila Pa 1976)* 2011;36:248. [PMID: 21248593]

Thuet ED, Winscher JC, Padberg AM, et al: Validity and reliability of intraoperative monitoring in pediatric spinal deformity surgery: a 23-year experience of 3436 surgical cases. *Spine (Phila Pa 1976)* 2010;35:1880. [PMID: 20802388]

神经纤维瘤病

神经纤维瘤病引发的脊柱畸形需要特殊考虑。此病患者出现脊柱弯曲可能是特发性或发育不良性。前者的表现同特发性脊柱侧凸，主胸段弯曲多向右凸出，治疗方式也类似。而后者则具有更多恶性表现。

发育不良性弯曲可以通过发现发育不良的骨骼来判断：铅笔形的肋骨和横突、扩大的椎间孔、椎体的破坏，以及和特发性脊柱侧凸相比更短、更突然的弯曲。发育不良性弯曲通常合并后凸畸形，可以发生在胸椎、胸腰椎或腰椎。

神经纤维瘤病患者的发育不良性弯曲进展快速并会导致严重畸形。骨侵蚀可继发于神经纤维瘤病或硬膜膨大（硬膜膨大，可以解释椎间孔的扩大或椎体的侵蚀）。在一些严重病例中，短节段的后凸畸形及骨质的侵蚀会导致神经功能损害如截瘫。

发育不良性脊柱畸形患者采用手术治疗具有较高的假关节形成发生率。如果存在手术指征，则建议进行前路联合后路的融合手术。联合手术可以达到80%的融合率。由于骨质沉积，可能需要联合应用椎弓板下钢丝、钩和螺钉。术前MRI可以辅助判断硬膜扩大的范围。融合节段取决于弯曲的椎体端。最远端的融合节段应位于骶骨的中心（Harrington安全区）。但要注意的是，融合不能选择在一个发育不良的椎体上下结束，尽管最下端融合的椎体不在弯曲范围内。

Funasaki H, Winter RB, Lonstein JB, et al: Pathophysiology of spinal deformities in neurofibromatosis: an analysis of 71 patients who had curves associated with dystrophic changes. *J Bone Joint Surg Am* 1994;76:692. [PMID: 8175817]

Greggi T, Martikos K: Surgical treatment of early onset scoliosis in neurofibromatosis. *Stud Health Technol Inform* 2012;176:330. [PMID 22744522]

Vitale MG, Guha A, Skaggs DL: Orthopaedic manifestations of neurofibromatosis in children: an update. *Clin Orthop Relat Res* 2002;401:107. [PMID: 12151887]

先天性脊柱侧凸

先天性脊柱侧凸可能由2种结构性骨发育异常中的1种所致（图4-24）。Ⅰ型是骨形成失败，如半椎体；Ⅱ型是椎骨分节失败，如椎体分割不全，或几节椎骨同一侧有未分节骨桥而只有对侧发育。混合型畸形可见于先天性脊柱侧凸患者。若存在单侧椎体分割不全伴对侧半椎体形成，脊柱侧凸畸形发生快速进展的风险很高。此时，骨性结构一旦明显，最好可以立即进行手术治疗。

由于疾病进展程度不同，半椎体具有不同的预后，是否存在对侧半椎体从而使脊柱处于相对平衡状态，是否存在脊柱一侧多发半椎体形成，以及每个半椎体终板还有多少生长潜能等。发生在颈胸交界处和腰骶交界处的半椎体预后较差，因为发病节段上下均不能产生代偿。半椎体形成要严密观察以便于描述其生长发育潜能和进展程度。

支具治疗先天性脊柱侧凸效果较差，因为此疾病的脊柱弯曲没有活动性，但支具有时可以预防代偿性弯曲的进展。

先天性脊柱侧凸患者肾脏异常发生率为20%~30%、椎管内异常发生率为10%~50%，心血管异常的发生率要高于前两者。应进行腹部超声检查或其他影像学检查排除肾脏异常或肾脏缺失。椎管内异常可能包括脊髓空洞、脊髓纵裂或双干脊髓（椎管内有2条脊髓）、脊髓栓系综合征（表现为丝状物连接脊髓圆锥，限制其随着生长发育而出现正常上移）。

如果先天性脊柱侧凸患者存在手术指征，则有多种手术方式可选。"生长发育友好型"手术方式更偏向于在侧凸早期进行治疗，这样可以在脊柱和胸腔正常发育的情况下实现侧凸弯曲的控制。非融合手术有多种牵拉/收缩系统可供选择。原位融合手术是最简单的手术方式。对于非常年轻（10岁以下）的患者，单独进行脊柱后路融合手术可能导致椎体后部结构的栓系综合征，因为此时椎体前方结构仍在发育。这会导致曲轴现象，即不断发育的脊柱前部形成以椎体后部融合节段为轴的复杂弯曲畸形。因此通常需要同时进行前后路联合融合手术，阻止全椎体的生长发育。曲轴现象也可见于采取后

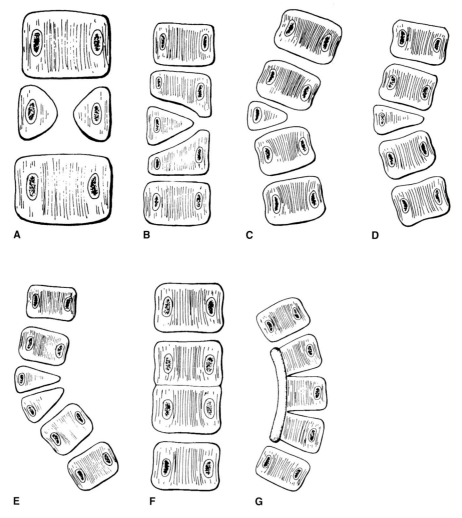

▲图4-24　先天性脊柱侧凸的主要类型是椎体形成失败，如A~E所示；椎体分节失败如F和G所示（Hall JE: Congenital scoliosis. In Bradford DS, Hensinger RN, eds: The Pediatric Spine. New York: Thieme; 1985.）

路融合手术治疗的非先天性脊柱侧凸的年轻患者。年龄大于10岁、Risser分级0或1、开放Y形软骨都提示骨骼发育成熟时有发生曲轴现象的风险。

对于一些半椎体病例，可以采用半椎体发育阻滞术，即让脊柱弯曲凸侧停止发育，而弯曲凹侧继续发育，逐渐矫正弯曲。对于合适的患者该方法可取得较好的效果，但不能预测实际能实现的矫形程度。

对于半椎体畸形合并显著的冠状位失代偿，此时代偿性生长发育不足会导致脊柱不平衡，可以考虑通过前后路联合手术切除半椎体。尽管该手术方式难度较高、风险较大，但能提供总体的弯曲矫正和冠状面平衡改善。最新的外科技术可以允许一期后路手术进行半椎体的去松质和切除，无须再进行单独的前路手术。在腰椎和腰骶交界处的半椎体更

合适采用半椎体切除术来治疗，此处导致神经相关风险主要是马尾神经而不是脊髓，此处半椎体上方斜向的椎体可能导致显著的躯干失代偿。

Bradford DS: Partial epiphyseal arrest and supplemental fixation for progressive correction of congenital spinal deformity. *J Bone Joint Surg Am* 1982;64:610. [PMID: 7068703]

Gomez JA, Lee JK, Kim PD, et al: "Growth friendly" spine surgery: management options for the young child with scoliosis. *J Am Acad Orthop Surg* 2011;19:722. [PMID: 22134204]

Lenke LG, Newton PO, Sucato DJ, et al: Complications following 147 consecutive vertebral column resections for severe pediatric spinal deformity: a multicenter analysis. *Spine (Phila Pa 1976)* 2013;38:119. [PMID: 22825478]

Thompson AG, Marks DS, Sayampanathan SR, et al: Long term results of combined anterior and posterior convex epiphysiodesis for congenital scoliosis due to hemivertebrae. *Spine (Phila Pa 1976)* 1995;20:1380. [PMID: 7676336]

Wang S, Zhang J, Qiu G, et al: Dual growing rods technique for congenital scoliosis: More than 2 years outcomes: the preliminary results of a single centre. *Spine (Phila Pa 1976)* 2012;37:E1639. [PMID: 22990366]

Yaszay B, O'Brien M, Shufflebarger HL, et al: Efficacy of hemivertebra resection for congenital scoliosis: a multicenter retrospective comparison of three surgical techniques. *Spine (Phila Pa 1976)* 2011;36:2052. [PMID: 22048650]

脊柱后凸

脊柱正常的矢状位弯曲包括颈椎前屈、胸椎后屈、腰椎前屈（图4-25）。各个节段都可出现曲度的增加或减少。如果曲度增大或减少过于严重，则会导致功能障碍，详见后续所讲的先天性脊柱后凸和休门氏凸畸形。

一、先天性脊柱后凸

和先天性脊柱侧凸一样，先天性脊柱后凸也可由椎体形成失败或分节失败导致。而椎体形成失败的临床预后更加危险。如果没有及时进行正确的治疗，可能会导致脊柱前柱先天性或进展性脱位，其

至瘫痪（图4-26）。如果早期进行治疗，采用后路融合手术即可预防神经功能损害。对于较为严重的病例，可能需要前后路联合脊柱融合手术以维持脊柱足够的稳定性。

二、休门氏后凸畸形

正常胸椎生理曲度为25°~45°，姿势性后凸的度数更大。如果没有骨质异常，儿童的弯曲灵活度较高，通过姿势调整即可轻易矫正。如果脊柱侧位片显示椎体终板发育异常，且3个或3个以上椎体呈楔形改变，即可诊断为休门氏后凸畸形，可见许莫氏结节（即椎间盘组织突入椎体终板）及胸椎后凸程度增加。此类型的脊柱后凸角度比姿势性后凸角度更大，且通过强制性脊柱后伸仅能有部分改善。后凸Cobb角的测量可以通过使患者过度后伸，或者使患者卧位拍摄脊柱矢状位X线片来实现。胸椎后凸可造成疼痛感和不适感，部分报道称，疼痛更常见于胸腰段后凸。

对于骨骼发育未成熟的患者，如果胸椎后凸角度达到45°或55°，且具有进展性趋势或伴随疼痛症状，即可开始进行支具固定治疗。如果后凸角度尚未达到45°~55°，但具有临床症状，可采用物理治疗方式并严密观察。通常需要使用密尔沃基支具进行治疗，其有2条椎旁支持带跨过顶肋后方。佩戴支具后患者仍需进行影像学复查以确保足够的矫形度。除了运动和洗浴时可以去掉，其他时间最好持续佩戴支具。每4~6个月复查1次。如果支具成功控制了弯曲，应继续佩戴至患者骨骼发育将要成

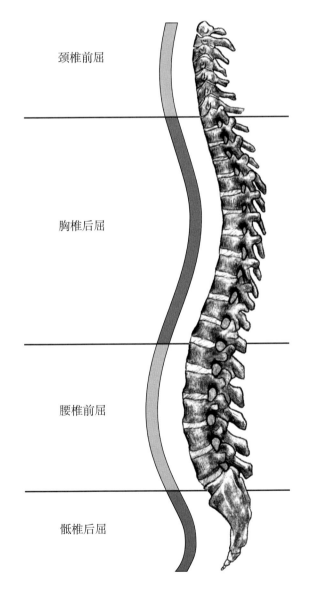

▲**图4-25** 脊柱正常矢状位（Bullough PG, Boachie-Adjei O: Atlas of Spinal Diseases. London: Gower; 1988.）

颈椎前屈

胸椎后屈

腰椎前屈

骶椎后屈

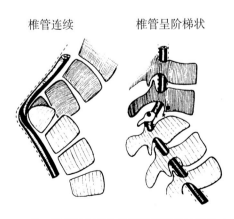

椎管连续　　　椎管呈阶梯状

▲**图4-26** 先天性脊柱侧凸和先天性脊柱前柱脱位（Dubousset J: Congenital kyphosis. In Bradford DS, Hensinger RN, eds: The Pediatric Spine.New York: Thieme; 1985.）

熟之时。畸形的矫正要缓慢进行。尽管可能存在部分矫形丢失，但正确应用密尔沃基支具可以为后凸患者（不同于青少年特发性脊柱侧凸的支具治疗）提供长期的改善。

脊柱后凸手术治疗指征包括佩戴支具无法阻止曲度增加，患者合并严重的临床症状，以及患者骨骼系统发育接近成熟但曲度较大。对于这些病例，后方入路进行多节段Smith-Peterson截骨加融合术是较为理想的手术方式。椎弓根螺钉植入联合加压装置用于畸形的矫正并维持矫形程度直至融合成功。如果脊柱过伸侧位片提示脊柱后凸弯曲较僵硬，不能实现足够的矫形，可在后路融合术前先行前路松解手术。必须注意，近端要融合到上胸椎，有时是T1椎体，尽可能减少颈胸交界发育问题的风险。

有关报道描述了休门氏后凸畸形的自然病程，并建议患者对一些实际生活影响较小的功能进行限制。此类畸形可随时间恶化。目前很清楚的是，许多患者接受手术治疗，背痛和畸形得到了改善。进行患者教育并选择合适患者对其进行合理治疗非常重要。

Arlet V, Schlenzka D: Scheuermann's kyphosis: surgical management. *Eur Spine J* 2005;14:817. [PMID: 15830215]

Noordeen MH, Garrido E, Tucker SK, et al: The surgical treatment of congenital kyphosis. *Spine (Phila Pa 1976)* 2009;34:1808. [PMID: 19644332]

Tsirikos AI, McMaster MJ: Infantile developmental thoracolumbar kyphosis with segmental subluxation of the spine. *J Bone Joint Surg Br* 2010;92:430. [PMID: 20190317]

脊髓发育不良

神经管缺损造成的复杂脊柱畸形继发于脊柱神经肌肉塌陷，以及能导致先天性脊柱侧凸和后凸的椎体发育异常。在母体子宫内发育过程中神经管未闭合，可在出生时导致脊髓脊膜膨出或脑脊膜膨出。出生后短时间内即发生囊性闭合。很多受影响的胎儿由于脑积水通常需要进行脑室腹膜分流术。神经功能水平通常与缺损位置水平有关。例如，下胸椎脊髓脊膜膨出患者可能不具有腰椎神经功能，因此也就没有双下肢功能。L4水平脊髓脊膜膨出时，患者胫骨前肌功能可能保留，但患者踇长伸肌和腓肠肌功能丧失，且大小便不能自主控制。

脑脊膜膨出患者的神经功能较为稳定，一般不会因生长发育而恶化。但在生长发育的高峰期，需要进行严密观察预防脊髓栓系综合征。

骨科治疗方法包括支具固定、活动改善、使用轮椅或手术治疗。脊柱畸形的程度和神经功能水平相关，脊柱塌陷更容易发生于高位脊柱而不是低位脊柱。

很多神经肌肉型脊柱畸形，其脊柱弯曲在患者很小时就可表现出来。临床医生对患者进行支具治疗时，如果没有对支具进行足够的铺垫，或者家属没有被告知或忽视对皮肤的管理，支具压迫无感觉的皮肤区域可能会导致压疮。

很多情况下，脊柱弯曲最终都需要手术治疗来稳定。考虑到弯曲程度和僵硬程度，以及存在脊柱后部结构的缺失，应该采用前后路联合的脊柱融合手术。前路内固定植入可以增强手术的稳定性支持。对于脊膜膨出的患者，由于骨盆不正和坐位平衡的丧失，一般需要融合至骶骨。建议进行骨盆（髂骨固定）至胸椎近端的内固定治疗。

脊髓发育不良导致的脊柱后方结构缺失会造成先天性脊柱后凸。尽管这些患者的后凸不会对神经功能造成影响，但会导致弯曲突出区域皮肤的压疮。对此较为理想的处理方式是后路后凸畸形切开融合术。由于膨出以下多无神经功能，术中可将神经组织切断并固定在后凸畸形的水平。

Banit DM, Iwinski HJ Jr, Talwalkar V, et al: Posterior spinal fusion in paralytic scoliosis and myelomeningocele. *J Pediatr Orthop* 2001;21:117. [PMID: 11176365]

Hwang SW, Thomas JG, Blumberg TJ, et al: Kyphectomy in patients with myelomeningocele treated with pedicle screw-only constructs: case reports and review. *J Neurosurg Pediatr* 2011;8:63. [PMID: 21721891]

胸椎间盘病

胸椎间盘突出比较少见，可能是胸椎与肋骨胸骨构成胸腔，活动度较低的原因。胸椎间盘突出仅占需要手术治疗的椎间盘总量的1%~2%，而尸体解剖这一数值为7%~15%。

胸椎间盘突出患者可能表现为患病节段神经根性症状，以及背部和下肢的疼痛，突出水平以下的肢体无力、麻木，大小便功能障碍等。如果椎间盘突出为中央型，患者可能有痉挛步态、锥体束征。可采用脊髓造影、CT、MRI检查等方式进行诊断。

对无锥体束征和下肢瘫痪的患者，可进行保守治疗如休息、应用抗炎药和物理治疗，总体具有80%的成功率。

当患者出现脊髓病症状，包括下肢瘫痪或反射亢进时，推荐进行手术治疗。通过胸膜外入路进行前路减压手术可以获得较好的临床效果。

58%~86%的前路手术患者可获得神经功能改善，72%~87%的患者疼痛症状缓解。不超过7%的前路或前外侧入路手术患者，以及28%~100%的后路手术患者可出现神经功能恶化。有研究报道，微创侧方入路手术总体并发症发生率为6.7%，二次手术率为5%。后路椎板切除术并发症发生率较高，并发症包括术中刺激脊髓导致神经功能恶化，以及不能完整看到椎间盘导致的减压效果不佳等。

Brown CW, Deffer PA Jr, Akmakjian J, et al: The natural history of thoracic disc herniation. *Spine (Phila Pa 1976)* 1992;17:97. [PMID: 1631725]

Russo A, Balamurali G, Nowicki R, et al: Anterior thoracic foraminotomy through mini-thoracotomy for the treatment of giant thoracic disc herniations. *Eur Spine J* 2012;21(Suppl 2):S212. [PMID: 22430542]

Uribe JS, Smith WD, Pimenta L, et al: Minimally invasive lateral approach for symptomatic thoracic disc herniation: initial multicenter clinical experience. *J Neurosurg Spine* 2012;16:264. [PMID: 22176427]

Vanichkachorn JS, Vaccaro AR: Thoracic disk disease: diagnosis and treatment. *J Am Acad Orthop Surg* 2000;8:159. [PMID: 10874223]

骨质疏松和椎体压缩性骨折

骨质疏松是指中轴骨和四肢骨总体骨量的下降。该疾病在美国对1500~2000万人造成了影响。人在16~25岁时骨量达到峰值，之后随着年龄增长，骨吸收量超过骨形成量，从而造成骨量逐渐下降。该现象男女性均可发生，称为高龄骨质疏松症。女性可在绝经后15~20年因体内雌激素含量不足而出现绝经后骨质疏松。环境因素也会加速骨质流失，包括长期钙摄入不足、吸烟、过度摄入酒精、甲状旁腺功能亢进和活动减少等。遗传因素可能也发挥了一部分作用。

椎体压缩性骨折是老年人（大于60岁）骨质疏松的最常见表现。每年有超过700 000例的骨折发生。幸运的是，大部分患者没有明显临床症状，或经过一段时间保守治疗后症状可缓解。

临床表现

椎体压缩性骨折患者临床可表现为骨折处局限性疼痛。通常为患者家属偶然发现患者背部变得圆隆，身高显著降低。这种脊柱畸形称为"贵妇驼背"。总体来说，患者没有神经功能损害及放射性疼痛，通常没有明显创伤史或刺激性事件发生。

影像学检查

X线平片和骨密度测量是常用的影像学检查方式。双能X射线吸收法（DXA）是常用的骨密度测量方法，具有极高的准确性（0.5%~2%）、射线暴露量较少等特点，也可用于准确评估中轴骨和四肢骨的骨质疏松程度。需要注意的是，脊柱增生的骨赘是不透射线的，最有可能造成DXA数值的误读，因此在评价骨质疏松时不能单独在同一部位进行检查。其他检查方法包括单能X射线吸收法（SXA）、定量CT（QCT）和X射线吸收法等。

对疼痛部位进行正、侧位X线检查，能明确骨折的部位和严重程度。胸椎最常发生楔形压缩性骨折。腰椎可发生压缩性骨折或爆裂性骨折。其他检查方法包括全身骨显像和MRI。这些检查方法用于保守治疗后症状仍明显或进展期骨折的评估。MRI具有很高的诊断价值，能区分已经愈合的骨折和未愈合的骨折，同时也能鉴别骨质疏松性骨折与肿瘤所致的病理性骨折。

治疗

骨质疏松最好的治疗方法是加强预防。在骨量开始丢失之前尽可能补足，并尽可能减少骨质的流失。如果女性无乳腺癌病史、血栓栓塞病或子宫内膜病，可进行雌激素替代治疗。治疗开始后要定期进行妇科检查。如果存在雌激素应用禁忌证，可采用降钙素治疗。早期的证据表明，甲状旁腺素有可能会显著增加骨量，并且可以作为严重骨质疏松的一线治疗方法。

双磷酸盐、依替膦酸钠、阿仑膦酸钠等，可以预防骨质破坏性吸收。上述是美国FDA许可并得到广泛应用的可以增加骨矿物质密度的药物，然而增加的骨量相对较少。长期双磷酸盐疗法与股骨近端不完全性骨折有关。

有症状的椎体压缩性骨折的初期治疗方式包括镇痛药物治疗和支具固定。此时可开始进行骨质疏松的评估和治疗。保守治疗若能改善症状，则应持续6~12周或更长。

▶外科治疗

如果骨折患者出现神经功能受损和严重的脊髓压迫，应采取前路减压融合联合后路节段性内固定融合术。因患者骨质较差，所以单纯后路手术矫正畸形具有挑战性（图4-27）。

未愈合的椎体会导致患者反复腰痛，且保守治疗效果不佳，可采取经皮方式向骨折椎体内注入PMMA骨水泥以维持椎体稳定性，术后症状可显著缓解。最常用的2种安全有效的手术方式为后路椎体成形术和球囊扩张椎体后凸成形术。2种手术方式穿刺针都是经椎弓根或椎弓根旁进入椎体前方，构筑穿刺通道，在透视引导下将丙烯酸骨水泥通过通道注入椎体前方。骨水泥完全凝固后，椎体可立即获得稳定性。

球囊扩张椎体后凸成形术，将气囊以收缩状态放入手术椎体内，然后扩张气囊撑开骨折椎体以创

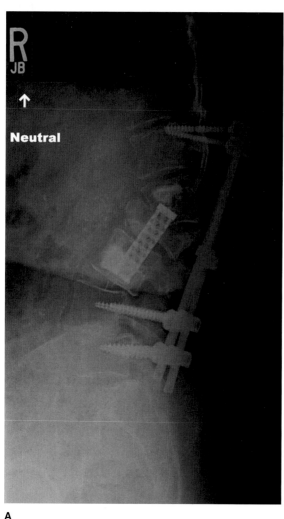

A

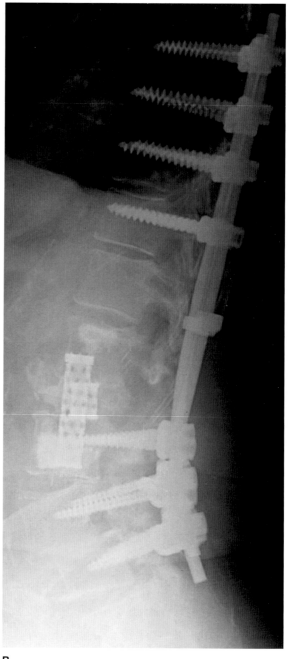

B

▲**图4-27** 复杂的脊柱翻修手术。一位65岁女性患者因严重的背部和下肢疼痛在外院进行2次手术治疗腰椎骨质疏松性爆裂性骨折，均告失败。A.术前X线显示螺钉脱出、多发椎体不愈合、矢状位失衡，患者因疼痛而无法行走。她进行了第三次减压手术，后方入路将L2椎体完全切除（VCR），并重新进行内固定物植入和融合。该手术能缩短脊柱前柱长度，矫正后凸畸形。B.第三次术后侧位X线片显示脊柱力线明显改善。患者已经可以忍受疼痛下地行走

造椎体内空腔，注入骨水泥，矫正椎体楔形改变。此术式可以实现理论上的优势，即畸形矫正，以及预防压力过高造成的骨水泥突入椎管。

椎体成形术和球囊扩张椎体后凸成形术缓解疼痛症状的机制目前尚不清楚，可能存在多种机制，包括骨折稳定、骨水泥凝固产生的热能破坏痛觉神经，以及PMMA的神经毒性等。另外，长期随访表明，骨水泥使骨折椎体变得坚硬，可能会增加邻近椎体骨折的风险。此问题目前尚在进行积极的研究。

Asenjo JF, Rossel F: Vertebroplasty and kyphoplasty: new evidence adds heat to the debate. *Curr Opin Anaesthesiol* 2012;25:577. [PMID: 22914353]

Coumans JV, Reinhardt MK, Lieberman IH: Kyphoplasty for vertebral compression fractures: 1-year clinical outcomes from a prospective study. *J Neurosurg* 2003;99(Suppl 1):44. [PMID: 12859058]

Do HM, Kim BS, Marcellus ML, et al: Prospective analysis of clinical outcomes after percutaneous vertebroplasty for painful osteoporotic vertebral body fractures. *AJNR Am J Neuroradiol* 2005;26:1623. [PMID: 16091504]

Garnier L, Tonetti J, Bodin A, et al: Kyphoplasty versus vertebroplasty in osteoporotic thoracolumbar spine fractures. Short-term retrospective review of a multicentre cohort of 127 consecutive patients. *Orthop Traumatol Surg Res* 2012;98:S112. [PMID: 22939104]

Grohs JG, Matzner M, Trieb K, et al: Minimal invasive stabilization of osteoporotic vertebral fractures: a prospective nonrandomized comparison of vertebroplasty and balloon kyphoplasty. *J Spinal Disord Tech* 2005;18:238. [PMID: 15905767]

Steinmann J, Tingey CT, Cruz G, et al: Biomechanical comparison of unipedicular versus bipedicular kyphoplasty. *Spine (Phila Pa 1976)* 2005;30:201. [PMID: 15644756]

Svedbom A, Alvares L, Cooper C, et al: Balloon kyphoplasty compared to vertebroplasty and nonsurgical management in patients hospitalised with acute osteoporotic vertebral compression fracture: a UK cost-effectiveness analysis. *Osteoporos Int* 2013;24:355. [PMID: 22890362]

▼ 颈椎损伤

颈椎是脊柱活动性最高的节段，易发生各种损伤。发生在颈椎和脊髓的损伤通常是灾难性的，有巨大的生命威胁。在美国，每年大约有10 000例脊髓损伤患者。80%的患者年龄在40岁以下，大部分在15~35岁。遭受脊柱前柱损伤的患者80%为男性。75%的75岁以上男性椎体受损的原因是高处摔落。年轻患者致病原因45%为车祸伤，20%为高处坠落伤、15%为运动损伤、15%为遭受暴力行为，其余的为其他原因。

随着机动车辆安全带和安全气囊的普及、创伤治疗中心的建立，以及对颈椎损伤的高度认识，越来越少的颈椎损伤患者因呼吸系统并发症死亡。处理措施是及早诊断并进行颈部制动，预防神经功能恶化，同时评估损伤程度，并制订治疗方案。患者病情稳定后，治疗的目的是重建并维持脊柱力线，使患者可以稳定负重并有利于康复活动进行。

▶ 认识危及生命的损伤

需要医学评估的颈部损伤中，85%的病例由机动车意外事故导致。大多数患者为多发伤，因此往往合并多种威胁生命的情况。在进一步评估治疗之前，应及时进行创伤急救，遵循开放气道、维持呼吸、促进血液循环的顺序进行急救。颈部外伤患者应制动，并对其他系统进行全面详细的评估。大约20%的颈椎外伤患者存在低血压的情况。其中有70%的低血压为神经源性，30%的低血压为血容量过低导致。若合并心动过缓则说明是神经源性。颈椎损伤另外一个表现是继发于头部外伤的感觉器官异常和面部骨折。患者伤后早期管理需要准确诊断和体液的补充。等所有威胁生命的情况得到诊断和稳定，可以安全地进行下一步的患者评估，包括肢体功能和神经功能的检查。

▶ 病史和体格检查

要针对外伤病史进行详细的询问。如果患者意识清醒，则可以直接获取信息；如果患者意识不清，则需要询问家属或目击者。例如，对于机动车意外事故，应询问以下相关问题：患者身体哪些部位遭受了撞击？患者是否从机动车中被甩出？患者是否存在头部外伤或意识障碍？患者是否有瘫痪的短暂征象？外伤后在失去功能之前患者肢体能移动吗？涉事车辆当时的速度是多少？患者是否正确佩戴安全带？安全气囊是否成功弹出？

从患者或家属处获得的信息还应该包括患者之前是否有癫痫病史和其他病症。患者之前如果做过影像学检查，则可用于病情对比。

体格检查时询问患者感觉有助于对病情的判断。如询问患者是否存在麻木、感觉异常，疼痛的部位，患者肢体能否活动。检查者应对患者进行全身体格检查，从观察面部和头部开始，对任何可能受伤的部位进行检查，并判断可能的受伤机制。例如，前额撕裂伤和挫伤提示颈部过伸性损伤，头部因为遭到撞击而停止移动，但身体仍在惯性作用下向前移动。接下来应注意观察肢体的运动征象。要检查患者生殖器官，如果患者阴茎持续勃起，说明可能存在脊髓损伤。可在不搬动患者的情况下进行触诊。尽管触诊有助于判断损伤的程度，但由于其可能出现假阴性结果，故不能单纯使用触诊来筛查。

▶神经功能评估

询问病史及体格检查之后要进行详细全面的神经功能检查和评估。

A.神经功能检查

首先应从近到远进行脑神经的检查和记录。对于神志不清的患者，仔细观察极为重要。肢体的自发性活动可能是有关脊髓功能的唯一信息来源。患者是胸式呼吸还是腹式呼吸同样特别重要。对于神志清醒能接受指令的患者，应进行简单直接的运动功能检查。直肠和肛周感觉的检查应该详细记录，因为这可能是唯一判断远端脊髓功能是否完好的检查。

全面的神经功能检查要注意皮节支配功能。创伤急性期要记录锐痛、钝痛和本体感觉。锐痛和钝痛通过脊髓丘脑侧束传导，可用笔尖和笔尾进行检查；而本体感觉通过脊髓后部传导，检查者通过分别背屈和跖屈患者第1趾，让患者在看不见的情况下判断足趾的位置来判断本体感觉是否受损。用记号笔在患者皮肤上标出感觉损失平面，可以降低组内观察或组间观察失误率。

检查双侧的神经反射。于上肢肘关节的屈侧进行肱二头肌肌腱反射来评估第5颈神经根功能，于前臂桡侧靠近腕部的位置进行肱桡肌牵拉反射检查第6颈神经根。第7颈神经根支配肱三头肌肌腱反射。下肢肌腱反射由第4腰神经根支配，跟腱反射由第1骶神经根支配。

表4-8中所示的检查是否缺失。巴宾斯基征（跖反射）：医生用手握住患者踝关节，另用一钝物自该足底外侧缘由跟部向前轻划皮肤，至小趾根部隆起处再转向内侧，直至踇趾附近。如果足趾屈曲，即为阴性（正常）。如果足趾背屈外展，其他四趾呈扇形散开即为阳性（异常），提示存在上运动神经元损伤。球海绵体肌反射受第3和第4骶神经根支配，针刺阴茎头的背部或轻捏龟头施以少许压力，女性刺激阴蒂，可出现球海绵体肌和肛门外括约肌的收缩。如果有留置尿管，可以通过轻轻牵拉尿管来引发反射。提睾反射，即用钝头棉签由上向下轻划股内侧上方皮肤，可以引起同侧提睾肌收缩，使睾丸上提。该反射由第12胸神经根和第1腰神经根支配。肛周反射，由第2、3、4骶神经根支配，通过刺激肛周皮肤引发肛周括约肌收缩。

脊髓休克可以导致损伤平面以下所有反射消失，通常最长持续至伤后24小时。球海绵体反射是最先恢复的反射，因此标志着脊髓休克的恢复。这具有极大的诊断意义，因为脊髓休克结束时仍然存在的完全神经功能缺失是几乎不可能恢复的。在患者后续的处理和治疗中，要不断复查患者的神经功能。

B.解剖学要素

要对患者神经功能检查结果做出准确的解释，医生需要全面了解脊髓和周围神经的解剖。

周围神经由传入神经和传出神经组成，其中传入神经纤维将外周感觉刺激传入中枢神经系统，传出神经纤维将神经信息从中枢神经系统传出。当外

表4-8 颈椎外伤患者的反射检查

反射	支配神经	阳性反应	意义
巴宾斯基征	上运动神经元	足趾背屈外展	上运动神经元损伤
球海绵体反射	第3、4骶神经根	肛周括约肌收缩	脊髓休克结束
提睾反射	第12胸神经根和第1腰神经根	提睾肌收缩	脊髓休克结束
肛周反射	第2、3、4骶神经根	肛周括约肌收缩	脊髓休克结束

周神经到达脊髓时称为脊神经。在进入脊髓之前，神经纤维分成2束，其中传入神经纤维成为脊神经后根或感觉根，传出神经纤维组成脊神经前根。传入神经纤维先在脊髓和外周之间形成丛状神经，之后再靠近脊髓并形成脊神经后根，这使得不同脊神经后根及其所支配的皮节形成了显著的重叠现象。临床医生在进行感觉检查时要时刻注意此关键点。例如，周围神经被截断会导致其所支配皮肤的感觉消失，脊神经后根受损的临床表现却可以多样化。

脊髓发自脑部，为自枕骨大孔向下延伸至腰椎近端的连续型神经结构。脊髓主要有3个功能：为感觉信息传递提供中转站；上传感觉信息，下传运动信息；包含中间神经元和运动神经元，可以调节躯干和肢体动作。从头至尾，脊髓都由中央区蝴蝶状的灰质和外周包绕的白质组成。

脊髓总体的直径与椎管的直径之间形成相对比值。在寰椎水平脊髓约占椎管直径的35%，而在下颈椎则增加至50%。这样的变化可能由相对增大的灰质和相对减少的白质造成。从颈椎开始，脊神经根逐渐变得粗大，灰质范围变大，而白质从头端至尾端逐渐减少。

灰质因在脊髓横截面上为灰色而得名。灰质可分为3个组成区域：后角、中间带和前角。脊髓在颈椎和腰椎水平分别形成颈膨大和腰骶膨大，主要由下运动神经元组成，发出的神经纤维分别支配上、下肢的运动。

白质因其内部神经轴突均有髓鞘包裹呈现白色而得名。每侧白质根据解剖和功能可分为3个部分：前索、后索和外侧索。

传导本体感觉信息的2条主要上行通路分别是后索和前外侧索。上行通路的神经元胞体位于与脊髓后角形成突触之前的脊神经节内，之后神经元轴突在后索内走行，跨越至对侧并继续上行直至大脑皮质。后索功能成像显示负责骶部和下肢的神经纤维位于后索内侧，负责躯干和颈部的神经纤维位于外侧。前外侧索传导痛温觉。传入神经纤维的胞体位于脊神经节，其轴突与同水平后角神经元形成突触，后者携带信息跨越至对侧，并沿脊髓丘脑束上行。

运动通路起自大脑皮质，神经元轴突于延髓水平进入对侧，并沿皮质脊髓外侧束下行，至脊髓灰质前角与下运动神经元形成突触。其中负责腰骶部和下肢的神经纤维位于躯干和颈部神经纤维的外侧。在颈椎水平，脊髓同时包含控制上肢运动的下运动神经元和传递下肢运动信息的上运动神经元。因此，该区域损伤会同时出现上、下肢的临床症状。

时刻牢记反射弧的解剖学知识和与脊髓休克的关系。一个基础的反射环路，即传入神经纤维接受肌肉牵张反射感受器的信息，进入脊髓后角，并在脊髓前角与下运动神经元形成突触，前角运动神经元接受信息，并通过α运动神经元向同一肌肉传递阳性信号。这样简单的反射过程，需要受到高级中枢的支配。如果所有高级中枢的管控消失，如脊髓创伤性横断，则所有的反射都会消失。脊髓休克期也有此表现。如果局部神经反射环路没有被破坏，在脊髓休克末期反射可恢复。最早恢复的反射是球海绵体反射，通常在伤后24小时重现。外周神经反射可能需要数月时间才会恢复。

C.神经损伤的风险

如前所述，脊髓直径从头段至尾端有很大变化。在上颈椎水平，脊髓仅占椎管的1/3。在下颈椎水平，脊髓可占椎管容积的50%。这样的解剖提示下颈椎神经损伤的风险可能更大。

脊髓功能障碍可能由两方面原因导致：一是创伤造成直接的力学破坏，一是脊髓血供不足。血供不足的情况下，脊髓氧供不足和水肿会导致进一步的组织损伤。创伤后6小时，神经系统信息停止传导，伤后24小时脊髓开始变性坏死。

D.神经功能分级

1.神经功能完好 大约60%的颈椎损伤不会遗留神经功能后遗症。大多数损伤发生在上颈椎，此水平脊髓占椎管空间较小。很明显要注意颈椎的不稳定性损伤，因为对不稳定性损伤进行神经功能评估可能是灾难性的，需要尽量避免。

2.神经根损伤 颈椎由7块椎骨构成，存在8对颈神经根。前7对神经根从椎体上方离开椎管（如第1颈神经根在C1椎体上方走行，第2颈神经根在C2椎体上方即C1~C2节段椎间孔走行，以此类推，直至第7颈神经根），第8颈神经根从C7~T1节段椎间孔离开。神经根损伤可单独发生，也可以与脊髓损伤同时发生。单纯神经根损伤可能为椎体侧块骨折压迫椎间孔所致。神经根损伤临床多表现为下运动神经元损伤症状。如果神经根结构保持完整，且压迫很快解除，神经功能恢复的预后相对较好。

3.不完全性与完全性神经损伤　在创伤急性期，在损伤水平以下出现的任何神经功能都很重要，因为这意味着神经损伤为不完全性，而非完全性。正如Lucas和Ducker在1979年发表的前瞻性实验研究中指出的那样，"损伤程度越小，恢复效果越好"，以及"神经部分损伤，功能可以部分恢复；神经完全损伤则不会恢复"。

由美国脊柱损伤学会（ASIA）提出的运动和感觉检查方法是目前被广大医生接受并应用于临床的评价系统，用于评估脊髓损伤对患者的影响，包括感觉和运动功能评估的分级标准。该系统使医生能对患者神经损害和功能减退的程度进行量化。

感觉检查即检查患者对针刺（使用钝头的针或安全大头针）和轻触（使用棉花球）的反应。检查需要分别对身体两侧的28个皮节及会阴区进行检查。

患者对单个刺激反应可分为以下等级。

0=没有反应。

1=部分受损。

2=正常。

NT=未检查。

在颈椎水平，第3和第4颈神经根支配全部上颈部和肩峰至乳头平面之间的皮肤感觉。其下相邻的神经区域为第2胸神经皮节。臂丛神经由第5颈神经根至第1胸神经根组成，支配上肢感觉。

ASIA推荐在同一皮节进行痛觉、深压觉及本体感觉的检查。

运动平面的检查，即从头到尾对10对关键肌节进行检查。肌肉力量可分为如下等级。

0=完全瘫痪。

1=可触及或看见肌肉收缩。

2=关节活动度完整但不能抵抗重力。

3=关节活动度完整可以抵抗重力。

4=关节活动度完整能抵抗轻度阻力。

5=正常肌力。

对于临床上不能手法检查的肌节，认为其运动平面与感觉平面一致（第1、4颈神经根，第2胸神经根至第1腰神经根，第2~5骶神经根）。

ASIA还推荐对膈肌功能（通过透视，第4颈神经根水平）和腹肌功能（第10胸神经根水平麻痹导致下腹部肌肉收缩消失，而上腹部肌肉收缩正常，出现脐部向上移位的现象，称为比弗征）进行检查。推荐对内侧腘绳肌和髋内收肌肌力进行检查，但这并不是必需的。

E.脊髓综合征的临床特点

医生可根据体格检查结果和对脊髓横断面解剖知识的掌握，判断脊髓损伤类型（图4-28）。

1.中央型脊髓损伤综合征　最常见的脊髓损伤类型是中央型脊髓损伤，常见于有潜在退变性颈椎病的老年（＞65岁）人群，也可见于骨折造成或无骨折的颈椎过伸性损伤，即没有放射学影像异常的脊髓损伤（SCIWORA）。ASIA定义为上下肢运动力量的分离导致的临床表现，即下肢肌力高于上肢肌力，骶尾部感觉得以保留。该综合征损伤机制通常为颈椎过伸性损伤，椎管血肿或水肿压迫脊髓出现上述症状。中央型脊髓损伤综合征临床表现和恢复情况有很大差别。轻度损伤可能仅表现为上肢的轻度烧灼感，严重病例可表现为上肢和下肢运动功能受损、小便功能障碍及损伤平面以下不同程度的感觉丧失。该类型损伤的临床表现和脊髓横断面解剖结构直接相关。由于下肢和骶尾部由位于外侧的脊髓丘脑束和皮质脊髓束控制，因此在中央型脊髓损伤中该部分的功能通常能部分保存。在损伤病例中，这些区域的功能是最先恢复的。上肢损伤多发生在灰质，这种损伤大多为不可逆的。

50%~75%的中央型脊髓损伤综合征患者可获得部分神经功能改善，但患者间改善程度差异较大。运动功能恢复顺序如下：下肢肌力恢复、小便功能恢复、上肢肌力恢复、手部精细活动恢复。

2.脊髓前部损伤综合征　脊髓前部损伤综合征

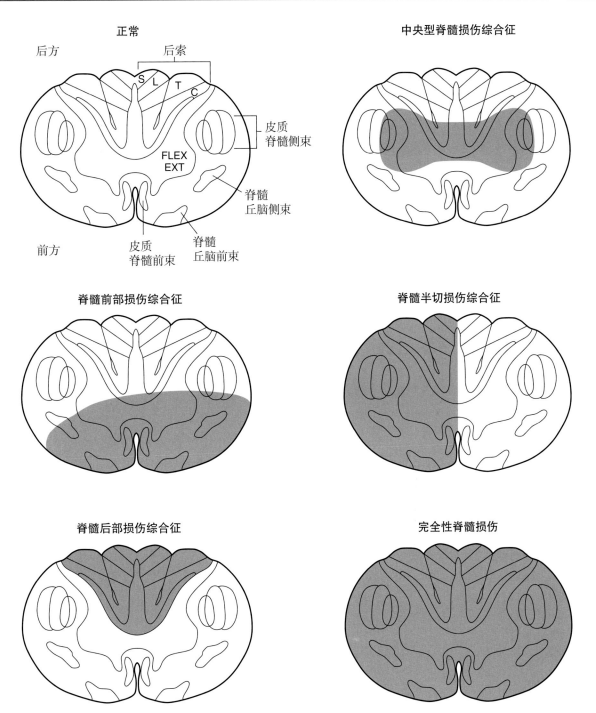

▲图4-28 正常脊髓横断面和损伤类型横断面图示。可见正常脊髓为节段性支配（C，颈；L，腰；S，骶；T，胸）和控制屈肌（FLEX）和伸肌（EXT）的区域。中央型脊髓损伤综合征、脊髓后部损伤综合征、脊髓前部损伤综合征、脊髓半切损伤综合征为不完全性损伤，损伤区域如阴影所示。完全性脊椎损伤，所有区域都受累

的患者表现为即刻瘫痪和痛温觉消失，因为脊髓丘脑束和皮质脊髓束均位于脊髓相对前方的位置，所以二者极易受损。由于脊髓的后部结构完整，因此患者的本体感觉、震动觉和深压觉仍然保留。最常见于35岁以下的年轻外伤患者。损伤机制为颈椎的屈曲型损伤，典型表现为颈椎椎体爆裂性骨折或椎间盘突出。据报道，仅有10%~16%的患者出现运

动功能的恢复，如果脊髓丘脑束功能可以早一些恢复，预后可能有较小的改善。

3.脊髓半切损伤综合征 脊髓半切损伤综合征患者损伤平面以下同侧运动功能丧失，对侧感觉受损。例如，颈椎水平脊髓右侧损伤会切断同侧的皮质脊髓束，导致损伤平面以下右侧躯体运动异常。右侧脊髓丘脑束同样被切断，因此损伤水平以下对

侧躯体的痛觉和温度觉消失。脊髓后索传导位置觉和震动觉，并不跨越至对侧，因此出现损伤同侧的感觉功能障碍。

脊髓半切损伤综合征可能由闭合性旋转损伤导致，如颈椎骨折脱位或颈部穿透伤（如刺伤），也可能是医源性损伤，即术中内固定植入时突入椎管造成脊髓损伤。

闭合损伤导致的综合征预后相对较好，90%的患者可以恢复大小便功能及行走能力。

4.脊髓后部损伤综合征 脊髓后部损伤综合征是不完全脊髓损伤中最少见的类型。通常为过伸性损伤导致。临床表现为因脊髓后索损伤导致的损伤平面以下位置觉和震动觉消失。如果临床仅表现为上述症状，则活动恢复和大小便功能恢复的预后较为理想。

5.完全性脊髓损伤 完全性脊髓损伤指损伤平面以下所有运动和感觉功能均丧失，无脊髓休克现象。初步评估应注意骶尾部感觉和球海绵体反射是否保留，因为后者常在伤后24小时左右率先恢复；如果没有，则意味着为完全性脊髓损伤，几乎没有恢复的可能。该类型损伤患者可能会获得位于损伤平面的神经根的部分功能恢复，称为神经根躲避现象，因为在损伤平面对神经根的破坏为周围性损伤。尽管不能认为出现此现象意味着脊髓恢复的可能，但这可以促使患者更加主动地进行康复锻炼。

▶ **影像学检查**

A.放射学影像

1.筛查性X线检查 对于多发伤患者，颈椎侧位X线片可能是唯一能在初期评估中进行的筛查性检查。必须小心地进行检查。如果患者表现为完全性脊髓损伤或严重的不完全性损伤，提示患者颈椎可能存在严重创伤性脱位，应在轴性牵引的辅助下尽快进行闭合复位。若患者初期评估进行顺利，危及生命的病情得到控制，可以进行进一步的诊断性检查。如果患者意识清醒，颈椎可以无痛进行全活动度的旋转运动，没有局部压痛或其他损伤，说明此时颈椎是相对安全的。

2.后续X线检查 全面的颈椎X线检查包括颈椎正位、侧位、张口位、双斜位检查。准确拍摄的侧位片可以显示大约85%的颈椎损伤。图像可以显示颅底和全部颈椎椎体，同时也可以显示T1椎体近端1/2。如果不能观察到C7~T1交界处，可以远端牵拉双上肢再次拍摄侧位片。若失败，则可采取游泳者位进行拍摄，即患者上肢完全外展，经胸椎拍摄侧位片。如果平片效果仍不满意，或仍然高度怀疑损伤，可进行CT扫描。

评估颈椎侧位片时要首先检查骨质结构。时刻牢记4条线或曲度（图4-29）。前脊柱线和后脊柱线是假想的线，分别沿椎体的前缘和后缘连线，从C2椎体延伸到T1椎体。椎弓板曲线同样为假想的曲线，为枕骨大孔向下经过每个棘突的皮质前缘的连线。这3条线（图4-29A~C）为连续性的、略微向前凸出的圆滑曲线。第四条线（图4-29D）即Wackenheim基线，由枕骨斜坡后部皮质延续向下，并与齿突后缘皮质相切的直线。依据上述4条线对颈椎进行评估，医生应针对每个椎体进行检查，观察是否存在椎体高度丢失或伴随关节突关节脱位的旋转畸形等。

对软组织进行评估有利于诊断。椎前软组织正常宽度具有上限值，若椎前软组织血肿形成的宽度超过上限值，提示可能存在颈椎损伤。该正常上限值在C1水平位为11 mm，C2为6 mm，C3为7 mm，C4为8 mm。而C4以下椎体前方软组织变化较大，因此测量值不可靠。

对不熟悉颈椎解剖结构的人来说，颈椎正位片可能是第一个让其感到困惑的影像结果。注意正位片上颈椎骨质的细节，有助于诊断及发现微小损伤。正位片上两侧的骨质与软组织应对称。棘突位置应居中，如果两侧距离不等说明存在椎体后方不稳。棘突力线破坏提示颈椎旋转损伤，如单侧关节突关节脱位。在检查过上述结构后，医生要继续检查椎体侧块组织。关节突关节与冠状面呈一定角度，在正位片上不能清楚显示。如果可在某个平面完整地看到关节突关节，提示可能存在经侧块的骨折和关节突关节的旋转脱位。

张口位片（齿突）最常用于观察C1~C2椎体，可以显示齿突和C1、C2椎体两侧侧块。

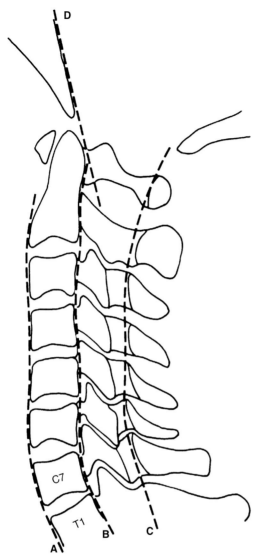

▲**图4-29** 颈椎侧位骨质解剖标线：前脊柱线（A）、后脊柱线（B）、椎弓板线（C）呈连续的轻微前屈。Wackenheim基线（D）为枕骨斜坡后部皮质延续向下，并与齿突后缘皮质相切的直线（El-Khoury GY, Kathol MH: Radiographic evaluation of cervical spine trauma. Semin Spine Surg 1991;3:3. ）

双斜位在患者仰卧位时拍摄，用于排除颈椎侧块损伤。

3.颈椎应力位片 有2种方式拍摄颈椎应力位片。一是通过Halo架或其他牵引设备，轴向牵拉颈椎，然后行颈椎侧位片的拍摄。此方法仅可在有临床医生在场，且已经排除颈椎不稳的情况下进行。逐渐增加牵引力量，同时进行一系列侧位片的拍摄，根据损伤程度，直至牵引重量达30 kg或等同于患者1/3的体重。如果椎间隙成角超过11°或相邻椎间隙分离程度超过1.7 mm，提示颈椎隐匿性不稳定（图4-30）。

第二种方式，即在颈椎过伸过屈位时拍摄，此方式仅能在患者完全清醒且能配合的情况下进行。患者需尽可能向前屈曲颈部并拍摄侧位片，然后患者颈椎最大程度后伸并拍摄正侧位。提示颈椎不稳的表现为关节突关节半脱位，椎体相对下位椎体向前移位超过3.5 mm，椎体间成角大于11°。

B.CT扫描

CT扫描是准确界定骨折的最有价值的诊断方式。CT检查较为普遍，并且不需要患者进行大量的配合即能进行检查。CT扫描可以呈现优秀的水平面成像，如果扫描层次足够，还可以通过电脑计算重建出矢状位、冠状位和斜位的图像。目前还出现了CT扫描的三维重建，具有更优秀的可视化效果。

C.MRI检查

MRI是评估颈椎创伤软组织病情最好的检查方式，其优势在于可以清楚地观察到被掩盖的椎间盘突出、脊髓血肿或水肿的形成，以及相关韧带损伤。目前MRI检查的劣势为金属物质不能靠近检查区域，且检查时间较长，检查时临床医生不能对急性期患者进行近距离的监控。

▶颈椎不稳的诊断要点

掌握脊柱不稳的定义是认识和处理颈椎创伤的重点。一般来说，创伤导致的颈椎不稳需要手术干预，而稳定性损伤则可先行保守治疗。然而颈椎损伤并不能简单地被分为稳定性或不稳定性，需要依据脊柱不稳的诊断要点而定。

White和Panjabi的颈椎不稳诊断要点列表（表4-9）有9个项目，每个项目都有各自的分值，如果患者总分大于5分，则认为是不稳定性损伤。

Holdsworth的脊柱稳定双柱理论，连同Denis的三柱理论，常应用于胸腰段脊柱，其实也可以用于颈椎，帮助医生更好地进行颈椎稳定性的判断。

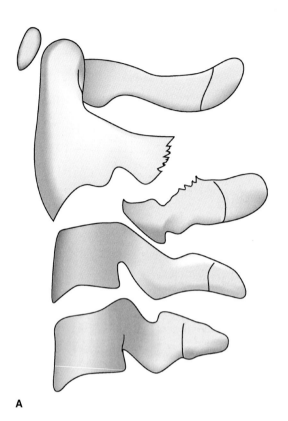

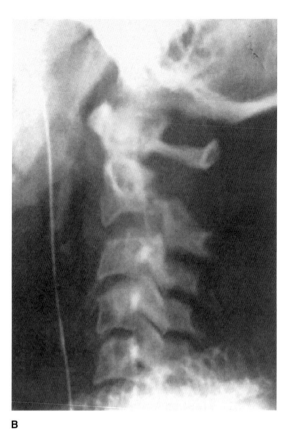

▲图4-30　A. ⅡA型创伤性椎体滑脱，提示C2~C3椎间隙增大；B.侧位X线片显示扩大的椎间隙（Levine AM, Rhyne AL: Traumatic spondylolisthesis of the axis. Semin Spine Surg 1991;3:47.）

表4-9　White和Panjabi的颈椎不稳诊断要点列表

项目	描述	分值
1	椎体前部结构损伤，椎体高度丢失超过25%	2
2	椎体后部结构损伤	2
3	矢状面椎体移位＞3.5 mm，或超过椎体前后径的20%	2
4	矢状位椎体旋转＞11°	2
5	牵拉试验中椎体分离＞1.7 mm（和原位相比）	2
6	脊髓损伤证据	2
7	神经根损伤证据	1
8	急性椎间隙狭窄	1
9	可预期的不正常应力	1

▶急性颈椎损伤治疗的一般原则

急性颈椎损伤的治疗基于2条原则：保护未损伤的脊髓，预防受损脊髓的进一步损伤。在事故现场，即创伤初期，要遵循预防性原则进行处理。除非有其他方式证明没有脊髓损伤，否则应视为脊髓损伤状态，在转送至医疗中心之前，患者颈椎都应牢固固定。直至最终的颈部固定方式实施之时，才能去除初始颈椎固定器具。将患者放置在脊柱床上，头部固定，将沙袋分别放置在颈椎两侧，可联合应用费氏颈托。送入医疗中心后，如果颈椎外伤

得到了确诊，并且是不稳定性损伤，应行骨牵引进行颈椎的制动和复位。可选择Gardner-Wells牵引法。Halo架具有4个固定点，因此可以实现3个平面上的牵引目的。在进行牵引之前，要确定患者无枕颈结合脱位，因为这种情况下进行牵引会加重脱位和神经损伤的程度。此时应该立即使用Halo架固定。随后Halo架可用于颈椎制动。

实验室脊髓损伤模型的研究表明，可能具有临床效果的药物有皮质类激素、阿片受体拮抗剂（如纳洛酮和促甲状腺激素释放激素）、利尿剂（甘露醇）。美国国家急性脊髓损伤研究（NASCIS）Ⅱ期和Ⅲ期试验结果表明，伤后8小时内给予激素治疗有助于神经功能的改善。这些处理最好在伤后3小时内进行，在3~8小时之间进行效果会下降，仅略优于伤后48小时应用的效果。根据NASCIS的研究结果，很多专业机构下调了甲强龙的优先级。然而很多在伤后3小时有药物应用条件的医院，仍会选择甲强龙。在损伤急性期建议给予甲强龙30 mg/kg大剂量冲击治疗，第二天将剂量调整为5.4 mg/

（kg·h）。神经外科医生协会认为激素治疗"只有在清楚了解激素药物临床副作用伤害小于临床应用获益的基础上应用"。

Cripps RA, Lee BB, Wing P, et al: A global map for traumatic spinal cord injury epidemiology: towards a living data repository for injury prevention. *Spinal Cord* 2011;49:493. [PMID: 21102572]

Denis F: The three-column spine and its significance in the classification of acute thoracolumbar spinal injuries. *Spine (Phila Pa 1976)* 1983;8:817. [PMID: 6670016]

Ito Y, Sugimoto Y, Tomioka M, et al: Does high dose methylprednisolone sodium succinate really improve neurological status in patient with acute cervical cord injury? A prospective study about neurological recovery and early complications. *Spine (Phila Pa 1976)* 2009;34:2121. [PMID: 19713878]

White AA III, Panjabi MM: Update on the evaluation of instability of the lower cervical spine. *Instr Course Lect* 1987;36:513. [PMID: 3437146]

上颈椎损伤

由于上颈椎水平脊髓占椎管体积的1/3，而下颈椎水平为1/2，因此发生于上颈椎的创伤相比下颈椎，出现严重神经功能损伤的概率更小。

▶ 寰枕关节分离

寰枕关节分离是发生于颅颈交界处的疾病，表现为寰枕关节面半脱位或完全脱位。发生于此处的损伤可危及生命，临床医生必须注意未被及时诊断出的寰枕关节脱位会造成灾难性的后果。造成脱位的机制目前尚不完全清楚，可能是因为颈部严重的屈曲性或分离性损伤所致。常见表现是颅骨相对于脊柱向前滑脱，很大可能由头颈部过度屈曲导致。但Bucholz对致死性的寰枕关节脱位进行了病理解剖学方面的分析，认为可能是颅颈交界处发生了过伸性损伤合并牵张力量的作用造成的。

当病症表现为轻度脱位时，颈椎侧位片即可清楚显示病情。如果表现为半脱位，其影像学表现可能比较微小。正常人齿突尖与颅底部（枕骨大孔前缘）距离不应超过1.0 cm，之前描述过的Wackenheim基线应该自枕骨斜坡后部皮质延续向下，并与齿突尖后缘皮质相切。如果此线穿过齿突，说明颅骨前移。

进行上颈椎相关解剖参数的测量有助于确立诊断。Powers和他的同事描述了2条线长度的比值（图4-31），第一条线为颅底至后弓中点的连线（BC），第二条线为寰椎前弓至颅后点的距离

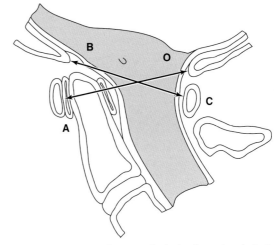

▲**图4-31** Powers比值图示。颅底（B）至后弓中点（C）的距离，与寰椎前弓（A）至颅后点（O）的距离，BC：AO正常值为1：1，大于1说明头部相对于脊柱向前移位

（AO）。BC：AO大于1：1时，提示寰枕关节前脱位。其他影像学表现包括软组织肿胀和撕脱骨折等。

早期诊断并进行手术固定是主要的处理方式。

▶ C1椎体骨折（寰椎骨折）

寰椎骨折损伤机制为轴向压缩伴或不伴有过伸。骨折的解剖学表现可以提示外伤时受力的特殊性，以及受伤时头部的位置。1920年，Jefferson描述了经典的寰椎四部分骨折。此骨折为爆裂性骨折，由于枕骨髁受暴力作用向前下撞击寰椎前弓，使寰椎侧块与前后弓交界处发生骨折，造成寰椎前弓两部分骨折与后弓两部分骨折。相比四部分骨折，两部分或三部分骨折更为常见。单独前弓骨折是最少见的类型，且通常与齿突骨折有关；后弓骨折较常见，可能由头颈部过伸性损伤导致。

一般情况下寰椎骨折通过X线平片即可诊断。颈椎侧位影像学结果可能不明显，张口位片可见C1椎体两侧侧块相对C2齿突不对称（图4-32）。两侧侧块高出C2的距离之和超过6.9 mm，说明可能有横韧带损伤，并提示后期有颈椎不稳的可能。侧位片上ADI距离超过4 mm也说明横韧带损伤。

单纯寰椎骨折通常采用非手术方式治疗（图4-33）。如果存在横韧带损伤的表现，使用Halo头架进行牵引，一段时间后使用Halo外固定架进行颈部的制动，共3~4个月。发生寰椎微小移位骨折时，可使用颈托固定颈部，但当骨折轻度移位且寰

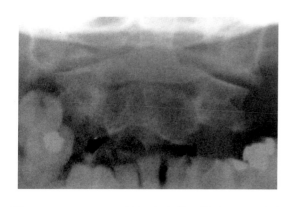

▲图4-32　Jefferson骨折患者的颈椎张口位X线片，显示寰椎两侧侧块不对称（El-Khoury GY, Kathol MH: Radiographic evaluation of cervical spine trauma. Semin Spine Surg 1991:3:3.）

椎侧块悬吊距离达5 mm，需要立即采用Halo外固定架进行制动。骨折愈合后，要行颈椎过伸过屈位X线检查，以排除任何可能导致晚期颈椎不稳的因素。如果患者已出现颈椎不稳，骨质情况允许时可行限制性C1~C2融合术。如果骨折愈合欠佳，或者寰椎后弓仍为损伤状态，需要进行枕骨到C2节段的融合手术，以避免后期出现颈椎不稳。

▶寰枢椎脱位和半脱位

A.寰枢椎旋转半脱位

寰枢椎旋转半脱位最常见于儿童，多为微小创伤导致，甚至可以自发出现。部分患者可无临床症状，部分患者会出现颈部疼痛和斜颈（指头部向一侧倾斜，并向对侧旋转）。由于具体损伤机制尚不明确，多根据C1~C2的解剖学位置进行判断。约有50%的颈椎旋转发生在C1~C2节段，此处关节突关节面更水平，旋转稳定性不足。

寰枢椎旋转半脱位通常需要拍摄多个角度的X线平片来确立诊断。颈椎张口位可见寰椎侧块相对于齿突的移位；颈椎侧位片可见ADI距离的增加；颈椎正位片可见C1棘突相对于C2的移位。CT扫描有助于确立诊断，使用动态CT扫描能对无法移动的颈椎畸形进行更好的评估。

寰枢椎旋转半脱位可分为4种类型。Ⅰ型：ADI小于3 mm，横韧带功能完好；Ⅱ型：ADI为3~5 mm，横韧带结构不完整；Ⅲ型：ADI超过5 mm，横韧带断裂，由翼状韧带提供部分稳定性；Ⅳ型：寰椎完全

性后脱位，常和齿突发育不良有关，可见于黏多糖贮积症［如莫基奥综合征（Morquio syndrome）］。

寰枢椎半脱位通常采取保守治疗，包括颈部制动后进行牵引治疗，大约90%的患者可获得良好的临床效果。但该疾病有很高的复发率。因此对于保守治疗效果较差及复发的患者，可采取C1~C2融合术来控制颈部畸形。

B.寰椎横韧带断裂

寰椎横韧带和翼状韧带是C1相对于C2向前移位的主要限制力量。传统观点认为，因为C1椎体前方半脱位通常导致齿突骨折，所以寰椎横韧带力量大于齿突的力量。Fielding和同事认为此观点并不正确，尽管临床上C1前脱位与齿突骨折具有较高的相关性。

通常为屈曲型损伤，通过颈椎侧位X线片进行诊断。成人ADI不应超过3 mm。如果ADI为4 mm或以上，并且齿突完整，则可能存在寰椎横韧带断裂。

通过高分辨率CT扫描可将损伤分为2种类型。1型为寰椎横韧带本身断裂，2型为发生在C1侧块上的寰椎横韧带附着点撕脱骨折。1型损伤通常保守治疗效果不佳，需要行C1~C2融合术。2型损伤可采取坚固的固定支具治疗，成功率约为74%。保守治疗无效，颈部制动12周后仍有不稳定表现的患者，可采取手术治疗。

C.齿突骨折

齿突骨折通常由高速车祸伤导致，大部分病例为屈曲型损伤。根据骨折类型，少部分患者可能为过伸型损伤。要排除合并损伤，尤其是寰椎前弓或后弓骨折。神经受损较为少见。Anderson和D'Alonzo对60例急性齿突骨折患者进行了研究，发现仅有15人存在不同程度的神经功能受损，在这15人中有5人的神经功能受损较为严重，而随访发现这5人中仅有2人出现四肢瘫痪症状。

齿突骨折可依据临床表现和X线检查结果来确诊，尽管肌肉痉挛和骨质重叠阴影会影响诊断。CT扫描加矢状位、冠状位重建图像是敏感度最高的诊断方法。仅进行CT横断面扫描可能会遗

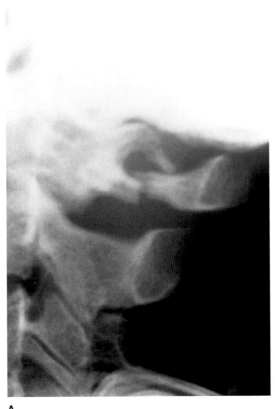

A

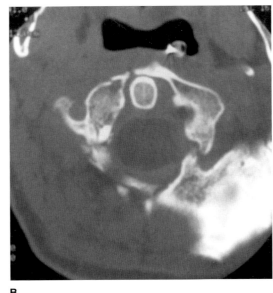

B

▲图4-33　车祸伤患者颈部X线片，提示患者为分离过伸型损伤，以及C1椎体的三部分骨折（Jefferson骨折）。A.侧位片显示寰椎后弓骨折；B.CT扫描轴位图像提示为稳定性骨折，可采取Halo外固定架保守治疗

漏一些水平方向的骨折线，因此其他层面的重建图像非常重要。

齿突骨折的类型决定了骨折不愈合与迟发型颈椎不稳的风险，也影响治疗方式的选择。据报道，骨折不愈合发生率为20%~63%。根据Anderson和D'Alonzo在1974年提出的分型标准，齿突骨折可分为3型（图4-34）。

Ⅰ型骨折为齿突尖骨折。由于供血血管于齿突基底部和翼状韧带、寰椎横韧带附着处走行，因此此型骨折血供可保留。此型骨折具有一定的稳定性，较为理想的治疗方式为对症处理和颈部制动。

Ⅱ型骨折为齿突基底部骨折，即骨折线位于齿突与枢椎结合部位，是最常见的类型。附着的软组织将骨折块拉向近端，与枢椎分离。由于基底部松质骨含量较少，此型骨折不愈合率较高，尤其是移位严重或年龄较大的患者（>60岁）。提倡早期手术治疗。目前治疗大部分齿突基底部骨折较为理想的方式是前路螺钉植入内固定术。尽管技术上存在很大挑战，但可以为C1~C2节段保留一定的活动度

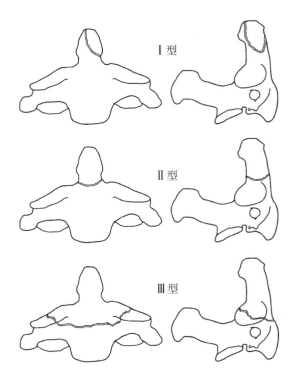

▲图4-34　3种齿突骨折图示

（图4-35）。

Ⅲ型骨折即枢椎体骨折。周围附着的软组织保存了供血血管，骨折处有足够的松质骨，使得骨折愈合率相对较高。因此治疗方式以保守治疗为主，应用Halo头架或Halo头胸外固定架进行颈部制动和牵引治疗，直至骨折愈合。尽管骨折不愈合率可以

接受，但存在较高的畸形愈合率，可能会限制患者颈椎的旋转活动功能。

D.Hangman骨折（创伤性C2椎体滑脱）

Hangman骨折即枢椎椎弓根骨折。枢椎上关节突位于前方，下关节突位于后方，因此应力集中于

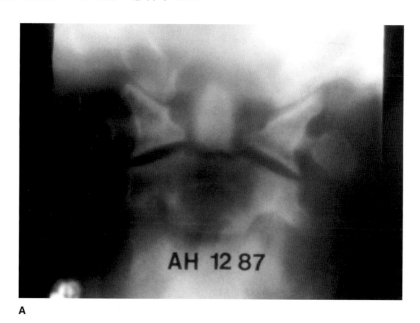

A

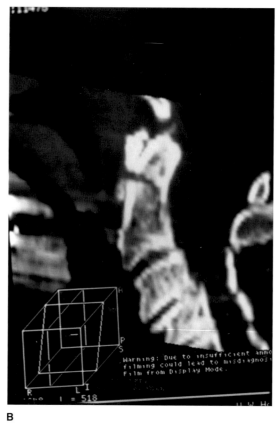

B

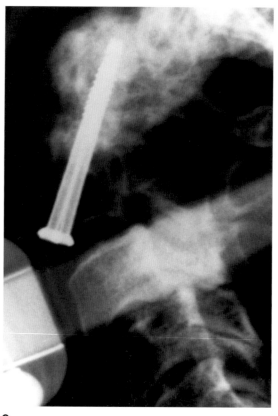

C

▲**图4-35** Ⅱ型齿突骨折患者的影像学资料。A.颈椎张口位X线片显示骨折线位于齿突基底部；B.CT扫描矢状位重建能更好地描述骨折的形态；C.透视辅助下行前路齿突空心螺钉植入内固定术，患者术后颈椎侧位X线片

枢椎椎弓根。由于此水平椎管相对于脊髓容积较大，发生神经损伤的概率较小。然而Bucholz通过研究认为，创伤性枢椎滑脱是排第二位的致死性颈椎损伤，其致死率仅次于寰枕关节损伤。

Levinehe和Rhyne提出了基于解剖学和损伤机制的分型方法。治疗方式取决于骨折类型。图4-36展示了Hangman骨折患者的相关影像学图像。

Ⅰ型骨折是过伸合并轴向载荷造成枢椎椎弓根在伸展位上断裂。此型骨折没有成角畸形，并且骨折块之间移位距离不超过3 mm。治疗方式为采用颈托或Halo头胸外固定架进行颈部制动约12周，直至骨折愈合。

一般认为，Ⅱ型骨折是颈部过伸和轴向载荷作用及随后颈部突然屈曲造成的损伤。此型骨折纠正向前成角畸形非常重要，通常采取颈部牵引治疗，并使用Halo外固定架固定颈部直至骨折愈合。不典型Ⅱ型骨折，即骨折发生在椎体后部，由于椎体前部屈曲前移，可能会造成神经压迫。该不典型骨折神经损伤多见，推荐采取Halo外固定架进行颈部制动。

ⅡA型骨折与Ⅱ型骨折类似，合并C2~C3椎间隙严重成角和轻度前移，为不稳定性骨折。应避免牵引，防止损伤加重。治疗包括立即使用Halo外固定架将患者头部置于轻度后伸的位置。

Ⅲ型骨折包括椎弓骨折、一侧关节突关节脱位，以及C2~C3椎间隙破坏，为高度不稳定性损伤。治疗一般包括关节突关节闭合复位、Halo固定架维持复位。如果闭合复位效果差，或保守治疗效果欠佳，推荐开放复位手术联合前方或后方脊柱融合手术。

Anderson LD, D'Alonzo RT: Fractures of the odontoid process of the axis. *J Bone Joint Surg Am* 1974;56:1663. [PMID: 4434035]

Hsu WK, Anderson PA: Odontoid fractures: update on management. *J Am Acad Orthop Surg* 2010;18:383. [PMID: 20595131]

Huybregts JG, Jacobs WC, Vleggeert-Lankamp CL: The optimal treatment of type II and III odontoid fractures in the elderly: a systematic review. *Eur Spine J* 2013;22:1. [PMID: 22941218]

Ramieri A, Domenicucci M, Landi A, et al: Conservative treatment of neural arch fractures of the axis: computed tomography scan and x-ray study on consolidation time. *World Neurosurg* 2011;75:314. [PMID: 21492736]

下颈椎损伤

如前所述，下颈椎水平脊髓与椎管容积比值下降，因此发生下颈椎水平损伤有很大可能造成灾难性的神经系统并发症。再次强调，颈椎损伤患者需要早期诊断，判断损伤是稳定性还是不稳定性，并采取合适的治疗手段。

1982年，Allen和同事提出了下颈椎闭合性骨折脱位的分型方法。他们回顾了相关文献，同时对165位患者进行了研究，根据患者受伤时的颈椎位置和损伤机制将下颈椎损伤分为6种类型，分别为

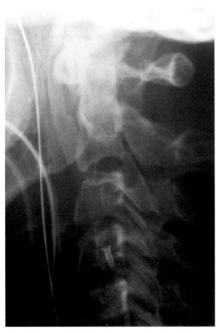

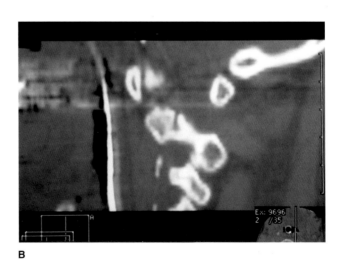

▲图4-36 车祸伤患者，诊断为Hangman骨折。A.侧位X线片表现不显著；B.CT扫描矢状位重建图像显示骨折位于C2椎体后部结构的基底部，处理方式为保守治疗

压缩屈曲型、垂直压缩型、分离屈曲型、压缩伸展型、分离伸展型和侧方屈曲型。最常见的类型为分离屈曲型，其次为压缩伸展型和压缩屈曲型损伤。其中有些类型又可以进一步细分。

▶压缩屈曲型损伤

压缩屈曲型损伤可以进一步分为5期，即压缩屈曲分期（CFS）Ⅰ~Ⅴ期（图4-37）。CFS-Ⅰ期为椎体前上缘变钝，没有后方韧带损伤。CFS-Ⅱ期提示椎体高度部分丢失，后方结构完整。CFS-Ⅲ期合并额外的椎体骨折，骨折线从椎体前缘到下方软骨下终板，移位程度非常小。CFS-Ⅳ期椎体后下缘骨折块向后移位距离小于3 mm。CFS-Ⅴ期椎体后下缘骨折块向后移位距离大于3 mm，棘突后方增宽，提示三柱损伤。

压缩屈曲型骨折5个分期，可分为2种骨折类型，即压缩性骨折和泪滴形骨折。大多数压缩性骨折，无椎体后方结构损伤，可认为是稳定性骨折，无须手术处理。较严重的压缩性骨折，骨折块向椎管内移位，若出现神经损伤症状，则需要进行前路减压内固定术。患者手术或其他治疗方式完成后必须复查颈椎过伸过屈位X线片，排除可能导致后期颈椎不稳的因素。

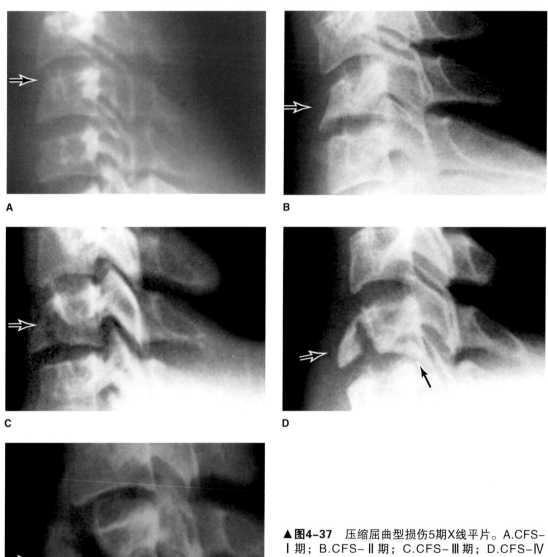

A

B

C

D

E

▲图4-37　压缩屈曲型损伤5期X线平片。A.CFS-Ⅰ期；B.CFS-Ⅱ期；C.CFS-Ⅲ期；D.CFS-Ⅳ期；E.CFS-Ⅴ期（Allen BL, Ferguson RL, Lehmann TR, et al: A mechanistic classification of closed, indirect fractures and dislocations of the lower cervical spine. Spine (Phila Pa 1976) 1982;7:1.)

▶垂直压缩型损伤

颈椎垂直压缩型损伤（VCS）为轴向载荷作用导致，可以进一步分为3期。VCS-Ⅰ期为椎体上终板或下终板中央骨折，无韧带功能受损；VCS-Ⅱ期椎体上、下椎弓板骨折，骨折移位程度小；VCS-Ⅲ期，即椎体爆裂性骨折，有或没有椎体后方结构破坏。

垂直压缩型损伤多采用非手术治疗。牵引治疗可以维持颈椎力线，使用Halo外固定架固定颈部，骨折愈合一般需要3个月。骨折愈合后需复查颈椎过伸过屈位X线片，因为后方韧带损伤可能导致后期颈椎不稳。

▶分离屈曲型损伤

分离屈曲型损伤（DFS）是最常见的损伤类型，包括单侧和双侧关节突关节半脱位和脱位。分离屈曲型损伤可分为4期。DFS-Ⅰ期，即屈曲扭伤，关节突关节半脱位联合棘突间隙增宽。此期损伤的影像学表现不明显，极易漏诊，从而造成晚期

症状性颈椎不稳（图4-38）。DFS-Ⅱ期，即单侧关节突关节脱位，可通过X线检查进行诊断。颈椎侧位片显示受损节段椎体向前半脱位，移位程度约为椎体直径的1/4。关节突关节可能处于不完全或完全脱位。DFS-Ⅲ期即双侧关节突关节脱位合并约50%的椎体前移。DFS-Ⅴ期，即漂浮椎体，双侧关节突关节脱位合并椎体完全性前方脱位。

分离屈曲型损伤的治疗方式取决于损伤的严重程度。主要目的为恢复颈椎曲度、维持颈椎稳定性。合并单侧关节突关节损伤的患者，应在损伤急性期进行闭合复位，然后进行颈椎制动。如果闭合复位不成功，需要进行开放复位和融合手术（图4-39）。双侧关节突关节脱位可能导致较高的神经损伤发生率和颈椎不稳。闭合复位联合颈部制动简单易行，但导致后期不稳定的可能性较大，最终需要进行后路融合手术。

另外一个需要讨论的骨折类型为Clay-Shoveler骨折，即C6、C7或T1节段的棘突骨折。这是一种撕脱骨折，可能是屈曲状态下棘突与附着的肌肉

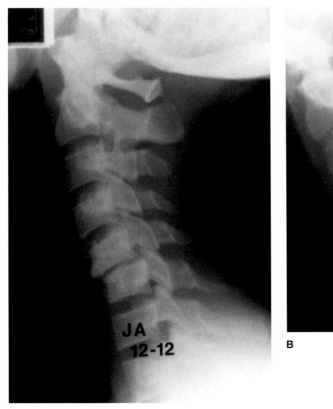

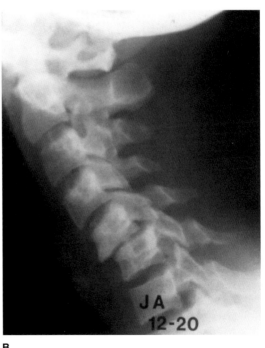

▲图4-38　颈椎分离屈曲型损伤患者的X线检查结果。A.侧位片提示C5相对于C6向前方半脱位；B.复查显示半脱位程度加重。患者进行了后路C5~C6节段融合术治疗

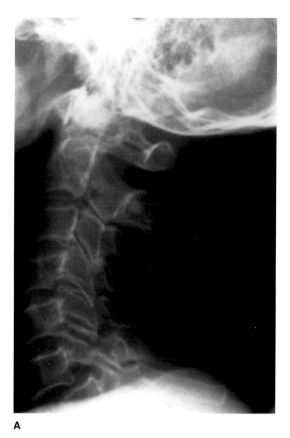
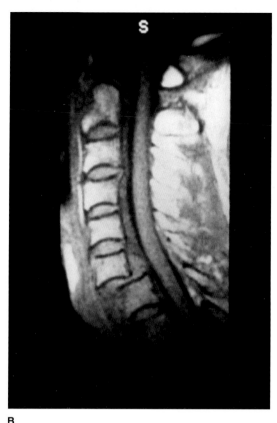

A **B**

▲**图4-39** 患者高处坠落，导致C6~C7节段骨折脱位，合并关节突关节不完全脱位，但神经功能完好。A.颈椎侧位片提示C6~C7节段骨折脱位；B.MRI提示C6椎体向前半脱位，C6~C7椎间盘脱位至C6椎体后方。治疗方式为颈前路椎间盘切除、椎体复位、椎间融合术

对抗的结果。作为单独损伤，通常认为是稳定性骨折，采取非手术方式治疗。

▶压缩伸展型损伤

压缩伸展型损伤（CES）是发病率第二位的颈椎损伤，可分为5期。CES-Ⅰ期，单侧椎弓骨折，有/没有骨折脱位。CES-Ⅱ期为双侧椎弓骨折。Allen提出的分型中没有CES-Ⅲ期和CES-Ⅳ期，但理论上是介于Ⅱ期和Ⅴ期之间。CES-Ⅲ期为双侧椎弓、关节突关节、椎弓板或者椎弓根骨折，无椎体移位；CES-Ⅳ期与Ⅲ期类似，合并椎体轻度移位。Allen的研究中CES-Ⅴ期损伤有3位患者，双侧椎弓骨折合并100%的椎体移位。

颈椎压缩伸展型损伤的治疗基于三柱理论。如果中柱受损严重或者任意两柱损伤，可采取前路、后路或前后路联合内固定的方式进行治疗。

▶分离伸展型损伤

分离伸展型损伤（DES）是典型的软组织损伤，可分为2期。DES-Ⅰ期为前方韧带复合体损伤，或者比较少见的椎体无移位型骨折。X线检查可无异常征象。椎间隙变宽是一项诊断依据。DES-Ⅱ期为后方软组织复合体损伤，可能导致上位椎体后方脱位进入椎管。常规放射学检查可能没有明显异常表现。如果存在神经功能损伤，则可能为中央型脊髓损伤综合征，考虑到没有其他同时存在的神经压迫性损伤，神经功能的恢复预后较好。

分离伸展型损伤多为稳定性损伤，并不需要手术治疗。应定期复查颈椎过伸过屈位X线片，以排除晚期颈椎不稳因素。

▶侧方屈曲型损伤

Allen的研究中，侧方屈曲型损伤（LFS）有5位患者。LFS-Ⅰ期多为无症状性椎体和同侧后弓压缩性骨折，冠状面上没有移位。LFS-Ⅱ期具有相似的骨折，但合并冠状面移位，提示张力侧韧带损伤。该损伤可能会造成椎体分离侧臂丛神经不同程度的损伤。

▶治疗

临床医生需要制订治疗方案。虽然Allen的分型标准很好地区分了各种损伤，但该标准是依据损伤机制进行的，个体化应用挑战性较大。是否采取手术治疗要根据脊柱稳定性和神经功能损伤程度而定。患者合并颈椎三柱损伤，有持续的神经压迫，并出现神经症状，这种情况非常明确需要手术治疗。可采用前路、后路或前后路联合手术。神经功能完好的患者，只有颈椎单柱损伤使用支具固定颈部可获得良好效果。总而言之，应该对患者进行个体化评估，制订个体化治疗方案。

颈椎挥鞭样损伤

颈椎挥鞭样损伤多与车祸伤有关，症状可延迟发作且形式多样。典型症状是疼痛，还有其他很

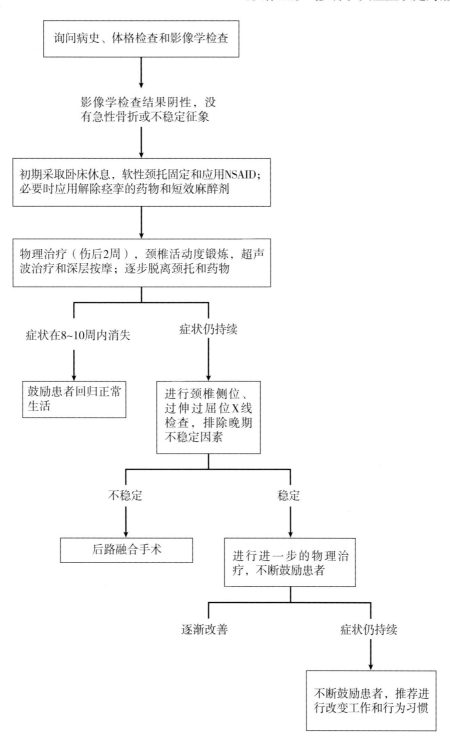

▲图4-40　颈椎挥鞭样损伤诊疗流程

多症状，如局部压痛、颈部活动度降低、头枕部疼痛、视力模糊或复视、吞咽困难、声音嘶哑、下颌疼痛、平衡功能障碍、头晕等。临床医生通常很难将患者的影像学发现、诊断实验结果和其他客观表现与患者主诉症状联合起来。这一系列症状相当统一，但不能不重视，很多研究者提出了症状相关的解剖病理基础研究。McNabb提出，尺神经支配区域皮肤麻木，可能是由斜角肌痉挛所致；而特定症状如声音嘶哑、吞咽困难，原因可能是咽后血肿形成。颈椎挥鞭样损伤的慢性疼痛可能由颈椎关节突关节和关节囊损伤导致。

图4-40展示了颈椎挥鞭样损伤的诊疗流程。首先应进行颈椎侧位X线检查，明确患者颈部损伤程度。但影像学检查可能没有明显阳性发现。颈椎可能出现反弓，提示痉挛发生。可能存在颈椎不稳定的细微征象，如果症状持续发作，可进行过伸过屈位X线检查以明确病情。检查椎前软组织宽度排除椎前血肿形成。MRI在急性期的价值不大。

一旦确认颈椎具有足够稳定性，主要进行对症支持治疗。尽可能卧床休息，使用软性颈托固定颈椎，联合应用NSAID。鼓励患者积极进行康复锻炼，逐渐恢复颈椎活动和脱离颈托支持。症状可能会持续很长时间，经常与患者沟通非常重要。部分采取保守治疗的患者症状顽固性存在，可考虑采取关节突关节药物注射和脊神经根切断术。

大约有42%的患者症状持续时间超过1年，大约有1/3的患者症状持续超过2年。绝大部分患者在治疗2个月内得到改善。恢复较差的影响因素包括头枕部疼痛、肩胛间区疼痛或颈椎反弓。女性患者预后比男性患者差，过伸型损伤预后比屈曲型损伤差。

Anderson SE, Boesch C, Zimmermann H, et al: Are there cervical spine findings at MR imaging that are specific to acute symptomatic whiplash injury? A prospective controlled study with four experienced blinded readers. *Radiology* 2012;262:567. [PMID: 22187629]

McNabb I: The "whiplash syndrome." *Orthop Clin North Am* 1971;2:389. [PMID: 5150390]

第五章　肌肉骨骼肿瘤学

R. Lor Randall, MD, FACS

Russell Ward, MD

Bang H. Hoang, MD

肌肉骨骼肿瘤学是一门针对发生于肌肉骨骼系统内的异常新生物进行诊断、治疗的科学。肌肉骨骼肿瘤不仅包括间叶组织来源的新生物（由中胚层发育而来），也包括转移性肿瘤和一些假瘤性病变。间叶细胞肿瘤是非常复杂的一类肿瘤，包括200多种良性肿瘤和90多种恶性肉瘤。本章将对这些肿瘤进行详细的论述。良性肿瘤与恶性肿瘤发病率比值为200∶1。这一类肿瘤根据组织形态学的分化特点进行分类，但不同类别之间有大量的重叠部分。对于组织学相似但分类不同的肿瘤，应将其视为同一种肿瘤而不应区别对待。即使肿瘤的分型还不够完善，但肿瘤分型能够预测肿瘤的发展、肿瘤对治疗的反应和疾病的预后，所以对整体的诊治至关重要。良性疾病呈非浸润性生长，局部复发或转移的可能性小。肉瘤（间叶组织起源的恶性肿瘤）多呈快速浸润性生长，具有局部复发和转移的倾向。

起源于间叶组织的肿瘤比起源于外胚层和中胚层的肿瘤少见。2004年，美国软组织肉瘤和骨肉瘤新发病患者分别为8600例和2400例，而2004年全美因肿瘤死亡的病例为56 300例。肉瘤与癌症相比，尽管发病基数较低，但这些肿瘤往往呈浸润性生长。一些队列研究发现，肉瘤的致死率甚至超过50%。美国国立癌症研究所的肿瘤监测、流行病学及转归项目的研究数据显示，2004年在8600例新发软组织肉瘤患者中，有3600例因肉瘤死亡。此外，

软组织肉瘤的合并症发生率也很高。这类肿瘤给个人乃至整个社会都带来了沉重的精神负担和经济压力。软组织肉瘤常见于老人，却很少发生于15岁以下人群。其中超过40%的患者年龄在55岁以上，仅有15%左右的患者小于15岁。因此，随着人口老龄化的发展，肉瘤的发病率也会随之增高。

肌肉骨骼肿瘤的病因学

肿瘤形成的过程受多种因素影响。尽管人类目前已在肿瘤相关研究中耗费了大量的人力物力，但对此的认识依然非常有限。不同类型的肿瘤有相同的共性，即遗传基因突变导致细胞的增殖能力失去体内的控制。在正常的组织中出现异常增殖的细胞集落，这一过程称为肿瘤细胞转化。这一过程包括一系列基因突变，如致癌基因、抑癌基因，以及其他直接或间接控制细胞增殖、迁移和浸润特性相关基因。该过程能够使疾病的进展越过良性阶段，直接进入浸润性进展、去分化状态且合并高度遗传基因不稳定性。

为了了解骨或软组织肿瘤如何发展，临床医生必须对细胞周期和细胞调节有基础的认识。细胞周期可分为4期：G_1期（DNA合成前期）、S期（DNA合成期）、G_2期（DNA合成后期）和M期（有丝分裂期）。当细胞内遗传基因全部合成完成后，染色体发生分离，细胞在有丝分裂的同时逐渐分裂成2

个细胞。大部分细胞生长过程发生在G_1期。大部分发育成熟的间叶细胞通常转入静息状态而不再增殖分化，即G_0期。

对细胞周期进行调控需要大量的调节蛋白和检查点参与其中。这些检查点允许对基因序列进行管控和修复。这些蛋白质主要由2种类型的基因编码合成：致癌基因（激活因子）、抑癌基因（抑制因子）。致癌基因可被翻译成蛋白质，且具有将宿主细胞向肿瘤表型转化的能力。原癌基因（如*RAS*、*WNT*、*MYC*）可以通过突变作用转变为致癌基因或基因表达不受控制。抑癌基因（如*p53*、*Rb*、*p21*）通常需要发生功能丧失性突变或者其他调节基因的突变，使得细胞向肿瘤细胞转化。这些基因都和细胞周期检查点相关。

这些基因的遗传性突变会导致肿瘤易感性综合征。在遗传性视网膜母细胞瘤和利-弗劳梅尼综合征（Li-Fraumeni syndrome）中，抑癌基因（*Rb*和*p53*）发生的突变拷贝是会遗传的。抑癌基因功能丧失由多种方式引起，包括基因缺失、染色体异位、点突变、启动子沉默或其他杂合子丢失，最终导致出现癌细胞。一旦周期检查点机制遭破坏，其他基因的突变积累会明显加速，使得遗传物质不稳定，逐渐脱离控制。骨肉瘤的基因突变非常极端。常可见到一个肿瘤细胞中含有4倍于正常细胞的染色体数量，即多发染色体变异。

肿瘤的发生因素除了遗传因素，环境因素也起一定作用。如射线暴露、化学致癌物及特定致癌病毒感染等。在肿瘤研究领域，随着研究的深入，可能会有越来越多的环境因素浮出水面。

新生物可能停留在所谓的良性期阶段并伴有遗传基因不稳定性的修正，或者直接进入所谓的肉瘤样阶段。例如，突变细胞起源于脂肪母细胞，则可能发展成为脂肪瘤或脂肪肉瘤。此外，脂肪肉瘤在进展过程中可能会发生分化，该表型是高级别病灶的表现，这也最低限度地反映了其脂肪母细胞来源。

图5-1阐述了该原则，显示典型肌间脂肪瘤的内部存在一个黏液性脂肪肉瘤病灶。但是这种可能性并不能表示所有良性肿瘤都存在一定恶变的可能。不能因为担心存在继发性脂肪肉瘤的可能，就进行脂肪瘤切除术。

尽管有大量的分子通路正在进行研究，但仍然缺乏对遗传不稳定性和继发肿瘤形成细节相关问题的理解。肿瘤的形成并不仅仅依靠1条信号通路。多个遗传靶点在不同的序列中都发生改变，若同时出现细胞增殖就是肿瘤发生的过程。

▼ 肿瘤的评估和分期

▶ 病史和体格检查

当对一个可能存在肿瘤的新患者进行评估时，应首先进行全面的病史询问和体格检查。在进行诊断性检查之前要对患者进行详细的问诊，特别要对

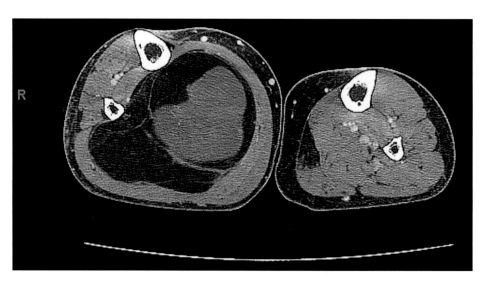

▲**图5-1** CT扫描显示黏液性脂肪肉瘤位于典型肌间脂肪瘤的内部

占位的物理性质进行全面评估。详细问诊与体格检查可以避免不必要的检查，还能帮助临床医生选择更有价值的诊断方式，同时有助于治疗方式的选择。

临床病史非常重要（表5-1），不同肿瘤类型的高发年龄也不尽相同（表5-2，表5-3）。结合病史、体格检查和其他检查结果，可以对病情进行初步诊断。

症状出现和持续时间、肿物生长速度、疼痛症状表现和创伤史都是可靠的诊断依据。尤其是多发作于休息或夜间的疼痛或其他症状，应高度怀疑存在肿瘤的可能。另外，详细的过往药物史、家庭个人史及全身系统检查都不能被忽视

全面的体格检查也十分重要（表5-4，表5-5）。临床医生要检查肿物的位置和大小，肿物表面皮肤的性质，是否有皮温升高、局部肿胀和压痛，以及肿物是否可移动等。对于浅表性病变，进行光透照和听诊也有助于疾病的诊断。应检查肿物近端的所有关节活动度并记录，对神经-血管系统进行详细全面的检查并如实记录。同时应对病变区域周围淋巴结进行检查，并且要确认是否存在肝脏和脾脏肿大的情况。

除肿瘤病变以外，临床医生也要考虑假瘤形成的可能。如果患者有既往创伤史，肿物可能是骨化性肌炎导致的应力性骨折。活动与症状发作之间的关系及症状随时间变化是进行鉴别诊断时需要重点

考虑的因素。

▶影像学检查（表5-6）

A.放射学检查

病情评估应先从X线检查开始。对于每一位潜在的肿瘤患者，应对病变部位包括软组织肿物在内进行正位和侧位X线检查。此外，X线检查的范围应涵盖整个病变骨。很多情况下X线检查足以确立诊断。尽管对于高浸润性且在进展期的病变通过平片即可确诊，但还是需要通过进一步检查来明确病变累及的范围和系统受累的程度（分期）。

必须对早期X线检查结果进行仔细分析。对于骨骼病变，病变在骨内部的位置（如骨干、干骺端和骨骺处；中心或外周、髓腔内或表面）信息有利于诊断的确立。骨骺肿瘤大部分为良性。原发性骨肉瘤多发生在干骺端，而圆形细胞肿瘤（如尤因肉瘤、多发性骨髓瘤和淋巴瘤）多发生在骨干的髓腔内。发生在骨表面的肿瘤可能为良性，如骨软骨瘤；也可能为恶性，如骨膜外骨肉瘤。

肿瘤位置、边界和分布（弥漫性或局限性）等名词可用于描述肿瘤的影像学表现。边界清楚，提示病变与周围正常组织之间存在清晰锐利的边界，提示良性病变（图5-2）。具有此特点的病变外周可能围绕反应性增生的骨质。界限不清的、浸润性的病变，即弥漫性或侵蚀性病变，多反映病变本身存在一定的进展性，如恶性肿瘤（图5-3）。此外，一部分良性但生长快速的病变也可表现出同样的特点（图5-4）。要注意多发性骨髓瘤是一个例外，其多呈多发的打孔样、界限清晰的病变。

基质性质也是一种有助于诊断的影像学特征。病变可能表现为射线完全透过，伴有小部分钙化、大部分钙化，或者针刺状、点状、环形、弧形钙化等。例如，大部分骨肉瘤表现为受累骨外出现类似太阳光的辐射排列的针刺状钙化影。而软骨基质通常出现环形或弧形钙化影。对于软组织病变，基质矿化的特性有助于进行诊断，如血管瘤可有圆形光滑且发生矿化的静脉结石，而滑膜肉瘤则表现为不规则钙化。

表5-1　对怀疑肿瘤患者必须询问的重点

1. 患者年龄：一些特定肿瘤多发生在特定的年龄段
2. 症状持续时间：良性病变可能需要较长时间才被发现，而恶性病变多在几周或几个月的时间即可引发注意
3. 生长速度：生长速度快的肿物，恶性可能性大。如果肿物位置较深，其生长速度不易被患者感知，因此深部肿物实际大小可能远远超过患者自我感觉的尺寸（"冰山"现象）
4. 肿物相关疼痛：良性肿物大多无明显症状。骨软骨瘤通常可对周围组织造成压迫而产生临床症状。恶性肿物可能会导致疼痛
5. 创伤史：如果患者合并穿透伤病史，则需排除骨髓炎的可能。如果有钝性损伤病史，则要考虑骨折的愈合过程
6. 个人或家庭的肿瘤病史：成人既往前列腺、肾脏、肺部、乳腺或甲状腺等肿瘤病史，则具有肿瘤骨转移的风险。儿童神经母细胞瘤病存在骨转移可能。视神经母细胞瘤患者骨转移风险增大。儿童肿瘤的治疗可能导致继发性骨肉瘤或其他恶性肿瘤。家庭病史如利-弗劳梅尼综合征，对任何骨损伤都要持高度怀疑态度。此外，部分良性骨肿瘤也可有家族史
7. 全身性表现或症状：一般来说，良性肿瘤不会导致全身症状。患者出现发热、寒战、夜间盗汗、精神萎靡、食欲减退、体重丢失和其他症状，临床医生要怀疑出现感染或肿瘤性病变

表5-2　骨肿瘤年龄分布

肿瘤类型	0岁	10岁	20岁	30岁	40岁	50岁	60岁	70岁	80岁
良性骨肿瘤									
骨样骨瘤	█								
成骨细胞瘤		█	█	█	█				
骨纤维发育不良	█								
内生软骨瘤		█	█	█	█	█			
骨膜软骨瘤		█	█	█	█	█			
骨软骨瘤		█	█	█	█	█			
软骨母细胞瘤		█	█						
软骨黏液性纤维瘤		█	█	█	█				
纤维皮质缺损	█	█	█	█	█				
非骨化性纤维瘤	█	█	█	█	█				
骨纤维结构不良		█	█	█	█	█			
孤立性骨囊肿	█	█	█						
动脉瘤性骨囊肿		█	█						
表皮样囊肿			█	█	█				
骨巨细胞瘤			█	█	█				
血管瘤	█	█	█	█	█	█			
恶性骨肿瘤									
典型性骨肉瘤		█	█						
出血性骨肉瘤		█	█						
骨膜外骨肉瘤		█		█					
骨膜骨肉瘤		█	█						
继发性骨肉瘤						█	█	█	
低分化髓内骨肉瘤		█	█	█	█	█	█		
射线诱导骨肉瘤			█	█	█	█	█	█	
多发性骨肉瘤		█	█	█	█				
原发性软骨肉瘤				█	█	█			
继发性软骨肉瘤				█	█	█			
透明细胞软骨肉瘤			█	█	█	█			
去分化软骨肉瘤						█	█		
间叶性软骨肉瘤			█	█					
尤因肉瘤	█	█	█						
淋巴瘤			█	█	█	█			
多发性骨髓瘤					█	█	█	█	
孤立性浆细胞瘤			█	█	█	█			
纤维肉瘤		█	█	█	█	█			
恶性纤维性组织细胞瘤		█	█	█	█	█	█	█	
釉质瘤		█	█	█	█	█			
血管肉瘤				█	█	█	█		
脊索瘤				█	█	█	█		
转移性恶性肿瘤		█	█	█	█	█	█	█	█

表5-3 软组织肿瘤年龄分布

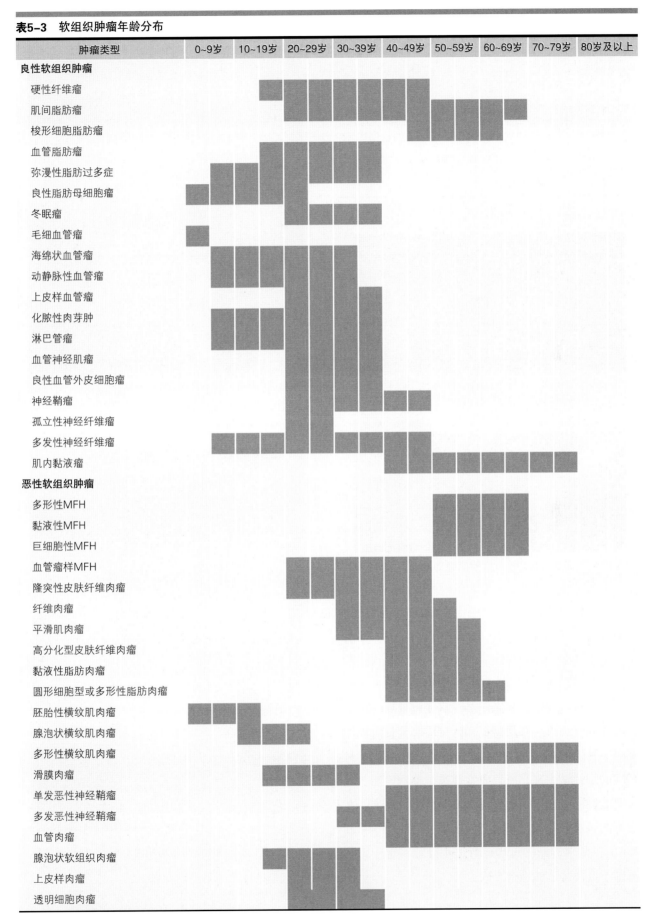

肿瘤类型	0~9岁	10~19岁	20~29岁	30~39岁	40~49岁	50~59岁	60~69岁	70~79岁	80岁及以上
良性软组织肿瘤									
硬性纤维瘤									
肌间脂肪瘤									
梭形细胞脂肪瘤									
血管脂肪瘤									
弥漫性脂肪过多症									
良性脂肪母细胞瘤									
冬眠瘤									
毛细血管瘤									
海绵状血管瘤									
动静脉性血管瘤									
上皮样血管瘤									
化脓性肉芽肿									
淋巴管瘤									
血管神经肌瘤									
良性血管外皮细胞瘤									
神经鞘瘤									
孤立性神经纤维瘤									
多发性神经纤维瘤									
肌内黏液瘤									
恶性软组织肿瘤									
多形性MFH									
黏液性MFH									
巨细胞性MFH									
血管瘤样MFH									
隆突性皮肤纤维肉瘤									
纤维肉瘤									
平滑肌肉瘤									
高分化型皮肤纤维肉瘤									
黏液性脂肪肉瘤									
圆形细胞型或多形性脂肪肉瘤									
胚胎性横纹肌肉瘤									
腺泡状横纹肌肉瘤									
多形性横纹肌肉瘤									
滑膜肉瘤									
单发恶性神经鞘瘤									
多发恶性神经鞘瘤									
血管肉瘤									
腺泡状软组织肉瘤									
上皮样肉瘤									
透明细胞肉瘤									

MFH：恶性纤维组织细胞瘤

表5-4　肿瘤患者体格检查的要点

1. 皮肤颜色
2. 皮温
3. 肿物位置
4. 肿胀：除了原发肿物会引起，还提示可能存在更具浸润性的病变
5. 神经血管检查：功能改变提示病变具有浸润性
6. 关节活动度：病变区域上下邻近关节都应进行检查
7. 肿物大小：肿物大于5 cm应高度怀疑恶性病变
8. 压痛：可能反映生长速度较快的病变
9. 移动性：恶性肿瘤在体格检查时多不易推动，该检查更多应用于软组织肿瘤
10. 淋巴结：一些肉瘤具有高度淋巴结转移能力

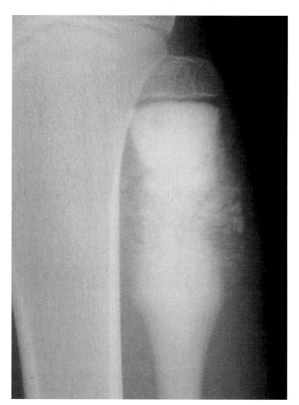

▲ **图5-3**　腓骨近端骨肉瘤患者的X线片，提示恶性肿瘤的破坏性、弥漫性表现

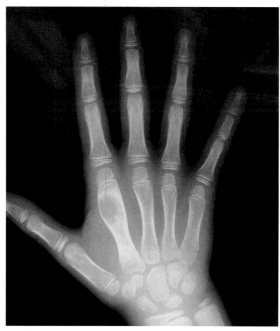

▲ **图5-2**　第2掌骨内生软骨瘤患者的X线片。注意病变边界

　　临床医生通常可以结合详细的病史问诊、体格检查及准确的影像学检查，对病变进行诊断。尽管一些良性病变和恶性肿瘤表现类似，但通过详细的病史采集仍然可以在没有高级影像学检查辅助的情况下进行鉴别诊断。患者年龄、病变位置和影像学特征如病变边界、基质特征和骨反应等信息可以用来缩小鉴别诊断的范围。因为感染性疾病可有多种多样的影像学表现，所以要常规进行鉴别诊断。通过实验室检查或组织活检可以排除感染性病变。在进行高级别影像学检查之前可以通过表5-1中第5和第6项将鉴别诊断的过程进行逐步分解，这样做还有助于选择合适的检查方式。

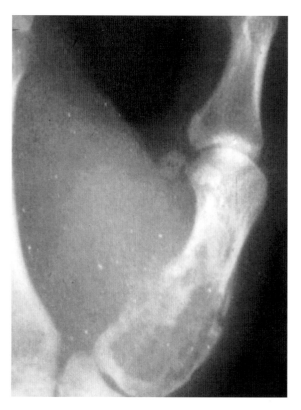

▲ **图5-4**　位于拇指的骨巨细胞瘤X线片，呈现侵蚀样表现

B.同位素骨扫描

锝-99同位素骨扫描多用于评估病变处成骨活动程度（图5-5），一般来说，该检查敏感性很高。锝-99骨扫描对远端病灶筛查能力较强（分期）。其主要适应证为多发性骨病灶，如骨转移瘤和骨淋巴瘤。同位素骨扫描易于实施且价格便宜，相比骨骼检查，射线暴露更少。因此常用于存在肿瘤转移可能患者的复查，以及评估系统治疗的效果。

同位素骨扫描可对原发性骨肿瘤（如骨肉瘤）进行分期，用于排除无症状的远处骨转移灶。此外，锝-99同位素骨扫描还可以用于鉴别成骨性病变。由于该检查是针对骨代谢活动水平的研究，一些处于休眠状态的病变如内生骨疣（骨岛），其活动水平低，放射性同位素摄入过少，在骨扫描的显像上不如急性前列腺癌骨转移显著。炎症和创伤也会导致代谢活动增加。值得注意的是，多发性骨髓瘤和其他一些种类的转移性肿瘤（如肾细胞癌）可能不会出现放射性元素摄入增多的表现（如假阴性反应）。对于这些情况，应进行骨骼检查以筛查远处病变。

C.CT和MRI

在特定临床情况中，CT扫描仍是影像学检查的标准。CT检查最佳的适应证是四肢或脊柱皮质骨微小病变（图5-6）。在这些病例中，CT检查的价值高于MRI，因为在MRI中，骨组织分辨率较低。在需要评估患者是否存在肺部转移时，采用胸部CT扫描进行检查仍是最理想的方式。对于出现骨转移的患者，进行腹部CT检查对原发病灶的检出非常有帮助。对于累及骨盆和骶骨的肿瘤，CT检查有助于辨别病变浸润范围（图5-7）。对于累及软组织的病变，MRI的诊断价值高于CT，除非病变存在高度矿化。

MRI是评估骨髓内病变和无钙化软组织病变最理想的检查手段。常用的2种序列分别为T_1加权像和T_2加权像自旋回波（图5-8）。短时间反转恢复序列（STIR）可以在无病理性改变的背景上清晰地显示骨肿瘤和骨髓水肿。MRI也可以显示正常软组织的解剖结构，如血管和神经等。其可以取代血管造影和脊髓造影。动态增强MRI扫描通过检测造影

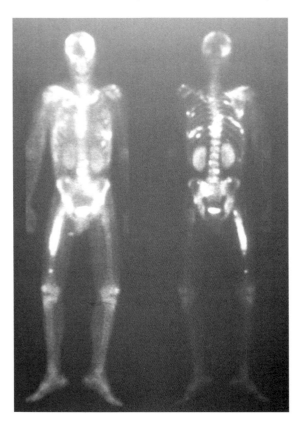

▲图5-5 锝-99同位素骨扫描提示转移性腺癌患者广泛的成骨活动

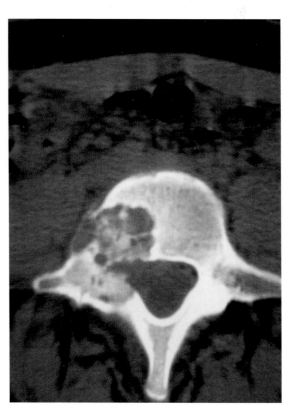

▲图5-6 腰椎CT检查提示发生在腰椎侵犯右侧椎弓根和椎体的成骨细胞瘤

表5-5　骨肿瘤的骨骼分布（1：最常见部位；5：最少见部位）

肿瘤类型	股骨	胫骨	足踝	肱骨	桡骨	尺骨	手和腕部	肩胛骨	锁骨	肋骨	脊柱	骶骨	骨盆	颅骨	面部
良性骨肿瘤															
骨样骨瘤	1	2		4			5				3				
成骨细胞瘤	3	4		5							1				2
骨纤维发育不良		1													
软骨瘤	2		4	3		5	1								
骨软骨瘤	1	3		2	4			5					4		
软骨母细胞瘤	1	3		2	4			5	5				4		
软骨黏液性纤维瘤	3	1	2	3	5								4		
纤维皮质缺损	2	1		3	4										
非骨化性纤维瘤	2	1		3	4				5				4		
孤立性骨囊肿	2	3		1		5									
动脉瘤性骨囊肿	1	2		4							3		5		
骨巨细胞瘤	1	2		5	3							4			
血管瘤	3	4		5							2			1	
恶性骨肿瘤															
典型性骨肉瘤	1	2		3									4		
出血性骨肉瘤	1	2		3							5		4		
骨膜外骨肉瘤	1	2		3		4									

续表

肿瘤类型	股骨	胫骨	足踝	肱骨	桡骨	尺骨	手和腕部	肩胛骨	锁骨	肋骨	脊柱	骶骨	骨盆	颅骨	面部
骨膜骨肉瘤	1	2	5	3		4									
继发性骨肉瘤	2	5		3									1	4	
低分化髓内骨肉瘤	1	2													
射线诱导骨肉瘤	1			2							3	5			4
原发性软骨肉瘤	1			4						3	5		2		
继发性软骨肉瘤	2			3				4			5		1		
去分化软骨肉瘤	1			3				4		5			2		
间叶性软骨肉瘤	5									3	2		1		4
尤因肉瘤	1			3				5		4			2		
淋巴瘤	1			4						5	3		2		
多发性骨髓瘤	4			5						2	1		3		5
纤维肉瘤	1	2		4									3		
恶性纤维组织细胞瘤	1	3		5	4	2							2	4	
釉质瘤	3	1													
血管肉瘤		4		3						5	1		2		
脊索瘤											3	1	2	2	
转移性恶性肿瘤	2			5						4	1		3		

表5-6　骨肿瘤：影像学特征、长骨发生位置、有价值的检查方式（1：最常见或最有价值；5：最少见或价值最小）

骨肿瘤	影像学特征			长骨发生位置					有价值的检查				
	地图样	虫蚀样	浸润性	骨骺	干骺端	远端干骺端	骨干	骨表面	X线	CT	MRI	骨扫描	血液检查
良性骨肿瘤													
骨样骨瘤	1				1	2	3		1	2		3	
成骨细胞瘤	2	1			2	1	3		1	2		3	
骨纤维发育不良		1				2	1		1	2		3	
软骨瘤	1				3	1	2		1	2		3	
骨软骨瘤	1				2	1		1	1	2			
软骨母细胞瘤	1	2		1		2			1	2		3	
软骨黏液性纤维瘤	1	2		1	2	2			1	2			
纤维皮质缺损	1				1	1			1				
非骨化性纤维瘤	1	2			2	2			1	2			
孤立性骨囊肿	1				1	2			1	2			
动脉瘤性骨囊肿	3	2	1		2	2	3	3	1	2	3		
骨巨细胞瘤	3	1	2	1	2	1			1	2			3
血管瘤	2	1			3	1	2		1	2			
恶性骨肿瘤													
典型性骨肉瘤	3	1	2		1	2	3		1		2	3	
出血性骨肉瘤	1	1	2		1	2			1		2	3	3
骨膜外骨肉瘤	2				2	3		1	2	1			

续表

骨肿瘤	影像学特征			长骨发生位置					有价值的检查				
	地图样	虫蚀样	浸润性	骨骺	干骺端	远端干骺端	骨干	骨表面	X线	CT	MRI	骨扫描	血液检查
骨膜骨肉瘤	2	1			3	2		1	2	1			
继发性骨肉瘤		1	2		1	2	3		2	1	3		
低分化髓内骨肉瘤		1			1	2			1	2		3	
射线诱导骨肉瘤		1	2		1	2	3		1	1	2	3	
原发性软骨肉瘤	2	1		3	1	2			2	1	3		
继发性软骨肉瘤	2	1			2	3		1	2	1			
去分化软骨肉瘤		1	2		1	2	3		2	3	1	3	
间叶性软骨肉瘤		1	2		1	2	3		2	3	1		
尤因肉瘤		2	1		1	2	3		2		1	3	
淋巴瘤		2	1		3	1	2		3		1	2	
多发性骨髓瘤	1	2			1	3	2		1		1	3	2
纤维肉瘤		1	2		1	2	3		2		1		
恶性纤维组织细胞瘤		1	2		1	2	3		2		1		
釉质瘤	2	1			3	2	1		1	2	3		
血管肉瘤	2	2	3		1	2	3		1	2	2	3	
脊索瘤	2	1			1	1	2		3	2	1		
转移性恶性肿瘤	3	1	2		1	2	3		2	3		1	

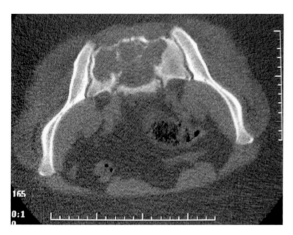

▲图5-7 骨盆CT检查显示骨巨细胞瘤造成的骶骨骨质破坏

剂的吸收率与清除率评估肿瘤组织的血供，可以作为临床预后或化疗反应的预测因素之一。

▶ **实验室检查**

A.组织活检

组织活检是最终极的检查手段。活检术应在高级影像学检查后进行，以避免活检术对影像学检查产生人为影响，妨碍最终诊断的确立。骨骼肌肉肿物的活检方式有3种：切除组织活检、切开组织检、穿刺活检。除非病变很小（2~3 cm）或者病变能完整地与正常组织分离，否则不建议进行组织切除活检。

组织活检相关并发症较多，因此术前计划的制订尤其重要。影像学检查有助于临床医生选择活检术入路和活检技术。具有诊断价值的组织通常位于病变边缘处，常处在与正常组织交界处。对于间室外原发性骨肿瘤，对肿瘤外周软组织结构进行组织检查即可，而无须进一步破坏骨结构的完整性。对于髓内病变，需行圆形或卵圆形的骨窗口以降低骨折风险；骨缺损需用骨蜡或骨水泥填充，以避免对周围正常软组织造成不必要的污染。有研究表明，相对于没有经验的术者，经过训练的肿瘤外科医生进行组织活检的并发症发生率更低。

从何处取材进行活检是活检术最需要考量的因素，因为很多恶性肿瘤的后期治疗都需要切除活检通道。若重要结构如腘动脉或坐骨神经受到肿瘤细胞的严重污染，则保肢手术可能需要更替为截肢手

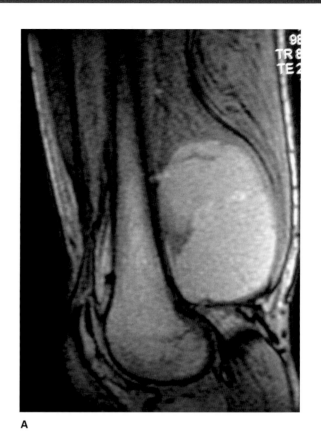

A

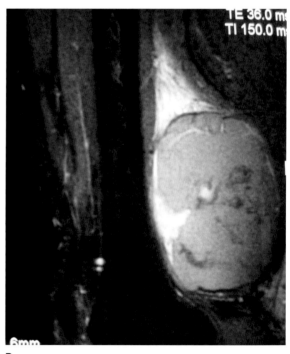

B

▲图5-8 腘窝处的滑膜肉瘤。A.T$_1$加权像；B.T$_2$加权像

术。

此外，应避免使用横切口，因为横切口可能需要切除未受累的组织。活检通道切口最好与手术治疗入路保持一致。如果活检切口与手术切口一致，就没有必要进行游离或翻转皮瓣覆盖活检创面。术

中要十分注意止血，避免形成污染性血肿；在少数情况下，如果形成血肿可采用引流术，但必须沿穿刺通道进行引流操作。

进行组织活检时，一定要保证获取足够的标本。如果条件允许，冰冻切片可对所取组织进行快速诊断。但最终的诊断很少单纯依靠冰冻切片检查。大多数情况下，肿瘤的手术切除要等到最终组织病理学诊断确定之后进行。个别种类的肿瘤组织的诊断可能需要进行特殊检查，如免疫组化、流式细胞学、荧光原位杂交技术或者其他细胞遗传学研究。足量的活检组织及检测技术的熟练程度是完成这些研究所必需的。

目前，针刺活检，包括针芯活检（粗针穿刺活检）和细针穿刺活检，在临床中应用越来越广泛，尤其适用于容易诊断的病变，如圆形细胞肿瘤或转移瘤。由于某些肿瘤亚型有针对性的治疗方式，因此需要了解肿瘤组织的结构，此时使用粗针穿刺活检优于细针穿刺活检。对于脊柱或骨盆深部的肿瘤，在影像学检查引导下进行细针穿刺活检是较为理想的方案之一，因为这可以避免广泛性多间室污染。细针穿刺活检需要在有经验的细胞病理学专家的帮助下进行。目前多数研究显示，穿刺活检诊断的准确率为75%~85%，而病变组织切开活检诊断准确率为95%。

B.培养和特殊检查

如果活检标本遭到破坏，会使得如免疫组化、细胞遗传学分析、流式细胞学和电子显微镜检查等特殊检查无法开展。因此，在进行活检术前术者应与病理学专业人员进行沟通。例如，使用福尔马林保存标本会导致上述大部分特殊检查无法进行。不仅手术室工作人员要注意患者的临床病史和鉴别诊断，病理医生同样要注意，这样才能够妥善处理标本。如果存在可疑的临床证据，还应对组织进行细菌、真菌、抗酸杆菌等特殊培养。

分子诊断学的发展还在继续给肉瘤的诊断带来革命性的改变，未分化多形性肉瘤发病率逐渐降低即可说明这一点，因为技术进步使医生能更好地进行肿瘤来源的细胞谱系的分析。在多种肿瘤中均发现特殊的染色体重排和突变（表5-7）。分子诊断

表5-7　肉瘤常见的染色体易位

尤因肉瘤/原始神经外胚叶肿瘤：t（11；12）（q24；q12），（t21；22）（q22；q12），（t7；22）（p22；q12）
黏液性软骨肉瘤：t（9；22）（q22；q12）
黏液性和圆形细胞型脂肪肉瘤：t（12；16）（q12；p11）
滑膜肉瘤：t（X；18）（p11；q11）
肺泡状横纹肌肉瘤：t（2；13）（q35；q14），t（1；13）（p36；q14）
肺泡性软组织肉瘤：t（X；17）（p11.2；q25）
增生性小圆形细胞肿瘤：t（11；12）（p13；q12）
先天性纤维肉瘤：t（12；15）

学的发展不仅改善了肿瘤诊断，同时也促进了治疗方法的发展。胃肠道间质瘤（GIST）为胃肠道、大网膜、肠系膜的一种间叶组织源性恶性肿瘤，表现为 $c-KIT$ 突变。KIT基因编码一种酪氨酸蛋白激酶受体，该受体可作为治疗的靶点，相关的靶向治疗已获得良好的临床效果。靶向治疗可根据细胞表面标志物的表达，对不同淋巴瘤的亚型进行治疗。这些细胞表面蛋白的表达状态通常用流式细胞学来检测。

▶分期系统

肿瘤分期是指对肿瘤级别和大小，以及疾病波及范围的临床评估。目前针对软组织肉瘤和原发性骨组织肿瘤主要有两套主流的分期系统，会在下文详细论述。对肿瘤进行分期有利于指导治疗、预后分级，以及肿瘤研究的连续性。

A.美国癌症联合委员会分期系统

美国癌症联合委员会提出的分期系统（第6版）是肿瘤外科临床最常用的分期系统，包括肿瘤的4个阶段、淋巴结浸润、远处转移等，即TNM分期系统，其不仅能对软组织肿瘤和骨肿瘤进行分期，也能应用于其他恶性肿瘤。软组织肿瘤和骨肿瘤分期系统的差别包括肿瘤原发瘤体的大小和级别、淋巴结侵犯或远处转移等描述。

对于软组织肿瘤，Ⅰ期指任何1级或2级（总共4级）肿瘤原发病灶，且无淋巴结浸润和远处转移的情况。Ⅱ期、Ⅲ期指3级或4级肿瘤，无远处转移的情况。而二者之间的区别是肿瘤原发病灶的大小和位置深浅，其中Ⅲ期指肿瘤>5 cm且位于筋膜深部（T2b），Ⅱ期指任何浅表性肿瘤（T1a和T2a）或肿瘤位于深部但<5 cm（T1b）的情况。Ⅳ期指

任何等级、大小、深浅的肿瘤原发病灶，合并淋巴结浸润或远处转移。

对于原发性骨肉瘤，Ⅰ期代表肿瘤瘤体1~2级（总共4级），无相邻组织浸润或远处转移。可根据肿瘤大小进一步分期，Ⅰa期指肿瘤最大直径<8 cm，Ⅰb期指肿瘤直径≥8 cm。必须要注意的是，自美国癌症联合委员会分期标准第5版起该处已经出现修正，按照间室内局限型和间室外浸润型进行分类。Ⅱ期指3~4级肿瘤原发病灶，没有相邻组织浸润或远处转移。此期可根据肿瘤是否大于8 cm进一步分为Ⅱa期和Ⅱb期。Ⅲ期指任何等级的原发病灶，在同一块骨上的其他位置出现非连续性病变，无远处转移。Ⅳ期指任何等级的原发病灶合并远处转移，可进一步分为Ⅳa期和Ⅳb期，前者为单独肺内转移灶，后者为肺外转移包括淋巴结浸润。

B.肌肉骨骼肿瘤学会分期系统（肿瘤的外科分期或Enneking系统）

很多骨肿瘤外科医生偏好使用Enneking系统。该系统可以同时对骨肿瘤和软组织肿瘤进行分期，并能够对发生于四肢的肉瘤进行有针对性的分期。该系统为三期系统，Ⅰ期指低级别肿瘤无转移。Ⅱ期指高级别肿瘤无转移。这两期都可根据肿瘤是间室内局限性或间室外浸润性分别进一步分为a、b两种亚型。Ⅲ期指任何等级的肿瘤合并转移。尽管解剖间室化是重要的外科概念，但目前研究尚不能说明其对预后有任何显著影响。

▶诊断要点

• 在骨和软组织肿瘤的诊断中，详细的病史询问和全面的体格检查非常重要。

• X线平片必须作为骨和软组织肿瘤诊断的初步检查手段。通常情况下用于诊断是足够的，无须进行高级检查手段和组织活检。

• 当需要进行组织活检时，术前必须制订详细的手术计划，以应对可能的诊断结果。

Heck RK, Peabody TD, Simon MA: Staging of primary malignancies of bone. *CA Cancer J Clin* 2006;56:366. [PMID: 17135693]

Jaffe CC: Response assessment in clinical trials: implications for sarcoma clinical trial design. *Oncologist* 2008;13:14. [PMID: 18434633]

Kotilingam D, Lev DC, Lazar AJ, et al: Staging soft tissue sarcoma: evolution and change. *CA Cancer J Clin* 2006;56:282. [PMID: 17005597]

Mankin HJ, Mankin CJ, Simon MA: The hazards of the biopsy, revisited. *J Bone Joint Surg Am* 1996;78:656. [PMID: 8642021]

Mitsuyoshi G, Naito N, Kawai A, et al: Accurate diagnosis of musculoskeletal lesions by core needle biopsy. *J Surg Oncol* 2006;94:1. [PMID: 16788939]

Moley JF, Eberlein TJ: Soft-tissue sarcomas. *Surg Clin North Am* 2000;80:687. [PMID: 10836012]

Oliviera AM, Nascimento AG: Grading in soft tissue tumors: principles and problems. *Skeletal Radiol* 2001;30:543. [PMID: 11685477]

Ordonez JL, Martins AS, Osuna D, et al: Targeting sarcomas: therapeutic targets and their rational. *Semin Diagn Pathol* 2008;25:304. [PMID: 19013896]

Simon MA, Finn HA: Diagnostic strategy for bone and soft tissue tumors. *J Bone Joint Surg Am* 1993;75:622. [PMID: 8478392]

Zahm SH, Fraumeni JF Jr: The epidemiology of soft tissue sarcoma. *Semin Oncol* 1997;24:504. [PMID: 9344316]

▼ 肿瘤的诊断和治疗

良性骨肿瘤

良性骨肿瘤所具有的一些临床特征可以与恶性肿瘤进行鉴别诊断。良性病变通常无症状，很多情况下都是在体检或在其他无关疾病如微小创伤的检查中偶然发现的。多数情况下仅用X线平片即可进行诊断。良性骨肿瘤通常边界清楚，周围正常骨组织可出现反应性增生将病灶包裹其中，影像学上表现为病变周围出现骨质硬化或成骨活跃区域。如果患者为恶性肿瘤，则会出现疼痛症状。放射学检查图像可能提示病变为弥漫性的溶骨性破坏，并与周围正常组织边界不清，呈快速进展型病变。对于良性肿瘤，如骨纤维结构发育不良、内生软骨瘤或非骨化性纤维瘤等，并不需要常规进行MRI或放射性核素骨显像成像等检查。目前，关于良性骨肿瘤的细胞遗传学信息还很欠缺，但这并不影响该类肿瘤的治疗。良性肿瘤也有相应的分期系统，1期病变为潜在型，多无临床症状，但并不是全部都没有。尽管可以进行性发展，但大多数还是会溶解消散。但是不能忽视病变，需要进行严密的观察。2期病变多呈现出活动性。它们没有自发性溶解吸收趋势，而且与周围软组织界限不如1期清晰。通常需要手术治疗，但由于其易复发的特性，要制订详细的术前计划，尽量发挥手术的最大治疗作用。3期为进展型，常存在大范围的组织破坏。通常需要手术进行肿瘤整体切除。

一、良性成骨性骨肿瘤

▶骨样骨瘤

最常见的良性成骨性肿瘤是骨样骨瘤，约占良性骨肿瘤的10%。好发于20岁左右青年，男性多于女性。骨样骨瘤可见于全身所有骨质结构，但最好发部位为股骨近端。肢体活动减缓、疼痛，夜间疼痛是其特征性症状，通常应用NSAID可达到症状的彻底缓解，因为NSAID能够使病灶处前列腺素的浓度降低。骨样骨瘤可能存在独特的病理性神经纤维支配，这在所有骨肿瘤中是特殊的个例。

骨样骨瘤在放射影像上通常表现为中央溶骨性病灶，瘤巢直径一般≤1 cm。较为常见的类型是皮质内骨样骨瘤（图5-9），病变周围常有反应性骨硬化区，在骨皮质表面形成梭形隆起。如果病变位于骨干骺端中心，则周围反应性骨形成较少，放射学影像表现多不典型且诊断价值较低。如果病变靠近关节或位于关节内（如股骨颈病变），通常会导致反应性滑膜炎，症状可能与化脓性关节炎和类风湿性关节炎相似。骨扫描显示病变处为阳性反应，CT扫描能更好地显示病变的解剖位置并明确诊断。

对于脊柱，骨样骨瘤多累及脊柱后部结构。最常见部位为腰椎，其次为胸椎。常可导致继发性脊柱侧凸，而且病变常位于凹侧的顶椎。此外，如果病灶靠近神经根，有可能导致神经根性痛，会对疾

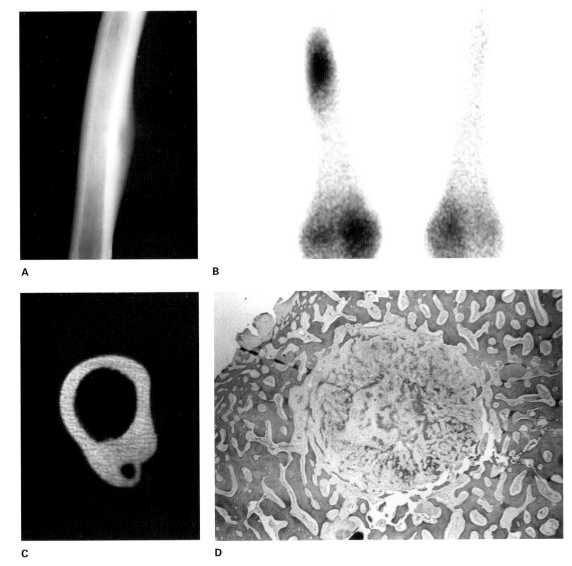

▲**图5-9** 19岁股骨骨样骨瘤男性患者的病历资料。A.X线片；B.骨扫描；C.CT扫描；D.显微照相图像

病的诊断造成干扰。

从组织学角度来讲，骨样骨瘤的瘤巢一般不超过1 cm，瘤巢超过2 cm即称为成骨细胞瘤，此时肿瘤增生性更强。病灶由松弛、富含血管的结缔组织和未成熟的、周围由增生的成骨细胞形成的类骨质构成。在病灶周围，骨组织形成骨小梁网状结构，并且越靠近中心骨发育越成熟。目前还很欠缺此结构的细胞遗传学信息，因为该类病变进展缓慢，在诊断和治疗过程中难以获得具有诊断价值的标本。

大部分病例的病灶都处在1期，可应用阿司匹林或其他NSAID缓解症状，直至病变自然溶解吸收。如果上述治疗无效，则需要外科手术干预，完整地去除肿瘤组织。不能过度切除肿瘤周围的反应性骨硬化增生，否则会严重破坏骨的结构一致性。肿瘤刮除术要优于整块切除术。肿瘤为充血的粉色组织，可使用刮匙去除瘤体。接着进一步向周围刮除2~3 mm厚的组织。CT引导下射线消融术也是一种可选择的方式。该手术将探针置于肿瘤处，利用所产生的热量使肿瘤坏死，目前是一种具有和手术切除相同成功率且创伤较小的治疗方式。

▶ 成骨细胞瘤

如前所述，成骨细胞瘤就是较大的骨样骨瘤，多累及脊柱后部结构（图5-10）。成骨细胞瘤男性发病多于女性，好发年龄与骨样骨瘤相同，且较骨样骨瘤少见，约占良性骨肿瘤的1%。成骨细胞瘤可能发生于长骨的干骺端，有恶变成骨肉瘤的可能，踝关节和腕关节少见。病变通常为1~2期。

相比骨样骨瘤，成骨细胞瘤在放射学影像上表现为溶骨性和破坏性更严重的病变。病灶直径超过1~2 cm，周围反应性增生硬化的骨质较少，且可表现为动脉瘤样骨囊肿。但从组织学角度讲，其表现与骨样骨瘤类似。病灶包含富有血管的、紊乱的、不成熟的骨基质，以及由单层增生的成骨细胞形成的骨小梁微网络。可见多核成骨细胞样骨巨细胞。尽管仅有少量细胞遗传学信息，但初步证据显示，相比骨样骨瘤，成骨细胞瘤遗传不稳定性轻度增加。

成骨细胞瘤对脊柱的影响与骨样骨瘤类似，包括神经根性疼痛和其他神经根或脊髓压迫造成的症状。

治疗方面，成骨细胞瘤患者通常需要彻底刮除瘤体，如果对骨的稳定性造成破坏，还需要进行结构性骨移植填充缺损。在特定情况下，使用CT引导下射频消融术也可获得良好的效果。

▶ 骨纤维结构不良

骨纤维结构不良（osteofibrous dysplasia，OFD）较少见，病变为1~2期，好发于20岁以下患者，男性发病较为常见。受累部位通常为胫骨，胫骨前方皮质被破坏，出现胫骨前弓（图5-11）。该病还可见于腓骨，双侧发病可能更为少见。该疾病更像是一种错构性病变，可能会随着骨骼系统发育成熟而自发恢复原状。

放射学影像上，骨纤维结构不良表现为胫骨前皮质溶骨性改变，周围可有反应性硬化骨质，呈肥皂泡状，类似纤维性结构不良（fibrous dysplasia，FD）和釉质瘤。从组织学角度讲，溶骨性病变显示软骨基质上有良性的肥皂泡状骨小梁。值得注意的是，

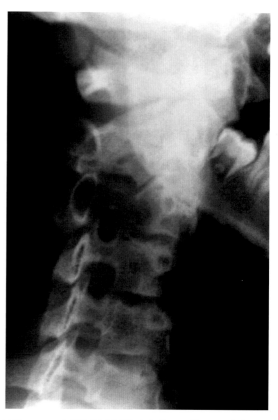

▲**图5-10** 14岁成骨细胞瘤患者，X线显示肿瘤累及C3椎体后部椎弓根

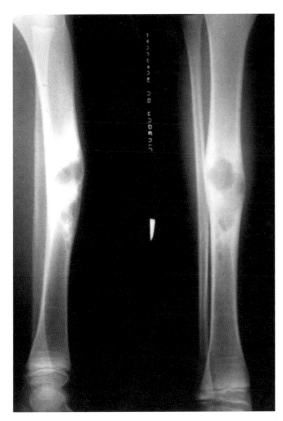

▲图5-11 8岁骨纤维结构不良男性患者，X线提示病变累及胫骨

骨小梁周围有显著的成骨增生区，这一点有别于纤维性结构不良。

如上所述，鉴别骨纤维结构不良与釉质瘤较困难。如果发现病变进展或其他特征，必须进行组织活检。骨纤维结构不良表现为波形蛋白阳性但角蛋白阴性，而釉质瘤表现为显著的角蛋白阳性，若可见少量的角蛋白阳性细胞，则可认为是骨纤维结构不良样釉质瘤。

在一项包含35例患者的试验中，研究者认为，早期病灶刮除联合骨移植会由于疾病的复发而存在较高的失败率。他们认为应该等患者至15岁，病变自发性溶解停止后再进行手术治疗。

▶诊断要点

• 良性成骨性肿瘤通常会出现疼痛症状，尤其是骨样骨瘤患者，常可应用阿司匹林或NSAID缓解症状。

• 成骨细胞瘤非常类似骨样骨瘤，均偏向累及椎体后部结构，但是瘤体更大。如果存在继发的疼痛性脊柱侧凸，病变侧为侧凸的凸侧。

• 骨纤维结构不良特点为在未成熟的骨小梁周围有一圈成骨性反应区，与之相对的纤维性结构不良没有外周的成骨性反应区。

二、良性成软骨性肿瘤

▶内生软骨瘤和多发内生软骨瘤

内生软骨瘤指发生在骨软骨中央的软骨瘤，较为常见，约占良性骨肿瘤的10%以上。好发于手和足的小管状骨。内生软骨瘤可能是骨生长发育中的错构性进程，但通常没有症状，往往到患者成年才可能因为病理性骨折发现或进行其他检查偶然发现。

放射学影像提示内生软骨瘤呈溶骨性病变，周围边界锐利、清晰，中心有钙化灶（图5-12）。对于发生在手部的病例，骨皮质变薄并轻度膨胀。发生在长管状骨，则较少侵犯骨皮质，多位于骨的中心。内生软骨瘤多为1~2期病变。

多发内生软骨瘤病即奥利尔病（ollier disease）（图5-13），为少见的非家族性异常增生，可身体单侧发病，类似纤维性结构不良。疾病影响长骨的干骺端，导致长骨生长发育中出现弯曲和短缩畸形。单一性内生软骨瘤并无此表现。对于马富奇综合征（Maffucci syndrome）患者，出现的多发内生软骨瘤可能与多发软组织血管瘤相关。

较大的单发内生软骨瘤，有不超过5%的病例可转化为低等级软骨肉瘤，且恶变过程多发生在成人阶段。发生在手部的单发内生软骨瘤很少恶变，

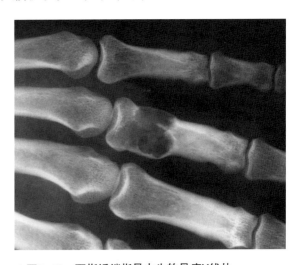

▲图5-12 环指近端指骨内生软骨瘤X线片

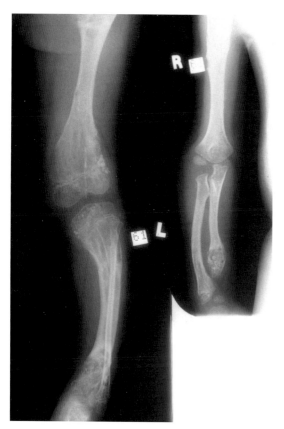

▲图5-13 上肢和下肢奥利尔病的X线片

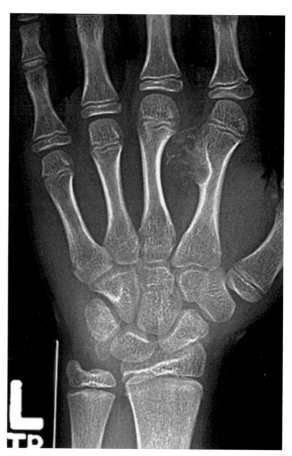

▲图5-14 12岁男童，左手示指近端指骨骨膜软骨瘤。X线提示特征性的基质钙化

尽管组织学提示存在生物活性。继发的软骨肉瘤可见于不超过20%的多发内生软骨瘤，并且可能与抑癌基因失活有关。

对于无临床症状的单发内生软骨瘤，可不采取特殊处理，但是患者必须定期复查是否有进展倾向。如果出现即将断裂的骨折或症状持续发作，需要进行边缘扩大的瘤体刮除联合骨移植物填充，以降低复发率。多发内生软骨瘤患者，由于其恶变可能，需要进行紧密观察和影像学复查。马富奇综合征患者具有发生其他间叶组织来源肿瘤的风险，包括血管肉瘤和淋巴管肉瘤。

▶骨膜软骨瘤

发生在骨表面的软骨瘤称为骨膜软骨瘤。通常为多发，最常见部位为肱骨近端干骺端。X线片提示病变处骨皮质有碟形凹陷（图5-14）。病变通常为1~2期，肿瘤体积可能较大，超过4 cm的肿瘤称为周围型软骨肉瘤。处理措施为严密观察、定期复查，阻止肿瘤进一步生长。必要情况下，可采取手术切除术。

▶骨软骨瘤

骨软骨瘤是第二位常见的良性骨肿瘤，仅次于非骨化性纤维瘤。同内生软骨瘤一样，骨软骨瘤是进展性、错构性病变，多起自靠近长骨干骺端一侧生长板的外缘皮质缺损，形成外生骨疣并向近端生长。

肉眼下观察，骨软骨瘤皮质与长皮质连续且与髓腔相通，肿瘤顶部有软骨帽覆盖（图5-15，图5-16）。可以有蒂或无蒂。软骨帽是与生长板相同的柱状结构，并且多在骨骼发育成熟后停止生长。

多发骨软骨瘤具有遗传倾向，称为多发性遗传性骨软骨瘤病（HME），为常染色体显性遗传病，发病率是单发骨软骨瘤的1/10。和HME相关的3个遗传基因位点为抑癌基因*EXT*（*EXT1*、*EXT2*、*EXT3*）。病情有多种表现形式，最严重的病情即数百个骨软骨瘤导致骨质出现严重的成角和短缩畸形。累及前臂时已发生畸形。病变发生在长骨干骺

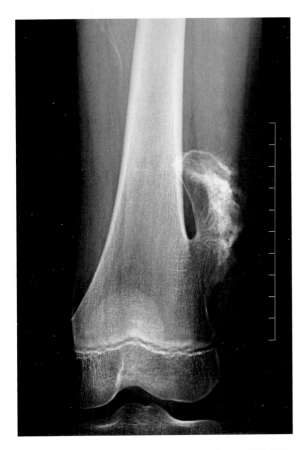

▲**图5-15** 骨骼发育未成熟的股骨远端单发骨软骨瘤患者的X线片

端时，干骺端畸形变宽（图5-17，图5-18）。HME病变的组织学表现类似单发骨软骨瘤。

单发骨软骨瘤恶变为软骨肉瘤的情况极为罕见。HME恶变约为1%，多发生于近端较大病变的软骨帽处。

骨软骨瘤多为1期病变。大多数儿童孤立性骨软骨瘤病例无临床症状，也无须特殊治疗。但一些骨软骨瘤可被触及并会造成压迫症状。手术切除仅能作为缓解症状的方式，而不能作为防止向软骨肉瘤恶变的预防性手段。对于HME，有临床症状时要采取手术治疗。成角畸形同样需要手术矫正。如果病灶在儿童时期处于静息状态而患者成年后开始进展并扩大，也需要手术切除。手术范围必须足够大，要彻底切除软骨帽在内的瘤体。

▶软骨母细胞瘤

软骨母细胞瘤是一种良性软骨细胞形成性肿瘤，好发于长骨末端的骨骺和骨凸起部位。如果是在骨骼系统将近或已经成熟时被诊断为软骨母细胞瘤，肿瘤可能会跨越骨骺和骨干之间的界限。常见

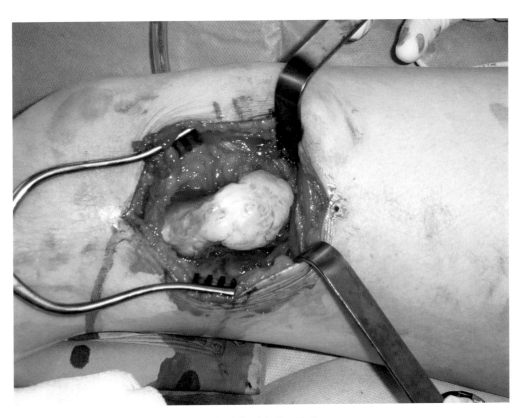

▲**图5-16** 与图5-15相同患者术中影像，显示软骨帽的典型肉眼下外观

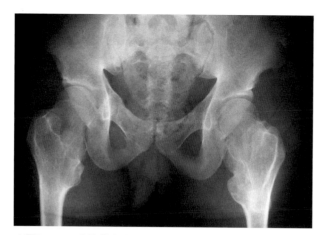

▲**图5-17** 髋关节多发骨软骨瘤X线片

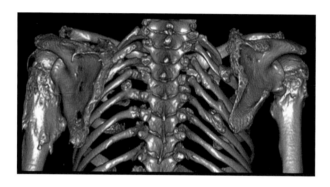

▲**图5-18** 遗传性多发骨软骨瘤女性患者，骨骼发育已成熟，CT扫描可见双侧肩关节和上胸椎均受累

于20岁以下人群，且具有轻微的男性偏向。最常累及长骨，但髌骨、距骨和跟骨也是较常见的发病部位，可能对关节有一定影响。

软骨母细胞瘤在放射学影像上表现为肿瘤边界清晰，且伴有点状或絮状钙化。有时肿瘤可能会侵蚀软骨下骨质，导致骨塌陷或病理性骨折（图5-19）。有可能存在明显的动脉瘤样组成成分。组织学表现为多形性细胞背景，且具有沟槽样的细胞核，细胞周围形成稀少的、无定形的软骨样物质。这些细胞被线状的钙化组织分离，形成铁丝网样的表现。特别是靠近出血区或动脉瘤样转化区周围可能有破骨细胞样巨细胞和巨噬细胞。

尽管软骨母细胞瘤发病年龄比骨巨细胞瘤小，但二者存在相似性，包括病变位置、X线表现和组织学特征等。二者通常都为2~3期病变，都有较低的肺部转移率。当出现肺部转移时，二者病史几乎相同，手术切除有较好的临床疗效。

软骨母细胞瘤的治疗包括瘤体刮除，边缘扩大

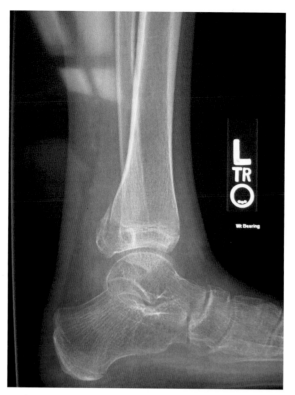

▲**图5-19** 15岁男性左足X线片显示胫骨远端软骨母细胞瘤

性切除，联合聚甲基丙烯酸甲酯填充骨缺损，维持骨的结构性支撑。采用此方式治疗复发率低于10%。当病变破坏软骨下骨质时，手术切除肿瘤并采用骨关节移植物植入重建可获得较好的效果。继发向软骨肉瘤恶变的情况极为少见，但放疗会增大恶变的可能。

▶ 软骨黏液样纤维瘤

软骨黏液样纤维瘤是一种较为少见的肿瘤，多见于20~30岁的男性。好发部位为胫骨近侧干骺端，其次是股骨远端和跖骨。肿瘤生长缓慢，可造成轻度疼痛和其他症状。

放射学影像显示肿瘤为溶骨性病变，周围有清晰的骨反应硬化带，也可能存在假腔室性骨囊肿。病变在干骺端通常为偏心性，周围皮质变薄（图5-20）。肿瘤组织学表现为由纤维性、黏液瘤样和软骨样物质构成的特殊混合状态，极易误诊为软骨肉瘤。肿瘤胶原多表现为Ⅱ型胶原，但也可见Ⅰ、Ⅲ、Ⅵ型胶原。

软骨黏液样纤维瘤多为2期病变，并具有较高的局部复发率。单纯肿瘤刮除加骨移植填充手术术

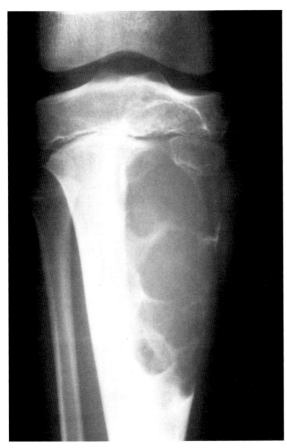

▲图5-20　11岁男性患者X线片显示胫骨近端软骨黏液性纤维瘤

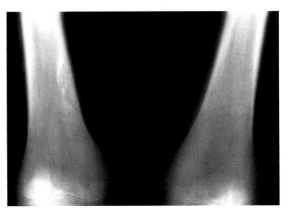

▲图5-21　15岁男童X线提示干骺端纤维皮质缺损

后的复发率高达25%，因此必须广泛性切除肿瘤。肿瘤向软骨肉瘤恶变的情况极为少见。

▶诊断要点

• 软骨瘤基质为点状、环状和弧形钙化。

• 骨软骨瘤与发病长骨皮质延续，内部髓腔相通，而骨膜软骨瘤与发病骨髓腔之间被长骨骨皮质分隔。

• 软骨黏液样纤维瘤发生率较低，但可进展性发展，且具有较高的复发率。

三、良性纤维性肿瘤

▶纤维皮质缺损

纤维皮质缺损也称为皮质硬纤维瘤，是较小的错构性纤维瘤，几乎全部见于生长期儿童下肢骨的干骺端（图5-21）。可以为多发，有多达25%的正常儿童在5岁时发现此病变。肿瘤可能会随着骨骼发育成熟而消失。骨扫描上表现为摄取增加。

显微镜下肿瘤表现为组织细胞、泡沫细胞、良性巨细胞构成的涡轮状结构。放射学影像可以清楚地诊断本病，所以通常不需要进行活检术（图5-21）。病变多为1期，需要进行常规复查。

▶非骨化性纤维瘤

一般认为，成骨细胞瘤是体积和范围更大的骨样骨瘤，而非骨化性纤维瘤则是纤维皮质缺损的进展性病变。常见于儿童下肢骨骼。由于肿瘤体积较大，一般不会随骨骼生长发育成熟而消失。如果病变体积过于巨大，超过长骨直径的50%，则很可能造成病理性骨折。骨折愈合过程可能有利于肿瘤的吸收。对于10岁以上且瘤体巨大的患者才考虑进行骨折预防性治疗。和纤维皮质缺损一样，该病为1期病变且一般不需要进行活检。

非骨化性纤维瘤的多发表现与纤维增生不良类似，可能与浅褐色皮肤缺损相关。发生于胫骨的较大缺损可认为是软骨黏液样纤维瘤。肿瘤界限清晰，周围有反应性骨硬化带，中心为溶骨性病变，在X线上为肥皂泡样表现（图5-22）。组织学表现同纤维皮质缺损，为大量良性纤维组织，有组织细胞、泡沫细胞、巨细胞散在分布。随着肿瘤持续至成人期，巨细胞和组织细胞数量减少，可见大面积的胆固醇沉积，提示为黄色疣。非骨化性纤维瘤在干骺端的纤维基质中没有骨形成，这一点可与纤维性结构不良进行鉴别。

▶纤维性结构不良

纤维性结构不良可以有多种形式，单骨发生或多骨发生，伴或不伴有临床症状（图5-23）。确诊患者大多数在30岁以下，且女性多见。单骨发生的病例多于多骨发生。纤维性结构不良表现为异常增生的骨样间叶组织，并失去产生成熟板层骨的能力。因此骨生长停滞在编织骨阶段，并出现大量增生的梭形成纤维细胞。多骨发生型更倾向于单侧发生，而不是双侧。此外，该病可累及全身所有的骨。最常见的部位为股骨近端，造成所谓的"牧羊人手杖"畸形。其他常累及部位包括胫骨、骨盆、肱骨、桡骨和肋骨等。

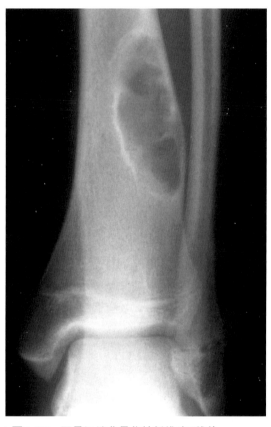

▲ 图5-22 胫骨远端非骨化性纤维瘤X线片

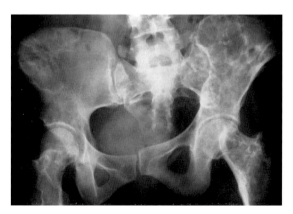

▲ 图5-23 骨盆多发纤维性结构不良X线片

除了影响骨，该病还会造成皮肤牛奶咖啡色沉着斑。这些斑块通常边缘粗糙，不同于神经纤维瘤形成的皮肤斑块。纤维性结构不良患者可能会合并内分泌紊乱。例如，约有5%的多发纤维性结构不良患者会出现性早熟。其他内分泌紊乱情况包括甲状腺功能亢进、肢端肥大症、库欣病及低磷酸盐血性骨软化症等。多发纤维性结构不良合并软组织黏液瘤，即Mazabraud综合征。纤维性结构不良还可累及颅骨和颌骨，类似颌骨的骨化性纤维瘤。

由于未成熟的编织骨小梁组织有轻微的钙化，所以X线上显示病灶为毛玻璃样。周围有原发骨的重构组织。显微镜下表现包括在良性纤维基质上散在分布的字母形的化生编织骨小梁。这样的编织骨小梁缺乏周围成骨环。可见泡沫细胞、巨细胞和胆固醇沉着，也可见较大的囊性区域和软骨形成。

纤维性结构不良的分子机制与G蛋白的α亚单位发生突变有关。成骨细胞系受到影响，导致细胞分化减少而细胞增殖增多。突变导致纤维性结构不良区域cAMP（环磷腺苷）表达增多，并改变cAMP靶向基因如c-fos、c-jun、IL-6和IL-11。

纤维性结构不良在儿童生长发育期活跃，进入成人期后多失去活动性。仅有不超过1%的病例可能恶变为骨肉瘤、纤维肉瘤或软骨肉瘤。恶变几乎都是在成人阶段发生的。一般来说，纤维性结构不良为1～2期病变。

对于疾病活动期的患儿，应避免进行肿瘤刮除加植骨，因为其局部复发率较高。治疗应以预防和治疗疾病导致的畸形为目的，尤其是下肢畸形。大部分病例的病灶可在骨骼发育将近成熟时消失，如果没有，成人最佳手术方式是髓内移植物填充联合内固定治疗。使用双磷酸盐治疗可使部分患者获益。有关放疗的应用存在争议，因为这可能会导致晚期射线诱导性肉瘤的发生。

▶ 诊断要点

• 非骨化性纤维瘤/纤维皮质缺损可见于1/3的人群，通常在偶然情况下发现。

• 如果怀疑纤维性结构不良，需要详细查看皮肤是否存在牛奶咖啡色沉着斑，可见于纤维性骨营养不良综合征（McCune–Albright syndrome）。

四、骨囊性病变

▶孤立性骨囊肿

单纯性骨囊肿是一种常见的假性骨瘤，也是导致儿童病理性骨折的最常见原因。骨囊肿常见于5~15岁患者，男性多于女性（2∶1），每10 000名儿童中就有1例骨囊肿患者。50%的病例发生于肱骨近端，25%发生于股骨上段。跟骨和骨盆是较为特异的常见好发部位。在出现病理性骨折之前，患者可无任何症状。骨囊肿通常向远离骺板的方向发育。当病变与骺板存在接触时为活跃状态，而当而二者分开时骨囊肿为不活跃状态。

X线片显示位于干骺端中心的孤立性囊肿，周围皮质显著变薄，呈现假腔室性表现（图5-24）。囊肿内充满透明浆液，活动期内部压力逐渐增加。而随之囊肿逐渐不再活跃，囊肿内部压力逐渐下降，提示存在水流动力原理。如果合并病理性骨折，则放射学影像可以清晰地显示骨质的"落叶征"（图5-25）。

囊肿外周由含有巨细胞、泡沫细胞等的纤维性膜结构包裹，且有轻度的骨化，类似其他骨纤维病变中的纤维组织，如纤维性结构不良。囊肿处的骨膜覆盖正常，病理性骨折可以正常愈合，而且大多数情况下无须手术处理。但骨囊肿通常在骨折愈合后仍持续存在，可能需要进一步的处理。骨再吸收因子，如基质金属蛋白酶、前列腺素、IL-1、IL-6、TNF-α、氧自由基等，均可在囊液中检出。囊液中的硝酸盐和亚硝酸盐水平也比一般浆液要高。

在20世纪70年代中期之前，对孤立性骨囊肿的治疗多采取激进型囊肿刮除，或囊肿切除联合骨移植物植入。活动期患者术后复发率为30%~50%，可能需要二次植骨。囊肿不活跃的患者，尤其是年龄超过15岁者，手术效果较好且复发率较低。单一的骨囊肿为1期病变，但有时可能为2期病变。目前治疗方式依据发病部位的骨的功能而定。在承重骨中，如股骨近端，病变必须积极治疗。初步措施包括骨髓抽吸或糖皮质激素注射。采用穿刺活检针进行注射操作，并根据X线复查结果，每个2~3月注

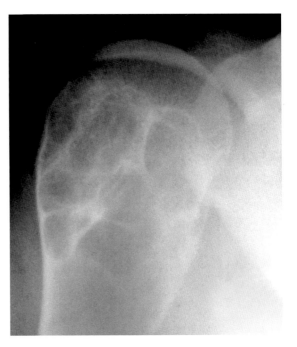

▲图5-24 13岁男性患者，X线片提示肱骨近端孤立性骨囊肿

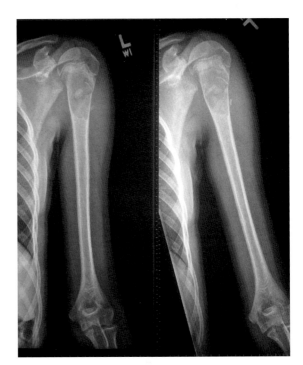

▲图5-25 12岁女性患者，左肱骨X线片提示孤立性骨囊肿合并病理性骨折，呈现"落叶征"

射1次，重复3~5次。当患者为5~15岁疾病活跃状态、囊肿内层巨噬细胞活跃度最大时，上述治疗方式可以获得最好的临床效果。刮除植骨也是可选的治疗方式。去矿物质骨基质联合自体骨髓注射可获得令人鼓舞的临床效果，复发率和并发症发生率均较低。

临床医生要牢记肉瘤可能具有与单纯性骨囊肿一致的X线表现。因此，如果穿刺针抽吸不见囊液或者不能顺利注射应及时进行鉴别诊断，此时需要进行开放组织活检来排除肉瘤。

▶动脉瘤样骨囊肿

动脉瘤样骨囊肿是一种出血性病变，很多特征与骨巨细胞瘤类似，但发病率仅为后者的50%。动脉瘤样骨囊肿多见于10~20岁青少年，而骨巨细胞瘤多发生于20岁以上人群，二者女性发病均多于男性。动脉瘤样骨囊肿好发部位为股骨，其次为胫骨、骨盆和脊柱。约2/3的脊柱病变累及后部结构，1/3起自前方椎体。

初期动脉瘤样骨囊肿在X线片上表现为进展性溶骨性病变，合并广泛弥漫性皮质破坏，给人第一印象是如同尤因肉瘤或出血性骨肉瘤等的恶性表现。随着囊肿发展，骨外可形成较大的动脉瘤样囊肿膨胀，周围有很薄的反应性骨形成层。囊内可见不规则小泡状假性分割腔，这一点与孤立性骨囊肿不同（图5-26）。

活检术可见囊肿为出血性病变，但出血量中等。出血性囊肿被较厚的海绵状纤维组织分隔开，此纤维组织包含大量巨细胞和较薄的骨接缝。即使有少量的细胞有丝分裂相，也可诊断为良性病变。

活检术需对不同位置的多个样本进行检查，排除其他常见的具有动脉瘤样成分的骨肿瘤，包括骨巨细胞瘤、软骨黏液性纤维瘤和恶性出血性骨肉瘤。部分学者认为，不存在动脉瘤样骨囊肿这个单独的疾病，并认为这是其他潜在肿瘤进程中的一种形态学表现。如同孤立性骨囊肿，动脉瘤样骨囊肿内部可因出血或创伤出现囊液液体压力增高。但细胞遗传学异常信息表明其细胞学致病机制可能与孤立性骨囊肿不同，可见t（16；17）易位造成 *CDH11–USP6* 融合基因的产生。动脉瘤样骨囊肿为2~3期病变，通常导致临床症状。

如果不予处理，动脉瘤样骨囊肿会随着外周反应性骨形成层的增厚而逐渐消失。手术进行瘤体刮除和植骨能加速这一进程。不推荐放疗。对于极大的病变，可选择反复血管栓塞以减少出血。

▶表皮样骨囊肿

表皮样骨囊肿是最少见的骨囊肿类型，可见于远节指骨和颅骨。目前没有发现其他骨受累的病例。通常是碾压伤导致甲床上皮进入远节指骨，从而造成囊肿出现。易位的鳞状上皮会形成角质化的空腔，内有清亮液体，外周有反应性骨硬化区（图5-27）。通过透光试验可看到位于其间的球形囊肿。其他表现类似血管球瘤和内生软骨瘤。上皮样骨囊肿可采用简单的瘤体刮除治疗，有时可能需要植骨。

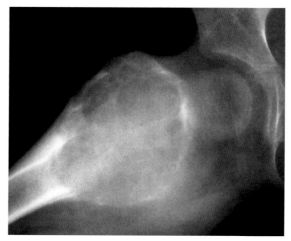

▲图5-26　5岁男性患儿，X线显示股骨近端动脉瘤样骨囊肿

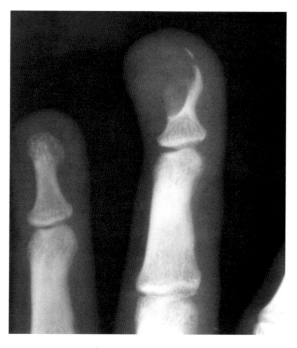

▲图5-27　X线片显示远端指骨的表皮样骨囊肿

▶**诊断要点**

• 孤立性骨囊肿复发率较高，但通常会随骨骼发育的成熟而消失。

• 如果活检之前怀疑动脉瘤样骨囊肿，则需要考虑毛细血管扩张性骨肉瘤的可能。

五、骨巨细胞瘤

很多肿瘤都含有骨巨细胞，但都不是真正良性的骨巨细胞瘤。最常见的变体见于儿童，包括动脉瘤样骨囊肿、软骨母细胞瘤、孤立性骨囊肿、骨样骨瘤和成骨细胞瘤。富巨细胞骨肉瘤是恶性程度最高的一种，且通常很难与进展性骨巨细胞瘤相鉴别。巨细胞修复性肉芽肿是好发于颌骨和手骨的良性变异型，梭形细胞含量高于典型骨巨细胞瘤。原发性或继发性甲状旁腺功能亢进症导致的棕色瘤是一种非肿瘤性变异型。只有在所有可能的变异类型被排除后才能确立良性骨巨细胞瘤的诊断。目前认为骨巨细胞瘤与细胞核因子κB受体活化因子/细胞核因子κB受体活化因子配体系统（RANK/RANKL系统）失衡有关，该系统参与正常的破骨细胞形成过程。

骨巨细胞瘤占所有良性骨肿瘤的5%~10%，好发于20~30岁人群，女性发病多于男性。约有50%的病例见于膝关节，其次为桡骨远端和骶骨。肿瘤通常会导致疼痛症状，并可能造成病理性骨折。由于病变靠近大关节，可能出现关节疼痛性渗出。骨巨细胞瘤大部分为2~3期病变，少部分为1期病变。影像学表现为溶骨性病变，好发于长骨的骨骺–干骺端（图5-28）。病变向关节表面生长，通常与关节软骨接触但并不突入关节腔。

如同软骨母细胞瘤，良性骨巨细胞瘤有1%的肺转移可能。复发性骨巨细胞瘤的转移概率增大至10%。肺部情况是病变初步评估和随访的重要内容。出现肺转移的骨巨细胞瘤预后尚可，肿瘤可能自行消退。良性骨巨细胞瘤可向恶性情况如骨肉瘤或恶性纤维组织细胞瘤转化。学术界通常认为该恶变是治疗干预的后果。有研究表明，15%~25%接受3000 cGy治疗的患者在治疗后3年或更晚时间发生恶变。而在未接受放疗的患者中，恶变发生率低于5%。这一发现也预示着需要对现有的放疗技术进行全面的改进。

一直以来，骨巨细胞瘤治疗标准是瘤体刮除加植骨。据报道，复发率高达50%。肿瘤复发后的治疗包括肿瘤扩大切除联合较大的骨关节自体移植、关节假体重建或关节融合术等。目前，大部分医生选择肿瘤扩大切除，然后使用高速磨钻磨除骨质并辅以石炭酸、过氧化氢和液氮冲洗创面，之后进行骨水泥填充骨缺损。此种方式的复发率为10%~25%。当骨巨细胞瘤发生在一些可以切除的骨时，如腓骨和髂骨，应进行早期肿瘤切除。对于多处复发、广泛软组织浸润或破坏严重的肿瘤，应进行肿瘤整块切除术。对于不具备肿瘤切除条件的患者，可采取动脉栓塞术。对于进展性多处复发病例或转移病例，应进行严密观察。严密复查是否出现复发或肺部转移十分重要。在术后至少2~3年内应每隔6~12个月复查1次，复查应包括肺部X线检查等。

六、血管瘤

血管瘤是骨错构性病变之一，女性发病多于男性，最常见于脊柱椎体，仅有极少数病例发生于长骨骨干（图5-29）。骨的血管瘤与软组织血管瘤相关。脊柱病变通常在检查中偶然发现，表现为垂直的蜂巢状或虫噬样改变。极少数情况下，血管瘤可对脊髓造成压迫并需要手术治疗。这种情况下，需要术前进行血管造影，评估脊髓的血供。另外，动脉栓塞也能成功治疗疾病，且创伤较小。

戈勒姆病（Gorham disease）是儿童或成人的大量骨溶解性病变，可能与良性骨海绵状血管瘤或淋巴管瘤有关。这种疾病通常影响特定部位（如脊柱或髋关节），但也有多骨侵犯的情况，常可自发吸收（图5-30）。

七、良性骨肿瘤诊断要点

• 对于良性骨肿瘤来说，X线片足以进行诊断，除了制订术前计划，一般不需要进一步检查。

• 大部分良性骨肿瘤只有在保守治疗无效、存在显著骨折风险或复查发现肿瘤体积增大时，才考虑手术治疗。

• 骨巨细胞瘤和软骨母细胞瘤具有肺转移可

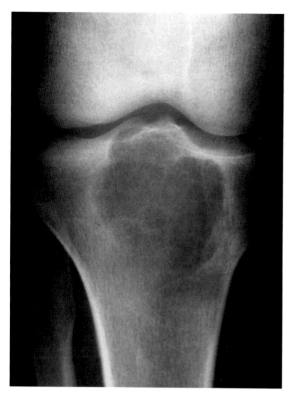

▲ **图5-28** 22岁女性患者，X线片显示胫骨近端骨巨细胞瘤

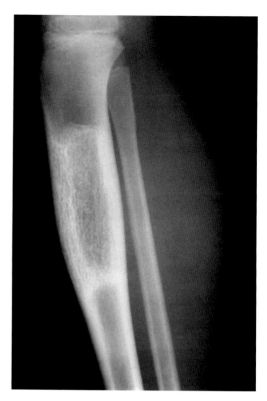

▲ **图5-29** 14岁男性患者，X线片显示胫骨血管瘤

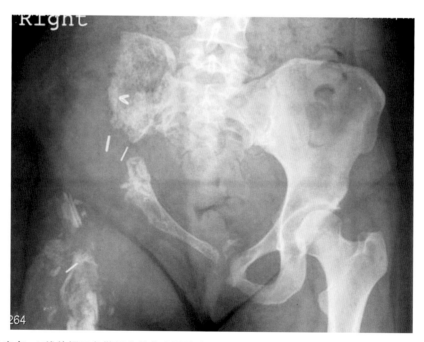

▲ **图5-30** 48岁女性患者，X线片提示戈勒姆病骨盆溶骨性破坏

能，在评估和复查中要注意对胸部进行检查。

Balke M, Ahrens H, Streitbuerger A, et al: Treatment options for recurrent giant cell tumors of bone. *J Cancer Res Clin Oncol* 2009;135:149. [PMID: 18521629]

Balke M, Schremper L, Gebert C, et al: Giant cell tumor of bone: treatment and outcome of 214 cases. *J Cancer Res Clin Oncol* 2008;134:969. [PMID: 18322700]

Baruffi MR, Neto JB, Barbieri CH, et al: Aneurysmal bone cyst with chromosomal changes involving 7q and 16p. *Cancer Genet Cytogenet* 2001;129:177. [PMID: 11566352]

Bottner F, Roedl R, Wortler K, et al: Cyclooxygenase-2 inhibitor for pain management in osteoid osteoma. *Clin Orthop Relat Res* 2001;393:258. [PMID: 11764357]

Bovee JV, van Roggen JF, Cleton-Jansen AM, et al: Malignant progression in multiple enchondromatosis (Ollier's disease): an autopsy-based molecular genetic study. *Hum Pathol* 2000;31:1299. [PMID: 11070122]

Cantwell CP, Obyrne J, Eustace S: Current trends in treatment of osteoid osteoma with an emphasis on radiofrequency ablation. *Eur Radiol* 2004;14:607. [PMID: 14663625]

DiCaprio MR, Enneking WF: Fibrous dysplasia. *J Bone Joint Surg Am* 2005;87:1848. [PMID: 16085630]

Flemming DJ, Murphey MD, Carmichael BB, et al: Primary tumors of the spine. *Semin Musculoskelet Radiol* 2000;4:299. [PMID: 11371321]

Harish S, Saifuddin A: Imaging features of spinal osteoid osteoma with emphasis on MRI findings. *Eur Radiol* 2005;15:2396. [PMID: 15973540]

Kjar RA, Powell GJ, Schilcht SM, et al: Percutaneous radiofrequency ablation for osteoid osteoma: experience with a new treatment. *Med J Aust* 2006;184:563. [PMID: 16768663]

Knochentumoren A: Local recurrence of giant cell tumor of bone after intralesional treatment with and without adjuvant therapy. *J Bone Joint Surg Am* 2008;90:1060. [PMID: 18451399]

Oliveira AM, Hsi BL, Weremowicz S, et al: USP6 (Tre2) fusion oncogenes in aneurysmal bone cyst. *Cancer Res* 2004;64:1920. [PMID: 15026324]

Parekh SG, Donthineni-Rao R, Ricchetti E, et al: Fibrous dysplasia. *J Am Acad Orthop Surg* 2004;12:305. [PMID: 15469225]

Radhakrishnan K, Rockson SG: Gorham's disease: an osseous disease of lymphangiogenesis. *Ann N Y Acad Sci* 2008;1131:203. [PMID: 18519972]

Randall RL, Nork SE, James PJ: Aggressive aneurysmal bone cyst of the proximal humerus. *Clin Orthop Relat Res* 2000;370:212. [PMID: 10660716]

Robinson P, White LM, Sundaram M, et al: Periosteal chondroid tumors: radiologic evaluation with pathologic correlation. *Am J Roentgenol* 2001;177:1183. [PMID: 11641198]

Romeo S, Oosting J, Rozeman LB, et al: The role of noncartilage-specific molecules in differentiation of cartilaginous tumors: lessons from chondroblastoma and chondromyxoid fibroma. *Cancer* 2007;110:385. [PMID: 17559135]

Rougraff BT, Kling TJ: Treatment of active unicameral bone cysts with percutaneous injection of demineralized bone matrix and autogenous bone marrow. *J Bone Joint Surg Am* 2002;84-A:921. [PMID: 12063325]

Salerno M, Avnet S, Alberghini M, et al: Histogenic characterization of giant cell tumor. *Clin Orthop Relat Res* 2008;466:2081. [PMID: 18543051]

Staals EL, Bacchini P, Mercuri M, et al: Dedifferentiated chondrosarcomas arising in preexisting osteochondromas. *J Bone Joint Surg Am* 2007;89:987. [PMID: 17473135]

Suneja R, Grimer RJ, Belthur M, et al: Chondroblastoma of bone: long-term results and functional outcome after intralesional curettage. *J Bone Joint Surg Br* 2005;87:974. [PMID: 15972914]

Sung AD, Anderson ME, Zurakowski D, et al: Unicameral bone cyst: a retrospective study of three surgical treatments. *Clin Orthop Relat Res* 2008;466:2519. [PMID: 18679761]

恶性骨肿瘤

目前，恶性骨肿瘤的治疗方案为初期肿瘤广泛切除，之后进行保肢手术。根据肿瘤组织学特点的不同，辅以化疗、放疗或二者同时应用。保肢手术在过去的20年里得到了长足的发展，包括特制人工假体的改进和自体移植物应用技术的发展。近期的一系列报道表明，膝关节特制假体术后5年和10年保存率分别为80%~90%和60%~80%。新的特制假

体内固定技术表现出理想的长期效果并有利于翻修手术的进行。

自体移植物重建在承重关节的应用较少，现在多用于干骺端–骨干的重建。

一、成骨性肉瘤

除多发性骨髓瘤外，骨肉瘤是最常见的原发性恶性骨肿瘤，约占所有恶性骨肿瘤的20%。在美国，每年都有500~1000例新发患者。全球发病率每百万人中有1~3个。成骨性肉瘤有很多亚型，低级别肿瘤有骨膜外骨肉瘤，高级别肿瘤有继发于佩吉特病（Paget disease）的骨肉瘤等。

目前，有很多关于肿瘤分子病理生理学的研究。一些基因家族通过研究被认为是疾病发展可能的生物标志物。这些基因参与血管生成〔如血管内皮生长因子（VEGF）〕，生长因子及其受体（如转化生长因子β、Wnt受体LRP5、HER2），细胞支架蛋白（如Ezrin蛋白）和细胞衰老蛋白（如端粒酶）。

▶典型性骨肉瘤

典型性骨肉瘤多见于10~30岁人群，成人期肿瘤进展速度最大，且男性多于女性，好发于长骨的干骺端，约有50%的病例发生于膝关节（图5-31，图5-32）。股骨远端是最常见的受累部位，其次是胫骨近端和肱骨近端。少见发生于手部和足部体积小的骨或椎骨。当出现于足部时，多累及后足部体积较大的骨。发生于小骨的肿瘤预后要好于长骨肿瘤。

大部分患者初始症状为疼痛。但在意识到疼痛之前，肿块可能已经出现在关节附近数周或数月。肿瘤部位皮下可见扩张的静脉。X线表现包括长骨干骺端弥漫性溶骨性破坏，最终肿瘤穿破骨皮质进入骨膜下间隙，并形成Codman三角（图5-33）。随着肿瘤不断侵犯骨皮质外的软组织，可出现典型的日光放射形骨刺样表现。

不超过2%~25%的患者可在股骨近端发现额外的病变。这种跳跃性病灶可能提示预后较差，必须考虑是转移性病变（Enneking Ⅲ期、AJCC Ⅲ期）。约有50%的骨肉瘤为典型性骨肉瘤，其次是成软骨

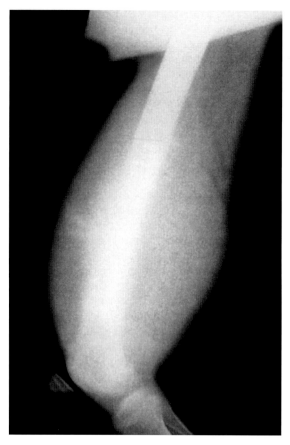

▲图5-31　15岁女性患者，X线片提示股骨远端骨肉瘤，注意肿瘤的日光放射形表现

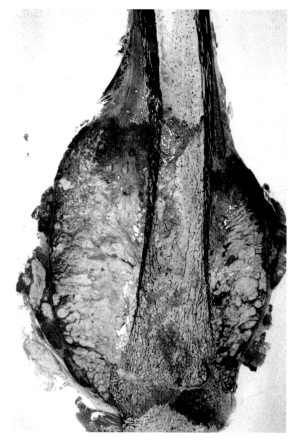

▲图5-32　图5-31患者的肿瘤组织标本。注意股骨中上方清晰的髓内边界，与骨皮质外肿瘤组织处于相同水平。肿瘤未侵犯生长板

性骨肉瘤，其中一小部分是成纤维性骨肉瘤。但这些亚型能否代表预后好坏目前尚不清楚。其他影响因素如多重耐药性（P-糖蛋白表达）在各个亚型中有不同的表达。P-糖蛋白的过表达与临床预后之间有实质性的关系。近期研究表明，血清中高VEGF水平，可能与疾病预后较差有关。

　　要对骨肉瘤进行分期，需要对病灶进行全面的MRI检查，要包含受累骨结构全长影像（图5-34）。MRI使得肿瘤皮质外部分和周围组织有很好的对比效果，同时可以显示骨皮质内高信号的肿瘤与周围低信号的骨髓脂肪组织之间的对比。可以对肿瘤最边缘部位进行辨认，这是肿瘤细胞未分化程度最高也是肿瘤进展最快的部分。这部分组织是肿瘤发展最快的部分，足够柔软，便于进行冰冻组织切片；最易获取，是组织活检的常用部位。此外，MRI能为肿瘤提供解剖数据，可以决定取活检时病灶骨的选取范围，同时也可以判断保肢手术是否易于进行。

　　在多药物化疗方式出现以前，骨肉瘤的治疗方式为根治性截肢术。80%的患者死于弥漫性肺疾病。如今化疗和手术治疗的联合应用，使得骨肉瘤患者5年存活率上升至70%。

　　目前，最常用的化疗药物包括大剂量氨甲蝶呤、多柔比星、顺铂、异环磷酰胺等。对化疗效果差或遭受弥漫性肺疾病影响的患者应用干扰素，目前还在研究之中。一般于术前11~15周开始，以3~4周为周期进行静脉内药物应用。在此期间进行影像学检查，判断干扰素应用是否可以减小肿瘤体积。新辅助化疗后肿瘤坏死程度决定了手术切除的时机，是重要的预后因素。90%肿瘤坏死患者术后5年生存率显著提高，可达85%。大约有50%的患者对目前的化疗方案有积极效果。此外，术后药物治疗可根据复查结果进行调整。

　　对于发生在四肢的骨肉瘤，采取保肢手术，即肿瘤广泛切除，是标准治疗方式。截肢手术仅用于复发病例或意外情况。少于10%的病例截肢手术在肿瘤上极上方约5 cm处进行。保肢手术与内固定技术包括大的关节假体、结构性自体骨移植和复合重

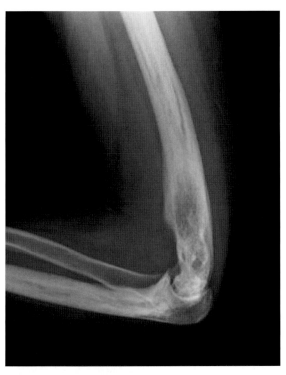

▲图5-33　16岁男性患者，诊断为遗传性视网膜母细胞瘤和蜡油样骨病，图为患者肘关节X线片。肘关节疼痛逐渐加重和骨干前方的Codman三角提示潜在的骨肉瘤

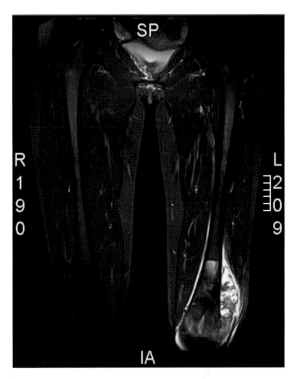

▲图5-34　19岁女性患者，MRI-STIR图像提示股骨骨肉瘤

建方式一同应用。关节假体由不同长度的模块化部分组成（图5-35，图5-36）。假体髓内固定部分有不同直径和长度，要用骨水泥增强。关节假体即刻稳定效果较为理想，并发症发生率较低。但有15%~30%的病例在术后5~10年出现假体松动。最新的特制假体具有不错的效果。还有一种保肢手术是单独使用骨关节自体移植物或联合假体应用。其主要的劣势在于使用较大的自体骨移植物可能有10%~15%的感染、骨不连、应力性骨折等风险，尤其是化疗患者免疫抑制的情况下。过去可能更加流行肿瘤广泛切除后关节融合术，但现在很少应用，因为可活动的关节对患者益处更大。

在新辅助化疗出现之前，肺转移预示着预后较差。目前较大的肿瘤治疗中心多采用多处胸廓切开术等较为激进的手术方式，术后继续化疗，患者的5年生存率约为30%。患者出现多发骨转移或所谓的异时性骨肉瘤，除非切除的是孤立性骨转移瘤，否则预后一般较差。

目前已对骨肉瘤标本进行分子肿瘤学研究，探究肿瘤的发病机制。其中$p53$基因在骨肉瘤患者中突变率增大。骨肉瘤合并$p53$基因突变患者，具有更高的遗传不稳定性，包括多倍染色体复制和较多的超二倍体状态。野生型$TP53$和$MDM2$并无预后价值。失去杂合性的Rb基因可以作为骨肉瘤的预测标志。$F33$是同种型基因，与骨肉瘤的进展具有强相关性。原癌基因$ErbB-2$（$HER-2/neu$）、转化生长因子-β、同型异构体-3的表达同样与骨肉瘤患者较差的预后相关。$HER-2/neu$与肿瘤预后有关，但其细胞质和细胞膜染色在该基因表达中的意义目前尚存在争议。

▶出血性或毛细血管扩张性骨肉瘤

毛细血管扩张性骨肉瘤是典型骨肉瘤的极度溶骨性和破坏性变异型，其好发年龄和部位与典型性骨肉瘤类似。X线表现类似动脉瘤样骨囊肿，导致诊断存在一定困难（图5-37）。病理标本为出血性，显微镜下可见恶性基质细胞和巨细胞。

由于出血性骨肉瘤为高级别、溶骨性肿瘤，疾病早期发生病理性骨折的风险较大。如果出现周围神经血管结构受到严重影响，可能需要进行截肢手术而不是保肢手术（图5-38）。对于这种情况，术前必须进行MRI检查并进行严格的评估。对于合

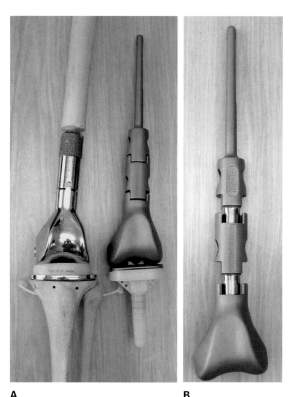

▲**图5-35**　A.2个股骨远端置换系统样本；B.可应用于不同手术部位的模块化系统

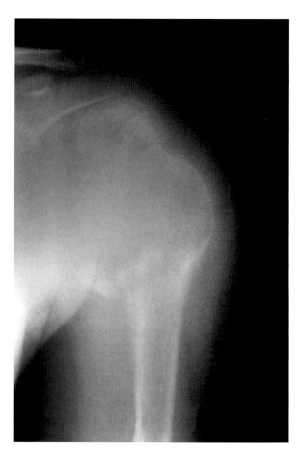

▲**图5-37**　6岁女性患者，X线片提示出血性骨肉瘤

并骨折风险的患者，可以对发病的下肢进行制动，或者提前进行保肢手术。在多药物化疗方式出现之前，出血性骨肉瘤的预后极差。现在出血性骨肉瘤的治疗方式和预后与典型性骨肉瘤相似。

▶**骨膜外骨肉瘤**

　　骨膜外骨肉瘤是发生于骨皮质表面的外生型低级别变异型骨肉瘤，不侵犯骨髓质。骨膜外骨肉瘤的5年、10年生存率分别为90%以上和80%。发病率占骨肉瘤的3%~4%。

　　骨膜外骨肉瘤由梭形细胞成纤维成分和完好发育的骨小梁组成，也可能存在软骨区。成骨细胞分化成熟，可见很少的分裂相细胞。

　　骨膜外骨肉瘤好发于女性，发病年龄比典型性骨肉瘤略大（表5-2）。肿瘤初期生长缓慢，症状轻微。常见于干骺端，大部分肿瘤发生于股骨远端后部（图5-39）。

　　由于骨膜外骨肉瘤为低级别肿瘤，放、化疗效果不佳。因此唯一的治疗方式是广泛手术切除。通常需要切除股骨远端，极少数病例可只切除股骨远

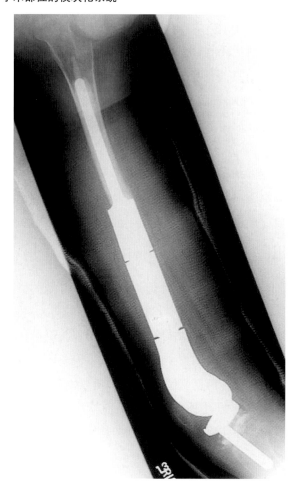

▲**图5-36**　骨骼发育未成熟患者手术部位侧位X线片，显示股骨远端置换系统，该系统能进行较大节段的延展

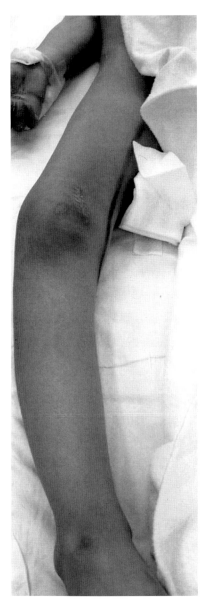

▲**图5-38** 股骨远端骨肉瘤患者的临床资料，肿瘤造成病理性骨折，并严重影响下肢的神经血管结构，不能进行保肢手术

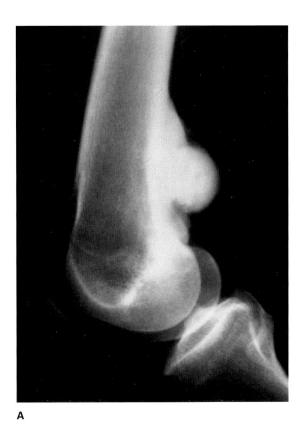

A

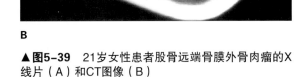

B

▲**图5-39** 21岁女性患者股骨远端骨膜外骨肉瘤的X线片（A）和CT图像（B）

端后部皮质和肿瘤，保存膝关节。此外，必须保证阴性肿瘤边缘。肿瘤可出现复发，由于肿瘤生长缓慢，复发多在5~10年后出现。

有时低级别的骨膜外骨肉瘤可恶变为高级别肉瘤。这样的病变与典型性骨肉瘤预后相似。

▶骨膜骨肉瘤

骨膜骨肉瘤是另外一种骨皮质表面型骨肉瘤，为低到中级别的病变。在所有骨肉瘤中发病率不超过2%。肿瘤多起自骨膜下方，继续生长，会出现新骨形成及大量的成软骨细胞分化。发病率女性稍高，最常见于10~20岁人群。骨膜骨肉瘤几乎全部

发生于长骨。该病变的X线表现和动脉瘤样骨囊肿或骨膜软骨瘤的表现类似（图5-40）。

由于骨膜骨肉瘤是低到中级别的肿瘤，通常不采取化疗，但一些进展型病例也可采取化疗。广泛性肿瘤切除手术是理想的治疗方式，其预后比典型性骨肉瘤好。约有25%的患者在术后2~3年可出现

转移。手术多采取保肢方式，由于肿瘤更靠近骨干，所有邻近关节通常可以保留。

▶继发性骨肉瘤

良性病变可出现继发性突变，恶变为骨肉瘤，且好发于较大年龄人群（表5-2）。这样的良性病变包括佩吉特病、成骨细胞瘤、纤维性结构不良、良性骨巨细胞瘤、骨梗死和慢性骨髓炎等。

典型例子为小部分佩吉特病患者可能出现继发性骨肉瘤。佩吉特病型骨肉瘤，约占所有骨肉瘤的3%，是65岁以上群体中最常见的骨肉瘤类型。好发部位为肱骨，其次为骨盆和股骨。典型患者表现为近期出现的溶骨性病变区内新发急性疼痛。且在确诊佩吉特型骨肉瘤之前，可能有较长时间的炎症相关的钝痛（图5-41）。患者预后极差（5年生存率仅为8%）。对于年龄较大的患者，由于其本身对化疗的不耐受性，所以不建议化疗。

▶低级别髓内型骨肉瘤

骨肉瘤另外一种少见的骨纤维性变异型即中心型或髓内型骨肉瘤。髓内型骨肉瘤镜下表现与骨膜外骨肉瘤相似，病变可见于15~65岁人群，男女发病率相等，通常位于靠近膝关节一侧的干骺端。髓内型骨肉瘤的X线表现为干骺端骨质内的硬化区（图5-42）。同骨膜外骨肉瘤一样，髓内型骨肉瘤的预后较好，并且可单纯行局部手术治疗。

▶射线诱导性骨肉瘤

射线诱导性骨肉瘤可由任何形式的大量射线（大于30 Gy）暴露导致（图5-43）。好发年龄为3~55岁，且常延迟至15岁发病。其他类型的射线诱导性肉瘤包括纤维肉瘤和恶性纤维组织细胞瘤。所有这些继发性肉瘤都是高级别肿瘤，预后较差，肿瘤转移概率很高。

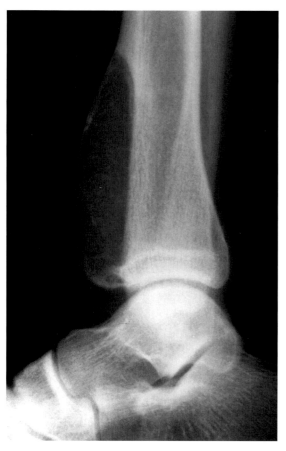

▲图5-40　15岁男性患者，胫骨远端骨膜骨肉瘤X线片

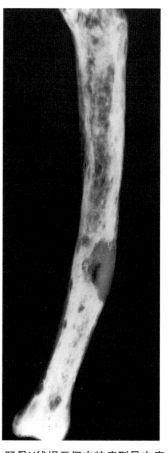

▲图5-41　胫骨X线提示佩吉特病型骨肉瘤

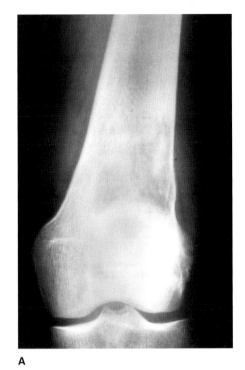

A

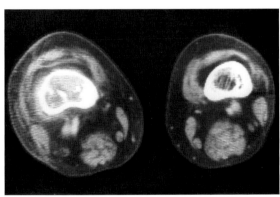

B

▲**图5-42** 65岁男性患者股骨远端低级别髓内型骨肉瘤X线片（A）和CT图像（B）

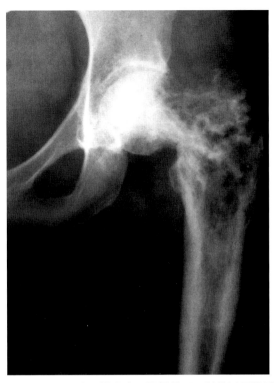

▲**图5-43** 35岁女性患者，股骨转子区射线诱导性骨肉瘤X线片

▶ 多中心型骨肉瘤

多中心型骨肉瘤具有2种临床表现形式：①同时性，发生于儿童，延续至成人时期；②异时性，仅发生于成人。同时性骨肉瘤是高级别硬化性髓内肿瘤，可危及生命；成人型为低进展性、低级别组织学表现，但预后仍然很糟糕（图5-44）。

▶ 软组织骨肉瘤

除骨组织外，骨肉瘤也可发生于肌肉组织，软组织骨肉瘤占所有骨肉瘤的4%（图5-45）。40岁以下人群少见，男女发病率一样，肿瘤常发生于骨盆和大腿的大肌群。

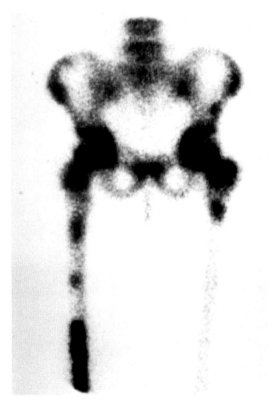

▲**图5-44** 8岁女性患者，多中心型骨肉瘤的同位素骨扫描图像

软组织骨肉瘤必须和更常见的骨化性肌炎进行鉴别。软组织骨肉瘤中心有显著的钙化区（图5-45），骨化性肌炎为条带状钙化且病变边缘有成

熟的致密性骨化。

软组织骨肉瘤的治疗方式和高级别肿瘤相同，包括肿瘤广泛切除联合辅助化疗。预后一般较差，且具有较高概率出现化疗耐受。

▶成骨性肉瘤诊断要点

• 骨肉瘤的最佳诊断方式是组织活检，通常取肿瘤外周的软组织部分。

• 骨膜外骨肉瘤常见于股骨远端后部，呈现"黏附"征象。

二、成软骨性肉瘤

成软骨性肉瘤是形成软骨样基质的一系列肿瘤细胞异质团体。成软骨性肉瘤的诊断基础是没有骨质的形成。如果恶性基质有骨形成，应考虑为具有成纤维特性的骨肉瘤。要牢记这一点，因为成软骨性肉瘤与骨肉瘤表现有差别。但这可能是具有挑战性的。临床医生必须考虑患者年龄，并进行仔细的放射学和组织学评估以确立诊断。

▶原发性或中心性软骨肉瘤

典型的原发性软骨肉瘤是低级别肿瘤，常见于30~60岁人群，男性多于女性。在影像学检查发现病灶之前患者可能有持续数年的轻微疼痛。肿瘤最常见于骨盆、股骨，其次为肱骨近端、肋骨、肩胛骨和胫骨上部。手或足骨发生原发性软骨肉瘤很罕见。长骨的病变常位于干骺端，但也可见于骨干。

大约85%的中央型软骨肉瘤是低级别肿瘤，病灶有絮状伴多发环形和弧形的钙化。在内生软骨瘤和低级别软骨肉瘤的鉴别中，X线比组织学检查更有价值。软骨肉瘤更具侵袭性，X线可见邻近典型软骨基质钙化区透亮影，以及骨皮质内侧塌陷超过50%，并随时间的推移加重（图5-46）。高级别的软骨肉瘤较少见，通常没有典型的钙化和分叶状的表现，而是弥漫性侵袭性的高级别病变，如恶性纤维组织细胞瘤。从组织学角度看，高级别软骨肉瘤不再具有原有的基质类型，取而代之的是更具侵袭性的梭形细胞瘤。

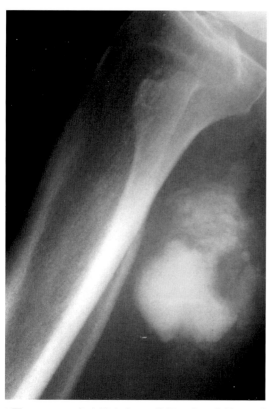

▲图5-45 67岁女性患者，X线提示小腿有软组织骨肉瘤病灶

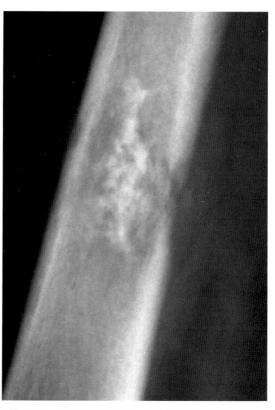

▲图5-46 83岁男性患者，X线片提示股骨远端的低级别原发性软骨肉瘤

由于骨皮质破坏，临床可见局部疼痛。由于是低级别肿瘤，因此对辅助放疗和化疗反应较差，所以需要进行手术治疗。但目前对理想手术方式的选择尚有争议。考虑到肿瘤与周围组织边界问题，理想的方式是肿瘤广泛整块切除，这样可以减少并发症的发生。另一方面，瘤体刮除加外周扩大切除联合辅助治疗能有效降低死亡率，且能提供相同的局部控制效果。事实上，一些研究人员发现，对于1

级成软骨性肉瘤来说，从疾病局部复发和进展角度来说，手术切除范围并不十分重要。

总的来说，低级别中央型软骨肉瘤的预后较好，如果病变得到广泛切除，肺转移概率也很低。但疾病有可能晚期复发，甚至有可能在治疗15年后才复发。对于任何中或高级别的软骨肉瘤，应进行肿瘤广泛整块切除（图5-47）。

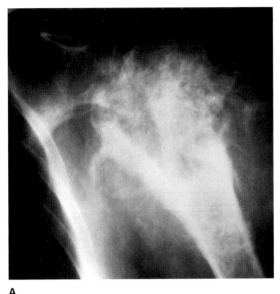

A

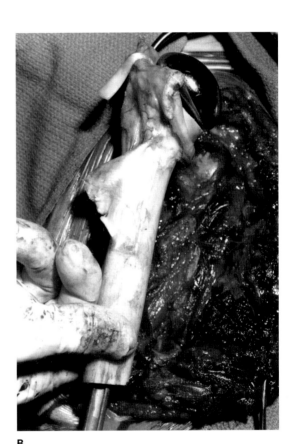

B

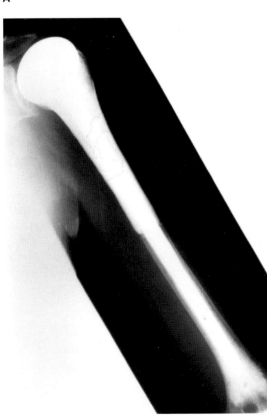

C

▲**图5-47** 52岁肱骨近端巨大中央型软骨肉瘤女性患者术前X线片（A）；术中植入Neer假体（B）；术后X线片（C）

▶继发性软骨肉瘤

大部分继发性软骨肉瘤来源于患者的多发性遗传性骨软骨瘤。单发骨软骨瘤很少形成继发性软骨肉瘤，因此除非肿瘤导致显著的临床症状，一般不进行预防性的切除手术。多发性遗传性骨软骨瘤恶变率低于1%，并且在骨骼发育成熟前极少发生。继发性软骨肉瘤患者年龄一般小于原发性软骨肉瘤。继发性软骨肉瘤生长缓慢，临床症状较轻，最常见的发病部位是骨盆，其次是股骨近端、肱骨近端和肋骨。X线片显示病变为絮状钙化（图5-48）。骨软骨瘤软骨帽厚度超过1~2 cm应该怀疑继发性软骨肉瘤。继发性或周围性软骨肉瘤的总体预后优于原发性或中央型软骨肉瘤。不破坏软骨帽的情况下对肿瘤进行完整的切除是唯一有效的治疗方法。

▶去分化软骨肉瘤

去分化软骨肉瘤占所有软骨肉瘤的5%~10%，是恶性程度最高的肿瘤类型。该病是传统软骨肉瘤向恶性纤维组织细胞瘤或骨肉瘤转化。肿瘤组织学表现为低至中级别恶性肿瘤与高级别异质性肉瘤，二者区域相邻但存在差异。去分化软骨肉瘤多见于50~70岁的老人。好发部位与中央型原发软骨肉瘤相同，包括骨盆、股骨和肱骨近端（图5-49）。X线可见肿瘤内稀薄区域皮质变薄。病理性骨折较常见。

去分化软骨肉瘤预后一般较差，大部分患者在1年内出现肿瘤转移并最终死亡（1年生存率约为10%）。放、化疗效果比恶性纤维组织细胞瘤或骨肉瘤差。外科手术切除肿瘤仍是主要的治疗方式，对年轻患者还要进行其他辅助治疗。

▶透明细胞软骨肉瘤

透明细胞软骨肉瘤是一种较为少见的低级别软骨肉瘤。男性多见，好发年龄为20~50岁。大多数患者的病变发生于股骨头（图5-50）。

X线可见股骨头内溶骨性肿瘤，边界清晰合并中心钙化。尽管镜下可见一些巨细胞，如同软骨母细胞瘤一样，但低级别软骨肉瘤并不包含巨细胞。甚至肿瘤组织的大体检查，其表现都不太像一个软

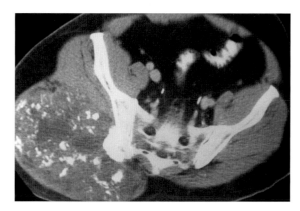

▲**图5-48** 56岁男性遗传性多发性骨软骨瘤患者的CT扫描显示发生于髂骨的继发性周围性软骨肉瘤

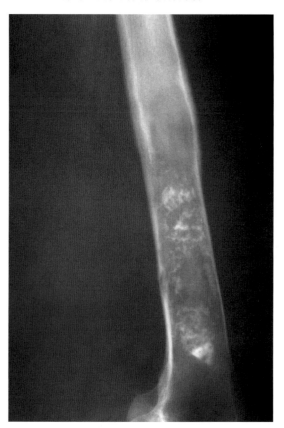

▲**图5-49** 73岁女性去分化软骨肉瘤患者，病变位于股骨远端

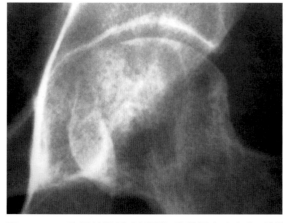

▲**图5-50** 25岁男性股骨头透明细胞软骨肉瘤患者X线片

骨肉瘤，这也解释了为何年轻成人患者容易被误诊为软骨母细胞瘤。肿瘤细胞含有大量糖原，使其表现为透明细胞。透明细胞软骨肉瘤没有明显的基因变异，最新的研究认为碱性磷酸酶水平和肿瘤预后有关。

治疗方式为肿瘤广泛切除加重建。该型肿瘤预后较好。如果误诊为软骨母细胞瘤而采取肿瘤刮除植骨的方式治疗，预后通常较差，复发率较高。

▶间叶性软骨肉瘤

另外一种较为少见的类型是间叶性软骨肉瘤，是一种大细胞肿瘤，由初级间充质细胞构成，伴有部分软骨分化。约1/3的病变侵及软组织，女性发病多于男性，可见于年轻成人（表5-2）。最常见发病部位为颌骨，其次为脊柱、肋骨，极少数情况发生于四肢长骨。

间叶性软骨肉瘤是高级别肿瘤，但具有低级别软骨肉瘤的组织学特点。表现为高度钙化区域，混合恶性圆形细胞区域，类似尤因肉瘤或孤立性纤维肿瘤的表现。

治疗方式为肿瘤节段切除联合周围广泛切除，辅助化疗和放疗。即便采取较为积极的治疗，预后仍相对较差，肺转移的可能性很高。

▶成软骨性肉瘤诊断要点

• 典型的成软骨性肉瘤对放疗或化疗不敏感，多采取单纯手术治疗。

• 疼痛，骨皮质内侧塌陷超过50%，或者典型内生软骨瘤周围有放射透亮影，应高度警惕软骨肉瘤的发生。

三、圆形细胞瘤

这一系列肿瘤细胞的苏木精-伊红染色的显微镜下表现相似，除此之外，构成细胞具有明显的区别。考虑到不同的细胞类型，表现和治疗方式多样。

▶尤因肉瘤系肿瘤

A.尤因肉瘤

尤因肉瘤是由James Ewing最早描述的一种弥漫性骨内皮肿瘤。之后很多学者对尤因肉瘤的组织学发生机制进行了研究，提出了很多理论。基于电子扫描显微镜和免疫组化的发现，目前学者认为尤因肉瘤代表一种未分化的神经肿瘤，不同于神经母细胞瘤。尤因肉瘤系肿瘤（ESFT）包括较为少见的原始神经外胚叶肿瘤（PNET）和Askin肿瘤。ESFT表达嵌合转录因子，造成22号染色体相互易位，产生尤因肉瘤基因（EWS）。90%的情况为t（11；22），出现EWS/FLI-1嵌合。t（21；22）和t（7；22）较为少见。上述变异导致转录因子受EWS启动子控制。近期的研究发现了一些下游的靶基因，包括血管内皮生长因子和小窝蛋白-1（CAV-1），这二者被认为是肿瘤形成的必需物质。目前，正在研究它们作为定向治疗的可能靶点。

90%的尤因肉瘤发生于5~25岁人群。如果患者年龄小于5岁，最可能的诊断是转移性神经母细胞瘤。男性发病高于女性，且预后较差。最常见部位为骨盆，其次为股骨、胫骨、肱骨和肩胛骨。由于尤因肉瘤是髓系肿瘤，因此可发生于任何一块骨（图5-51）。

尤因肉瘤的X线表现为骨干-干骺端交界区域中心性溶骨性病变，对骨皮质造成广泛弥漫性破坏，可破入骨膜下方，刺激骨膜产生典型的洋葱皮样或多层骨膜反应。此外，肿瘤会形成沿骨膜血管走行的新生骨，造成另外一种放射学表现，即反应性发梢现象（图5-52）。

尤因肉瘤是一种高级别肿瘤，病变区域有大量的骨坏死，因此容易误诊为骨髓炎。肿瘤液化有时会被误认为脓液。此外尤因肉瘤患者还可有间断低热、白细胞计数增高、血沉加快等表现。镜下可见肿瘤组织由小圆形细胞构成，不超过20%的病例可见假菊形团的形成。玫瑰花样结构更多见于原始神经外胚叶肿瘤。

尤因肉瘤为高侵袭性肿瘤，局部复发和远处转移发生率很高。患者进行局部肿瘤切除联合多种药物化疗的5年生存率约为70%（图5-53）。目前最常见的化疗方式为诱导和多药物辅助化疗的结合，包括长春新碱、多柔比星、环磷酰胺、放线菌素D

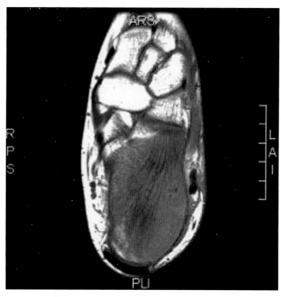

▲图5-51　9岁女性后足MRI提示跟骨尤因肉瘤

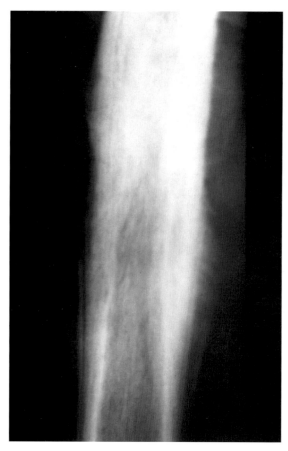

▲图5-52　15岁男性尤因肉瘤患者X线片显示位于股骨的肿瘤造成的骨膜反应

及异环磷酰胺等。不幸的是，15%~25%的患者为非局限性病变。对于发生远处转移的患者，其5年生存率仅为30%。肺转移肿瘤节段切除可使生存率有一定的提升。

尤因肉瘤对射线敏感。局部病变最理想的治疗方式曾经是应用45~50 Gy的放疗，持续5周。目前手术治疗是处理局限性病变较好的方式，因为发生继发性肉瘤的风险很小。如果病变边缘组织已被污染，术后需要进行局部放疗。如果切除术后化疗效果较差，可采用放疗进行辅助治疗，能降低局部复发率。术前放疗目前应用较少，但对于手术切除范围边缘的病变有一定作用。

B.原始神经外胚叶肿瘤

原始神经外胚叶肿瘤比尤因肉瘤少见。同尤因肉瘤一样，免疫组化也有神经标志物的表达。原始神经外胚叶肿瘤同样存在t（11；22）易位，生成EWS/FLI-1融合蛋白。由于这些相似性，通常认为原始神经外胚叶肿瘤和尤因肉瘤是该疾病谱的终点。

严格地说，原始神经外胚叶肿瘤是一种较为少见的肿瘤，约占尤因肉瘤样肿瘤的10%。其治疗方式与尤因肉瘤类似，但预后非常差。因此，一些学者认为应该将其从尤因肉瘤家族中分离出来。

▶淋巴瘤

淋巴母细胞瘤是发生在淋巴器官包括骨髓的新生物，约占所有恶性骨肿瘤的7%。可大致分为霍奇金淋巴瘤和非霍奇金淋巴瘤，二者都可侵犯骨组织。霍奇金淋巴瘤预后相对较好。发生骨侵犯时，多为局限性病灶并有大量的成骨反应，尤其是当病变波及脊柱时。

非霍奇金淋巴瘤有2种主要类型。本部分主要讲述骨原发性淋巴瘤，表现为单一骨质发生的局限性溶骨性破坏，且分期检查（包括同位素骨扫描、胸腹CT检查和骨髓穿刺等）均显示其他区域阴性。另一种类型为更加广泛和系统性的淋巴瘤，波及多个淋巴器官，包括淋巴结、肝、脾和骨组织。单发的骨原发性淋巴瘤预后尚可，但随时间的推移，病变开始广泛或系统化，此时预后较差。这一点与浆细胞肿瘤类似，即患者可有预后较好的单发浆细胞肿瘤向预后较差的多发性骨髓瘤转变。

骨原发性淋巴瘤曾称为网状细胞肉瘤，约占淋巴瘤的50%。通常在出现骨骼症状到确诊之间可

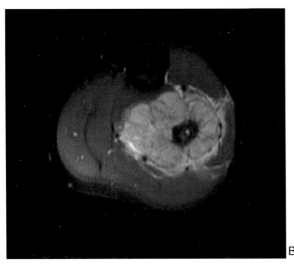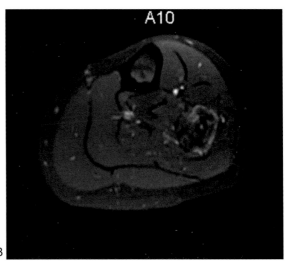

▲图5-53 14岁男性胫骨尤因肉瘤患者的术前MRI图像（A）和新辅助化疗10周后的MRI图像（B）

能有4~6个月的间隔。该病男性多于女性，且多发生于25岁以上人群，50%以上的病例侵犯脊柱和骨盆。股骨为四肢最常见的病变位置，其次为胫骨和肱骨。10%~40%的病例可见多个骨组织侵犯。

骨原发性淋巴瘤的X线表现为骨皮质扩大的溶骨性破坏，骨干、干骺端和骨骺处的轻微硬化反应（图5-54）。MRI提示肿瘤侵犯的骨髓组织范围要比平片显示的骨皮质破坏范围大。

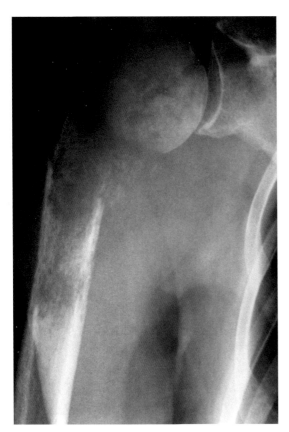

▲图5-54 64岁女性患者，X线片显示肱骨近端淋巴瘤

骨淋巴瘤最常见的组织学类型为大细胞型或大小细胞混合型。这些细胞大多没有正常的细胞质结构，但其细胞核多为折叠型，且核仁染色为显著的粉色。免疫组化染色非常重要，有助于对尤因肉瘤和淋巴瘤B、T亚型进行鉴别。淋巴瘤糖原染色多为阴性，但网状纤维染色通常为阳性。

骨原发性淋巴瘤采取多药物化疗可以有效提高5年生存率，可达70%。和尤因肉瘤一样，骨原发性淋巴瘤对局部射线作用非常敏感。如果肿瘤为局限性病变，可进行肿瘤节段切除联合保肢手术重建，无须进行局部放疗，避免出现切口愈合不良。如果病变更加广泛，则需要采用病灶内技术如骨水泥强化髓内钉或长柄假体，并在接下来对整个骨质进行放疗，类似合并病理性骨折的转移癌的治疗。对于广泛的肿瘤浸润，可采用骨髓移植的方式进行处理。

▶浆细胞肿瘤

由恶性单克隆浆细胞构成的肿瘤，称为骨髓瘤或浆细胞瘤。很少见到单发的骨髓瘤或浆细胞肿瘤。肿瘤多侵犯多处骨质，此时称为多发性骨髓瘤。

A.骨髓瘤

多发性骨髓瘤是最常见的骨组织原发性恶性肿瘤，约占所有恶性骨肿瘤的45%，也是第二位常见的造血系统恶性肿瘤。90%的病例发生于40岁以上人群，高加索人种约占1%，非裔美国人约占2%。

多发性骨髓瘤以溶骨性"鸟眼状"病变（图5-55）、不典型浆细胞增生和单克隆丙球蛋白病为特征。多发性骨髓瘤的诊断标准包括肿瘤组织活检出现浆细胞增多、骨髓浆细胞增多、异常的血清蛋白电泳结果和本周尿蛋白。多发性骨髓瘤类似淋巴瘤，能造成骨的严重破坏，好发于躯干、髋关节和肩关节。对多发性骨髓瘤生物学特性的研究处于高速发展的阶段，关于肿瘤靶向治疗的研究也越来越多。靶向治疗靶点包括细胞表面受体抑制因子如VEGF-R和IGF-1R、细胞信号通路如MAPK通路和MTOR通路抑制因子、JAK抑制因子、组蛋白去乙酰氨基酶抑制因子，以及其他因子等。

病变发生在膝关节或肘关节远端较为少见。约有3%的患者表现为硬化性病变，预后较好，且和周围神经病有关。血清蛋白电泳结果显示单克隆免疫球蛋白含量增高。轻链免疫球蛋白的溢出会导致本周蛋白尿。

有时会出现尿液电泳结果阳性而血清样本电泳阴性的情况。进展性多发性骨髓瘤会造成广泛的骨

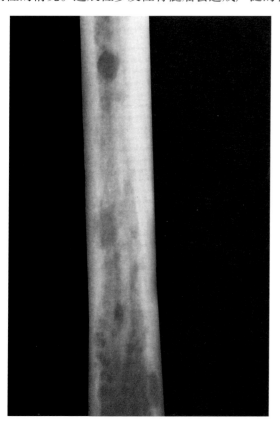

▲ **图5-55**   72岁男性患者，X线片显示股骨干多发性骨髓瘤

质破坏，因而可出现血钙增高，导致患者出现半昏迷状态，长时间则会造成肾钙质沉积症。肾脏也可因肾小管内蛋白质积聚造成损伤，导致肾衰竭。

骨髓穿刺通常可发现异常浆细胞，为正常结构的嗜酸性浆细胞，细胞核处于偏心位。正常B细胞分化的浆细胞可以产生抗体，而异常浆细胞会产生无效的免疫球蛋白，这解释了多发性骨髓瘤患者感染率高的现象。部分患者可有骨外渗透，大部分见于上呼吸道和口腔。10%~15%的病例可出现淀粉样变性。这其中又有约1/4的患者有心脏病变，其生存中位时间为4个月。

多发性骨髓瘤X线表现为边界清晰、锐利的溶骨性病变，骨膜炎症轻微。常见病理性固定。由于其几乎独特的破骨细胞活动，骨扫描具有很高的假阴性率。因此在对疾病进行分期时，其他骨骼检查更为必要。

不超过2%的多发性骨髓瘤患者表现为POEMS综合征（多发性周围神经病、肝脾大、内分泌紊乱、M蛋白升高、皮肤色素沉着和骨质硬化等）。

尽管治疗方式得到改进，预后也在逐步提升，但多发性骨髓瘤仍是致死性疾病，超过90%的患者在发病后2~3年内死亡。50%~70%的患者应用美法仑或可的松治疗后可出现暂时的症状缓解。双磷酸盐的应用可以减少骨骼相关并发症及疼痛症状，同时延缓了疾病的进展。

骨髓瘤的局部处理方式和转移瘤的处理类似，在切除肿瘤病变后联合骨水泥强化髓内钉或人工假体设备等。术中手术范围内出血量通常较大，这和转移性肾细胞癌和特定的甲状腺转移癌类似。术后需进行5500 cGy的放疗。脊柱病变必须依照转移性肿瘤的治疗方式进行处理，这一点在后面的内容中叙述。

B.单发性骨髓瘤

单发性骨髓瘤较少见（图5-56）。从定义上来说，单发性骨髓瘤无骨髓破坏。75%的患者可有几乎正常的血清蛋白电泳（SPEP）和尿蛋白电泳（UPEP）。剩余25%的病例可有轻度异常。最常侵犯脊柱，且患者年龄通常低于50岁。但不幸的是，约有70%的单发性骨髓瘤会在发病3年内进展

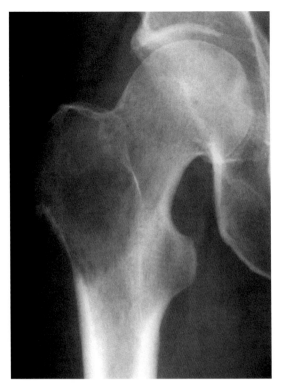

▲**图5-56**　46岁女性患者，X线片显示股骨近端单发性骨髓瘤

为多发性骨髓瘤。在这之前，其治疗方式仅为局部控制，即肿瘤广泛切除或病变切除加骨质重建，术后辅助放疗。

▶圆形细胞瘤诊断要点

- 尤因肉瘤为染色体t（11；22）变异形成嵌合转录因子所导致。

- 由于淋巴瘤对放、化疗的高度敏感性，一般不采取手术切除肿瘤。

- 由于同位素扫描上骨髓瘤表现为"冷区域"，因此全面的骨骼检查对疾病分级很有必要。

四、骨纤维肉瘤系肿瘤

恶性骨纤维肉瘤在临床上类似骨肉瘤，但患者发病年龄比骨肉瘤患者大，骨肉瘤多影响20岁以下人群。无肿瘤骨形成。主要的两种类型为骨纤维肉瘤和骨恶性纤维组织细胞瘤。

▶骨纤维肉瘤

骨纤维肉瘤是恶性梭形细胞瘤，常见于40岁左右人群。其发病率仅为骨肉瘤的1/10，二者好发部位类似。最常见部位为股骨远端，其次为胫骨近端、骨盆、股骨近端。脊柱、手、足病变较为少见。

骨纤维肉瘤在X线图像上表现为单纯的溶骨性渗透性破坏，类似淋巴瘤的表现。因此，患者多表现为病变部位疼痛和病理性骨折。镜下表现为成肌纤维母细胞分化合并骨形成或组织细胞的出现，以及恶性纤维组织细胞瘤（MFH）。肿瘤的低级别类型表现为具有恶性外观的成纤维细胞形成大量的胶原纤维，显示为进展性成纤维性纤维瘤的表现。高级别形式肿瘤具有更多的未分化成纤维细胞和较少的胶原纤维形成。肿瘤组织镜下常可出现编织篮或席纹状表现。

肿瘤的预后和治疗与肿瘤细胞的组织学等级直接相关。低级别的纤维肉瘤预后优于骨肉瘤，但仍需要进行积极的肿瘤广泛切除，以避免局部复发。由于低级别肿瘤细胞分裂相指数较低，术后放疗和化疗价值不大。高级别纤维肉瘤的预后及复发率与骨肉瘤相似，通常需要手术联合辅助化疗的方式进行治疗，前提是患者较为年轻，身体可以承受化疗的毒性反应。

▶骨恶性纤维组织细胞瘤

1970年以前，恶性纤维组织细胞瘤常见于软组织内，较少在骨组织中诊断出来。现在恶性纤维组织细胞瘤较纤维肉瘤更为常见，但这两种肿瘤具有相似的临床特点。恶性纤维组织细胞瘤通常见于中年或老年人群（表5-2）。男性发病率高于女性，且好发部位与纤维肉瘤和骨肉瘤相同。

恶性纤维组织细胞瘤为单纯性溶骨性肿瘤，表现为干骺端-骨干区域的溶骨性破坏，与淋巴瘤类似（图5-57），为弥漫性溶骨破坏，且没有骨膜反应。恶性纤维组织细胞瘤的镜下表现显示肿瘤为高级别，且有大量未分化成纤维细胞与组织细胞、少量巨细胞的混合。

由于恶性纤维组织细胞瘤更倾向于高级别纤维肉瘤，因此预后较差，局部复发和远处转移率较高。治疗方式类似高级别纤维肉瘤和骨肉瘤，包括广泛肿瘤切除和辅助化疗。

五、釉质瘤

釉质瘤（adamantinoma）仅占所有恶性骨肿

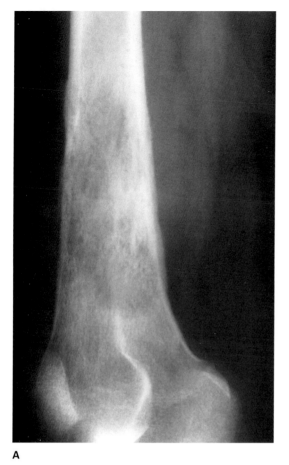
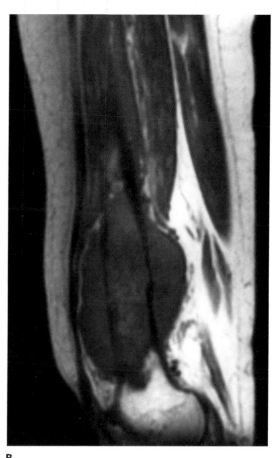

A   B

▲**图5-57**　50岁女性患者的股骨远端恶性纤维组织细胞瘤X线片（A）和MRI图像（B）

瘤的0.33%，男女发病率相同，好发于10~20岁人群。常见于长骨骨干的前侧皮质，90%的病例发生于胫骨。疾病病因未知，过去认为起自成血管样滑膜细胞和上皮细胞。最新的研究包括免疫组化和电子显微镜检查，更加支持上皮源性的假设，这与基底细胞癌的组织学表现类似，并可能解释病变常见部位为何位于皮下的胫骨前缘皮质。由于发生在胫骨处的肿瘤的组织学表现类似颌骨成釉细胞瘤（ameloblastoma），因此得名为釉质瘤，但这二者在临床上并无直接联系。

　　釉质瘤在X线上表现为具有溶骨性病变核心的良性肿瘤，外周包绕反应性硬化骨质，病变胫骨处前方皮质隆起，具有纤维性结构不良或骨纤维结构不良的表现（图5-58）。其中一个鉴别要点为骨纤维结构不良通常为无痛性的，而釉质瘤疼痛症状多见。另外一点是纤维性病变多在骨骼发育成熟后停止生长，但釉质瘤在骨骼成熟后仍会继续生长，如果病理活检发现病变处有进展性溶骨破坏，需要考

虑此疾病。有部分病例表现为良性骨纤维组织中存在骨纤维结构不良与小区域的釉质瘤。实际上，近些年来将该病称为骨纤维结构不良性釉质瘤，其总体生物活性较低。釉质瘤可同时累及胫骨和腓骨，临床医生应注意这一点。

　　肿瘤组织在镜下为纤维组织基质内的网状或条索状的上皮或血管组织，表现类似低级别的血管肉瘤或转移性肿瘤。肿瘤细胞染色体异常较为常见，尤其是7、8、12和19号染色体。

　　釉质瘤生长极为缓慢，但有时可转移至局部淋巴结或肺部。因此必须进行广泛切除，并进行髓内钉联合自体骨移植物重建。由于肿瘤的低级别特点，不推荐辅助放疗或化疗。即使出现肺部转移也可通过肺段切除术处理，预后相对较好。

▶**诊断要点**

　　• 釉质瘤可看作骨纤维结构不良的延续，临床医生必须通过持续性加重的疼痛和影像学进展表现进行鉴别。

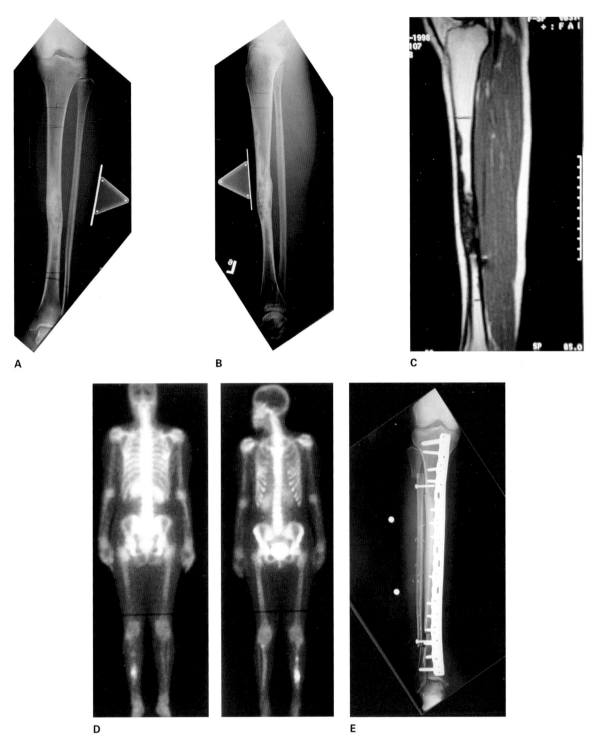

▲**图5-58** 胫骨釉质瘤。初始的胫骨正侧位片（A和B）、骨扫描图像（C）和MRI图像（D）；患者肿瘤节段切除联合自体移植物重建和带血管腓骨移植术后X线片（E和F）；术后3年随访复查正侧位片（G和H）及下肢外观照片（I~K）

六、骨血管肉瘤

骨血管肉瘤相对少见，包括血管内皮瘤、血管肉瘤和血管外皮细胞瘤。血管内皮瘤和血管肉瘤常被混淆，但需要注意前者是低级别肿瘤，而后者是相对高级别肿瘤且预后差。

▶血管内皮瘤

血管内皮瘤男性发病高于女性，发病年龄跨度较大。好发部位为股骨、骨盆、脊柱和肋骨，常波及长骨骨干和干骺端。约有1/3的病例为同一骨或同一肢体的多发病变。

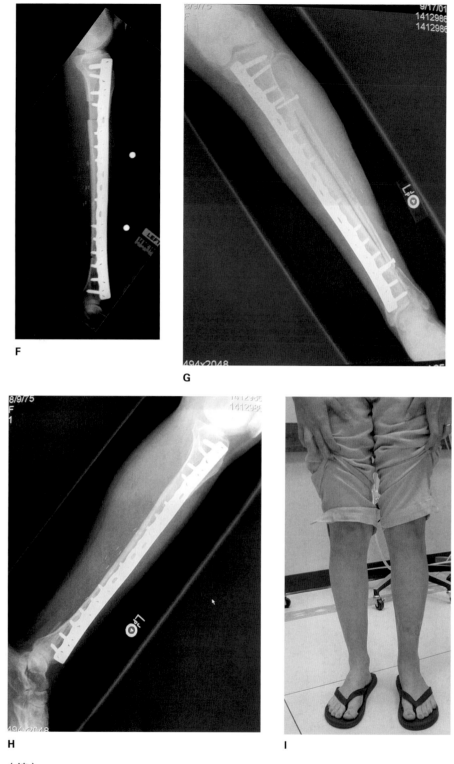

▲图5-58 （续）

　　肿瘤影像学表现为单纯的溶骨性病变，病变越是进展，反应性骨生成越少。临床表现多种多样，取决于肿瘤的组织学等级。低级别病变看起来类似良性血管瘤，生长缓慢，预后通常较好。而高级别肿瘤生长快速，预后较差。

　　治疗同样取决于肿瘤细胞的组织学等级。对于低级别肿瘤，单纯肿瘤刮除联合自体骨移植即可有良好效果，但高级别病变需要进行广泛的切除与重建。辅助化疗和放疗可考虑用于高级别肿瘤，尤其是多发病变的患者。

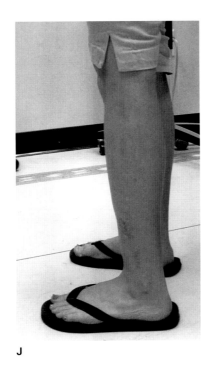

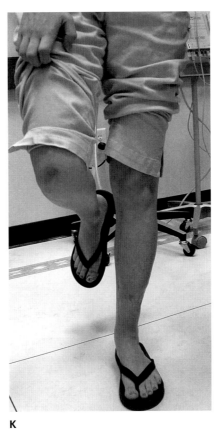

▲图5-58 （续）

七、脊索瘤

脊索瘤较少见，约占所有恶性骨肿瘤的4%。肿瘤起源自原始脊索细胞，临床表现类似软骨肉瘤。男性发病多于女性，常见于30~80岁的人群。约有50%的病例侵犯骶尾部，37%可见于蝶枕区域，其余病例见于腰椎或颈椎椎体。颅部侵犯常见于年轻群体，由于肿瘤位置靠近大脑，手术切除风险较大，因此预后通常较差。

脊索瘤X线平片表现为中心溶骨性病变，外周反应性骨硬化轻微，基质轻度钙化，类似软骨肉瘤的表现。从定义上说，脊索瘤为中线肿瘤，如果侵犯骶骨，多为下3个节段骶骨，表现为骶骨前后方皮质外分叶状肿物。由于肿瘤生长缓慢，早期可无疼痛，但可因肿瘤压迫直肠出现便秘症状。由于常规X线检查不能确定肿瘤真实的解剖边界，所以最好联合CT或MRI检查进行诊断（图5-59）。

肿瘤镜下表现为黏液性组织中有网状或条索状细胞排列，类似软骨肉瘤。大多数病例中大的含空泡的细胞呈现印戒状，称为空泡细胞。

骶尾部肿瘤采取广泛性肿瘤切除进行治疗。由于手术出血量较大，手术难度较高，可能导致显著的神经源性小肠或神经源性膀胱。目前，常用辅助放疗帮助减少术后复发的概率。近期的研究建议术前最高进行5000 cGy的放疗，术后采用6500 cGy的放疗。如果手术医生能完整地切除肿瘤，术后复发率约为30%，如果肿瘤周围组织被污染，复发率高达65%。术后10~15年发生复发较常见。由于脊索瘤为低级别肿瘤，即使是肿瘤复发，也几乎不发生肺转移。

八、恶性骨肿瘤诊断要点

• 详细的病史记录和体格检查对鉴别骨肿瘤良恶性具有重要价值。

• 在新辅助化疗的应用下，尤因肉瘤和骨肉瘤患者的生存率得到改善，并且治疗的时机和持续时间会对临床结果造成影响。

• 怀疑或不排除骨恶性病变而进行组织活检时，最好选择病变外周组织，尤其是当肿瘤包含软组织成分时，因为这部分组织最具有诊断价值。

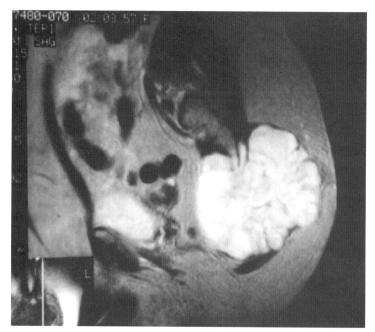

A

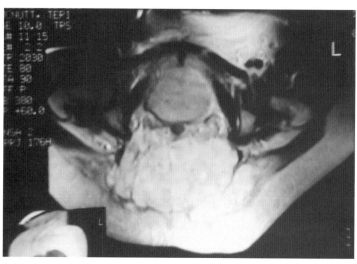

B

▲图5-59　中年女性骶骨脊索瘤患者，MRI T$_2$矢状位图像（A）和T$_2$横断面图像（B）

Anthouli-Anagnostopoulou FA, Hatziolou E, Papachristou G, et al: Juxtacortical osteosarcoma. A distinct malignant bone neoplasm. *Adv Clin Pathol* 2004;3:127. [PMID: 11080792]

Avnet S, Longhi A, Salerno M, et al: Increased osteoclast activity is associated with aggressiveness of osteosarcoma. *Int J Oncol* 2008;33:1231. [PMID: 19020756]

Bacci G, Balladelli A, Palmerini E, et al: Neoadjuvant chemotherapy for osteosarcoma of the extremities in preadolescent patients: the Rizzoli Institute experience. *J Pediatr Hematol Oncol* 2008;30:908. [PMID: 19131777]

Bacci G, Ferrari S, Bertoni F, et al: Histologic response of high-grade nonmetastatic osteosarcoma of the extremity to chemotherapy. *Clin Orthop Relat Res* 2001;386:186. [PMID: 11347833]

Bacci G, Forni C, Longhi A, et al: Local recurrence and local control of non-metastatic osteosarcoma of the extremities: a 27-year experience in a single institution. *J Surg Oncol* 2007;96:118. [PMID: 17577221]

Barrille-Nion S, Barlogie B, Bataille R, et al: Advances in biology and therapy of multiple myeloma. *Hematology (Am Soc Hematol Educ Program)* 2003;248. [PMID: 14633785]

Bruns J, Elbracht M, Niggemeyer O: Chondrosarcoma of bone: an oncological and functional follow-up study. *Ann Oncol* 2001;12:859. [PMID: 11484965]

Burger R, Le Gouill S, Tai YT, et al: Janus kinase inhibitor INCB20 has antiproliferative and apoptotic effects on human myeloma cells in vitro and in vivo. *Mol Cancer Ther* 2009;8:26. [PMID: 19139110]

Cesari M, Bertoni F, Bacchini P, et al: Mesenchymal chondrosarcoma. An analysis of patients treated at a single institution. *Tumori* 2007;93:423. [PMID: 18038872]

Crapanzano JP, Ali SZ, Ginsberg MS, et al: Chordoma: a cytologic study with histologic and radiologic correlation. *Cancer* 2001;93:40. [PMID: 11241265]

Desai SS, Jambhekar N, Agarwal M, et al: Adamantinoma of tibia: a study of 12 cases. *J Surg Oncol* 2006;93:429. [PMID: 16550582]

Donati D, Yin J, Di Bella C, et al: Local and distant control in non-metastatic pelvic Ewing's sarcoma patients. *J Surg Oncol* 2007;96:19. [PMID: 17345611]

Ewing J: Diffuse endothelioma of bone. *Proc NY Pathol Soc* 1921;21:17. [No PMID]

Gelderblom H, Hogendoorn PC, Dijkstra SD, et al: The clinical approach towards chondrosarcoma. *Oncologist* 2008;13:320. [PMID: 18378543]

Han I, Oh JH, Na YG, et al: Clinical outcome of parosteal osteosarcoma. *J Surg Oncol* 2008;97:146. [PMID: 18050289]

Hoang BH, Kubo T, Healey JH, et al: Expression of LDL receptor-related protein 5 (LRP5) as a novel marker for disease progression in high-grade osteosarcoma. *Int J Cancer* 2004;109:106. [PMID: 14735475]

Kanamori M, Antonescu CR, Scott M, et al: Extra copies of chromosomes 7, 8, 12, 19, and 21 are recurrent in adamantinoma. *J Mol Diagn* 2001;3:16. [PMID: 11227067]

Khanna C, Wan X, Bose S, et al: The membrane-cytoskeleton linker ezrin is necessary for osteosarcoma metastasis. *Nat Med* 2004;10:182. [PMID: 14704791]

Kilpatrick SE, Geisinger KR, King TS, et al: Clinicopathologic analysis of HER-2/neu immunoexpression among various histologic subtypes and grades of osteosarcoma. *Mod Pathol* 2001;14:1277. [PMID: 11743051]

Mandahl N, Gustafson P, Mertens F, et al: Cytogenetic aberrations and their prognostic impact in chondrosarcoma. *Genes Chromosomes Cancer* 2002;33:188. [PMID: 11793445]

Ocio EM, Mateos MV, Maiso P, et al: New drugs in multiple myeloma: mechanisms of action and phase I/II clinical findings. *Lancet Oncol* 2008;9:1157. [PMID: 19038762]

Ogose A, Hotta T, Kawashima H, et al: Elevation of serum alkaline phosphatase in clear cell chondrosarcoma of bone. *Anticancer Res* 2001;21:649. [PMID: 11299821]

Overholtzer M, Rao PH, Favis R, et al: The presence of p53 mutations in human osteosarcomas correlates with high levels of genomic instability. *Proc Natl Acad Sci USA* 2003;100:11547. [PMID: 12972634]

Pring ME, Weber KL, Unni KK, et al: Chondrosarcoma of the pelvis. A review of sixty-four cases. *J Bone Joint Surg Am* 2001;83-A:1630. [PMID: 11701784]

Rizzo M, Ghert MA, Harrelson JM, et al: Chondrosarcoma of bone: analysis of 108 cases and evaluation for predictors of outcome. *Clin Orthop Relat Res* 2001;391:224. [PMID: 11603673]

Roland Durr H, Wegener B, Krödel A, et al: Multiple myeloma: surgery of the spine: retrospective analysis of 27 patients. *Spine (Phila Pa 1976)* 2002;27:320. [PMID: 11805699]

Schwab JH, Antonescu CR, Athanasian EA, et al: A comparison of intramedullary and juxtacortical low-grade osteogenic sarcoma. *Clin Orthop Relat Res* 2008;466:1318. [PMID: 18425560]

Scully SP, Ghert MA, Zurakowski D, et al: Pathologic fracture in osteosarcoma: prognostic importance and treatment implications. *J Bone Joint Surg Am* 2002;84-A:49. [PMID: 11792779]

Streitburger A, Ahrens H, Balke M, et al: Grade I chondrosarcoma of bone: the Munster experience. *J Cancer Res Clin Oncol* 2009;135:543. [PMID: 18855011]

Tallini G, Dorfman H, Brys P, et al: Correlation between clinicopathological features and karyotype in 100 cartilaginous and chordoid tumours. A report from the Chromosomes and Morphology (CHAMP) Collaborative Study Group. *J Pathol* 2002;196:194. [PMID: 11793371]

Tian E, Zhan F, Walker R, et al: The role of the Wnt-signaling antagonist DKK1 in the development of osteolytic lesions in multiple myeloma. *N Engl J Med* 2003;349:2483. [PMID: 14695408]

Weiss A, Khoury JD, Hoffer FA, et al: Telangiectatic osteosarcoma: the St. Jude Children's Research Hospital's experience. *Cancer* 2007;109:1627. [PMID: 17351949]

良性软组织肿瘤

软组织可以定义为非上皮源性、骨外的间充质组织，且除外网状内皮系统和胶质。在此定义下，软组织包括脂肪、纤维组织、肌肉和相关的神经血管结构。

良性软组织肿瘤分化成熟，且自我生长通常存在限制。良性软组织肿瘤通常局限在界限清楚的腔室内，侵犯局部组织，且稍有复发。由于良性软组织肿瘤种类较多，这里仅介绍常见的病种。

一、脂肪瘤

脂肪瘤是目前为止最常见的软组织肿瘤，约占所有软组织肿瘤的50%。其发病率远超脂肪肉瘤，约为100∶1。50%~80%的脂肪瘤有细胞遗传学异常。脂肪瘤有很多亚型，包括浅表皮下脂肪瘤、血管脂肪瘤、肌间脂肪瘤、梭形细胞脂肪瘤、良性脂肪母细胞瘤，以及腱鞘、神经、滑膜、骨膜和腰骶椎区域的脂肪瘤。

▶皮下脂肪瘤

皮下脂肪瘤是最常见的脂肪瘤类型，可为单发或多发，男女发病率相同，多在40~60岁人群中自发性出现。最常见部位为背部、肩部和颈部。

肿瘤触诊质软而有弹性。尽管多见于肥胖患者，但脂肪瘤的大小和患者体重无相关性，不随体重下降而缩小。脂肪瘤体积有限，一般不会发生肉瘤变。通常出于改善外形的目的进行手术治疗，复发率低于5%。

▶肌间脂肪瘤

肌间脂肪瘤常见于30~60岁的成人，男性发病高于女性，通常位于四肢的大肌群间。病变多为无痛性缓慢生长。与周围肌肉组织相比，肌间脂肪瘤在X线片上表现为特征性的射线透亮区（图5-60）。

MRI T$_1$加权自旋回波序列图像显示肿瘤组织呈均匀高信号。肿瘤肉眼表现为与周围肌肉组织浸润，切面呈现淡黄色。肿瘤组织学表现提示肌间脂肪瘤由细胞核固缩的良性脂肪细胞组成，较大的富脂肪细胞中有时难以观察到核固缩。进行组织活检时，病理医生应小心谨慎与分化良好的脂肪肉瘤进行鉴别，因为其可以和良性脂肪瘤同时存在。极少数情况下脂肪瘤可有软骨或骨错构部分，过去将其划分至间叶肉瘤范围内。部分病例可出现脂肪瘤内部的出血和坏死，MRI表现为肿瘤低信号改变。

肌间脂肪瘤采取手术完整切除进行治疗，据报

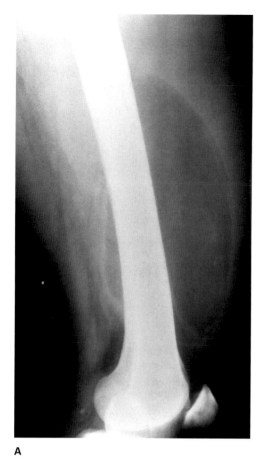
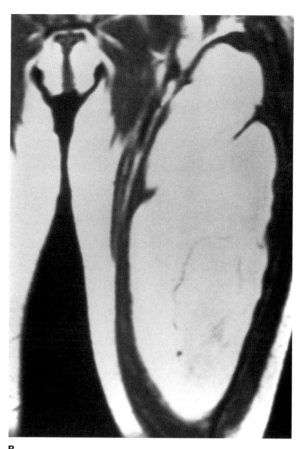

A　　　　　　　　　　　　　B

▲**图5-60**　72岁男性股四头肌肌间脂肪瘤患者的X线片（A）和冠状位MRIT$_1$加权像（B）

道局部复发率为15%~60%。

▶梭形细胞脂肪瘤

　　梭形细胞脂肪瘤通常见于颈后部和肩关节区域，好发于45~64岁的男性。梭形细胞脂肪瘤肉眼表现类似普通脂肪瘤，具有灰白色条纹状局限性病灶。镜下可见这些病灶由良性成纤维细胞构成，因此影像学表现为脂肪瘤透亮组织中散布着致密区域。MRI图像显示病灶的低信号和典型脂肪瘤的高信号。

　　梭形细胞脂肪瘤采取肿瘤边缘切除术进行治疗，局部复发率较低。

▶血管脂肪瘤

　　血管脂肪瘤（图5-61）通常见于年轻成人（表5-3），好发于前臂。病变常为多发，可出现疼痛症状。肉眼观察呈依据血管分叶的脂肪瘤。治疗方式可采用肿瘤边缘切除术。

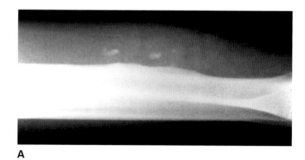

A

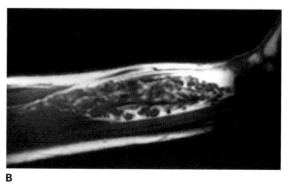

B

▲**图5-61**　27岁女性前臂掌侧血管脂肪瘤。A.X线片；B. MRI T$_1$加权像

▶ 弥漫性脂肪过多症

弥漫性脂肪过多症是极少见的脂肪瘤类型，以多发的浅表性和深部脂肪瘤为特征，可波及单个完整肢体或躯干，通常自2岁时发病。弥漫性脂肪过多症患者的表现可能和典型的单发性脂肪瘤类似。当出现神经结构受累时，很难通过手术将脂肪组织切除。如果发生了上述情况，则可考虑进行截肢手术。

▶ 腰骶椎脂肪瘤

腰骶椎脂肪瘤好发于腰骶椎脊柱裂后方。硬膜内脂肪瘤和硬膜外脂肪瘤可能同时出现，因此会导致神经功能障碍。尽管通常认为腰骶椎脂肪瘤为儿童肿瘤，但也可见于成人（图5-62）。

手术治疗包括边缘切除整个肿瘤，包括起自椎管和腰骶椎神经根的肿瘤部分。

▶ 良性脂肪母细胞瘤和弥漫性脂肪母细胞瘤

良性脂肪母细胞瘤和弥漫性脂肪母细胞瘤常见于婴幼儿四肢或躯干。病变可为单发或多发，可位于肌肉组织的浅表或深部。病变细胞未分化成熟，类似黏液状脂肪肉瘤。即使肿瘤细胞有进行性发展，采取单纯肿瘤节段切除仍可获得较好的预后。

▶ 冬眠瘤

冬眠瘤较少见，常见于年轻成人（表5-3），好发部位为肩胛骨和肩胛间区，为无痛性缓慢生长，直径10~15 cm。冬眠瘤由富含棕色脂肪的细颗粒状或空泡细胞构成，还包含大量的糖原。治疗方法为肿瘤边缘切除，局部复发率较低。

▶ 诊断要点

• 脂肪瘤病变的组织特性使组织活检常会出现大量的标本错误。因此活检时，应取最可疑的病变部位。

• 巨指的鉴别诊断应包括神经脂肪瘤病。

• MRI检查所有序列中病变与皮下脂肪的信号相同，提示是良性到低等级的脂肪增多症。

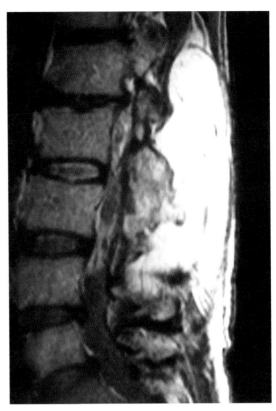

▲ 图5-62　腰骶椎脂肪瘤的MRI图像

二、良性血管肿瘤

良性血管肿瘤是仅次于脂肪瘤的良性肿瘤类型。本部分叙述3种常见类型：血管瘤、淋巴管瘤和血管球瘤。

如同脂肪瘤一样，血管性肿瘤可有多种临床表现，且女性发病多于男性。最常见的类型是血管瘤，可为浅表性皮下病变或深部肌间病变。淋巴管瘤大多表现为单发性或局限性。多发血管瘤病是指病变范围大、波及整个肢体的血管瘤。由于大多数血管瘤和淋巴管瘤是先天性的，常用错构和动静脉畸形来描述该类疾病。血管瘤和淋巴管瘤是血管和淋巴管内皮细胞的进行性异常增生，血管球瘤起自管腔内皮细胞外的外膜细胞。大部分血管性疾病为散发性，但部分可表现为家族遗传性，为常染色体显性遗传。家族性基因分析发现有特殊基因突变对血管形成的调节过程造成影响。

▶ 血管瘤

A.毛细血管瘤

毛细血管瘤是最常见的血管瘤类型，也称为葡萄酒色痣，表现为头部或颈部的红色或紫色的高出皮肤表面的病变。病变多在出生后的第1周出现，随后是几个月的快速生长期，然后75%~90%的病例会出现持续时间超过7年的恢复阶段。

由于毛细血管瘤具有自发性消退的特性，大部分病例不需要特殊处理。过去多采取冷冻疗法、硬化疗法和放疗，但这些治疗方式的危害性远大于疾病本身。现在如果需要治疗，合适的治疗方法有选择性激光凝固术。

B.海绵状血管瘤

海绵状血管瘤体积比毛细血管瘤大，但更为少见。海绵状血管瘤可见簇状的葡萄性血管结构。可见于肢体深部，通常影响肌肉组织甚至影响关节的滑膜（滑膜血管瘤）。

海绵状血管瘤具有特征性影像学表现（图5-63）。深部肌间血管瘤患者可无皮肤病变和静脉石表现。进行MRI检查可以清晰地辨别血管瘤特征性的匍行混合信号。

发生于肌肉处的病变多无临床症状，直至出现自发性或创伤性肿瘤内出血。疼痛症状通常持续时间较短但很少复发。

一些患者会出现较为严重的疼痛症状，且与肌肉挛缩和关节畸形有关。这些患者可能需要手术切除瘢痕以改善关节功能和缓解疼痛。极少数情况下多发血管瘤会影响整个肢体，可能需考虑截肢术。分支血管的栓塞会造成严重的骨筋膜室综合征，伴有严重的肌肉挛缩和肌力下降，以及关节活动受限。

C.动静脉血管瘤/动静脉畸形

动静脉畸形常见于年轻患者（表5-3）。好发于头部、颈部和下肢。病变内部有显著的动静脉分流现象，局部血流灌注增多，出现局部疼痛、皮温升高，可触及连续性的血管震颤。肢体的动静脉畸形会导致肢体的过度生长（Klipel-Trenaunay综合征）。

如果动静脉分流过多，需要通过外科手术切除，以预防消耗性凝血病和高排量心力衰竭［卡萨巴赫-梅里特综合征（Kasabach-Merritt syndrome）］。血管造影有助于判断分流的严重程度。分支血管栓塞或外科结扎通常不是成功的治疗方式。

D.上皮样血管瘤（木村病）

上皮样血管瘤好发于头颈部，多见于20~40岁的女性。与体内炎症改变和嗜酸性粒细胞增多有

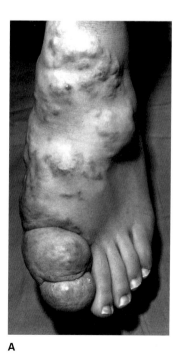
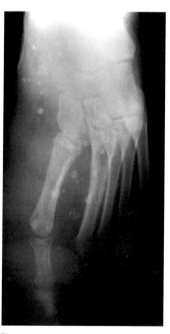
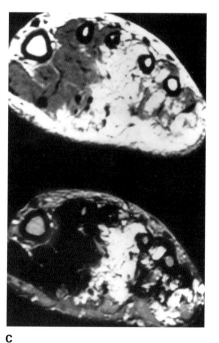

A   B   C

▲ **图5-63** 足部海绵状血管瘤患者的足部外观（A）、X线片（B）；另一位海绵状血管瘤患者足部的MRI T_1和T_2加权像

关，有时会形成溃疡。其命名源自其内皮毛细血管结构的上皮外观。

E.化脓性肉芽肿

化脓性肉芽肿是一种息肉状的毛细血管瘤，多影响患者的皮肤和黏膜表面，可见于全年龄段。该疾病可能与创伤有关，可见于口腔、牙龈和手指，表现为紫红色病变，容易出血和形成溃疡。

▶淋巴管瘤

淋巴管瘤是一种由充满了淋巴液的淋巴内皮管构成的肿瘤，其不是像血管瘤那样充满了红细胞。淋巴管瘤可以局限性发病，常与水囊瘤并发，通常发生在年轻男孩或女孩的头颈部或腋窝（表5-3）。较大的淋巴管瘤为海绵状病变，好发于老年人群并多位于机体深部。对于淋巴管瘤和血管瘤来说，由于局部血液灌注增加，骨质可出现过度增生（图5-64）。

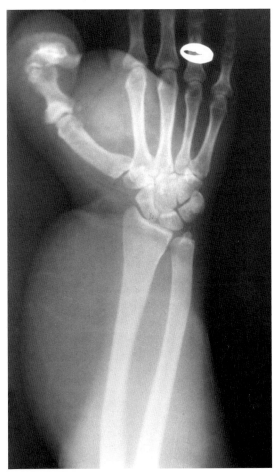

▲**图5-64**　23岁女性患者的X线片显示前臂和手部的淋巴管瘤

▶血管球瘤

血管球瘤源自血管外周细胞，该细胞为毛细血管网的周围细胞，正常情况下可通过毛细血管系统调节血流量。镜下可见增大的血管被圆形上皮样血管外周细胞包绕，并且没有有丝分裂活动。血管球瘤表现为粉色，并且直径通常不超过1 cm。约占所有软组织肿瘤的1.6%。男女发病率相同，通常影响20~40岁人群。血管球瘤常见于指甲下区域，也可以自发性地出现在手部、腕部、前臂或足部，而这些部位的病变早期往往难以发现和诊断，直至出现局部疼痛症状，患者才会来就诊。据报道，血管球瘤还可散发于深部软组织、内脏、骨质内部等。在外科手术切除病变后，疼痛症状多可消失，局部复发率不超过10%。

▶诊断要点

• X线片发现静脉石是血管瘤的诊断性特征。

• 血管球瘤通常可在体积非常小的时候，根据其特征性的好发部位和季节冷敏感性进行诊断。

三、腹壁外硬纤维瘤（侵袭性纤维瘤病）

与之前提及的婴幼儿纤维性病变相比，硬纤维瘤多影响较年长的儿童和40岁以下的年轻成人。腹壁硬纤维瘤常见于产后妇女，腹壁外硬纤维瘤多见于男性，好发于更加近端的部位如肩关节和臀部，其次为大腿后侧、腘窝、上臂和前臂等处。大部分病例中肿瘤为单发性。有时也可见多发性肿瘤，且和加德纳综合征（Gardner syndrome，以大肠息肉和颅面部骨瘤为特征）有关。对于家族性腺瘤性息肉病（FAP）患者，硬纤维瘤能引发并发症，甚至导致患者死亡。FAP为遗传性疾病，由*APC*基因突变导致。*APC*基因位于5号染色体，编码300-kDa的蛋白质，在肿瘤形成过程中早期发生胚系突变。

硬纤维瘤是一种根深蒂固的肿瘤，起自肌筋膜层，并广泛浸润周围肌肉组织、肌腱和关节囊，甚至骨质。与恶性纤维肉瘤相比，硬纤维瘤边界不清，手术难以干净切除。硬纤维瘤可以侵蚀周围血管和神经组织，而纤维肉瘤则只会推移周围组织。硬纤维瘤可以导致局部疼痛，生长速度很快，表现为恶性。硬纤维瘤通常沿肌肉长轴生长，肿瘤体积很大，对肩、髋、膝等关节的活动造成影响。硬纤维瘤的局部浸润性生长与恶性纤维肉瘤和未分化肉瘤［曾称恶性纤维组织细胞瘤（MFH）］极为相似，部分专家认为硬纤维瘤其实是失去远处转移能力的低级别恶性纤维肉瘤；但分子学分析提示二者之间有区别。

肉眼观察肿瘤较为坚实，富含胶原。显微镜镜下观察，有丝分裂指数较低，类似跖骨和指骨的纤维瘤病。影像学可表现为无钙化致密组织。CT扫描软组织窗较容易发现病变。进行MRI检查可以在术前获取更精确的肿瘤图像（图5-65）。如同腹部硬纤维瘤，腹壁外硬纤维瘤物理性损伤对原癌基因在受损成纤维细胞中的活动起重要作用。

硬纤维瘤多需手术治疗，采取肿瘤广泛切除方式，类似原发性肉瘤的处理方法。即使采取肿瘤边缘干净的手术切除方式，其术后复发率仍可高达50%。因此要在术后2周开始进行50 Gy的放疗。在辅助放疗下，复发率可降低至15%。少数病例可出现多发性复发病灶，此时可考虑截肢术。据报道，有少数患者在40岁以后肿瘤可自发缓解。

根据临床和实验室检查证据，雌激素在硬纤维瘤的发生发展中可能有重要作用。因此，部分治疗中心应用具有雌激素拮抗作用的他莫昔芬进行治疗。部分进展性病例可应用NSAID。对于不能进行手术切除的患者，尤其是和家族性腺瘤性息肉病有关的患者，可采取细胞毒性化疗，能获得一定疗效。

▶ 诊断要点

• 硬纤维瘤为良性肿瘤但具有局部浸润性，单独肿瘤切除术后复发率高达50%。

四、周围神经良性肿瘤

周围神经鞘良性肿瘤较为常见，肿瘤起源于施万细胞，施万细胞可产生髓磷脂和胶原纤维。

▶ 神经鞘瘤

神经鞘瘤又称为施万细胞瘤，是周围神经鞘良性肿瘤中最少见的类型。通常见于20~50岁的人群，男女发病率相同。好发于脊神经根和四肢屈曲侧的表浅神经。大多数病例为单发，但神经纤维瘤病可见多发病灶。神经鞘瘤生长缓慢，且多为无痛性，一般不会造成神经功能受损。

和神经纤维瘤的梭形外观不同，神经鞘瘤大体上呈圆形（图5-66）。镜下表现为特征性的Verocay小体，由栅栏样的施万细胞组成，分布于肿瘤组织的纤维性Antoni A区，其他区域为黏蛋白性Antoni B区。神经鞘瘤多沿脊神经根等的轴索方向生长，表现为神经鞘膜外哑铃型缺损（图5-67）。相对于周围神经病变，神经根损伤更容易引起神经功能障碍性疼痛。

治疗方面，部分病例只需进行简单的肿瘤切除，一般不会出现严重的神经损伤。如果患者没有临床症状，需要定期观察，因为神经鞘瘤仍存在较小的恶化可能。

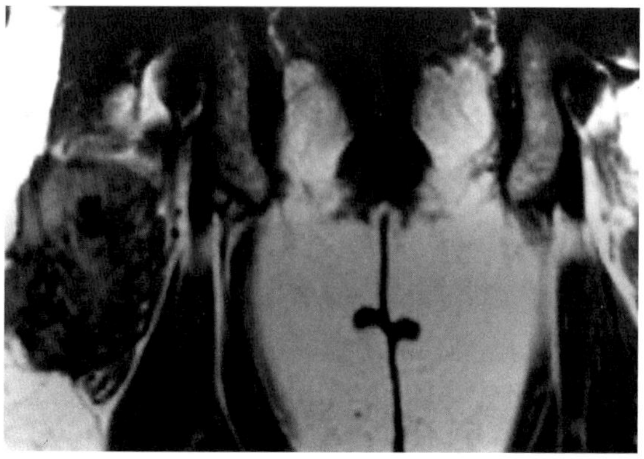

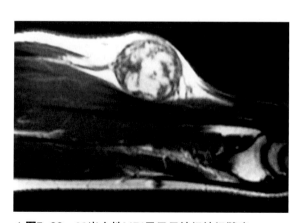

▲ **图5-65** 45岁女性患者MRIT₁加权像提示臀部硬纤维瘤

▲ **图5-66** 69岁女性MRI显示尺神经神经鞘瘤

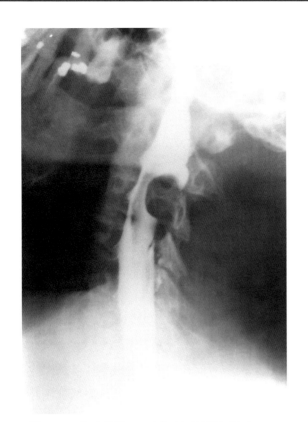

▲图5-67 脊髓造影显示颈部脊髓的神经鞘瘤

▶孤立性神经纤维瘤

孤立性神经纤维瘤是起源于小的周围神经的梭形纤维性肿瘤（图5-68）。该肿瘤男女发病率相同，多影响20~30岁人群。在神经纤维瘤病中，孤立性神经纤维瘤发病率是多发性病变的10倍，且病变体积和恶变概率较小。肿瘤组织镜下表现为细长的梭形细胞交织成束，细胞核为良性，有时可见神经鞘瘤中的Antoni A区的组成部分。

孤立性神经纤维瘤的治疗包括肿瘤单纯切除。神经纤维瘤因生长方式错综复杂，手术导致的神经束医源性损伤比神经鞘瘤切除术更常见。

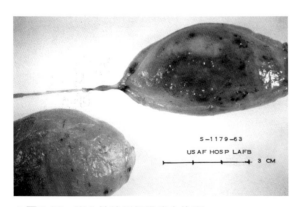

▲图5-68 孤立性神经纤维瘤大体观

▶神经纤维瘤病

神经纤维瘤病是一种家族性异常增生，为常染色体显性遗传，发病率每3000名新生儿中就有1例。该疾病多在出生后的数年内发病，皮肤可见浅褐色斑。随着时间推移和病情发展，病变的数量和大小都在增加。和纤维结构异常增生不同，多发性神经纤维瘤无粗糙边缘。如果患者病灶超过6个，边缘光滑且病变直径超过1.5 cm，可以确诊为神经纤维瘤病。

在随后的生命中，患者疾病发展成为多发性神经纤维瘤病，每个病灶都表现为质软的皮肤结节（图5-69）。这些带蒂的皮肤病变，称为软疣性纤维瘤。更具特征性的病变为丛状神经纤维瘤，多侵犯较大的神经并可影响整个肢体（图5-69）。当肢体的皮肤变得松弛和有色素沉着，称为神经瘤性象皮病。

多发性神经纤维瘤病的骨病变：①脊柱侧弯，发生率约为20%；②胫骨弯曲或假关节形成，发生率约为5%；③脊膜膨出、椎体扇形变和溶骨性病变等。

对患者威胁最大的情况是较大和较深部的病变有可能恶变成肉瘤，这种情况可见于3%~5%的患

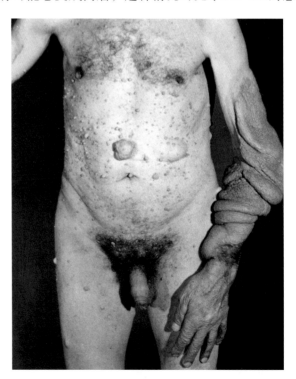

▲图5-69 多发性神经纤维瘤患者的皮肤表现

者。

▶诊断要点

• 神经鞘瘤可以较为容易地从侵犯的神经纤维上剥离下来，而神经纤维瘤病一般和神经纤维交叉生长，使得保留神经的肿瘤切除非常困难。

• 多发性神经纤维瘤病患者发生肉瘤变的风险持续终生，恶变概率不超过5%。

五、肌内黏液瘤

肌内黏液瘤是一种较为少见的肿瘤，常见于40岁以上人群，多侵犯较大的肌群如大腿、肩关节、臀部和上肢处的肌肉等。肿瘤生长缓慢，与周围组织边界清楚，表现为腱鞘囊肿或黏液性脂肪肉瘤一样的凝胶状质地。肌内黏液瘤可呈无痛性生长，直径可超过15 cm。尽管该肿瘤可透射线，但MRI T_1加权像显示肿瘤为中等信号组织，T_2加权像显示为极高信号组织。Mazabraud综合征中多发性黏液瘤与多骨性纤维结构异常增生有关。

肌内黏液瘤可进行边缘切除，肿瘤复发率通常非常低。

六、良性软组织肿瘤诊断要点

• 很多软组织肿瘤具有特征性的影像学表现，对于没有特征性表现的肿瘤，需要采用细针穿刺或切开活检，不推荐进行切除活检。

Blei F: Basic science and clinical aspects of vascular anomalies. *Curr Opin Pediatr* 2005;17:501. [PMID: 16012263]

Blei F: Congenital lymphatic malformations. Ann N Y Acad Sci 2008;1131:185. [PMID: 18519970]

Crawford AH, Schorry EK: Neurofibromatosis update. *J Pediatr Orthop* 2006;26:413. [PMID: 16670560]

Faurschou A, Togsverd-Bo K, Zachariae C, et al: Pulsed dye laser vs. intense pulsed light for port-wine stains: a randomized side-by-side trial with blinded response evaluation. *Br J Dermatol* 2009;160:359. [PMID: 19120324]

Gega M, Yanagi H, Yoshikawa R, et al: Successful chemotherapeutic modality of doxorubicin plus dacarbazine for the treatment of desmoid tumors in association with familial adenomatous polyposis. *J Clin Oncol* 2006;24:102. [PMID:16382119]

Gombos Z, Zhang PJ: Glomus tumor. *Arch Pathol Lab Med* 2008;132:1448. [PMID: 18788860]

Kang HJ, Shin SJ, Kang ES: Schwannomas of the upper extremity. *J Hand Surg Br* 2000;25:604. [PMID: 11106529]

Lev D, Kotilingam D, Wei C, et al: Optimizing treatment of desmoid tumors. *J Clin Oncol* 2007;25:1785. [PMID: 17470870]

Marler JJ, Mulliken JB: Current management of hemangiomas and vascular malformations. *Clin Plast Surg* 2005;32:99. [PMID: 15636768]

Murphey MD, Carroll JF, Flemming DJ, et al: From the archives of the AFIP: benign musculoskeletal lipomatous lesions. *Radiographics* 2004;24:1433. [PMID: 15371618]

Nielsen GP, O'Connell JX, Rosenberg AE: Intramuscular myxoma: a clinicopathologic study of 51 cases with emphasis on hypercellular and hypervascular variants. *Am J Surg Pathol* 1998;22:1222. [PMID: 9777984]

Shields CJ, Winter DC, Kirwan WO, et al: Desmoid tumours. *Eur J Surg Oncol* 2001;27:701. [PMID: 11735163]

Signoroni S, Frattini M, Negri E, et al: Cyclooxygenase-2 and platelet-derived growth factor receptors as potential targets in treating aggressive fibromatosis. *Clin Cancer Res* 2007;13:5034. [PMID: 17785554]

Skapek SX, Frattini M, Negri T, et al: Vinblastine and methotrexate for desmoid fibromatosis in children: results of a Pediatric Oncology Group Phase II Trial. *J Clin Oncol* 2007;25:501. [PMID: 17290057]

Sorensen SA, Mulvihill JJ, Nielsen A: Long-term follow-up of von Recklinghausen neurofibromatosis: survival and malignant neoplasms. *N Engl J Med* 1986;314:1010. [PMID: 3083258]

恶性软组织肿瘤

肉瘤具有浸润性，呈局部破坏性生长，有局部复发和远处转移的倾向。所有的肉瘤都有各自特殊的临床表现。一些肉瘤如突出性皮肤纤维肉瘤，几乎不发生远处转移；而未分化多形性肉瘤，则极易发生转移。

一、纤维组织性肿瘤

恶性纤维组织细胞瘤是成人最常见的软组织恶性肿瘤（图5-70）。令人奇怪的是，尽管发病率比其他成人软组织肉瘤都要高，但病变来源的细胞类型目前仍不清楚。分子诊断技术的持续发展使得对大量病例进行诊断得以实现。最新的世界卫生组织肉瘤分类法不再将恶性纤维组织细胞瘤作为一个整体，绝大部分的恶性纤维组织细胞瘤被命名为未分化多形性肉瘤。

▶恶性多形性纤维组织细胞瘤/未分化高级别多形性肉瘤

未分化高级别多形性肉瘤男女发病约为2∶1，多见于50~70岁人群。通常病变位于深部的大肌肉，如髋部、大腿和腹膜后区域等。肿瘤可呈无症状性生长。

肿瘤组织肉眼观察表现为多结节样，在同一肌肉的肌腹还有数个互相分离的卫星病灶，尤其多见于肌腹上、下极位置。肿瘤组织可能发生坏死，颜色可从灰白色到红褐色。镜下表现为恶性纤维细胞

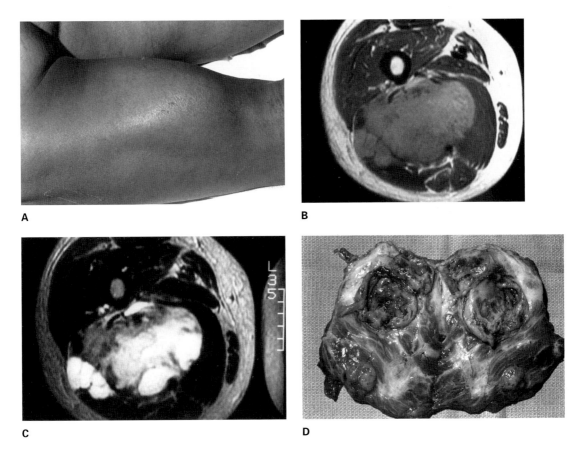

▲**图5-70** 55岁男性大腿后方恶性多形性纤维组织细胞瘤。A.患者肿瘤部位外观；B.MRI T$_1$加权像；C.MRI T$_2$加权像；D.手术切除的肿瘤标本

与多形性组织细胞的混合。

该肿瘤的治疗和预后取决于肿瘤的大小和位置。总体局部复发可能约为45%，肺转移概率为40%，局部淋巴结侵犯概率约为10%。若肿瘤直径小于5 cm且位于身体远端的皮下预后较好，5年生存率约为80%。如果肿瘤直径超过5 cm，并位于身体近端肌群，则预后较差，5年生存率仅为55%。

该肿瘤的治疗取决于临床情况，应用MRI检查原发肿瘤，CT检查肺部，仔细地对肿瘤进行分期，之后进行肿瘤的广泛切除。需要截肢的情况很少，大部分病例都可以进行保肢手术。

辅助放疗在控制局部复发方面非常重要。很多临床医生建议进行50~55 Gy的广泛放疗，针对手术部位进行60~66 Gy的集中放疗。学者正在为减少治疗区域远端放疗后水肿的发生概率而努力。一些治疗中心提倡术前50 Gy放疗、术后15 Gy放疗的综合放疗方式。一些机构则仅在术前进行放疗。局部复发率通常为5%~25%。

辅助化疗的应用目前存在很多争议。一方面证明辅助化疗能改善生存率的证据还很有限，另一方面很多老年患者无法耐受化疗的副作用。关于是否将化疗用于未分化多形性肉瘤的治疗，临床医生之间存在不同意见。

▶巨细胞性恶性纤维组织细胞瘤/伴有巨细胞的未分化多形性肉瘤

巨细胞性恶性纤维组织细胞瘤多影响老人，常见于较大的肌群。组织学可见多发破骨性巨细胞及出血区域。其肺部转移率、局部复发率和总体的生存率与恶性纤维组织细胞瘤相似。

▶炎症性恶性纤维组织细胞瘤/伴有明显炎症的未分化多形性肉瘤

炎症性恶性纤维组织细胞瘤多影响老人，好发于腹膜后区域。组织学表现为显著的良性外观的黄色瘤样细胞和多种炎症细胞包括中性粒细胞、嗜酸性粒细胞的混合炎症组织，有时还可见淋巴细胞和浆细胞。有部分证据表明，该肿瘤实体是去分化性脂肪肉瘤的一种形式。尽管具有和恶性纤维组织细胞瘤相似的肺转移概率，但文献回顾分析表明，炎症性恶性纤维组织细胞瘤的死亡率更高，其预后相对更差。

二、纤维肉瘤

50年前由于对恶性纤维组织细胞瘤、脂肪肉瘤、横纹肌肉瘤、平滑肌肉瘤和恶性周围神经鞘瘤等恶性肿瘤没有精确的病理学分型，纤维肉瘤被认为是最常见的软组织肉瘤。而目前纤维肉瘤被认为是最少见的软组织肉瘤。当出现统一的丛状生长的梭形细胞时才可以进行诊断。临床表现类似恶性纤维组织细胞瘤，男女发病率相同，多见于30~55岁人群，有时可呈无痛性缓慢生长，具有侵犯肌肉深筋膜结构的倾向，如膝关节、大腿、前臂和小腿等的肌肉。

肿瘤组织肉眼观察为质地坚韧的分叶状病变，呈黄白色或红褐色。肿瘤的放射学检查可见病灶内数个钙化或骨质沉积点灶。肿瘤组织镜下观察表现为梭形、形状一致的成纤维细胞，形成"人"字形的结构。肿瘤细胞可有不同程度的有丝分裂活动。纤维肉瘤不包括恶性组织细胞。

治疗及预后取决于患者肿瘤的具体分期。低级别纤维肉瘤的表现几乎与良性硬纤维瘤相同，远处转移发生率非常低。但高级别纤维肉瘤需要进行肿瘤广泛切除并联合放疗，肺转移发生率为50%~60%。淋巴结侵犯较为少见。如同上述恶性纤维组织细胞瘤的治疗，纤维肉瘤患者采用化疗也存在一定争议。

三、黏液性纤维肉瘤

黏液性纤维肉瘤是相对较为常见的肉瘤，多侵犯50~80岁人群。最好发部位为大腿，其次为上肢和肩胛带。大部分肿瘤呈体积较大的低级别肿瘤，远处转移概率较小；而高级别肿瘤的远处转移率为20%~35%。体积较大肿瘤伴有增加的坏死提示转移的可能性增大。约有50%的病例在手术切除后出现局部复发，目前的研究表明，复发的肿瘤更倾向于成为高级别肿瘤，并且会有染色体畸变的可能。

由于这个特性，加上目前没有发现特异的细胞遗传学异常，因此要重视遗传不稳定在该疾病恶性变中的作用。由于肿瘤好发群体年龄较大，一般不推荐化疗；但术前、术后都要常规进行放疗。

四、隆突性皮肤纤维肉瘤

隆突性皮肤纤维肉瘤是一种低至中级别的纤维组织细胞肿瘤，具有特征性结节状皮肤病变。男性发病多于女性，好发于年轻和中年（20~40岁）人群。病变多位于躯干和肢体近端。该肿瘤初期多表现为单个或多个无痛性皮下结节，生长缓慢，并逐渐形成多结节皮肤病变（图5-71）。肿瘤组织镜下为与良性或恶性纤维组织细胞瘤类似的"编织篮"表现，但肿瘤细胞有丝分裂指数较低。这种类型肿瘤往往与周围皮下脂肪和皮肤组织有广泛的浸润，这会导致肿瘤较高的局部复发率，有时可达50%。

肿瘤细胞遗传学特征包括t（17；22）（q22；q13），由17和22号染色体部分序列组成的环形染色体更常见。但这样特征性的细胞遗传学改变可能没有其 I 型胶原α1蛋白和血小板源性生长因子的混合产物（COL1A1-PDGEB）重要，后者可以在大多数的病例中被检测到。

手术治疗包括肿瘤广泛切除，复发率约为20%。由于较低的细胞有丝分裂指数，一般不推荐放疗，肺转移率仅有1%。

▶ **诊断要点**

• 目前借助于现代分子学技术提高带来的细胞系检测能力对恶性纤维组织细胞瘤进行了重新分类。

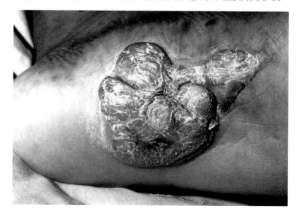

▲**图5-71**　30岁男性患者足跟部隆突性皮肤纤维肉瘤的临床外观资料

五、脂肪肉瘤

脂肪肉瘤是仅次于未分化多形性肉瘤的第二位常见的软组织肉瘤。与恶性纤维组织细胞瘤类似，脂肪肉瘤好发于40~60岁人群，瘤体较大且位于深部。以下针对4种类型的脂肪肉瘤进行讨论。其中分化良好性和黏液性脂肪肉瘤肺转移发生率较低，圆形细胞型和多形性脂肪肉瘤更具侵袭性。

▶ 分化良好型脂肪肉瘤

分化良好型脂肪肉瘤是一种非常低级别的肿瘤，通常影响40~60岁人群，男性发病高于女性。肿瘤生长极度缓慢，可达到较大尺寸但不引起疼痛症状。深部肿瘤通常位于腹膜后、臀部或大腿等部位。部分分化良好型脂肪肉瘤内可见炎症反应和硬化灶。

肿瘤组织肉眼观察表现为脂肪性分叶状，类似良性脂肪瘤。镜下观察肿瘤大部分区域都表现为良性。但是在合适的标本中，病理检查可以发现一小部分区域存在脂肪母细胞的活动，提示脂肪瘤。MRI检查有时难以将之与较大的深部脂肪瘤进行区分（图5-72）。

肿瘤治疗采取保守的广泛切除，以避免局部复发。辅助放疗作用较小，且一般不用化疗。该肿瘤远处转移率较低，整体预后较好。

▶ 黏液性脂肪肉瘤

黏液性脂肪肉瘤是最常见的类型，占所有脂肪肉瘤的40%~50%。该型肿瘤为低至中级别，常见于中老年人（表5-3）。其临床表现类似分化良好型脂肪肉瘤。

黏液性脂肪肉瘤肉眼表现成分叶状，部分区域类似脂肪肉瘤，部分区域表现为黏液瘤样。镜下检查显示黏液样组织伴有印戒细胞样的脂肪母细胞。镜下还可见毛细血管在黏液组织内穿行。MRI检查提示肿瘤呈一致性高信号和低信号混杂类型，这与良性脂肪瘤不同（图5-73）。

黏液性脂肪肉瘤可见特征性的染色体易位，主要易位突变类型是t（12；16）（q13；11），也可见t（12；22）（q13；12）。可见多发性黏液脂肪

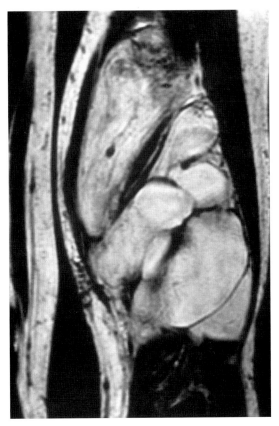

▲ **图5-72**　63岁男性患者MRI T$_1$加权像显示大腿处分化良好型脂肪肉瘤

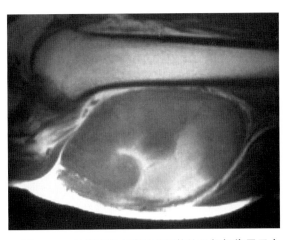

▲ **图5-73**　32岁男性患者MRI矢状位T$_1$加权像显示大腿部黏液性脂肪肉瘤。

肉瘤。需要考虑对此类型肿瘤进行进一步的轴向影像学检查。尽管黏液性脂肪肉瘤整体预后较好，仍需要进行肿瘤广泛切除术。目前对新辅助化疗和新辅助放疗的选择存在争议，因为肿瘤对二者均有一定反应，辅助放疗目前仍然应用广泛。

▶ 圆形细胞型和多形性脂肪肉瘤

圆形细胞型和多形性脂肪肉瘤是高级别肿瘤，其好发年龄和部位与分化良好型脂肪肉瘤相同。和

后者不同的是，前者生长速度较快，常可引起疼痛。

部分肿瘤肉眼观不具有脂肪样外观，看起来更像恶性纤维组织细胞瘤或纤维肉瘤。此外，MRI T_1加权像表现为低信号、T_2加权像表现为高信号。肿瘤镜下观察可见统一的圆形细胞区域和黏液性组织区域。对于多形性脂肪肉瘤，可见较大的巨细胞，类似未分化型多形性肉瘤和横纹肌肉瘤。

该类型肿瘤早期肺转移发生率较高，因此整体预后较差。治疗应包括肿瘤扩大广泛切除联合辅助放疗，特定患者可采取化疗。

▶诊断要点

• 由于有可能合并腹膜后肿瘤，对脂肪肉瘤的分期和预后判断需要对腹部和骨盆进行CT检查，以判断脂肪肉瘤的分期和预后。

• 脂肪肉瘤常见活检标本错误的情况，因此应尽力获取最具浸润表现的活检组织。

六、横纹肌肉瘤

横纹肌肉瘤占所有软组织肿瘤的20%。胚胎性横纹肌肉瘤和腺泡状横纹肌肉瘤常侵犯儿童，而较为少见的多形性横纹肌肉瘤常波及成人。

▶胚胎性横纹肌肉瘤

胚胎性横纹肌肉瘤见于出生到15岁的儿童，男童发病多于女童。好发于头部和颈部。阴道、膀胱和腹膜后黏膜下可见葡萄簇状病变，即葡萄型。从组织学角度讲，胚胎性横纹肌肉瘤是圆形细胞样的尤因肉瘤，但部分病例可见成横纹肌细胞。如果出现退变性细胞，或具有增大的过染色细胞核的细胞，则说明是更具侵袭性的类型。

胚胎性横纹肌肉瘤应采用肿瘤切除联合术前、术后化疗的方式，常用化疗药物有长春新碱、放线菌素D、环磷酰胺和多柔比星等。如果手术切缘被污染，应进行局部放疗。上述治疗方式的5年生存率为80%，而在化疗应用之前仅有10%。

▶腺泡状横纹肌肉瘤

腺泡状横纹肌肉瘤多影响10~25岁人群，男性发病多于女性。除了影响头颈部，病变还可见于四肢，尤其是大腿和小腿。镜下检查可见腺泡型圆形细胞，合并少数成横纹肌细胞。该类型肿瘤与融合基因如PAX3-FKHR或PAX7-FKHR有关。尽管还没有准确定义，t（2；13）/PAX3-FKHR可能是该肿瘤的不良预后因素。目前的治疗方法类似胚胎性横纹肌肉瘤，但后者预后稍差。

▶多形性横纹肌肉瘤

20世纪40年代多形性横纹肌肉瘤是较为常见的组织学诊断，而恶性纤维组织细胞瘤较为少见。根据目前的诊断标准，大部分在过去归于多形性横纹肌肉瘤的病例应该分类到未分化多形性肉瘤中。现在多形性横纹肌肉瘤是最少见的类型。

多形性横纹肌肉瘤是高级别肿瘤，通常影响中老年人，好发于肢体近端，尤其是下肢。镜下检查可见大量异型性巨细胞，伴有球拍样恶性成横纹肌细胞，糖原、肌球蛋白、肌动蛋白染色阳性。该类型肿瘤预后较差，肺转移发生率较高。治疗类似未分化多形性肉瘤，包括肿瘤局部广泛切除和辅助放疗。不推荐应用化疗。

▶诊断要点

• 腺泡状横纹肌肉瘤与特征性染色体易位t（1；13）或t（2；13）所形成的融合基因PAX7-FKHR或PAX3-FKHR产物有关。这可对疾病预后造成影响，并最终影响治疗方法。

七、平滑肌肉瘤

平滑肌肉瘤是起源于平滑肌的较为少见的软组织肿瘤。好发于中年人群（表5-3），女性发病多于男性。好发部位依次为腹膜后、腹内、皮肤和皮下等处。部分病例肿瘤为静脉血管壁源性，可见于患者的下腔静脉或下肢大血管。肿瘤组织镜下表现为栅栏样、有序丛生的类型，类似恶性施万瘤。对肌动蛋白进行特异性免疫组化染色有助于疾病的鉴别诊断。

平滑肌肉瘤的预后和治疗与纤维肉瘤类似。但起源于静脉壁的平滑肌肉瘤预后较差，因为病灶很难被切除，并且其肺部转移率很高。

八、滑膜肉瘤

滑膜肉瘤（图5-74）是第四位常见的软组织肉瘤。常见于15~35岁人群，男性发病稍高于女性。该肿瘤主要起源于滑膜，也可以起源于腱鞘、滑囊、筋膜层及深部肌肉。滑膜肉瘤常发生于关节附近结构，尤其是膝关节周围，只有10%的滑膜肉瘤发生在大关节处。滑膜肉瘤可见于肩关节、上臂、肘关节、腕管，同时也是足部最常见的软组织肿瘤。

滑膜肉瘤初期生长缓慢，约半数患者可出现疼痛症状。由于肿瘤通常在受伤后出现，且半数病例合并营养不良性钙化或异位骨化，在病理活检确诊之前的2~4年多认为是良性进程。

肿瘤组织镜下检查表现为典型双相类型，上皮样细胞形成网状、管状结构，周围有恶性成纤维性梭形细胞包绕。上皮样细胞产生黏液性物质，提示滑膜细胞源性。滑膜肉瘤单相表现，主要为成纤维细胞或上皮细胞的类型。如果病变没有双相组成部分，则很难确立滑膜肉瘤的诊断。

肿瘤分子学特征为部分易位，t（X；18），造成*SYT*（位于18q11）与*SSX1*或*SSX2*基因的融合。*SYT*和*SSX*均为转录因子，其融合基因产物可见于大部分滑膜肉瘤。

尽管滑膜肉瘤生长速度缓慢，但5年和10年生存率分别为50%和25%。对于合并高度钙化的病例，其5年生存率为80%。由于肿瘤预后较差，治疗方式应采用肿瘤广泛扩大切除术联合放疗和化疗。目前的研究证据表明，以异环磷酰胺为基础的治疗方案有助于改善患者预后。约20%的患者可有淋巴结浸润，可能需要手术切除，之后进行局部放疗。

▶ 诊断要点

• 至多50%的滑膜肉瘤可表现为小的、钙化的软组织肿瘤。

九、恶性周围神经鞘瘤

恶性周围神经鞘瘤可以源自之前存在的良性孤立性神经纤维瘤，但更多的病例起源于多发性神经纤维瘤1型病变。肿瘤直径多超过5 cm，并可以起源于深部较大的神经结构如坐骨神经等（图5-75）或者脊神经根。其他一些小的神经，甚至是皮神经，也可以出现该肿瘤。孤立性神经纤维瘤的恶变多发生在40岁之后，且5年生存率为75%。起源于多发性神经纤维瘤1型肿瘤的病变通常侵犯年轻群体，5年生存率为30%。治疗采取肿瘤广泛切除，可对合适患者采取辅助化疗和放疗。

十、恶性血管瘤

▶ 卡波西肉瘤

卡波西肉瘤是最常见的恶性血管瘤，可以分为4种亚型：①慢性；②淋巴结型；③移植相关型；④获得性免疫缺陷综合征（AIDS）型。其发病机制主要是人体在免疫功能受损状态下被卡波西肉瘤相关疱疹病毒感染。多可在皮下见到，尤其是成人下肢，男性多于女性，多见于非洲中部。皮肤病变通常见于足踝部位，呈结节状略带紫色的皮损

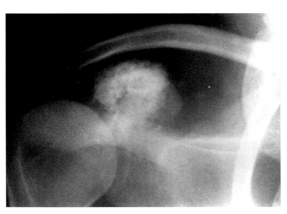

A

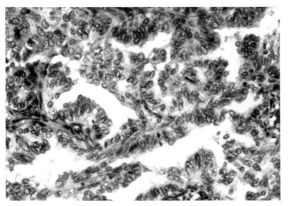

B

▲**图5-74**　20岁女性肩关节滑膜肉瘤的X线片（A）和肿瘤组织镜下表现（B）

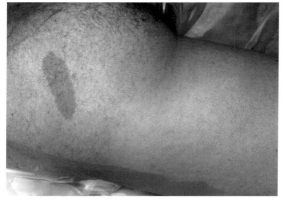

A

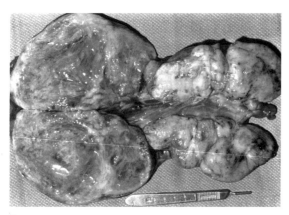

B

▲图5-75　A.42岁男性恶性施万瘤患者，可见臀部肿瘤区域皮肤有棕褐色皮损。B.连带部分坐骨神经的肿瘤组织肉眼观

（图5-76）。肿瘤组织镜下检查为侵袭性血管型，几乎无有丝分裂现象。随着疾病的发展，该肿瘤进展为成熟的血管肉瘤或纤维肉瘤。由于机体免疫功能低下，细胞毒性化疗的应用存在一定限制。随着研究的逐步发展，抗病毒药物治疗有很大可能成为主流的治疗方案。卡波西肉瘤的表现是患者免疫功能状态和功能的反映，总体死亡率为10%~20%。

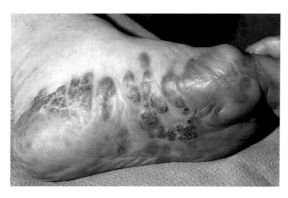

▲图5-76　足部卡波西肉瘤的临床表现

血管肉瘤

软组织血管肉瘤较少见，占所有肉瘤的比例不超过1%。血管肉瘤多为位于皮肤的病变，男性发病多于女性；有时该肿瘤可位于深部，且常见于乳腺根治术和放疗后慢性淋巴水肿女性患者的上肢。组织学检查可见未分化内皮细胞，周围有网状纤维包绕。年老患者预后较差。肿瘤体积较小且患者年龄小于50岁的病例预后相对较好。治疗包括肿瘤广泛切除，有时可联合应用放疗。

孤立性纤维性肿瘤/血管外皮细胞瘤

对孤立性纤维性肿瘤和血管外皮细胞瘤二者的诊断一直是存在争议的话题。目前认为，很多之前命名为血管外皮细胞瘤的病变实际上属于胸膜外孤立性纤维性肿瘤。两种肿瘤都可为低级别至高级别表现。这些少见的血管外肿瘤起源于血管外皮细胞。血管外皮细胞是血管外的高度分叉样的细胞，排列分布于毛细血管和小静脉外围。该类肿瘤男女发病率相同，通常位于大腿或骨盆腹膜后深部肌肉的肌腹处。肿瘤组织镜下可见紧密排列的具有圆形细胞核、中等量细胞质且边界不清的细胞。典型的血管外皮细胞瘤具有"鹿角样"分叉的血管表现。细胞遗传学分析提示多个染色体易位，包括t（12；19）和t（13；22）。治疗包括肿瘤广泛切除，术后局部放疗。一些学者推荐采取术前血管栓塞或者术中输入血管结扎（或二者都进行）的方式。

混合性软组织肿瘤

此类软组织肿瘤较少见，仅对其临床表现进行简短的描述。

一、软组织软骨肉瘤

黏液性软骨肉瘤

黏液性软骨肉瘤有时会被认为是脊索肉瘤，因为其表现类似脊索瘤。该肿瘤好发于成人，生长缓慢，通常位于下肢深部结构。肿瘤表现为黏液样，没有钙化，是低级别肿瘤。和脊索瘤类似，黏液性软骨肉瘤的治疗方式为手术切除。

▶间叶性软骨肉瘤

详见p.251。

▶滑膜软骨肉瘤

滑膜软骨肉瘤向恶性滑膜肉瘤的恶变非常少见。该肿瘤可见于60岁以上成人的髋、膝部。

二、尤因肉瘤

骨骼系统外的尤因肉瘤常见于10~30岁人群，通常位于椎旁区域、胸部和下肢肌肉深部。肿瘤生长快速，可能引起轻微疼痛。预后与骨骼系统尤因肉瘤相似，采用手术切除、放疗、化疗的综合方式进行治疗。

三、腺泡状软组织肉瘤

该圆形细胞肉瘤女性发病多于男性，通常见于15~35岁人群，起自下肢深部肌肉组织，尤其是大腿。肿瘤生长缓慢，但可在早期发生肺转移，因此预后较差。肿瘤内血管增加，被认为起源于神经源性干细胞。因肿瘤组织镜下表现为腺泡状而得名，容易误诊为腺泡状横纹肌肉瘤。肿瘤细胞可见细胞遗传性不平衡异常，即t（X；17）（P11.2；Q25）。治疗方式为肿瘤广泛切除联合放疗和化疗。

四、上皮样肉瘤

上皮样肉瘤为浅表皮肤病变，最常见于手掌部皮肤，但也可见于前臂背侧或足背面。肿瘤生长缓慢，多影响20~30岁人群，可引起轻微疼痛症状和皮肤溃疡。

由于上皮样肉瘤外观呈苍白色，且镜下表现为上皮样细胞束，因此容易被误诊为滑膜肉瘤。此外，由于其质地较韧的多小叶结构，上皮样肉瘤也可被误诊为足跖面的纤维瘤病（图5-77）。

上皮样肉瘤可沿肌鞘或筋膜层呈波浪状结节生长，通常有局部淋巴结浸润。局部切除术后局部复发率较高，晚期肺转移常见。因此，早期治疗应进行肿瘤扩大广泛切除术。

五、透明细胞肉瘤

透明细胞肉瘤被认为是皮肤黑色素瘤的无皮肤病变变异型。该肿瘤极其少见，好发年龄为20~40

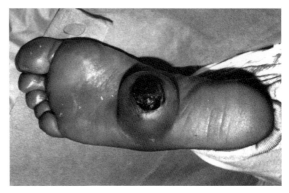

▲图5-77 36岁男性患者临床照片显示足跖部的上皮样肉瘤

岁，起自肌鞘和筋膜层，常见于足和踝关节，也可见于膝关节和上臂。透明细胞瘤生长缓慢，不引起疼痛症状，但转移至局部淋巴结的可能性较大。很多病例肿瘤可见黑色素和黑色素体，并且可能为神经嵴源性肿瘤。透明细胞肉瘤的镜下表现可与上皮样肉瘤和滑膜肉瘤混淆。

由于肺转移发生率较高，因此此肿瘤预后差。肿瘤可通过淋巴途径转移。治疗包括早期肿瘤扩大广泛切除术联合化疗和局部放疗。

恶性和混合性软组织肿瘤诊断要点

• 尽管大部分间叶组织恶性肿瘤通常没有淋巴结转移，但滑膜肉瘤、上皮样肉瘤和横纹肌肉瘤例外。

• 成人软组织肉瘤通常对放疗的敏感性高于对化疗的敏感性。

Ahmad SA, Patel SR, Ballo MT, et al: Extraosseous osteosarcoma: response to treatment and long-term outcome. *J Clin Oncol* 2002;20:521. [PMID: 11786582]

Anderson J, Gordon T, McManus A, et al: Detection of the PAX3-FKHR fusion gene in paediatric rhabdomyosarcoma: a reproducible predictor of outcome? *Br J Cancer* 2001;85:831. [PMID: 11556833]

Canter RJ, Qin LX, Ferrone CR, et al: Why do patients with low-grade soft tissue sarcoma die? *Ann Surg Oncol* 2008;15:3550. [PMID: 18830667]

Canter RJ, Qin LX, Maki RG, et al: A synovial sarcoma-specific preoperative nomogram supports a survival benefit to ifosfamide-based chemotherapy and improves risk stratification for patients. *Clin Cancer Res* 2008;14:8191. [PMID: 19088035]

Casper C, Wald A: The use of antiviral drugs in the prevention and treatment of Kaposi sarcoma, multicentric Castleman disease and primary effusion lymphoma. *Curr Top Microbiol Immunol* 2007;312:289. [PMID:17089802]

Coindre JM, Hostein I, Maire G, et al: Inflammatory malignant fibrous histiocytomas and dedifferentiated liposarcomas: histological review, genomic profile, and MDM2 and CDK4 status favour a single entity. *J Pathol* 2004;203:822. [PMID: 15221942]

Davicioni E, Anderson MJ, Finckenstein FG, et al: Molecular classification of rhabdomyosarcoma: genotypic and phenotypic determinants of diagnosis. *Am J Pathol* 2009;174:550. [PMID: 19147825]

Eilber FC, Brennan MF, Eilber FR, et al: Chemotherapy is associated with improved survival in adult patients with primary extremity synovial sarcoma. *Ann Surg* 2007;246:105. [PMID: 17592298]

Eilber FC, Eilber FR, Eckardt J, et al: The impact of chemotherapy on the survival of patients with high-grade primary extremity liposarcoma. *Ann Surg* 2004;240:686. [PMID: 15383796]

Guadagnolo BA, Zagars GK, Ballo MT, et al: Long-term outcomes for synovial sarcoma treated with conservation surgery and radiotherapy. *Int J Radiat Oncol Biol Phys* 2007;69:1173. [PMID: 17689031].

Huang HY, Lal P, Qin J, et al: Low-grade myxofibrosarcoma: a clinicopathologic analysis of 49 cases treated at a single institution with simultaneous assessment of the efficacy of 3-tier and 4-tier grading systems. *Hum Pathol* 2004;35:612. [PMID: 15138937]

Jones RL, Fisher C, Al-Muderis O, et al: Differential Sensitivity of liposarcoma subtypes to chemotherapy. *Eur J Cancer* 2005;41:2853. [PMID: 16289617]

Koch M, Nielsen GP, Yoon SS: Malignant tumors of blood vessels: angiosarcomas, hemangioendotheliomas, and hemangiopericytomas. *J Surg Oncol* 2008;97:321. [PMID: 18286475]

Kuklo TR, Temple HT, Owens BD, et al: Preoperative versus postoperative radiation therapy for soft-tissue sarcomas. *Am J Orthop* 2005;34:75. [PMID: 15789525]

Ladanyi M: Fusions of the SYT and SSX genes in synovial sarcoma. *Oncogene* 2001;20:5755. [PMID: 11607825]

Lazar AJ, Das P, Tuvin D, et al: Angiogenesis-promoting gene patterns in alveolar soft part sarcoma. *Clin Cancer Res* 2007;13:7314. [PMID: 18094412]

Lehnhardt M, Daigeler A, Homann HH, et al: MFH revisited: outcome after surgical treatment of undifferentiated pleomorphic or not otherwise specified (NOS) sarcomas of the extremities—an analysis of 140 patients. *Langenbecks Arch Surg* 2009;394:313. [PMID: 18584203]

Nakayama R, Nemoto T, Takahashi H, et al: Gene expression analysis of soft tissue sarcomas: characterization and reclassification of malignant fibrous histiocytoma. *Mod Pathol* 2007;20:749. [PMID: 17464315]

Nascimento AF, Raut CP: Diagnosis and management of pleomorphic sarcomas (so-called "MFH") in adults. *J Surg Oncol* 2008;97:330. [PMID: 18286476]

Patel KU, Szabo SS, Hernandez VS, et al: Dermatofibrosarcoma protuberans COL1A1-PDGFB fusion is identified in virtually all dermatofibrosarcoma protuberans cases when investigated by newly developed multiplex reverse transcription polymerase chain reaction and fluorescence in situ hybridization assays. *Hum Pathol* 2008;39:184. [PMID: 17950782]

Pisters PW, O'Sullivan B, Maki RG: Evidence-based recommendations for local therapy for soft tissue sarcomas. *J Clin Oncol* 2007;25:1003. [PMID: 17350950]

Pitson G, Robinson P, Wilke D, et al: Radiation response: an additional unique signature of myxoid liposarcoma. *Int J Radiat Oncol Biol Phys* 2004;60:522. [PMID: 15380587]

Qualman S, Lynch J, Bridge J, et al: Prevalence and clinical impact of anaplasia in childhood rhabdomyosarcoma: a report from the Soft Tissue Sarcoma Committee of the Children's Oncology Group. *Cancer* 2008;113:3242. [PMID: 18985676]

Spunt SL, Skapek SX, Coffin CM: Pediatric nonrhabdomyosarcoma soft tissue sarcomas. *Oncologist* 2008;13:668. [PMID: 18586922]

West RB, Harvell J, Linn SC, et al: Apo D in soft tissue tumors: a novel marker for dermatofibrosarcoma protuberans. *Am J Surg Pathol* 2004;28:1063. [PMID: 15252314]

Willems SM, Debiec-Rychter M, Szuhai K, et al: Local recurrence of myxofibrosarcoma is associated with increase in tumor grade and cytogenetic aberrations, suggesting a multistep tumour progression model. *Mod Pathol* 2006;19:407. [PMID: 16415793]

▼ 骨转移肿瘤的诊疗

转移性骨肿瘤的发病和自然病史

▶ 常见的转移性骨肿瘤来源和侵犯部位

转移性骨肿瘤是骨科医生或肿瘤科医生面临的最重要的临床问题。转移性骨肿瘤的患者数量是原发性骨肿瘤患者数量的15倍还要多。每年确诊的腺癌约有1/3是骨转移癌，每年新发病例约有300 000例。此外，死于晚期癌症的患者中，有70%在尸检时发现有骨转移。转移性骨肿瘤来源常见部位为前列腺、乳腺、肾脏、甲状腺和肺等。一项研究表明，约有将近90%的上述癌症患者会出现骨转移。骨转移癌还见于皮肤癌、口腔癌、食管癌、子宫颈癌、胃癌和结肠癌等。

脊柱是转移性骨肿瘤最常侵犯的部位，其次是骨盆、股骨、肋骨、肱骨近端和颅骨。转移性骨肿瘤很少发生于肘关节或膝关节远端；如果发生，称为肢端转移瘤，其最常见来源是肺癌。仅有10%的转移性骨肿瘤患者为单发病灶。

▶ 转移性骨肿瘤的临床特点

转移性骨肿瘤发生机制可以用"种子-土壤"理论类比。10 000个肿瘤细胞中可能只有1个细胞能从原发病灶处进入循环系统并形成转移灶，这其中的过程十分复杂。首先，肿瘤细胞必须成为可以自由移动的细胞，这需要借助降解类酶的功能，包括胶原酶、水解酶、组织蛋白酶D和蛋白酶等。一旦肿瘤细胞进入血管，则可随循环系统到达身体其他部位。有理论认为，此过程中肿瘤细胞外有纤维蛋白-血小板凝块保护层。但临床试验应用肝素进行治疗，疾病预后并没有获得显著改善。局部因子如整合素等，在将循环系统中的肿瘤细胞吸附至特定组织的这一过程中，具有重要的作用。肿瘤细胞到达适合部位，即开始分泌一些因子如肿瘤血管生长因子，促进新的血管形成，而血供增加又能促进转移病灶的生长。

晚期转移瘤患者通常会出现造血系统和体内钙水平调节系统的功能障碍，导致患者出现白细胞增多的正常红细胞正常色素性贫血。为了代偿贫血，机体会合成大量不成熟的细胞，可通过末梢血涂片来判断。这称为幼白-幼红细胞反应。有30%的肿瘤广泛转移患者可出现高钙血症，且多见于骨髓瘤、乳腺癌和非小细胞性肺癌。

成骨性转移瘤通常不引起疼痛，由于骨质破坏并不严重，发生病理性骨折的概率也比较小（图5-78，图5-79），但并不是所有从前列腺转移至骨的肿瘤都是成骨性的。溶骨性病变可引起疼痛症状，病理性骨折发生率较大。

大部分从乳腺转移至骨的肿瘤都是成骨性肿瘤，但也有部分情况是同一个骨质中成骨性和溶骨性区域并存。通过一系列的放射学检查结合转移性骨肿瘤的临床表现可确立诊断，通常采取综合治疗，包括应用激素的全身治疗，或化疗联合局部放疗等方式。病变从溶骨性向成骨性转变，并且疼痛症状逐渐减轻，提示治疗反应较好。

溶骨性破坏是转移部位破骨细胞对肿瘤细胞的反应。病灶新生血管常见。所有肿瘤中甲状腺癌（图5-80）、肾细胞癌（图5-81）和多发性骨髓瘤等的转移病灶具有特征性的出血反应。在进行手术治疗之前，对肿瘤区域进行预防性血管栓塞可以减少围手术期的出血量。当手术探查时发现肿瘤呈动脉瘤样时，需尽快将易碎的肿瘤组织从骨质上去除，然后对此区域进行填塞止血，直至可以进行骨水泥填充强化。

诊断

需要对怀疑有转移性骨肿瘤的患者进行系统的检查，以确定原发病灶的位置。在进行实验室和影像学检查之前，应对患者进行详细的病史询问和全面的体格检查。80%的患者可通过体格检查确定原发肿瘤位置。实验室检查应包括全血细胞计数、血沉、肾脏和肝脏相关指标、碱性磷酸酶和血清蛋白电泳等。

对患者胸部及转移瘤侵犯部位进行X线检查，约45%的病例可在肺部发现原发病灶。检查还应该包括分期骨扫描，如果检查结果阴性，则可怀疑多发性骨髓瘤。此外骨扫描可以发现更加适合组织活检的部位。骨扫描对早期病变的敏感性要高于X线

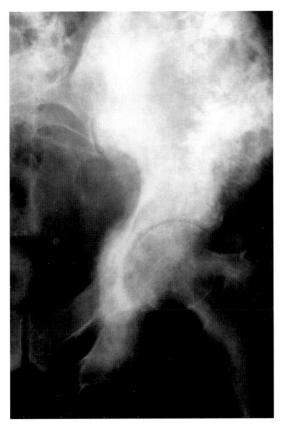

▲ 图5-78　85岁男性前列腺癌骨盆转移患者，X线片提示骨盆处成骨性转移瘤

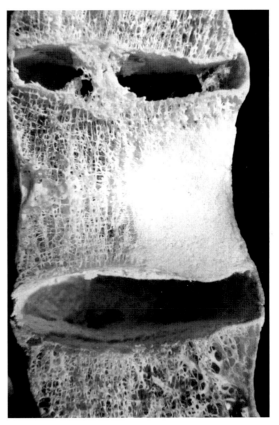

▲ 图5-79　前列腺癌转移至腰椎的骨骼标本，显示成骨性改变

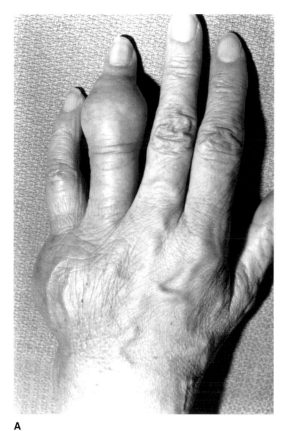

A

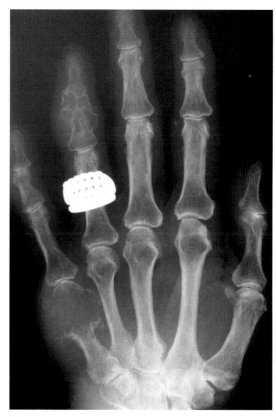

B

▲**图5-80** 甲状腺癌转移至手部形成的动脉瘤样病变。A.临床图片；B.X线片

检查。需行胸腹部、骨盆CT检查，肺部CT可以发现多达15%的X线漏诊病变。

这些检查应和详细计划的组织活检联合使用。常规X线检查对于早期病变的筛查价值不大（图5-82）。仅当骨皮质破坏程度达30%~50%时，X线检查才可见溶骨性改变（图5-83）。

治疗和预后

▶非手术治疗

转移性骨肿瘤的非手术治疗包括密切观察、放疗、激素/细胞毒性药物化疗。放疗可作为姑息治

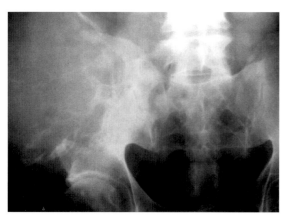

▲**图5-81** 肾上腺皮质瘤髂骨转移患者的X线片

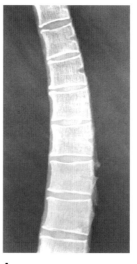

A

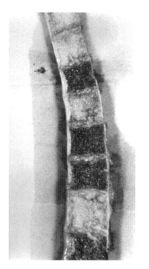

B

▲**图5-82** 肺癌脊柱转移的X线片（A）及标本大体观（B）

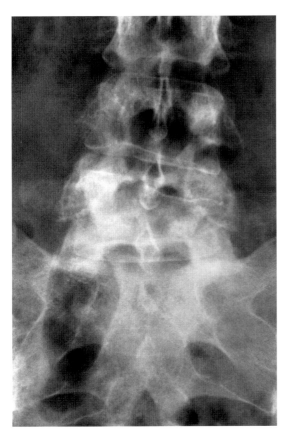

▲图5-83　45岁女性乳腺癌患者的脊柱X线片

疗手段，每个患者都应进行仔细的评估。需要对肿瘤的组织学类型、侵犯范围、预后、骨髓储备等方面进行评估。

当骨转移患者出现病理性骨折时，其平均生存时间为19个月。不同种类的肿瘤具有不同长度的生存时间（前列腺癌，29个月；乳腺癌，23个月；肾细胞癌，12个月；肺癌，4个月）。此外，每种癌症都表现出不同的射线敏感性。

前列腺癌或淋巴系统肿瘤对放疗敏感性很高，乳腺癌中等，肾脏和消化道肿瘤反应性较差。使用放疗后，约90%的患者可获得不同程度的改善，至多有2/3的患者可以得到完全缓解。70%的患者在进行下肢放疗后恢复了行动能力。对于特定病例还可采用放射性同位素治疗。

激素在转移性前列腺癌或乳腺癌的治疗中有重要作用。幸运的是，激素类药物容易管理且副作用相对较少。

可用于乳腺癌的激素有抗雌激素、黄体酮、促黄体素释放激素或肾上腺素抑制药物等。他莫昔芬对30%的乳腺癌有效，当肿瘤为雌激素受体和黄体酮受体阳性时，有效率可升至50%~75%。对于特定病例可采用卵巢切除术。

对于前列腺癌，采取双侧睾丸切除以降低体内睾酮水平；或者应用雌激素或抗雄激素，这可对特定患者产生显著的效果。由于心血管方面的并发症，雌激素不作为一线药物使用。

一些药物能减少骨转换，包括双磷酸盐、骨保护蛋白和细胞核因子-κB抑制因子等，这些药物可以限制转移性骨肿瘤的进展。尽管对总体肿瘤负荷的作用尚不明确，但有证据表明，双磷酸盐可以减少骨骼系统相关不良事件的发生。临床前研究表明，双磷酸盐与细胞毒性药物联合应用可以产生协同作用，减少骨转移发生率，延长生存时间。

细胞毒性药物广泛地应用于肾上腺癌的治疗中。但对于年龄>60岁的老年肿瘤晚期患者来说，这些药物的副作用可能过于严重。

▶手术治疗

转移性骨肿瘤手术干预的目的是缓解疼痛症状；预防及避免病理性骨折；稳定已有的病理性骨折；增强机体功能和活动能力，提高生活质量；可能还能延长生存时间。患者的预期寿命应至少为6个月，才考虑行手术治疗。手术治疗的特殊考虑应包括患者骨的质量，以及术后愈合可能延迟等方面。癌症患者，不考虑其年龄大小，由于机体不断衰弱，保持其内固定设备或假体的稳定越发困难。因此应该进行坚固的内固定，并联合应用聚甲基丙烯酸甲酯（PMMA）。

A.髋部

有75%的转移性骨肿瘤患者需要接受髋部手术（图5-84）。1970年之前，骨科医生使用传统髋关节螺钉或Austin Moore假体，但由于局部骨量缺失，效果通常较差。

1970年之后，随着骨水泥这一新技术的出现弥补了骨量的缺失，骨科内固定或假体与术后2周开始的局部放疗联合应用，显著改善了临床效果。这项技术使得肢体可在较小痛苦下进行早期活动。但随着术后生存率的不断提升，髋关节螺钉和骨水泥技术的失败情况也逐渐在术后1~2年开始显现。

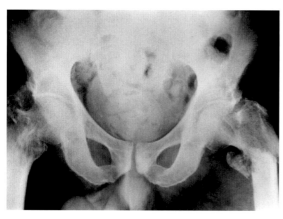

▲图5-84 55岁男性肺癌患者髋部X线片显示双侧髋关节病理性骨折

因此，手术医生开始采用骨水泥强化的双侧半关节成形术处理股骨颈骨折，采用更长的股骨矩置换半关节成形术治疗股骨转子间骨折。在手术之前，应对股骨干全长和髋臼上方进行检查评估，排除其他溶骨性病变区域。如果其他区域有溶骨性病变可能需要更长的股骨柄假体或改良骨水泥强化的髋臼假体。

大多数股骨近端转移瘤病例在病理性骨折发生之前就可以确立诊断，因此在这些患者的治疗中，医生要考虑是否需要在放疗之前进行内固定以维持骨的稳定性。对病变区域进行CT检查有助于做出判断。病理性骨折预防性稳定措施的指征为：①骨皮质破坏超过50%；②股骨病变直径超过2.5 cm；③小转子撕脱骨折；④放疗后髋部存在持续疼痛达4周。这些标准还存在一定缺陷，并且在评估骨的负荷能力时可能出现较大的错误。

B.髋臼上区

对于骨皮质完整的髋臼上区病变，在全髋关节置换的治疗中，使用骨水泥强化型髋臼杯最为合适。晚期肿瘤患者可能需要全部骨水泥固定或采用锚定螺钉固定（图5-85）。治疗原则包括：肿瘤刮除至周围正常骨质，随后在骶髂区域植入大的螺纹Steinmann钉。植钉时先注入一部分水泥，随后植入螺钉，再注入第二部分水泥。之后再将髋臼杯和股骨部分假体结合。

C.股骨干

病变侵犯股骨干但转子周围区域保持完整，

此时最合适的治疗方式是髓内钉固定（图5-86）。病变进展侵犯骨质时，更推荐使用重建型髓内钉固定整个股骨，包括转子周围区域。目前常用的髓内钉不需要骨水泥的强化。但如果存在严重的骨质缺损，则需要使用PMMA直接填充缺损，或在植钉部位使用。

D.肱骨

转移至肱骨的转移瘤，其治疗方法与上述转移至股骨的肿瘤相同。对于骨干病变，手术医生可采用传统髓内钉固定技术或在肿瘤切除部位放置钢板固定的方式，PMMA也可以应用于这两种方式中。对于侵犯包括肱骨头和肱骨颈在内的较大区域的病变，可采用较长的假体联合骨水泥应用（图5-87）。肱骨近端的病变一般不需要进行广泛的肿瘤切除，需要保留肩袖功能的完整。

E.脊柱

大部分脊柱转移瘤患者通过局部放疗和药物治疗，疼痛症状可获得满意的缓解。但对于椎体破坏塌陷进而向椎管内突出，造成脊髓及神经根压迫的情况，需要进行手术减压固定。过去仅采用单纯后路椎弓板切除术实现减压目的，临床效果较差，因为脊柱可能会进一步丧失稳定性，造成脊柱后凸和脊髓前方受压。随着脊柱内固定技术的发展，在患者一般情况允许的前提下，临床医生更倾向于采用前路减压内固定的方式进行手术治疗。在患者一般条件不允许进行较大的前路手术时，也可采用后路减压固定的方式来治疗。

中胸段椎管较为狭窄，此处发生转移瘤最容易继发瘫痪。肿瘤预后较好的患者，其理想的手术方式为前路胸廓切开术联合胸椎前路椎体切除减压内固定术。对于预后较差且脊髓环形受压的患者，可采取后路减压内固定的手术方式（图5-88）。

胸腰段转移瘤也容易造成脊髓的压迫，可以采用前路手术进行治疗，如同中胸段的手术。但对于预后较好的患者，更适合采用后路椎体切除减压内固定术。

颈椎转移瘤一般不需要手术治疗，因为颈椎椎管较大，神经压迫较少见。如果需要手术，可采用

诊断要点

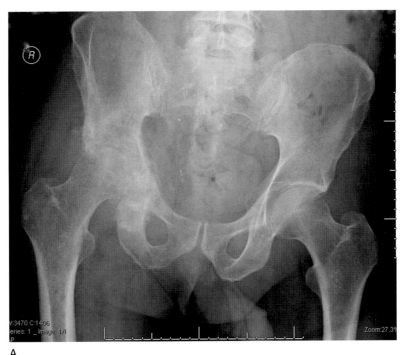

A

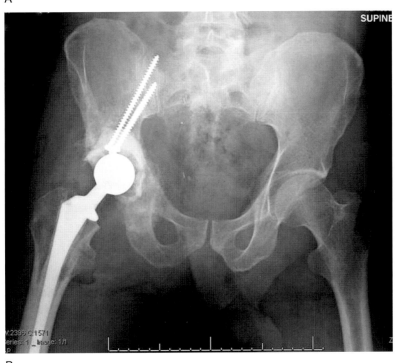

B

▲**图5-85** 65岁男性患者，移行细胞癌转移至右侧髋臼区域，图A和B分别为其术前、术后髋关节正位片

前路减压内固定手术。

　　所有部位的手术术后都需要辅助放疗。由于肿瘤病情会抑制骨性愈合，骨移植物效果通常不甚理想。

诊断要点

　　·前列腺、乳腺、肾、甲状腺、肺的癌瘤是转移性骨肿瘤常见来源。

　　·转移性骨肿瘤的手术治疗目的是使患者早期恢复功能，最大限度地改善生活质量。

　　·转移性骨肿瘤会出现恶性高钙血症，因此患者需要定期检查血中钙离子水平。

　　·肺癌出现远处转移或肢端转移的可能性最大。

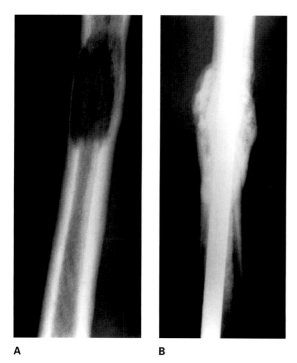

▲**图5-86** 接受骨水泥强化髓内钉固定治疗患者的股骨干中段术前、术后X线片

Cappucio M, Gasbarrini A, Van Urk P, et al: Spinal metastasis: a retrospective study validating the treatment algorithm. *Eur Rev Med Pharmacol Sci* 2008;12:155. [PMID: 18700686]

Guise TA: Antitumor effects of bisphosphonates: promising preclinical evidence. *Cancer Treat Rev* 2008;34(Suppl 1):S19. [PMID: 18486348]

Hatoum HT, Lin SJ, Smith MR, et al: Zoledronic acid and skeletal complications in patients with solid tumors and bone metastases: analysis of a national medical claims database. *Cancer* 2008;113:1438. [PMID: 18720527]

Hipp JA, Springfield DS, Hayes WC: Predicting pathologic fracture risk in the management of metastatic bone defects. *Clin Orthop Relat Res* 1995;312:120. [PMID: 7634597]

Kohno N, Aogi K, Minami H, et al: Zoledronic acid significantly reduces skeletal complications compared with placebo in Japanese women with bone metastases from breast cancer: a randomized, placebo-controlled trial. *J Clin Oncol* 2005;23:3314. [PMID: 15738536]

Lu S, Zhang J, Zhou Z, et al: Synergistic inhibitory activity of zoledronate and paclitaxel on bone metastasis in nude mice. *Oncol Rep* 2008;20:581. [PMID: 18695909]

Manabe J, Kawaguchi N, Matsumoto S, et al: Surgical treatment of bone metastasis: indications and outcomes. *Int J Clin Oncol* 2005;10:103. [PMID: 15864695]

Mirels H: Metastatic disease in long bones. A proposed scoring system for diagnosing impending pathologic fractures. *Clin Orthop Relat Res* 1989;249:256. [PMID: 2684463]

Rougraff BT, Kneisl JS, Simon MA: Skeletal metastases of unknown origin: a prospective study of a diagnostic strategy. *J Bone Joint Surg Am* 1993;75:1276. [PMID: 8408149]

Wedin R, Bauer HC: Surgical treatment of skeletal metastatic lesions of the proximal femur: endoprosthesis or reconstruction nail? *J Bone Joint Surg Br* 2005;87:1653. [PMID: 16326880]

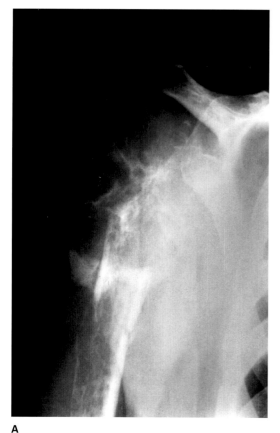
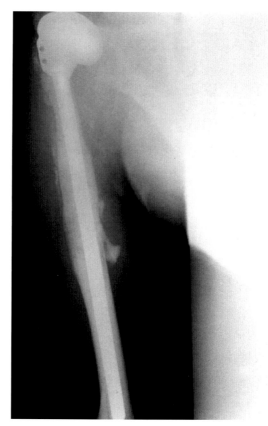

▲**图5-87** 患者采用长柄Neer假体治疗，图A和B分别为术前、术后的肱骨近端X线片

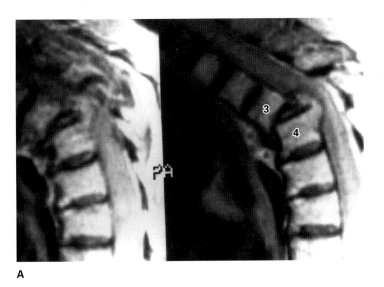
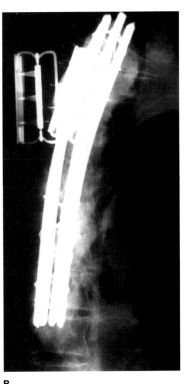

▲图5-88　使用后路固定棒和椎弓板下钢丝固定的脊柱转移瘤患者，图A为术前MRI T₁加权像，图B为术后X线片

Wedin R, Bauer HC, Rutqvist LE: Surgical treatment for skeletal breast cancer metastases: a population-based study of 641 patients. *Cancer* 2001;92:257. [PMID: 11466677]

假性肿瘤疾病的鉴别诊断

除了良性、恶性和转移性肿瘤，还有一部分假性肿瘤（简称假瘤）疾病具有骨或软组织肿瘤的表现，其发病率比原发性骨或软组织肿瘤高。

应力性病变

最常见的假瘤疾病与骨或软组织损伤有关。

▶应力性骨折

应力性骨折常见于30岁以下的运动员，其放射学表现常具有骨形成性肉瘤或尤因肉瘤的部分特征。应对患者工作和娱乐时的活动情况进行详细的询问。如果骨骼症状是由长期重复的应力刺激造成的，如健身或长距离跑步，则患者一般没有明显的外伤史。应力性骨折通常发生于短时间内大负荷活动后的几周。这在军队中是常见疾病。

应力性骨折好发于承重长骨的干骺端-骨干区

域。在骨折周围新骨形成之前，X线检查多为阴性。骨扫描是早期诊断最敏感的检查方式，可在应力性骨折、赘生物或感染部位表现为"热区"。MRI能早期辨别骨折处覆盖的骨膜的体液转移，对肿瘤或感染也具有较高的敏感性。最佳的排除肿瘤或感染的方式之一，是患者停止任何可能对骨折部位造成应力的活动，持续4周。如果患者疼痛症状是由应力性骨折引起的，则在这一段时间内多可自发缓解，4周后进行X线检查，可见骨折处梭形骨愈合组织的形成。对于肿瘤或感染患者，疼痛症状多持续存在，放射学检查提示穿透性溶骨性病变，可采用组织活检或组织培养来确诊。

有时应力性骨折的临床表现会与非骨化性纤维肉瘤或纤维皮质缺损混淆（图5-89）。

对于老年患者，尤其是绝经后女性，轻微的活动即有可能引起应力性骨折。而引发骨折的环境因素可能并不会被常规记录。骨质疏松性压缩性骨折的一个好发部位是骶骨（图5-90）。

▶骨化性肌炎

另外一种常见的应力性假瘤疾病是肢体骨化

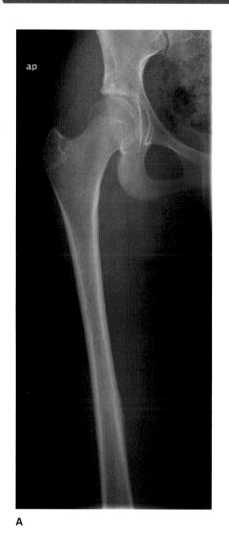

A

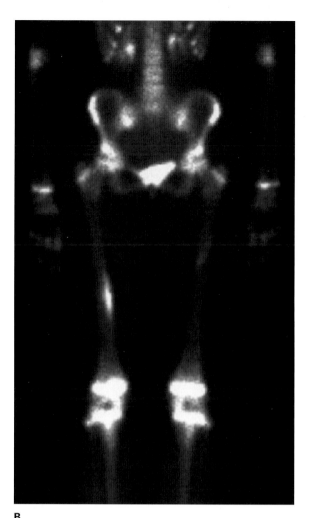

B

C

▲图5-89　14岁女性股骨应力性骨折患者。A.X线片；B.同位素骨扫描；C.CT检查的图像。图B可见对侧股骨处放射性同位素吸收轻度增高。图C未发现病灶，而表现为线条状透亮区，这一点不同于骨样骨瘤

性肌炎，最常见于年轻患者的下肢。股四头肌为该疾病的常见部位，是由肌肉的突然收缩或撕裂造成的。骨化性肌炎可能在受伤数月之后才会发生，和特异性损伤关联性不大。对于40岁以上且久坐的患者，可能没有应力损伤的病史。

早期放射学影像可能显示没有软组织钙化。随着疾病的发展，骨化发生于创伤肌肉的筋膜层，而这也可能提示滑膜肉瘤或其他骨化性肉瘤。如果骨化性肌炎累及邻近骨质，其临床表现和骨膜外骨肉瘤相似（图5-91）。

感染性疾病

骨或软组织的细菌、病毒、结核杆菌或真菌感

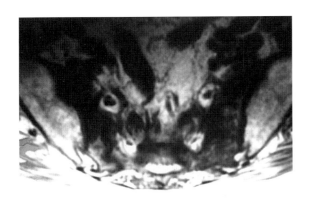

A

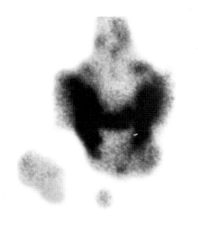

B

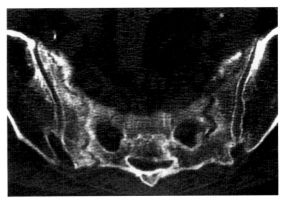

C

▲图5-90 71岁女性应力性骨折患者。A.骶骨的MRI T₁加权像；B.同位素骨扫描图像；C.CT扫描图像

染，临床表现可能和肿瘤类似。部分特殊类型的感染，其致病菌毒性不强，无全身症状或发热反应，无实验室检查指标的急性期显著改变。

如果体格检查发现肿物压痛阳性，且影像学检查提示骨或软组织肿瘤，则需要进行组织活检和组织培养以建立正确的诊断。炎症性假瘤可见于任何年龄段，儿童最为常见，通常下肢受累。

▶细菌感染

儿童骨的细菌感染表现可类似圆形细胞肿瘤如尤因肉瘤，成人则与淋巴瘤的临床表现类似（图5-92）。而结核杆菌和真菌感染较少引发炎症反应，因此这些局限性、边界清楚的感染灶，影像学表现可能和良性肿瘤类似。

▶结核杆菌或真菌感染

脊柱或四肢的结核或真菌感染可在儿童或年轻成人身上表现为假瘤（图5-93）。结核或真菌感染为低毒性感染，常隐匿发病，其发病率在AIDS患者群体中显著增高。

▶Caffey病/婴儿骨皮质增生症

该疾病可模拟肿瘤发育的进程。是常见于6个月以内婴儿的一种特发骨膜炎，好发于肢体、肩关节带和下颌骨（图5-94）。该疾病可能是由病毒引起的，其发病率比30年前显著降低。病变呈成骨性改变，可能会误诊为骨肉瘤，后者在婴幼儿中少见。该疾病为自限性疾病，通常可自发缓解而不遗留功能障碍。

代谢性疾病

▶甲状旁腺功能亢进性棕色瘤

甲状旁腺功能亢进性棕色瘤是最为常见的、可以发生于骨质且类似肿瘤进程的代谢性疾病。由于甲状旁腺瘤、甲状旁腺腺体增生、孤立性甲状旁腺癌等病因，甲状旁腺素分泌增多，可在双侧对称的干骺端-骨骺区出现溶骨性巨细胞病灶。疾病发病年龄为15~70岁。

好发部位为长骨末端，其次是骨盆、长骨骨干、上颌骨、颅骨、肋骨和手。棕色瘤很少见于脊

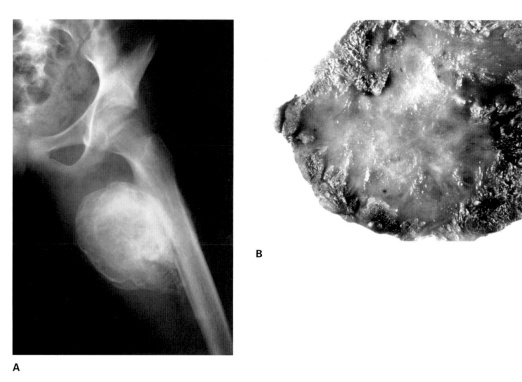

▲**图5-91** 12岁女性内收肌群骨化性肌炎患者。A.术前X线片；B.手术切除标本的肉眼所见

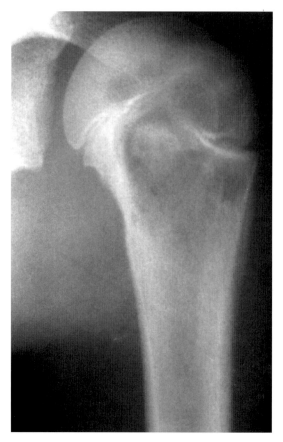

▲**图5-92** 13岁男性金黄色葡萄球菌感染导致肱骨近端畸形骨髓炎的X线片

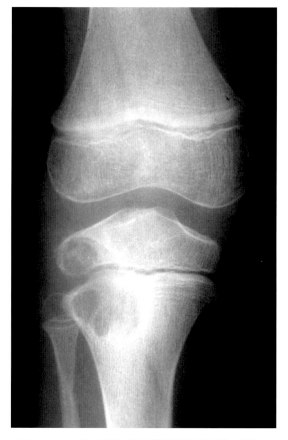

▲**图5-93** 10岁女性胫骨近端结核性骨髓炎X线片

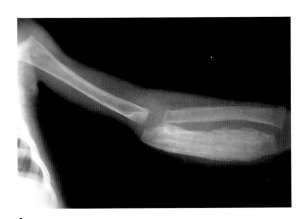 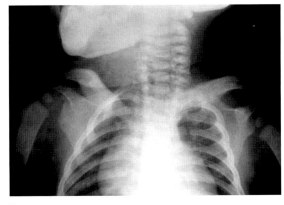

A   B

▲**图5-94** 5个月大的Caffey病婴儿，上肢（A）和双侧肩关节（B）的X线片

柱。局部骨质破坏可引起疼痛症状，但广泛的疼痛则是由多处骨软化造成的。甲状旁腺功能亢进会导致体重减轻、心理异常、胃肠道异常、肾结石、多尿和烦躁、口渴等症状。

棕色瘤的影像学表现包括骨质多发的圆形溶骨性病灶，可能会误诊为转移性肿瘤、多发性骨髓瘤或组织细胞型淋巴瘤（图5-95）。单发病灶则需和非骨化性纤维瘤、纤维性结构不良、巨细胞肿瘤或血管瘤样骨缺损等疾病进行鉴别。病理活检可见红色瘤具有巨细胞瘤样的红棕色外观。棕色瘤镜下检查表现类似于巨细胞瘤，但与后者不同之处在于棕

色瘤的基质为更成纤维化的细胞，骨小梁呈异常的厚度，骨接缝之间的钙化较差。由于棕色瘤和巨细胞肿瘤具有明显的相似性，因此在临床上应常规对患者进行血钙、血磷、碱性磷酸酶水平等生化指标的检查。

棕色瘤患者的治疗包括处理原发病灶，即去除多余甲状旁腺素的来源。术后骨缺损通常可以自发愈合。很少需要应用骨移植物。尽管肾衰竭继发性甲状旁腺功能亢进的患者很少发展成为棕色瘤，但这会造成软组织的假瘤样钙化，类似肿瘤组织钙化。

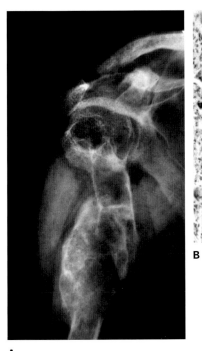 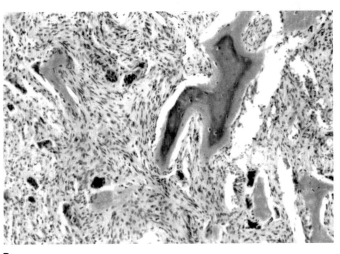

A   B

▲**图5-95** 40岁女性肱骨近端棕色瘤患者的肱骨近端X线片（A）和病理表现（B）

佩吉病

佩吉病通常被纳入代谢性骨病的讨论范围，尽管佩吉病破骨细胞的细胞质和核内小体类似副黏病毒感染，可能提示该病为病毒源性。大部分临床医生熟悉佩吉病的晚期改变，包括长骨弯曲和影像学检查上的密集成骨改变。但大部分医生并不熟悉该病的早期表现，尤其是早期X线表现提示转移瘤、组织细胞性淋巴瘤、原发肉瘤，甚至原发甲状旁腺功能亢进症等可能的疾病（图5-96）。

戈谢病

戈谢病/葡糖脑苷脂病是一种少见的家族遗传性疾病，由葡糖脑苷脂在肝脏、脾脏和骨髓组织中大量蓄积导致。儿童和成人的骨髓浸润会导致骨量的逐渐丢失，类似肿瘤进程的表现。最常侵犯部位包括股骨远端、胫骨、肱骨、脊柱、颅骨和颌骨。单发病灶的骨破坏可表现为髓腔扇形和虫噬样破坏，这需要与转移性疾病、多发性骨髓瘤、原发肉瘤或纤维性结构不良等疾病进行鉴别（图5-97）。

出血性疾病

血友病性假瘤

软组织中或骨膜下骨组织中的血肿有时很难和肿瘤进行鉴别。血肿形成通常由某些形式的创伤导致，最常受累的骨组织为股骨、骨盆、胫骨和手部的小骨骼。多发病灶较为少见。骨损伤部位可能为中心型或偏心型。溶骨性病灶伴周围反应性骨增生硬化区，X线表现可能与动脉瘤样骨囊肿或巨细胞肿瘤类似。手骨的骨性假瘤表现可能类似巨细胞修复性肉芽肿或成骨细胞瘤。骨膜下病灶向周围软组织凸起，可见反应性骨膜骨形成和下方骨皮质的侵蚀，表现与尤因肉瘤或出血性骨肉瘤类似（图5-98）。

肌肉血肿

另外一种能导致软组织假瘤的疾病为肌肉血肿。其表现与软组织血友病性假瘤类似，但没有异常出血。肌肉血肿和钝性损伤有关，而后者有时会造成牵拉损伤，导致继发的骨化性肌炎。

患者可能没有浅表皮肤的表现，而且血肿有时可在伤后数年才开始生长。X线检查作用不大，因为该病没有钙化或骨质异常。MRI是最理想的影像

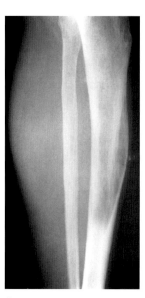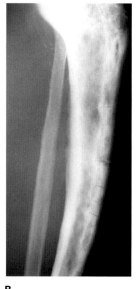

A　　　　**B**

▲图5-96　一位佩吉病患者的胫骨在疾病早期和晚期的表现。图A为患者45岁时，图B为患者65岁时

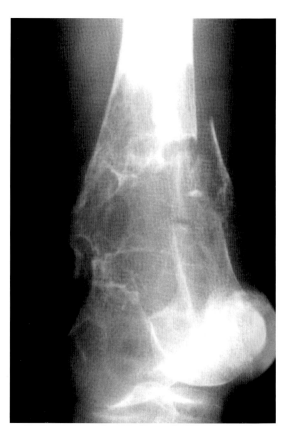

▲图5-97　29岁男性患者X线提示股骨远端继发于戈谢病的病理性骨折

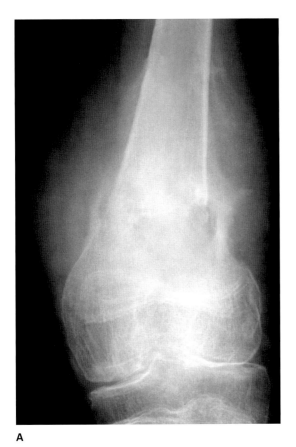
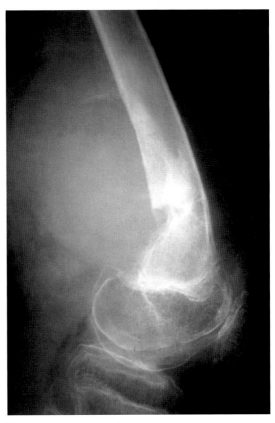

▲图5-98　14岁男性血友病性假瘤患者股骨远端正、侧位X线片

学检查方式，肌肉血肿的MRI表现可与深部软组织肉瘤如恶性纤维组织细胞瘤等类似（图5-99）。

异位钙化

软组织异位钙化原因很多，大多数和纤维胶原结构如肌腱或关节韧带的慢性退变性改变有关。如果营养障碍性钙化伴软组织肿物，则需首先排除软组织肉瘤如滑膜肉瘤等疾病。

▶ 肿瘤样钙质沉积症

肿瘤样钙质沉积症是见于髋关节、肩关节和肘关节良性纤维的广泛钙磷酸盐沉积。该病有家族遗传性，和FGF23基因功能缺失性突变有关。该基因功能获得性突变会导致常染色体显性遗传病，即低磷性佝偻病。此外，该病的特发类型影响10~30岁的患者，男性多于女性。可有多发病变，可产生疼痛和压痛症状。

肿瘤样钙质沉积症的广泛中心绒毛状钙化，应和滑膜肉瘤、软组织软骨肉瘤或结核感染进行鉴别（图5-100）。活检可见从海绵状纤维物质中渗出

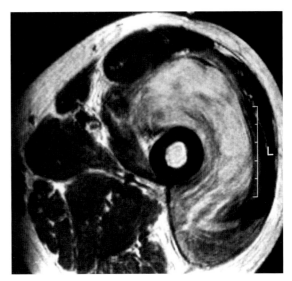

▲图5-99　46岁女性股四头肌血肿患者的MRI T$_2$加权轴位像

白色的白垩土样糊状物。镜下检查可见广泛的钙磷酸盐沉积，伴有巨噬细胞和炎症细胞。

如果假瘤病灶没有被完全去除，存在复发的可能。

肾性骨营养不良伴继发的甲状旁腺功能亢进也有上述表现。该病的钙磷酸盐沉积为血中钙磷酸盐

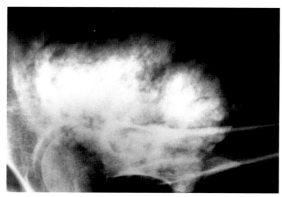

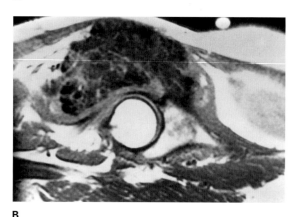

▲ **图5-100** 54岁女性肿瘤样钙质沉积症患者的髋关节X线片（A）和MRI T₁加权像（B）

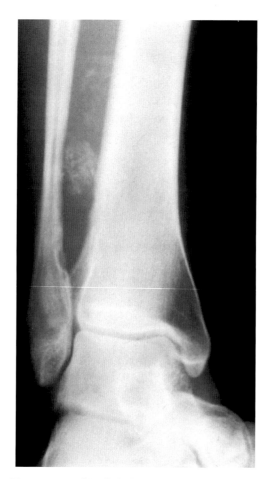

▲ **图5-101** 下肢滑膜肉瘤钙化X线片

产物的含量过高所致。

▶ **骨筋膜室综合征**

缺血性钙化或下肢创伤性骨筋膜室综合征的钙化，可能类似肿瘤的表现。原发损伤通常为挤压伤造成肌肉水肿，进而导致骨筋膜室内压力增高。压力不断增高，造成骨筋膜室内肌肉缺血性坏死，数年之后可出现肌肉钙化甚至骨化。由于肌肉组织X线表现为钙化，临床医生大多不会将其和既往创伤史联系起来，而是怀疑钙化性肉瘤如滑膜肉瘤等（图5-101）。该病最好发部位为下肢的骨筋膜室，并可造成踝关节和足部的僵硬和肌力减退（图5-102）。该病的钙化可能会和肿瘤性软组织钙化类似。

发育异常性疾病

很多发育异常性疾病可造成骨质异常，在X线表现上可能与肿瘤类似。通常为软骨内成骨的局部缺损，可能由干骺端一侧骨骺中重组原始编织骨形

成障碍所致。

▶ **骨瘤**

骨瘤可见于颅骨和上颌骨，表现为皮质下方的致密无组织编织骨。致密骨内部或周围没有溶骨性改变，并且没有与之相关的症状。发生于膝关节干骺端的骨瘤，临床医生要与早期骨肉瘤进行鉴别。但无骨膜反应和同位素骨扫描很低的吸收率等可以帮助排除骨肉瘤（图5-103）。该病一般不需要特殊干预。

▶ **骨岛**

骨岛也称为内生骨疣，是比骨样骨瘤边界更为清楚的异常增生性疾病。最常见于骨盆。

骨岛可能与前列腺癌骨转移的成骨性表现类似。骨岛和骨样骨瘤的骨扫描检查均显示活动度较低，CT和MRI检查提示病灶周围没有反应性增生。图5-104显示了一位35岁男性髂骨的骨岛。

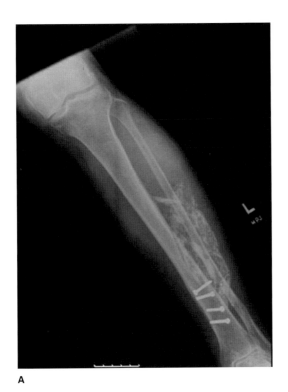

A

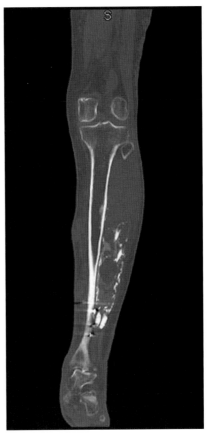

B

▲图5-102　81岁老年女性，小腿前筋膜室综合征，既往60岁时胫骨骨折并采取内固定治疗。A.小腿X线片；B.CT扫描图像

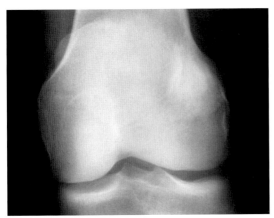

A

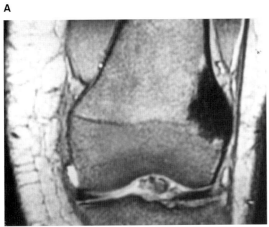

B

▲图5-103　64岁男性患者股骨远端异常增生病变的X线片（A）和MRI T$_2$加权像（B）

骨梗死

骨梗死可能类似骨肿瘤表现，有干骺端型和骨骺型两种类型。骨梗死可为原发性，也可继发于酒精或皮质醇的应用。

▶ 干骺端骨梗死

骨梗死最常见于干骺端，即成人的膝关节、髋关节和肩关节等部位。骨梗死放射学影像表现可能与低级别软骨肿瘤如内生软骨瘤类似。骨梗死表现为硬化性蜂巢状病灶（图5-105），而软骨肿瘤表现为中心型絮状钙化（图5-106）。

▶ 骨骺骨梗死

尽管骨骺骨梗死和干骺端骨梗死病因一致，但前者好发部位为股骨髁和股骨近端及肱骨骨骺。

在这些部位，骨骺的溶骨性病变可与软骨母细胞瘤类似。早期鉴别诊断通常较困难，但骨梗死内出现新月征和软骨下塌陷等征象后，排除软骨母细胞瘤则较为容易（图5-107）。

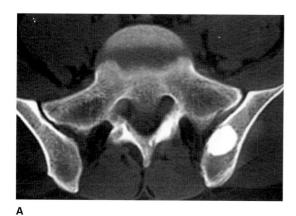

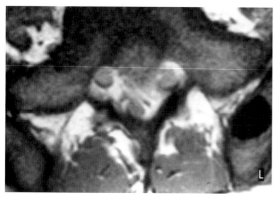

▲图5-104 35岁男性患者髂骨骨岛。A.CT扫描图像；B.MRI T₂加权像

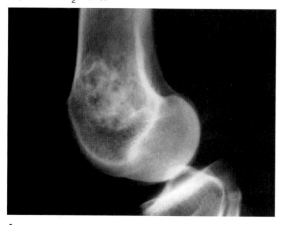

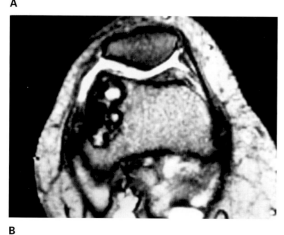

▲图5-105 52岁女性股骨远端干骺端骨梗死的X线片（A）和MRI T₁加权像（B）

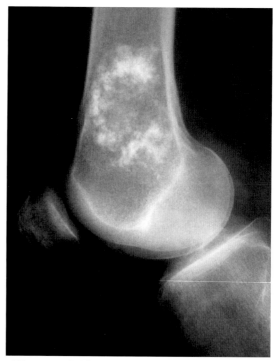

▲图5-106 股骨远端较大内生软骨瘤的X线片

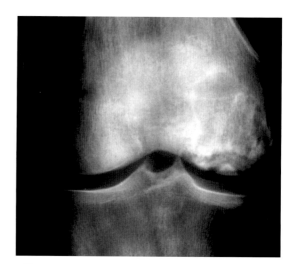

▲图5-107 45岁女性患者股骨髁骨骺梗死的X线片

组织细胞性疾病

▶朗格汉斯细胞组织细胞增生症

朗格汉斯细胞组织细胞增生症有时会被不合适地称为组织细胞增生症X，其临床表现多样。嗜酸性肉芽肿、慢性特发性黄瘤病、莱特勒-西韦病等曾被认为是不同的疾病，但目前都被看作组织细胞增生症。其中局限性肉芽肿类型称为嗜酸性肉芽肿或朗格汉斯细胞肉芽肿，表现可与肿瘤类似。嗜酸性肉芽肿常发生于5~15岁的儿童和青少年，且男

性发病多于女性。通常为单发，但约有10%的病例为2个或3个单独的病灶。目前疾病病因不明，可能为病毒源性。病变造成局部炎症性疼痛和低热，伴有血沉加快。嗜酸性肉芽肿最常见病变部位为颅骨，其次依次为肋骨、骨盆、上颌骨、椎体（图5-108）、锁骨和肩胛骨。

除了影响扁骨，嗜酸性肉芽肿也可侵犯长骨的骨干，其次为干骺端，最后为骨髓。

嗜酸性肉芽肿可以表现为极度的破坏性，尤其是长骨（图5-109）和椎体（图5-110），可与侵袭性肿瘤的表现类似，如尤因肉瘤、转移性神经母细胞瘤或骨髓炎等。嗜酸性肉芽肿可出现洋葱皮样骨膜反应。发生在儿童身上的嗜酸性肉芽肿侵袭性更高，随后变为局限性肉芽肿。镜下表现为大范围浅染色的组织细胞，散在分布明亮染色的嗜酸性粒细胞，有时可见巨细胞。

嗜酸性肉芽肿可自发缓解消失，因此应采取保守治疗。可对患者采取肉芽肿刮除联合局部皮质激素注射的治疗方法。对于较复杂的部位如骨盆和脊柱，可采用低剂量（10 Gy）放疗。对于简单处理措施无效的播散性病变，可采用低剂量化疗的方式。

▶色素沉着绒毛结节性滑膜炎

色素沉着绒毛结节性滑膜炎的表现可与组织细胞肿瘤类似，但目前认为该病为伴有组织细胞增生的非肿瘤性疾病。常见于20~40岁人群，好发于下肢大关节的滑膜下组织。

膝关节是最常见受累部位，其次为髋关节、踝关节和足。上肢病变少见。

色素沉着绒毛结节性滑膜炎的组织病理学表现与肌腱巨细胞肿瘤类似，后者是好发于踝关节和手指的软组织肿瘤。临床表现为继发于滑膜增生的膝关节皮下肿胀。肿胀可逐渐加重，可能与间断性关节内出血有关。炎性滑膜组织可能导致骨和关节囊结合处的破坏，可见于任何慢性增生性滑膜炎，包括血友病和球孢子菌病。

不超过10%的病例可表现为髌上囊或腘窝的局限性软组织肿物，通常没有膝关节肿胀。这些病例

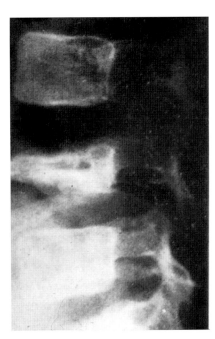

▲图5-108　脊柱侧位X线片，显示朗格汉斯细胞组织细胞增生症特征性的扁平椎

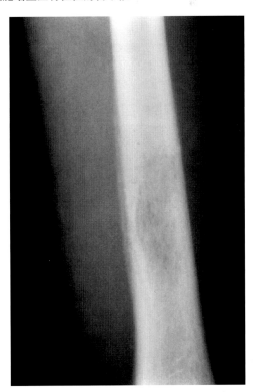

▲图5-109　12岁男性患者肱骨朗格汉斯细胞组织细胞增生症的X线片

可与软组织肉瘤如滑膜肉瘤类似（图5-111）。常见骨皮质破坏（图5-112）。

假性肿瘤的诊断要点

· 骨化性肌炎表现为外周或中心性钙化，类似钙化性软组织恶性肿瘤。

· 骨感染表现多样，但如果生长板和椎间盘等

解剖结构边界不清晰，则多提示肿瘤。

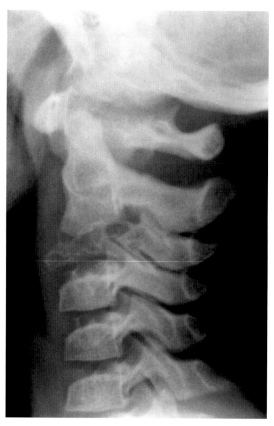

▲**图5-110**　5岁女性患者颈椎侧位X线片，显示C3椎体的朗格汉斯细胞组织细胞增生症病灶

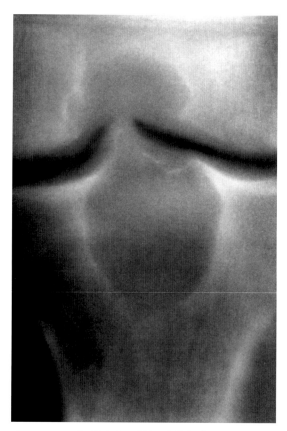

▲**图5-112**　年轻患者胫骨近端的色素沉着绒毛结节性滑膜炎

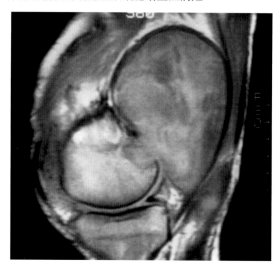

▲**图5-111**　50岁男性患者MRI T_1加权像提示腘窝处色素沉着绒毛结节性滑膜炎

Garringer HJ, Malekpour M, Esteghamat F, et al: Molecular genetic and biochemical analyses of FGF23 mutations in familial tumoral calcinosis. *Am J Physiol Endocrinol Metab* 2008;295:E929. [PMID: 18682534]

Gasent Blesa JM, Alberola Candel V, Solano Vercet C, et al: Langerhans cell histiocytosis. *Clin Trans Oncol* 2008;10:688. [PMID: 19015065]

Mankin HJ, Rosenthal DI, Xavier R: Gaucher disease. New approaches to an ancient disease. *J Bone Joint Surg Am* 2001; 83-A:748. [PMID: 11379747]

Roodman GD: Studies in Paget's disease and their relevance to oncology. *Semin Oncol* 2001;28(4 Suppl 11):15. [PMID: 11544571]

Seton M: Paget's disease: epidemiology and pathophysiology. *Curr Osteoporos Rep* 2008;6:125. [PMID: 19032921]

第六章　成人重建外科

Harry B. Skinner, MD, PhD

Jon K. Sekiya, MD

Omar Jameel, MD

Patrick J. McMahon, MD

成人重建外科在过去的几十年里得到了快速的发展。在20世纪60年代晚期低摩擦髋关节置换术出现之前，严重关节疾病的治疗方式有限。而现在，从髋、膝关节显著退变性疾病到肩袖撕裂损伤在内的多种疾病都可以通过重建手术治疗，并已取得了良好的临床效果。随着对关节疾病的理解逐渐加深，几乎所有重建手术都获得了成功的临床应用，而现在临床对这些操作又有了更大的需求。据统计，2010年全美国共进行了770 000例膝关节置换术、280 000例髋关节置换术，膝关节置换术和髋关节置换术分别以每年65 000例和15 000例的速度增长。一是因为现代社会老年群体数量越来越多，二是重建手术能成功地使患者重返日常生活和工作，越来越多的患者选择手术治疗。数百万的美国人从重建手术中获益。由于术后10年累积失败率约为每年1%，所以仍有约90%的患者可以从关节置换术中获益。

Kurtz S, Ong K, Lau E, et al: Projections of primary and revision hip and knee arthroplasty in the United States from 2005 to 2030. *J Bone Joint Surg* 2007;89a:780. [PMID: 17403800]

▼ 关节炎和相关疾病

关节炎的评估

全面了解关节炎性疾病的进程对妥善处理关节炎非常重要。首先要详细采集疾病的病史，并正确诊断，这样有利于预测疾病的未来发展和采取合适的治疗措施。临床医生必须考虑并评估关节炎的可能病因：创伤性、炎症性、发育性、特发性或代谢性等（表6-1）。病史采集、体格检查和实验室检查有助于正确诊断。

一、病史

病史对于认识疾病的发展非常重要。损伤的机制、发生时间，症状的持续时间都是关键因素。损伤机制是最难以明晰的，因为患者通常很难回想起引发症状的某个特定动作或事件，创伤史和既往手术史就尤为重要。要清楚患者疼痛症状的时间和严重程度。一般来说，疾病初期疼痛多较轻微，随着疾病发展症状不断加重。日夜持续性的疼痛，可能提示感染、肿瘤或功能性异常。每位患者对疼痛的认知都不同，但能将患者痛醒通常意味着症状较为严重并需要评估。要注意疼痛是否会随时间有加重、缓解交替的现象，以及是否存在关节肿胀；如果多个关节受累，要关注疼痛症状的分布情况。日常活动受影响的程度与疾病的严重程度有关。仅在行走、站立、跑步等活动时出现的疼痛症状，则多提示存在关节负荷紊乱。

疼痛位置有助于鉴别牵涉痛和关节痛。例如，髋关节疼痛，患者多感觉腹股沟处、髋部外侧或大腿前方疼痛，很少出现臀部疼痛。主诉"臀

表6-1　关节病变的病因

创伤性因素	创伤性关节炎、骨坏死（创伤后）
炎症性因素	感染性关节炎、痛风、假性痛风、类风湿性关节炎、系统性红斑狼疮、强直性脊柱炎、青少年类风湿性关节炎、莱特尔综合征（Reiter syndrome）
发育性因素	髋关节发育不良、血友病性关节炎、股骨头骨骺滑脱症、股骨头骨骺骨软骨病
特发性因素	骨性关节炎、骨坏死
代谢性因素	痛风、焦磷酸钙沉积、褐黄病、戈谢病

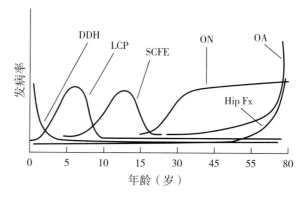

▲图6-1　髋关节疾病年龄分布。DDH：髋关节发育不良；LCP：股骨头骨骺骨软骨病；SCFE：股骨头骨骺滑脱症；ON：骨坏死；OA：骨性关节炎；HipFx：髋关节骨折

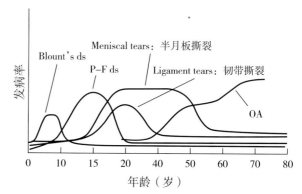

▲图6-2　膝关节疾病年龄分布。半月板损伤可发生在内侧或外侧半月板，年轻人群可能为创伤性，而老年人群为退变性。膝关节骨性关节炎发病早于髋关节骨性关节炎，因为部分患者在青少年后期或20岁左右时进行了内侧半月板切除，导致其40~50岁时出现了内侧膝关节病。Blount's ds：胫骨内翻；P-F ds：髌骨软化症；Meniscal tears：半月板撕裂；Ligament tears：韧带撕裂；OA：骨性关节炎

部"疼痛的病例，经过临床医生的问诊和检查，大多数情况都是由脊柱病变引起。髋臼疼痛和股骨头疼痛多出现在腹股沟区。股骨近端疼痛多位于大腿前上方。膝关节疼痛可能位于关节前方（髌股关节）、内侧、外侧。

　　有时患者也无法对疼痛进行准确定位。膝关节后方疼痛可能由腘窝囊肿或半月板撕裂造成。膝关节肿胀可因局部压力增高而导致疼痛，可呈弥漫性或局限于后方。活动引发的关节疼痛，可能提示关节感染或痛风。患者一般很难准确描述发生于肘关节或肩关节的疼痛，此时详细的体格检查尤为重要。肩关节疼痛可由颈椎、心脏或膈肌的异常导致。

　　熟悉不同关节病变的年龄分布，对疾病诊断有重要意义。例如，40岁以下患者出现髋关节疼痛，除非有明确的病因如创伤等，否则一般不考虑髋关节骨性关节炎，更可能的诊断是骨坏死。同样，45岁男性患者膝关节慢性症状提示可能是退变性半月板撕裂，除非其早年接受过半月板切除术。这样的概念适用于所有常见的髋、膝关节疾病（图6-1，图6-2）。此外，患者年轻时即有上述疾病的病史，则可能存在早期骨性关节炎。

二、体格检查

▶髋关节

　　体格检查对于明确髋关节疼痛及关节炎的严重程度十分重要。首先进行髋部肌肉、骨性标志和关节的视诊和触诊。髋关节周围肌肉和大部分骨质可以限定检查范围。必须考虑其他原因导致的疼痛，如腰椎疾病引起的牵涉痛。记录髋关节活动度、步态、双下肢长度和肌肉力量。髋关节疼痛通常在各个方向上活动度最大时出现。主动直腿抬高或抗阻直腿抬高可能会引发髋关节疼痛（图6-3）。如果疼痛较为严重，下肢滚动试验（髋关节伸直状态下进行内旋和外旋）常可引发髋关节疼痛。髋关节屈曲内旋活动受限通常是髋关节炎的早期征象。髋关节抗重力外展可能产生髋关节源性疼痛；由脊柱原因引起的位于臀部或大腿的疼痛，则该检查多不会导致髋关节疼痛。可通过加大外展阻力来增加负荷。年轻患者（<40岁）出现腹股沟区疼痛，可采用一些刺激性手法来判断髋臼盂唇是否撕裂。髋关节屈曲状态下外旋外展，随后髋关节伸直进行内收内旋，若存在髋臼前盂唇撕裂可能出现关节弹响和交锁。后盂唇撕裂可通过髋关节从伸直状态外展外旋到屈曲状态内收内旋的方式来判断。

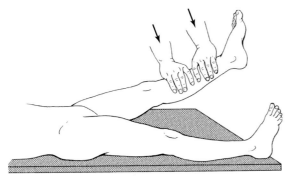

▲**图6-3**　抗阻直腿抬高试验。检查者嘱患者进行主动直腿抬高约30°，严重髋关节炎时会引发疼痛。如果没有疼痛症状，检查者对下肢施加压力，嘱患者进行对抗。髋关节负荷增加用于发现髋关节轻至中度的疼痛

测量髋关节屈曲伸直、内旋外旋、内收外收等的活动度，内旋活动度降低是骨性关节炎早期表现之一。

▶膝关节

膝关节体格检查可以对膝关节疼痛进行定位。首先是对膝关节、周围肌肉、骨质的视诊和触诊。由于一部分膝关节疼痛可能是髋关节疾病引发的牵涉痛，因此常规要对髋关节进行检查。检查膝关节周围韧带，判断是否存在膝关节不稳（详见第三章）。骨性关节炎很少出现关节不稳；类风湿性关节炎常有关节骨质丢失导致的关节不稳，而不是韧带损伤造成的。站立位检查膝关节力线，判断是否存在关节内翻或外翻畸形。膝关节内翻和外翻会加速骨性关节炎的进展。测量膝关节活动度，注意记录任何屈曲挛缩或伸肌滞后的表现。屈曲挛缩指膝关节不能被动完全伸直，而伸肌滞后指患者不能主动伸直膝关节。晚期骨性关节炎常见关节屈曲挛缩，而伸肌滞后多由股四头肌和肌腱病变导致。分别在膝关节屈曲和伸直状态下施加内翻和外翻应力，检查膝关节内侧和外侧结构，可引发相应部位疼痛。对髌骨施加压力同时进行屈伸运动，判断是否出现髌股关节疼痛和摩擦音。关节积液、滑膜炎、皮肤红斑同样是重要的体格检查内容。

▶肩关节

颈椎疾病可引发肩关节疼痛，因此需要对颈椎和肩关节进行检查。首先进行肩关节和肌肉外形的视诊，并和对侧肩关节对比。触诊肌肉、肱骨、锁骨和肩胛骨，以及它们构成的关节，包括肩关节、肩锁关节和胸锁关节。如同髋关节一样，肩关节周围有许多肌肉环绕，这些肌肉限定检查范围。肱骨头前外侧压痛通常见于肩袖损伤。肱二头肌长头腱肌腱炎可导致肱骨头前内侧压痛。检查肩关节主动屈曲、外展的活动度。肩关节外旋即保持肘关节和腕关节一致，向外侧旋转手部。肩关节内旋最好的检查方式是嘱患者将手背到身后，根据拇指位置对应的最高水平的椎体来判断内旋程度。大多数患者的拇指位于中胸段（T6或T7水平）。当内旋受限时，拇指可位于较低的水平，如L5水平。如果主动活动完全受限，则应检查肩关节的被动关节活动度。随后进行上肢肌力、皮肤感觉和深部肌腱反射检查。外旋肌力降低提示肩袖力量严重减弱。刺激性试验有助于鉴别其他引发症状的疾病，包括关节失稳、肱二头肌肌腱损伤和肩袖损伤等（详见第三章）。

▶肘关节

肘关节视诊的重要内容之一是提携角，该角为肱骨和前臂之间的外翻角，正常人群一般为5°~7°。检查是否有皮肤瘢痕和明显的关节畸形、肿胀。触诊关节和骨质凸起部位包括肱骨内、外上髁，桡骨头和尺骨鹰嘴等。记录肘关节主动和被动活动度，包括屈曲、伸展、旋前、旋后。继而进行肌力和刺激性试验的检查。例如，肘关节最常见的病变是肱骨外上髁炎（网球肘），可有肱骨外上髁压痛，且腕关节背屈时疼痛加重。肱骨内上髁压痛，腕关节屈曲时加重，提示肱骨内上髁炎。此外，肘关节屈曲、伸展活动受限不仅见于关节炎，也可见于创伤后关节僵硬。

三、影像学检查

诊断骨性关节炎最基础的辅助检查是至少2个位的X线检查。髋关节X线检查包括骨盆修正的前后位（可以显示股骨远端）和患侧髋关节的侧位（或者蛙式位，即髋关节外旋外展状态下拍摄骨盆正位片，或者一个真实髋关节侧位片）。膝关节包括30°~45°屈膝站立时，X线向下偏斜10°拍摄的膝关节后前位片、膝关节侧位片和髌骨切线位（Merchant

表6-2 关节病变的病因

疾病种类	髋、膝关节表现
骨性关节炎	关节间隙变窄，软骨下硬化，骨赘形成，软骨下囊肿 髋关节：上方或内侧狭窄 膝关节：Rosenberg位显示早期间隙狭窄，股骨髁变平
类风湿性关节炎或系统性红斑狼疮	双侧对称的关节间隙狭窄，关节囊附近破坏
强直性脊柱炎	骨量减少，骨赘形成，骶髂关节强直
痛风	痛风石，骨质破坏
焦磷酸盐沉积病	半月板和关节软骨钙化
骨坏死	新月征，点状钙化
戈谢病	股骨远端烧杯样表现
神经源性关节病	四D征：骨质破坏（destruction），骨质碎片（debris），脱位（dislocation），致密化（densification）（钙化、增生）
血友病性关节病	骨骺变宽，硬化，囊肿，关节间隙变窄

位，膝关节屈曲45°）片（表6-2）。髋、膝关节炎可用Kellgren-Lawrence五分法来量化，0为正常，1为可疑，2为轻微，3为中等，4为严重。肩关节X线检查包括拍摄前后位、腋位和肩胛骨侧位片。冈上肌出口位有助于显露肩峰处的骨赘。肘关节X线检查包括拍摄关节正、侧位片。

四、实验室检查

基本的血液检查应包括血常规、血沉等。这两项指标对于可疑感染性关节炎或评估疼痛性关节置换有重要意义。单纯的痛风一般不会引起白细胞升高，尤其是关节炎症性表现不典型的情况。

关节液分析可以评估关节感染，也有助于其他关节炎性皮疹的诊断。膝关节腔穿刺抽吸可见血性液体，如果患者合并创伤，则需要对血性滑液进行实验室分析。如果滑液肉眼观察为血性，提示血友病、神经源性关节病、色素沉着绒毛结节性滑膜炎、血管瘤或创伤因素。血性液体中出现漂浮的脂肪组织，提示可能存在关节内骨折。

综合考虑病史采集、体格检查、影像学检查和实验室检查等结果，尽量将疾病诊断范围缩小。将可能诊断分类考虑，尽管类别之间可能有重叠，但仍能为进一步诊疗提供方向。下文将描述常见的关节炎性病变。

Parvizi J, Della Valle CJ: AAOS Clinical Practice Guideline: diagnosis and treatment of periprosthetic joint infections of the hip and knee. *J Am Acad Orthop Surg* 2010;18:771. [PMID: 21119143]

Sharma L, Song J, Felson DT, et al: The role of knee alignment in disease progression and functional decline in knee osteoarthritis. *JAMA* 2001;286:188. [PMID: 11448282]

Solomon DH, Simel DL, Bates DW, et al: Does this patient have a torn meniscus or ligament of the knee? Value of physical exam of the knee. *JAMA* 2001;286:1610. [PMID: 11585485]

非炎症性关节炎

骨性关节炎其实是一个不太恰当的命名，因为炎症反应并不是此类关节炎的初期病理进程。更加准确的术语是退变性关节病，即关节软骨损伤的共同转归。骨性关节炎的真实发展过程和病因尚不明确，大多数病例都具有典型的影像学、肉眼和镜下表现。

骨性关节炎可分为原发性和继发性，但两种类型之间分界很模糊。原发性或特发性骨性关节炎用于致病因素不明确的情况。骨性关节炎被认为是继发于创伤、畸形和全身性疾病的病症。尽管很多髋关节骨性关节炎被认为是特发性的，仍需仔细地检查是否存在一些诱发因素，如股骨头骨骺滑脱症或轻度髋臼发育不良等。

骨性关节炎可见于髋关节、膝关节，手的远端指骨间关节、近端指骨间关节和第1腕掌关节，以及颈椎、胸椎、腰椎关节等。

一、原发性骨性关节炎

▶ 流行病学特征

骨性关节炎是美国常见的关节病变，大约4000万人遭受困扰。尸体标本研究表明，40岁以上人群中有90%出现负重关节的退变性改变，但通常没有临床症状。骨性关节炎的发病率和严重程度随着年龄增长而增加和加重。

骨性关节炎全年龄段男性和女性发病率相同。45岁以下人群中，男性多见；而55岁以上人群中，女性更易患病。女性手部关节、膝关节炎多见，而男性髋关节炎多见。髋关节骨性关节炎的风险随体重指数（BMI）增大而升高。

欧美白人髋关节炎发病率高于中国人、南非

黑种人和东印度人。日本人原发性髋关节炎较为少见，继发于髋关节发育不良的关节炎较为常见。

有证据表明，不同形式的骨性关节炎可呈显性症状遗传。例如，指骨间关节尤其是远端指骨间关节广泛的骨性关节炎，双侧膝关节、髋关节对称性的关节软骨丢失。其他类型遗传性骨性关节炎包括家族性软骨钙质沉着症（合并软骨焦磷酸钙盐晶体沉积）、羟磷灰石沉积病和多发性骨骺发育不良。总的来说，骨性关节炎具有遗传能力，还需更进一步的基因组学研究进行阐释。

▶ 病理学特征

骨性关节炎早期表现为软骨基质的局部肿胀和软化。异染性轻度丢失提示软骨基质中蛋白多糖的丢失。纤维化修复导致软骨面不光滑，并可见弥漫性软骨细胞增多。潮线即关节软骨和钙化软骨区的中间层，较为纤薄，在关节炎早期可呈波浪状。在骨性关节炎关节软骨退变2期改变中，可见软骨细胞活性增高，细胞外基质增多。同时，分解代谢活动水平增高，即去除受损基质并促进基质重塑。软骨细胞修复反应随着年龄增大而减少。基质退变包括蛋白多糖合成减少、聚合体减少，以及黏多糖链变短等。

骨性关节炎后期表现包括蛋白多糖进行性丢失，表现为Safranin-O染色（番红O染色）减少。关节面的纤维化逐渐向深处发展。可见软骨细胞克隆现象和潮线的复制，伴有不连续的平行线提示关节软骨基质的钙化进展。出现所谓的"煅烧骨"提示该部位软骨完全丢失。

软骨下区域和关节软骨边缘可见新骨形成。煅烧骨下方的骨质疏松区影像学或肉眼观察表现为"囊肿"。

▶ 实验室检查

目前还没有骨性关节炎特异性的实验室检查方法。血常规、尿常规和关节滑液分析诊断价值低，多用于排除炎性或感染性关节炎。关于骨性关节炎软骨退变过程中标志物的研究也许能在未来提供诊断性试验。关节滑液分析包括滑液细胞因子敏感性和特异性分析，蛋白酶及其抑制因子、基质组成部分、软骨胶原的血清抗体等的分析，以及蛋白多糖亚群的辨别等。

▶ 影像学检查

骨性关节炎晚期典型的影像学表现包括关节间隙变窄、软骨下硬化、软骨下骨囊肿和边缘骨赘形成等。疾病终末期可能并发骨质侵蚀、关节半脱位、关节内游离体和关节畸形等。

赫伯登结节常见于原发性骨性关节炎，表现为手部远端指骨间关节骨和软骨的增大。近端指骨间关节的增大称为布夏尔结节。

二、继发性骨性关节炎

继发性骨性关节炎是指已经明确的局部或全身性因素导致的关节炎。常见的导致关节畸形或软骨破坏，以及原发性骨性关节炎的疾病有关节急性或慢性创伤、股骨头骨骺骨软骨病、髋关节发育不良、类风湿性关节炎、血性恶病质、软骨发育不良、感染、晶体沉积症、神经源性异常、关节内激素滥用和多发性骨骺发育不良等。其影像学特征反映了潜在的病理学变化，以及原发性骨性关节炎造成的改变。

Dai J, Ikegawa S: Recent advances in association studies of osteoarthritis susceptibility genes. *J Hum Genet* 2010;55:77. [PMID: 20075947]

Hoaglund FT, Steinbach LS: Primary osteoarthritis of the hip: etiology and epidemiology. *J Am Acad Orthop Surg* 2001;9:320. [PMID: 11575911]

Jiang L, Rong J, Wang Y, et al: The relationship between body mass index and hip arthritis: a systematic review and meta-analysis. *Joint Bone Spine* 2011;78:150. [PMID: 20580591]

Schiphof D, Boers M, Bierma-Zeinstra SMA: Differences in descriptions of Kellgren and Lawrence grades of knee osteoarthritis. *Ann Rheum Dis* 2008;67:1034. [PMID: 18198197]

炎性关节炎

一、类风湿性关节炎

类风湿性关节炎是一种慢性全身炎性疾病，有0.5%~1.0%的美国人受累。尽管类风湿性关节炎患者具有相似的滑膜组织病理学特征和关节异常，但疾病的关节和全身表现、结果和遗传信息与血清学检查等方面差异很大。病因目前尚不明确，多认为该病具有遗传易感性。吸烟是目前已经明确的主要环境危险因素。其他可能的引发因素包括细菌感染、支原体感染或病毒感染，以及内生抗原如类风湿因子、胶原和黏多糖等。

类风湿性关节炎呈双侧对称发病，侵犯腕关节、掌指关节、近端指骨间关节、肘关节、肩关节、颈椎、髋关节、膝关节和踝关节。远端指骨间关节通常不受影响。关节外表现包括血管炎、心包炎、皮肤结节、肺纤维化、肺炎和巩膜炎。关节炎、淋巴结病和脾肿大，构成了费尔蒂综合征（Felty syndrome），并且和贫血、血小板减少、中性粒细胞减少等有关。

▶ 流行病学特征

类风湿性关节炎女性发病率约为男性的2~4倍。可见于全年龄段，发病率随年龄增长而升高，40~70岁之间达到峰值。

类风湿性关节炎的遗传基础为主要组织相容复合体的单体型Ⅱ型基因产物。75%的类风湿性关节炎患者携带循环类风湿因子，后者是抗IgG分子Fc片段抗原决定簇的自身抗体。类风湿因子阳性的患者，除了黑种人，有很大概率出现HLA-DR4。但只有小部分有HLA-DR4患者会发展成为类风湿性关节炎。

▶ 病理学特征

类风湿性滑膜炎早期表现包括局部炎症反应，伴有单核细胞的聚集。抗原呈递细胞（巨噬细胞）激活T细胞，后者合成分泌细胞因子，促进B细胞增殖分化、分泌抗体。慢性炎症会形成关节翳，这是一种增厚的滑膜，富含激活的T细胞、B细胞和浆细胞，以及成纤维型或巨噬型滑膜细胞。关节破坏始于关节软骨边缘骨质和关节软骨外露。最终关节软骨被关节翳的炎性副产物破坏。关节滑液中中性粒细胞占75%~85%，而滑膜细胞多为单核细胞。

类风湿因子是IgG分子Fc片段的特异性抗体。抗体可分为IgM、IgG、IgA、IgE等类型，通常对IgM型类风湿因子进行测量。类风湿因子可能是类风湿性关节炎的启动因子，是导致慢性病程的原因，但并不是所有患者体内都有类风湿因子。类风湿因子可见于其他炎症性疾病患者，以及1%~5%的正常人。

▶ 实验室检查

类风湿性关节炎目前没有特异性检查，但多项检查结果综合有助于疾病的诊断。类风湿因子高滴度（＞1∶160）是最具诊断价值的结果。患者可有中度贫血，血白细胞计数通常正常或轻度升高。急性期的炎症指标，包括C反应蛋白和血清免疫复合体等，能反映炎症程度，但不具有诊断特异性。抗环瓜氨酸肽抗体检查能提升疾病诊断的特异性和敏感性。严重类风湿性关节炎患者可出现抗核抗体阳性但对疾病诊断并不特异。

▶ 影像学特征

类风湿性关节炎早期影像学表现包括外围小关节肿胀和边缘骨质破坏。关节间隙狭窄通常见于疾病晚期且具有一致性，不同于骨性关节炎局部间隙狭窄。晚期改变包括骨质吸收、关节畸形和脱位，以及关节碎片等。例如，髋部可见髋关节内陷，掌指关节可出现尺侧半脱位。

Scott DL, Wolfe F, Huizinga TW: Rheumatoid arthritis: *Lancet* 2010;376:1094. [PMID: 20870100]

Whiting PF, Smidt N, Sterne JA, et al: Systematic review: accuracy of anti-citrullinated peptide antibodies for diagnosing rheumatoid arthritis. *Ann Intern Med* 2010;152:456. [PMID: 20368651]

二、强直性脊柱炎

强直性脊柱炎是一种血清阴性（类风湿因子阴性）关节炎，包括双侧骶髂关节炎，伴或不伴脊柱炎和葡萄膜炎。由于疾病早期的临床症状如腰痛和骶髂关节炎的X线表现通常不显著，诊断常常延后。临床诊断标准包括腰痛、腰椎活动受限、胸部扩张受限和骶髂关节炎。随着MRI检查的普及，可早期发现骶髂关节炎。

强直性脊柱炎多侵犯中轴骨，包括脊柱、骶髂关节和髋关节。骨骼系统外的临床表现包括主动脉扩张、前葡萄膜炎和继发于胸部活动受限的限制性肺病。

▶流行病学特征

HLA-B27和强直性脊柱炎之间具有强相关性，约90%的患者可见HLA-B27阳性；但仅有2%的HLA-B27阳性患者会发展成为强直性脊柱炎。强直性脊柱炎患者且HLA-B27阳性，其直系亲属有20%的可能性会患此疾病。

▶实验室检查

疾病活动期通常血沉升高；类风湿因子和抗核抗体多为阴性。

▶影像学特征

病变早期可见骶髂关节间隙增宽，提示关节髂骨侧骨质破坏。随后关节软骨发生钙化，造成双侧骶髂关节强直。胸腰椎椎体外形变方，椎体间有骨桥形成，形成"竹节样改变"。也可见周围关节的强直。MRI检查可以早期发现，并提供高敏感性和特异性的影像学证据。

Marzo-ortega H, McGonagle D, Bennett AN: Magnetic resonance imaging in spondyloarthritis. *Curr Opin Rheumatol* 2010;22:381. [PMID: 20386452]

Rudwaleit M: New approaches to diagnosis and classification of axial and peripheral spondyloarthritis. *Curr Opin Rheumatol* 2010;22:375. [PMID: 20473175]

三、银屑病关节炎

银屑病关节炎是银屑病相关的血清阴性炎性关节炎，过去曾被看作类风湿性关节炎的特殊类型。类风湿因子的发现，将炎症性关节炎分为血清阳性和血清阴性两种，也就将银屑病关节炎从类风湿性关节炎中分离了出来。

尽管在大多数患者身上该疾病是相对良性的病程，但高达20%的患者可进展成为严重关节疾病。通常侵犯远端指骨间关节，严重类型可出现周围关节炎症，包括不对称性少关节炎、对称性多关节炎（类似类风湿性关节炎）、残毁性关节炎（一种关节被严重破坏的关节炎）和脊柱关节病。

患者可出现干性红斑丘疹性皮肤损伤和指甲改变等，包括指甲凹陷、出现凹槽、甲床角化过度和指甲破坏。

▶流行病学特征

美国约有3.15%的人被诊断为银屑病。1/3的患者合并有关节炎，在皮肤病变发生长达20后年才出现关节病变。男女发病率相同。银屑病相关基因为*IL12B*和*IL23B*。

▶实验室检查

目前没有特异性的实验室检查。非特异性炎性标记物可出现升高，包括血沉。类风湿因子通常阴性，但不超过10%的患者可出现阳性。

▶影像学特征

外周关节可有骨质破坏和新骨形成同时存在，关节周围无骨质疏松。可见指骨间关节破坏和末节指骨溶解，以及双侧骶髂关节强直和脊柱韧带骨赘形成。

Anandarajah AP, Ritchlin CT: The diagnosis and treatment of early psoriatic arthritis. *Nat Rev Rheumatol* 2009;5:634. [PMID: 19806150]

Chandran V, Raychaudhuri SP: Geoepidemiology and environmental factors of psoriasis and psoriatic arthritis. *J Autoimmun* 2010;34:J314. [PMID: 20034760]

四、青少年特发性关节炎

青少年特发性关节炎（juvenile idiopathic arthritis，JIA）是有多种临床症状的炎性关节病变综合征，特指青少年16岁以前发病的关节炎。曾称青少年类风湿性关节炎，但由于和成人类风湿性关节炎的关联并不显著，因此对该疾病进行了重命名。早期诊断困难，可分为全身型、多关节型和少关节型。全身型（斯蒂尔病，Still disease）可见于20%的患者，以高热、皮疹、淋巴结病、脾大、心肌炎和不同程度的关节炎为特征。多关节型见于30%~40%的患者，以低热和侵犯4个及以上关节的关节炎为特征。少关节型可见于40%~50%的患者，通常侵犯1~4个关节，没有全身性症状，但可见虹膜睫状体炎。如果怀疑青少年特发性关节炎，则需早期使用眼科裂隙灯检查排除虹膜睫状体炎，以避免失明。

▶ 流行病学特征

1~3岁和8~12岁是疾病发病的2个高峰时段。女性发病率约为男性的2倍。

▶ 实验室检查

青少年特发性关节炎血沉和其他急性期反应物升高。不同类型的关节滑液白细胞计数差别很大（150~50 000/mL）。全身型患者关节滑液白细胞可增至30 000/mL，多关节型患者白细胞轻度升高，而少关节型患者多为正常。

青少年特发性关节炎患者类风湿因子通常为阴性。50%的患者可有抗核抗体阳性。

▶ 影像学检查

早期可见软组织肿胀、骨骺提前闭合和关节附近骨量减少。晚期可见骨质破坏和类风湿性关节炎的一些表现。

Dannecker GE, Quartier P: Juvenile rheumatoid arthritis: classification, clinical presentation and current treatments. *Horm Res* 2009;72(Suppl 1):4. [PMID: 19940489]

Martini A, Lovell DJ: Juvenile idiopathic arthritis: state of the art and future perspectives. *Ann Rheum Dis* 2010;69:1260. [PMID: 20525835]

五、系统性红斑狼疮

系统性红斑狼疮（SLE）是侵犯多个器官系统的慢性炎性疾病，是一种自身免疫性疾病。系统性红斑狼疮具有多种多样的临床表现和实验室检查结果。只要符合以下11条中的4条即可诊断为系统性红斑狼疮：①面部蝴蝶斑；②盘状皮疹；③光敏感；④口腔溃疡；⑤关节炎；⑥浆膜炎；⑦肾脏异常（蛋白尿或管型尿）；⑧神经系统异常（谵妄或精神失常）；⑨血液系统异常（溶血性贫血，白细胞、淋巴细胞和血小板减少）；⑩免疫系统异常（阳性狼疮细胞增生，血液中检出抗DNA抗体、抗Sm抗体，梅毒血清学检测假阳性）；⑪抗核抗体滴度异常。

▶ 流行病学特征

女性发病率约为男性的8倍。亚洲人和波利尼西亚人患病风险相对较高。患者亲属表现一定的遗传易感性（5%）。遗传性补体缺陷是指患者补体缺失或几乎缺失。有证据表明系统性红斑狼疮和烟草暴露有统计学相关性。

▶ 实验室检查

抗核抗体是系统性红斑狼疮最重要的筛查性检查。狼疮细胞筛选是首先应进行的系统性红斑狼疮免疫学检查，但该检查敏感性低，且普及较为困难。疾病活动期患者，98%可见抗核抗体阳性。抗核抗体滴度越高，诊断为系统性红斑狼疮的可能性越大。抗核抗体测定的下限值为1∶320，超过1∶5120可看作高滴度。

如果抗核抗体为阳性，可能需要进行更加特异性的检查，包括抗DNA抗体、可提取性核抗原抗体和补体水平。抗双链DNA抗体高滴度高度提示系统性红斑狼疮的可能性。系统性红斑狼疮可见较低的补体水平，相关疾病也可见补体降低。

其他实验室检查可见贫血、白细胞和血小板减少，血沉升高等。通常，肾功能检查，肌肉、肝脏相关酶类检查出现异常，反映多器官受损。

▶ 影像学检查

系统性红斑狼疮患者关节炎影像学特征类似类风湿性关节炎。大部分关节疼痛和骨坏死有关，尤其是股骨头和肱骨头。

Crispin JC, Liossis SN, Kis-Toth K, et al: Pathogenesis of human systemic lupus erythematosus: recent advances. *Trends Mol Med* 2010;16:47. [PMID: 20138006]

Kaiser R, Criswell LA: Genetics research in systemic lupus erythematosus for clinicians: methodology, progress, and controversies. *Curr Opin Rheumatol* 2010;22:119. [PMID: 20035223]

▶ 炎症性肠病相关的关节炎

外周关节的关节炎和脊柱炎可能与溃疡性结肠炎和克罗恩病有关。关节病变多为单关节型或少关节型，疾病活动与炎症性肠病同步，呈现游走性和自限性，仅有10%的患者表现为慢性关节炎。最常侵犯膝、髋和踝关节。炎症性肠病相关的脊柱炎有2种表现形式，第一种类似强直性脊柱炎，包括

HLA-B27单倍体升高；第二种没有特征性的遗传致病因素。

▶ 流行病学特征

有30%的炎症性肠病患者可出现关节炎。性别之间发病率没有差异。

▶ 实验室检查

没有特异性诊断实验。滑膜液分析显示炎症进程，白细胞计数多为4 000~50 000/mL。

▶ 影像学检查

外周关节炎为非侵蚀性，伴有关节附近骨质疏松和关节间隙变窄。炎症性肠病相关的脊柱炎表现类似强直性脊柱炎。

De Vos M: Joint involvement in inflammatory bowel disease: managing inflammation outside the digestive system. *Expert Rev Gastroenterol Hepatol* 2010;4:81. [PMID: 20136591]

Larsen S, Bendtzen K, Nielsen OH: Extraintestinal manifestations of inflammatory bowel disease: epidemiology, diagnosis, and management. *Ann Med* 2010;42:97. [PMID: 20166813]

七、莱特尔综合征

莱特尔综合征表现为结膜炎、尿道炎、关节炎三联征。反应性关节炎逐渐成为更加准确的术语，因为疾病的初始情况可能是肠病或性传播疾病。外周关节炎呈多关节、不对称受累，常见部位为膝关节、踝关节和足小关节。

▶ 流行病学特征

由衣原体感染诱发的非淋病性尿道炎见于20%的患者。合并HLA-B27阳性的患者，更倾向于出现关节炎。可见继发于肠道沙门菌、志贺菌、耶尔森鼠疫杆菌和弯曲杆菌感染的反应性关节炎。志贺菌感染患者，合并HLA-B27阳性，出现关节炎的风险接近20%。

▶ 实验室检查

目前没有特异性的实验室检查。其他检查可见贫血、白细胞增多、血小板增多，以及血沉增快等。

▶ 影像学检查

莱特尔综合征的关节炎表现类似强直性脊柱炎，即韧带止点钙化和关节强直。骶髂关节炎通常为单侧发病。

Bradshaw CS, Tabrizi SN, Read TR, et al: Etiologies of nongonococcal urethritis, bacteria, viruses, and the association with orogenital exposure. *J Infect Dis* 2006;193:366. [PMID: 16388480]

Carter JD, Hudson AP: The evolving story of *Chlamydia*-induced reactive arthritis. *Curr Opin Rheumatol* 2010;22:424. [PMID: 20445454]

代谢性关节病

一、痛风

痛风表现为尿酸盐结晶在关节处沉积。尽管痛风患者大部分合并高尿酸血症，但高尿酸血症患者只有少部分可能发展成为痛风。高尿酸血症的原因可能为尿酸合成过多或尿酸排出减少，或者二者兼有。尿酸合成过多的原因包括相关酶的变异、白血病、血红蛋白病和嘌呤摄入过多等。

痛风首发症状为急性发病的关节炎，尤其是第1跖趾关节，但也可见于踝关节、膝关节、腕关节和手指、肘关节等。疼痛程度类似感染性关节炎，由于二者治疗方式完全不同，需对二者进行鉴别诊断。二者并存的情况可有发生，但概率较小。应用秋水仙碱或吲哚美辛可快速缓解疼痛。慢性痛风性关节炎表现为痛风石沉积、关节畸形、持续性疼痛和肿胀。

▶ 流行病学特征

原发性痛风具有遗传特性，家族发病率为6%~18%。目前认为，血清尿酸盐浓度受多个基因调控（*SLC2A9*和*ABCG2*，调控尿酸盐的排泄）。女性痛风发病较晚，常发生于绝经期后，多合并高血压和/或肾功能不全，可能需要使用利尿剂。女性痛风患者的酒精摄入情况要低于男性。

▶ 实验室检查

特异性检查为在关节滑液的白细胞中检出尿酸盐结晶。偏振光显微镜下可见双折射阴性的针状晶体。

常见高尿酸血症，但依然有1/4的患者血尿酸为正常水平。当血尿酸超过7 mg/dL，即为升高。白细胞计数升高和血沉加快常见于急性期痛风，因此上述检查并不能区分痛风和感染。要进行关节液培养排除细菌感染。

▶ 影像学检查

影像学检查可见痛风石、软组织肿胀和侵蚀。慢性改变包括广泛性骨质丢失、关节间隙变窄和关节畸形。

Agudelo CA, Wise CM: Gout: diagnosis, pathogenesis, and clinical manifestations. *Curr Opin Rheumatol* 2001;13:234. [PMID: 11333355]

Dirken-Heukensfeldt KJ, Teunissen TA, van de Lisdonk H, et al: Clinical features of women with gout arthritis. A systematic review. *Clin Rheumatol* 2010;29:575. [PMID: 20084441]

Vanitallie TB: Gout: epitome of painful arthritis. *Metabolism* 2010;59(Suppl 1):s32. [PMID: 20837191]

二、焦磷酸钙沉积症

焦磷酸钙沉积症是一种痛风样综合征，即假性痛风或软骨钙质沉积症。最常侵犯关节为膝关节。在软组织或关节滑液检查出晶体，联合特征性影像学表现即可确诊。

疾病和老龄化、创伤有关，还可与甲状旁腺功能亢进、痛风、血色病、碱性磷酸酶降低和甲状腺功能减退有关。对于年龄在55岁以上的患者，首先要考虑甲状旁腺功能亢进症。

▶ 流行病学特征

年龄增大是疾病最常见的危险因素，60岁左右人群发病率为7%~10%，男女发病率相同。有报道称，该病具有遗传性，即由*ANKH*基因突变导致。

▶ 病理学特征

可见多关节结构发生钙化，包括关节软骨和关节囊。纤维软骨结构如半月板，钙质沉积最为严重。钙盐结晶偏振光镜检双折射表现为阴性，比尿酸盐晶体更难看到。

▶ 影像学检查

半月板和关节软骨钙化可表现为点状或线状的密度增高影，与周围透射线组织分界明显。滑囊、韧带和肌腱也可见钙化。骨表现包括软骨下囊肿形成、腕关节不稳、骶髂关节破坏合并真空征，以及齿突的冠状突起。

Kohn NN, Hughes RE, McCarty DJ Jr, et al: The significance of calcium phosphate crystals in the synovial fluid of arthritis patients: the "pseudogout syndrome." II. Identification of crystals. *Ann Intern Med* 1962;56:738. [PMID: 14457846]

McCarty DJ, Kohn NN, Faires JS: The significance of calcium phosphate crystals in the synovial fluid of arthritis patients: the "pseudogout syndrome." I. Clinical aspects. *Ann Intern Med* 1962;56:711. [No PMID]

Richette P, Bardin T, Doherty M: An update on the epidemiology of calcium pyrophosphate dehydrate crystal deposition disease. *Rheumatology (Oxford)* 2009;48:711. [PMID: 19398486]

三、褐黄病

该病患者缺少尿黑酸氧化酶，尿酸不能进一步分解代谢。非代谢性尿黑酸的出现使患者尿液变为棕黑色。褐黄病即尿黑酸沉积在结缔组织中，表现为皮肤、耳朵、巩膜和关节软骨的蓝黑色色素沉着。

通过发暗的尿液、退变性关节炎和异常色素沉着即可诊断该病。但要注意，新鲜尿液被氧化后可呈黑色。常见于脊柱炎，也可见于膝关节、肩关节和髋关节的病变。

▶ 流行病学特征

常染色体隐性基因缺失导致尿黑酸1，2-二氧化酶缺失。可进行遗传学检查。

▶ 影像学检查

可见脊柱炎，多个椎间盘钙化伴少量骨赘形成。关节病变表现类似骨性关节炎，但没有髋臼内陷。

Introne WJ, Kayser MA, Gahl WA: Alkaptonuria. *Gene Reviews* (internet), May 9, 2003. [PMID: 20301627]

Zhao BH, Chen BC, Shao de C, et al: Osteoarthritis? Ochronotic arthritis! A case study and review of the literature. *Knee Surg Sports Traumatol Arthrosc* 2009;17:778. [PMID: 19381613]

骨软骨病

一、股骨头坏死

多种疾病都和骨坏死有关，但大部分发病机制尚不清楚。股骨颈骨折和髋关节脱位等创伤性因素会对股骨头血供造成直接破坏，导致股骨头缺血性坏死。60%以上的患者为双侧股骨头受累，约有15%的病例为其他骨质受累。常见非创伤性因素包括酒精中毒、特发性因素或全身激素应用等。激素导致骨坏死的机制可能是促进脂肪组织形成，因为在应用激素的动物实验中，洛伐他汀的药效受到影响。

其他情况包括血红蛋白病、戈谢病、潜水员病、高脂血症、烟草使用、血液高凝状态、射线暴露和骨髓浸润性疾病如白血病和淋巴瘤等。

▶病理学特征

不考虑其他可能的原因，股骨头坏死的早期病变包括骨髓和松质骨的坏死，通常表现为股骨头前外上侧的楔形区域坏死。股骨头覆盖的关节软骨基本可以保留，因为关节软骨本身就没有血供，是从关节滑液中获得营养物质的。软骨深部的钙化层，需要骨骺动脉分支供血，因此也会发生坏死。病变处可见骨髓坏死和骨质细胞的缺失。

白细胞和单核细胞聚集在坏死组织和纤维血管组织周围，并最终取代坏死组织。破骨细胞活动吸收坏死的骨小梁，之后成骨细胞开始修复受损组织。修复过程中，坏死的骨质容易发生病理性骨折。软骨下骨折和关节软骨变形共同导致了退变性关节炎。

▶影像学检查

Ficat根据股骨头坏死不同时期的X线表现提出了一套分期系统。Ⅰ期为单侧髋关节正常或轻微改变（轻度的骨质减少或硬化区）。Ⅱ期出现软骨下硬化和明显骨量减少，蛙式位X线检查能较清楚地看到股骨前外侧边界楔形病变区域。Ⅲ期出现软骨下骨质塌陷，表现为新月征，此时可确诊股骨头坏死。此期常见股骨头失去圆隆外形，变得扁平，但关节间隙尚可保留。Ⅳ期出现晚期退变性关节炎改变，关节间隙丢失和髋臼骨质改变等。

Steinberg等提出了一种新的基于MRI检查的分期系统，并得到广泛的应用。该系统将股骨头坏死分为7期。0期即正常，Ⅵ期为显著关节炎晚期症状。Ⅰ~Ⅴ期每一期又分别分为轻度、中度、重度3种类型。Steinberg系统的Ⅲ期改变等同于Ficat分期的Ⅲ期改变。

Ficat RP: Idiopathic bone necrosis of the femoral head: early diagnosis and treatment. *J Bone Joint Surg Br* 1985;67:3. [PMID: 3155745]

Mont MA, Zywiel MG, Marker DR, et al: The natural history of untreated asymptomatic osteonecrosis of the femoral head: a systematic review. *J Bone Joint Surg Am* 2010;92:2165. [PMID: 20844158]

Steinberg ME, Steinberg ME, Garino JP, et al: A quantitative system for staging avascular necrosis. *J Bone Joint Surg Am* 1995;77B:34. [PMID: 17079364]

其他关节炎相关的疾病

一、血友病

A型血友病是具有遗传倾向的出血性疾病，为凝血因子Ⅷ缺乏导致。B型为凝血因子Ⅸ缺乏所致。两种类型血友病均为性染色体隐性遗传，尽管30%的患者可能没有家族病史。血友病性关节炎最初可侵犯膝关节，随后是肘关节和踝关节。

▶病理学特征

反复关节内出血，导致含铁血黄素在关节内沉积，以及出现滑膜炎症状。急性期可见滑膜增生肥大，使得出血风险更高。关节内可形成关节翳，伴随其下方关节软骨的破坏，这可能是软骨细胞凋亡和铁离子刺激滑膜细胞增生所造成的。随着疾病发展，出现滑膜纤维化，导致关节僵硬。

▶影像学检查

早期可见软组织肿胀。随后出现血供过多造成的骨骺区增大。骨骼系统早期可出现软骨下硬化和囊肿形成，后期可有软骨丢失和继发的骨赘生成。可见髌骨扁平现象，原因可能是骨骼的过度生长发育。

Lafeber FP, Miossec P, Valentino LA: Physiopathology of haemophilic arthropathy. *Haemophilia* 2008;14(Suppl 4):3. [PMID: 18494686]

Mann HA, Choudhury MZ, Allen DJ, et al: Current Approaches in haemophilic arthropathy of the hip. *Haemophilia* 2009;15:659. [PMID: 19298335]

二、戈谢病

戈谢病是一种少见的家族性疾病，是由溶酶体内β-葡糖脑苷酶缺乏造成的先天性代谢障碍性疾病。表现为网状内皮组织如肝、脾、淋巴结和骨髓吞噬细胞内葡萄糖苷酰鞘氨醇酶的聚积。

疾病好发于股骨，但也可见于椎体、肋骨、胸骨和骨盆的扁骨等。异常细胞浸润、破坏骨皮质并影响骨质的正常血供。溶骨性病变扩大更易造成病理性骨折，血管破坏易导致股骨的缺血性坏死。

▶ 流行病学特征

该病是常染色体隐性遗传，也是最常见的脂质代谢性遗传疾病。常见于德系犹太人群。

▶ 病理学特征

组织学检查可见泡沫细胞，即吞噬脂肪的巨噬细胞。

▶ 影像学检查

戈谢病骨骼系统早期病变包括弥漫性骨质疏松和髓腔扩大。股骨远端可出现典型的烧瓶样畸形。可见局部骨破坏和硬化区，以及股骨头、肱骨头和股骨远端骨坏死。后期退变性改变包括关节骨质坏死部位塌陷。治疗方式主要是使用伊米苷酶进行酶替代治疗，骨质对治疗的反应较软组织滞后。

Goldblatt J, Fletcher JM, McGill J, et al: Enzyme replacement therapy "drug holiday": results from an unexpected shortage of an orphan drug supply in Australia. *Blood Cells Mol Dis* 2011;46:107. [PMID 20684886]

Piran S, Amato D: Gaucher disease: a systematic review and meta-analysis of bone complications and their response to treatment. *J Inherit Metab Dis* 2010;33:271. [PMID: 20336376]

三、股骨大转子滑囊炎

股骨大转子滑囊炎表现为侧卧位时触诊髋关节外侧引发疼痛。压痛是髋关节活动时大转子和髂胫束之间产生摩擦造成的。对该区域的长期压迫会引发疼痛，如长时间卧床的患者。大转子滑囊炎是"大转子疼痛综合征"中较为严重的病变之一，其他疾病包括臀中肌、臀小肌撕裂和"弹响髋"。每年每100例患者中就有1.8例患该病。危险因素包括女性性别，合并腰痛、髂胫束压痛和肥胖。患者具有明确的大转子区域点状压痛即可诊断。没有压痛则提示疼痛由其他病因导致，如腰椎牵涉痛等。

Strauss EJ, Nho SJ, Kelly BT: Greater trochanteric pain syndrome. *Sports Med Arthrosc* 2010;18:113. [PMID: 20473130]

Williams BS, Cohen SP: Greater trochanteric pain syndrome: a review of anatomy, diagnosis and treatment. *Anesth Analg* 2009;108:1662. [PMID: 19372352]

四、髋关节盂唇撕裂

骨性髋臼外有髋臼盂唇，能增加髋臼深度，可辅助稳定髋关节。盂唇撕裂是髋关节疼痛、骨性关节炎的病因之一。关节镜检可用于切除撕裂的盂唇，类似半月板撕裂的治疗。

▶ 病理学特征

正常髋臼盂唇为三角形，大小不等，长度1~10 mm不等。病理性盂唇可分为A型（创伤型）和B型（退变型），以及3个分期：①盂唇退变；②部分撕裂；③完全撕裂。

▶ 影像学检查

怀疑盂唇撕裂时MRI关节造影是最理想的检查方式。造影剂可进入撕裂部位，通常位于髋臼承重区域。CT关节造影和MRI平扫敏感性不足。

Safran MR: The acetabular labrum: anatomic and functional characteristics and rationale for surgical intervention. *J Am Acad Orthop Surg* 2010;18:338. [PMID: 20511439]

▼ 非手术治疗

药物治疗

▶ 非甾体抗炎药

非甾体抗炎药（NSAID）广泛应用于骨性关节炎，但存在很多争议问题。由于骨性关节炎仅有轻微的炎症反应，对乙酰氨基酚常用作一线治疗药物。一项有关骨性关节炎治疗的短期研究表明，对乙酰氨基酚4000 mg/d，其效果等同于布洛芬2400 mg/d。

即使是较为严重的骨性关节炎病例，NSAID也具有显著效果。常规使用NSAID需要考虑胃肠道和肾脏并发症，以及对血小板功能的抑制。因此应谨慎地考虑替代疗法，在NSAID治疗期间也要进行严密的观察。现有的NSAID通过非特异性抑制COX-1和COX-2来减少前列腺素的合成。而COX-1抑制会损害胃肠道和血液系统。

应用NSAID的患者发生消化道并发症的风险是未使用患者的3倍。一项研究结果表明，老年患者中有30%的急诊入院和NSAID的应用有关。以下患者应用NSAID发生消化道溃疡的风险较高：65岁以上、溃疡性疾病史、皮质类固醇应用史。NSAID的抗前列腺素作用会减少肾脏血液灌注，导致急性或慢性肾功能不全。服用NSAID导致肾功能不全风险的多为老年人、合并冠脉粥样硬化和既往肾功能损害的患者。NSAID抗血小板作用各不相同，取决于药物的半衰期、是否抑制了血栓素A及抑制作用是否可逆等。例如，阿司匹林，对血小板可产生永久的抑制作用。据报道，有很多患者在使用此类药物后出现皮肤瘀青增多的现象。

表6-3对比了现有的NSAID的毒性。由于药物作用不单是通过抑制前列腺素的合成来实现的，不同药物用于不同的患者，其临床效果也会有轻微的差异。

表6-4展示了这些药物的化学特性，包括半衰期和给药频率。给药频率非常重要，因为患者倾向于每天少次服药，如每天1次或2次。

选择性COX-2抑制类NSAID已经用于临床。NSAID的大部分副作用是抑制COX-1导致的。通过选择性地抑制COX-2，NSAID的副作用大大减少。大部分NSAID对两种酶都有一定抑制作用，但多数情况下为主要抑制COX-1或主要抑制COX-2。尽管选择性COX-2抑制类NSAID具有可靠的安全性，但仍存在一定的副作用。例如，一项随机对照试验表明，塞来昔布并不能显著降低上消化道并发症发生率。

选择合适的NSAID必须根据以下因素：患者凝血功能、患者已有并发症、消化道症状史、肾功能、药物花费和患者既往应用NSAID时的并发症。使用华法林的患者最好选用无血小板抑制功能的COX-2特异性抑制剂。对一种NSAID无反应的患者可能从其他种类药物应用中获益。服药依从性较差的患者可使用每天服用1次的药物，但正在每天3次服用其他药物的患者反而会觉得每天3次服用NSAID更方便。很明显，肾功能不全患者应选用肾毒性较小的药物，由于肾脏排出功能受损，选用半衰期更短的药物可以有效减少药物在体内的蓄积。因此选择性COX-2抑制剂并不能取代其他药物的应用。大部分患者可以耐受上一代药物的副作用，而且这些药物具有良好的风险-收益比，尤其是在短期应用的情况下。

选择性抑制COX-2的NSAID可以用作急性疼痛的镇痛药物，因为它可以阻断疼痛、发热和炎症反应，同时不会影响凝血功能。因此，它们在围手术期的应用显著增多。

如果使用NSAID的保守治疗无效，可考虑进行手术治疗。对于不具备手术条件的患者，可能需要长期应用麻醉镇痛药物。

Bingham S, Beswick PJ, Blum DE, et al: The role of the cyclooxygenase pathway in nociception and pain. *Semin Cell Dev Biol* 2006;17:544. [PMID: 17071117]

Gan TJ: Diclofenac: an update on its mechanism of action and safety profile. *Curr Med Res Opin* 2010;26:1715. [PMID: 20470236]

Hawkey C, Kahan A, Steinbrück K, et al: Gastrointestinal tolerability of meloxicam compared to diclofenac in osteoarthritis patients. International MELISSA Study Group. Meloxicam Large-scale International Study Safety Assessment. *Br J Rheumatol* 1998;37:937. [PMID: 9783757]

Jones P, Lamdin R: Oral cyclooxygenase 2 inhibitors versus other oral analgesics for acute soft tissue injury: systematic review and meta-analysis. *Clin Drug Invest* 2010;30:419. [PMID: 20527999]

Lynch ME, Watson CPN: The pharmacology of chronic pain: a review. *Pain Res Manag* 2006;11:11. [PMID: 16511612]

Rainsford KD: Ibuprofen: pharmacology, efficacy and safety. *Inflammopharmacology* 2009;17:275. [PMID: 19949916]

Silverstein FE, Faich G, Goldstein JL, et al: Gastrointestinal toxicity with celecoxib vs nonsteroidal anti-inflammatory drugs for osteoarthritis and rheumatoid arthritis: the CLASS study: a randomized controlled trial. Celecoxib Long Term Arthritis Safety Study. *JAMA* 2000;284:1247. [PMID: 10979111]

Simon LS, Lanza FL, Lipsky PE, et al: Preliminary study of the safety and efficacy of SC-58635, a novel cyclooxygenase 2 inhibitor: efficacy and safety in two placebo-controlled trials in osteoarthritis and rheumatoid arthritis, and studies of gastrointestinal and platelet effects. *Arthritis Rheum* 1998;41:1591. [PMID: 9751091]

表6-3　目前临床可用NSAID的毒性

通用名	商品名	胃肠道毒性	肾毒性	血小板效应（天）[a]	其他毒性[b]
双氯芬酸	扶他林	中	中	1	肝炎
依托度酸	依托度酸	低	中	NA	—
吲哚美辛	消炎痛	高	中	1	头痛
萘丁美酮	瑞力芬	低[c]	中	NA	肝炎
舒林酸	奇诺力	中	低	1	皮炎
托美丁	托美丁	中	中	2	—
甲氯灭酸	抗炎酸	中	中	1	出血
吡罗昔康	吡罗昔康	中	中	14	—
非诺洛芬	非诺洛芬钙	中	中	1	—
氟比洛芬	氟比洛芬	中	中	1	—
布洛芬	美林	中	中	1	—
酮洛芬	奥诺迪斯	中	中	2	—
萘普生	消痛灵	中	中	4	—
奥沙普嗪	奥沙普嗪	中	中	NA	—
酮咯酸	痛力克	高	中	1	—
水杨酸[d]	水杨酸	无	无	无	—
水杨酸钠[d]	—	无	无	无	—
阿司匹林	—	高	中	10	耳鸣
二氟尼柳[e]	待福索	低	低	无	—
塞来昔布	西乐葆	低	低	无	磺胺类药物过敏
美洛昔康	莫比克	低	中	无	—

a：药物停用后血小板功能恢复正常所需的平均时间；b：其他NSAID可能具有相似的毒性，但这些药物的毒性作用更加显著；c：暂无炎症性疾病的同时疗效比较数据；d：无前列腺素抑制作用；e：弱前列腺素抑制因子；NA：暂无数据。

▶缓解病情抗类风湿性关节炎药物

　　除了氨甲蝶呤和糖皮质激素，还有一些新的缓解病情抗类风湿性关节炎药物（DMARD）已应用于临床。尽管这些新型药物临床应用的经验还很不足，但了解其作用机制可能会指导骨科医生发挥药物在手术治疗中的潜能。依那西普是一种人工合成的分子，与肿瘤坏死因子（TNF）结合可预防出现级联反应（即炎症瀑布反应）。英夫利西是一种针对TNF的嵌合抗体。这两种药物对疾病治愈效果有限，但任何手术过程均可应用。利妥昔单抗作用于B细胞，托珠单抗抑制IL-6，两者在类风湿性关节炎的治疗中都有显著的缓解症状的作用。来氟米特抑制一种酶的活性，降低嘧啶核苷酸的水平，并抑制T细胞增殖。来氟米特必须在术前1周停用。

Cohen SB: Targeting the B cell in rheumatoid arthritis. *Best Pract Res Clin Rheumatol* 2010;24:553. [PMID: 20732652]

Scott DL, Wolfe F, Huizinga TW: Rheumatoid arthritis. *Lancet* 2010;375:1094. [PMID: 20870100]

Singh JA, Beg S, Lopez-Olivo MA: Tocilizumab for rheumatoid arthritis. *Cochrane Database Syst Rev* 2010;7:CD008331. [PMID: 20614469]

其他治疗方式

▶营养支持

　　硫酸氨基葡萄糖和硫酸软骨素是常用的两种治疗关节炎的非处方药，通常认为它们是软骨修复所需的物质。硫酸氨基葡萄糖是黏多糖合成的中间产物，骨性关节炎和类风湿性关节炎患者可见其通过尿液的排出增多。研究对比了口服硫酸氨基葡萄糖和布洛芬治疗膝关节炎，结果显示布洛芬能更快地缓解疼痛，但第四周时两种药物的临床效果没有显著差异。

　　硫酸软骨素是关节软骨中的另一种黏多糖。一项研究表明，口服硫酸软骨素并不会改变其在血清中的水平。另一项针对髋、膝关节炎患者治疗的研

表6-4 常用NSAID给药剂量相关数据

通用名	商品名	最大单位剂量（mg）	半衰期（h）	给药频率[a]	家族
双氯芬酸	扶他林	75	2	bid	乙酸类
依托度酸	依托度酸	300	6	qid	乙酸类
吲哚美辛	消炎痛	50	4	tid	乙酸类
萘丁美酮	瑞力芬	500	20~30	qd	乙酸类
舒林酸	奇诺力	200	8~14	bid	乙酸类
托美丁	托美丁	400	1~2	tid	乙酸类
甲氯灭酸	抗炎酸	100	2	tid	芬那酯类
吡罗昔康	吡罗昔康	20	30~86	qd	昔康类
美洛昔康	莫比克	15	15~20	qd	昔康类
非诺洛芬	非诺洛芬钙	600	2~3	qid	丙酸盐
氟比洛芬	氟比洛芬	100	6	tid	丙酸盐
布洛芬	美林	800	2	qid	丙酸盐
酮洛芬	奥诺迪斯	75	3	tid	丙酸盐
萘普生	消痛灵	500	14	bid	丙酸盐
奥沙普嗪	奥沙普嗪	600	40~50	qd	丙酸盐
酮咯酸	痛力克	10	5	qid	吡咯类
水杨酸	水杨酸	750	1	qid	水杨酸盐
水杨酸钠	—	650	0.5	q4h	水杨酸盐
阿司匹林	—	325	0.25	q4h	水杨酸盐
二氟尼柳	待福索	500	10	bid	水杨酸盐
塞来昔布	西乐葆	200	11	bid	磺胺类

a：炎症治疗所需频率；bid=每天2次；qd=每天1次；q4h=每隔4小时1次；qid=每天4次；tid=每天3次。

究发现，联合应用硫酸软骨素，相对于安慰剂组，能减少NSAID的应用。尽管目前硫酸软骨素和氨基葡萄糖的治疗作用还没有证实，但是两种药物的应用可以安全有效地缓解患者症状。有报道指出，口服上述两种药物可以改善患者症状，尽管其机制尚不明确。但最近的一项荟萃分析显示，两种药物和安慰剂相比，并没有改善关节疼痛和间隙变窄的作用。

Brief AA, Maurer SG, Di Cesare PE: Use of glucosamine and chondroitin sulfate in the management of osteoarthritis. *J Am Acad Orthop Surg* 2001;9:71. [PMID: 11281631]

Reginster JY, Deroisy R, Rovati LC, et al: Long term effects of glucosamine sulphate on osteoarthritis progression: a randomized, placebo-controlled clinical trial. *Lancet* 2001;357:251. [PMID: 11214126]

Wandel S, Jüni P, Tendal B, et al: Effects of glucosamine, chondroitin, or placebo in patients with osteoarthritis of the hip or knee: network meta-analysis. *BMJ* 2010;341:c4675. [PMID: 20847017]

▶ 关节药物注射

关节内可的松注射仍是骨性关节炎和类风湿性关节炎的主要治疗方式之一，可缓解关节、滑囊和"扳机点"疼痛。一般来说，肩、肘、腕、手指、膝、踝和足部的关节注射都可在诊室进行，无须放射学检查或超声引导。虽然在超声引导下可以更加精确地进行注射，但临床效果并没有显著差异。髋关节和手、足小关节最好在放射学检查引导下进行，确保注射位置的准确。关节药物注射可为治疗性或诊断性方式。例如，为了区别患者髋部疼痛的来源是背部还是髋部，可在髋关节处进行局部利多卡因注射，如果症状缓解，说明疼痛来源于髋部，这能可靠地告诉患者，术后可获得符合现实期望的疼痛缓解。相似的，踝关节注射结果预示踝关节融合术后疼痛可缓解。现在已有不同分子量的透明质酸用于膝关节骨性关节炎的治疗。初期治疗方案为关节注射每周1次，持续3~5周即可获得足够的疗效。现在已经出现单次注射治疗的方式。

透明质酸是一种长链多糖，可使滑膜关节液保持黏弹性质。病理情况下如骨性关节炎和类风湿性关节炎，透明质酸浓度和分子大小均减小。动物实验结果表明，透明质酸可以延缓骨性关节炎进展。据报道，连续进行膝关节透明质酸注射可缓解关节疼痛，最长可持续10个月，但作用机制尚不明确。透明质酸半衰期短，因此不可能显著地增加关节炎关节的润滑程度。应将透明质酸注射看作长效缓解疼痛的方式，而不是缓解病情的治疗方式。这些物质对疾病本身的作用尚不清楚，研究和荟萃分析表明，即使有也是相对较弱的作用。

Cunnington J, Marshall N, Hide G, et al: A randomized, double-blind, controlled study of ultrasound-guided corticosteroid injection into the joints of patients with inflammatory arthritis. *Arthritis Rheum* 2010;62:1862. [PMID: 20222114]

Jergensen A, Stengaard-Pedersen K, Simonsen O, et al: Intra-articular hyaluronan without clinical effect in knee osteoarthritis: a multicentre, randomized, placebo-controlled, double-blind study of 337 patients followed for 1 year. *Ann Rheum Dis* 2010;69:1097. [PMID: 20447955]

Lo GH, LaValley M, McAlindon T, et al: Intra-articular hyaluronic acid in treatment of knee osteoarthritis: a meta-analysis. *JAMA* 2003;290:3115. [PMID: 14679274]

▶ 矫形治疗

目前认为矫形治疗可缓解膝关节、踝关节或肘关节炎的症状，但其他关节对该治疗方式的反应性可能并不理想。由于膝关节内侧柱更容易受损，因此膝关节常见内翻畸形，通常需要手术矫形治疗。足跟楔形垫和外翻支具的应用有助于缓解疼痛。类似的，采用矫形治疗控制踝关节内翻和外翻的力量，有助于踝关节病的治疗。

Draper ER, Cable JM, Sanchez-Ballester J, et al: Improvement of function after valgus bracing of the knee. *J Bone Joint Surg Br* 2000;82:1001. [PMID: 11041589]

Pollo FE: Bracing and heel wedging for unicompartmental osteoarthritis of the knee. *Am J Knee Surg* 1998;11:47. [PMID: 9606092]

Sgaglione NA, Chen E, Bert JM, et al: Current strategies for nonsurgical, arthroscopic, and minimally invasive surgical treatment of knee cartilage pathology. *Instr Course Lect* 2010;59:157. [PMID: 20415378]

▼ 手术治疗

功能重建/缓解疼痛的手术方式

一、髋关节镜

▶ 股骨髋臼撞击综合征

股骨髋臼撞击综合征（FAI）是由于股骨头和髋臼不匹配导致的。有两种类型，即凸轮撞击和钳夹撞击，有时两种类型可以同时出现（图6-4）。凸轮撞击表现为股骨头外形正常并位于髋臼内，但股骨头-颈交界处向外突出与髋臼碰撞，使得剪切力通过髋臼边缘传递，造成髋臼上唇的损伤。钳夹撞击是由于周围髋臼外缘过于突出造成的。髋臼上唇与股骨颈发生撞击，造成髋臼上唇的损伤和钙化，进一步加深髋臼的深度并加重病情。两种类型都会导致股骨颈和股骨头之间分界不清及髋臼上唇损伤。

过去FAI通常需要开放手术治疗，而现在广泛应用的是髋关节镜技术，髋关节镜手术具有恢复快、并发症少的优点。钳夹撞击的髋臼前侧和前外侧存在多余的部分。因此可以通过前外侧入路，将多余的部分切除。磨钻从髋臼上唇的后下方进入，可以保留髋臼上唇，并在切除多余髋臼边缘之后重新进行固定。对于凸轮撞击患者，需行股骨-骨软骨成形术，即磨钻通过髋关节前侧进入，去除股骨头-颈交界处突出的骨质，直至其不再对髋臼产生撞击。但手术过程中要注意保护股骨头供血血管。旋股内侧动脉深支走行于大转子后方，闭孔外肌肌腱的后方，以及上孖肌、闭孔内肌和下孖肌肌腱的前方。之后从上孖肌上方和梨状肌远端进入关节囊，随后分成2~4支终末血管。保护外旋肌的止点即是保护股骨头的血供。此外，术中必须保护上外侧支持带血管。

在FAI的治疗中，关节镜手术的短期效果与开放手术相同。

▶ 髋臼盂唇撕裂

髋臼盂唇撕裂最常见的病因是FAI和创伤。但

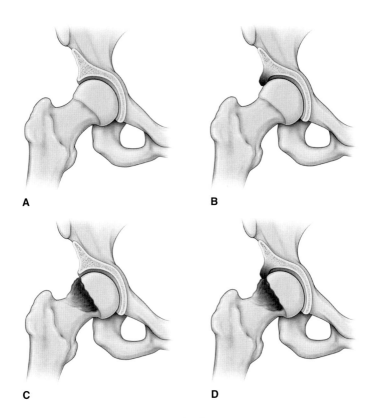

▲**图6-4**　A.正常髋关节；B.钳夹撞击；C.凸轮撞击；D.混合型

这并不是相互独立的。一项研究表明，90%因无创伤性盂唇撕裂而进行髋关节镜检查的患者存在骨质异常如FAI或异常增生的影像学证据。患者多主述有机械性症状，如关节弹响、卡顿或交锁等。

　　盂唇撕裂使用髋关节镜技术有两种目的，一是切除撕裂碎片，二是修补撕裂的盂唇。前者通过切除不稳定的盂唇撕裂部分来缓解疼痛。近来盂唇修补获得了更多的关注，有望提高术后患者的功能水平，并延缓骨性关节炎的进展。Ⅰ型盂唇撕裂指髋臼盂唇在关节软骨移行区域发生撕裂，可通过缝线将撕裂部分重新固定于髋臼边缘。Ⅱ型损伤指盂唇内有多个撕裂平面，可通过缝合套索技术或可吸收缝线进行修复。有67%~93%的关节镜部分切除术患者可获得优良的短期临床效果。目前仍缺乏关于盂唇修复术效果的数据，但部分研究者已经在羊动物实验中证实了盂唇的愈合能力。此外，有一些尸体标本研究表明，修复的盂唇仍具有良好的生物力学性能。

▶**微骨折**

　　微骨折技术也是一种关节镜技术，有助于重建关节功能和缓解疼痛，多用于处理轻度或中度的骨软骨缺损。使用骨椎在软骨下骨板上创造微小骨折，使缺损处形成凝血物质，最终形成纤维软骨（图6-5）。这种技术患者恢复较快，短期结果显示，95%~100%的软骨缺损可得到修复。髋关节术后功能水平的相关数据还很有限，但膝关节术后可获得较好的临床效果。

Bardakos NV, Vasconcelos JC, Villar RN: Early outcome of hip arthroscopy for femoroacetabular impingement: the role of femoral osteoplasty in symptomatic improvement. *J Bone Joint Surg Br* 2008;90:1570. [PMID: 19043126]

Byrd JW, Jones KS: Prospective analysis of hip arthroscopy with 2-year follow up. *Arthroscopy* 2000;16:578. [PMID: 10976117]

Crawford K, Philippon MJ, Sekiya JK, et al: Microfracture of the hip in athletes. *Clin Sports Med* 2006;25:327. [PMID: 16638495]

Larson CM, Giveans MR: Arthroscopic debridement versus refixation of the acetabular labrum associated with femoroacetabular impingement. *Arthroscopy* 2009;25:369. [PMID: 19341923]

Philippon MJ, Arnoczky SP, Torrie A: Arthroscopic repair of the acetabular labrum: a histologic assessment of healing in an ovine model. *Arthroscopy* 2007;23:376. [PMID: 17418329]

Philippon MJ, Briggs KK, Yen YM, et al: Outcomes following hip arthroscopy for femoroacetabular impingement with associated chondrolabral dysfunction: minimum two-year follow-up. *J Bone Joint Surg Br* 2009;91:16. [PMID: 19091999]

保留关节正常结构的手术技术

　　关节可因多种因素发生退变。长时间的关节

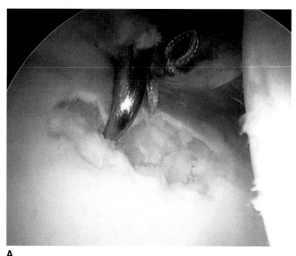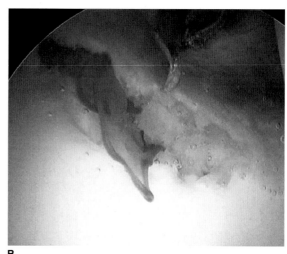

▲图6-5 髋关节一处骨软骨缺损的微骨折技术

磨损和组织撕裂可能是最常见的原因。此外，关节感染可对软骨造成破坏，导致关节退变。创伤可以造成关节功能紊乱，如关节不稳等；也可造成关节周围肌肉力量异常，如肩关节肩袖损伤会出现关节活动异常。其他可致关节退变的原因包括：①滑膜炎，如血友病，可在多种情况下发生关节出血；如类风湿性关节炎会出现滑膜增生，可能会造成关节软骨的破坏；②骨坏死，可导致应力性骨折和关节塌陷，进而造成关节的不匹配；③关节力量分布不均衡，导致力线不齐。一些特定的治疗方式可以延缓关节退变的过程，延长自身关节的使用时间，包括滑膜切除术、髓心钻孔减压术和截骨术。

一、滑膜切除术

滑膜增生会破坏关节软骨，滑膜切除术是通过切除增生滑膜来延长关节软骨的寿命。滑膜切除术适应证为慢性滑膜炎而不是急性滑膜炎。慢性滑膜炎以滑膜增生为特征，可见于单关节疾病如色素沉着绒毛结节性滑膜炎，也可见于多关节疾病，如类风湿性关节炎或血友病性关节病。相对而言，滑膜炎并不是一个有针对性的疾病名称，该病通常是关节激惹反应的结果。

▶适应证和禁忌证

滑膜切除术最常见的适应证是类风湿性关节炎，但其他疾病，如多发滑膜骨软骨瘤、色素沉着绒毛结节性滑膜炎、血友病性关节病，以及一些急、慢性的关节感染，也可以采取该手术进行处理，并能获得一定效果。

滑膜切除术适应证：

（1）滑膜炎症仅局限于滑膜，没有或较少其他结构受累。

（2）反复性关节出血，如色素沉着绒毛结节性滑膜炎或血友病性关节病。

（3）关节感染，在冲洗或清创时发现可能出现组织被溶酶体酶破坏。

（4）保守治疗失败。

禁忌证包括关节活动范围降低，涉及单个或多个关节或关节软骨的严重退变性关节病。

▶手术技术

滑膜切除术常用于膝关节，但也可用于肘、踝和腕关节。目前有3种技术可以使用：开放滑膜切除术、关节镜下滑膜切除术和放射性滑膜切除术。

A.开放滑膜切除术

开放滑膜切除术应用越来越少，因为术后疼痛不利于关节全活动度的恢复。持续的关节被动活动可能有利于恢复的进行。但对于色素沉着绒毛结节性滑膜炎或多发滑膜骨软骨瘤，可能需要采用开放式手术。现在这些疾病已经可以使用关节镜技术进行处理，已经有很多病例实现了非侵入式的滑膜完全切除。

B.关节镜下滑膜切除术

关节镜下滑膜切除术整个过程可能会非常沉闷，尤其是大关节如膝关节的手术，通常需要将增生滑膜全部切除。

一项研究分别采用关节镜下滑膜部分切除术和完全切除术治疗色素沉着绒毛结节性滑膜炎，结果显示，滑膜完全切除术后复发率较低，而部分切除术具有更好的症状缓解和功能恢复，但复发率也很高。关节镜下滑膜切除术仅适用于局限性病变。

C.放射性滑膜切除术

放射性滑膜切除术越来越多地应用于临床，常用于膝关节类风湿性关节炎的治疗。目前大多数关节腔内注入镝-165大颗粒氢氧化铁（165Dy-FHMA）的患者获得了临床改善。与其他创伤更大的治疗方式相比，术后滑膜的增生减少，疼痛更轻，出血量更少，花费也更低。

有一种类似的方式治疗血友病性膝关节病。注入磷-32酸铬胶体，更利于更安全的个人管理，因为这种胶体较少与患者的血液接触，而血友病患者通常会因使用污染的血液制品进行置换治疗而出现HIV阳性。

Mendenhall WM, Mendenhall CM, Reith JD, et al: Pigmented villonodular synovitis. *Am J Clin Oncol* 2006;29:548. [PMID: 17148989]

二、软骨修复技术

长久以来，软骨缺损被认为是不可逆的损伤，最终会出现软骨退变。由于对关节软骨细胞代谢机制的了解不足，软骨疾病的治疗进展缓慢。目前的软骨修复技术仅适用于局灶性全层性软骨缺损。这样的损伤常见于40岁以下、因运动受损或者合并剥脱性骨软骨炎的人群。患者合并吸烟史、高体重指数、力线不稳定、半月板缺损、韧带松弛或其他炎性疾病，是软骨修复技术的禁忌证。

由于关节软骨没有血供，优先选择的手术方式为在关节软骨覆盖的软骨下骨部分钻孔或微骨折处理，造成局部出血和炎症反应。随着出血，有多种

生长因子被释放，形成的修复组织多为纤维瘢痕组织，其承重能力低于正常关节软骨。因此，软骨缺损最终仅会比不处理要稍好一些，但可作为局限性损伤可选的治疗方式。

4 cm²以上的较大缺损通常需要自体或同种异体软骨移植。目前较为热门的研究内容为，从软骨缺损患者身上获取可培育的软骨细胞，并进行体外实验室培养。软骨细胞增殖数量增多，再将其放回患者软骨的缺损处。缺损处覆盖骨膜瓣，并与周围健康软骨组织缝合，可以用来固定这些软骨细胞。虽然有报道称该方法早期临床效果较好，但与仅用骨膜瓣的方式无明显差异。而且研究表明，目前该方法的有效性尚不确定。镶嵌式成形术是另外一种可以处理轻至中度软骨缺损的方式，即从患者其他关节处的成熟软骨和骨质处取小的软骨块，植入缺损处。例如，从非负重关节获取小的圆柱状的软骨块并植入股骨软骨缺损处。尽管报道称其短期疗效较好，但也可见软骨耐受的情况。较大的缺损，如膝关节内、外侧柱的缺损，可能需要同种异体骨软骨移植物。

和这些局部软骨病变相比，骨性关节炎侵犯一个关节的大部分软骨更常见，超过四千万的美国人受累。骨性关节炎早期病理表现为软骨表层的结构性退化。尽管临床上没有观察到局限于软骨的有意义的自我修复过程，但多项实验室数据表明，关节软骨损伤后或骨性关节炎中，软骨具有一定的潜在修复能力。这些推测基于观察到的骨性关节炎中期软骨细胞的DNA和蛋白多糖的合成增加。骨性关节炎会破坏关节大部分软骨，因此上述手术方式并不适用于骨性关节炎的软骨损伤。

Bedi A, Feeley BT, Williams RJ 3rd: Management of articular cartilage defects of the knee. *J Bone Joint Surg Am* 2010;92:992. [PMID: 20360528]

Brittberg M, Lindahl A, Nilsson A, et al: Treatment of deep cartilage defects in the knee with autologous chondrocyte implantation. *N Engl J Med* 1994;331:889. [PMID: 8078550]

Gomoll AH, Farr J, Gillogly SD, et al: Surgical management of articular cartilage defects of the knee. *J Bone Joint Surg* 2010;92:2470. [PMID: 20962200]

Vasiliadis HS, Wasiak J: Autologous chondrocyte implantation for full thickness articular cartilage defects of the knee. *Cochrane Database Syst Rev* 2010;10:CD003323. [PMID: 20927732]

三、股骨头钻孔减压（伴或不伴结构性骨移植物）

▶适应证和禁忌证

髋关节是骨性关节炎好发部位，其次为膝关节和肩关节，该术式最初用于股骨头的治疗。骨坏死通常由骨血供破坏导致，同时和多种情况有关。反复的应力作用可造成微骨折，且无法愈合，最终导致坏死骨折塌陷和关节面破坏。

对股骨头无症状性坏死患者进行研究，发现有多种因素可能与疾病进展相关，包括损伤位置、损伤等级、患者年龄、性别、BMI等，而其中最为重要的是病变的大小，尤其是股骨头超过1/3的病变。

骨坏死的治疗目前尚存争议，因为现有的治疗方式效果不甚理想。骨坏死的自发性修复可能出现，但这并不是该疾病的自然病史过程。髓心减压或髓心减压联合结构性骨移植物是可接受的治疗方式。其他处理方式包括髓心减压后植入游离腓骨带蒂移植物。

▶手术方式

钻孔减压的目的是缓解股骨头受损区域内部产生的高压力，即在受损区域钻孔进行减压，并为新生血管长入提供条件，可以允许无血供的骨质进行修复，并避免关节的破坏。皮质松质骨移植物可作为单纯钻孔减压术可选的辅助方式，因为一些研究表明，使用结构性骨移植物能在术后到新生骨形成之前降低股骨头塌陷的风险。因此该技术适用于股骨头坏死的早期，尚未出现塌陷的情况（Ficat Ⅰ期或Ⅱ期）。

钻孔减压术常用于髋关节，但也可用于膝关节或肩关节。髋关节手术常采取侧方入路，在透视引导下将穿刺针插入坏死区域。随后使用骨钻或钻孔减压设备沿穿刺针进入坏死区域实现减压，并可以去除部分坏死骨质作为标本进行病理检查。如果使用结构性骨移植物，则其放置位置应超出穿刺针的末端。再次强调，移植物放置也应该在透视引导下进行。

该技术的结果较为复杂，可能由于操作差异和其他情况造成，如缺乏标准的分期依据，骨坏死形成原因不同等。髋部手术最主要的并发症是由于外侧皮质扭转破坏导致应力集中进而出现的髋骨骨折。一些研究者使用结构性骨移植物的结果良好，无症状患者有较高的比例没有明显坏死或塌陷的进展。一个系列研究报道表明，该方式出现术后或术中骨折的概率相对较高（31例患者中有4例出现骨折）。

四、截骨术

截骨术是骨科医生在处理髋膝关节生物力学紊乱时常用的一种方式。髋关节截骨术应用少于膝关节手术。可通过截骨术改善应力的异常分布。骨盆截骨可以提高股骨头覆盖率，股骨近端截骨可以调整股骨头的方向，股骨远端或胫骨截骨可改善膝关节力线等。最常见的是胫骨高位截骨，也称为Coventry截骨，通过楔形去除胫骨外侧骨质，纠正关节的内翻畸形。其他截骨术多用于已愈合骨折的残余畸形，这需要根据患者的具体情况进行个体调整。不管是关节内截骨（如膝关节内侧柱截骨，图6-6）还是关节外截骨都能有效矫正畸形。

▶胫骨高位截骨术

胫骨高位截骨术能改善应力的异常分布，预防骨性关节炎，或者缓解单柱关节炎引起的疼痛症状。该手术适合年轻患者（小于55岁），且膝关节节单柱退变同时髌股关节相对完整；膝关节活动度良好，没有明显屈曲挛缩；膝关节稳定性好，没有明确内侧或外侧半脱位。理想的患者应在55岁以下，没有肥胖，并且恢复运动生活方式如滑雪或网球等的主观愿望强烈。需通过关节镜或MRI检查对未受影响侧的结构进行评估。股骨干和胫骨干之间的夹角正常值为5°~7°，但通常必须过度矫正至10°。胫骨高位截骨术多用于膝关节内侧柱病变的患者，有时也可用于膝关节轻微外翻、角度小于12°的情况。如果外翻角度超过12°，则应采用股骨远端髁上截骨术。胫骨高位截骨术若导致关节线与地面不平行，提示应该进一步行股骨远端截骨术。外侧胫骨平台骨折导致的胫骨外翻畸形较为常

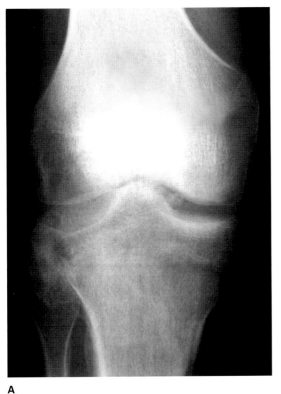

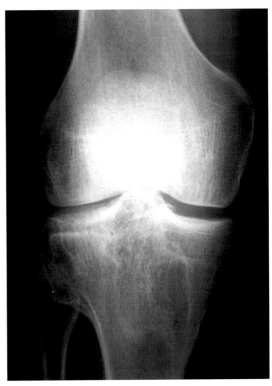

A **B**

▲**图6-6**　关节内截骨术有利于胫骨平台骨折的治疗。A.胫骨平台关节内骨折患者的术前X线片；B.胫骨外侧髁截骨术后的X线片

见，而类风湿性关节炎、佝偻病、肾性骨营养障碍也可导致胫骨外翻。

　　闭合型胫骨近端截骨术，在小腿近端外侧行纵向或曲棍型切口，暴露胫骨近端前外侧和后侧，截骨的近端平面应与关节面平行（图6-7）。截骨远端平面可借助克氏针的帮助，根据术前双下肢站立位X线检查，外侧皮质每1 mm截骨量可提供1°的矫形。矫形量必须多次确认。切除近端胫腓关节的腓骨头有助于外翻角度的矫正。矫形可用多种内固定方式进行固定，必须小心操作，避免损伤腓神经。内侧开放胫骨截骨术，采用内侧纵行切口，使用钢板维持矫形。截骨处需植骨。如果手术操作不熟练则可能出现胫骨近端骨折和缺血性坏死等问题。术前详细制订手术计划、术中使用导航系统辅助有利于恢复合适的下肢力线。

　　胫骨高位截骨术的临床结果并不如膝关节单髁置换术一样容易预测。尽管患者疼痛可有缓解，但效果随时间减弱。临床报道指出，患者术后5年可获得较好的效果。但由于患者群体、手术操作和术前病理因素之间存在差异，手术效果也存在不同。该术式适用于回归运动愿望强烈，且能接受部分疼

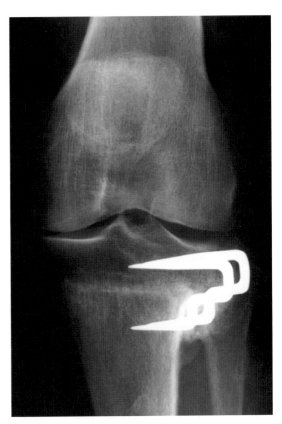

▲**图6-7**　高位胫骨截骨术的X线片，显示使用U形钉维持矫形

痛残留或疼痛改善效果逐渐减退可能性的患者。

▶髋关节截骨术

髋关节只有少数特定情况需要通过截骨来预防或延缓髋关节病，包括剥脱性骨软骨炎，和其他创伤造成的关节面破坏等。有多种生物力学理论来解释骨盆和髋关节截骨在降低髋关节负重中的优势，主要的两个理论为：①使正常软骨面移至负重区域，代替原有已经退变、变薄的关节软骨；②可缓解髋关节生物力学异常造成的疼痛。可通过改变肌肉力臂或减弱肌肉的力量两方面来实现。对肌肉进行显著地延长或缩短可以减少其施加于关节的力量。对于髋关节，一侧病变不能通过在另一侧手术得到改善。例如，尽管可通过股骨截骨来治疗髋臼发育不良，但仅能获得暂时的改善。

A.髋臼发育不良的治疗

髋臼发育不良可用中心边缘角来定义。该角正常值为25°~45°（图6-8）；小于20°则考虑为发育不良。前中心边缘角可以提示髋臼是否过度前倾，17°~20°则是髋关节假斜位片的下限值。髋臼发育不良患者的髋臼指数也有增大。

对于骨骼发育成熟的个体，不适用限制性骨盆

截骨术如Salter截骨术或造盖术。采用CT扫描联合三维重建能更好地测量这些角度。

为了改善股骨头覆盖和髋关节的生物力学特性，髋臼重建手术更为合适。Wagner球形截骨术可以完全改变髋臼的方向，但不能获得足够的内倾调整，而且技术难度较高。三联截骨术有利于髋臼的定位和固定，但会造成严重的骨盆不稳。由Ganz首先提出的髋臼周围截骨术能改变髋臼方向且能提供一定的内倾调整，同时保留了髋臼后方骨质，减少了不稳定情况的发生。

B.股骨疾病的治疗

股骨截骨术可以安全可靠地在转子间区进行，几乎不会发生骨折不愈合。股骨颈截骨可能会破坏股骨头血供。

转子间截骨有多种类型，目的在于去除负重区退变的关节软骨，并以相对完好的软骨代替。该方式可有外翻、内旋和外旋、屈曲伸展三种自由度。因此实施该方式时应确保截骨能为患者提供足够的关节活动度。这些截骨方式对于骨性关节炎非常特殊的病例有效果，但其对骨坏死治疗的效果非常有限。

Feeley BT, Gallo RA, Sherman S, et al: Management of osteoarthritis of the knee in the active patient. *J Am Acad Orthop Surg* 2010;18:406. [PMID: 20595133]

Heijens E, Kornherr P, Meister C: The role of navigation in high tibial osteotomy: a study of 50 patients. *Orthopedics* 2009;32(Suppl 10):40. [PMID: 19835307]

Marker DR, Seyler TM, Ulrich SD, et al: Do modern techniques improve core decompression outcomes for hip osteonecrosis? *Clin Orthop Relat Res* 2008;466:1093. [PMID: 18392909]

Mont MA, Zywiel MG, Marker DR, et al: The natural history of untreated asymptomatic osteonecrosis of the femoral head: a systematic literature review. *J Bone Joint Surg Am* 2010;92:2165. [PMID: 20844158]

Santore RF, Turgeon TR, Phillips WF 3rd, et al: Pelvic and femoral osteotomy in the treatment of hip disease in the young adult. *Instr Course Lect* 2006;55:131. [PMID: 16958446]

Sherman C, Cabanela ME: Closing wedge osteotomy of the tibia and the femur in the treatment of gonarthrosis. *Int Orthop* 2010;34:173. [PMID: 19830426]

Sierra RJ, Trousdale RT, Ganz R, et al: Hip disease in the young active patient: evaluation and nonarthroplasty options. *J Am Acad Orthop Surg* 2008;16:689. [PMID: 19056918]

Van den Bekerom MP, Patt TW, Kleinhout MY, et al: Early complications after high tibial osteotomy: a comparison of two techniques. *J Knee Surg* 2008;21:68. [PMID: 18300676]

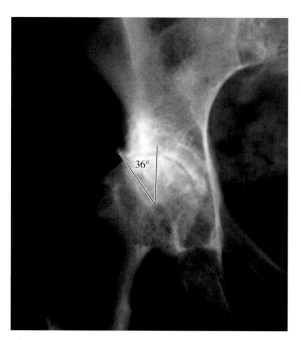

▲图6-8 骨盆正位片显示中心边缘角

保留关节手术

一、关节融合术

关节融合指关节两侧由骨性结构连接。关节强直指关节形成纤维连接。当发生骨性连接时，其中一骨相对于另一骨的运动消失，但可缓解关节炎造成的疼痛。尽管关节强直时没有肉眼可见的运动，但仍存在微动，这会导致剧烈的疼痛。关节强直或关节融合可自发出现，如关节感染或强直性脊柱炎，也可作为手术并发症出现。自发性融合的关节功能通常并不理想，因为患者会将关节维持在疼痛感最小的位置，并不是位于功能位。关节融合术理论上可对任何关节施行，但常见的关节为踝、膝、肩和髋关节等。每个关节手术原理相同，即去除关节表面原有的关节软骨，之后将关节两侧骨质固定在合适位置上，并通过修整使其拥有最大的接触面积，通常需要进行骨移植。有多种固定方式将关节制动于合适位置，包括内固定物（钢板、金属棒或螺钉）或外固定物（外固定架或石膏）（表6-5）。骨折愈合后，开始进行康复锻炼。目前每个关节都有多种关节融合技术。

▶ 踝关节融合术

骨科医生通常认为胫距关节融合术是治疗胫距关节炎的理想手术方式。理想的手术治疗可完全缓解疼痛，患者术后可保留几乎正常的行走能力。也许踝关节融合术得到广泛应用的最主要原因是其他治疗方案如踝关节置换术等目前尚不成熟。

踝关节融合术适应证：

（1）退变性关节病。

（2）类风湿性关节炎。

（3）创伤后关节炎。

（4）距骨缺血性坏死。

（5）神经源性疾病导致踝关节不稳。

（6）夏科特关节病。

该手术相对禁忌证包括距下关节和跗骨间关节合并退变性关节病。

踝关节融合术有前方、侧方或内侧入路，甚至有学者报道也可采取后方入路。关节镜技术目前已经得到一定应用。最常见的技术为应用外固定架或内固定螺钉对关节两侧进行加压。按照之前所述方式准备关节面，踝关节融合位置至关重要，使距骨位于中立位或背屈5°的位置。跗骨间关节的跖屈活动度大于背屈，可以使融合后足部功能保留一定灵活度。手术时可将距骨轻度后方移位，使患者可以在行走起步相完成时更好地抬脚。应避免踝关节内翻融合，因为这会严重限制跗骨间关节的活动度。

Nielsen KK, Linde F, Jensen NC: The outcome of arthroscopic and open surgery ankle arthrodesis: a comparative retrospective study on 107 patients. *Foot Ankle Surg* 2008;14:153. [PMID: 19083634]

▶ 膝关节融合术

膝关节融合术很少作为膝关节疾病的首选治疗手段，一般为最终治疗方式。适应证包括关节感染，如关节结核，继发于梅毒或糖尿病的夏科特关节病，以及股四头肌功能丧失等。股四头肌功能

表6-5　关节镜术后可选择的关节位置

关节	角度	长度	其他
踝关节	背屈0° 后足外翻0°~5° 外旋5°~10°	轻度缩短	胫骨轻度后移
膝关节	屈曲15° 屈曲5°~8°	轻度缩短	–
肩关节	屈曲20°~30° 外展（肩胛骨外侧缘）20°~40° 内旋25°~40°	–	患者手部必须能够触及头部和面部
髋关节	屈曲25° 外展0°~5° 外旋0°~5°	轻度缩短	不要破坏外展肌

丧失是该手术的相对适应证，因为膝关节没有股四头肌力量仍可以保持活动度，关节稳定性也可通过关节矫形支具来维持，站立时可以锁定膝关节处于完全伸直位，也可以解锁使患者坐下。尽管膝关节融合术通常可获得良好效果，并可以缓解负重带来的疼痛，但仍然存在一些问题，尤其是当患者身高较高时，在飞机上、电影院甚至汽车中入座会非常困难。目前最常见的适应证是全膝关节置换术由感染导致失败后的翻修。患者希望回归积极的生活方式，如进行体力劳动，膝关节融合术是可选的治疗方式。相对禁忌证包括双侧关节病或对侧下肢进行膝关节上截肢手术。这样的情况下从椅子上起身对患者来说会极度困难。

　　具体的膝关节融合术操作方法根据处理的疾病不同而不同。对于感染，尤其是和全膝关节表面置换术相关的情况，患者通常存在中至重度的骨量丢失。对于骨量严重丢失的病例，可能需要牵拉成骨并补充骨量，以避免致畸性肢体缩短。这样的技术也可以用于股骨到胫骨的融合。股骨远端和胫骨近端的松质骨可能近乎消失，可能需要外固定架来确保融合关节足够的稳定性。对于病情较轻的情况，建议采取髓内钉固定，尤其是感染得到控制的情况下。类似的，双侧90°弯曲的钢板固定也可用来制动关节。通常会使用髂骨自体移植来促进关节融合。尽管骨量丢失使得下肢不得不缩短，但2~3 cm的肢体长度减少可以避免患者在术后出现环形步态。膝关节应于屈曲10°~15°位置融合，如果允许，维持正常的外翻角度5°~8°。

Parvizi J, Adeli B, Zmistowski B, et al: Periprosthetic joint infection: treatment options. *Orthopedics* 2010;33:659. [PMID: 20839679]

Spina M, Gualdrini G, Fosco M, et al: Knee arthrodesis with the Ilizarov external fixator as a treatment for septic failure of knee arthroplasty. *J Orthop Traumatol* 2010;11:81. [PMID: 20425133]

▶ 肘关节融合术

　　肘关节融合术会严重影响肢体功能，因此该手术的适应证很少，而即使存在适应证也很少进行手术，因为融合手术会造成严重的肘关节功能受限。完成日常活动，肘关节需要伸展达30°、屈曲至

130°，将近100°的活动范围；而旋前、旋后还需要约100°的范围。痛性关节病患者希望在稳定性和活动度丢失之间得到平衡，此即肘关节融合术的适应证。关节置换术后出现严重结核、真菌或细菌感染时，也可考虑采用关节融合术，但临床上极少推荐使用。有报道推荐采取螺钉进行固定，需要切除桡骨头来允许前臂的旋前和旋后，融合位置在90°。

Gallo RA, Payatakes A, Sotereanos DG: Surgical options for the arthritic elbow. *J Hand Surg Am* 2008;33:746. [PMID: 18590859]

Irvine GB, Gregg PJ: A method of elbow arthrodesis: brief report. *J Bone Joint Surg Br* 1989;71:145. [PMID: 2914994]

Morrey BF, Askew LJ, Chao EY: A biomechanical study of normal elbow motion. *J Bone Joint Surg Am* 1981;62:872. [PMID: 7240327]

▶ 肩关节融合术

　　三角肌麻痹和关节成形术后感染是肩关节融合术可能的适应证。少数情况下，肩关节融合术可用于重建手术失败后肩关节的稳定和制动。肩关节融合相对来说较困难，因为肩关节活动时的力臂很长。应注意肩关节融合位置，上臂应处于外展、前屈和内旋位。当处于合适位置时，手可以触及嘴部。在内固定设备应用之前，通常采用关节内和关节外的融合手术来提供合适的稳定性以确保融合过程。

　　使用坚固的钉板内固定，术后无须使用外固定架制动关节。患者侧卧位，切口起自肩胛冈，越过肩峰，并向下止于肱骨外侧。去除肩关节表面和肩峰下的多余软骨，将上肢固定于合适位置，并使肩胛骨和肱骨头的皮质有足够的接触面积（表6-5）。使用宽接骨板或骨盆重建钢板来固定肩胛冈和肱骨干。可在后方再放置一块钢板来提供额外的固定效果。骨缺损处植骨填充，内固定必须足够坚固。术后使用软绷带技术固定至疼痛得到控制。一些医生使用肩关节"人"字形石膏进行制动。关节融合后去除石膏外固定开始进行功能锻炼，逐渐恢复肩胛骨的活动。

　　该技术存在改良形式，使用外固定架来中和作用于关节内螺钉的力量。肩关节融合术后功能结果各异，并取决于融合位置。患者不能进行越过头部或（和）上肢外展相关的活动。应该避免多余的关

节内旋和外旋。

Johnson CA, Healy WL, Brooker AF Jr, et al: External fixation shoulder arthrodesis. *Clin Orthop Relat Res* 1986;211:219. [PMID: 3769260]

Safran O, Iannotti JP: Arthrodesis of the shoulder. *J Am Acad Orthop Surg* 2006;14:145. [PMID: 16520365]

Scalise JJ, Iannotti JP: Glenohumeral arthrodesis after failed prosthetic shoulder arthroplasty. Surgical technique. *J Bone Joint Surg Am* 2009;91:30. [PMID: 19255198]

▶髋关节融合术

同其他关节融合术一样，髋关节融合术使得患者可以获得关节稳定并缓解疼痛，允许患者进行重体力劳动。对于年轻的重体力劳动者，髋关节融合术具有诸多劣势，如尽管髋关节处于理想位置融合，术后一段时间仍会出现腰椎间盘退变性疾病和同侧的膝关节退变性关节病。实际上，往往是严重的背部或膝关节疼痛使得放弃使用髋关节融合术，转而使用全髋关节置换术。

最常见的指征是髋关节结核。慢性骨髓炎是相对指征。髋关节融合术禁忌证包括同侧膝关节活动严重受限，或者同侧膝关节退变性关节病，以及严重的腰椎退变性疾病和对侧髋关节关节病等。但该手术最大的问题可能是手术前很难取得患者的知情同意。因为髋关节置换术可以提供满意的关节活动度，术后可以早期进行康复锻炼，手术创伤也相对较小，患者更容易接受。而且运动员接受髋关节置换术可以更好地回归运动，因此髋关节融合术是相对较少见的手术方式。

该手术方式有多种技术。真实有效的坚固内固定很难实现，术后需要石膏辅助制动。术后护理应注意保护外展肌群，这样未来如果有需要仍可以进行重建手术。手术的重点在于将髋关节于合适位置融合。理想的融合位置为髋关节相对于正常位置的骨盆和脊柱有轻度屈曲（25°），轻度外旋（5°）和外展内收中立位。之前的髋关节融合位置位于外展位，这样会产生异常步态，增加腰椎所受应力。而下肢中立位或轻度外展可以减少上述问题的发生，因为患者采取单腿站立时，身体的重心会更加靠近足跟。髋关节过度屈曲会造成行走和卧床困难，而屈曲不足会造成坐下困难。过度外旋会强迫膝关节

与副韧带和交叉韧带形成倾斜。

Beaule PE, Matta JM, Mast JW: Hip arthrodesis: current indications and techniques. *J Am Acad Orthop Surg* 2002;10:249. [PMID: 15089074]

Stover MD, Beaulé PE, Matta JM, et al: Hip arthrodesis: a procedure for the new millennium? *Clin Orthop Relat Res* 2004;418:126. [PMID: 15043103]

二、关节切除成形术

关节切除成形术最初应用于髋、肘关节，现在也可用于膝关节。关节切除成形术应用于肘关节已有较长时间，应用于髋关节的手术又可称为Girdlestone假性关节形成术，最早出现于1923年。关节切除成形术应用于膝关节时间较短，通常用于处理全膝关节表面置换术后感染问题。Girdlestone假关节形成术也可作为全髋关节置换术后感染的一种干预措施，有时可作为最终处理手段。

▶髋关节切除成形术

髋关节切除成形术可使患者获得一个相对无痛的关节，并具有良好的活动度。当髋关节在不合适的位置发生关节强直时，可采用该手术方式进行处理；还用于处理全髋关节置换术后有较高感染或脱位风险的患者。手术前必须排除脊髓损伤、头部损伤及严重的帕金森病等，这些会妨碍手术的进行。但该手术会造成股骨和髋臼之间整体性的破坏，导致患者出现异常步态，需要手杖或其他东西来支撑。全髋关节置换术后感染的患者通常具有较为稳定的髋关节，因为关节处有致密的瘢痕组织形成。该手术有助于使需要坐轮椅的患者恢复行走能力。

对于感染的全髋关节置换术，关节切除成形术需去除所有的骨水泥、假体、坏死骨质和软组织。对于初次关节切除成形术，该手术方式是一种更具重建性的方式，股骨头、股骨颈与转子间线齐平，关节囊重建辅助维持髋关节稳定性。术后常用胫骨克氏针骨牵引一段时间来维持下肢长度。

▶膝关节切除成形术

膝关节切除成形术的功能较差，在去除了感染的膝关节假体后，通常有严重的骨质丢失，膝关

稳定性较差。支具固定的改善作用较轻微，患者仍然需要拐杖或步行器来辅助行走。

▶肘关节切除成形术

肘关节切除成形术或肘关节筋膜成形术是一种处理创伤或感染后关节强直的方式，可用于处理全肘关节置换术后感染问题。该术式会造成关节不稳，而类风湿患者需要上肢力量使用轮椅或拐杖等来辅助移动，因此不适用于类风湿性关节炎患者。术中使用筋膜或皮肤移植物有助于减少骨质吸收，移植物其他的益处目前尚不清楚。尽管该手术方式可以缓解疼痛，但最大的问题是会造成关节不稳，需要使用支具治疗。随着肘关节成形术的广泛应用，肘关节切除成形术已经很少使用。

Cheung EV, Adams R, Morrey BF: Primary osteoarthritis of the elbow: current treatment options. *J Am Acad Orthop Surg* 2008;16:77. [PMID: 18252838]

Manjon-Cabeza Subirat JM, Moreno Palacios JA, Mozo Muriel AP, et al: Functional outcomes after resection of the hip arthroplasty (Girdlestone technique). *Rev Esp Geriatr Gerontol* 2008;43:13. [PMID: 18684383]

关节置换手术

一、半关节置换术

半关节置换术指可动关节一侧置换的手术。常用于处理股骨颈移位型骨折或肱骨头四部分骨折，也可用于其他成人重建手术。对于肩关节和髋关节，骨坏死可能造成肱骨或股骨关节面的塌陷，但肩胛骨关节盂和髋臼保持完整。髋关节开放手术和内固定应用之后出现的股骨颈骨折不愈合可作为关节假体置换的指征。半关节置换术禁忌证包括感染活动期、类风湿性关节炎，以及患者年龄过大等。年轻患者进行髋关节人工关节置换会造成与假体接触的关节面破坏。这可能需要很长时间，在这期间，患者髋关节可以正常使用。

假体选择取决于多种因素，如预期生存时间、假体费用及生理要求。对于肩关节，骨水泥强化型假体必须实现模块化，使得在后期进行全肩关节置换术时可以不用取出肱骨一侧的假体。对于髋关节来说是同样的。股骨头可用单极假体或双极假体置换。双极假体可使髋臼保留相对于假体的活动，同时保留假体和金属股骨头之间的活动。但这种关节面是金属对塑料，容易因为塑料假体破裂形成游离体，降低关节假体耐用性。选用单极假体不能阻碍后期全髋关节置换术。对于移位型股骨颈关节内骨折，半髋关节置换术比全髋关节置换术更加合适。半髋关节置换术的技术要点与全髋关节置换术类似。最主要的区别是前者术后关节囊通常可得到修复。最常见的手术入路是后外侧入路。如果患者合并心理精神问题，则可考虑进行前外侧入路，对于此类患者采取后外侧入路，术后需进行膝关节制动预防髋关节屈曲导致的关节脱位。

二、全关节置换术

20世纪60年代，John Charnley发明了低摩擦系数的髋关节假体，此后关节置换术成了炎性关节病的常用治疗方式。该假体包括一个金属股骨头和超高分子聚乙烯髋臼假体，二者均由PMMA分别固定于股骨和骨盆。该手术的远期效果令人满意，其理念被广泛应用于其他关节的治疗中，膝关节、肩关节和肘关节等的置换术均获得了满意的临床效果，成了符合手术指征时的首选治疗方案。其他关节如踝关节、腕关节和第1跖趾关节等的置换术目前成功率不高，公平地说，这些关节处的手术技术难度要高于髋、膝关节。成功的关节置换术取决于手术医生的手术技术、手术医生对关节功能基本机制的理解、假体的设计和假体植入时的设备水平等。

关节假体设计是基于实验室研究和临床经验的不断发展的。全髋关节置换术应用广泛，成功率较高。而肘关节置换术等应用较少，自然也缺乏临床和实验室研究的支持。

▶全髋关节置换术

最早由Charnley设计的髋关节假体包括不锈钢材质的带有挡板的股骨柄假体，横截面为矩形，以及直径为22 mm的股骨头假体。髋臼部分为超高分子多聚乙烯（UHMWPE）材质的髋臼杯。股骨假体和髋臼假体都使用骨水泥固定。此后，髋关节假体得到了很大发展，开发了一系列假体，包含不同尺寸的股骨头（22 mm、25 mm、25.4 mm、28 mm、

32 mm、35 mm和36 mm）、不同长度和横截面（方形、圆形、卵圆形或I形）的股骨柄、假体与骨的结合处有多孔性结构、髋臼假体的金属衬垫。从骨结合技术发展而来的两种设计分别为促进骨长入的多孔结构，以及骨水泥固定技术。

不同种类的髋关节置换术、髋关节表面置换术在20世纪80年代应用广泛，但假体设计具有若干问题，导致手术失败率较高，假体甚至从市场上撤回。这些假体设计采用球形金属外壳固定在股骨一侧，髋臼一侧采用聚乙烯外壳。关节表面置换术的初衷是尽可能保留骨质，降低关节脱位发生率，更适合于年轻患者。随着金属对金属假体的出现，关节表面置换术成为除全髋关节置换术外的另一种可选方式。目前的假体设计为球形金属股骨头假体，连接一个股骨体短柄，髋臼一侧假体有多孔结构促进骨长入。其临床早期结果尚可，但仍存在较为严重的磨损问题。

A.手术指征

髋关节置换手术指征为患者具有明确的症状体征及影像学表现，并且严重影响日常活动。手术指征包括疼痛需要使用镇痛能力超过阿司匹林的药物来控制，行走数个街区的距离即需停下来休息，活动后关节疼痛，疼痛影响夜间睡眠，穿鞋穿袜、修理趾甲困难，上楼困难等。建议使用临床评分表来评估这些病史特征（表6-6）。

体格检查常见髋关节活动受限、下肢活动时关节疼痛、特伦德伦堡试验（Trendelenburg test）阳性、患侧无力跛行、主动直腿抬高试验大腿前侧疼痛。

影像学检查提示关节间隙变窄。需要注意是否存在髋臼发育不良、髋臼凸起和股骨近端畸形或既往关节手术遗留的假体等情况。

在听取患者对生活方式的需求后，手术医生可能会建议将该手术作为一种缓解疼痛的方式，这也是髋关节置换术的主要适应证之一。也要考虑其他可能的治疗方式，如关节融合术、髋关节截骨术或半关节置换术等。在选择手术方式时手术医生需要考虑患者对工作和娱乐的要求。年纪较小的重体力劳动者患有单侧创伤性髋关节炎，更适合进行髋

关节融合术，除非他改变职业。一位50岁的银行职员，从不滑雪、打网球或骑马，但经常游泳、骑自行车，则更适合采用髋关节置换术。

在假体的选择上，有骨水泥强化型和无骨水泥型，后者应用更为广泛。其优势是可以完全缓解疼痛、固定维持时间较长、假体模组化使得可以选用合适尺寸的股骨头假体和髋臼假体。缺点是需要使用金属衬垫，这会增加磨损，以及金属-塑料材质的分离。通常骨水泥强化型假体适用于预期生命时间为10年或更短的患者。无骨水泥型假体的使用指征各异，通常取决于患者年龄和骨质情况，年轻或者患者骨质较好的情况下，采用具有多孔涂层假体更为合适。髋关节表面置换术是另外一种可选的治疗方式，包含一个骨水泥强化固定的股骨假体和骨长入型髋臼假体。在采用此技术时要注意过去出现过的问题和血清金属离子水平升高的问题。

B.手术技术

骨水泥技术和骨表面准备技术可应用于各种类型髋关节置换术。

1.后外侧入路 后外侧入路是全髋关节置换术最常用的手术入路。患者的健侧下肢应穿戴防血栓袜或能够进行间断性加压的袜子。当麻醉达成后，将患者转变为侧卧位，并保持术肢位于上方。铺巾的范围应保持术肢可自由活动，并同上超过髂嵴水平。使用侧卧位固定架分别抵靠住耻骨联合和骶骨以固定骨盆，并妥善保护好骨性凸起部。术前应画出手术切口，随后用皮肤贴膜覆盖。屈髋45°，手术切口自股骨转子尖上方10 cm处至股骨转子尖下方10 cm处。

另外一种切开方式为患者髋关节伸直，切口起自转子尖远端10 cm处，沿转子间线向近端延伸，然后在转子尖处向后方45°弧形切开约10 cm。切口显露阔筋膜和臀大肌。切开阔筋膜和臀大肌，使用Charlney拉钩显露术野，去除外旋肌表面覆盖的脂肪组织。随后股骨内旋，在外旋肌止点处穿上缝线作为标志，并将其从股骨转子的附着点上去除。从髋关节囊上分离臀小肌并妥善保护，随后切开关节囊。如果患者在使用非去极化型肌松药后仍有较大肌肉阻力，需在探明坐骨神经的情况下进行

表6-6　改良Harris髋关节功能评分标准

Ⅰ.疼痛
 A.无痛或可以忽视 44
 B.轻微疼痛，偶尔发生不影响活动 40
 C.轻度疼痛，对日常生活无影响，少数情况为中度疼痛；少数活动需要使用阿司匹林来镇痛 30
 D.中度疼痛，可耐受，但需对疼痛做出妥协，工作或普通活动受限；偶尔需要镇痛能力强于阿司匹林的药物 20
 E.显著疼痛，日常活动严重受限 10
 F.完全功能丧失，卧床休息时疼痛明显 0

Ⅱ功能
 A.步态
  1.下肢无力，跛行
  a.无 11
  b.轻度 8
  c.中度 5
  d.重度 0
  2.行走辅助
  a.无 11
  b.长距离行走需要手杖 7
  c.大部分时间行走都需要手杖 5
  d.只需要1个拐杖 3
  e.需要2个手杖 2
  f.需要2个拐杖 0
  g.不能行走 0
 B.活动
  1.上楼
  a.正常上楼不需要扶手 4
  b.使用扶手可正常上楼 2
  c.勉强上楼 1
  d.不能上楼 0
  2.穿鞋和袜子
  a.较为容易 4
  b.较为困难… 2
  c.不能穿鞋和袜子 0
  3.坐下
  a.舒适地坐在普通椅子上1小时 5
  b.高脚凳上30分钟 3
  c.任何椅子均不能舒适就坐 0
  4.乘坐公共交通工具 1

C.活动度	右	左
屈曲	_____	_____
屈曲挛缩	_____	_____
外展	_____	_____
内收	_____	_____
外旋	_____	_____
内旋	_____	_____
D.疼痛位置		
腘窝	_____	_____
大腿	_____	_____
臀部	_____	_____

关节囊切开。必须仔细辨认坐骨神经并使用神经电设备妥善保护。屈髋内旋使髋关节脱位，并使股骨头显露在术野中，选择合适的基底水平，并使用摆锯切除股骨头。之后股骨外旋，使用Taylor拉钩显露髋臼，可见髋臼位于内侧。在直视下去除髋臼前方骨赘。采用圆头磨钻对髋臼进行打磨，使软骨下骨面渗血，形成适合假体安放的基底面。在这个过程中，所需的技术根据采用的髋臼假体不同而有差异。

如果使用骨水泥型髋臼假体，则应在髋臼处钻出数个直径6.35~9.53 mm的孔，这样可以增强骨水泥固定的效果。必须防止假体脱出髋臼，因此髋臼内侧使用骨水泥覆盖较为合适。髋臼假体的位置应结合术中所见，并以患者原始髋臼位置作为指示，条件允许时可在术中进行透视，确定髋臼假体位置。髋臼骨面进行脉冲式冲洗、肾上腺素浸泡之后，将髋臼假体打入髋臼窝。

如果采用的假体为非骨水泥固定型，打磨髋臼时应使其直径比实际使用的髋臼杯直径小1~2 mm。确保假体位置合适。可以使用螺钉来固定髋臼假体位置。术中暂时使用合适的髋臼假体试模填充髋臼窝，再处理股骨一侧。

髋关节内旋并屈曲约80°，然后内收髋关节，这样已经切掉股骨头的股骨颈即显露在术野中。使用Homan牵开器可以使股骨颈上提至切口视野中。从外侧切除股骨颈。使用刮匙刮除股骨髓腔内物质，为股骨髓腔扩髓提供方向。随后从小至大的顺序依次使用不同的髓腔锉进行扩髓，直至所有脆弱的松质骨被去除。确定股骨柄假体最终尺寸，使用脉冲式冲洗枪对髓腔进行冲洗并用肾上腺素浸泡等，随后将固定骨水泥的限制器填入假体止点远端2 cm处，之后植入股骨柄假体试模，保持约10°的股骨颈前倾角；保持假体位置。当髓腔锉尺寸合适时，要先植入股骨柄试模，检查假体股骨颈和股骨干长度是否合适，以及假体是否位于正确的位置。屈髋90°检查关节活动度，在内旋40°~45°时带有假体的髋关节必须保持稳定。髋关节完全伸直状态下外旋至40°，过程中不能对股骨颈假体造成撞击。牵拉挤压髋关节，评估肌筋膜张力是否合适。

当股直肌长度回复术前状态时，一般可获得较为合适的下肢长度。可通过比较术前、术后股骨头位置，以及股骨转子头端和转子-假体中心的距离来进一步检查下肢长度。尽管术中可以使用下肢长度测量工具，但仍可出现双下肢长度差异超过1 cm的情况。髋臼假体外缘的阻挡环可能提供额外的稳定性，但也可能为股骨头脱出提供作用支点。去除髋臼假体试模并放入最终的金属髋臼假体。之后准备在股骨髓腔填入骨水泥。

填入骨水泥后，将合适的股骨假体填入正确位置。使用模块化部件时，制造商提供的模块不能被固定。将股骨头内的松质骨刮出修整并植入股骨柄假体与股骨皮质之间。清理髋臼假体内的组织碎片，将股骨头假体纳入髋臼中。若髋关节稳定性满意，冲洗术野并逐层关闭切口。外旋肌使用缝线固定于其原始附着点。采用间断缝合闭合筋膜层。

非骨水泥型股骨假体的设计和植入技术有很多种，但此处并不展开讲解。图6-9展示的是一种较为典型的解剖设计，在扩髓至合适直径时植入股骨

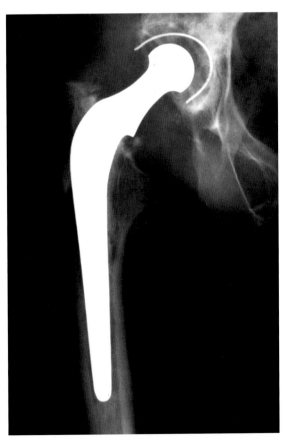

▲图6-9　标准设计的骨水泥强化型髋关节假体及钴/铬对聚乙烯关节面

柄。

有学者描述了后外侧小切口入路的手术方式。该方式切口较小，但通过合适的切口位置设计也可获得理想的术野暴露。其中一种技术是在转子区后方切开皮肤，总长度为8~10 cm，以转子尖为中心，向近端和远端分别延伸4~5 cm。该方式正逐渐得到临床医生的认可。

2.外侧入路 髋关节置换术外侧入路，通常在切开筋膜和臀大肌后进行股骨转子截骨术。患者取仰卧位，用衬垫垫高患侧髋关节；或者患者取侧卧位，患侧髋关节在上。截骨之前股骨转子周围必须处于松弛状态，并使用骨刀或Gigli线锯进行截骨操作。当股骨转子向近端移动时，从关节囊上剥离臀小肌。关节囊切开再复位后，将股骨头向前方脱位。从这一步到股骨转子再结合的操作与后外侧入路实质上是一致的。目前已有多种股骨转子截骨技术可以使用。外展肌力量的完好对保持髋关节的稳定性和正常步态非常重要。因此手术结束后要极其小心地对股骨转子进行复位固定，才能获得确定的融合效果。即使是由技术最为熟练的医生进行手术，每20例患者中也会有1例出现骨愈合延迟或不愈合的情况。如果使用金属线来固定股骨转子，则其必须和关节假体之间具有良好的生物相容性，而且至少应用3处来确保足够坚固的固定。

股骨转子切开术很少应用，因为如果存在解剖变异，如合并该处骨折，则在该入路进行手术会非常困难。

3.前外侧入路（Watson-Jones入路） 该入路通过臀中肌和阔筋膜张肌之间的间隙向近端显露股骨颈和髋关节。患者呈仰卧位，衬垫垫高患侧臀部。皮肤切口自远端沿股骨干向近端走行，并稍向近端前方弯曲。沿皮肤切口的投影分离肌筋膜，并向近端分离阔筋膜张肌和臀中肌的间隙。随后将阔筋膜张肌向后方牵开，臀中肌向外上方牵开。由于臀中肌和臀小肌的肌纤维向身体腹侧方向排列，在处理髋关节骨性关节炎患者合并关节破坏和长度缩短时，必须先行肌纤维的松解，这样可以较为容易地到达髋关节。外旋髋关节，从前侧切开关节囊，然后进行关节脱位。在合适的水平切除股骨颈。进

一步切开关节囊，进行关节假体植入操作。在手术过程中股骨处于外旋状态，显露髋臼时要极为小心，避免损伤股神经和股骨周围肌肉。

4.其他入路方式和手术技术 髋关节置换术标准入路有很多改良和变异形式，包括微创下前、后、前外侧入路等，每种方式都有得到应用，且具有自身的优点。经阔筋膜张肌和缝匠肌之间间隙的前方入路及前外侧入路，具有能降低关节脱位发生率和纠正下肢长度的优点。但这些手术方式都可能存在共同的问题，即股外侧皮神经麻痹。后方入路关节脱位发生率相对较高。对于手术经验丰富、技巧熟练的医生来说，无论何种入路都能获得满意的手术效果。有数据显示，理想的假体置换，尤其是髋臼假体，对假体长期留存率要求较高，对于陶对陶、金属对金属关节面的假体来说的确是这样。为了获得更加理想的假体位置，可采用电脑辅助手术导航系统来辅助手术，并且已经得到了一定的临床应用。但该技术在提供更精确结果的同时，可能会显著延长手术时间、需要额外的切口，并会增大经济花费。

C.内植物/关节假体

全髋关节置换术所采用的假体主要有骨水泥固定和非骨水泥固定两种。假体关节接触面材料包括钴铬合金、陶瓷或氧化锆表面，与超高分子聚乙烯衬垫相关节。股骨柄假体材质多为钛合金，髋臼假体周围金属挡板也多为钛合金。由于钛合金不如钴铬合金和不锈钢坚硬，因此不适合和骨水泥一起使用，因为这样会使骨水泥承受更多的应力。

股骨假体的设计必须保证假体外表没有锐利边缘，同时具有内在的抗扭转稳定性。假体表面粗糙，更利于和骨水泥之间产生机械性的交锁，提升稳定性；但也有部分学者认为股骨假体应具有光滑的表面，因此这一点目前存在不同意见。另外，股骨假体也应注意必须重建外展肌群的生物力学优势。

选择股骨头假体时应考虑费用和临床效果。陶瓷材质坚硬度和湿润度较高，且耐磨损能力较强，假体寿命较长，不会轻易松弛移位，但其费用是相同尺寸的钴铬合金或不锈钢材质假体的

2~3倍。陶瓷材质假体有小概率会发生骨折，造成严重的后果，可能需要再次手术。因此对于大多数人来说钴铬合金更为合适。但对于年轻患者，推荐使用陶瓷材质。氧化锆材质的股骨头在费用上低于陶瓷但高于钴铬合金，这种材料不易发生骨折，同时耐磨程度较好。股骨头假体有22 mm、26 mm、28 mm、32 mm和36 mm等不同的尺寸。一项全髋关节置换术的相关研究表明，26 mm和28 mm的股骨头假体的线性磨损和容积磨损程度最小。22mm的股骨头假体适用于髋臼窝较小的患者，可以植入足够厚度的衬垫。一般认为聚乙烯衬垫的厚度应至少为6 mm，理想情况为8 mm或更多，可以减少接触面积的压力并能减少磨损。

新型材料做成的关节接触面越来越受欢迎。包括陶对陶、钴铬合金对钴铬合金（金属对金属），以及金属或陶瓷对放射交叉状的聚乙烯材料等。陶对陶和钴铬合金对钴铬合金都对髋臼假体的放置位置十分敏感。髋臼假体越垂直，磨损程度越大，甚至有相当一部分病例可听到关节活动摩擦发出的"吱吱"声。但这两种方式的磨损产物会更少。这两种关节接触形式必须在术后进行长期随访，判断关节面是否能维持到预期寿命。

没有证据支持骨水泥固定型髋臼假体周围挡板的应用。其他应避免的设计包括假体上的深沟槽，这会造成骨水泥的碎裂。假体表面必须足够粗糙，可以通过假体、骨面和骨水泥之间形成的机械力量提升稳定性。

非骨水泥固定型髋臼假体具有球形外表面，上面至少有1个钉孔，这样手术医生可以判断髋臼假体是否完全放置到位和骨面接触。球形的金属外表面厚度至少为3 mm，避免出现疲劳性破坏。钴铬合金和钛合金具有相同的效果。假体内表面必须要牢固固定聚乙烯内衬，防止出现旋转和脱位。金属假体的内表面必须和聚乙烯内衬的外表面相匹配，避免聚乙烯出现冷变形，同时减少相对活动，减少摩擦。推荐选择的材料见表6-7。

对于非水泥固定型股骨假体的设计目前还没有统一意见。多孔结构或涂层、羟基磷灰石或磷酸三钙涂层的应用，多由工业制造和假体力量要求所驱动，而不是由对髋关节置换生物学的理解所决定。下面是3个较为重要的设计要素：①如果假体坚硬程度大于与其接触的骨质，会产生应力遮挡效应造成假体附近骨质丢失；②合理的假体外形能最大限度地增大与骨质的接触面积，从而减少应力集中的可能；③硬度更高的假体更可能导致大腿的疼痛。这样看来，采取措施降低材料的刚度是可行的方法。与钴铬合金相比，钛合金材质能更好地满足上面3个设计要素，但是还有其他要素需要考虑。例如，在假体表面增加沟槽能降低扭转和弯曲刚度，能有效减少材料的刚度和大腿的疼痛。

D 并发症

任何大型手术都有一定概率发生并发症，全髋关节置换术也是如此。手术医生应及时发现这些可能的并发症并进行正确妥善的处理。最常见的并发症包括深静脉血栓形成、股骨干骨折或穿孔、感染、关节失稳或脱位、异位骨化和神经损伤等。

表6-7　髋关节置换术常见假体材料

假体组件	常用材料	其他材料
非骨水泥固定型股骨假体	钛合金	钴铬合金
骨水泥固定型股骨假体	钴铬合金	铸造钴铬合金，钛合金
股骨头	钴铬合金	氧化锆，氧化铝，氧化锆合金
骨水泥固定型髋臼衬垫	超高分子量聚乙烯（无金属挡板）	金属外壳合并聚乙烯内面
非骨水泥固定型髋臼衬垫	超高分子量聚乙烯合并骨长入型金属外壳	陶瓷或金属接触面合并骨长入型金属外壳
长入型髋臼假体	钛合金，钴铬合金	—
髋臼假体外表面	钴铬合金	

1.深静脉血栓形成 尽管深静脉血栓形成本身会造成一些死亡病例，但其最大的危险还是血栓造成的肺栓塞，通常是致命性的。深静脉血栓形成发生的概率较高，但致死性肺栓塞的发生率相对较低，多在0.3%以下。关节置换术中深静脉血栓形成的高发生率，与术中手术操作、牵拉造成的股静脉损伤有关，同时也和术中、术后下肢制动和肿胀导致的静脉血流缓慢有关，而手术创伤会使患者处于血液高凝状态，更易发生深静脉血栓形成。具有肺栓塞病史、接受雌激素治疗、合并癌症、年龄超过60岁及手术时间较长等因素都是深静脉血栓形成发生的高危因素，而最后一项则可由手术医生进行管理。

可采用药物和物理治疗来降低深静脉血栓形成的风险。美国胸科医师学会推荐术前进行至少10天的预防性药物治疗，包括低分子肝素、磺达肝葵钠或华法林等。近期，美国FDA将利伐沙班作为深静脉血栓形成预防治疗的标准用药，该药为口服药物。美国国家卫生研究院共识会议认为，物理治疗方法如间歇气压疗法（IPC），能预防正常活动人群产生血栓，而对于长期卧床的患者，则需要抗凝药物治疗。近期研究认为，物理治疗可以用于术后预防血栓形成，使用便携式IPC装置即能达到目的。由于深静脉血栓可以导致灾难性的后果，需要在术前即开始进行预防治疗。患者未受累肢体应穿防止血栓形成的长袜，术中双下肢都可以进行间歇气压疗法。术后使用低分子肝素预防血栓形成。患者一旦发展成为肺栓塞，必须常规接受肝素加华法林的治疗

2.神经损伤 神经麻痹按照严重程度可分为3个等级，分别为神经功能性麻痹，即神经传导紊乱；神经轴索断裂，即神经外髓鞘正常，而内中的轴索出现损伤或断裂；神经断裂伤，此时神经传导功能彻底紊乱。在髋关节置换术中，最常见的是神经功能性麻痹和神经轴索损伤。一般很少发生神经功能完全紊乱的情况，除非神经走行处有严重的瘢痕组织增生。神经功能的早期恢复（数天至数周）提示神经失用性麻痹，更长的恢复时间则提示神经轴索断裂损伤。

全髋关节置换术很少出现神经麻痹症状，但随着手术复杂程度上升，其发生率也在升高。最常波及的是坐骨神经，尤其是坐骨神经的腓骨分支即腓总神经最容易受损（80%）。股神经受累概率较小。一项早期研究表明，该并发症总体发生率为1.7%，而先天性髋部发育不良手术中的发生率为5.2%，骨性关节炎为1%，翻修手术发生率约为3.2%。主要以牵拉或挤压的形式对神经造成影响，出现神经麻痹症状；其他机制，神经髓鞘内血肿形成、股骨假体移位及骨水泥渗漏等，也会造成神经损伤。

临床医生可通过筛选高危患者、术中妥善分离保护坐骨神经及在切口闭合之前评估坐骨神经可能被牵拉程度等方面来避免神经损伤的出现。坐骨神经牵拉移位2 cm即能显著增加神经麻痹的风险。分别在髋、膝关节伸直和屈髋伸膝状态下触诊坐骨神经，判断其紧张程度。缩短股骨颈长度是一种可行的解决方案。如果怀疑任何可能的神经牵拉，患者术后应置于手术床上，髋关节伸直同时膝关节屈曲来缓解神经紧张，直至患者麻醉复苏可以检测神经功能之时。

神经麻痹多采用保守治疗，密切观察直至确认神经连续性完整和没有牵拉为止。肌电图和神经传导研究有一定帮助，但通常在术后3周才会表现出阳性改变。患者部分运动功能恢复具有良好的预后。一项研究表明，患者可能需要21个月的时间才能获得完全恢复。

3.血管损伤 有研究数据表明，全髋关节置换术严重血管并发症发生率约为0.25%。这可能由牵开器、拉钩应用和髋臼螺钉植入造成（最安全的螺钉植入位置在髋臼的前上1/4部分），也可能是因为手术对粥样硬化的血管造成了损伤。早期发现和诊断在血管损伤的治疗中非常重要。

4.骨折或穿孔 全髋关节置换术最常见的骨折并发症是股骨骨折，也可见其他骨折。术后疼痛缓解，患者活动增加可能出现一些结构如耻骨支的应力性骨折。在初次髋关节置换术中，股骨骨折或穿孔相对来说比较少见。股骨穿孔可见于镰状细胞贫血和骨质疏松症，或者有内固定手术史的病例。上

述情况会形成骨质硬化区域，可能会对扩髓操作产生错误的引导。穿孔的处理相对简单，只需要延长股骨柄假体长度超过穿孔处即可。对于骨水泥固定型假体，这个距离通常认为是2倍于股骨直径；而对于非骨水泥固定型假体，这个距离还要适当延长，同时也要根据穿孔大小来判断。另一种处理方法是使用结构性植骨填充穿孔处并用金属丝环扎固定。任何一种情况，使用松质骨移植物都能促进骨折愈合。

全髋关节置换术后，骨质的应力状态发生改变，假体和骨骼接触的部位变成了应力集中区域，因此假体周围骨折相对较为常见。该类型骨折可分为：A型，累及股骨大转子或小转子；B1、B2、B3型，即骨折发生在股骨柄周围或末端，其中B1型股骨柄完好，B2型股骨假体松动，B3型股骨近端骨质严重丢失；C型，骨折完全处于股骨柄下方。A型骨折，除非造成骨质溶解，一般均采用保守治疗。B型和C型骨折通常需要手术治疗。若放射学检查结果提示假体松动，则最好进行翻修手术。骨移植常用于填充缺损，对于骨量丢失严重者需采用双皮质骨移植。如果假体无松动（B1型和C型），可行开放手术复位联合内固定治疗，使用骨移植物和术后密切观察以确保能实现骨折愈合。股骨假体放置的内固定器械一般比较纤细，这些器械不能破坏骨水泥固定或假体的完整和一体性。

5. 全髋关节置换术后关节脱位 各个研究对全髋关节置换术后关节脱位发生率的结果都不相同，但总体发生率为1%~8%，平均2%~2.5%。关节脱位发生高危因素包括女性患者和转子区截骨未愈合，以及翻修手术和采用后方入路等。有研究结果表明，首次翻修手术后关节脱位发生率为10%，而二次或多次翻修术后则升至26.7%。翻修术后转子区截骨不愈合导致关节脱位发生率约为25%。

预防关节脱位的重要因素为假体正确放置和调整肌筋膜张力、合理的假体设计及患者的耐受能力等。一般认为，髋关节活动度和股骨头尺寸不会对关节脱位造成严重的影响。但32 mm的股骨头理论上还是要比28 mm的更具优势，因为在股骨颈直径相同时后者早期就可出现对髋臼的冲击。存在关

节脱位高危因素时，更推荐使用前者，尤其是翻修手术。术中通过牵拉股骨来判断肌筋膜张力是否合适。移位超过1 cm或更多则可能提示术后关节脱位的风险增大。

随着髋关节术后恢复的进行，如果没有发生脱位，脱位风险会逐渐降低。首次脱位发生在术后6周以内者，通常是患者没有遵循术后指导而导致。对于第一次脱位，可采取闭合复位，并仔细评估可能造成脱位的相关因素。假体位置尚可则推荐使用支具固定3个月，要注意向患者交代预防脱位的注意事项。反复性脱位必须仔细查明原因，并进行X线检查复查髋臼假体外展内收和股骨颈前倾的程度（图6-10）。X线检查可判断假体之间是否存在撞击，而推-拉检查可以判断肌筋膜张力是否合适。

详细评估关节脱位可能的原因后，可考虑手术治疗。治疗方案包括重新定位髋臼假体的方向，调整髋臼假体的外展或前倾角度，调整股骨颈前倾角度等。这些方法无效则可能需要更换限制性髋臼假体来预防脱位，这是关节脱位最后的补救方法，但此种设计的假体会限制髋关节的活动度，力的传导

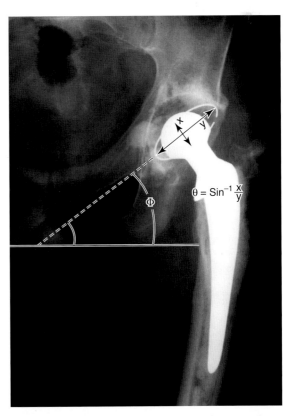

$$\theta = \mathrm{Sin}^{-1} \frac{x}{y}$$

▲**图6-10** 通过髋关节正位片计算髋臼假体外展内收角和前倾角度。精确地测量依赖精准的X线片的拍摄

集中在固定位置，髋臼长时期受力容易出现松动移位，进而导致患者更容易发生关节脱位。对于反复脱位且对活动要求不高的患者，可采用支具长期固定。反复关节脱位会给患者带来焦虑，可能会使患者去寻求手术纠正。这类患者术后复发率高达20%。

6.双下肢不等长   髋关节置换术中需维持或纠正术肢长度，通常术后双下肢长度一致。但有时这个目标受肌筋膜张力的影响。下肢不必要的延长是神经或血管损伤的主要原因。术中使用电脑导航系统或透视是确保双下肢等长的最理想方法，同时也有其他方法可用。但这些方法都不具备自动防故障机制，因此大部分医生仍然会告知患者相对于正常肢体长度，其术后下肢长度可能出现稍长或稍短的情况。

7.股骨转子区截骨不愈合   全髋关节置换术后转子区截骨不愈合发生率约为5%，但转子区截骨术已经很少应用于临床，因此出现并发症的患者很少。通常移位不超过1 cm则很少产生功能性症状或者疼痛。

翻修术后截骨不愈合概率可达40%，尤其是初次手术后就发生不愈合的病例。髋关节外展无力及肢体力量不能通过手杖支撑来弥补，此时需要进行股骨转子区截骨的重新复位治疗。截骨面处理至露出新鲜骨质，严格对合并联合坚固内固定；植骨很有必要。髂骨翼肌肉的骨膜下剥离有利于使转子区重新与股骨干对齐。

转子区截骨不愈合后的疼痛症状可能是假关节形成所致，也可能是使用金属丝固定而造成的痛性滑膜囊。

8.异位骨化   全髋关节置换术后严重异位骨化发生率为5%或10%，而约80%的患者都可能出现较低程度的异位骨化。危险因素包括异位骨化症病史、强直性脊柱炎、弥漫性特发性骨质增生或椎体硬化（Forestier病）、术前髋关节活动无受限、头部损伤及男性患者。其他可能的因素包括股骨转子区截骨术、术中发生骨折、骨移植物的应用或局部肌肉损伤和血肿形成等。

异位骨化分类系统见表6-8。具有相关危险因素的患者需要进行预防性治疗，术中要小心操作，

表6-8   异位骨化分类系统

分期	Mayo分类	Brooker分类
I	≤5 mm	髋周软组织内形成孤立性骨岛
II	横向桥接＜50%	股骨或骨盆侧形成骨化，距离大于1 cm
III	横向桥接＞50%	股骨或骨盆侧形成骨化，距离小于1 cm
IV	显著的关节强直	显著的关节强直

Brooker AF, Bowerman JW, Robinson RA, et al: Ectopic ossification following total hip replacement. J Bone Joint Surg Am 1973;55:1629; and Morrey BF, Adams RA, Cabanela ME: Comparison of heterotopic bone after anterolateral, transtrochanteric, and posterior approaches for total hip arthroplasty. Clin Orthop Relat Res 1984;188:160.

吸除切口内液体，并反复冲洗。术前1天可对患者进行6~8 cGy的低剂量放疗，或者在术后3天内进行治疗，预防III或IV期异位骨化。术后应用吲哚美辛7~21天具有一定的治疗效果，但有部分患者对该药反应较差。早期研究指出COX-1可以抑制骨形成，而COX-2可能无此功能。双磷酸盐不能用于预防异位骨化。吲哚美辛可能并不适用于非骨水泥固定型假体的全髋关节置换术的预防用药，因为该药物会阻碍骨长入。尚没有骨长入的假体部分应完全遮蔽，否则使用放疗可能会出现一定问题。

Brooker I期或者II期异位骨化并不会对全髋关节置换术产生影响，III期或IV期异位骨化可能会限制髋关节活动度并引发疼痛症状。如果异位骨化引发了临床症状（活动度降低、疼痛等），可考虑在骨化成熟之后手术切除。术后推荐使用放疗和NSAID以预防复发。强直性脊柱炎患者进行髋关节置换术，异位骨化发生率会升高；研究表明，该病患者进行全髋关节置换术，异位骨化发生率约为20%。

9.感染   全髋关节置换术无论术中还是术后都要积极进行感染的预防，因为感染会造成非常严重的后果。术后最初的几周内出现感染，可以使用冲洗和清创的方式清理假体周围的潴留物。之后发生的感染，只能采取去除假体后使用抗生素的方法，可能1.5~6个月后才能重新安装假体。

一种处理感染的新方法是使用抗生素骨水泥（PROSTALAC），即去除假体，对局部进行消毒，将抗生素骨水泥压装至关节接触面以外的假体

表面，随后植入假体。该方式在最初清创时使用，为后续的关节置换术提供空间。

感染的预防远比后续治疗重要。全髋关节置换术假体是体积较大的外来物，应尽一切可能预防感染的发生。手术室应具备空气层流系统并进行紫外线照射降低空气中颗粒物质和细菌的含量。由于人体可携带细菌，因此应控制手术室内人数并减少皮肤暴露面积。应用抗菌药物是预防感染最重要的手段。熟练的手术操作及较短的手术时间有助于降低感染发生率。发生在术后6周至3个月的感染，有可能是由手术室内污染造成的。密切观察患者，注意感染发生可能的征象，包括疼痛、全血白细胞计数升高、发热和切口肿胀等，这样可以早期发现深部切口的感染，并进行早期处理。类似的，较大的切口血肿必须及时清理。一项报道指出，较大的牙科手术术前和术后即刻进行预防性抗菌药物治疗有助于预防髋关节血肿形成性感染。可能任何广谱抗菌药物都有不错的预防作用；牙科教授有特殊的推荐用药。越来越多的研究表明，肥胖患者进行髋关节置换术围手术期感染或其他并发症的发生率要高于非肥胖患者。BMI指数超过30即可认为是肥胖，25~30为超重。糖尿病同样是感染的危险因素。

Barrack RL, Harris WH: The value of aspiration of the hip joint before revision total hip arthroplasty. *J Bone Joint Surg Am* 1993;75:66. [PMID: 8419393]

Beaule PE, Mussett SA, Medley JB: Metal-on-metal bearings in total hip arthroplasty. *Instr Course Lect* 2010;59:17. [PMID: 20415363]

Browne JA, Bechtold CD, Berry DJ, et al: Failed metal-on-metal hip arthroplasties: a spectrum of clinical presentations and operative findings. *Clin Orthop Relat Res* 2010;468:2313. [PMID: 20559767]

Callaghan JJ, Albright JC, Goetz DD, et al: Charnley total hip arthroplasty with cement: minimum twenty-five year follow-up. *J Bone Joint Surg Am* 2000;82:487. [PMID: 10761939]

Colwell CW, Froimson MI, Mont MA, et al: Thrombosis prevention after total hip arthroplasty: a prospective, randomized trial comparing a mobile compression device with low-molecular-weight heparin. *J Bone Joint Surg Am* 2010;92:527. [PMID: 20194309]

Daniel J, Ziaee H, Kamali A, et al: Ten-year results of a double-heat-treated metal-on-metal hip resurfacing. *J Bone Joint Surg Br* 2010;92:20. [PMID: 20044674]

DeHart MM, Riley LH: Nerve injuries in total hip arthroplasty. *J Am Acad Orthop Surg* 1999;7:101. [PMID: 10217818]

Dorr LD, Faugere MC, Mackel AM, et al: Structural and cellular assessment of bone quality of proximal femur. *Bone* 1993;14:231. [PMID: 8363862]

Dowsey MM, Choong PF: Early outcomes and complications following joint arthroplasty in obese patients: a review of the published reports. *ANZ J Surg* 2008;78:439. [PMID: 18522562]

Farrell CM, Springer BD, Haidukewych GJ, et al: Moro nerve palsy following primary total hip arthroplasty. *J Bone Joint Surg Am* 2005;87:2619. [PMID: 16322610]

Fransen M, Neal B, Cameron ID, et al: Determinants of heterotopic ossification after total hip replacement surgery. *Hip Int* 2009;19:41. [PMID:19455501]

Geerts WH, Bergqvist D, Pineo GF, et al: Prevention of venous thromboembolism: ACCP evidence-based clinical practice guidelines (8th edition). *Chest* 2008;133:381s. [PMID: 18574271]

Harris WH: Traumatic arthritis of the hip after dislocation and acetabular fractures: treatment by mold arthroplasty. *J Bone Joint Surg Am* 1969;51:737. [PMID: 5783851]

Hummel MT, Malkani AL, Yakkanti MR, et al: Decreased dislocation after revision total hip arthroplasty using larger femoral head size and posterior capsular repair. *J Arthroplasty* 2009;24(6 Suppl):73. [PMID: 19577890]

Jarrett CA, Ranawat AS, Bruzzone M, et al: The squeaking hip: a phenomenon of ceramic-on-ceramic total hip arthroplasty. *J Bone Joint Surg Am* 2009;91:1344. [PMID: 19487511]

Kelly SJ, Robbins CE, Bierbaum BE, et al: Use of a hydroxyapatite-coated stem in patients with Dorr Type C femoral bone. *Clin Orthop Relat Res* 2007;465:112. [PMID: 17704696]

Langton DJ, Jameson SS, Joyce TJ, et al: Early failure of metal-on-metal bearings in hip resurfacing and large-diameter total hip replacement: a consequence of excess wear. *J Bone Joint Surg Br* 2010;92:38. [PMID: 20044676]

Lester DK, Helm M: Mini-incision posterior approach for hip arthroplasty. *Orthop Traumatol* 2001;4:245. [No PMID]

Lewinnek GE, Lewis JL, Tarr R, et al: Dislocations after total hip replacement arthroplasties. *J Bone Joint Surg Am* 1970;60:217. [PMID: 641088]

Moskal JT Capps SG: Improving the accuracy of acetabular component orientation: avoiding malposition. *J Am Acad Orthop Surg* 2010;18:286. [PMID: 20435879]

Parvizi J, Pulido L, Slenker N, et al: Vascular injuries after total joint arthroplasty. *J Arthroplasty* 2008;23:1115. [PMID: 18676115]

Platzer P, Schuster R, Aldrian S, et al: Management and outcome of periprosthetic fractures after total knee arthroplasty. *J Trauma* 2010;68:1464. [PMID: 20539190]

Platzer P, Schuster R, Luxl M, et al: Management and outcome of interprosthetic femoral fractures. *Injury* 2011;42:1219. [PMID: 21176899]

Schmalzried TP, Noordin S, Amstutz HC: Update on nerve palsy associated with total hip replacement. *Clin Orthop Relat Res* 1997;344:188. [PMID: 9372771]

Smith DE, McGraw RW, Taylor DC, et al: Arterial complications and total knee arthroplasty. *J Am Acad Orthop Surg* 2001;9:253. [PMID: 11476535]

Van den Bekerom MP, Hilverdink EF, Sierevelt IN, et al: A comparison of hemiarthroplasty with total hip replacement for displaced intracapsular fracture of the femoral neck: a randomized controlled multicentre trial in patients aged 70 years and over. *J Bone Joint Surg Br* 2010;92:1422. [PMID: 20884982]

Waldman BJ, Mont MA, Hungerford DS: Total knee arthroplasty infections associated with dental procedures. *Clin Orthop Relat Res* 1997;343:164. [PMID: 9345222]

Walter WL, Yeung E, Esposito C: A review of squeaking hips. *J Am Acad Orthop Surg* 2010;18:319. [PMID: 20511437]

Wixson RL: Computer-assisted total hip navigation. *Instr Course Lect* 2008;57:707. [PMID: 18399618]

▶ 全髋关节置换术翻修手术

全髋关节置换术翻修手术的临床成功率显著低于初次关节置换术的成功率。一项随访时间不超过5年的研究表明，翻修手术术后假体松动率为

13%~44%。

骨水泥固定股骨假体可以改善翻修手术的结果。使用骨水泥枪在正确位置放入足够的骨水泥并压实，对植入位置进行脉冲式冲洗，使用髓腔栓技术使骨水泥进行足够的覆盖。一项平均随访时间6年的研究指出，使用骨水泥固定型股骨假体的翻修手术术后只有14%的病例发生了松动。其他研究认为，翻修手术术后10年的再翻修率为10%，要优于之前的研究结果，但仍然和初次手术骨水泥固定的假体有较大差距。

为解决骨水泥固定假体翻修手术的高失败率，股骨假体失败后的无骨水泥型重建得到了较大发展。但早期的无骨水泥型重建通常无法成功，术后4年内失败率为4%~10%。股骨假体近端采用多孔涂层但没有牢固的固定，以及股骨骨质缺失显著，导致骨长入型固定变得不稳固。一些新型近端模组化假体如S-ROM假体，以及广泛多孔涂层假体如AML和Solution等获得了令人鼓舞的结果。使用这些类型的假体，随访时间为5~8.4年，翻修手术后的再次翻修率降至1.5%~6%。

股骨骨缺损推荐使用同种异体骨。股骨近端骨量支持不足，可采用颗粒状同种异体骨平铺于骨皮质内面并压紧，随后使用骨水泥固定假体，能获得较好的临床效果。当骨量严重不足时，使用结构性植骨也可获得短期的良好效果。

使用骨水泥进行髋臼假体翻修效果通常不好，保持骨水泥与充满硬化骨质、骨量不足的髋臼之间的紧密结合和一体性十分困难。据多项报道，术后随访2~4.5年假体松动率为53%~93%。

骨水泥强化型髋臼假体失败后的处理中引入无骨水泥多孔型髋臼假体有利于改善早期临床结果。较大的无骨水泥半球形髋臼假体可用于大部分去除骨水泥假体后形成骨缺损的情况。如果假体不能紧贴骨面，可以采用螺钉加强固定，促进骨长入，以利于假体和骨质紧密结合。术后随访2~4年，翻修手术的再翻修率为0%~1.6%。

当髋臼骨质丢失严重，不能采用传统半球形髋臼假体重建时，使用螺钉将结构性同种异体骨固定在骨盆上，再行重建手术也能获得较好的中期结果。其他可选的方式包括离心型假体，以及使用骨水泥强化型微粒子同种异体移植物或抗内突笼架来进行重建等。

Fink B, Grossmann A, Schubring S, et al: A modified transfemoral approach using modular cementless revision stems. *Clin Orthop Relat Res* 2007;462:105. [PMID: 17496558]

Haddad FS, Rayan F: The role of impaction grafting: the when and how. *Orthopedics* 2009;32:9. [PMID: 19751009]

Hooper GJ, Rothwell AG, Stringer M, et al: Revision following cemented and uncemented primary total hip replacement: a seven-year analysis from the New Zealand Joint Registry. *J Bone Joint Surg Br* 2009;91:451. [PMID: 19336803]

Issack PS, Nousiainen M, Beksac B, et al: Acetabular component revision in total hip arthroplasty. Part I: cementless shells. *Am J Orthop* 2009;38:509. [PMID 20011740]

▶全膝关节置换术

A.手术指征

初次全膝关节置换术的手术指征是关节疼痛。手术的绝对禁忌证包括活动期感染、伸肌装置功能缺失和夏科特关节病等。相对禁忌证包括40岁以下、对活动水平有极高要求或者医生认为依从性差的患者等。

如果髋、膝关节同时出现骨性关节炎，优先选择疼痛症状较为严重的关节进行手术；如果两个关节严重程度相当，优先进行髋关节置换术。髋关节置换术后康复比膝关节容易，且受疼痛性膝关节的影响较小；反之则不同。此外，髋关节活动的改善有利于膝关节置换手术的进行。

B.关节假体

全膝关节置换术的假体设计最初起源于欧洲，可分为限制型和关节面重建型。限制型假体由铰链链接，表面型则需要依靠韧带来维持稳定性。尽管最初应用于存在严重骨缺失或韧带功能丧失的情况，但限制型假体几乎最后都会出现松动。早期表面型假体多为平面的滚轴型设计或单髁置换假体。早期的膝关节置换手术并不需要重建髌股关节面。

现代全膝关节置换术是20世纪70年代提出的两种主要假体类型的集合：全髁型假体和双髁型假体。全髁型假体的股骨髁部分有钴铬合金构成，胫骨平台由聚乙烯构成。需要切除后交叉韧带，因为手术中要重塑整个胫骨平台骨面。髌骨是一个穹顶形聚乙烯假体。所有部件都用骨水泥固定。

双髁型假体是双髌型假体的前身，进行膝关节置换时不需要重建髌股关节面。该类型假体在股骨髁假体的前部进行处理，形成一个关节面可以和穹顶形聚乙烯髌骨假体相关节。胫骨平台假体有内侧和外侧部件组成，中间有空缺，这样可以保留后交叉韧带附着点。随后股骨髁假体和胫骨平台假体互相匹配，但需要在后方留出缺口以容纳后交叉韧带。

与全髁型假体相比，保留后交叉韧带，膝关节屈曲过程中股骨自然回滚功能能得到保留，使得膝关节可以有更大的屈曲活动度。膝关节屈伸活动时旋转轴的改变会极大地增加股四头肌的力臂。当保留后交叉韧带时，患者具有良好的上楼能力。保留后交叉韧带的人工膝关节假体避免了胫骨平台对股骨复位过程的阻碍。

为了减小膝关节置换术对术后关节屈曲活动和上楼的限制，对全髁型假体进行了改良，采用凸轮机制（后方稳定型全髁型假体），其中部的凸轮设计起后交叉韧带的功能。

目前认为保留后交叉韧带的人工膝关节假体和后方稳定型全髁型假体对关节活动度和上楼功能的改善没有明显差异。支持使用后者的观点包括后方稳定型假体处理严重畸形的膝关节，技术难度较低，并且可以降低关节承重面的剪切力。支持保留后纵韧带的人工膝关节假体的观点认为该类型假体限制性较低，能降低骨–骨水泥接触面的受力，改善关节屈曲稳定性，髁间区域去除的骨质更少，以及可以避免髌股关节撞击综合征（后方稳定型假体会在髁间窝形成瘢痕组织）等优点。

聚乙烯假体的高接触面积、应力诱导的关节接触面疲劳性磨损的问题，催生了一种新型的设计理念，即膝关节假体中的聚乙烯衬垫可以相对胫骨平台进行前后移动，在屈伸过程中可以改变自身位置，聚乙烯衬垫和股骨假体就可以更加匹配。此类假体有两种类型：第一种是旋转平台型人工膝关节假体，即只允许聚乙烯衬垫以胫骨长轴为轴进行旋转；第二种是活动承重半月板型人工膝关节假体。

这种活动型假体其内外侧部分可以旋转（胫骨长轴）和平动（前后方向）。后者似乎更符合膝关节的生物力学特性，但下此结论为时尚早，两种设计都存在一定程度的限制性。

C.手术技术

使用大腿充气式止血带可以为全膝关节置换术带来很大便利。用弹力绷带促进下肢静脉回流，在大腿根部放置止血带并充气至合适压力，通常为不超过300 mmHg。手术通常沿膝关节前正中线切开，常采用内侧髌旁入路。将髌骨和上、下组织翻向外侧以显露胫股关节。去除残余的半月板结构和前交叉韧带，必要时要小心进行周围软组织松解。

假体植入系统可以指导手术医生进行正确合适的截骨，使骨面和假体的固定面匹配，同时能重建膝关节力线。通常在冠状面上，进行股骨平台水平截骨，使截骨平面与胫骨骨干垂直。胫骨远端截骨通常会相对于股骨干有5°~7°的外翻角。合适的截骨能使下肢力线恢复中立，即从股骨头中心经过膝关节中心，向下至踝关节中心。矢状面上，股骨髁截骨面通常垂直于股骨干，但胫骨平台截骨面需具有3°~5°的后倾角。股骨假体轻度外旋可以使内外侧副韧带在膝关节屈伸过程中具有相同的张力，也有利于髌骨假体处于正确的移动轨迹。

保留还是切除后交叉韧带取决于选用假体的类型。切除后交叉韧带，通常也需要去除胫骨髁间骨质以适配人工假体的凸轮结构。此外，还有其他不同的假体设计可以防止胫骨相对于股骨后移。重建髌股关节面时，使用摆锯制造两侧骨质厚度相同的平滑骨面。截骨不充分可能会造成术后关节半脱位，因为膝关节伸肌群的长度被拉长，而且膝关节侧副韧带处于相对紧张的状态。很多髌骨假体的厚度为10 mm，因此髌骨截骨最好也是10 mm。髌骨应至少保留10 mm的厚度（前后径），最好是15 mm。通过安装试模和膝关节完全伸直到完全屈曲的被动活动评估髌骨运动轨迹。当膝关节存在外翻畸形时，髌骨常出现外侧半脱位的情况。对于此类膝关节，必须仔细松解关节外侧支持带，注意保护重要血管结构。股骨髁假体和胫骨平台假体放置时轻度外旋，髌骨假体相对于髌骨面稍向内侧，更

有利于改善髌骨的运动轨迹

　　使用试模确定最终植入假体的尺寸并检查膝关节的稳定性之后，填入骨水泥。用脉冲式冲洗枪清理骨面，使骨面和骨水泥接触更加紧密。将假体放置在合适的位置和方向，固定牢固后去除多余的骨水泥。在闭合切口之前，要十分仔细地清理切口内的碎骨块和多余的骨水泥，并给充气型止血带放气来恢复血液循环和稳定。手术中膝关节屈曲状态下出血较少，因此很多医生关闭切口之后倾向于使膝关节屈曲24小时以减少出血。

D.临床效果

　　骨水泥固定型全膝关节置换术的长期临床效果非常优秀。据统计，有90%~95%的全髁型膝关节假体使用寿命可达15年。也有研究称，后方稳定型膝关节置换术具有同样优秀的效果，有94%的假体使用寿命达12年。类似的，一项对保留后交叉韧带的人工膝关节假体的研究指出，术后随访10~14年，该型假体在提供良好功能改善的同时仅有1%的假体松动率。无骨水泥的假体设计并不能达到与骨水泥固定型假体相同的效果。尽管很多临床医生更倾向于使髌骨保持原有状态，早期的髌骨关节面重建仍被认为是最佳的处理方式。

E.并发症

　　全膝关节置换术的很多并发症与全髋关节置换术相同。除此之外还有如切口延迟愈合、骨折、伸肌装置故障及膝关节僵硬等的并发症。

　　1.深静脉血栓形成　深静脉血栓形成是全膝关节置换术常见的并发症，发生率可超过50%。而且在单侧下肢手术后对侧下肢发生深静脉血栓形成的概率为10%~15%。目前并没有明确的证据表明术中使用止血带会导致血栓形成。肺栓塞的发生率要低于全髋关节置换术，可能是因为膝关节置换术发生的深静脉血栓多位于小腿，很少出现于关节以上。预防血栓形成的措施包括间歇气压疗法和应用华法林或低分子肝素。

　　2.切口相关并发症　切口相关并发症与切口组织或患者一般情况有关。全膝关节置换手术切口必须是位于膝关节前正中线的纵行切口，并应尽可能

减少皮肤的破坏。如果有既往手术瘢痕，则应沿原切口切开皮肤。由于切口愈合关乎手术成功与否，术前很有必要对多发瘢痕、烧伤或既往放疗导致的皮肤损伤进行整形手术处理。患者相关危险因素包括长期激素应用、肥胖、营养不良、吸烟、糖尿病和低血容量等。

　　切口并发症的处理要根据具体类型而定。术后5~7天切口仍有引流液是切开清创的指征。切口血肿形成通常采取保守治疗，除非血肿具有潜在导致皮肤坏死的可能或者影响关节的活动度。切口浅表区域较小的皮缘坏死可通过切口护理来解决。较大的皮肤坏死可能邻近关节，会极大地增加感染的风险，必须进行积极的处理。清除较大坏死组织后可能需要皮瓣覆盖来闭合切口。内侧腓肠肌皮瓣非常有价值，因为组织坏死通常发生在内侧。

　　采取积极措施包括详细制订术前计划、术中注意保护软组织及进行患者教育来减少危险因素等来预防切口相关并发症的发生，要远优于发生感染后再处理。

　　3.神经麻痹　神经麻痹是较为少见的并发症。一般认为膝关节合并外翻畸形伴屈曲挛缩、其他严重畸形、牵拉小血管造成缺血及切口辅料包扎过紧会增大腓总神经受损的可能。据报道，该并发症发生率约为0.6%。

　　4.股骨骨折　股骨远端前侧裂痕可能会促使股骨远端骨折，在切除股骨远端前部骨质之前仔细进行截骨量的测量，避免过多骨质的切除。如果骨皮质出现裂痕，则建议使用髓内延伸型假体。当患者合并类风湿性关节炎或骨质疏松症，以及使用切除交叉韧带型假体时，会导致膝关节骨量减少，骨质变差，可能出现股骨内、外侧髁骨折。人工膝关节股骨髁假体中间的突出部分会对股骨远端造成影响。因骨质疏松或应力过于集中可致胫骨平台骨折。这些骨折都可采用复位内固定来治疗，必要时可采用柄延长型假体，越过骨折区域，起一定的固定效果。

　　5.髌骨和伸肌装置相关并发症　小心的手术操作一般可以预防很多髌骨和伸肌装置相关并发症，如股四头肌肌腱或髌韧带断裂或撕脱、髌股关节不

稳及髌骨骨折等，这些并发症通常由术中手术技术问题导致。在进行僵硬型膝关节暴露时要时刻警惕，避免对伸肌装置造成过度牵拉。可采用股四头肌倒V成型、"切断"股四头肌、胫骨粗隆截骨，或者胫骨粗隆植入Steinmann针等方式，以避免对髌韧带造成不必要的牵拉。肌腱断裂的处理方式同正常膝关节肌腱断裂的处理。将髌韧带重新附着于骨质，并用金属丝在髌骨和胫骨粗隆处固定，保持二者之间正确的距离。这样的修复方式可能会对术后关节活动度的锻炼产生影响，至少在某种程度上是这样的。并发症总体发生率为0.2%~2.5%，髌骨相关并发症包括髌骨运动轨迹异常、髌骨假体松动、骨折和关节面撞击等。髌股关节面应力几乎是人体最高的，而尽可能减少术中的技术性失误能有效减少并发症的发生。术中必须在假体放置合适后进行膝关节屈伸运动，以检查髌骨运动轨迹。髌骨侧方半脱位或者全脱位可能由股骨髁和胫骨平台假体内旋，以及外侧髌骨支持带张力过大导致。仔细进行髌骨外侧支持带的松解有利于矫正其运动轨迹。髌骨半脱位提示髌骨假体可能出现松动，同时不平衡的髌骨截骨也会造成关节应力异常。骨质切除过多，以及外侧支持带松解时有可能损伤外侧膝上动脉而出现缺血，这些情况可能会更容易出现骨折。使用后方稳定型全髁型假体时，保持髌骨假体下极距离关节线10~30 mm以内，可能会避免髌股关节撞击的发生。髌股关节撞击是指在膝关节屈伸活动时，髌骨周围滑膜瘢痕对髁间凸起部位造成撞击，出现疼痛或滴答声等症状。

一些研究表明，髌骨相关并发症是造成半数膝关节置换术翻修的直接原因。因此，当髌骨相对正常时，一些手术医生不建议对髌骨进行关节面重建。由于大部分髌股关节置换相关并发症由手术技术性错误、假体设计欠缺及过多的负荷等原因造成，当这些问题得到解决后，髌股关节置换的应用可能会更加广泛。

6.膝关节僵硬 膝关节僵硬是术后早期常见的并发症，可以采取物理治疗（膝关节主动或辅助运动）和关节连续被动运动（CPM）等方式进行处理。CPM机可以按照设定好的活动度值来帮助患者进行膝关节被动活动锻炼。虽然这种方式广为医生甚至患者所接受，但其对关节最终的活动度没有影响，也不能缩短住院时间。可以接受的膝关节屈曲活动度为90°~95°，屈曲挛缩小于10°，但日常生活如从椅子上起身或上楼一定不能引起疼痛。关节僵硬一般在术后6~8周消失，术后3个月是活动度恢复最大的时间段，而活动度的改善可能需要持续1年时间。术前膝关节活动度是术后预期关节活动度的重要指示指标。

术中及术后早期预防膝关节挛缩畸形非常重要，因为一旦发生，依靠手法松解非常困难。术后最初的3个月内采用手法复位，采用或不采用激素注射，都能获得一些效果。对于关节内纤维形成的情况需要进行关节镜下关节内清理。膝关节活动度有一定恢复后出现再次恶化，提示医生可能存在感染、交感神经萎缩或机械性问题，如假体松动或假体之间软组织嵌顿等。

Baker PN, Khaw FM, Kirk LM, et al: A randomized, controlled trial of cemented versus cementless press-fit condylar total knee replacement: 15-year survival analysis. *J Bone Joint Surg Br* 2007;89:1608. [PMID: 18057361]

Colwell CW, Chen PC, D'Lima D: Extensor malalignment arising from femoral component malrotation in knee arthroplasty: effect of rotating bearing. *Clin Biomech* 2011;26:52. [PMID: 20869142]

Dennis DA, Berry DJ, Engh G, et al: Revision total knee arthroplasty. *J Am Acad Orthop Surg* 2008;16:442. [PMID: 18664633]

Gandhi R, Tsvetkov D, Davey JR, et al: Survival and clinical function of cemented and uncemented prostheses in total knee replacement: a meta-analysis. *J Bone Joint Surg Br* 2009;91:889. [PMID: 19567852]

Hahn SB, Lee WS, Han DY: A modified Thompson quadricepsplasty for stiff knee. *J Bone Joint Surg Br* 2000;82:992. [PMID: 11041587]

Helmy N, Anglin C, Greidanus NV, et al: To resurface or not to resurface the patella in total knee arthroplasty. *Clin Orthop Relat Res* 2008;466:2775. [PMID: 18726657]

Meneghini RM, Hanssen AD: Cementless fixation in total knee arthroplasty: past, present, and future. *J Knee Surg* 2008;21:307. [PMID: 18979934]

Patel J, Ries MD, Bosic KJ: Extensor mechanism complications after total knee arthroplasty. *Instr Course Lect* 2008;57:283. [PMID: 18399592]

Swan JD, Stoney JD, Lim K, et al: The need for patella resurfacing in total knee arthroplasty: a literature review. *ANZ J Surg* 2010;80:223. [PMID: 20575947]

▶ 全肩关节置换术

A.手术指征

全肩关节置换术最主要的手术指征是由关节软骨丢失或关节面不平（关节炎）造成的持续性关节疼痛，且严格保守治疗效果较差。导致此病情最常见的原因是骨性关节炎、类风湿性关节炎、创伤后关节炎、肩袖撕裂性关节病及脱位型关节病等。全肩关节置换和半肩关节置换都能缓解关节疼痛。半肩关节置换术可采用传统的长柄肱骨头假体或肩关节面重建假体，二者临床效果相似。重建肩关节面假体无须过多截骨，能保存骨量，但对于肱骨头骨质丢失的情况，长柄肱骨头假体仍是最理想的选择。选择半肩关节置换术的另一个指征是喙突水平之上的肩关节盂出现严重损伤，最常见于类风湿性关节炎，也可见于骨性关节炎。

是否采取肩关节置换术取决于多种因素，包括肩袖、关节囊盂唇、关节面的完整程度等。传统全肩关节置换术并不适用于这些关节炎性疾病及合并手术无法修复的肩袖损伤。最常见的情况是患者忍受多年的肩袖损伤，并最终发展成为肩关节炎。这是由于肱骨头移位至肩关节盂上方，导致肱骨头与关节盂正常的匹配关系即"凹陷压迫"机制丧失。这种情况下，使用关节盂假体便会承受偏心负荷，出现"摇摆木马效应"，这也是造成假体松动率较高的主要原因。单纯传统肩关节置换术并不能改善肩关节的稳定性。换言之，对脱位型肩关节进行置换手术，常常会造成术后关节的脱位。这是因为全肩关节置换术可以修复关节面的损伤但是并不能修复关节囊盂唇的损伤。

肩袖损伤型关节病是指严重肩袖撕裂、骨性关节炎、肱骨头位置上移相结合构成的疾病，此类患者肩关节功能极差。但令人意外的是，部分该病患者具有完整的肩关节活动度，肌力减退程度也较小。对于这些患者，半肩关节置换术能有效地缓解疼痛。但当肩关节功能较差，如患者无法抗重力抬起上肢，即所谓的"假性麻痹"，此时最好的处理为使用肩关节反向假体。此类型的假体将较平的关节安装在肱骨上，而球形假体则位于关节盂。这种假体不仅可以缓解疼痛同时也可以起到代替肩袖的作用，术后肩关节功能也能获得改善。

B.手术技术

手术采用胸大肌三角肌入路，之后小心将肌腱联合向内侧牵拉，避免损伤肌皮神经。现代技术要求切开肩胛下肌，有3种方式：在切口外侧1 cm处

切开肌腱，将肌腱从肱骨小结节上分离或者通过截骨将其从肱骨小结节上分离。截骨在手术结束时可以进行较好的修复。因为肩关节置换术患者通常会出现外旋功能受限，可将肩胛下肌延长，重新固定于肱骨小结节更内侧的位置，或者直接附着于肱骨截骨的边缘。肌腱冠状位Z形重建可以增加肩关节的外旋能力。很多手术医生选择在盂上结节处切开肱二头肌肌腱来增加暴露范围。可沿肩胛下肌的下缘触及腋神经，注意保护。沿肩胛下肌肌腱切开前部关节囊，部分医生选择切除这部分关节囊来改善关节外旋活动度；随后将上肢外展外旋使肩关节脱位，肱骨头向前暴露于术野中。

在头颈交界处切除肱骨头，保留肩袖的止点。处理肱骨髓腔，随后放入具有30°后倾角的假体试模。选择合适尺寸的肱骨头假体并安装假体试模。随后处理关节盂。肱骨假体可暂不取出，填塞髓腔止血，在处理关节盂的过程中也可以起到保护肱骨的作用。使用肱骨头拉钩将肱骨头拉向后方以暴露关节盂。使用电动钻头去除部分骨质，渗血的骨皮质能为关节盂假体的固定提供更好的支持。若肩关节有骨性关节炎，通常后关节盂有磨损，需要去除更多的前部骨质，来重建正常的关节盂方向，同时为假体安放提供理想的接触面。此时不推荐使用较大的骨块移植或骨水泥填充关节盂后部的骨缺损。根据不同的假体类型，在骨质上钻取数个孔洞，或者磨糙骨面，这样有利于骨水泥固定型关节盂假体的放置。在骨水泥凝固过程中保持关节盂骨质干燥是一个挑战。肱骨假体可采用骨水泥固定，也可不用，之后修复肩胛下肌肌腱，同时也可进行肱二头肌肌腱的修补。

C.关节假体

肩关节置换术有4种类型：①肱骨头关节面重建术，假体包括有柄型和无柄型；②有柄型假体的半肩关节置换术；③全肩关节置换术；④反向肩关节置换术。可采用肱骨头关节面重建假体来完成半肩关节置换术，其效果类似使用有柄型假体的半肩关节置换术。肱骨头关节面重建需要肱骨头具有充足的骨量。当较大的骨软骨损伤或严重肱骨头骨折造成肱骨头严重畸形时，最佳的处理方式是切除

肱骨头并植入有柄型假体。对于大部分手术医生来说，肱骨头关节面重建假体不能为关节盂假体的放置提供足够的暴露范围，因此更适合采用有柄型肱骨假体。

现代肩关节置换术多使用非限制性关节面和有柄型肱骨假体。这些假体为模块化设计，可根据不同患者、不同解剖学条件选择不同尺寸的假体。肱骨假体柄的表面可分为骨水泥型和非骨水泥型。关节盂假体为聚乙烯材质，采用骨水泥固定。金属衬底的假体失败率较高。对于反向肩关节置换术，关节窝置于肱骨侧，球形部件放置于关节盂，其关节面限制性高于传统假体。此时关节盂假体使用非骨水泥型，肱骨假体可使用骨水泥型或非骨水泥型。

D.临床效果

和其他关节置换术一样，肩关节置换术后90%的患者可有疼痛缓解。半肩关节置换能缓解2/3患者的疼痛。尽管手术难度较低，但半肩关节置换术治疗肩关节骨性关节炎术后翻修率要高于全肩关节置换术。因此半肩关节置换术并不是最具成本效益的方式。骨性关节炎和类风湿性关节炎的全肩关节置换术临床效果相似。

年轻患者进行全肩关节置换术的效果不如老年人。可能的原因有很多，最可能的是年轻患者活动要求较高及一些创伤后因素，这些都可能造成年轻患者术后效果欠佳。

全肩关节置换术后功能改善程度不如疼痛缓解的程度。术后肩关节活动度和力量最佳的预测因素是术前肩关节的活动度和力量。手术可获得轻至中度的功能改善，但若患者术前关节活动度和力量较差，则很可能术后仍然存在功能缺陷。肩袖损伤型关节病和假性麻痹患者采取反向肩关节置换手术，预期能获得较好的功能改善，通常可恢复2/3的正常活动度。

全肩关节置换术相关并发症发生率相同或低于髋、膝关节置换术后。目前最常见的并发症是肩袖撕裂。这是因为肩袖损伤发生率在这样的年龄群体中本身就比较高。进行肩关节置换术并不能减少肩袖损伤的发生率。另外一个并发症是无菌性假体松动，通常见于关节盂假体，而不是肱骨假体。聚

乙烯材质的关节盂假体周围可出现透亮线影，松动还和假体类型有关，骨面磨平后骨水泥固定的假体发生松动的概率要高于钻孔后骨水泥固定的假体。关节盂假体周围透亮线影比翻修手术常见。较少见的并发症包括骨折、神经损伤、关节不稳、静脉栓塞、深静脉血栓、肺栓塞和感染等。由于肩关节周围血供丰富，肌肉结构较多，感染发生率要低于髋膝关节置换术（<0.5%）。与传统肩关节置换术相比，反向肩关节置换术并发症发生率更高，初次手术并发症发生率高达25%，翻修手术更是达到了40%。

全肩关节置换术的禁忌证包括肩关节感染活动期、骨质较差不能固定假体、三角肌功能缺失和夏科特关节病等。

Edwards TB, Labriola JE, Stanley RJ, O'Connor DP, Elkousy HA, Gartsman GM: Radiographic comparison of pegged and keeled glenoid components using modern cementing techniques: a prospective randomized study. *J Shoulder Elbow Surg* 2010;19:251. [PMID: 20185072]

Farmer KW, Hammond JW, Queale WS, Keyurapan E, McFarland EG: Shoulder arthroplasty versus hip and knee arthroplasties: a comparison of outcomes. *Clin Orthop Relat Res* 2007;455:183. [PMID: 16980898]

Fox TJ, Cil A, Sperling JW, et al: Survival of the glenoid component in shoulder arthroplasty. *J Shoulder Elbow Surg* 2009;18:859. [PMID: 19297199]

Guery J, Favard L, Sirveaux F, Oudet D, Mole D, Walch G: Reverse total shoulder arthroplasty. Survivorship analysis of eighty replacements followed for five to ten years. *J Bone Joint Surg Am* 2006;88:1742. [PMID: 16882896]

Levy O, Copeland SA: Cementless surface replacement arthroplasty (CSRA) for osteoarthritis of the shoulder. *J Shoulder Elbow Surg* 2004;13:266. [PMID: 15111895]

Mather RC 3rd, Watters TS, Orlando LA, Bolognesi MP, Moorman CT 3rd: Cost effectiveness analysis of hemiarthroplasty and total shoulder arthroplasty. *J Shoulder Elbow Surg* 2010;19:325. [PMID: 20303459]

Mulieri P, Dunning P, Klein S, Pupello D, Frankle M: Reverse shoulder arthroplasty for the treatment of irreparable rotator cuff tear without glenohumeral arthritis. *J Bone Joint Surg Am* 2010;92:2544. [PMID: 21048173]

Saltzman MD, Mercer DM, Warme WJ, Bertelsen AL, Matsen FA 3rd: Comparison of patients undergoing primary shoulder arthroplasty before and after the age of fifty. *J Bone Joint Surg Am* 2010;92:42. [PMID: 20048094]

Scalise JJ, Ciccone J, Iannotti JP: Clinical, radiographic, and ultrasonographic comparison of subscapularis tenotomy and lesser tuberosity osteotomy for total shoulder arthroplasty. *J Bone Joint Surg Am* 2010;92:1627. [PMID: 20595569]

▶ 全肘关节置换术

A.手术指征

肘关节置换术最主要的手术指征是由关节软骨破坏和肘关节面不光滑（肘关节炎）导致、保守治

疗无效的肘关节疼痛。病因包括类风湿性关节炎、骨性关节炎和创伤后关节炎。此外，肘关节置换术也可处理严重粉碎性肱骨远端骨折和骨折不愈合，尤其是老年患者。对于年轻患者尤其是肘关节活动受限者，推荐关节镜下或开放手术进行关节清理，但要注意这些方式都是保关节手术，既不能消除疼痛也不能重建完整的肘关节功能，并且不适用于术前存在关节不稳的患者，而是针对那些不能接受全肘关节置换术的患者。在老年患者及类风湿性关节炎患者中，全肘关节置换术具有最佳的临床效果，这些患者会为能重返日常生活而感到高兴。

B.手术技术

手术中要注意重要软组织结构，包括肱三头肌附着点、肘关节侧副韧带和尺神经等。使用半限制性肘关节假体可采用后方入路，需要分离皮下软组织并于肌肉附着点分离肱三头肌肌腱。手术时小心处理软组织，手术结束时修复肱三头肌肌腱，以避免皮肤坏死和肱三头肌肌力减退。此外，半限制性假体还可采用Bryan后内侧入路。手术平面近端位于肱三头肌内侧头和前臂屈肌之间，远端位于桡侧腕屈肌和尺侧腕屈肌之间。这样可以暴露并直视尺神经，有利于术中神经的保护和移动。要小心地将肱三头肌从其原始附着点移至尺骨鹰嘴，这样肱三头肌仍可以和前臂筋膜保持一致。该入路无须离断肱三头肌。术中有必要对肘关节侧副韧带进行松解，当使用非限制性假体时，侧副韧带在关节稳定性方面极为重要，这种情况最好进行Kocher后外侧入路，以保护肘关节尺侧副韧带。尺侧副韧带能在屈曲状态下限制关节外翻。手术平面远端在肘肌和尺侧腕伸肌之间，近端位于肱三头肌和肱桡肌之间。

C.关节假体

现代全肘关节置换术所用假体多为低限制性，较之传统假体可获得更正常的肘关节活动。非限制性假体和半限制性假体都能缓解疼痛症状，并发症发生率也相似。目前两种常用的假体为半限制性假体和非限制性关节面重建假体。半限制性假体的肱骨和尺骨部件为有柄型，且两部分假体之间有铰链

提供稳定性。在放置关节假体时，通常需要切除桡骨头。但假体之间并不是单纯的铰链，这些假体为半限制性。低限制性假体寿命更长；高限制假体则常因假体松动而导致手术失败。使用半限制性假体一般没有脱位的担忧，尤其适用于术前关节不稳和骨质丢失严重的病例。理论上来说，非限制性假体所承受的负荷较少，发生无菌性松动的概率也较小。但由于这种假体不能提供足够的稳定性，因此对于韧带不稳或骨质丢失的患者要慎重考虑。

桡骨头假体已经广泛应用于处理桡骨头严重骨折。在桡骨头粉碎性骨折中也能为肘关节提供一定的稳定性。虽然可能出现肱骨小头关节炎、假体柄周围透亮影或者其他问题，该假体短期临床效果仍然非常优秀，关节假体寿命在10年以上；当然还需要更长期的随访研究。半肘关节置换术目前可用于处理肱骨远端严重性骨折，早期效果较为理想。

D.临床效果

全肘关节置换术有85%的关节假体使用寿命可达10年，但患者筛选、患者年龄、并发症预防和处理等依旧是手术成功与否的重要因素。全肘关节置换术治疗创伤后关节炎时出现手术失败相对普遍，且常见于年轻的、65岁以下的患者。而老年（>65岁）类风湿性关节炎、骨性关节炎、创伤后关节炎患者，其手术结果总体来说比较类似。全肘关节置换术能可靠地改善大部分患者的关节功能和活动度。即使部分创伤后关节炎患者出现了关节强直，肘关节置换术也能获得关节屈伸80°的活动改善。

和其他关节置换术相比，肘关节置换术的并发症更常见，短期并发症（术后1年以内）发生率可高达10%。并发症包括假体无菌性松动、关节不稳、骨折、尺神经病、切口并发症、静脉血栓、肺栓塞和感染等。尺神经损伤通常是一过性的神经麻痹，很少出现运动功能减退，所以一般不需要手术处理。很多类风湿性关节炎患者术前即合并尺神经损伤，肘关节置换术并不是导致其术后症状的原因。半限制性假体常见无菌性假体松动、假体金属碎屑沉积、聚乙烯假体严重的毛刷状磨损等并发症，非限制性假体常见关节不稳及感染等并发症，这些是翻修手术最常见的原因。对于无菌性松动，

可进行翻修手术并使用柄更长的关节假体代替原假体。也可在皮质骨与假体之间填塞移植骨。聚乙烯毛刷状磨损的X线检查表现为假体间隙变窄。

全肘关节置换术禁忌证包括肩关节感染活动期、骨质较差无法植入关节假体、夏科特关节病，以及肱二头肌和肱三头肌功能丧失等。

Ali A, Shahane S, Stanley D: Total elbow arthroplasty for distal humeral fractures: indications, surgical approach, technical tips, and outcome. *J Shoulder Elbow Surg* 2010;19(2 Suppl):53. [PMID: 20188269]

Celli A, Morrey BF: Total elbow arthroplasty in patients forty years of age or less. *J Bone Joint Surg Am* 2009;91:1414. [PMID: 19487519]

Cook C, Hawkins R, Aldridge JM 3rd, Tolan S, Krupp R, Bolognesi M: Comparison of perioperative complications in patients with and without rheumatoid arthritis who receive total elbow replacement. *J Shoulder Elbow Surg* 2009;18:21. [PMID: 19095171]

Kokkalis ZT, Schmidt CC, Sotereanos DG: Elbow arthritis: current concepts. *J Hand Surg Am* 2009;34:761. [PMID: 19345885]

Krenek L, Farng E, Zingmond D, Soohoo NF: Complication and revision rates following total elbow arthroplasty. *J Hand Surg Am* 2011;36:68. [PMID: 21193128]

Larson AN, Morrey BF: Interposition arthroplasty with an Achilles tendon allograft as a salvage procedure for the elbow. *J Bone Joint Surg Am* 2008;90:2714. [PMID: 19047718]

Shore BJ, Mozzon JB, MacDermid JC, Faber KJ, King GJ: Chronic posttraumatic elbow disorders treated with metallic radial head arthroplasty. *J Bone Joint Surg Am* 2008;90:271. [PMID: 18245585]

Skyttä ET, Eskelinen A, Paavolainen P, Ikävalko M, Remes V: Total elbow arthroplasty in rheumatoid arthritis: a population-based study from the Finnish Arthroplasty Register. *Acta Orthop* 2009;80:472. [PMID: 19562563]

Throckmorton T, Zarkadas P, Sanchez-Sotelo J, Morrey B: Failure patterns after linked semiconstrained total elbow arthroplasty for posttraumatic arthritis. *J Bone Joint Surg Am* 2010;92:1432. [PMID: 20516319]

Wada T, Isogai S, Ishii S, et al: Debridement arthroplasty for primary osteoarthritis of the elbow. *J Bone Joint Surg Am* 2005;87-A:95. [PMID: 15743851]

▶踝关节置换术

虽然髋、膝关节置换术比较成功，但踝关节置换术在较长时间内都没有得到足够的发展。最初设计的假体，因短期效果较差而几乎被弃用，医生更倾向于选择踝关节融合术。由于多种原因，踝关节置换术并不常见。踝关节关节面结构和其他关节不同，因此不能将其他关节置换术的经验直接用于踝关节。关节负荷和分布没有准确合适的描述，手术技术也没有较好的发展，因此该术式可靠性较低。基于以上原因，踝关节置换术适用于活动要求低并且需要保留踝关节运动的患者。2006年，美国FDA批准了两种新型假体上市，而经过改良的设计也使

医生对该术式重新表现出兴趣。

由于踝关节融合术具有若干弊端，包括较高的假关节形成率，即使延长石膏固定的时间，发生率仍高达10%~20%。此外，踝关节融合术会造成骨质丢失，且距下关节和跗骨间关节会出现活动丧失。踝关节融合术后作用于这些关节的额外应力会导致慢性退变性疾病，如同其他颈椎、腰椎节段和髋关节融合区域的上下部位发生的退变性改变。

Chou LB, Coughlin MT, Hansen S Jr, et al: Osteoarthritis of the ankle: the role of arthroplasty. *J Am Acad Orthop Surg* 2008;16:249. [PMID: 18460685]

Guyer AJ, Richardson G: Current concepts review: total ankle arthroplasty. *Foot Ankle Int* 2008;29:256. [PMID: 18315988]

Raikin SM, Kane J, Ciminiello ME: Risk factors for incision-healing complications following total ankle arthroplasty. *J Bone Joint Surg Am* 2010;92:2150. [PMID: 20842156]

▶疼痛性关节置换术的评估

关节自身具有一定程度的自适应和调整，这使得大部分人的关节都可以使用终生。接受关节置换术并植入金属–塑料假体后，关节调整和自适应机制就丧失了，假体和骨面之间就可能发生松动。此外，在假体植入过程中和术后，细菌总能找到方式到达假体周围形成感染灶，导致疼痛或假体松动。初次植入的假体会显著地改变骨质所承受的应力，尤其是无骨水泥固定型假体，同时也会导致疼痛。"新"关节的出现可能会显著缓解疼痛症状并改善关节活动度，同时也可能会造成假体周围或远端骨质重塑，甚至出现应力性骨折。所有这些原因都可能会导致疼痛性置换关节。对人工关节进行评估较为困难，因为人工关节和正常关节炎性关节相比，二者的症状仅有少数差异。疼痛性置换关节的评估方式类似关节炎性关节的评估，包括病史采集、体格检查及实验室检查等。

A.病史采集

排除其他原因导致关节处牵涉痛，尤其是肩关节和髋关节等处，其牵涉痛可能分别来源于颈椎和腰椎。头部活动导致肩关节放射痛有利于排除上述情况。受累关节活动引发的疼痛类型非常重要，持续性或夜间关节疼痛提示慢性感染。髋、膝关节

在术后早期出现疼痛，而在中后期的下床锻炼中有所改善，则疼痛多由假体松动导致。疼痛可能源自股骨骨质和假体之间形成的纤维膜，而随着重力作用，假体和骨质之间挤压，增大了二者之间的接触面积，从而缓解了疼痛。要注意关节肿胀、皮肤红肿、发热或寒战等病史，这些病史提示可能是感染导致的关节疼痛。此外，术后切口引流过多及切口愈合延迟或皮肤坏死也提示感染的可能。

B.体格检查

查体同关节炎性疾病。

C.相关检查

1.实验室检查　实验室检查有一定辅助作用。血沉加快（>35~40 mm/h）或者C反应蛋白值较高提示可能存在人工关节感染；对于膝关节，血沉较慢并不能排除感染。血常规可有白细胞增多。

术后早期这些检查结果价值较小。C反应蛋白可在术后升高并在术后6周恢复正常。血沉可在术后增快，术后2周到达高峰，术后6个月恢复至正常。由于炎症反应，术后2周关节皮温要比正常关节高4.5℃，并且在术后6个月之内逐渐下降，最终比正常皮温约高1℃。

2.关节造影检查　关节造影检查可显示骨水泥-骨、假体-骨或假体-骨水泥接触面可能出现的造影剂渗漏。最重要的检查是获取关节液进行培养并检查关节液细胞分类和计数。关节液内多形核细胞增多（>90%）高度提示感染，即使血液中白细胞数较低或细菌培养阴性。关节造影检查的主要指征是当怀疑血培养可能出现假阳性或假阴性时，以及具有关节污染风险而怀疑感染时。关节造影检查的另外一种形式即观察关节内利多卡因注射后的疼痛反应。注射后关节承重位时疼痛显著缓解，提示问题局限于受累关节。

3.铟标记的血液白细胞扫描　术后即刻骨扫描价值较低，术后数月才可能出现显著的骨质重塑表现。术后6个月到1年之间进行骨扫描才有一定价值。此时放射性元素的吸收增加提示骨质重塑、假体松动或感染。而铟标记的白细胞扫描可在术后即刻或出现急性感染时发挥作用。

该检查将患者多形核白细胞抽出，使用放射性铟标记后再注射回体内。该方式对急性感染的定位非常有帮助，但通常对慢性感染的评估没有帮助。

4.X线平片　对于假体无菌性松动，X线平片是最具价值的检查方式。可见假体或骨水泥周围的透亮线影有2 mm宽或更宽，或者随着连续检查透亮影越来越宽（图6-11）。骨水泥骨折或假体位置移动提示假体松动。

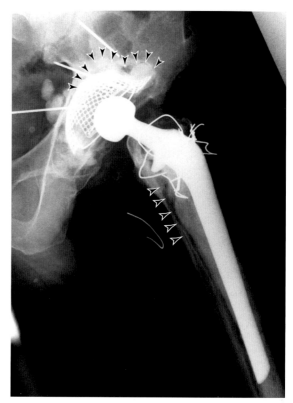

▲图6-11　X线检查提示髋臼假体周围的透亮线影

Honsawek S, Deepaisarnsakul B, Tanavalee A, et al: Relationship of serum IL-6, C-reactive protein, ESR and knee skin temperature after total knee arthroplasty: a prospective study. *Int Orthop* 2011;35:31. [PMID: 21203883]

Lee SC, Jung KA, Yoon JY, et al: Analysis of synovial fluid in culture-negative samples of suspicious periprosthetic infections. *Orthopedics* 2010;33:725. [PMID: 20954662]

▶ 关节置换术后感染的治疗

关节置换术后发生感染提示患者预后较差。感染可以是慢性的或急性的，致病菌可以是革兰氏染色阳性菌或阴性菌。假体可以是牢固固定或者出现松动。对于假体固定牢固合并急性期感染的病例，大部分医生会选择开放式手术清创，不去除关节假体，并采取局部处理和全身应用抗生素来治疗感染，但具体治疗方式会根据医生偏好而不同。慢性感染或者假体出现松动，通常需要手术去除假体，局部创面护理及全身抗菌药物治疗等。

医生普遍同意彻底清创、滑膜切除、清除坏死组织，清创时需要大量冲洗。由于可能存在多糖-蛋白复合物，所有肉眼可见的假体表面都应用次氯酸钠溶液进行处理，以溶解这些复合物。去除能暂时去除的假体部分，使用次氯酸钠溶液处理表面以下的部分。如果条件允许，置入新的聚乙烯假体；如果不允许，使用次氯酸钠溶液清洗旧假体后重新植入。为了预防感染，皮肤切口应正确对合。为了根除感染，需进行持续的灌洗和引流。Jergesen和Jawetz提出了一种较为合适的方式，即每天2次向关节内注入小剂量的抗生素，保持关节密闭3小时，随后进行持续9小时的引流（图6-12）。该处理可在术后24小时开始，灌洗的同时进行抽吸引流。使用灌洗-引流系统10天。在结束使用灌洗-引流系统时，常规注入1次抗生素后抽取部分关节液进行培养。该系统也可以用于处理骨髓炎和作为关节感染常规治疗手段。在停用该系统后，通常需要继续抗生素治疗6周。

对于假体松动的情况，除了取出假体几乎没有别的选择。取出假体之后使用相似的灌洗-引流系统。如果关节感染后需要再次植入假体，则可采用抗生素骨水泥隔开关节两侧骨质，并保留一定关节间隙；还可以采用之前描述过的PROSTALAC系统。该技术有利于保持髋、膝关节的肌肉长度和弹性。对于计划再次植入假体的患者，其血沉指标需要在不使用抗生素的情况下维持正常值。合并类风湿性关节炎或其他疾病的患者，血沉可能会增快，需要6个月的时间来预防可能的感染复发。此时可采用关节液抽吸或Craig针刺活检获取培养标本，如果培养阴性，则可考虑手术治疗再次植入假体。

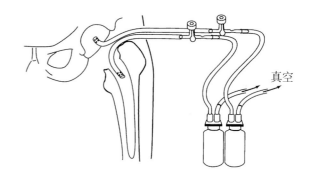

真空

▲ **图6-12** Jergesen抗生素溶液冲洗系统示意。根据致病菌的易感性选择抗生素。注入的抗生素溶液量为每次5 mL加上系统无效腔的量

第七章　骨科感染的发病机制、基本诊断和治疗原则

Richard L. McGough, III, MD

Dann Laudermilch, MD

Kurt R. Weiss, MD

诊断的基本要素

骨科感染是常见的疾病。即使健康人群也会出现感染。骨科感染也是一种常见的手术并发症。只要进行手术，就有发生感染的可能。感染，特别是医源性和医院感染，正在受到越来越多的关注。在美国，从不缺少报告个人或机构感染并发症的大众媒体，并且医疗保险和医疗补助服务中心（CMS）正在迅速推广对于医院感染进行无偿治疗。预防、识别和早期发现感染至关重要。

诊断的最基本要素是合适的诊断指标。骨科感染通常是棘手的，如果没有高度的警惕，治疗就会延迟。由于各种原因，对术后切口的诊断尤其困难。造成这一困扰的首要原因就是否认——我们的工作质量会因感染受到质疑，而解决这个困扰最简洁的途径就是避免这种情况的发生，这种情况对术后及受伤患者尤其危险。在感染形成前，及时治疗可以帮助体质差的患者避免感染的发生，但感染一旦发生会变得相当棘手。对于术后切口，第二个困难是皮下血肿的蓄积量、切口愈合的延迟和单纯感染。许多手术切口在没有感染的情况下也很难愈合。不同的个体会表现出切口不同程度的肿胀、红斑和组织温度，这些取决于身体习性、凝血状态或皮肤肤色。对于那些风险大且病情复杂的患者，我们想要做到"无伤害"的操作显得尤为困难，因未经证实的感染考虑而进行不必要的二次手术处理，有可能使患者面临更大的风险。由于大部分感染迹象都是主观的，所以对感染的精确诊断尤为困难。

在公元1世纪，Celsus将红、肿、热、痛作为炎症反应的标志。2000年后，这些临床线索仍然是感染的"重要体征"，而且，在治疗后"（病情）朝着错误方向发展"的患者也应怀疑感染。这些人需要进行更详细的检查。

任何关于骨科感染的讨论都会因病而异。例如，儿童骨髓炎与膝关节假体周围感染在本质上就完全不同。本章主要按一般分类讨论不同类型的骨科感染。

一般考虑

早期骨科感染可大致分为两类。第一种是自发性感染。自发性感染见于没有进行骨科手术的患者，感染是由一些其他因素导致的，如小儿和成人骨髓炎，以及自发性软组织感染。第二种是术后或创伤后感染。这种情况发生于软组织包膜被破坏（手术后所致感染）或创伤。在现代创伤管理中，开放性骨折内固定术后发生的感染通常归因于这两种情况。

▶小儿骨髓炎

自发性骨髓炎是一种儿童常见疾病。从出生到成年的任何时候都有可能发生这种情况，但是通常进入青春期后发病率呈下降趋势，之后仍有可能发生该病，但已经相当罕见。通常认为小儿

骨髓炎的发病机制与干骺端血管的分水岭性质有关，即低流量、向心性的血管系统。这为血液内正常存在的病原提供了一个能够隔绝大部分淋巴细胞的增殖微环境，它们借此逃避了初级免疫监控系统。最常见的病原菌为金黄色葡萄球菌，其次为A群链球菌和流感嗜血杆菌。患有镰状细胞贫血的患者对沙门菌有一种不同寻常的易感倾向。

细菌繁殖后会产生基质金属蛋白酶，这种酶会降解周围的松质骨，并形成脓肿。脓肿会进一步扰乱已经很差的血液供应，并使细菌不受免疫反应的影响。这种血流阻断会导致骨坏死并形成残留，这就形成了骨髓炎的影像学特征。在平片上，这些残留骨表现为一片高密度阴影，周围包围着一层溶解的坏死骨。病情进展速度取决于患者机体对感染的反应。如果患者机体能够产生抵抗并包裹坏死骨，坏死骨会被有活力的、免疫能力强的骨包裹起来，并形成一层包膜。另一方面，如果细菌有足够的活力，会继续繁殖。脓肿会扩大，并最终破坏周围的皮质骨。这会引起脓性反应，产生侵犯性的X线表现，类似尤因肉瘤（详见"病例分析1"）。化脓性物质将周围骨膜形成一个Codman三角，并在皮质下产生渗透的表现，甚至可能形成软组织肿块。

急性骨髓炎儿童通常会出现临床症状。许多人，但不是大多数，会有超过38.5℃的发热反应。几乎所有人都会诉说局部疼痛和肿胀。下肢病例会出现无力或不愿走动的情况。如果感染区域位于相邻关节囊下，则急性脓毒性关节可能出现剧烈疼痛、活动受限和渗出。疾病早期X线片即可以显示上述特征。一旦出现关节化脓，X线片上会有渗出的表现。实验室分析通常会出现白细胞增多，超过70%的中性粒细胞出现核左移，血沉增快，C反应蛋白值升高。实验室检查对小儿骨髓炎的鉴别诊断尤为重要，因为X线检查很容易与小儿肉瘤，尤其是与尤因肉瘤混淆。

病例分析1

患者是一位健康的学生运动员，15岁，男性，1个月前出现左侧大腿疼痛、肿胀和抽筋。否认有任何创伤。这些症状逐渐恶化到无法上学的地步。患者还合并有发热、寒战、盗汗和精神萎靡的

症状。在社区医院进行X线和MRI检查后被转诊到一个三级医疗中心。

患者X线表现基本正常（图7-1~图7-5），但MRI扫描显示有广泛的骨髓浸润和一个大的软组织肿块，几乎涉及整个股骨周围（图7-6~图7-10）。鉴别诊断主要包括骨肿瘤与感染。CT扫描结果提示髓内脓肿形成，并显示软组织内有气体（图7-11）。实验室检测结果显示白细胞计数为14.0×10^3/mL，中性粒细胞为79.4%。血沉和C反应蛋白分别为114 mm/h和22.31 mg/dL，提示感染。CT引导下活检，活检结果也显示急性炎症细胞和细菌，进一步证实了诊断。

患者进入手术室，采取外侧入路进行股骨手术，术中清理出大量的脓性物质，并对软组织进行广泛的冲洗和清创。在股骨外侧皮质打开4 cm×2 cm的卵圆形骨窗，使用弹性铰刀分别进入股骨近端和远端。将40 g聚甲基丙烯酸甲酯（PMMA）与1 g妥布霉素和3 g万古霉素混合制成抗生素骨水泥，并注入髓腔（图7-12~图7-15）。

术中取出的脓性物质、软组织和骨缺损等组织

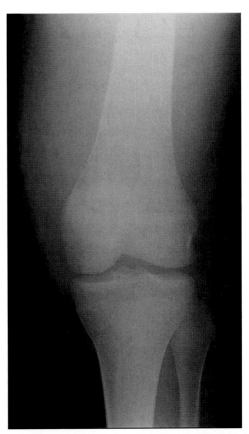

▲图7-1 膝关节正位片。除了存在软组织肿块阴影外，患者的骨结构并没有明显的破坏性改变

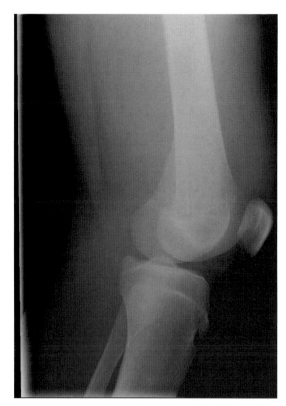

▲图7-2　膝关节侧位片

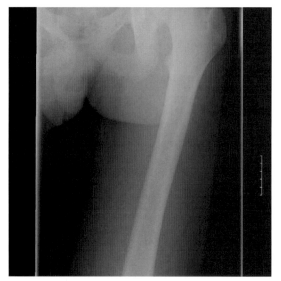

▲图7-3　股骨正位片

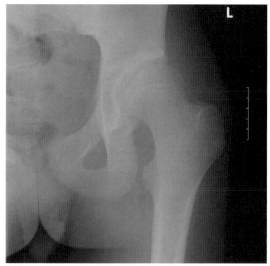

▲图7-4　髋关节正位片

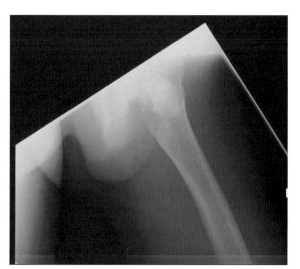

▲图7-5　股骨侧位片

的培养结果均为耐甲氧西林金黄色葡萄球菌阳性，在肌肉骨骼感染性疾病专家的指导下，患者接受了为期6周的苯唑西林静脉滴注治疗。全身抗生素治疗完成后，为患者手术取出了抗生素骨水泥，反复冲洗，并对术中取出的骨和软组织进行细菌培养，结果为阴性。在最近的随访中，患者的膝关节运动正常。实验室指标已恢复正常，血沉为3 mm/h，C反应蛋白小于0.1 mg/dL。

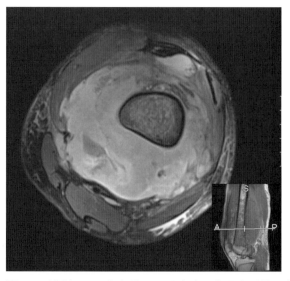

▲图7-6　轴向MRI T$_2$加权像。可以在该图中观察到骨髓存在广泛的侵犯，而且股骨周围的组织几乎都受到波及

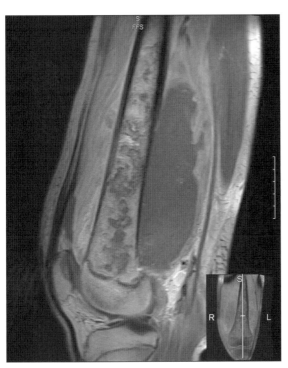

▲图7-7　矢状位MRI T₁加权像

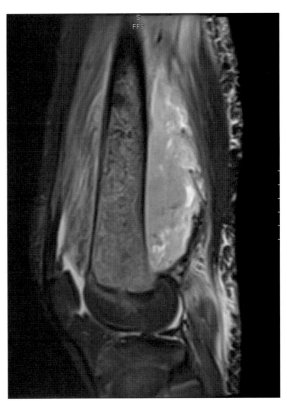

▲图7-9　矢状位MRI T₂加权像。可以在该图中观察到骨髓存在广泛的侵犯，而且股骨周围的组织几乎都受到波及

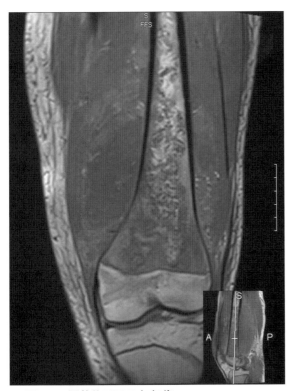

▲图7-8　冠状位MRI T₁加权像

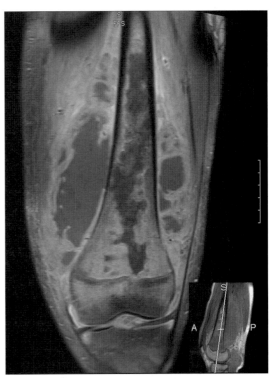

▲图7-10　冠状位脂肪饱和MRI图像。可以在该图中观察到骨髓存在广泛的侵犯，而且股骨周围的组织几乎都受到波及

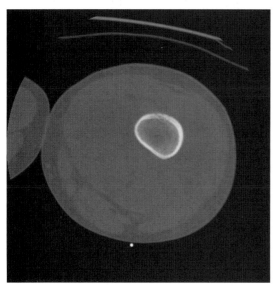

▲图7-11 该图像是患者大腿的轴向位视图，是在对其进行CT引导下活检时获得的。从图像中可发现软组织中有空气存在的迹象。这一证据支持感染的诊断，而不是肿瘤

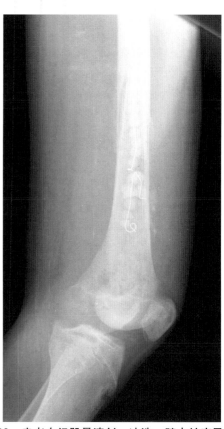

▲图7-13 患者在经股骨清创、冲洗、髓内扩容及放置抗生素珠链后的侧位片。经过6周静脉应用抗生素后，抗生素珠链被移除。此时，患者的临床检查结果得到了很大的改善。该患者已经可以有限制地恢复体育运动

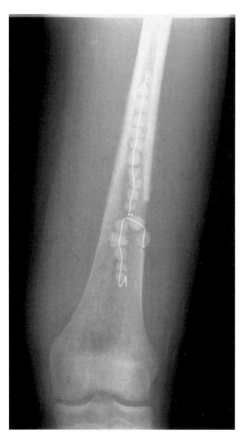

▲图7-12 患者在经股骨清创、冲洗、髓内扩容及放置抗生素珠链后的正位片。经过6周静脉应用抗生素后，抗生素珠链被移除。此时，患者的临床检查结果得到了很大的改善。该患者已经可以有限制地恢复体育运动

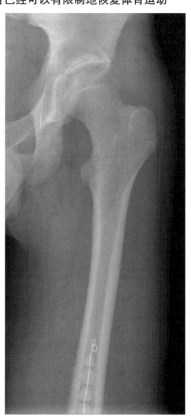

▲图7-14 患者在经股骨清创、冲洗、髓内扩容及放置抗生素珠链后的正位片。经过6周静脉应用抗生素后，抗生素珠链被移除。此时，患者的临床检查结果得到了很大的改善。该患者已经可以有限制地恢复体育运动

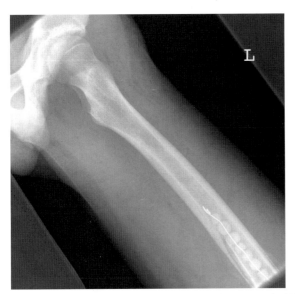

▲图7-15　患者在经股骨清创、冲洗、髓内扩容及放置抗生素珠链后的侧位片。经过6周静脉应用抗生素后，抗生素珠链被移除。此时，患者的临床检查结果得到了很大的改善。该患者已经可以有限制地恢复体育运动

▶成人骨髓炎

　　幸运的是，成人骨髓炎比较罕见。儿童生长发育到骨骼成熟后，干骺端骨血管改变，小儿静脉窦消失，这会改善血液流动，降低自发性骨髓炎的发病率。因此，大多数成人骨髓炎都是由蓄意的或意外的皮肤穿刺伤引起的。

　　除意外事故或手术创伤外，大多数成人骨髓炎发生于无软组织覆盖的骨组织。这种情况多见于截瘫和糖尿病患者骨隆突部位（骶骨、股骨、坐骨结节、跟骨和跖骨）的皮肤压疮。如果压疮不及时治疗，就会累及骨组织。一旦骨组织显露于空气中，血供会受到影响，就可能出现骨髓炎。这种形式骨髓炎的病情进展比儿童型要慢得多，而且症状有较大的不同。这种病例的症状各不相同，疼痛也不是一个突出的表现。此外，多见于小儿病例的急性化脓性反应很少出现在压疮引起的成人骨髓炎。压疮引起的成人骨髓炎多表现为开放窦道，感染指数（血沉、C反应蛋白）可能会显示异常，但通常不伴有核左移白细胞的增多，骨髓炎可能会持续数年甚至几十年，并且没有任何症状，直到在窦道内发展为鳞状细胞癌（马里林溃疡）。

　　免疫缺陷患者如感染HIV者或艾滋病患者，器官或骨髓移植者，正在接受细胞毒性化疗的患者，

都有可能会发展为急性骨髓炎。表现为没有明显来源的疼痛症状，并且可能发生于受累骨的任何部位。这种情况也可能发生自发性关节脓毒症，最常见于胸锁关节和骶髂关节。由于免疫功能失调，机体免疫反应较少，免疫功能低下且伴有骨髓炎的患者会出现疼痛和发热症状，但无白细胞增多。因为很多免疫缺陷患者合并有其他炎症，会混淆非特异性的检验指标，因此感染指数没有诊断意义。当X线片出现骨量减少的征象，以及MRI T_2加权像存在骨性水肿信号时，才足以支持该诊断。骨组织内通常没有脓肿形成。在这种情况下，及时准确的诊断对治疗非常重要，因为患者的免疫功能通常无法应对感染的再次暴发。

Collinet-Adler S, Castro CA, Ledonio CG. Bechlold JE, Tsukayama DT: Acincrobacter baumannii is not associated with osteomyelitls in a rat model: a pilot study. Clin Orthop　Relat Res 2011;469:274. [PMID: 3008889]

病例分析2

　　患者是一位33岁的男性，主诉左大腿疼痛，持续性加重。患者否认有任何创伤或全身症状，否认内科治疗或外科手术史，但有严重吸毒史。患者最初就诊于一家社区医院，X线检查显示左侧股骨外侧皮质有一个穿透性病变（图7-16）。随后患者被转移到一个三级医疗中心进行进一步的诊治。

　　在三级医疗中心，患者生命体征稳定。实验室检查显示白细胞计数为12.4×10^9/L，中性粒细胞为70.5%，血小板计数为524×10^3/mL。血沉和C反应蛋白分别为66 mm/h和1.96 mg/dL。

　　股骨在CT扫描中的表现与死骨形成的征象一致，MRI扫描显示病灶周围有软组织水肿。需要进行肿瘤与感染的鉴别诊断（图7-17～图7-20）。

　　随后，在手术室对患者左股骨和周围组织进行了开放性活检术。冰冻切片病理结果符合急性感染，诊断为骨髓炎并累及软组织。股骨周围的肌肉被完全剥离，使用咬骨钳、刮匙和高速磨钻清理股骨（图7-21）。从肌肉、骨膜、骨和髓腔内取出病理组织培养。大量冲洗后，使用抗生素骨水泥，每40 g PMMA制成1串含有1 g妥布霉素和3 g万古霉素的抗生素珠链，置于股骨旁（图7-22），逐层

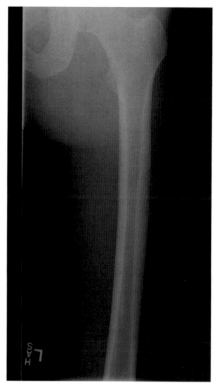

▲**图7-16**　患者的股骨正位片。可发现骨干外侧皮质内存在边界不清晰的侵袭性病变。该图像可提示患者存在感染或骨肿瘤

闭合切口。术后X线片显示异常骨质已经清除（图7-23）。

所有手术病理组织的细菌培养均为抗甲氧西林金黄色葡萄球（MRSA）阳性。患者口服利奈唑类抗生素治疗6周，并计划在抗生素治疗完成后去除抗生素骨水泥，并进行反复冲洗和清创。

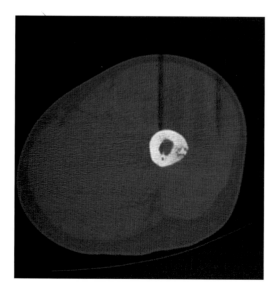

▲**图7-17**　轴向CT图像显示股骨外侧皮质内存在1块死骨

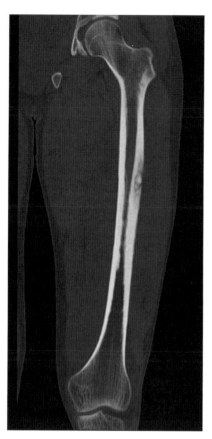

▲**图7-18**　冠状位CT图像显示股骨外侧皮质内存在1块死骨

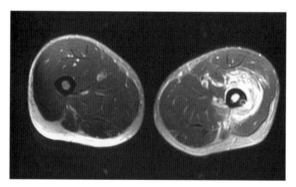

▲**图7-19**　轴向MRI图像上可观察到患肢和健肢之间存在巨大的差异。该图像也提示该病变过程涉及大量的软组织侵犯

Hamzaoui A, Salem R, Koubaa M, et al: Escherichia coti osteomyelitis of the ischium in an adult Orthop Traumatol Surg Res 2009;95:636.【PMID: 19944663】

▶成人自发性软组织感染

软组织感染，如蜂窝织炎，是一种常见的皮肤感染，在大多数医院都很常见。软组织感染可能见于医学共病，如静脉淤滞、糖尿病、肥胖或免疫缺陷。一般只需要使用抗生素治疗即可，很少需要外科治疗。

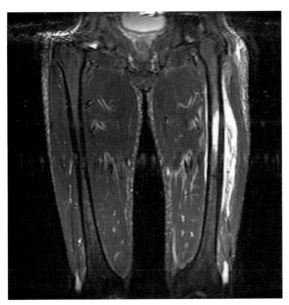

▲图7-20　冠状位MRI图像上可观察到患肢和健肢之间存在巨大的差异。该图像也提示该病变过程涉及大量的软组织侵犯

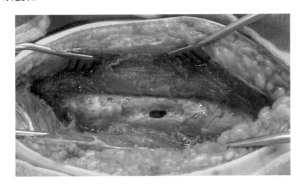

▲图7-21　对患者股骨进行组织活检、培养、彻底刮除病灶、打磨外侧皮质中的异常骨质后的术中图像。骨和软组织被送去进行病理和微生物学检测。所有样本对耐甲氧西林金黄色葡萄球菌感染呈阳性，肿瘤学检查呈阴性

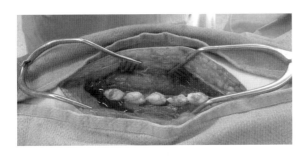

▲图7-22　用大量含有抗生素的灌洗液进行脉冲灌洗后，在病灶周围留置一串抗生素浸渍珠链

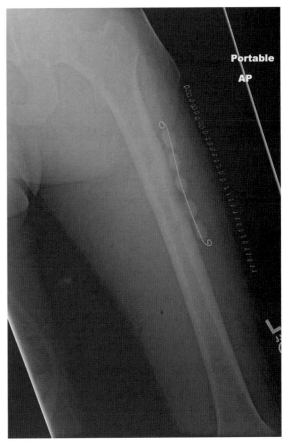

▲图7-23　术后股骨正位片。可观察到外侧骨皮质内的病灶被切除（与图7-16进行对比）

由于肘关节的伸肌表面受到严重的创伤，所以通常认为滑囊炎是由创伤引起的。单纯性脓肿的手术治疗多采取冲洗、引流，以及伤口包扎或真空闭合技术，一般能取得满意的效果。静脉吸毒者偶尔会出现骨性及软组织感染的混合表现（详见"病例分析2"）。

严重的、自发性深层软组织感染即发生在筋膜下的感染通常较为少见，且往往见于免疫抑制患者。虽然坏死性筋膜炎中"食肉菌"可能会感染免疫功能较强的患者，但那些免疫功能受损的人有较高的感染风险。此类患者包括细胞化疗后的中性粒细胞减少患者、感染HIV者或艾滋病患者、患有其他自身免疫病的患者，这些疾病使正常组织易受环境中细菌的影响。在免疫受损的个体中，典型的感染迹象可能不存在，患者可能仅表现为发热（＞38.5℃）、压痛和红斑。MRI可能仅显示受累区域内的水肿，因为患者往往没有足够的免疫力形成脓肿。这些患者的风险很大，手术清创联合应用

成人皮肤感染通常是由皮肤穿透伤引起的，与创伤、医源性皮肤损伤、静脉应用药物有关。有些疾病的致病因素很明显，如静脉应用药物；但有些疾病的致病因素很难确定，如化脓性鹰嘴滑囊炎。

广谱抗生素可能会挽救生命。

由于肌肉血管的性质，免疫功能强的患者化脓性肌炎较少见。其病因不同于单纯脓肿形成，化脓性肌炎中细菌阻塞营养肌肉的血管，导致肌肉坏死。这种无血供的基质是理想的细菌培养基，可发生液化坏死。对化脓性肌炎的治疗范围比许多软组织感染更广泛，因为在控制感染之前，必须彻底清除所有坏死物质。连续清创和辅助静脉注射抗生素是治疗中必不可少的，因为最初的清创常常不能清除所有坏死物质。

坏死性筋膜炎是最可怕的深部软组织感染。典型疾病是由产气荚膜梭菌引起的，它可以成为一种迅速进展的、危及生命的疾病。由其他微生物引起的坏死性筋膜炎可能不会出现暴发性病程，可能与蜂窝织炎或其他软组织感染更相似。坏死性筋膜炎是一种临床诊断：虽然MRI T_2加权像上筋膜信号增强，但这一发现是非特异性的，临床医生根据临床表现可以做出更及时的诊断。患者临床表现很严重，发热、不适、局部疼痛。可能存在全身脓毒症的症状，有精神状态改变、心动过速，甚至低血压。病变部位触诊显示皮肤和软组织肿胀、粗糙。皮肤软组织活动度高，类似筋膜皮肤损伤之后。也可见疱状改变。

坏死性筋膜炎的治疗具有时间依赖性。不应浪费时间来进行确诊性检查，因为这些检查很少能具体到足以改变临床诊断的程度，而且严重的延误可能会危及患者肢体甚至生命。外科治疗是对所有受累的皮肤和筋膜进行大范围的清创。在暴发性感染的病例中，通常需要软组织重建。必须对健康、有血管的皮肤进行清创，可能也需要对下面的肌肉进行清创。出现肌肉坏死可能需要截肢。当生命受到威胁时，可能需要高位截肢，如髋关节离断术或肩关节离断术。

关节感染

▶人工关节感染

关节置换术后的假体感染是一种可怕的并发症，随着社会老龄化，其发生率也在逐渐增加。随着关节成形术数量的显著增加，治疗假体感染可能会成为一些骨科医生的全职工作。这种治疗的成本是巨大的，而且考虑到老年人群的数量，这个成本可能会成为天文数字。

假体感染可分为3类。第一种是手术后的急性感染。患者表现为发热、疼痛加重、皮肤红斑和切口愈合不良。区分正常膝关节术后切口和出现急性感染的切口需要一定的知识水平，忽视感染的严重性则会增加二次手术的概率。幸运的是，关节置换术后的急性脓毒症罕见（<1%），大多数可以通过积极及时的清创和聚乙烯置换，联合静脉注射抗生素治疗。

第二种是亚急性假体感染，这种情况相对难以鉴别。功能良好、无痛的关节置换术出现剧烈疼痛、皮温升高及渗出等可能提示发生了亚急性感染。有时有其他病史，如最近牙科感染、同侧肢体其他损伤或不相关的损伤也可能提示发生了亚急性感染。如果上述症状出现的时间不长（一般为2~3周），可通过积极的手术清创、静脉应用抗生素和关节旷置来挽救关节。用Dakin溶液从假体表面清除细菌渗出液（甘露糖或生物膜），具有一定作用。

第三种情况是关节置换术后慢性感染。慢性感染是3类假体感染中最常见的，表现为功能良好的关节置换术后中长期（3个月，也可能是首次置换术后数年）出现关节疼痛、皮温升高和渗出的症状。窦道形成于邻近的皮肤，导致长时间流液。出现这些情况提示感染已存在数周至数年，在关节表面存在细菌定植和生物膜形成的组织。这时如果假体与骨质紧密固定，许多外科医生会进行清创并更换聚乙烯关节假体。如果假体松动，或如果计划永久灭菌，一般需要移除受累关节，用抗生素骨水泥代替。然后患者接受全身抗生素治疗数周（通常是6周）。如果C反应蛋白、血沉及细菌培养结果正常，提示感染已被控制，可考虑再次植入假体。

▶创伤性感染

创伤性感染很常见，其发病率与损伤的能量水平有关。"开放性骨折是一种恰好合并骨折的软组织损伤"这句话是正确的，因为一旦暴露在空气、土壤或其他物质中，失活、失去血供的软组织就会迅速被污染。为了尽量减少创伤性感染的风险，所有开放性骨折都应立即进行彻底清创和骨折固定。要确定失活组织范围，以便随后的手术完全切除所有不正常的组织。尽管进行了最细致的治疗，开放性骨折仍有可能感染，这个问题在某些解剖部位较为常见。胫骨是周径很大的皮下骨，其发生创伤性感染的风险最大。对于胫骨开放性骨折，现代创伤管理通常将软组织重建与骨性稳定结合起来，以减少患骨髓炎的风险。

脓毒性关节炎

非假体造成的脓毒性关节炎在成人中不常见。最常见的情况为患者有穿透伤病史。脓毒性关节炎也见于无创伤的免疫缺陷患者。无创伤史或免疫缺陷的脓毒性关节炎非常罕见。临床上相对常见的是痛风一类的结晶样关节病引起的脓毒性关节炎。

从病理上看，人体关节对感染具有较强的抵抗力。虽然软骨本身是无血管的，但滑膜和关节囊血供丰富，能提供充分的保护以避免感染。由于关节囊的结构，儿童可能因附近骨髓炎的细菌进入关节腔而发展为脓毒性关节炎；而成人邻近的骨髓炎很少会发展为脓毒性关节炎。这是幸运的，因为脓毒性关节炎的后遗症可能是毁灭性的，并可能迅速造成关节损伤。细菌基质金属蛋白酶可致关节软骨迅速退化，导致严重的软骨损伤和终末期关节炎。患者表现为剧烈疼痛、渗出和关节活动受限。皮温升高和局部皮肤发红也可能存在。除非邻近部位也有骨髓炎，否则X线检查和MRI扫描只会显示关节积液。关节穿刺术显示渗出性积液，白细胞计数大于 50×10^9/L。细菌培养经常呈阳性，葡萄球菌是最常见的致病菌。

脓毒性关节炎需要及时治疗，对于高度疑似病例要及时采取措施。如果等待最终培养结果，患者的脓性渗出可能造成无法确定的关节损害。关于手术治疗的方法存在争议，传统的手术方法是开放性滑膜切除术。关节镜手术可以更直观和彻底地冲洗和清创，但在技术上要求更高。所有脓毒性关节炎患者手术后均应使用抗生素治疗，通常是短期静脉治疗。其效果既取决于感染的原因，也取决于已发

生感染的程度。

发病机制

一般原则

通常认为所有临床感染都是微生物的致病能力与宿主免疫防御能力之间的冲突。如果致病菌毒性更强、数量更多，感染就有可能发生。相反，如果患者有更强的清除病原体的能力，或者患者免疫缺陷程度较轻，感染的可能性就较小。此外，本章还讨论外源性感染和骨髓炎的发病机制。

微生物

虽然任何感染原都可能感染肌肉骨骼系统，但大多数肌肉骨骼系统感染是由细菌引起的（表7-1）。金黄色葡萄球菌、链球菌和流感嗜血杆菌是儿童急性血源性骨髓炎最常见的病因。脓毒性关节炎最常见的致病菌是淋球菌、金黄色葡萄球菌和A组链球菌；比较少见的致病菌有革兰氏阴性菌，包括大肠埃希菌、铜绿假单胞菌、克雷伯菌、肠杆菌、变形杆菌、沙雷菌和沙门菌；罕见的致病菌有伯氏疏螺旋体（莱姆病）、结核分枝杆菌、布鲁氏菌、梭状厌氧菌和拟杆菌。临床上不常见但易感染免疫缺陷患者的致病菌有真菌（芽生菌、隐球菌、组织胞浆菌、侧孢菌和球孢子菌）、非典型分枝杆菌（堪萨斯分枝杆菌、鸟-胞内分枝杆菌、偶发分枝杆菌和瘰疬分枝杆菌）。

表7-1 肌肉骨骼系统感染常见致病菌

疾病	致病菌
小儿急性血源性骨髓炎	金黄色葡萄球菌、链球菌和流感嗜血杆菌
脓毒性关节炎	最常见：淋球菌、金黄色葡萄球菌和A组链球菌 较常见：大肠埃希菌、铜绿假单胞菌、克雷伯菌、金氏杆菌、肠杆菌、沙雷菌、变形杆菌和沙门菌 罕见细菌：伯氏疏螺旋体（莱姆病）、结核分枝杆菌、布鲁氏菌、梭状厌氧菌和拟杆菌
免疫缺陷患者感染	真菌：芽生菌、隐球菌、组织胞浆菌、侧孢菌和球孢子菌 非典型分枝杆菌：堪萨斯分枝杆菌、鸟-胞内分枝杆菌、偶发分枝杆菌、瘰疬分枝杆菌 弯曲菌、消化链球菌和丙酸杆菌

Brook l: Microbiology and management of joint and bone infections due to anaerobic bacteria. Orthop Sci 2008;13:160 【IPMD 18392922】

Petcrson MC.: Rhcumatic manifestations of Cumpylobacter jejuni and C. fetus infections in adults. Stand J Rheumatol 1994;23: I 67 【IPMD: 8091140】

由于实质脏器器官移植的成功和艾滋病等自身免疫病治疗的进步，免疫缺陷人群的增加增加了可导致肌肉骨骼系统感染的细菌谱。此外，抗生素耐药菌种数量的增加，使根治感染面临一个非常困难、不断演变的挑战。抗甲氧西林金黄色葡萄球菌可以感染骨骼、关节、软组织和手术植入物。其他常见细菌也已经对多种药物产生了很大的抗药性，这不仅减少了可使用的有效抗生素数量，也增加了感染的治疗时长。例如，鲍氏不动杆菌是一种广泛耐药菌，虽然它在骨髓炎中的致病作用不清楚，但它可引起严重的肺部和软组织感染。

▶ 患者因素

每个机体都可能存在几个促进或防御感染的因素。共病和免疫功能在感染性疾病的发生中起着重要的作用。存在（或缺乏）内植物也会影响感染风险和治疗方案。营养状况和急性营养需要也与感染的发生有关。

A.共病和患者免疫功能

已知可增加感染风险的疾病有糖尿病、肥胖、周围血管病、慢性肾脏和肝脏疾病、癌症、自身免疫病和艾滋病；医源性因素有细胞毒性药物化疗、应用皮质类固醇和炎症分子抑制剂（如TNF-α抑制剂）。糖尿病已被证明会增加手术感染的风险，包括全关节手术、脊柱手术及足踝手术。糖尿病在感染性疾病中的作用与血管病变及高血糖有关——高血糖可引起粒细胞功能障碍。肥胖除了与糖尿病有关，一些研究证明，其也是感染的一个独立危险因素。

B.营养与感染

营养需求与机体的一般情况有关。在有固定营养需求的成人中，营养不良可能是由各种问题造成的，如老龄、酗酒、肾病、慢性病、癌症、吸收不良和其他疾病。此外，还需要考虑突发事件对患者营养需求的影响。营养良好的人可能因一个重大的事件（如创伤）增加营养需求，导致营养相对不足。运铁蛋白（正常值70~850 mg/dL）、血清白蛋白（正常值3.4~5.0 g/dL）、淋巴细胞总数［正常值（0.8~3.65）×10^3/μL］和前清蛋白（正常值18~38 mg/dL），可用于检测营养状况，低于正常值下限可能提示营养不良。

C.内植物

所有用于全关节置换术的生物材料都会增加金黄色葡萄球菌感染的发生率。相比之下，大肠埃希菌和表皮葡萄球菌似乎很少引起内植物感染，聚甲基丙烯酸甲酯材料的内植物除外，这种材料的大肠埃希菌和表皮葡萄球菌的感染率明显较高。

D.生物膜

一种叫作糖被（又称为糖萼）的多糖生物膜可促进细菌在内植物表面的黏附，这种生物膜对宿主的防御机制和抗生素有屏障作用，还会使细菌培养变得困难，甚至需要使用特殊的技术进行细菌培养。将万古霉素和庆大霉素等抗生素混合到PMMA水泥中，理论上可以降低金属内植物感染的风险，其机制可能是在细菌产生糖被之前将其杀死。在产生糖被之前，细菌会经历一个称为群体感应的过程。群体感应分散是一种正在发展中的技术，可破坏生物膜，从而使感染易于治疗。聚合酶链反应是用于诊断感染的方式。

Co.Ilmct-Adler S, Castro CA, Ledonio CG, Bechtold E,Tsukayama DT: Acinetobactcr baumannii is not associated with osteomyclitis in a rat model: a pilot study. Clin Orthop RcIat Res 2011;469:274. 【PMID: 3008889】

Lauderrdalc KJ, Malone CI, Boles BR, Morcuendc J, Hnrswill AR: Biofilrn dispersal of community-associatcd mcthicillinresistant Staphylococcus aureus on orthopedic implant mate- rial. Ortlrop Res 2010;28:55. 【PMID: 19610092】

预防

▶ 概述

感染受多种因素影响，预防感染应在手术之

前就开始，在手术中和手术后应继续进行。如前所述，共病与感染的发病有关。因此，管理和预防共病有助于预防感染。患者应和医生一起参与共病的管理。术前营养不良、卫生差、抗甲氧西林金黄色葡萄球菌定植等是感染的危险因素。围手术期管理，如充分的术前准备、手术室的无菌环境、抗生素的合理使用、闭合材料的选择、手术时间的缩短等有助于预防感染。最后，合理的术后管理，包括应用抗生素、控制血糖和输血的选择也会对减少感染产生积极的影响。

▶ 术前管理

A.共病

一些共病及其必要的治疗是不可控危险因素，而有些则具备术前控制的机会，如类风湿性关节炎。合并类风湿性关节炎的患者感染的风险会增加，无论是从疾病还是从治疗上都是如此。外科医生与风湿科医生协同工作，可以优化类风湿性关节炎的治疗，同时降低手术预后不良、感染的风险。这种共病管理方法也可应用于其他疾病。

例如，肥胖是一种可改变的危险因素，在发达国家，特别是在美国，肥胖正在成为一种越来越常见的疾病。所有联合文献都证明，肥胖与感染风险增加有关。体重指数增加5，患肢关节感染的概率增加50倍。在脊柱相关文献中，受访的肥胖患者是不肥胖患者的2.2倍。外科医生必须意识到肥胖和感染之间的联系，鼓励患者减重以降低感染的风险。不幸的是，减肥是非常困难的，特别是骨科患者。体重指数大于45的患者可能需要在骨科干预前行胃分流术，但这有可能导致营养不良。

Bosco JA 3rd, Slover JD, Haas JP: Perioperative strategies for decreasing infection: a comprehensive evidence-based approach. J Bone Joint Surg Am 2010;92:232.【PMID: 20048118】

Chen S, Anderson MV, Cheng WK, Wongworawat MD: Diabetes associated with increased surgical site infections in spinal arthrodesis. Clin Orthop Relat Res 2009;467:1670.【PMID: 2690748】

Dowsey MM, Choong PF: Obesity is a major risk factor for prosthetic infection after primary hip arthroplasty. Clin Orthop Relat Res 2008;466:153.【PMID: 2505299】

Dowsey MM, Choong PF: Obese diabetic patients are at substantial risk for deep in fection after primary TKA. Clin Orthop Relat Rcs 2009;467:1577.【PMID: 2674158】

Howe CR, Gardner GC, Kadel NJ: Perioperative medication management for the patient with rheumatoid arthritis. J Am Acad Orthop Surg 2006;14:544.【PMID: 16959892】

Jamsen E, Varonen M, Huhtala H, et al: Incidence of prosthetic joint infections after primary knee arthroplasty. J Arthroplasty 2010;25:87.【PMID: 19056210】

Moucha CS, Clyburn T, Evans RP, Prokuski L: Modifiable risk factors for surgical site infection. J Bone Joint Surg Am 2011;93:398.【PMID: 21325594】

Olsen MA, Nepple JJ, Riew KD, et al: Risk factors for surgical site infection following orthopaedic spinal operations. J Bone Joint Surg Am 2008;90:62.【PMID: 18171958】

B.营养

机体免疫系统的整体健康状况会影响感染的易感性。营养不良会导致免疫功能紊乱，最近的研究强调了认识和纠正患者营养的重要性。营养状况检测应包括白蛋白（正常值为3.4~5.0 g/dL）、淋巴细胞总数［正常值为（0.8~3.65）×10³/μL］和运铁蛋白（正常值为70~850 mg/dL）。术前应补充常量元素和微量元素以纠正不足。

Katona P, Katona-Apte J: The interaction between nutrition and infection. Clin Infect Dis 2008;46:1582.【PMID: 18419494】

C.金黄色葡萄球菌/术前清洁

一段时间以来，人们已清楚认识到，有些微生物会增加引起严重感染的可能性，如金黄色葡萄球菌。阻止金黄色葡萄球菌感染的尝试促进了预防术前定植细菌的发展，目的是在患者接受手术之前从皮肤菌群中杀灭金黄色葡萄球菌。有些机构的成人外科医生会在术前检查患者的鼻孔。一种方案是在手术前2~4周进行鼻腔细菌培养。如果金黄色葡萄球菌阳性，患者每天2次使用鼻用莫匹罗星，术前5天开始用氯己定清洗。这已经被证明可以减少金黄色葡萄球菌感染，降低整体手术部位感染率。类似的方案已经用于预防其他外科手术的感染。Cochrane评论因此得出结论，鼻腔应用莫匹罗星在预防感染方面是有效的。另一项Cochrane回顾显示，与术前常规应用肥皂和水清洗相比，单独使用氯己定清洗不会改变感染发生率。

Hacek DM, Robb WJ. Paulc SM, Kudrna IC, Sramos VP, Peterson LR: Staphylococcus aurcus nasal decolonization in joint replacement surgery reduces infection. Clin Orrhop Rela, Rrs 2008;466:1349. 【PMID: 2384050】

Rao N. Cannella B, Crossett LS, Yates AJ Jr, McGough R 3rd: A preoperative decolonization protocol for staphylococcus aureus prevents orthopaedic infections. Clin Orthop Relat Res 2008;466:1343. 【PMID: 2384036】

Rao N, Cannella BA, Crossett LS, Yates AJ Jr, McGough RL 3rd, Hamilton CW: Preoperative screeningdecolonization for Staphylococcus aureus to prevent orthopedic surgical site infection prospective cohort study with 2-year follow-up. A rthroplasty 2011;26:1501. 【PMID: 21507604】

van Rijen M, Bonten M, Wenzel R, Kluytmans J: Mupirocin ointment for preventing Staphylococcus aureus infecuons in nasal carriers. Cochrane Database Syst Rev 2008;4:CDOO6216. 【IPMID: 188437081】

Webster J, Osborne S: Preoperative bathing or showering with skin antiseptics to prevent surgical site infection. Cochrane Databasc Syst Rev 2007;2:CD004985. 【PMID: 16625619】

▶ 围手术期及术中管理

A.术前准备

一旦患者到达手术室，准备手术就需要很多步骤。感染控制的第一个决定为是否备皮（去掉毛发）。备皮有3种方式，分别是剃去毛发、剪毛和使用去毛霜。也可以选择不备皮。传统上，人们认为剃去毛发并不能很好地预防感染，这一观点得到了最近的Cochrane评论的支持。剪毛和使用去毛霜同不处理毛发对感染的影响没有差别。感染控制的第二步是消毒方案的选择，包括选择碘伏或葡萄糖酸氯己定。消毒剂可以是水基的或醇基的。如果只是术区细菌培养结果阳性，醇基葡萄糖酸氯己定优于其他制剂溶液。然而，这些细菌培养与手术部位感染的相关程度尚不清楚。有趣的是，在泌尿外科手术中，其他消毒方案已经被证明效果更好。从表面上看，这种结论要么是一种统计学现象，要么是不同患者群体所携带的细菌对消毒剂的反应不同。从2004年开始，Cochrane综述未再显示不同消毒剂之间的差异。

Edwards PS, Lipp A, Holmes A: Preoperative skin antiseptics for preventing surgical wound infections after clean surgery. Cochrane Database Syst Rev 2004;3:CD003949. 【PMID: 152665081】

Ostrander RV, Botte MJ, Brage ME: Efficacy of surgical preparation solutions in foot and anlde surgery. J Bone Joint Surg Am 2005;87:980. 【PMID: 15866959】

Saltzman MD, Nuber GW, Gryzlo SM, Marecek GS, Koh JL Efficacy of surgical preparation solutions in shoulder surgery J Bone Joint Surg Am 2009;91:1949. 【PMID: 19651954】

B.抗生素

术前1小时使用抗生素是美国的标准常规操作，也是美国外科监护治疗改良方案（SCIP）要求的。建议的抗生素使用方法：第一代头孢菌素在手术开始1小时内使用，如果患者对头孢菌素过敏，使用克林霉素或万古霉素；除非怀疑感染或确认感染，否则抗生素不得持续应用超过24小时。建议使用局部抗生素（庆大霉素）辅助全身性抗生素。两项以大鼠损伤为模型的独立研究显示了体内细菌活性的变化，但结果还有待在人体的随机对照试验中证明。

Cavanaugh DL., Berry J, Yarboro SR, DahnerS LE, Better prophylaxis against surgical site Infection with local as well as systcmic antibiotlcs. An in vivo study. J Bone Joint Surg Am 2009;91:J 907. 【PMII 2714810】

Prokuski L ,Prophylacttc antibiotics In urthopacdlc surgery J Am Acad Orthop Surg 2008;16:283. 【PMIID: 21553797】

Yarloro SR, Baum I:J, Dahners LE: Locally adminintcrccl .mtlbtotlcs for prophylaxis against surgical wound infection. An In vivo study, J Bone Joint Surg Am 2007;89:929, 【PMID l7473127】

C.手术室灭菌

遵循手术室里的无菌制度是每个进入手术室人员的责任，包括外科医生、麻醉师、护士和医疗设备团队。不遵守无菌原则无疑会增加患者的细菌暴露。手术室的空气消毒也很重要。紫外线（UV）灯一直用于降低空气中细菌的含量。最近的一项研究表明，在手术室使用紫外线灯消毒空气可以降低手术部位感染的发生率。此外，手术室内空气的无菌性和气流的方向也是可控的因素。多年来，垂直和水平气流系统结合各种过滤器，在理论上降低了手术部位感染的风险。尽管多年来做出了这么多的努力，但对于细菌是否因此减少，抑或是否实际上增加了空气污染的风险，仍然没有达成明确的共识。

Brandt C, Hott U, Sohr D, Daschner F, Gastmeier P, Ruden H: Operating room ventilation with laminar airflow shows no protective effect on the surgical site infection rate in orthope- dic and abdominal surgery. Ann Surg 2008;248:695. 【PMID: 189487931】

Owers KL, James E, Bannister GC: Source of bacterial shedding in laminar flow theatres. J Hosp Infect 2004;58:230. 【PMID: 15501339】

Ritter MA, Olberding EM, Malinzak RA: Ultraviolet lighting during orthopaedic surgery and the rate of infection. J Bone Joint Surg Am 2007;89:1935. 【PMID: 17768189】

Stocks GW, O'Connor DP, Self SD, Marcek GA, Thompson BL: Directed air flow to reduce airborne particulate and bacterial contamination in the surgical field during total hip arthro- plasty. J Arthroplasty 2011;26:771.【PMID: 20851565】

Stocks GW, Self SD, Thompson B, Adame XA, O'Connor DP: Predicting bacterial populations based on airborne particulates: a study performed in nonlaminar flow operating rooms during joint arthroplasty surgery. Am Infect Control 2010;38:199.【PMID: 19913327】

D.缝合

关闭切口的2个主要选择是缝线缝合和皮钉缝合。最近的1项分析综合了6项不同研究的结果。尽管这种荟萃分析方法上存在局限性，但它表明使用吻合器缝合会增加感染的风险。在缝合深层时需要考虑丝线的性质。传统观点认为单丝缝合可以降低感染的风险，而相比单丝缝合，编织缝合有更大的微生物污染表面。然而，这很可能是错误的认识，因为没有任何研究表明，一种缝合材料发生感染的概率高于另一种材料。

Smith TO, Sexton D, Mann C, Donell S: Sutures versus staples ror skin closure in orthopaedic surgery: meta-analysis. BMI 2010:340:c1199.【IPMD: 20234041】

E.术后血糖控制

众所周知，糖尿病是外科手术感染的危险因素。然而，围手术期血糖控制不佳对手术部位感染的影响尚不清楚。最近的文献表明，术后高血糖会显著增加手术部位感染的风险。

Ata A, I.cc J, Bcstle SL, Desemone J, Stain SC: Postoprative hyperglyccmia and surgicaJ site infection in general surgery patient Arch Surg 2010;145:858.【PMID: 20855756】

临床表现

尽管距离公元1世纪Celsus描述炎症反应已过去了2000多年，但如今我们仍然使用它判断感染。免疫功能正常的患者多表现为急性感染。无论术后切口引流液是脓性的、血性的还是透明的，都可能表明正在发生感染。术后的鉴别是最困难的，因为前面提到的症状只能提示炎症反应，不能说明发生了特异性感染。区分常规的术后切口、愈合不良的术后切口、血肿或感染是非常困难的。

在术后，感染可能被诊断为正常的术后情况，但其不会随着时间的推移而改善。手术后，疼痛、肿胀和泛红通常在几天到几周内减轻。如果炎症状加重，提示可能存在感染。

实验室检查可能有助于鉴别感染和其他诊断。白细胞计数过高，尤其是中性粒细胞占白细胞总数的百分比大于70%时，通常意味着感染。然而白细胞对局部感染并不敏感，其对全身感染的敏感性高于局部感染。血沉是另一个敏感但非特异性的标记物，通常在几天内达到峰值，并且下降的速度比较慢，恢复正常需要较长的时间。但是血沉不具有特异性，只要出现炎症，其就会增快，对于术后或任何可能出现多种炎症的情况，血沉的作用会大大降低。血清C反应蛋白的升高对感染有一定的特异性，但如果没有感染症状或体征意义不大。C反应蛋白一般在感染时迅速升高，48~72小时后开始下降。这些实验室检查的异常只能提示肌肉骨骼感染，但不能作为诊断依据。

鉴别诊断

感染，作为高超的伪装者，通常是广泛鉴别诊断的一部分。事实上，感染的诊断经常会被许多其他疾病所混淆，其中大多数都很常见。

感染常与创伤混淆。在创伤愈合的早期阶段，软组织血肿形似脓肿，再加上血肿随后可能会发展成感染，这会进一步混淆临床诊断。许多心脏病或其他共病的抗凝治疗日益普及，使得即使是最轻微的创伤也有可能发生大出血。此外，血肿也会产生发热反应，医生可能会忽视严重的大面积软组织感染，而对抗凝患者的血肿进行手术。

许多肌肉骨骼肿瘤都可能与感染混淆。大多数软组织肉瘤会出现肿胀，并可能有触痛。这些疾病在MRI上的异质性成像特征导致许多外科医生陷入"简单的冲洗和清创"，不幸进入了肉瘤，从而产生皮下出血和肿瘤学损害。骨肉瘤影像学表现与骨髓炎非常相似。两者都会产生渗透性骨质变化，并形成大量新骨。而且两者都能产生剧烈疼痛和肿胀，都发生于儿童干骺端。尤因肉瘤也会产生类似的渗透性骨质改变。由于尤因肉瘤、淋巴瘤和骨髓炎是由没有基质的蓝色小细胞组成的，所以在清创时，它们都可能类似脓肿。因此骨科肿瘤专家建议所有的脓肿都应送病理检查，所有的肿瘤都应进行细菌培养。

针刺活检的出现缩小了鉴别诊断时的创面范围，而不会造成伤害。无论是否有X线影像指导，大多数疑似感染都可以简单地吸出，除非患者是脓毒症和四肢感染。针刺活检有很多优点：

（1）可在抗生素使用前迅速、容易地获得适当的培养标本。

（2）一般不会引起出血，即使在抗凝患者中也是如此。可以通过直接压迫止血，患者的凝血障碍可以在任何必要的手术干预前得到纠正。

（3）在对肉瘤进行鉴别诊断时，针刺活检不仅可以获得化脓性标本（如果存在感染），还可以进行病理诊断。虽然目前仍有关于在肉瘤手术时是否应该切除针迹的争论，但切除针迹总是比手术切开容易，而且不会出现切口位置不当的潜在并发症。

其他炎症情况也与感染类似。由于感染和炎症的体征一样，所以两者的症状几乎完全相同。无菌性肌坏死，如他汀类药物所致的肌坏死，与感染非常相似，有疼痛、炎症和肿胀的症状。糖尿病性肌坏死也可能表现为感染。肾功能不全患者，肿瘤性钙沉着症也会产生疼痛和皮肤上类似脓肿的软组织肿块。

并发症

感染的并发症可能很严重。全身性脓毒症如果不能充分治疗局部感染和全身症状，可能导致患者死亡。梭菌性筋膜炎可能会迅速进展，导致大量组织丢失，肢体丧失，甚至死亡。如果患者的免疫系统不能清除或抑制假体感染或骨髓炎，可能需要截肢来控制局部疾病。即使治疗成功，感染也可能导致患者组织、功能、社会地位和收入的大量损失。

慢性感染的一个特殊并发症是发展成鳞状细胞癌，任何慢性（一般＞20年）渗出都可对周围皮肤产生足够的刺激，导致浸润性癌。由于存在这种潜在的危及生命的情况，所以面对保肢无法控制感染的病例，截肢往往是首选的治疗方法。

Bauer T, David T, Rimareix F, Lortat-Jacob A: Marjolin's ulcer in chronic osteomyelitis: seven cases and a review of the literature Frenchl. Rev Chir Orthop Reparatrice Appar Mot 2007;93:63. 【PMID: 17389826】

治疗

骨科感染的治疗通常涉及多种方式，往往需要多学科的融合。虽然单纯性皮肤感染，如蜂窝织炎或毛囊炎可能完全保守治疗，但骨科感染一般需要联合手术和保守治疗。非免疫活性物质的存在，如死骨或金属假体，往往需要采取更积极的方法，因为它们缺乏成功的抗生素治疗所需的血流。

▶小儿骨髓炎

小儿骨髓炎主要是一种外科疾病。干骺端缓慢的、波动的血液流动便于细菌在该区域繁殖。一旦形成死骨，这种坏死的底物就成为完美的细菌培养基。感染会一直持续到包膜形成或骨完全被破坏。

外科手术包括开窗引流和切除残骨（如果有的话）。如果没有死骨，可采用高速电钻、骨凿等打开骨，排出脓液。如果相邻的关节也出现了感染，可以进行关节腔冲洗引流。通常在骨和（或）关节内放置引流管，直到不再有引流物流出。根据细菌培养结果应用抗生素，通常4~6周可以治愈。

▶成人骨髓炎

成人骨髓炎的治疗往往比小儿要难得多。通常，影响骨科疾病治疗的共病是慢性病，对于这些共病只能改善而无法治愈。成人骨髓炎与小儿骨髓炎相比需要更积极的外科治疗和保守治疗。

像小儿骨髓炎一样，治疗成人骨髓炎也需要切除所有的坏死骨。这通常要困难得多，因为坏死的区域可能较为广泛，切除所有死骨可能产生很大的损伤，如节段性骨质缺损。可能存在大量被破坏的血管、纤维化组织或坏死的软组织，所以一定要彻底清创。

术前需要制订详细的手术计划。CT扫描可以评估骨质受累的程度，坏死骨通常表现为硬化和高密度影。如果预计会出现节段性缺损，或者如果周围清创术有很大的病理性骨折风险，则需要进行稳定性治疗。对于小的缺损或小范围的清创，理想状况是使用髓内钉或钢板固定来维持稳定。对于较大的缺损或大范围的清创，采用标准或Ilizarov技术的外固定可能是理想的。外固定架经由软组组固定于骨骼，更有利于骨骼稳定。一旦感染被根治，或皮瓣或骨移植后，外固定最终可能需要转为内固定。

软组织重建的计划也是必要的，引流窦道、坏死组织和血供不良区域应该彻底清创。这通常会产生软组织缺损，需要通过移植旋转或游离组织进行外科重建。

由压疮引起的成人骨髓炎是一种特殊的情况。这种情况的患者精神或身体感觉不到压力或无法对压力做出反应。如果压疮延伸到骨，就有发展成骨髓炎的可能。这种情况没有必要通过骨活检进行诊断，但骨活检可能有助于制订抗生素治疗方案。必要时，需根据患者的意愿、预期寿命和共病选择根治性切除大部分骶骨、骨盆或股骨近端。通常还要进行塑形重建。

成人骨髓炎往往需要联合应用多种抗生素。联合应用2种甚至3种抗生素可以促进药物对组织的渗透，并有助于限制药物副作用和毒性。从深层组织获取标本对细菌培养非常重要，慢性窦道引流患者通常会停用几天至几周抗生素，以免干扰深层组织的细菌。深层组织培养比拭子培养更加敏感和有特异性。窦道培养或脓液培养不仅没有好处，还可能造成伤害和混淆。

▶成人软组织感染

由静脉或皮下吸毒引起的软组织感染可以通过切开引流来治疗，也可使用开放式包扎和应用全身抗生素来治疗。较严重患者的感染，特别是免疫功能低下患者的感染，需要更积极的治疗。所有脓腔必须彻底打开，所有坏死组织必须切除。通常根据临床情况，使用广谱抗生素或联合使用多种抗生素。成功的治疗需要正常的免疫功能，因此任何免疫调节剂都应停用。中性粒细胞减少的患者可以考虑使用升白制剂。

中性粒细胞减少性肌坏死的治疗尤其困难。

患者表现为发热、剧烈疼痛和蜂窝织炎。MRI通常不能显示脓肿或任何其他需要手术情况，因为机体没有足够的免疫功能，甚至无法形成脓肿。广谱抗生素可用于任何中性粒细胞减少性发热，但无法减轻发热或泛红的症状。如果患者出现没有其他原因的病情继续恶化，应该切开泛红区域，手术探查肌肉。通常，肌肉会完全坏死，但不是免疫功能正常患者的液化性坏死。必须清创至有足够的出血和新鲜的肉芽组织。必须移除骨筋膜室的所有坏死组织。严重时，整个骨筋膜室都会坏死，所有进入肌肉的血管都会因细菌血栓而凝结。这种表现与晚期骨筋膜室综合征相同，即主要血管未闭塞，但肌支受损。与骨筋膜室综合征不同的是，作为保命措施，必须切除整个骨筋膜室。

▶假体周围感染

如前所述，人工关节感染的治疗取决于手术或诱发事件引起的感染的严重程度。早期（手术后4~6周或有创手术后几天内）可以通过手术冲洗和置换假体表面来治疗。治疗后，外科医生必须保持高度警惕，因为这种有限的方法可能是不成功的。对于慢性感染（假体植入后几个月至几年，没有任何诱发事件），外科医生必须假设生物膜污染了金属假体，以致无法保留。如果患者能够忍受分期治疗和全身应用抗生素，这有可能是最成功的治疗方法。如果患者因共病不能忍受分期翻修，可选择长期应用抗生素或截肢。随着人均寿命的增长，关节置换术的数量也在逐年增加，随之而来的细菌耐药性、假体感染，对于骨科医生而言将是巨大的挑战。

▶创伤性感染

创伤性感染是一个特别困难的问题，因为它们既有骨科手术固有的感染风险，又有创伤事件的污染。现代治疗的主要方法是迅速、彻底地清除失活组织并进行坚固的固定。

感染的风险与创伤造成的软组织损伤程度成正比。患者的体质、再生能力、营养和整体健康也会影响感染的风险。虽然医生无法控制创伤的严重程度或患者的健康情况，但医生可以控制清创和固定的质量，因此必须最大限度地提高清创和固定的质量。创伤感染的最佳治疗通常需要多学科团队合作，包括骨科医生、整形外科医生和感染病专家。文献表明，采用多学科方法治疗的患者有更好的治疗效果。

Cierny G 3rd, DiPasquale D: Treatment of chronic infection. J Am Acad Orthop Surg 2006;14:S105. 【PMID: l7003180 】

Copley LA: Pediatric musculoskeletal infection: trends and antibiotic recommendations. J Am Acad Orthop Surg 2009;17:618. 【PMID: 19794219 】

Duzgun AP, Satir HZ, Ozozan O, Saylam B, Kulah B, Coskun F: Effect of hyperbaric oxygen therapy on healing of diabetic foot ulcers. J Foot Ankle Surg 2008;47:515. 【PMID: 19239860 】 Forsberg JA, Potter BK, Cierny G 3rd, Webb L: Diagnosis and management of chronic infection. J Am Acad Orthop Surg 2011;19（Suppl 1）: S8. 【PMID: 21304049 】

Noel SP, Courtney HS, Bumgardner JD, Haggard WO: Chitosan sponges to locally deliver amikacin and vancomycin: a pilot in vitro evaluation. Clin Orthop Relat Res 2010;468:2074. 【PMID:2895824 】

Prokuski I.Treatment of acute infection. J Am Acad Orthop Surg 2006;14（10 Spec No.）:S101. 【PMID: 17003l79 】

Stinner DJ, Noel SP, Haggard WO, Watson JT, Wenke JC: Local antibiotic delivery using tailorable chitosan sponges: the future of infection control I Orthop Traum.a 2010;24:592,
【PMID:207368011 】

Ziran BH, Rao N, Hall RA: A dedicated team approach enhances outcomes of osteomvelitis treatment. Clin OrthoD Rclat Res 2003;414:31. 【PMID: 12966273 】

预后

对整个肌肉骨骼感染的治疗效果进行预测几乎是不可能的，因为治疗的最终成功取决于多种变量。机体因素（年龄、营养、共病、感染部位）、病原原因（病原体类型和毒力）和医疗因素（怀疑指数、技术质量、可用资源）都对患者的预后有很大影响。然而，肌肉骨骼感染的治疗原则是相同的。高度怀疑、正确评估实验室和临床数据、对有指征的患者进行彻底手术、改善患者一般情况和应用病原体特异性抗生素是治疗肌肉骨骼感染的核心。在任何情况下，遵守这些原则都会改善患者的预后。

第八章　足踝外科手术

Jeffrey A. Mann, MD

Loretta B. Chou,MD

Steven D.K. Ross,MD

▼足踝关节生物力学

足踝的主要作用是运动。因此，对于治疗足踝疾病的临床医生而言，具有一定的足踝解剖学和生物力学知识十分重要。这里对在步行周期中所涉及的控制足踝运动的生物力学原理进行简单的论述。一旦熟悉并理解了这些原理，医生能够快速诊断影响足踝解剖结构和功能的问题。

一、步态

步态是在尽可能少消耗能量的前提下身体在空间中的有序运动。当身体在步态循环中运动时，肌肉会主动产生力量抵消重力对身体的消极影响。为了适应这些力量，足在足跟着地时是灵活的，以便吸收地面对身体的冲击。然而在支撑相（又称为支撑期、站立期）即将结束时，足趾离地后足变得僵硬以便于身体向前移动。随着步速的增加，足部受的力也显著增加。例如，当一个人走路时，足接触地面的初始力大约是体重的80%。慢跑时，力增加到大约160%。此外，走路时对足的最大作用力是体重的110%，慢跑时为240%。这种足部受力的明显增加是导致跑步者受伤的原因。

二、步行周期

足和踝关节在步行周期中的作用见图8-1和图8-2。足踝外科一项重要的体格检查是观察患者的步行周期。这有助于医生找出步态异常的原因。例如，由于痉挛或挛缩而造成的马蹄足畸形会导致最初接触地面的部位是姆趾而不是足跟。此外在步行周期的7%时，中足通常是水平接触地面的，但痉挛或挛缩的跟腱会延迟这一过程。在周期的12%时，对侧的足趾离地，摆动相（又称为摆动期、迈腿期）开始。当摆动的腿越过站立的肢体时，站立的足跟在周期的34%时开始上抬。由于痉挛的影响，足跟的上抬可能提前出现。但当腓肠肌无力时则相反，足跟的上抬可能延后出现。对侧足跟落地发生于周期的50%，此时单肢支撑相结束；如果对侧腓肠肌无力，这一阶段可能会提前发生。另一只足趾离地发生于周期的62%时，此时摆动相开始。在观察步态时，应记住这些步行周期的标志，以便确定病变类型。

三、足和踝关节的运动

足的大部分背屈和趾屈是通过踝关节实现的。距下关节能够使踝关节内翻和外翻。内收（即向中线移动）和外展（即远离中线）是通过跗横关节（距舟关节和跟骰关节）实现的。旋前和旋后是组合动作，但不幸的是，有些文献会混淆使用这两个术语。旋后是踝关节跖屈、距下关节内翻和跗横关节内收的动作组合。旋前运动是完全相反的运动：即踝关节背屈，距下关节外翻，跗横关节外展。前足内翻和前足外翻等术语也可能引起误解（图8-3）。前足内翻或外翻是一种当后足处

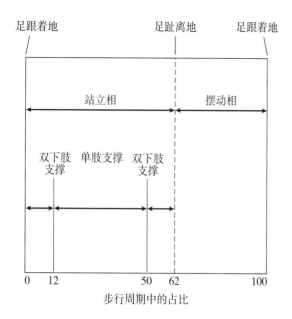

▲图8-1　步行周期的各个分期。站立相约占整个周期的62%，摆动相约占38%（Mann RA, Coughlin MJ: The Video Textbook of Foot and Ankle Surgery. Medical Video Productions, 1991.）

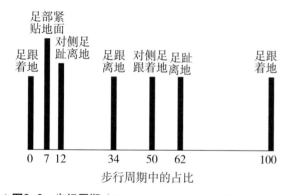

▲图8-2　步行周期（Mann RA, Coughlin MJ: The Video Textbook of Foot and Ankle Surgery. Medical Video Productions, 1991.）

于中立位时观察到的解剖畸形。当跟骨与胫骨的长轴对齐、距骨的头部被足舟骨覆盖时，足部即达到中立位。前足内翻畸形是指前足外侧屈曲程度大于内侧屈曲程度。由于畸形较为柔韧，站立时足呈水平位与地板接触。但畸形是固定的，足的外侧承受了过多的重量。重量转移到前足时，跟骨进入外翻位，如果严重的话这可能导致跟骨与腓骨发生侧面撞击。在前足外翻畸形中，足内侧比外侧有更大的跖屈，导致第1跖骨头处过度负重。为了适应这种

畸形，跟骨呈内翻位，这可能出现踝关节不稳的感觉。

四、负重过程中足的作用机制

在步行周期中，足跟着地时足是柔韧的，可以吸收撞击地面所引起的冲击力。距下关节塌陷并处于外翻的位置，胫骨内旋，远端跗横关节（距舟关节和跟骰关节）不稳。这使足变得灵活。在足跟接触地面的周期中，前骨筋膜室肌肉是唯一活跃的肌肉。前骨筋膜室肌肉在足跟接触地面后通过偏心或伸长收缩控制足最初的跖屈动作。在步行周期大约7%时，足的灵活性达到最高水平。当身体重心越过接触地面的足时，足跟开始上抬，然后迫使跖趾关节伸展。随后足变为一种刚性杠杆并在蹬趾离开地面时支撑身体。使足部从柔性结构向刚性结构转变的机制是：①足底腱膜收紧，即绞盘机制；②下肢进行性外旋，该运动从骨盆开始并向远端穿过踝关节进入距下关节；③距下关节渐进性内翻使跗横关节达到稳定状态。

五、足和踝关节

▶踝关节

踝关节是距骨与胫骨、腓骨组成的关节，其活动范围为背屈15°至跖屈55°。在水平面有大约15°的少量运动。在足跟和地面接触达到支撑相面积的10%时，小腿前骨筋膜室肌肉（如胫骨前肌和趾伸肌）开始控制踝关节的跖屈运动。这些肌肉负责足和踝在摆动相的背屈。任何引起前骨筋膜室肌肉无力或病变的因素都可能导致足跟接触地面时突然拍击地面及在摆动相出现足下垂的表现。在步行过程中，穿过踝关节最大的力量大约是体重的4.5倍，这发生在步行周期的40%时。

▶距下关节

距下关节是距骨和跟骨之间的关节。这个关节有3个组成部分，分别是后、中、前关节面。其中最重要且面积最大的是后关节面。距下关节可产生约20°内翻，5°~10°外翻。这些运动是由胫骨后肌（内翻）和腓骨短肌（外翻）产生的。在与地面

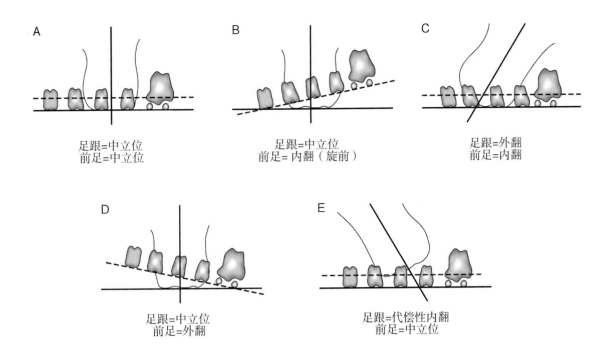

A

足跟=中立位
前足=中立位

B

足跟=中立位
前足=内翻（旋前）

C

足跟=外翻
前足=内翻

D

足跟=中立位
前足=外翻

E

足跟=代偿性内翻
前足=中立位

▲**图8-3** 足部压力的生物力学。A.正常力线：前足垂直于足跟；B.前脚掌内翻（未代偿）：前脚掌的外侧相对于内侧屈曲；C.前脚掌内翻（已代偿）：前脚掌平放在地面上，足跟呈现外翻的状态；D.前脚掌外翻（无代偿）：前脚掌内侧相对于外侧屈曲；E.前足外翻（已代偿）：前足平放在地面上，足跟呈内翻状态（Mann RA, Coughlin MJ: The Video Textbook of Foot and Ankle Surgery. Medical Video Productions, 1991.）

接触的步行周期中，外翻是一种被动机制，由关节的形状和韧带的支撑而发生。内翻是在足趾离开地面时主动及被动发生的动作。主动控制是通过腓肠肌和胫骨后肌完成的，被动内翻是通过足底腱膜、下肢外旋和距骨斜向分离等动作来完成的。

▶距舟关节和跟骰关节

距舟关节和跟骰关节作为一个整体的关节行使功能，也称为跗横关节。跗横关节能够进行15°内收和10°外展。距骨头在足趾离地时牢牢地固定在足舟骨上，增加足的稳定性。同样，跗横关节的稳定性也受距下关节位置的控制。当距下关节处于内翻位时，这两个关节的轴线是不平行的，从而增加了后足的稳定性。当跟骨在足跟着地呈外翻状时，这两个关节彼此平行，从而增加了这些关节的灵活性（图8-4）。当确定距下关节融合的位置后，应使距下关节成5°~7°的夹角，以维持行走时足的灵活性，这一点对患者的行走能力至关重要。然而，如果距下关节处于后足内翻的错误位置，跗横关节将被锁定。由此造成的足部僵硬，会使患者行走困难。

▶跖趾关节

跖趾关节是跖骨头和近节趾骨基底组成的关节。这个关节的正常运动范围是50°~70°背屈（伸展），15°~25°跖屈（屈曲）。跖趾关节在步行周期中的重要性将在"蹈趾畸形"部分详细讨论。

▶足底腱膜

虽然足底腱膜本身并不是关节，但它可能在足的整体稳定性中起主导作用。足底腱膜起源于跟骨结节，附着于趾骨近端基底部（图8-5）。在步行周期中，跖趾关节在支撑相的后半部分伸展。足底腱膜迫使跖骨头朝向足底方向移动，从而抬高纵弓，这就是众所周知的绞盘机制。这种机制有助于距下关节内翻，增强足的刚性，便于推动身体。另外，足底腱膜增加了跟腱张力对足底筋膜张力的影响，其结果是增加足的刚性以便于在步行周期中推动身体。

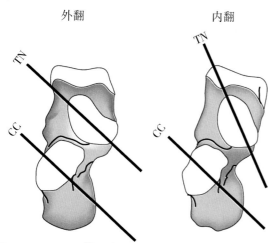

外翻　　　　　内翻

▲图8-4　Elftman描述的跗横关节的功能。当跟骨处于外翻状态时，距舟关节（TN）和跟骰关节（CC）的关节合力轴线之间是相对平行或一致的状态。当跟骨处于内翻状态时，这两个关节的轴线不一致，因此增加了中足的稳定性（Mann RA, Coughlin MJ: The Video Textbook of Foot and Ankle Surgery. Medical Video Productions, 1991.）

▶ **步态异常**

以下是常见的步态异常。

1.扁平足步态　扁平足是指足纵弓塌陷、变小。这可能是因为患者的关节活动度较高，以及足过于柔韧。扁平足患者的步态模式是不正常的，后足过度外翻，严重时纵弓会断裂。前足在步行周期开始时外展，因此足底负重面增加。因为缺乏足够的纵弓支撑，患者容易疲劳。

2.高弓足步态　高弓足是指纵弓过高。足运动时纵弓高度常有相应的减小，后足内翻，前足外翻。此外，脚趾可能呈现爪状趾畸形，如进行性神经性腓骨肌萎缩症，脊髓灰质炎，慢性小腿间室综合征。该畸形的整体影响是减少了足与地面的接触，即缩小了承重面积。因此，步态模式是不正常的，且足跟与地面接触时的压力明显增高。随着步态的发展，足底外侧和第1跖骨头的压力增加。

3.足下垂步态　胫骨前肌无力或腓总神经麻痹可能导致足下垂步态。足下垂患者缺乏踝关节背屈，因此踝关节呈现跖屈畸形。足下垂患者走路时采用的是跨栏步态。这种步态模式的髋关节和膝关节屈曲增加，以使摆动的腿能够离开地面。如果这种代偿增加机制缺失，患者的足趾可能会与地面碰撞导致摔倒。

4.马蹄足步态　前骨筋膜室肌无力导致无法代偿的腓肠肌复合体牵拉会产生马蹄足。此外，马蹄足也可由中风或头部损伤、下肢外伤或先天性畸形引起，通常与后囊的紧张有关。马蹄足步态的整个步行周期踝关节固定在跖屈位。马蹄足步态的特点是只有前足掌接触地面，足跟触不到地面。足前部负荷增加导致膝关节向后的推力，这可能导致步行周期中有很长一段时间膝关节处于过伸位。股四头肌无力可能会加重这个问题。

Baker R, McGinley JL, Schwartz MH, et al: The gait profile score and movement analysis profile. *Gait Posture* 2009;30:265. [PMID: 19632117]

Biga N: Clinical examination of the foot and the ankle. Data collection and interpretation of the pathogenic causal sequence of disorders. *Orthop Traumatol Surg Res* 2009;95:41. [PMID: 19427281]

Jenkyn TR, Anas K, Nichol A: Foot segment kinematics during normal walking using a multisegment model of the foot and ankle complex. *J Biomech Eng* 2009;131:034504. [PMID: 19154075]

Lee JH, Sung IY, Yoo JY: Clinical or radiologic measurements and 3-D gait analysis in children with pes planus. *Pediatr Int* 2009;51:201. [PMID: 19405916]

Mann RA: Biomechanics of the foot and ankle. In: Mann RA, Coughlin MJ, eds: *Surgery of the Foot and Ankle*, New York: Mosby-Year Book; 1993.

Orendurff MS, Schoen JA, Bernatz GC, Segal AD, Klute GK: How humans walk: bout duration, steps per bout, and rest duration. *J Rehabil Res Dev* 2008;45:1077. [PMID: 19165696]

Yamaguchi S, Sasho T, Kato H, Kuroyanagi Y, Banks SA: Ankle and subtalar kinematics during dorsiflexion-plantarflexion activities. *Foot Ankle Int* 2009;30:361. [PMID: 19356362]

▼ **踇趾畸形**

生物力学

第1跖趾关节主要起承重和纵弓内侧稳定的作用。第1跖趾关节的静态稳定性由侧副韧带和强壮的跖板提供，跖板由跖腱膜和关节囊组成。踇外展肌和踇内收肌提供了额外的动态稳定性，它们分别附着于跖骨头内侧和外侧。但跖骨头本身是没有肌肉附着的，它悬浮在肌肉和肌腱吊索内。这样的解剖结构使得跖骨头可以根据近节趾骨的偏移被向内或向外推动。

足底腱膜迫使跖骨头在站立相的最后1/3阶段屈曲。当压力从跖骨头转移到脚趾时，踇趾需要承担更大的压力（图8-5）。如果踇趾的绞盘机制消失，则压力不再传递到脚趾而是停留在跖骨头下，踇外翻即是这种情况。跖痛症也是这种负荷转移的结果，尤其是其他跖骨下方疼痛。因为第1跖骨的负重能力被破坏，所以第2跖骨经常承受负重。

第1跖趾关节的生物力学改变可能导致转移性病变，即其他跖骨下过度角化。最常见的原因是外科手术，如Keller关节成形术。该术式移除了近节趾骨底部，从而破坏了足底腱膜在拇趾上的附着点。同样，第1跖趾关节置换术也会导致这种机制丧失。跖骨截骨过多（＞5~7 mm）或第1跖骨背屈也可能导致这个问题。

正常解剖结构

第1跖趾关节很复杂，它由跖骨的关节面、近节趾骨底部及掌侧的2块籽骨组成。籽骨由籽骨间韧带相连并由骨嵴分开，位于拇短屈肌的2条肌腱中间。内、外侧副韧带可以稳定跖趾关节，在掌侧面沿关节外侧和内侧与内收肌和外展肌肌腱混合。在靠近足底表面的地方，籽骨稳定附着在足底腱膜上。拇长屈肌肌腱在籽骨的掌面走行。在背侧，拇

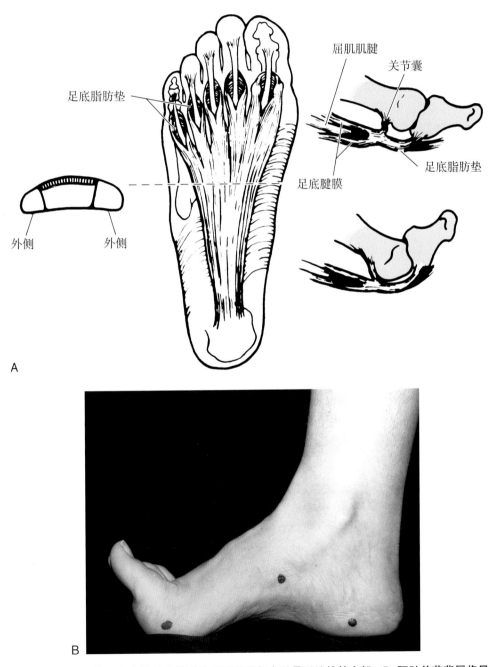

▲图8-5 绞盘机制。A.从跟骨结节处发出的足底筋膜分叉附着于每个趾骨近端的基底部。B.跖趾关节背屈将足底筋膜包裹在跖骨头周围，并压迫跖骨头，抬高纵弓的高度（Mann RA, Coughlin MJ: The Video Textbook of Foot and Ankle Surgery. Medical Video Productions, 1991.）

长伸肌肌腱内外侧稳定机制与手部相似，趾短伸肌沿关节外侧附着于近节趾骨。跖趾关节的正常运动包括背屈和跖屈。

常见疾病

一、踇外翻

踇外翻也称为大趾外翻，是一种复杂的畸形，包括近节趾骨的外侧偏斜并对跖骨头向内侧施加直接压力。当近节趾骨逐渐进入外翻位置时内侧隆起变得突出。慢性畸形时，内侧关节囊变薄而外侧关节囊收缩。当跖骨头被推向内侧时，由内收肌肌腱和跖横韧带固定的籽骨逐渐侵蚀骨嵴。这就使得籽骨外侧半脱位并从足底转移至第1跖骨区。随着踇外翻的发生，踇长伸肌和踇长屈肌处于踇趾的外侧并施加外侧方向的力引起踇外翻。严重畸形时，足外在肌和内在肌位于第1跖趾关节纵轴外侧，进一步加重畸形。随着畸形的发展，由于关节囊最薄弱的部分（背中方向）逐渐衰减使得踇趾向前旋，踇外展肌肌腱滑入跖骨下并使近节趾骨进入内旋位置。如果第1跖楔关节表现出明显不稳定，畸形进展得更迅速。

▶一般情况

女性踇外翻的发生率是男性的10倍。穿鞋人群的发病率也明显高于光足人群。由此可以得出结论，导致踇外翻畸形的主要原因是穿着狭窄的鞋子。其他可能导致踇外翻的因素有家族性踇外翻、女性、第1跖骨过长、椭圆形或弧形跖趾关节关节面、痉挛和系统性疾病（风湿性关节炎）。此外，踇外翻与跟腱或腓肠肌的慢性紧张、第1跖列（ray）移动性增加或扁平足无关。

▶临床表现

A.症状和体征 最常见的症状是内侧隆起疼痛。有的患者还会主诉关节痛和第2跖骨下疼痛（转移病灶或跖痛症）。踇外翻可能会妨碍穿鞋，而且会限制活动。应注意患者的职业、体育活动和所穿鞋靴的类型。

对双下肢进行评估时需要患者从膝关节到脚趾

范围内无衣物遮挡，患者根据指示进行站立或行走等活动。需要注意患者足部的姿势，以及踇趾和小趾的位置。皮肤评估着重于是否存在红斑、肿胀、溃疡或胼胝。检查踝关节、距下关节、跗横关节和跖趾关节的活动度。仔细评估足部神经血管状况，注意脉搏和静脉淤血的变化。如果存在血管的问题，需要进行相关的血管检查。如果足部存在与循环状态相关的问题，可以进行多普勒超声检查。要注意第1跖趾关节在畸形和矫正位置的活动度，这一点非常重要。观察运动受限的程度有助于医生评估手术矫形所需方式和程度。固定楔骨内侧后评估第1跖楔关节背伸和跖屈的活动范围，并借此评估其是否过于灵活。

B.影像检查 足部负重X线片对评估踇外翻的类型和严重程度很重要。第1跖趾关节的影像学评估内容包括：

（1）外翻角：近节趾骨和第1跖骨的纵轴中线相交形成的角。正常角度小于15°（图8-6）。

（2）第1，2跖间角：沿第1和第2跖骨干走行的平分线相交形成的角。正常角度小于9°（图8-6）。

（3）远端跖关节角：第1跖骨远端关节面与跖

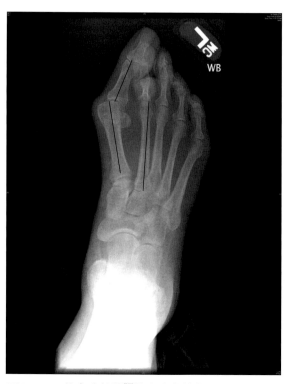

▲图8-6 一位有症状的踇外翻患者的负重正位X线检查结果。标记线提示踇趾外翻角度和第1、第2跖间角角度

骨长轴所形成的角度。正常情况下，向外侧偏斜小于10°。

（4）第1跖趾关节的对线：正常的关节对线应为近节趾骨于第1跖骨头处无外侧半脱位，而对位关系不良时近节趾骨相对跖骨头向外侧半脱位（图8-7）。

（5）第1跖楔关节：该关节角度基于内侧楔骨的远端关节面和第1跖骨纵轴。过度的内倾可能表明存在活动范围较大的问题。

（6）跖趾关节：关节狭窄，软骨下硬化，骨赘形成。

（7）内侧隆起：从第1跖骨矢状槽向内侧测量，评估其特征，特别是大小。

（8）趾骨间关节：踇外翻趾骨间关节存在近节趾骨或远节趾骨，或近节趾骨和远节趾骨相对于近节趾骨底外侧偏斜。正常情况下，外侧偏斜小于10°。

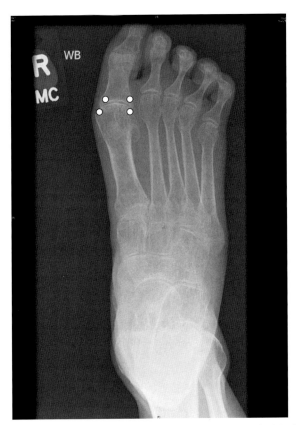

▲ **图8-7** 第1跖趾关节对位不良的案例，有轻度的外侧半脱位

▶治疗

A.非手术治疗

与其他前足疾病一样，穿正确且合适的鞋子对于保守治疗能否成功至关重要。应该鼓励患者尽量穿大小和形状合适的鞋子。这种简单的方法可以缓解大多数症状。踇外翻矫形垫有助于减轻症状，矫形垫可以放在第1趾蹼中，也可以放在踇外翻内侧隆起处以减轻疼痛。矫形垫还可以放在跖骨头下，以减轻胼胝或籽骨附近的疼痛。有些患者可能需要定制矫形器。定制的矫形器也可减轻压力，缓解症状。这些保守治疗方案失败的患者可以考虑接受手术治疗以矫正畸形。手术的目的不是为了足部的外观或让患者穿时髦的鞋子，而是为了矫正引发症状的结构畸形。

目前认为青少年踇外翻与成人踇外翻不同。青少年踇外翻可能难以治疗，应在其骨骼发育成熟前采取非手术治疗措施，在骨骼发育成熟后可考虑进行手术矫正。对于青少年患者，必须考虑足的外观问题，因为改善足的外观可能是患者或患者父母接受手术治疗的主要意愿。不应对高水平的运动员或舞蹈演员进行踇外翻手术治疗。当他们不再按照职业或业余爱好的要求进行比赛或表演时，方可考虑进行手术治疗。因为对这些人过早进行手术治疗可能会削弱他们的职业技能。

B.手术治疗

1.外科治疗原则 必须综合考虑患者的症状、体征和影像学表现，以确定最佳的手术方案。必须强调的是，没有适合所有踇外翻的术式。术前对一下因素进行评估非常重要。

（1）患者的主诉。

（2）体格检查结果。

（3）踇外翻程度和跖间角度。

（4）远端跖关节角。

（5）跖趾关节是否协调。

（6）是否存在关节病。

（7）踇趾旋前的程度。

（8）患者的年龄。

（9）血液循环状态。

（10）患者对手术的预期。

图8-8中的外科治疗原则将蹈外翻分为3类：关节协调、关节不协调和伴有退行性关节病。该原则列出了在每个分类中最可能进行的纠正畸形的手术步骤。虽然没有一种方案是全面的，但可作为制订治疗方案时的参考。

第一步是评估第1跖趾关节是否协调。如果跖趾关节协调，通常只需要切除有症状的内侧骨隆起，而不需要矫正关节力线。对于轻度至中度畸形，可以进行跖骨远端截骨（Chevron截骨）或同时进行Akin截骨，以达到较好的治疗效果。

如果关节不协调，近节趾骨在跖骨头处向外侧半脱位。手术必须将近节趾骨复位到跖骨头

上。根据畸形的严重程度选择合适的手术方式（图8-8）。

如果第1跖楔关节活动度过大，可以采用远端软组织手术合并跖楔关节融合术（Lapidus手术）。对于外翻角大于45°~50°，而且可能出现关节退行性疾病的严重蹈外翻患者应采取关节固定术。医生应注意，对晚期关节病进行常规蹈外翻修复常会导致跖趾关节僵硬。使用假体置换的长期效果往往较差，特别是活动量较大的患者。

2.外科手术

（1）远端软组织手术：McBride手术是一种常见的手术方式。自DuVries首次改良该术式后，陆续出现了一系列的改良术式。现在McBride手术称为远端软组织手术。该手术本身适用于轻度蹈外翻（跖间角<12°~13°，外翻角<30°）。对轻

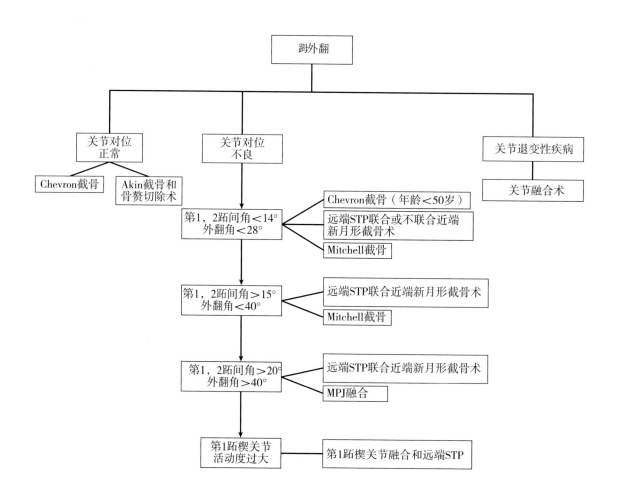

▲**图8-8　蹈外翻的治疗方案**。STP：软组织手术；MPJ：跖趾关节（Mann RA, Coughlin MJ: The Video Textbook of Foot and Ankle Surgery. Medical Video Productions, 1991.）

度姆外翻患者采取这种手术通常可以达到满意的效果。

　　远端软组织手术可以采取内侧切口显露跖趾关节。探查关节后于矢状沟内侧1~2 mm处切除内侧隆起，并使切缘与跖骨干内侧一致。手术还可以采取第1跖趾关节间隙切口，这种切口可以松解跖趾关节外侧的软组织挛缩，如外侧关节囊、姆内收肌和跖横韧带（图8-9）的挛缩。松解后应弯曲

关节内侧以保持姆趾的正确力线。术后，保持姆趾正确力线的前提下进行加压包扎，敷料每周更换1次，持续8周。在此期间，患者可以穿术后特制鞋行走。

　　最常见的并发症是姆外翻复发，通常是因为畸形太过严重而无法通过手术矫正。在这些病例中，可通过跖骨截骨术加远端软组织手术完成矫正。

　　姆内翻也是术后并发症，是指跖骨头处的近节

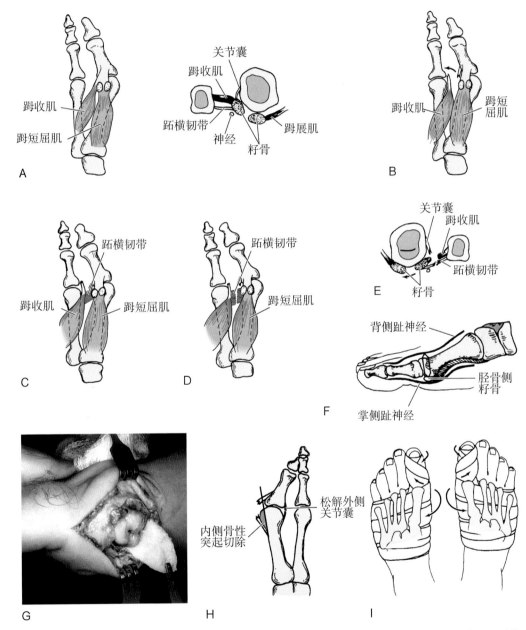

▲图8-9　完全软组织手术。A.内收肌肌腱附着于腓侧籽骨的外侧面，并附着于近端趾骨底部。B.从内收肌肌腱位于腓侧籽骨外侧面及近端趾骨底部的附着点处进行离断。C.将跖横韧带从第2跖骨转至腓侧籽骨。D.离断跖横韧带。E.松解跖趾关节外侧的3个收缩结构。F.关节囊的切口应从跖骨基部近端2~3 mm处开始，并切除长3~8 mm的组织瓣。G.通过在近端制作一个向足底翻转的关节囊组织瓣来显露内侧骨性突起。H.将内侧的骨性突起齐平于第1跖骨内侧进行切除。I.术后敷料非常关键。注意使用纱布牢牢固定跖骨头，旋转姆趾以保持籽骨位于跖骨头下。站在床尾进行观察时，需要保证右侧的姆趾能够以逆时针方向包扎，而以顺时针的方向包扎左侧姆趾（Mann RA, Coughlin MJ: The Video Textbook of Foot and Ankle Surgery. Medical Video Productions, 1991.）

趾骨向内侧偏斜，约有5%~7%的病例会出现这种并发症。跖内翻通常是过度切除内侧隆起或外侧籽骨导致关节不稳引起的。有时是内侧关节囊过度内折或外侧关节囊强度不够引起的。对于轻度跖内翻（7°~10°），除非关节出现过度伸展，否则通常无临床意义。

（2）远端软组织手术合并近端跖骨切除术：近端跖骨截骨术可增加远端软组织手术的矫正程度。近端跖骨截骨术可以矫正第1,2个跖间角角度过大（如＞12°~13°），而远端软组织手术则没有这种作用。但是两种术式联合则可以矫正50°的跖外翻和25°的跖间角畸形，可以对第1和第2跖骨之间存在的固定性骨骼畸形进行力线重塑。

如前所述，进行远端软组织手术。然后在第1跖骨底部做另一切口，使用新月状锯片进行新月状截骨术，并使截骨缺口朝向近端（图8-10）。这样医生能够向内推动跖楔关节并向外侧旋转跖骨头。截骨部位一般向外侧移位2~3 mm。从远端截骨碎片向近端植入1根松质骨螺钉可以稳定矫形。目前

较为主流的截骨术是Chevron截骨，或各种斜行截骨、开放式或闭合式楔形截骨术。

术后治疗方法与远端软组织手术相同。术后8周更换敷料并穿特制鞋子固定。一般没有必要进行石膏固定。

远端软组织手术联合近端截骨术术后远期效果满意度高达90%以上。附加的截骨术确实增加了术后并发症的风险，但据报道，这些风险的发生率都很低。截骨部位可能发生背屈，但通常没有临床意义。截骨后不愈合的病例很少（＜1%）。跖骨头外侧移位过多可导致跖内翻畸形，此时如果不进行截骨手术无法达到满意的治疗效果。

（3）Chevron截骨术：Chevron截骨术是美国最常见的跖外翻手术。轻度至中度外翻可采用该手术。当跖外翻角度＜30°，以及第1，2跖间角度＜12°时可采用该术式。远端跖关节角应＜12°，否则不能达到完全矫正。手术应基于跖骨头的外侧移位及内侧关节囊的皱褶。截骨术通过内侧切口进行，以切除内侧隆起，然后用小号矢状锯在畸形顶

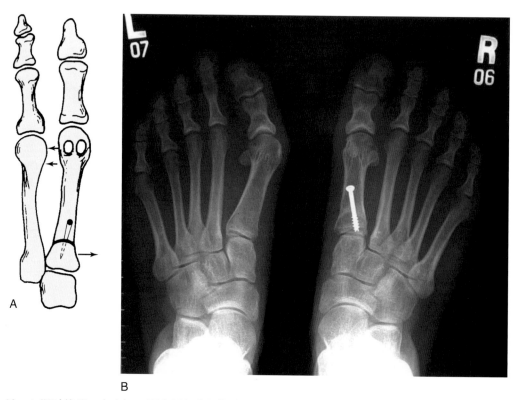

▲图8-10　A.通过使用一个小freer剥离子向内侧推动近端碎片，同时向外侧推动跖骨头，对截骨部位进行复位。这样可以锁定截骨部位的外侧，从而可以植入内固定物（Mann RA, Coughlin MJ: The Video Textbook of Foot and Ankle Surgery. Medical Video Productions, 1991.）。B.近端新月形截骨术后正位X线片。患者对侧足也接受了同样的手术

端做楔形切口。跖骨头碎片向外侧移动的距离大约是跖骨头宽度的1/3或3~4 mm。跖骨头移位造成的内侧隆起被切除后，矫正内侧关节囊。截骨部位用钢针或螺钉进行固定（图8-11）。

术后6~8周对足部进行绷带包扎并确保其在正确的矫形位，可穿术后特制鞋行走。如果使用了钢针固定，应在术后4~6周取出。

出现影像学改善的病例通常满意度较高。超过10年的随访结果显示，随着时间的推移，畸形依然在不断改善。50岁以下和50岁以上的患者之间，疗效没有差异，2组患者的疗效都很好。但如果适应证扩大到更严重的畸形，结果可能不太令人满意，时常会发生畸形复发或矫正不彻底。有0%~20%的

病例会出现最严重的并发症——跖骨头缺血性坏死，这可能是对跖骨头周围软组织进行广泛剥除的结果，特别是其侧面的软组织。跖骨头的主要供血来源是跖骨颈的足底外侧角。因此使用截骨工具时必须小心，截骨完成后应将锯取出以免损伤跖骨头外侧血管。与其他类型的截骨术一样，远端骨块可能会被放置得过于靠内侧或外侧，导致踇内翻或踇外翻复发。偶见关节纤维化，导致关节僵硬。

（4）Akin截骨术：Akin截骨术一般作为第1跖骨踇外翻手术的辅助截骨术。该术式在近节趾骨底部进行内侧闭合式楔形截骨，以纠正踇趾骨间部分的畸形。该术式常作为单纯的切除内侧隆起或Chevron截骨术的补充方法，可用于轻度到中度踇外翻且关节力线正常患者的治疗。对于踇外翻＜25°，以及第1，2跖间角＜12°的患者，可以采用Akin截骨术治疗。

通过内侧切口可显露近节趾骨底部和内侧隆起。将内侧隆起切除并与跖骨对齐后，用小号矢状锯从近侧趾骨内侧进行楔形截骨。闭合截骨术切口，并用缝线或钢丝、克氏针固定（图8-12）。术后使用敷料包扎6~8周。患者可穿术后定制鞋行走，直到截骨部痊愈。

（5）Keller关节切除成形术：在踇外翻手术中很少使用Keller关节切除成形术。该术式主要应用

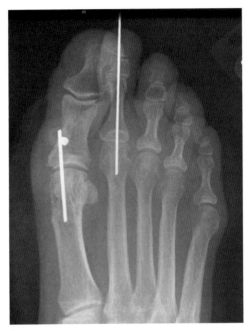

A

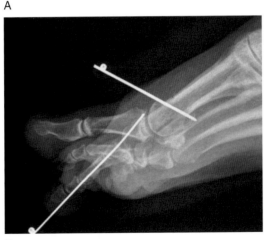

B

▲图 8-11　Chevron截骨术的正位(A)和侧位(B)X线片

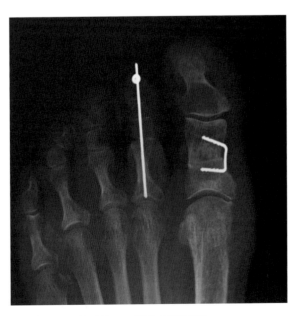

▲图 8-12　近端趾骨Akin截骨术后X线片

于老年且活动较少的患者、容易出现皮肤问题的患者，以及关节炎患者。由于该术式已知的并发症，禁忌对活动量较大的患者使用该术式。

该手术需要切除近节趾骨底部，以对跖趾关节减压。然后，切除内侧隆起，修复残留骨的内在肌附着处（图8-13）。在脚趾上穿入1枚克氏针以稳定矫形。通常4~6周脚趾愈合并形成瘢痕组织时，可以取出克氏针。患者可穿术后定制鞋行走，敷料每周更换，持续6周。

高龄（>65岁）、功能需求低的患者术后满意度较高。如果给较年轻的患者使用这种手术，由于近节趾骨底部被切除，第1跖趾关节会出现不稳和负重能力降低的现象，足部功能明显丧失。因为蹒趾不再能承载足够的重量，所以第2跖骨头下方可能出现转移性损伤。跖趾关节会衍变至翘起畸形并伴有内翻畸形。

（6）第1跖趾关节融合术：第1跖趾关节融合术可用于治疗伴有进展性退变性关节炎的严重蹒外翻，或作为翻修手术重新调整跖趾关节的力线。此外，对于近节趾骨半脱位超过跖骨头50%或跖趾关节严重僵硬畸形患者应考虑进行融合手术。

该手术通过背部纵行切口进行，用矢状锯切掉关节表面并产生两个平面，或者可以使用圆顶形铰刀构建球窝型关节结构。如果截骨端骨质质量较差且螺钉固定效果不佳，关节融合术部位可采用碎片间拉力螺钉和背侧固定钢板或斯氏针固定。与任何融合手术一样，关节融合的位置至关重要；关节应固定在相对于地面或足跖部外翻15°和背屈10°~15°的位置。第1跖骨干向足底倾斜约15°，背屈角度约为30°（图8-14，图8-15）。如果有旋前畸形，应一并纠正。

患者穿术后定制鞋时可能依靠足跟行走，在观察到影像学愈合前（一般是12周内）可以采取进行性负重锻炼。对于依从性较差的患者可以用短腿行走石膏固定。

第1跖趾关节融合术最常见的并发症是关节错位。如果蹒趾没有放置在适当的背屈或外翻位，会对趾骨间关节施加过度的压力，有可能导致关节疼痛。第1跖趾关节融合术的融合率一般为90%~95%。对于严重的蹒外翻病例，关节融合术可纠正蹒外翻角度及第1，2跖间角度，因此没有必要在近端进行截骨。有时尽管外翻和背屈的纠正程度恰当，但蹒趾处于内旋位，仍会导致趾骨间关节内侧压力过大，引起不适。

关节力线正确的第1跖趾关节融合术后步态的改善体现在推进力、足的负重功能和步态稳定性

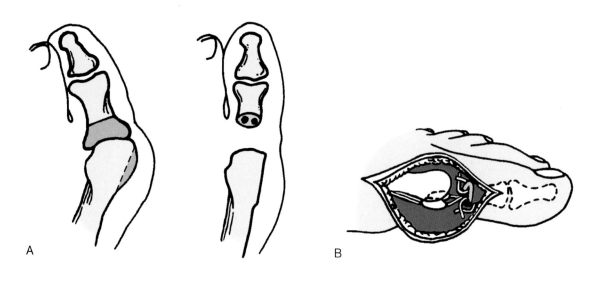

▲**图8-13** Keller手术。A.齐平于跖骨轴的内侧切除内侧隆起。近节趾骨的近端1/3被切除。B.尝试重新闭合跖侧和内侧的关节囊结构与剩余的近端趾骨底（Mann RA, Coughlin MJ: The Video Textbook of Foot and Ankle Surgery Medical Video Productions, 1991.）

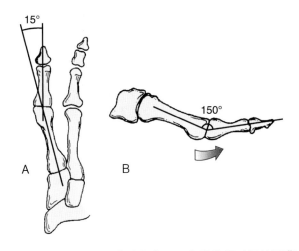

▲**图8-14** 第1跖趾关节融合术。A.将关节相对于地面背屈10°~15°进行固定。B.此时其相对于第1跖骨轴背屈25°~30°（Mann RA, Coughlin MJ: The Video Textbook of Foot and Ankle Surgery. Medical Video Productions, 1991.）

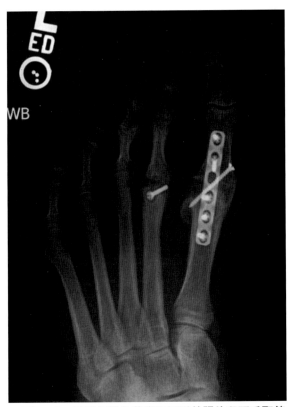

▲**图8-15** 因退行性关节炎和严重的蹈外翻而采取第1跖趾关节融合术患者的X线片

上。患者能够穿普通的鞋子，并能恢复正常活动。蹲起是唯一有困难的动作，因为在做这个动作时蹈趾必须完全背屈。患者可以恢复大多数类型的体育活动，但恢复速度有点慢。

二、蹈僵直

▶**概述**

蹈僵直较为常见，是第1跖趾关节的关节病，一般30岁左右开始发病。与其他关节的炎性疾病相比，蹈僵直多影响较年轻患者。这种多发于年轻患者的原因尚不清楚，可能与跖骨软骨损伤有关。蹈僵直还与跖趾关节蹈外翻、有家族史且双侧受累，以及女性性别有关。蹈僵直与上提肌、第1跖列过度活动、第1跖骨过长、跟腱紧张、足部姿势异常、症状性蹈外翻、青春期发作、穿鞋或职业无关。

▶**临床表现**

A.症状和体征

患者多主诉第1跖趾关节疼痛，伸展位疼痛加重。此外，蹈僵直病例会在足背形成骨性隆起，并伴有肿胀和发红，给穿鞋造成一定困难。负重和运动都会加剧疼痛。

B.影像学检查

足部负重X线片可显示出现关节炎性改变，包括关节间隙丧失、软骨下硬化，尤其是跖骨颈背侧有骨赘。

C.保守治疗

保守治疗包括应用NSAID和穿趾套较深的硬底鞋。带有Morton延长器或碳纤维板的矫形器也有助于缓解症状。这两种矫形器都能够在支撑相后期防止过伸。摇椅底鞋也有帮助。对于老年（>60岁）或久坐患者，这些措施已经足够。然而对于活动量较多的个体，通常需要手术治疗。

D.手术治疗

蹈僵直有多种外科治疗方案。其中最简单的是蹈趾底部骨赘切除术，其适用于轻度到中度且有大量背侧骨赘的患者。该术式切除大约1/4~1/3的跖骨（图8-16），并清除内侧和外侧骨赘，以及切除关节滑膜。术后，患者可恢复50%的背屈能力，并能改善运动功能。超过90%的患者疼痛得到改善，穿

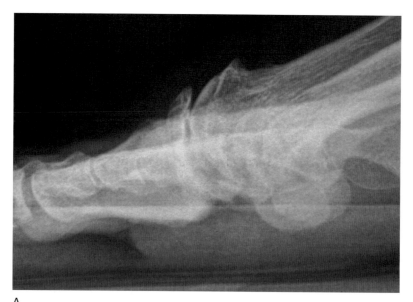

A

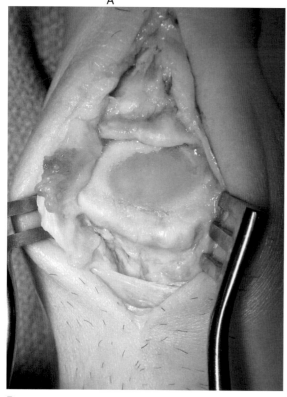

B

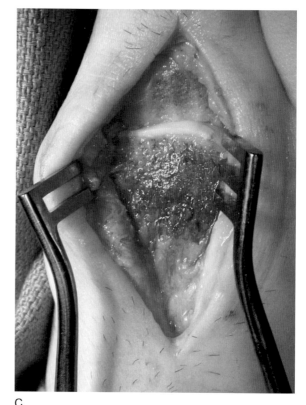

C

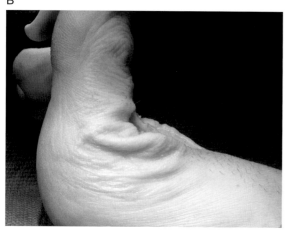

D

▲图8-16   A.第1跖趾关节骨性关节炎患者的术前侧位片。B.术中发现关节背侧存在骨质增生。C.切除骨质增生后。D.第1跖趾关节的伸展度为70°，确认第1跖骨头被充分切除

鞋能力增强，运动能力增强。但对于进展期的关节炎，这种方法疗效并不好。

Keller术式是一种关节切除成形术，对年龄较大、活动度较低的患者非常适用，但如前所述，该术式有很高的并发症发生率。

第1跖趾关节置换术可用于年龄较大、需求较低的关节炎患者，但在较年轻、较活跃的患者中手术失败率较高。

第1跖趾关节融合术是一种疗效持久的手术。缺点是关节不能活动。如前所述，融合后患者的第1跖趾关节功能依然能够维持患者的活动需要。

三、籽骨疾病

▶综述

籽骨位于第1跖骨头的跖面，是第1跖趾关节复合体的一部分。由于籽骨位于足部的负重区，所以籽骨功能紊乱会非常痛苦。籽骨可能发生骨折、骨坏死、关节炎和半脱位。籽骨炎是一种籽骨炎症，表现为没有任何病因的籽骨疼痛。

▶临床表现

A.症状和体征

患者主诉跖趾关节下方疼痛，负重活动时加重。有时病史采集时，可以发现脚趾的创伤可导致籽骨骨折，但更常见的是隐匿性发病的籽骨疼痛。

触诊该区域能够确定受累的籽骨（内侧或外侧）。在体格检查中，也能够通过足部的姿势异常评估这一情况。例如，姆外翻可导致籽骨从跖骨关节面处半脱位并引起疼痛；而扁平足可能会导致籽骨下方更大的压力，并引发症状。

B.影像学检查

需要进行足部负重X线检查，包括拍摄skyline位或籽骨位片（是籽骨－跖骨头关节的一个切向视图）。在正位片上，籽骨半脱位至第1跖骨外侧并可表现为姆外翻。在skyline位片上，骨坏死的患者可以观察到碎裂的骨片，骨性关节炎则表现为关节间隙缩小和骨赘形成。移位的骨折很容易确定，但

很难区分非移位的骨折与正常的籽骨。对于X线检查正常的疑似患者，可进行MRI或骨扫描检查，以进一步筛查骨坏死或籽骨炎。

C.治疗

涉及籽骨的急性损伤可以采取石膏固定，并避免负重。石膏结合跖趾板固定可增加固定强度和支撑。对于慢性疾病，可以使用硬底术后定制鞋，在接近籽骨的部位放置软垫以减轻受累区域的压力。可适时使用带跖骨垫或托的矫形器以减轻籽骨的压力。大多数症状可在几周内缓解，但不同程度的不适感可能会持续几个月。如果6~12个月的保守治疗不能缓解症状，则可以通过籽骨切除术切除受累的籽骨，从而减轻疼痛。但是这样有可能使剩下的籽骨继续出现疼痛。

Brodsky JW, Baum BS, Pollo FE, Mehta H: Prospective gait analysis in patients with first metatarsophalangeal joint arthrodesis for hallux rigidus. *Foot Ankle Int* 2007;28:162. [PMID: 17296132]

Coughlin MJ, Jones CP: Hallux valgus: demographics, etiology, and radiographic assessment. *Foot Ankle Int* 2007;28:759. [PMID: 17666168]

Coughlin MJ, Jones CP: Hallux valgus and first ray mobility. A prospective study. *J Bone Joint Surg Am* 2007;89:1887. [PMID: 17768183]

Goucher NR, Coughlin MJ: Hallux metatarsophalangeal joint arthrodesis using dome-shaped reamers and dorsal plate fixation: a prospective study. *Foot Ankle Int* 2006;27:869. [PMID: 17144945]

Lee KM, Ahn S, Chung CY, Sung KH, Park MS: Reliability and relationship of radiographic measurements in hallux valgus. *Clin Orthop Relat Res* 2012;470:2613. [PMID: 22544667]

Lin J, Murphy GA: Treatment of hallux rigidus with cheilectomy using a dorsolateral approach. *Foot Ankle Int* 2009;30:115. [PMID: 19254504]

Malal JJ, Shaw-Dunn J, Kumar CS: Blood supply to the first metatarsal head and vessels at risk with a chevron osteotomy. *J Bone Joint Surg Am* 2007;89:2018. [PMID: 17768200]

Okuda R, Kinoshita M, Yasuda T, Jotoku T, Shima H: Proximal metatarsal osteotomy for hallux valgus: comparison of outcome for moderate and severe deformities. *Foot Ankle Int* 2008;29:664. [PMID: 18785415]

Potenza V, Caterini R, Farsetti P, et al: Chevron osteotomy with lateral release and adductor tenotomy for hallux valgus. *Foot Ankle Int* 2009;30:512. [PMID: 19486628]

Pydah SK, Toh EM, Sirikonda SP, Walker CR: Intermetatarsal angular change following fusion of the first metatarsophalangeal joint. *Foot Ankle Int* 2009;30:415. [PMID: 19439141]

Usuelli F, Palmucci M, Montrasio UA, Malerba F: Radiographic considerations of hallux valgus versus hallux rigidus. *Foot Ankle Int* 2011;32:782. [PMID: 22049864]

▼ 第2~5趾畸形

第2~5趾最常见的畸形是槌状趾、锤状趾和爪状趾。了解病因对治疗畸形具有重要意义。致病因素包括炎症性关节炎、创伤、先天性畸形或神经肌

肉疾病。可能也存在解剖学因素，如宽足、第2趾过长或足部姿势异常。最常见的病因是长期穿不合适的鞋子。狭窄的脚趾空间与高鞋跟可导致第2~5趾受到不正常的挤压。长期磨损也可致畸形。其他疾病有硬、软鸡眼和跖趾关节半脱位或脱位。患者的主诉是疼痛和穿鞋困难。更严重的是，神经病变患者可能会在这些畸形的骨突起上出现溃疡，如锤状趾或爪状趾的近端趾骨间关节。

稳定跖趾关节的跖面解剖结构有足底筋膜、足底腱膜（跖板），以及内侧、外侧副韧带。在跖趾关节的背侧，趾长伸肌和趾短伸肌肌腱及腱帽或吊带构成伸肌机制。伸肌机制允许跖趾关节背屈。此外，如果近节趾骨处于中立位或跖屈位，这种机制可以外伸远端趾骨间关节和近端趾骨间关节。在跖面，骨间肌和蚓状肌的作用线越过跖趾关节的轴线，从而使跖趾关节弯曲。趾短屈肌使远端趾骨间关节屈曲，趾长屈肌屈曲近端趾骨间关节。当跖趾关节过度伸展时，伸肌腱腱帽外伸远端趾骨间关节和近端趾骨间关节的能力明显减弱。跖趾关节的慢性过伸最终导致趾骨间关节的固定性屈曲畸形。固定性畸形的症状明显多于柔韧性畸形。

一、槌状趾

槌状趾是远端趾骨间关节屈曲畸形，可表现为固定性或柔韧性畸形。第2趾受累常见，因为它是最长的脚趾。

▶临床表现

A.症状和体征

患者常表现为远端趾骨间关节背侧疼痛或趾尖与地面接触时疼痛。受累区域常可见肿胀。周围神经病变的患者可伴有局部溃疡。趾甲可能会因鞋子或地面冲击而形成慢性创伤性畸形。

体格检查时应对双足全面评估，包括神经血管状况的评估。如果踝关节跖屈时槌状趾可以得以矫正，但踝关节背屈时畸形再次复现，可认为是柔韧性畸形。踝关节运动并不影响固定性畸形。

B.影像学检查

足部负重X线检查可显示远端趾骨间关节畸形。

▶治疗

A.保守治疗

鼓励患者穿宽松的鞋子以适应脚趾畸形。为了减轻畸形的压力，可能需要穿较深的鞋子。在靠近畸形处可以放置矫形垫，防止趾尖接触地面。

B.手术治疗

柔韧性槌状趾可以通过松解趾长屈肌肌腱来治疗。手术可以在脚趾神经阻滞下完成，同时在中间趾骨水平的脚趾足底面做一个小切口以便于松解趾长屈肌肌腱。这种治疗通常是有效的。

对于固定性槌状趾，必须进行骨髁切除术。在脚趾或踝关节麻醉阻滞下，远端趾骨间关节背侧弧形切开显露中节趾骨远端。用小骨刀切除中节趾骨的头和颈。应用0.1 cm的克氏针固定并保持畸形复位4周（图8-17）。

总体而言，症状缓解和畸形矫正效果都较好。如果在手术前没有注意到趾长屈肌肌腱的挛缩畸形

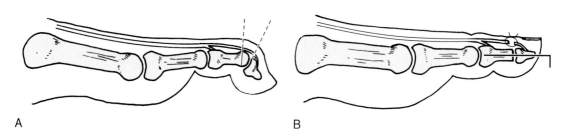

▲图8-17 槌状趾修复。A.切除中节趾骨的髁突。B.髓内克氏针固定（Mann RA, Coughlin MJ: The Video Textbook of Foot and Ankle Surgery. Medical Video Productions, 1991.）

或者中间趾骨截骨量不足以充分矫形，可能会出现持续性畸形或畸形复发。

二、锤状趾

锤状趾为近端趾骨间关节的屈曲挛缩畸形，可分为僵硬性或柔韧性畸形，常伴有跖趾关节不同程度的过伸。远端趾骨间关节可能伴有屈曲畸形，偶有外伸畸形。

▶临床表现

A.症状和体征

与槌状趾一样，患者主诉为疼痛和穿鞋困难。疼痛局限于近端趾骨间关节背侧或受累掌骨头的跖面。体格检查需要评估双下肢，注意判断畸形属于僵硬性还是柔韧性。检查跖趾关节是否存在异常，最常见的是过伸畸形。胼胝的形成甚至溃疡可能存在于近端趾骨间关节的伸肌表面，该区域由于畸形易与鞋发生摩擦。如果跖趾关节受累，则可能需要完全矫正锤状趾。必须对蹬趾的畸形进行全面评估。蹬外翻可能是部分锤状趾发病的原因，如果是这种情况，应先矫正蹬外翻，从而为第2趾的矫形复位提供足够的空间。

B.影像学检查

足部负重X线检查显示为关节病变。影像学检查可证实近端趾骨间关节屈曲畸形、跖趾关节过伸畸形和蹬外翻的临床表现。在计划手术时，应充分评估前足所有关节的位置等情况。

▶治疗

A.保守治疗

像槌状趾一样，患者需要挑选合适的鞋子来适应足部畸形。鞋的脚趾处应该宽松且有一定的深度，脚趾套和矫形垫可以减轻胼胝周围的疼痛。随着畸形加重，穿鞋变得更加困难，这也使非手术治疗更加困难。严重的蹬外翻或爪状趾尤其如此。

B.手术治疗

根据僵硬性畸形或柔韧性畸形选择矫正锤状趾的手术方式。此外，需要同时矫正跖趾关节畸形。

如果存在蹬趾畸形也必须加以矫正，这将为第2趾矫形提供足够的空间，使其复位至正确的关节位置。

1.柔韧性锤状趾 柔韧性锤状趾可以通过Girdlestone屈肌肌转移术进行治疗。在足底做一个小切口以获得趾长屈肌移植物。把肌腱分成两部分，每一部分通过背部纵行切口在近节趾骨的两侧皮下分别提起。将肌腱段缝合到伸趾腱帽机制中，脚趾跖屈大约5°，踝关节位于跖屈位（图8-18）。趾长屈肌肌腱成为趾骨间关节的伸肌和跖趾关节的屈肌，畸形得以矫正。采用软性敷料包扎，穿术后定制鞋4周，4周后可下床活动。

2.僵硬性锤状趾 僵硬性锤状趾需要使用截骨术来矫正屈曲挛缩。可采用DuVries近节趾骨髁切除术。本术式与所述治疗槌状趾的方法相同，但针对的是近端趾骨间关节而不是远端趾骨间关节（图8-19）。临床结果表明，畸形复发风险低，且患者满意度较高。

3.并发症 这两种治疗方法的主要并发症是畸形矫正不足，通常是手术时不能正确认识趾长屈肌肌腱的挛缩情况造成的。也可能是DuVries髁突切除术的截骨范围不足造成的。

三、爪状趾

爪状趾包括跖趾关节过伸和趾骨间关节屈曲。这种畸形可以是柔韧性的，也可以是僵硬性的。患者常主诉穿鞋困难和疼痛。神经肌肉障碍的患者经常会出现严重的僵硬性畸形。鞋的压力会造成患者趾骨间关节背侧疼痛，而足底的疼痛是由脚趾外伸迫使跖骨头屈曲造成的。锤状趾或槌状趾通常只累及1个脚趾，爪状趾通常累及第2~5趾，也可能累及蹬趾。

▶临床表现

A.症状和体征

体格检查的方式与槌状趾和锤状趾相似。对于爪状趾，可以对跖骨进行触诊，因为脂肪垫可能向远端移位，跖骨下皮肤出现萎缩。胼胝可能存在于近端趾骨间关节伸肌表面，也可能存在于跖趾关节

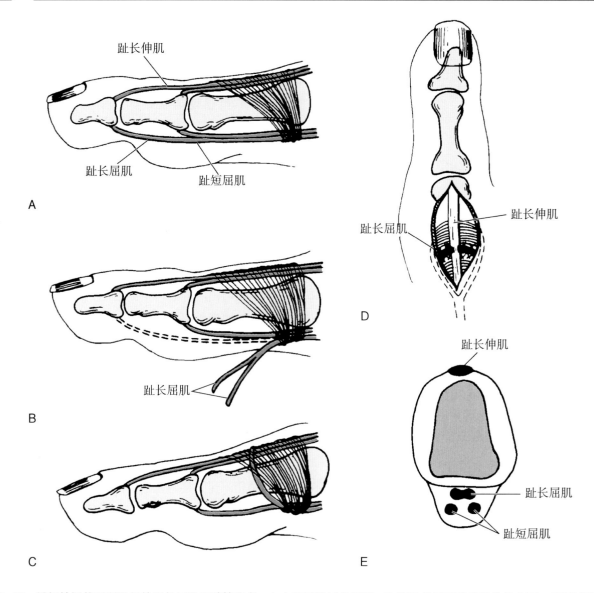

▲图8-18 柔韧性锤状趾所进行的趾长屈肌肌腱转移术。A.小趾侧的侧位视图。B.将趾长屈肌从其附着处分离,并通过近端的跖侧切口传递处。沿正中线对其进行纵向分割。C.将劈开的趾长屈肌向背侧转移到近端趾骨的两侧,并固定在其背侧面。D.肌腱转移后的背侧视图。E.横切面显示趾长屈肌肌腱位于腱鞘内(Mann RA, Coughlin MJ: The Video Textbook of Foot and Ankle Surgery. Medical Video Productions, 1991.)

的跖面。

B.影像学检查

如前所述,足部影像学检查可证实存在于跖趾关节和趾骨间关节的畸形的严重性。需要评估整个足部的姿势,注意判断是否存在高足弓,高弓足的特点是跟骨背屈增加,第1跖骨跖屈增加。

▶治疗

A.保守治疗

非手术治疗的目的是减少爪状趾的压力,穿较深的鞋子即可达到这一目的。定制的软性矫形器有助于减少跖骨头疼痛。轻度柔韧性畸形可采用在跖趾关节近端放置矫形鞋垫进行治疗。上述这些方法可以起到平衡趾伸肌和屈肌的作用。

B.手术治疗

根据畸形的灵活性选择手术术式。柔韧性爪状趾可采用Girdlestone屈肌肌腱移植术。伸肌肌腱必须延长以纠正跖趾关节过伸,恢复中立跖屈位。此外,也有必要进行关节囊切开术和对内侧、外侧副韧带进行松解处理。

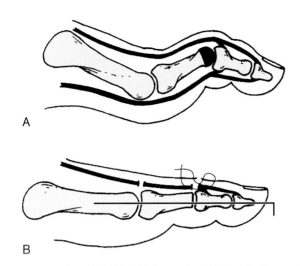

▲图8-19 僵硬性锤状趾修复。A.切除近节趾骨头。B.采用克氏针进行髓内固定（Mann RA, Coughlin MJ: The Video Textbook of Food and Ankle Surgery. Medical Video Productions, 1991.）

伴发性的僵硬性锤状趾需要在Girdlestone肌腱转移的基础上进行近节趾骨髁部切除。爪状趾患者的术后处理与锤状趾相同。

术后脚趾通常整齐地排列在一个平面，没有任何活动度。因为脚趾明显畸形的近端趾骨间关节被纠正，所以与鞋的摩擦明显减少。手术后可能出现的主要问题有：①不能充分利用肌腱转移矫正僵硬性锤状趾；②僵硬性畸形的跖趾关节没有充分松解，导致畸形复发。

四、硬鸡眼和软鸡眼

鸡眼是一种角质层病变，是第2~5趾的骨质突出对皮肤的过度压迫导致的。硬鸡眼通常位于第5趾的背侧和外侧，位于近节趾骨外侧髁的骨突上方；软鸡眼则常出现在趾蹼处。软鸡眼可沿脚趾骨性突出处分布，但其常发生在第4趾蹼即第4趾底部与第5趾近节趾骨的内侧髁之间。严重时，可由于皮肤浸渍范围扩大发生溃疡或局部感染。

▶治疗

A.保守治疗

减轻脚趾受累的压力有助于改善症状，这可以通过穿宽松的鞋子实现。局部清创或刮除病变可暂时减轻疼痛。这个操作可由患者自己完成，但

由于老人灵活性下降、视力不佳，可能很难做到这一点。对于糖尿病患者，必须避免皮肤损害，可以在脚趾周围放置软垫或羊毛以减少对受累区域的压力。患者必须穿宽松的鞋子以适应这种疾病。

B.手术治疗

1.硬鸡眼的外科治疗 位于第5趾的硬鸡眼可以采用外科手术切除近节趾骨的远端进行治疗。中节趾骨近端的背外侧有时也需要一并切除。手术采取背侧纵行切口，以避免术后伤疤与鞋摩擦引发疼痛。劈开伸肌肌腱，切断侧副韧带并显露髁突，用骨刀切除近节趾骨的远端部分，边缘用咬骨钳修整。关闭切口后进行加压包扎。术趾贴在邻近的第4趾上固定8周，患者可以穿术后定制鞋行走。该术式长期效果明显，复发率低。并发症主要与去除过多的骨有关，因为去除的骨过多会导致第5趾变得太软，给患者带来麻烦。

2.手术治疗软鸡眼 软鸡眼手术是直接在病灶上切开，用小钳子取出骨性赘生物。这是一个简单的手术，且能达到令人满意的效果。

3.并趾 并趾术是通过去除趾蹼皮肤将第4和第5趾缝合在一起的手术。并趾术可消除趾蹼的软鸡眼问题。此外，软鸡眼可以通过切除髁突的骨性突出治疗。只有在没有明显浸渍、溃疡或感染迹象的情况下才能进行该手术。如果存在皮肤损伤，则提示应进行并趾手术。

五、跖趾关节半脱位和脱位

在较严重的第2~5趾畸形中，跖趾关节可能发生背侧半脱位或脱位。跖板、侧副韧带和足底包膜等足底结构变得不正常，脚趾背屈。锤状趾或槌状趾可能与跖趾关节半脱位或脱位有关。患者主诉由于穿鞋的压力导致趾骨间关节背侧或跖骨头跖面疼痛。由于负重压力增加，可形成跖骨下角化病。

Garg R, Thordarson DB, Schrumpf M, Castaneda D: Sliding oblique versus segmental resection osteotomies for lesser metatarsophalangeal joint pathology. *Foot Ankle Int* 2008;29:1009. [PMID: 18851817]

Grimes J, Coughlin M: Geometric analysis of the Weil osteotomy. *Foot Ankle Int* 2006;27:985. [PMID: 17144965]

Hofstaetter SG, Hofstaetter JG, Petroutsas JA, Gruber F, Ritschl P, Trnka HJ: The Weil osteotomy: a seven-year follow-up. *J Bone Joint Surg Br* 2005;87:1507. [PMID: 16260668]

Kaz AJ, Coughlin MJ: Crossover second toe: demographics, etiology, and radiographic assessment. *Foot Ankle Int* 2007;28:1223. [PMID: 18173985]

Lui TH, Chan LK, Chan KB: Modified plantar plate tenodesis for correction of claw toe deformity. *Foot Ankle Int* 2010;31:584. [PMID: 20663424]

最常见的是第2趾受累且通常伴有外翻畸形。跗趾畸形所产生的压力导致第2趾半脱位或脱位。跖趾关节的非特异性滑膜炎通常累及第2跖趾关节并可导致关节脱位。患者会注意到跖趾关节周围的不适和肿胀，通常3~6个月消失。随后表现为关节半脱位或脱位畸形。其他造成半脱位和脱位的原因有直接创伤、类风湿性关节炎或银屑病性关节炎及神经肌肉紊乱。

脚趾内侧或外侧偏斜是较为复杂的畸形。最常见的是第2趾畸形，并常与跗外翻一起存在。跗外翻压迫第2趾时，第2趾可呈半脱位或脱位并向内侧移位。这种畸形可能是关节腔内注射类固醇的结果。这种畸形会对穿鞋造成影响，患者必须穿凉鞋或超深的鞋子以适应畸形。

▶ 临床表现

A.症状和体征

患者主诉疼痛、畸形和穿鞋困难，足部可能有肿胀。疼痛多出现在关节处，多在跖骨头的跖面或趾骨间关节的背侧。患者采取站位和坐位接受体格检查。触诊受累的跖趾关节以排除滑膜炎，评估关节的灵活性和半脱位的程度。对受累关节进行前拉试验，以确定其稳定性。检查者将近节趾骨夹在手指之间，然后向背侧和跖面移动，类似膝关节拉赫曼试验。跗外翻可表现为第1趾和第2趾交叉畸形，是一种较为常见的畸形。

B.影像学检查

足部负重影像学检查可评估半脱位或脱位的严重程度。此外，还需要对跗外翻进行评估，观察关节表面的变化。风湿性关节炎患者通常有多种关节异常。

▶ 治疗

A.保守治疗

对患者进行健康教育是保守治疗的第一步。穿宽松的鞋子可以帮助患者缓解畸形所导致的症状。如果需要的话，全接触式的软矫形器可以减轻跖骨头的压力。可能需要调整鞋子的矫形垫以穿着舒适。对于非特异性滑膜炎，注射可的松可缓解症状，但最多只能注射3次，并且2次注射之间至少需要间隔1个月。如果患者不能充分适应这些方法，可能需要手术干预。明显的跗外翻需要为第2趾矫正腾出更多的空间。如果不能同时治疗这2个问题会导致畸形复发。

B.手术治疗

对于跖趾关节半脱位并伴有柔韧性锤状趾畸形的病例可松解背侧挛缩的伸肌肌腱、关节囊和侧副韧带。如前所述，使用Girdlestone屈肌肌腱转移可以维持矫正效果。另外，足底腱膜固定术也是治疗方法之一。如果存在僵硬性锤状趾，在手术中应切除近节趾骨髁。跖趾关节脱位是一种更为严重的畸形，需要切除更多的骨性结构。应切开周围软组织，包括伸肌肌腱、关节囊和侧副韧带。此外，还应进行跖趾关节滑膜切除术，切除跖骨头远端1/3的关节，使关节复位。同时进行锤状趾矫正手术以矫正僵硬性锤状趾。

1.6 cm的克氏针可用于稳定矫正效果4~6周。取出克氏针后，可用胶带固定脚趾几周。这一过程可能会导致关节僵硬和关节再次出现半脱位。

对于像跖趾关节脱位这样严重的畸形，应进行截骨手术治疗，一般采取跖骨颈水平截骨。关节背侧做"曲棍球杆"形切口，锯片放置在跖骨头背侧并向近端行进。锯片保持与足底平行以达到长斜形截骨。大多数截骨手术使用1 mm的锯片，当计划截骨区超过5 mm或足底倾斜度小于19°时，可使用较厚的锯片（2 mm）。截骨完成后，可以将跖骨头向近端滑动到适当的位置，使关节能够复位。缩短量通常为4.0~6.0 mm。截骨后用1枚2.5 mm或更小直径的皮质骨螺钉固定。

根据情况可同时进行锤状趾矫形以彻底矫正畸形。目前该术式个案报道的结果都很满意，但随访和病例数量有限。该术式可以减轻疼痛、改善功能，并能够解决顽固性足底角化病。与前文所述的术式一样，术后会出现关节僵硬。这个手术的并发症是僵硬、再脱位、螺钉过长疼痛和浮趾畸形（跖趾关节的伸展挛缩导致脚趾不接触地面）。

交叉趾畸形很难治疗。畸形一般都很严重，影像学检查显示第2或第3跖趾关节脱位，表现为内侧或外侧移位。根据畸形程度的不同，手术治疗可对挛缩的肌腱和韧带进行软组织松解，调整脚趾位置。对于更严重的畸形需要进行截骨手术，可以通过在近节趾骨底进行闭合式楔形截骨术或如前文描述的用于治疗跖趾关节背侧半脱位的斜远端跖骨截骨术来完成。该技术大体是相同的，但需要附加一些软组织平衡处理以纠正内侧/外侧偏斜。

Garg R, Thordarson DB, Schrumpf M, Castaneda D: Sliding oblique versus segmental resection osteotomies for lesser metatarsophalangeal joint pathology. *Foot Ankle Int* 2008;29:1009. [PMID: 18851817]

Grimes J, Coughlin M: Geometric analysis of the Weil osteotomy. *Foot Ankle Int* 2006;27:985. [PMID: 17144965]

Hofstaetter SG, Hofstaetter JG, Petroutsas JA, Gruber F, Ritschl P, Trnka HJ: The Weil osteotomy: a seven-year follow-up. *J Bone Joint Surg Br* 2005;87:1507. [PMID: 16260668]

Kaz AJ, Coughlin MJ: Crossover second toe: demographics, etiology, and radiographic assessment. *Foot Ankle Int* 2007;28:1223. [PMID: 18173985]

Lui TH, Chan LK, Chan KB: Modified plantar plate tenodesis for correction of claw toe deformity. *Foot Ankle Int* 2010;31:584. [PMID: 20663424]

▼ 足踝手术的局部麻醉

大多数足踝手术都是在门诊进行的，因此局部麻醉是足踝手术的重要组成部分。神经阻滞可以由外科医生操作。许多踝关节远端手术可以不用全身麻醉，这可以避免中枢神经系统抑郁等相关并发症。此外，也会明显降低术后阿片类药物的需求。

▶ 趾神经阻滞

A.适应证

对涉及脚趾的手术操作，如趾甲疾病的治疗、锤状趾或槌状趾矫形术，肌腱松解和跖趾关节疾病的治疗，趾神经阻滞是理想的麻醉方法。

B.技术

使用1%盐酸利多卡因和0.25%丁哌卡因（又称为布比卡因）的1∶1混合物，可以进行脚趾的短效和长效麻醉。使用短25号针头的注射器在脚趾的每一侧皮肤和深筋膜之间皮下注射大约1.5 mL麻醉剂。然后将针向脚趾的跖面刺入，麻醉趾神经。脚趾两侧都要麻醉。麻醉应该在手术部位消毒铺巾前进行，以便在开始手术前有大约15分钟的时间使神经阻滞发挥作用。

▶ 踝关节阻滞

A.适应证

踝关节阻滞在前足和中足手术中很有用，包括踇囊炎切除术、神经瘤切除术，跖骨截骨术和跗跖关节融合术。此外，在同侧多趾手术中，踝关节阻滞优于多个脚趾水平的阻滞。踝关节阻滞麻醉适用于较近端的手术，如后足关节融合术或踝关节镜检查。

B.技术

踝关节阻滞麻醉胫后神经、腓深神经浅支、腓肠神经、隐神经和腓肠浅神经。胫后神经阻滞需要使用大约3 cm长，22或25号针头，注射大约7~10 mL 1∶1混合1%利多卡因和0.25%布比卡因的麻醉剂。胫后神经在踝关节后方，跟腱内侧，踝尖下方约两指宽处（图8-20）。针垂直于胫骨干插入，直到针尖可以触及胫骨后皮质，然后退针大约2 mm，进行回抽以确认针不在血管中，注射大约5 mL麻醉剂。腓深神经在足舟骨水平注射麻醉剂，此处有踇伸肌和趾长伸肌肌腱。腓深神经正好位于足背动脉外侧，25号针头插至骨表面后退出1~2 mm，确认不在血管中后，注射大约5 mL麻醉剂。隐神经位于内踝顶端的近端，在隐静脉的后方。插入25号针头，注射5 mL麻醉剂。腓肠神经在外踝顶端远端1~1.5 cm处阻滞，常可在皮下脂肪中触及。插入25号针头，注射大约5 mL麻醉剂。腓浅神经分支从外踝顶端的近端和前端的两指长处开始阻断，注射部位为皮下静脉以下，长伸肌肌腱以上，呈环形阻滞，大约使用5 mL麻醉剂。踝关节阻

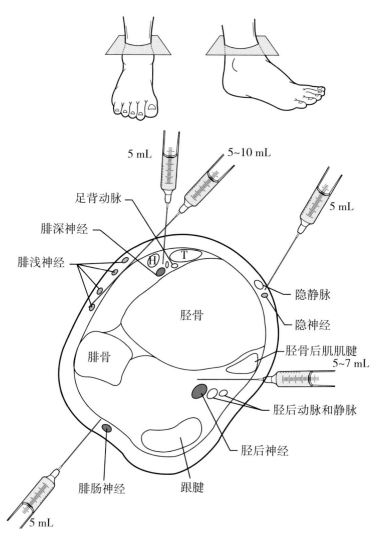

▲**图8-20** 踝关节神经阻滞的麻醉技巧（Delgado-Martinez AD, Marchal-Escalona JM: Supramalleolar ankle block anesthesia and ankle tourniquet for foot surgery. Foot Ankle Int 2001;22:836.）

滞麻醉在15~20分钟生效。

▶**腘窝阻滞**

A.适应证

　　腘窝阻滞可用于大多数的足部或踝关节手术，包括踝关节融合术、后足关节融合术、跟骨截骨术、跗跖关节融合术、胫骨后肌肌腱重建和跟骨或踝关节骨折的外科治疗。神经阻滞可与全身麻醉、镇静同用，也可作为唯一的麻醉方式。如果使用止血带，则可增加全身麻醉。腘神经阻滞并发症发病率低，成功率高，镇痛时间长，可由骨科医生实施。

B.技术

　　患者取侧卧位，两膝之间放一个枕头。阻断腘窝胫神经的体表标志是股骨内、外侧髁，以及腓肠肌内侧和外侧腹部。穿刺点位于连接上髁间线的空虚处（图8-21），在该处垂直插入1.2 mA的神经刺激器以定位胫神经。在穿刺至2~3 cm的深处时，如果发现肌肉收缩，针头向前推进，直到足跖屈和内翻发生。刺激器的输出逐渐减少到0.5 mA。滴入后，测试剂量为1 mL，注入0.5%布比卡因。试验剂量应引起肌肉收缩暂停，其余29 mL0.5%布比卡因间歇注射。腓神经位于腓骨头，神经刺激器输出1.2 mA，引起足背屈和外翻，输出减少到0.5 mA以确认神经的接近程度，注射3~5 mL布比卡因。隐神

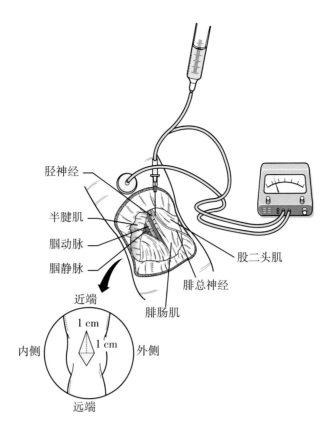

▲**图8-21**　麻醉技术。进行腘窝阻滞时，穿刺针应于腘窝皱褶上方7~8 cm处、中线的外侧约1 cm处插入（Rongstad KM, Mann RA, Prieskorn D, et al: Popliteal sciatic nerve block for postoperative analgesia. Foot Ankle Int 1996;17:378）.

经位于胫骨结节的水平处，浸润区域位于胫骨结节与腓肠肌近端之间，使用3~5 mL0.5%布比卡因。

　　与单次腘窝阻滞镇痛13~16小时相比，神经束膜导管可以缓解72小时的疼痛。患者仰卧时可进行阻滞。刺激针放置在股二头肌肌腱的前面，位于髌骨水平的上极，倾斜45°（图8-22）。神经刺激器用于确定放置位置，并放置1 mL麻醉剂用于测试，然后放置标准阻滞剂量——0.5%布比卡因20 mL。导管与镇痛泵连接，根据患者的体重计算注入局麻药剂量。镇痛泵在术后6小时开始应用，72小时后

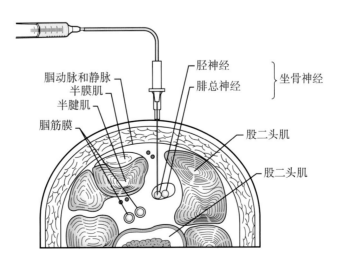

▲**图8-22**　腘窝神经阻滞技术。针尖位于坐骨神经，回抽确认没有刺入血管（Rongstad KM, Mann RA, Prieskorn D, et al: Popliteal sciatic nerve block for postoperative analgesia. Foot Ankle Int 1996;17:378.）

由护士取出。坐骨腘窝阻滞是在超声引导下定位，将针插入胫神经和腓总神经分叉处。

其他足踝常见病

跖痛症

跖痛症是跖骨头疼痛的总称。正常步态下的压力中心最初作用于足跟，并沿足底移动。超过50%的站立时间，压力集中在跖骨头下方，这种长时间的压力会引起疼痛。准确的诊断跖痛症可根据病因给予相应的治疗。

▶病因学研究

跖痛症包括的范围很广泛，包括各种原因引起的解剖结构变化。跖痛症可能与跖趾关节半脱位或脱位、全身疾病、皮肤病变、软组织疾病或医源性原因有关。表8-1列出了在评估这些患者时应考虑的各种原因和鉴别诊断。

表8-1 跖痛症的原因

骨质原因
跖骨头的腓侧髁突出
长跖骨
Morton足
第1跖列活动过度
外伤后跖骨错位
异常的足部姿势，如前足外翻或内翻、高弓足或马蹄足
系统性疾病，如类风湿性关节炎、银屑病关节炎
皮肤病变
疣、鸡眼、皮肤过度角化症
软组织病变
足部脂肪垫萎缩
挤压伤后遗症
外伤或手术后足底瘢痕
跖趾关节紊乱
关节半脱位或脱位
Freiberg骨折
非特异性滑膜炎
医源性原因
跖骨手术
既往手术引起的转移性病变
拇外翻手术（如跖骨缩短或背屈）

▶临床表现

A.症状和体征

临床评估从详细的病史采集开始，需要明确疼痛的准确位置。足和下肢的体格检查应从患者站立位开始。应记录脚趾的任何畸形，如爪状趾，第2趾过长，或任何关节周围肿胀。应评估患者足部姿态问题，如扁平足或高足弓。要仔细评估足底，以寻找胼胝形成的证据。分别触诊跖骨，以评估广泛性足底脂肪垫萎缩、突出的腓侧髁、滑膜炎，以及前足手术导致的跖骨病灶。

B.影像学检查

进行足部负重正位、侧位和斜位X线检查。有时，所谓的跖骨skyline检查（通过跖趾关节背屈获得）有助于评估该处的整体力线情况，特别是第二次手术，可以根据跖骨头的高度评估整体力线。MRI对跖痛症的诊断很有帮助，如可以帮助鉴别神经瘤、囊肿、黏液囊或滑膜炎。

▶治疗

A.保守治疗

保守治疗的目的是减轻最大疼痛部位的压力。首先，患者必须穿款式合适且较宽松的鞋子，以便佩戴矫形器。软鞋底且脚趾处空间宽大的鞋较为合适。高跟鞋、懒人拖或较紧的鞋子是不合适的，因为它们会挤压脚趾，并可能增加受累部位的压力。一般来说，矫形器越软，患者越舒服。坚硬的丙烯酸矫形器对患者来说不是特别舒服，通常应该避免使用。

B.手术治疗

根据跖痛症的病因选择术式。一般来说，骨突处引起的疼痛可以通过部分骨赘切除术或截骨术来缓解，皮肤病变如疣通常可以用液氮烧掉或切除，跖趾关节半脱位引起的疼痛可以通过肌腱转移来纠正。手术效果取决于问题的严重程度和所采取的矫正手术类型。

足底角化病

足底角化病通常表现为足底胼胝，也称为难治性足底角化病。是由摩擦和增加的骨突起压力造成的。有些足底胼胝是正常的，但如果数量过多可能会引起疼痛并影响功能。

许多难治性足底角化病是由前足骨性畸形引起

的。

▶临床表现

A.症状和体征

病史能够提示受影响的足部区域和疼痛的严重程度。此外，既往史也很重要，因为过去的手术和疾病可能是病因的一部分。在完整的病史中，患者的工作、活动类型、穿鞋偏好、足部胼胝修剪的频率及穿戴矫形器的类型都很重要。体格检查是诊断难治性足底角化病最重要的方法。需要评估足的整体姿势，以确定这种情况是不是姿势异常的结果。其次，通过体格检查可以发现第1跖骨僵硬性屈曲畸形，可导致第1跖骨下弥漫性胼胝，或第1跖列过度活动不能支持内侧前足可能导致第2和第3跖骨下广泛性胼胝形成。另一种畸形是前足内翻（足外侧屈曲比内侧屈曲大），这可能导致第5跖骨下的胼胝形成。同时，注意胼胝的类型。弥漫性胼胝通常与长跖骨有关。胼胝也见于外伤或手术后跖骨背屈的情况，这种情况会增加跖骨的负重。与此相反，跖骨下明显的局限性病变通常是由第2或第3跖骨突出的腓侧髁引起的。足底胼胝必须与足底疣相鉴别，后者有时类似足底胼胝。足底疣刮除病灶可发现足底疣出血，而胼胝是角化病灶，仅由过度角化组织组成。

B.影像学检查

足部负重正位、斜位和侧位X线片通常能够提示异常，如姆外翻、锤状趾、爪状趾和内翻畸形。

▶治疗

A.保守治疗

清除或修剪顽固性足底角化病可以缓解一些症状，虽然是暂时的，但对潜在的畸形治疗将带来长期的益处。这可以通过减少来自胼胝的直接压力或摩擦来实现。选择柔软材料制成的宽松的鞋子，以减轻疼痛和功能障碍。这样的鞋子多为系带式的，可以在鞋内衬垫合适的鞋垫，鞋垫并不贵而且很方便就能买到（图8-23）。然而，有些患者，需要使用全接触式矫形器。接触式矫形器通常由柔软的材料制成，能重新分配骨突起所传递的重量。

B.手术治疗

根据是否存在潜在的畸形选择难治性足底角化症的手术方法。最常见的问题是跖骨腓侧髁突出，它最常发生在第2跖骨下，但也可在第3和第4跖骨下发现。突出部分可通过跖趾关节上方的曲棍球棒切口显露，脚趾跖屈便可显露跖骨头的跖部。用骨刀切除30%的跖骨头跖髁，从而消除尖锐的骨性突起（图8-24）。虽然5%~10%的患者在邻近跖骨下也存在相同的病变，但通过这种术式已经足以减轻疼痛。

第2跖骨下弥漫性胼胝是由于第1跖骨背屈或活动度过大造成的，可在第2跖骨底进行背屈截骨治疗。如果病灶是由跖骨过长造成的，则可缩短至与相邻跖骨头之间连线水平，从而重建平滑的跖骨结构。如果胼胝是由跖趾关节脱位造成的，如爪状趾，则必须使用前面描述的技术之一来复位关节。关节对位良好的矫正可减少跖骨头在跖面所受的影响。转移性病灶发展的可能性只有5%~10%，因此通过手术去除胼胝成功率较高。

胫侧籽骨突出后，也可形成潜在的胼胝，需要通过内侧入路治疗，刮除1/3的胫侧籽骨。通过这种方法能够减轻几乎所有患者的胼胝组织，但需要注意的并发症是在籽骨区域进行手术时可能会破坏足底内侧皮神经。

角化可能发生在第5跖骨头附近。如果发生在前足外侧，畸形可能是姆囊炎，也称为裁缝姆囊炎。第5跖骨下弥漫性胼胝可通过中轴跖骨截骨术治疗，使其脱离跖屈位置，这通常可缓解病情。转移病灶很少发生于第4跖骨下。如果骨突出位于足外侧而不是足底，第5跖骨截骨术可矫正畸形，可以行chevron截骨术，将跖骨头部向内侧翻折（图8-25）。

最后，趾下籽骨会在趾骨间关节的足底造成小的胼胝。治疗方法是单纯手术切除籽骨，术后效果良好，不会影响功能。

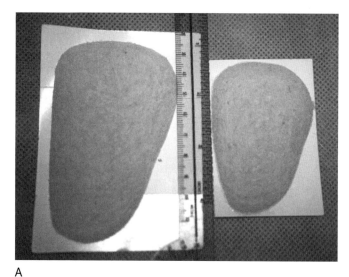

A

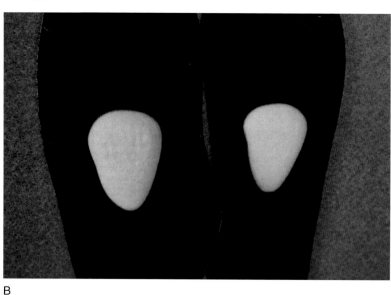

B

▲图8-23　A.跖骨垫可以帮助重新分配负重和缓解症状。B.柔软的、非处方的、毡制的跖骨垫可以有效减少跖骨头下的压力。这些垫子可以粘在鞋垫上，适合多款鞋子（Mann RA, Coughlin MJ: The Video Textbook of Foot and Ankle Surgery. Medical Video Productions, 1991.）

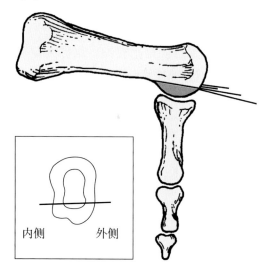

内侧　　外侧

▲**图8-24**　跖侧髁突切除术，即切除跖骨头跖侧面的1/4~1/3的骨质（Mann RA, Coughlin MJ: The Video Textbook of Foot and Ankle Surgery. Medical Video Productions, 1991.）

Davys HJ, Turner DE, Helliwell PS, Conaghan PG, Emery P, Woodburn J: Debridement of plantar callosities in rheumatoid arthritis: a randomized controlled trial. *Rheumatology*（*Oxford*）2005;44:207. [PMID: 15479752]

糖尿病足

　　在美国，大约有2200万人患有糖尿病，糖尿病足是最常见的住院原因，占这一人群住院时长的20%甚至更多。超过50%的非创伤性截肢手术是因为糖尿病而进行的。一份报告显示，一家大型糖尿病诊所的足部疾病发病率为68%，这些问题的治疗费用每年接近1亿美元。对于出现足部问题的糖尿病患者进行治疗可能很复杂，需要团队合作，团队

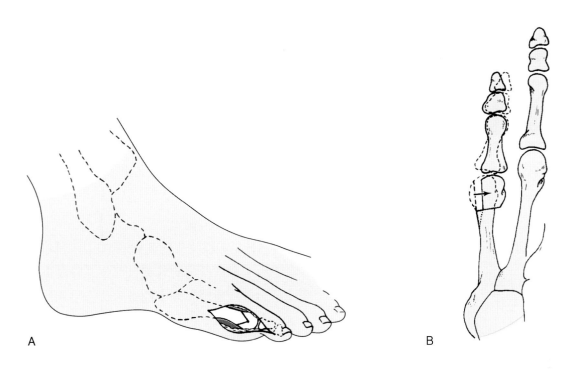

A B

▲图8-25 A.第5跖骨Chevron截骨术的侧位视图。B.该手术完成后的示意图（Mann RA, Coughlin MJ: The Video Textbook of Foot and Ankle Surgery. Medical Video Productions, 1991.）

成员包括初级保健医生、血管外科医生、骨外科医生、传染病科医生、矫形医生、糖尿病护士，并尽可能包括患者家属。

▶ **病理生理研究**

糖尿病是一种涉及所有器官系统的代谢紊乱。与骨科系统相关的有存在溃疡风险的皮肤损伤、保护性感觉丧失的神经系统病变，灌注减少的血管，以及抗感染能力有限的免疫系统病变。糖尿病患者最常见的问题是部皮肤破损（图8-26）。足部溃疡的原因是多方面的，大多源于神经性疾病引起的感觉减退。不受重视的局部应力是由不合适的鞋子和骨骼畸形引起的。自主神经病变引起皮肤干燥和真皮裂纹，可能成为感染的入口。反应性充血通常有助于清除感染，但会因为自主神经病变而减弱。运动神经病变影响足内在肌，可能导致爪状趾，并伴有跖趾关节和近端趾骨间关节突出，易发生溃疡。高血糖会损害血管内皮导致肢体血流减少，从而影响伤口愈合，同时这也是动脉粥样硬化的先兆。长期升高的血糖水平也会导致体内蛋白质糖基化，可

通过测量糖化血红蛋白来进行评估。葡萄糖与蛋白质中的赖氨酸可逆性共价结合。葡萄糖分子的加入改变了组织的柔韧性，尤其是纤维组织，使皮肤等组织无法承受直接的压力。糖尿病患者的神经病变是有髓神经纤维和无髓神经纤维的丢失。影响糖尿病患者康复的其他因素包括营养缺乏、糖尿病性脑病导致的自我保护能力下降、认知能力下降及对感染的抵抗力下降。

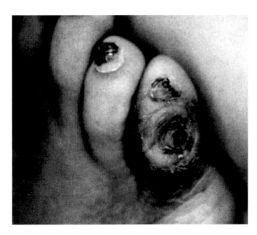

▲图8-26 由鞋子挤压造成的第5趾背外侧溃疡（Mann RA, Coughlin MJ: The Video Textbook of Foot and Ankle Surgery. Medical Video Productions, 1991.）

▶病史

骨科医生接诊糖尿病患者时，主要有4个方面的考量：溃疡及其预防、截肢、沙尔科关节（Charcot joint，又称为夏科特关节）和趾甲畸形。对于足部感染性溃疡，必须进行详细的病史采集以了解溃疡发生的原因及如何优化患者的愈合能力。应记录过去接受过的足部手术，既往或现在的抗生素使用史，以及受伤史。通过这些病史可以评估患者糖尿病的严重程度，包括诊断糖尿病的时间，患者是否服用胰岛素，血糖最近的控制水平，是否存在其他器官受累，以及患者足部神经病变的程度。

▶临床表现

A.一般检查

糖尿病患者的检查应包括检查鞋内、鞋外磨损方式，下肢和足的皮肤外观、毛发生长、肢体灌注、脉搏和皮肤颜色。

B.足部检查

任何骨性突起都是潜在的皮肤破裂区域。最常见的骨性突出位于畸形顶端如距骨头下方、近端趾骨间关节背侧、内侧籽骨区域、第5跖骨底部，沙尔科足的足内侧弓下方，踇趾内侧隆起。神经学检查应检测是否存在保护性感觉，其定义为患者感知10 g semm-weinstein单导丝的能力及运动功能。应仔细记录溃疡，并评估邻近软组织感染。除了记录伤口的位置外，还应该测量伤口的长度、宽度和深度。开放性伤口应使用无菌棉签或其他合适的工具进行探查，以评估更深部结构的受累程度，如肌腱、关节和骨骼。骨探测阳性（探骨针能够触碰骨骼）通常提示存在骨髓炎。

C.血管系统表现

血管评估很重要，要确保患者有足够的灌注以便于伤口愈合。可触及足部脉搏和毛细血管充盈正常的患者有足够的血液供应，通常不需要进一步的血管评估。对于灌注较少的患者，缺血指数是评估糖尿病患者足部病变愈合总体潜力的一种方法。缺血指数是指足背动脉和胫后动脉的血压除以肱动脉血压的值，这些血压是用小腿袖带、上臂进行多普勒超声测量得到的。如果指数≥0.45，足部溃疡痊愈的概率为90%，如果该指数过低则是血管外科会诊的指征。需要明确的是，有些患者足部血压升高可能是由于主要血管钙化造成的。因此即便缺血指数达标，但如果存在明显的血管功能不全的情况，也需要血管外科医生会诊。激光多普勒也有助于评估局部皮肤灌注。这些信息可以用来帮助预测患者对手术干预的反应。

D.影像学检查

应进行足和踝关节负重X线检查。平片可以帮助确定易于形成溃疡的骨突出部位，骨髓炎或神经性足病也可通过影像学检查确认。早期沙尔科（神经性）关节改变可能很难与骨髓炎区分。进展期神经性关节疾病存在4个明显的特征：碎片、破坏、脱位和致密化。

X线上一直存在的骨性感染可能被描述为进行性骨溶解。当在平片上出现变化时，已经是晚期，表明感染已经存在了数周。锝骨扫描在早期骨髓炎的检测中很敏感，但不是特异性的。MRI可以显示骨骼和软组织的变化，如水肿或脓肿的程度，并有助于区分沙尔科变化与骨髓炎。正电子发射体层成像（PET）在鉴别骨髓炎和沙尔科改变方面效果更好。

▶糖尿病足溃疡的分类及治疗

Rancho Los Amigos医院基于受影响组织的深度和足的受累程度对糖尿病足溃疡进行了分类。可根据溃疡等级选择治疗方法（图8-27）。表8-2是足溃疡的分类和治疗。

作为治疗足部感染的一般规则，必须在组织修复和足部功能之间取得平衡。更近端水平的愈合截肢比在脚上留出坏死边缘持续护理，对患者更有利。

大的伤口愈合缓慢，有继发感染的风险，如果可能，不应该留下切口行二期愈合。特别是足底或截肢部位的中厚皮片移植很容易造成坏死。

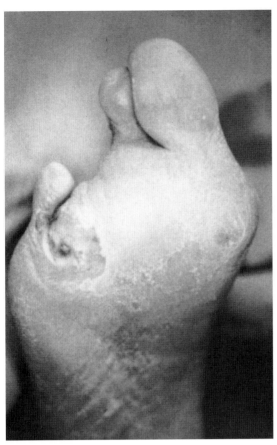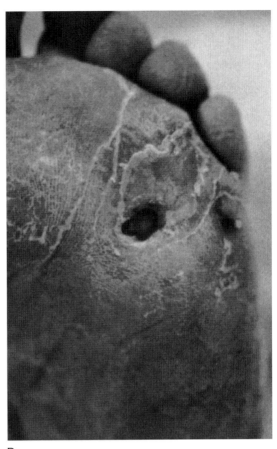

A B

▲图8-27　1级(A)和2级(B)溃疡的比较（新的关于深度和缺血分类）。注意2级溃疡可有深层组织暴露
（Brodsky JW: The diabetic foot. In Mann RA, Coughlin MJ, eds: Surgery of the Foot and Ankle, 6th ed. St. Louis: Mosby-Year Book; 1993.）

表8-2　糖尿病足溃疡的分类和治疗

分级	分类	治疗
0级	足部有发生溃疡的 "风险"。皮肤保持完好，但潜在的骨质畸形使足部有皮肤破溃的风险	适当的鞋子加上其他预防措施，如文中所述的患者教育和手术矫正
1级	病变仅影响皮肤	门诊更换敷料或使用完全接触性石膏。通常不需要使用抗生素
2级	涉及底层肌腱、骨骼或韧带的深层病变（图8-27）	手术清创，住院进行积极的伤口护理和静脉应用抗生素。目标是将其转化为1级溃疡
3级	出现溃疡并发症——脓肿或骨髓炎	急性感染应急诊手术引流。伤口通常保持开放，进行换药，直到进行最终的伤口合闭或截肢术
4级	脚趾或前足出现坏疽	适当的截肢
5级	整个足部都有坏疽	适当的截肢

A.缓解骨突起的外科治疗

如前所述，治疗溃疡性或存在风险的糖尿病足的一个主要目标是减轻骨突起对皮肤造成的压力。治疗措施以缓解压力为主。有许多适当的措施来减轻皮肤外部的压力。例如，用于爪状趾的宽松鞋和带有跖骨垫的适应性足矫形器，可以减轻跖骨头下的压力。如果这些措施没有效果或不适当，应通过矫正骨性畸形从内部减轻压力。这些突起位于几个常见的区域。

踇趾可能在以下部位有突起：跖骨头下方、趾骨间关节的跖内侧，外翻踇趾的内侧。由内侧籽骨引起的突起可以通过完全或部分切除籽骨来消除。如果不能充分缓解骨性突出，可以进行背屈截骨或跖骨头切除术。位于趾骨间关节跖内侧的溃疡通常可以通过简单切除突出的内侧髁或切除整个关节来缓解。如果这种溃疡与有限的跖趾关节伸展有关，可以进行骨突切除术或跖趾关节成形术，术后可以允许脚趾在离地阶段进一步伸展，从而减少趾骨间关节下皮肤的压力。内侧隆起可以通过常规踇外翻手术解决。

糖尿病患者由于运动神经病变可出现爪状趾，跖骨头下突起和近端趾骨间关节背侧突起。根据严重程度的不同，治疗方法也有所不同。治疗方法包括跖趾关节和近端趾骨间关节复位、跖骨头切除和趾间融合。

沙尔科改变可导致纵弓塌陷，出现经典的摇椅底足（沿跖骨和中足内侧突起）。轻度畸形（较为稳定）可以进行简单的骨赘切除，复杂的畸形（不稳定）进行适当的截骨和关节融合术。

B.骨髓炎的治疗

骨髓炎是3级糖尿病足溃疡的常见并发症。如果不通过外科手术清除感染的骨，很少能根除这种感染。通常需要比单纯切除术更彻底的治疗。例如，近节趾骨的感染通常通过切除趾骨来治疗，如果不仅涉及头部，跖骨骨髓炎可能需要延长截肢。对于多发性跖骨感染，经跖骨截肢通常是最好的治疗方法，但必须考虑延长跟腱以减少前足残余负荷。

中足骨髓炎是一种常见的合并症。这种感染的治疗方案包括广泛的局部清创和切除术或近端截肢。同样道理，跟骨骨髓炎可以通过部分跟骨切除术或近端截肢来治疗。

治疗溃疡有临床意义。对于血液供应良好、感染程度最低、有保护感觉的浅表伤口，可采用局部伤口护理、鞋内衬垫敷料、减少引起肿胀的活动等方法进行治疗。对于深部感染的伤口合并骨髓炎和不可重建的血管性障碍，最好是早期截肢。当然，每个患者的情况都不一样，必须对所有器官系统进行评估，以制订合适的治疗计划。

伤口敷料应该尽量贴近皮肤材质，而且必须保证无菌、温暖、潮湿、无毒株、无毒、氧气充足的愈合环境。但是很少有敷料能完全满足上述条件。敷料的选择应根据伤口的需要而定，初期可能需要控制感染和清创，后期只需要保护和引流伤口。治疗足底溃疡的黄金标准是完全接触或愈合性石膏固定。这种保护性石膏可为伤口提供保护，控制水肿，并可维持潮湿的环境，而且已被证明能够减少足底溃疡的负荷。进行伤口引流时，确实需要频繁更换敷料，否则气味会让人无法忍受。

包含愈合因子的生物伤口愈合产品可以帮助愈合潜力不佳的患者。更大的伤口，特别是那些有大量引流的伤口，可以使用负压创面治疗——在封闭的伤口上施加恒定负压，从而减小伤口的大小并可拔除引流。

少数患者是边缘伤口愈合者，采取高压氧治疗比较好。当伤口置于两个纯氧的大气压下时，血清氧变得过饱和，这一方法已被证明对一些接受连续治疗的患者有益。

C.沙尔科关节

沙尔科关节也称为神经病源性、神经营养性或神经关节病。糖尿病是目前引起沙尔科关节的主要原因。沙尔科足的特点是关节表面被破坏，骨折通常伴有1个或多个关节脱位，患者的疼痛位置存在矛盾。这常见于活动量正常并伴有神经相关疾病，且病灶内有足够血液供应的患者。病理生理学尚未完全了解，但有两种相关理论。神经创伤理论认为，在感觉保护不足的患者体内累积的机械劳损会导致应力性骨折，这种骨折是渐进的，因为患者没有足够的感觉反馈来限制他们的活动。神经血管理论认为，体内存在一种由神经启动的血管反射导致关节旁骨质减少，削弱了这一区域的骨质，而关节囊的糖基化导致僵硬。这些因素与机械应力结合时，会导致常见的骨折脱位。这两种理论中可能都有导致沙尔科关节病的因素。

根据Eichenholtz的定义，沙尔科关节有3个阶段。第一个阶段是急性炎症期，表现为肿胀、发红和体温升高。X线检查可能会显示骨折和脱位，而且受累区域是不稳定的。这个阶段的主要问题是排除感染。如果患者是神经性疾病，血液供应良好，足部急性红、肿、发热、肿胀，没有溃疡或溃疡史，那么可能是沙尔科关节病，而不是感染。血源性骨髓炎非常罕见，足部感染通常通过皮肤局部传入。第二个阶段是亚急性期，有愈合的迹象，较少的肿胀和发热，放射学检查可发现新骨形成的迹象。第三个阶段是炎症巩固和消退的慢性阶段。典型的位置有：①中足，由于足弓的塌陷而造成的摇椅底状畸形；②后足和踝关节，有塌陷而导致足部内翻或外翻的危险。上述风险都可能导致压力性溃疡。

1.治疗原则　在治疗沙尔科关节时有几个重要的原则要遵循。主要目标是限制关节破坏，并保持稳定的足底以保护软组织并防止溃疡形成。

2.急性期治疗　对于沙尔科关节急性期患者，最初的治疗应该是固定和抬高足部。可以使用非负重全接触石膏固定使患者维持理想的位置。皮肤必须每隔1周进行1次检查，以确定是否出现破裂。除非无法获得稳定的足部位置，从而不得不进行手术，否则很少对急性沙尔科足进行手术。即使是需要急性稳定以获得足跖位的患者，最好在手术干预前通过减轻负荷和固定来减少肿胀和炎症。一旦急性期消退，骨折愈合，固定可以通过足踝矫形器或其他合适的可移动支具来完成。可以根据骨突起定制鞋子。

3.亚急性期治疗　在这个阶段，足部已经稳定，没有持续的骨质破坏。手术解决了由沙尔科足和塌陷所产生的骨突起。通常，只需要简单地移除一个突起就可以了，有时候需要融合1个或几个关节。最常见的足畸形之一是中足多关节半脱位导致足弓塌陷和摇椅底畸形。通常，切除中足跖面骨赘即可。在单纯切除术不充分的情况下，可以进行中足截骨和关节融合术来调整足部和重建足弓（图8-28）。踝关节跖屈肌通常有挛缩，术中需要一并松解。该手术时间较长，并发症发生率高。踝关节受累时，治疗目标是稳定，这通常需要关节固定术。逆行髓内钉技术有助于骨愈合，但也有较高的并发症发生率。

Andros G: Diagnostic and therapeutic arterial interventions in the ulcerated diabetic foot. *Diabetes Metab Res Rev* 2004;20 (Suppl 1): S29. [PMID: 15150810]

Gil H, Morrison WB: MR imaging of diabetic foot infection. *Semin Musculoskel Radiol* 2004;8:189. [PMID: 15478022]

Hopfner S, Krolak C, Kessler S, et al: Preoperative imaging of Charcot neuroarthropathy in diabetic patients: comparison of ring PET, hybrid PET, and magnetic resonance imaging. *Foot Ankle Int* 2004;25:890. [PMID: 15680102]

Lowery NJ, Woods JB, Armstrong DG, et al: Surgical management of Charcot neuroarthropathy of the foot and ankle: a systematic review. *Foot Ankle Int* 2012;33:113. [PMID: 22381342]

Pinzur M: Surgical versus accommodative treatment for Charcot arthropathy of the midfoot. *Foot Ankle Int* 2004;25:545. [PMID: 15363375]

Strauss M: The orthopaedic surgeon's role in the treatment and prevention of diabetic foot wounds. *Foot Ankle Int* 2005;26:5. [PMID: 15680112]

趾甲疾病

在年轻的糖尿病患者中，趾甲的问题通常与创伤（如脚趾擦伤）有关，更常见的是不恰当的趾甲护理，可能会导致趾甲向内生长。而趾甲内生通常是趾甲被拔掉的原因。

对于高龄患者，趾甲的问题更为复杂，包括向内弯曲的趾甲，慢性真菌感染相关的增厚、肥大的趾甲，因不恰当的趾甲修剪而形成的内生趾甲，以及较为罕见的趾甲下外生骨化。

▶病因学研究

趾甲的解剖结构如图8-29所示。趾甲单元由4个部分组成：近端甲襞、甲基质、甲床和甲下皮。大多数问题发生的区域是外侧或内侧甲沟，在那里内生甲发生在甲床或甲下皮水平。

▶临床研究结果

A.症状和体征

大多数趾甲问题的病史并不复杂，通常很快就能发现问题的本质。

1.趾甲感染　趾甲感染通常开始得很慢，沿着趾甲边缘出现红斑和肿胀，接着是疼痛和渗出，最后是肉芽组织的发育，通常是趾甲本身对异物的反应。

2.真菌性趾甲　真菌性趾甲通常有一个漫长的畸形发展，趾甲往往有内侧或外侧偏移，明显肥大，穿鞋时疼痛增加。有时趾甲出现弯曲状况，其中1个或2个边缘慢慢向内弯曲，导致甲床挤压。这可能会引起局部感染，也可能是趾甲紧贴皮肤的压力造成的疼痛。

3.甲下外生骨疣　有甲下外生骨疣的患者通常会有很长一段时间的趾甲下疼痛。趾甲从下方被侵蚀，这是外生骨疣对趾甲的压力造成的。患者只有在组织溃烂、外观会受到明显的影响时才会就医。

B.影像学检查

评估趾甲下外渗需要拍摄X线平片。对于长期内生趾甲感染的患者，放射学检查可以排除潜在的

骨髓炎。

▶治疗

A.保守治疗

1.慢性内生趾甲　对于慢性内生的趾甲，切除

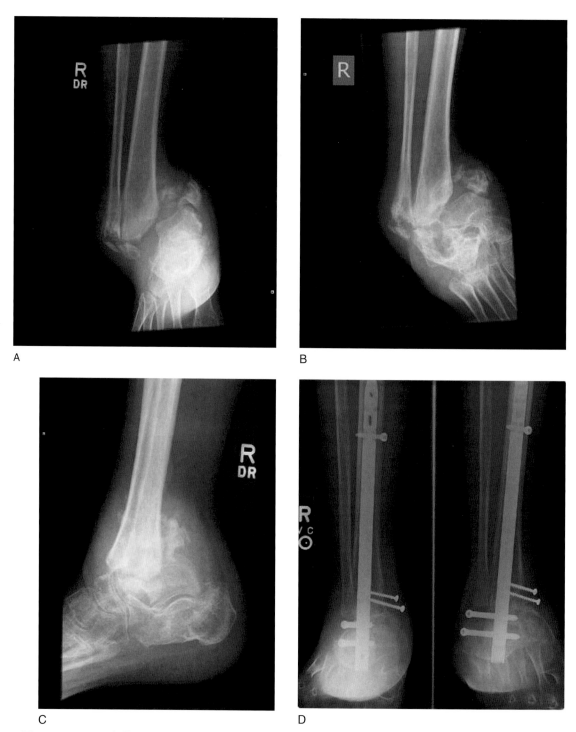

▲图8-28　A~C.35岁神经性胰岛素依赖型1型糖尿病患者，主诉走路时踝关节疼痛且不稳定。踝关节有明显的破坏，有严重的不稳定和畸形，且用支具无法治疗。D，E.使用髓内固定术固定踝关节，患者在穿着摇椅底鞋和特制鞋垫时能够行走

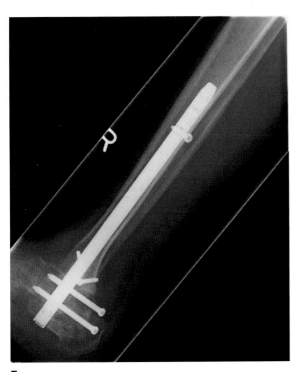

E
▲图8-28 （续）

趾甲边缘可以减轻趾甲对皮肤的压力。局部护理和偶尔需要全身使用抗生素，即可使病情得到缓解。重要的是要向患者解释允许趾甲在甲唇上生长的必要性，并防止内生趾甲复发。

2.慢性甲床角化 角化的甲床需要清理。如果趾甲内生，边缘必须修剪，以减轻对皮肤的压力。

3.甲下外生骨疣 有症状的甲下外生骨疣可通过切除来治疗。

B.手术治疗

1.内生趾甲 复发性内生趾甲的外科治疗包括Winograd手术，移除责任甲的内侧边缘或外侧边缘连同甲基质。尽可能地彻底切除甲基质，以防止甲角的生长，有5%的病例会发生甲角生长。甲基质可以通过锐性解剖去除，或者用激光烧蚀或苯酚处理甲基质。

2.慢性感染 如果慢性感染导致趾甲严重变形，可以将趾甲和甲床全部切除。术后趾甲通常会有角质基底，这通常是一个令人满意的结果。Syme截肢手术可以完全消除趾甲和甲基质（图8-30）。虽然结果通常令人满意，但因为截肢端呈球状外观，患者可能会不满意。末端Syme手术可以在脚趾阻滞麻醉下进行。在脚趾远节椭圆形切开，将趾甲及甲基质全部取出。部分切除远节趾骨的远端，修整边缘，缩短脚趾。脚趾的尖部脱脂，松散缝合。用这种方法，将趾甲完全取出，软组织覆盖前甲床区域。此手术唯一的并发症是愈合皮瓣下会出现一些再生的甲基质，这会导致包涵囊肿的形成。包涵体必须清除干净并切除残余的甲基质。

3.甲下外生骨疣 外科治疗甲下外生骨疣需要拔甲、鉴定外生骨疣并且彻底清除外生骨疣及其根源。为了防止复发，必须仔细进行解剖和整个外生骨疣切除。修理甲床以遮盖缺陷。

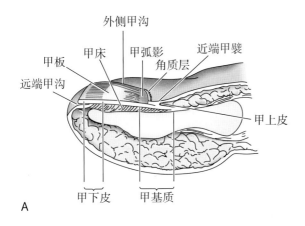

A

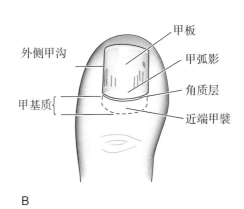

B

▲**图8-29** A.脚趾的横截面显示了趾甲和支持结构的组成部分。B.近端趾甲由近端甲襞和角质层覆盖，甲弧影是主要的生发区（Mann RA, Coughlin MJ: The Video Textbook of Foot and Ankle Surgery. Medical Video Productions, 1991.）

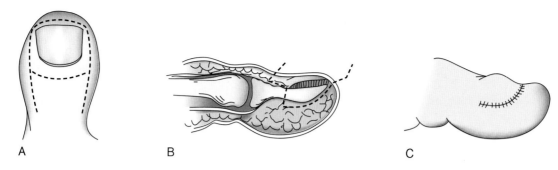

▲图8-30　Syme趾甲切除术。A.位于甲床和基质中心的椭圆形或矩形切口。B.切除远端趾骨的远半部。C.切除多余的皮肤，并重新对合皮肤切口（Mann RA, Coughlin MJ: The Video Textbook of Foot and Ankle Surgery. Medical Video Productions, 1991.）

足神经紊乱

一、趾间神经瘤

趾间神经瘤也称为莫顿综合征，是一种累及足底的疾病，常见于第3个趾蹼，其特点是局部足底疼痛向趾蹼放射。这些症状通常在步行后加重，休息后减轻。通常情况下，穿较紧的鞋子会加重疼痛，而光脚走路通常会减轻疼痛。

▶**病因学研究**

趾间神经瘤的确切病因尚不清楚，女性发病率是男性的10倍，因此女鞋可能是发病原因之一。一些研究表明，神经的变化似乎发生在跖横韧带远端。此发现提出了这样一种假设，即神经瘤是由于脚趾处于背屈位置时韧带对神经的持续牵拉造成的，这一理论可以解释为什么穿高跟鞋的女性发病率更高。虽然这种情况被称为趾间神经瘤，但它不是真正的神经瘤。病理改变包括神经纤维的退变，伴有非晶嗜酸性物质的沉积，这种沉积被认为与神经卡压性病变一致（图8-31）。

▶**临床表现**

A.症状和体征

趾间神经瘤的患者通常表现为跖骨头疼痛，步行时疼痛加重，休息时疼痛减轻，脱鞋时疼痛减轻。触诊受累间隙会产生尖锐的疼痛，通常可放射到脚趾。可扪及肿块。挤压前足缩小跖间空间，同时压迫肿块，往往可以诱发患者的症状。如果这种查体产生了一种强烈的感觉，即为Mulder征阳性。第3个趾蹼比第2个趾蹼发病率高，但很少发生于第

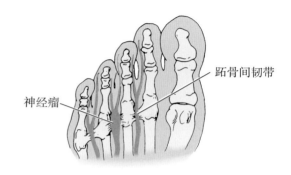

▲图8-31　趾间神经瘤的撞击发生在跖骨间韧带的下方（RMann RA, Coughlin MJ: The Video Textbook of Foot and Ankle Surgery. Medical Video Productions, 1991.）

1个或第4个趾蹼。跖趾关节疼痛本身是由跖趾关节疾病引起的，因此区分跖趾关节间隙疼痛和病理疼痛很重要。跖痛症的鉴别诊断包括缺血性坏死、滑膜炎（机械性不稳）、滑膜囊肿，甚至跗管受压或腰椎间盘疾病引起的疼痛。

B.影像学检查

影像学检查对诊断趾间神经瘤没有帮助，但可提示跖趾关节的病理变化。有几个关于使用超声波来评估神经增粗的报告，但检查的结果过度依赖检查者的技术。MRI可以极大提高诊断的可靠性，但大多数情况下是不必要的。

▶**治疗**

A.保守治疗

首先要穿宽松的软底低跟鞋，以使脚不受内、外侧压迫。软性跖骨支撑应放在鞋子中离神经瘤部位最近的地方，从而可帮助跖骨头外伸并提起，大约有1/3的患者对这种治疗有反应。注射类固醇可

缓解症状，但有局部脂肪萎缩的危险，有可能导致跖骨下组织减少或局部皮肤变薄和变色。

B.手术治疗

如果保守治疗失败，有必要手术切除神经。在受累趾蹼的中线处做一个背侧切口，然后向下延伸到跖横韧带处并将其切开。神经位于跖横韧带下方。如果神经变粗，证明诊断正确。如果有其他证据支持神经瘤诊断，即便是正常厚度的神经仍需要切除。神经通过足底压力进入间隙，其近端与远端依然保持一定的活动度。一般在跖骨头处切断神经近端，并向远端分离后在其分叉处离断远端。注意不要破坏周围的脂肪组织或内在肌。常规闭合切口后使用敷料压迫包扎3周，穿定制的鞋子行走。手术后，趾蹼两侧脚趾的感觉会有所减退。大约80%的患者对手术结果完全满意，而20%的患者几乎没有得到缓解。造成这种失败率的确切原因尚不清楚，有些患者有可能是诊断错误。

C.复发性神经瘤

复发性神经瘤是一种真正的神经瘤，是足底脚趾神经被切断后产生的。真正的神经炎症发生在某些情况下，横切面不够近端或神经粘连并困于跖骨下。仔细叩诊足底部，可在神经的切端（球部神经瘤）引出蒂内尔征（Tinel sign）。如果能很好地定位切断的神经，可以通过足背或足底入路进行神经瘤的再探查。找到神经后，在更近端水平切除或植入肌肉，60%~70%的患者症状能得到缓解。

二、跗管综合征

跗管综合征是一种胫后神经经过内踝后方时的压迫性或牵引性神经病变。跗管是由屈肌肌腱形成的纤维-骨性隧道，包裹在内踝后部（图8-32）。跗管综合征会导致病变足底不适，常常活动后加重，休息后减轻。有些患者主诉夜间感觉异常。

▶病因学研究

跗管综合征可由跗管内的占位病变（如腱鞘囊肿、滑膜囊肿或脂肪瘤）或足底内侧或外侧神经远端受压引起；也可能是下肢严重创伤导致的水肿或

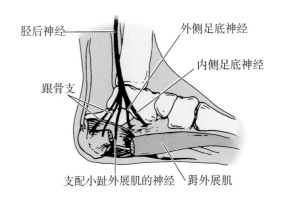

▲ 图8-32　胫后神经及其主要分支（Mann RA, Coughlin MJ: The Video Textbook of Foot and Ankle Surgery. Medical Video Productions, 1991.）

瘢痕形成造成的。其他原因还有严重的静脉曲张、腱鞘炎或神经内肿瘤。牵引性神经病可以发生于外翻足后足位置过长的患者，特别是不稳定的患者。当患者行走时，胫后神经在畸形的凸侧运动时受到拉伸。然而，有超过50%的患者无法确定确切的发病原因。

▶临床表现

A.症状和体征

如果患者有胫后神经分布区域感觉异常或烧灼感病史可确定诊断。有必要仔细评估患者的站姿和坐姿，以检查姿势和受累跗管区域的增厚或肿胀情况。在跗管中胫后神经上方或沿胫后神经远端敲击（跟内侧支、足底内侧和外侧神经）引发胫后神经的蒂内尔征。

通常观察不到肌肉无力的现象，但偶尔可发现感觉和两点分辨觉丧失。

应进行电生理诊断检查，以帮助确定跗管综合征的诊断。沿足底内侧神经到姆外展肌的神经传导速度（潜伏期<6.2 ms）和足底外侧神经到小趾展肌的神经传导速度（潜伏期<7 ms）应在1 ms内，否则提示跗骨内神经受压。运动诱发电位显示振幅降低、持续时间增加，也认为是跗管综合征。对跗管综合征最精确的检查似乎是感觉神经传导速度，但检查的可重复性较低。

跗管综合征的最终诊断应基于：①不明原因的足底烧灼感、刺痛；②蒂内尔征阳性；③电生理

诊断。如果以上3点都不是阳性，应该对跗管综合征这一诊断存疑。MRI在显示占位性病变时非常有用。

▶治疗

A.保守治疗

跗管综合征应该通过应用抗炎药和偶尔类固醇注射来治疗。可尝试引流囊肿，但成功率较低。聚丙烯足踝矫形器固定可能有用，特别是对于外翻不稳定、遭受神经牵拉损伤的患者。

B.手术治疗

保守治疗失败可考虑手术治疗。在手术治疗患者中，约75%的患者对手术结果满意，剩下的25%可能仍然会有不同程度的不适。切开内踝后侧并松解距舟关节远端。胫后神经位于跗管的近端，在内踝后方的远端可以显露该神经。由于跟内侧支从足底外侧神经的后部穿过，因此应沿其背侧进行解剖，可能存在1个或多个内侧跟骨分支。应向远端追踪足底内侧神经，直至其穿过外展肌的肌纤维骨性通道。应在姆外展肌后面追踪足底外侧神经，直至其向足外侧方向移动。仔细探查术前引发蒂内尔征的跗管远端区域，以确定腱鞘内是否存在囊肿。

术后，在允许行走之前，应用敷料压迫包扎并禁止承重3周。

跗管松解的结果取决于手术时发现的病理。去除占位性病变通常可以缓解所有症状。单个神经分支（如足底内侧或外侧神经）受累预后往往良好。如果手术前足部有很多弥漫性疼痛，并且在探查时未发现明确的神经挛缩，则只有1/2~1/3的患者疼痛能够得到缓解。因外翻不稳定而引起牵拉性神经病变的患者可通过矫正不稳定进行治疗，通常采用关节固定术，而不是跗管软组织松解。

三、足部创伤性神经瘤

足部创伤性神经瘤的治疗是一个难题，因为鞋可能持续刺激神经瘤。足部创伤性神经瘤最常见的原因是手术史。即便在足部切开时非常小心谨慎，也可能会损伤较小的神经干或主要神经干。足背最常受累（图8-33）。

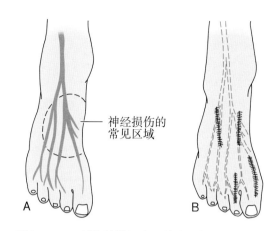

神经损伤的常见区域

▲图8-33 A.创伤性神经卡压的常见部位；B.可能导致足背感觉神经卡住的切口位置（Mann RA, Coughlin MJ: The Video Textbook of Foot and Ankle Surgery. Medical Video Productions, 1991.）

▶临床表现

临床评估应从详细的病史采集开始，并要对受累部位进行评估，以确定神经瘤的准确位置，这是正确治疗的必要条件。很少需要进行电生理检查，通常也不需要X线检查。

▶治疗

A.保守治疗

穿宽松的鞋或定制鞋垫可减轻对神经瘤的压力。小神经受累时，偶尔向该部位注射可的松或有帮助。若保守治疗无效，需手术治疗。

B.手术治疗

在切除创伤性神经瘤之前，必须进行严谨的术前准备。必须确定神经瘤的确切位置及神经瘤近端敏感区域。切口必须尽可能精确以便于显露神经瘤，在解剖神经走行的时候尽量使切口避开鞋子和靴子压力影响区域。神经瘤被切除后应将神经断端留置于压力最小的区域。如果可能的话，可以将神经断端留置于截骨端或者埋在肌肉下面，如趾短伸肌。对于穿着笨重工作靴的患者，切除腓肠神经时，神经末梢要尽量留置于近端，这样靴子才不会压迫神经，否则会导致持续的症状。

创伤性神经瘤切除后的结果差异很大。切除创伤性神经瘤的手术最初都能够达到缓解的效果。除非神经埋在压力较小的区域，否则症状可能会很快复发。因此最好将神经末梢埋在骨内。大多数神经瘤的切除会加重感觉缺陷，但这并不会引起很多临床问题。

四、腓深神经感觉支卡压

距舟关节或跖骨楔形关节处的骨赘会对经过伸肌支持带下方的腓深神经形成卡压。腓深神经感觉支卡压的患者常主诉感觉脚不舒服或穿鞋困难，造成这些症状的原因与卡压的位置有关。

腓深神经感觉支进入足背，位于踇长伸肌和趾长伸肌肌腱之间。腓深神经感觉支在伸肌支持带下沿距骨和足舟骨的背侧走行，在远端穿过跖楔关节。神经走行的任何一处出现骨赘都可能对其造成压迫，并导致神经卡压。

▶临床表现

A.症状和体征

应仔细评估患者足背感觉异常的情况。体格检查显示，腓深神经的感觉分支向第1个趾蹼区域放射，并沿着感觉分支的走行出现刺痛感。可通过触诊或在骨突起处来回滚动来确定是否为神经卡压的位置。

B.影像学检查

X线检查能够显示骨赘，骨赘一般位于距舟关节或跖楔关节。X线检查时在触痛最严重的部位放置影像学标记可以帮助识别。

▶治疗

A.保守治疗

保守治疗包括转移受压点、在鞋舌处垫一个衬垫或者想办法让神经不会受到直接压迫。如果这些措施失败，神经减压术通常会带来满意的效果。

B.手术治疗

根据卡压部位（距骨或跖楔关节）的不同，可以做一个稍微弯曲的切口，通过支持带向下显露神经。在显露神经时必须非常小心，以免神经受到意外伤害。轻抬起神经，显露骨赘，用钳子取出骨赘。骨表面涂骨蜡后将神经重新回位。切口分层缝合后，使用特制的鞋固定大约3周。

腓深神经感觉支松解后通常会取得令人满意的结果。通常情况下，由于神经本身不会受到卡压的伤害，所以预期疗效较好。

Gould JS: Tarsal tunnel syndrome. *Foot Ankle Clin* 2011;16:275. [PMID: 21600447]

Hassouna H, Singh D: Morton's metatarsalgia: pathogenesis, aetiology and current management. *Acta Orthop Belg* 2005;71:646. [PMID: 16459852]

类风湿足

90%的长期风湿性关节炎患者都有足部症状，而且几乎都是双侧的。前足是最常见的受累部位，踇趾的关节最常受累。大约35%的患者会出现距下关节恶化，30%的患者会出现踝关节恶化。

▶病因学研究

前足的变化是由慢性滑膜炎引起的，它破坏了跖趾关节周围的支撑结构。关节囊扩张，韧带受损。当这些结构不再为关节提供稳定性时，跖趾关节发生渐进性背侧半脱位甚至脱位。当跖趾关节从半脱位向脱位发展时，远端的足底脂肪垫被拉出，近端跖骨的基部最终落在跖骨头处。因此跖骨被迫处于屈曲的位置，导致跖骨下形成明显的胼胝。跖趾关节的改变会导致内在肌的不平衡，严重时可出现锤状趾和爪状趾畸形。

类风湿性关节炎患者中足和后足也有明显的病理变化。长时间的距下关节半脱位可导致严重的足弓扁平。轻微畸形的患者，疼痛位于足底中部的距骨滑膜附近。

▶临床表现

A.症状和体征

应详细采集类风湿患者的病史（特别是药物服用史），并确定疾病目前是处于活跃阶段还是静止阶段。重要的是要评估患者足部或其他部位的伤口愈合能力。

病史中应详细记录患者足部的血管状况和皮肤情况。应尽量在患者站立的情况下评估足部情况，这样能够明显显示是多关节畸形还是一两个关节畸形。之后在坐位下，仔细评估足和踝的所有关节，以精确地确定它们受累的程度。触诊跖趾关节能够判断滑膜活动度及关节稳定性。足底需要评估胼胝的形成和溃疡情况。通过对关节稳定性的评估，可推测出纵弓和后足外翻的扁平化程度，以确定畸形进展的风险。

B.成像研究

X线片有助于评估受累关节的数量和程度。双侧受累经常是不对称的。站立位片有助于评估关节稳定性对畸形严重程度的影响。

▶治疗

A.保守治疗

保守治疗包括由风湿科医生所进行的治疗。足部畸形患者应穿有柔软调节衬垫且较深的鞋，以减轻跖骨和脚趾承受的压力。如果鞋子空间过小，跖骨和脚趾的背侧可能受到严重的挤压。如果通过调整鞋子能够缓解患者症状，则不需要进一步的治疗。如果后足受累明显，可能需要使用足踝矫形器，以提供足够的稳定，减轻疼痛。

B.手术治疗

前足手术的主要目的是维持足的稳定性，以减轻跖骨下方疼痛（图8-34）。第1跖趾关节融合术是最常用的术式。将第1跖趾关节置于相对于地面大约背屈15°和外翻15°的位置。挛缩软组织松解和关节切除成形术可以矫正跖趾关系。切除跖骨头，使跖趾关节减压，通过调整和固定跖骨下的跖板，将脂肪垫转移到足底。锤状趾可以通过闭合截骨矫正。开放式锤状趾矫正术在矫正残余畸形方面也很有效。脚趾和跖趾关节在术后要用克氏针纵向固定约4周。

前足类风湿性疾病的修复结果是最令人满意的，大约90%的患者对疗效感到满意。虽然该手术创面很大，但并发症很少。有时切口愈合会延迟，特别是当患者服用高剂量的糖皮质激素或抗代谢药物时。

除非有不稳定性和进行性畸形，后足和踝关节疾病通过药物即可治疗。矫形支撑或支具可能是有

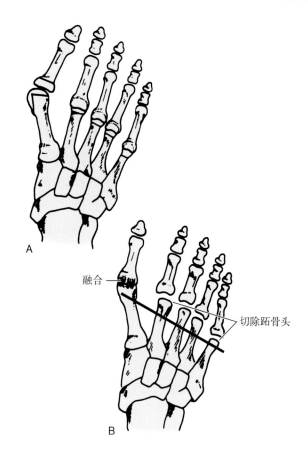

▲图8-34　A.切除跖骨头；B.对称性切除跖骨头可以最大限度地减少难治性跖骨角化症的复发（Mann RA, Coughlin MJ: The Video Textbook of Foot and Ankle Surgery. Medical Video Productions, 1991.）

益的，但如果畸形增加，患者菲薄的皮肤不能承受进一步的压力，那么手术固定与关节融合术是必要的。如果只有一个关节受类风湿病程的影响，手术的范围会比较小。孤立的距骨类风湿性关节炎没有明显的足弓畸形，进行孤立的距骨融合就可以了。如果由于距下关节半脱位而出现明显的畸形，则需要进行三关节融合术。踝关节受累可采用踝关节融合或全踝关节置换术。外科手术的细节在本章的其他地方描述。

Cracchiolo A III: Surgery for rheumatoid disease. Part I. Foot abnormalities in rheumatoid arthritis. *Instr Course Lect* 1984; 33:386. [No PMID]

Jaakkola J, Mann R: A review of rheumatoid arthritis affecting the foot and ankle. *Foot Ankle Int* 2004;25:866. [PMID: 15680099]

Loveday DT, Jackson GE, Geary NP: The rheumatoid foot and ankle: current evidence. *Foot Ankle Surg* 2012;18:94. [PMID: 22443994]

Wechalekar MD, Lester S, Proudman SM, et al: Active foot synovitis in patients with rheumatoid arthritis: applying clinical criteria for disease activity and remission may result in underestimation of foot joint involvement. *Arthritis Rheum* 2012;64:1316. [PMID: 22135142]

足跟痛

足跟痛可以由几种不同的疾病引起。在评估足跟痛时，医生必须尽可能准确地确定疼痛的位置和原因。

足跟痛的病因千差万别（表8-3），需要仔细界定，才能选择合适的治疗方法。

表8-3　足跟痛的病因

足跟跖侧痛
　　足底筋膜炎
　　跟骨垫萎缩
　　外伤（如跟骨骨折）
　　巨大的跟骨骨刺
　　神经系统疾病，如跗管综合征或小趾外展神经卡压
　　退行性椎间盘病并向足跟放射
　　全身性疾病（如莱特尔综合征、银屑病关节炎）
　　足底筋膜的急性撕裂
　　跟骨骨突炎

跟骨后部疼痛
　　跟骨后滑囊炎
　　跟腱炎
　　Haglund畸形
　　跟腱附着处退化

▶ 临床表现

A.症状和体征

仔细记录疼痛的发作史和发作位置。询问患者与疼痛加重或减轻有关的活动和鞋子类型。询问下肢近端疼痛是否具有放射性，因为这可能提示腰椎间盘疾病。对于积极参加运动的患者，需要询问他们的活动水平是否有变化，因为足跟痛通常是压力增加的结果。

患者足跟痛的原因通常可以通过触诊最大压痛部位来确定。

足底筋膜炎是导致足跟痛最常见的原因，通常在足跟内侧有一个最大的压痛区域。该区域与足底筋膜的跟骨内侧结节起点相对应。在大多数情况下，第一步行走出现的疼痛是最严重的。脚趾背屈通常会加重疼痛，因为这会对受损的足底筋膜造成更大的张力。

跟腱炎通常发生在两个位置：在跟骨附着处或距附着点3~4 cm处。跟腱炎的特点是活动后疼痛和肿胀加重。后中线通常有压痛且局部温度升高。非附着点跟腱炎通常与肌腱增厚有关，肌腱中部增厚

区域触痛明显。这两种情况都比真正的炎症更容易引起退化，因此称为肌腱病更恰当。

足跟痛也可能由跟腱囊发炎引起，跟腱囊位于跟腱和跟骨之间，常与足跟畸形有关。

胫后神经跟骨内侧支受累的跗管综合征应仔细叩诊胫后神经。与退行性椎间盘疾病进行鉴别需要仔细测试小腿近端运动功能和感觉。

B.影像学检查

影像学检查可显示跟腱附着处或足底筋膜起源处骨刺形成或钙化。跟骨的后上方可能过于突出，这种情况称为Haglund畸形，症状来自跟骨后滑囊炎症。骨扫描有时会弥漫性地显示跟骨周围活动增加，如系统性疾病（如莱特尔综合征），或不明显的吸收区（如应力性骨折）。MRI扫描可以帮助确定肌腱病患者的跟腱变性程度，还可以帮助确定是否存在跟腱断裂。

▶ 治疗

A.保守治疗

根据足跟痛的病因选择保守治疗的方案。由于许多原因都与足的异常压力有关，保守治疗的基本原则包括减少受累区域的压力，以及调整运动方式、穿软鞋、增加足跟的弹性、纵弓下使用软矫形装置，减轻压力对缓解疼痛是有帮助的。NSAID、物理疗法（跟腱和足底筋膜拉伸运动）有一定的疗效。最初治疗足底筋膜炎的方法是拉伸运动、穿软垫后跟鞋、耐受性好的患者可使用NSAID，以及避免剧烈活动，如跑步和跳跃。使用夜间夹板帮助保持跟腱和足底筋膜伸展，通常可以减轻患者早晨起床后的急性疼痛。尽管存在足底筋膜破裂的风险，但对难以治疗的患者可向足底筋膜起点注射类固醇。石膏固定对难治性患者有益。最近有证据表明，注射富含血小板的血浆可能对难治性患者有益。

一般来说，足跟痛的治疗通常需要持续很长时间，医生和患者需要有很大的耐心。医生应向患者解释足跟痛是通常需要几个月才能解决的慢性疾病。

治疗肌腱病的方法有拉伸运动、活动调节、应用NSAID和足跟抬高。如果这些方法不能有效缓解症状，可以使用支具或石膏。

B.手术治疗

对于保守治疗9~12个月症状仍无法缓解的足底筋膜炎患者，可采用手术治疗。可供选择的方法有直接松解或对筋膜起点的内侧进行松解。手术松解的成功率约为75%。进入足跟内侧必须小心，以避免损伤胫后神经跟骨内侧支。这条神经的破坏会导致足跟麻木，并可能产生足跟内侧神经瘤。对于不需要切除足底足跟骨刺的患者，可以使用内镜对足底筋膜进行松解。虽然体外冲击波有创性较低的优点，但其有效性仍有争议。

如果6~9个月的保守治疗不能消除症状，可采用手术治疗。治疗跟腱止点炎的方法是退行性肌腱清创和骨刺切除并修复跟腱止点。如果出现痛风畸形，也可以切除。非止点跟腱炎采用退行性肌腱清创治疗。在任何一种情况下，只要大部分肌腱无法存活，就必须修复，通常需要移植物，如踇长屈肌肌腱转移。

Bader L, Park K, Gu Y, O'Malley MJ: Functional outcome of endoscopic plantar fasciotomy. *Foot Ankle Int* 2012;33:37. [PMID: 22381234]

Baxter DE, Pfeffer GB: Treatment of chronic heel pain by surgical release of the first branch of the lateral plantar nerve. *Clin Orthop Relat Res* 1992;279:229. [PMID: 1600660]

Goff JD, Crawford R: Diagnosis and treatment of plantar fasciitis. *Am Fam Physician* 2011;84:676. [PMID: 21916393]

Murphy GA, Pneumaticos SG, Kamaric E, et al: Biomechanical consequences of sequential plantar fascia release. *Foot Ankle Int* 1998;19:149. [PMID: 9542985]

Ragab EM, Othman AM: Platelets rich plasma for treatment of chronic plantar fasciitis. *Arch Orthop Trauma Surg* 2012; 132:1065. [PMID: 22555761]

▼ 踝关节融合术

▶ 概述

A.关节融合术的目标

关节融合术是指手术固定关节以获得关节表面的融合。足和踝关节融合术可以实现以下目标：

（1）消除关节疼痛。

（2）矫正畸形。

（3）对于缺乏足够的肌肉功能或韧带支撑病例，如脊髓灰质炎残余或由于距骨周围不稳定而引起的扁平足，可以加强足或踝关节的稳定性。

（4）没有合适重建方法时应尽可能恢复功能，如踇外翻修复失败后第1跖趾关节的融合。

B.关节融合术的原则

足和踝关节融合术需要遵循以下一般原则：

（1）为了达到手术有效，关节融合术必须使足底水平。

（2）要将宽大的松质骨面尽量固定在一起。

（3）关节融合处应采用刚性内固定，最好采用碎片间挤压固定。

（4）在纠正足的错位时，后足必须外翻5°~7°，前足处于外展、内收、内旋和外旋的中立位。

（5）手术入路应尽量减少对神经的损伤。

C.关节融合术对关节运动的影响

踝关节融合术后，距下关节和跗横关节会有残留的背屈和跖屈运动，随着时间的推移可能会出现其他代偿性运动。在踝关节融合术后，这些关节的关节炎变化可能诱发症状，随着时间的推移，融合范围可能需要扩大。

必须把距下关节和跗横关节看作一个关节复合体，类似汽车的万向节。这些关节的运动是相互关联的。距下关节固定术后，扭转和外翻消失，但跗横关节的背屈和跖屈运动仍然存在。然而，距舟关节固定术会消除大部分距下关节运动，因为距下关节的旋转运动必须绕距骨头发生。

三关节融合术可以消除距下和跗横关节运动，增加踝关节和跗中关节在融合处远端的应力。少数患者会在三关节融合术后发生踝关节退行性改变。因此，在进行三关节融合术前，必须仔细评估踝关节。

跗跖关节融合术不会显著影响足和踝关节的运动，但这种融合后的跗骨中区可以观察到一定程度的僵硬。第1跖趾关节融合会增加趾骨间关节的应力，特别是力线不良时。虽然多达40%的患者可能在这个关节发生退行性改变，但很少有临床意义。

D.关节融合术的缺点

虽然关节融合术是一种有效的重建方法，但由此导致的运动丧失增加了周围关节的压力，使它们更容易患关节炎或使已有的退行性改变恶化。因此应先考虑进行非关节融合的矫正方法，如截骨、肌腱转移或两者兼而有之。

▶踝关节融合术

A.适应证

踝关节融合术的主要适应证：

（1）虽然踝关节原发性关节病时有发生，但大多数关节病继发于踝关节骨折。

（2）风湿病继发的关节炎。

（3）由于骨骺受伤或先前骨折导致的踝关节不稳。

B.方法

笔者首选的手术入路是经腓骨入路（图8-35）。切口从腓骨开始，离腓骨尖近端约10 cm，沿腓骨轴向远端延伸，然后向第4跖骨底部弯曲。这样，切口可以避开后侧的腓肠神经和背侧的腓浅神经。此时皮瓣是全厚度的，以减少切口愈合问题。解剖层面穿过踝关节的前部，到内踝并沿距骨颈向外侧走行。在后侧显露腓骨和踝关节后侧，远端显露距下关节和跗骨窦区。在踝关节近端约2 cm处切除腓骨，然后在胫骨远端去除残余软骨和软骨下骨（图8-36）。这个切口应该尽可能垂直于胫骨长轴并延伸到内踝，但不能穿过内踝。将足置于中立位，并在距骨穹隆处与腓骨切口平行进行切开处理，从而形成两个平面以纠正畸形。此时，踝关节应处于背屈和跖屈的中立位置，保持5°左右的外翻。旋转度应与对侧相同，通常为外旋5°~10°。如果内踝过长可能导致两个关节表面对位不良，应该通过背侧切口显露内踝并在远端切除。

两个平面应该完全重合，施加的压力很少或没有。通过插入2根约0.2 cm的克氏针进行临时固定，用至少2个6.5 mm的松质骨螺钉进行加压处理（图8-37）。螺钉植入后，应对关节固定部位进行刚性固定。由于关节表面完全对合，因此没有空间进行骨移植。术后需要加压包扎并使用石膏夹板固定一段时间。消肿后，使用短腿石膏，6周内禁止负重。关节融合一般发生在12周后。

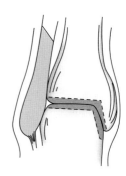

▲**图8-36** 在踝关节近端2~2.5 cm处切除腓骨，并切开胫骨远端，切口尽可能垂直于胫骨长轴（Mann RA, Coughlin MJ: The Video Textbook of Foot and Ankle Surgery. Medical Video Productions, 1991.）

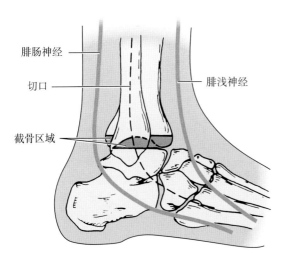

▲**图8-35** 踝关节融合术。皮肤切口位于腓浅神经和腓肠神经之间（Mann RA, Coughlin MJ: The Video Textbook of Foot and Ankle Surgery. Medical Video Productions, 1991.）

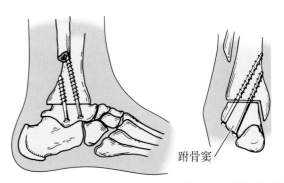

▲**图8-37** 显示的是穿越关节融合区的6.5 mm螺钉的位置（Mann RA, Coughlin MJ: The Video Textbook of Foot and Ankle Surgery. Medical Video Productions, 1991.）

C.并发症

踝关节不融合虽然不常见，但也时有发生。前面所描述的手术技术的预期融合率为90%。如果发生骨不连，可能需要植骨和进一步的内固定处理。

患者对踝关节对位不良且足过度内旋畸形的耐受性差，发生这种情况常常需要进行翻修手术。过度的跖屈会引起膝关节后突，最终导致膝关节不适；过度背屈会增加足跟的压力（通常可以用足够的填充物来处理）；内翻畸形可引起距下关节不稳；外翻过多会对膝关节内侧造成压力。

非常重要的是不要在距下关节上放置任何针或螺钉，以免损伤后关节面；否则，可能会导致关节病。

D.特殊问题

距骨缺血性坏死需要切除胫骨–跟骨融合或绕过坏死骨融合。对严重的粉碎性pilon骨折进行融合时，骨移植也可能是必要的，因为粉碎的松质骨常常引起影响稳定性的缺陷。

▶ 全踝置换术

全踝置换术是一种替代踝关节融合术治疗踝关节疼痛的方法。优点包括保留了一部分踝关节的运动度，步态较关节融合术更正常，从而相应地减少了邻近关节的压力。该手术的缺点是技术难度大，学习曲线陡峭，并发症发生率高于关节融合术，长期假体生存率未知。Saltzman报告的Agility全踝置换术的中期假体生存率表明，该术式疗效在特定的患者中是持久的。所用的假体全部通过前切口入路植入，目前美国所用的假体（如Agility，Salto-Talaris,INBONE）都是两部分假体（图8–38）。欧洲使用的主要是三部分假体与聚乙烯移动轴承，包括STAR，the Mobility和Hintegra，目前的临床结果发现其早期疗效还是非常肯定的。美国骨科医生期望这些新的设计最终会被美国食品和药品管理局（FDA）批准并在美国上市。目前的研究还没有发现移动轴承存在优点，虽然有可能减少磨损；但缺点是移动轴承可能不稳定。人们普遍认为理想的患者应是年龄较大、身材较瘦、活动量较低，但没有临床数据明确支持这一点。人工关节置换术的支持

者表示，他们的患者可能比那些关节融合术患者拥有更积极的生活方式，但实际上并没有研究关注这个问题。有研究表明，与术前相比，关节置换术后患者进行游泳、骑自行车和徒步旅行等休闲活动的能力更强。调查数据显示，医生建议关节融合术患者参加低运动量的运动。

▶ 距下关节融合术

A.适应证

距下关节融合术的主要适应证有：

（1）继发于跟骨骨折，偶见原发性关节病的距下关节病。

（2）继发于风湿性关节炎的内翻或外翻畸形。

（3）继发于残余畸形或骨筋膜室综合征的内翻畸形。

（4）继发于脊髓灰质炎、神经肌肉紊乱或肌腱功能障碍（如胫骨后肌肌腱功能障碍）的距下关节不稳。

（5）症状性距跟骨融合，但距舟关节或跟骰关节无继发性改变。

B.方法

从腓骨尖端开始切开，向远端延伸至第4跖骨底部。切开深部时，应注意辨别、牵开腓肠神经或其分支。切口内可能有细小的神经，这些神经有可能被切断，这会引起疼痛的神经瘤。向远端翻折趾短伸肌显露跗骨窦区。在距下关节使用撑开器可增加显露范围。

从关节表面（包括中间和后部的关节面）移除关节软骨。然后用一个小骨刀将骨关节表面锉成羽状或鳞片状。这些通过软骨下骨的切口将大大提高融合的可能性。刮除跗骨窦和前突周围，获得用于融合的局部骨移植物。

距下关节的力线是关键。它必须处于5°~7°的外翻位，形成灵活的跗横关节。如果是内翻位，足部是僵硬的，患者走路时足部一侧着地。

距下关节的固定是通过一个7 mm空心加压螺钉来实现的，螺钉从跟骨后端进入距骨体或颈部。

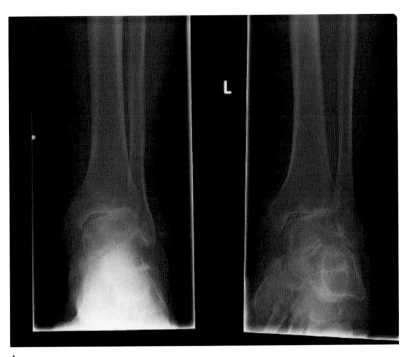

A

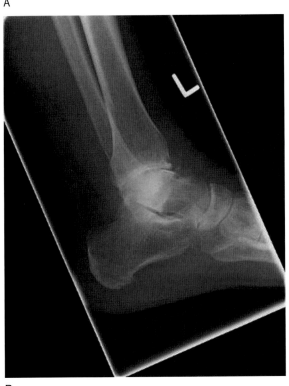

B

▲图8-38 60岁男性进行性踝关节炎并伴有不稳定患者。A,B.术前X线检查

先把导引针放在后侧小平面,然后活动距下关节使其对准导引针,并使导引针进入距骨。在X线片上确认导引针是否对准,并插入螺钉。

在充分内固定后,在跗骨窦区填充骨移植物。可在内踝、胫骨近端或髂骨取骨作为骨移植物,但髂骨取骨可显著增加手术并发症的发病率。

术后应用加压敷料包扎及石膏夹板固定。采用短腿石膏固定,6周内不可负重。固定12周通常可以实现关节融合。

C.并发症

距下关节不愈合不常见。精细的手术操作和充分处理关节表面有助于预防这种并发症。如果发生骨不连,需要进行骨移植和附加固定以实现牢固的骨愈合。

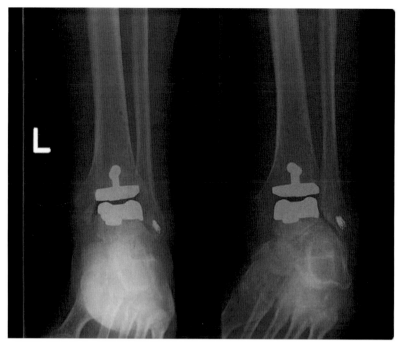

C

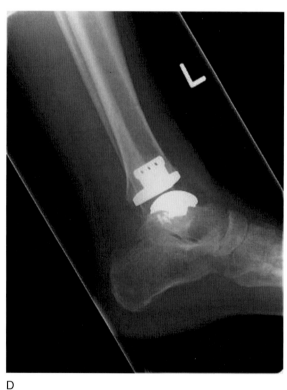

D

▲**图8-38**（续）　60岁男性进行性踝关节炎并伴有不稳定患者。C, D.全踝置换术和韧带重建后的复查结果

术后可能发生距下关节错位。距下融合后过度的外翻畸形可能导致腓骨或腓骨肌肌腱受到外侧撞击。它还会引起中足的压力过高，有时还会引起膝关节的压力过高。距下关节内翻畸形使跗横关节僵硬，导致前足僵硬。这也增加了足外侧的压力，特别是第5跖骨底的压力。

D.特殊问题

类风湿性关节炎或创伤后患者的跟骨可能发生与距骨相关的外侧半脱位，通常需要使用CT进行鉴别。跟骨在手术时必须向内移位，使其与距骨外侧面对齐，并将其置于胫骨下适当的负重位置。如果跟骨融合有明显的侧偏，异常的力线会增加踝关节和中足的应力。

使用距下关节融合术矫正陈旧性跟骨骨折时，需要特别注意腓侧肌腱。如果跟骨愈合的外侧壁骨折突出，会导致腓骨下腓骨肌肌腱受到撞击。进行距骨下融合术时，必须小心切除这个突出，使距骨和跟骨的外侧面成一条直线。此外，应从跟骨骨膜下剥离腓骨肌腱鞘，以保留腱鞘，保护腓骨肌肌腱免受跟骨的撞击。

跟骨骨折后发生严重畸形时，有时会进行距下关节的骨块牵引关节融合术。如果距骨由于Bohler角变平而处于水平位置，可能导致踝关节背屈受限。在距下关节后部关节面放置髂骨三边皮质骨有助于改善后足的整体力线，恢复踝关节背屈。

▶距舟关节融合术

A.适应证

距舟关节融合术主要适用于以下几种情况：

（1）创伤后损伤、类风湿性关节炎或原发性关节病。

（2）继发于胫骨后肌肌腱和跟周韧带断裂，以及类风湿性关节炎的距舟关节不稳。

（3）联合应用后足的双关节融合术或三关节融合术。

B.方法

通过内侧或背侧切口进入距舟关节，从舟楔关节开始切开，切口一直延伸到距骨颈。剥离关节周围的软组织，用刮匙或弯曲的骨刀切除关节软骨，将巾夹放入足舟骨结构内以撑开关节，这样还有助于关节的显露和处理。距舟关节的力线非常重要，因为这种融合基本上消除了距下关节的运动。距下关节融合位置为外翻3°~5°，前足中立位（图8-39）。比较手术的足与对侧足，若双足对称，可对关节进行固定。对于胫骨后肌肌腱断裂的患者，在治疗外侧半脱位的距舟关节时，这种关节的正确力线尤为重要。内固定有单颗大螺钉（6.5 mm）、2颗小螺钉（4.0 mm）或多钉加压方式。

术后，患者非负重石膏固定6周，然后负重石

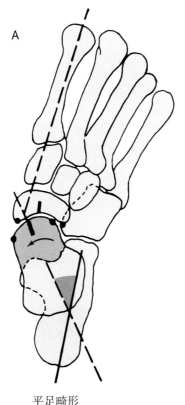

平足畸形

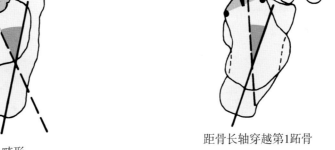

距骨长轴穿越第1跖骨

▲图8-39 距舟关节融合。A.扁平足在距舟关节处的变化。注意，当前足向外侧偏离并外展时，距骨头向内侧偏离。B.前足呈内收状态，可使足舟骨再次位于距骨头的中心（Mann RA, Coughlin MJ: The Video Textbook of Foot and Ankle Surgery. Medical Video Productions, 1991.）

膏固定6周。

距舟关节不融合发生率较高，可能是关节不易显露所致。切口如果靠近关节内侧则可以获得更多的显露范围。对关节表面进行充分的处理应可使融合率接近90%。

C.并发症

主要并发症有骨不连和错位，与距下关节融合术相似。

D.特殊问题

孤立的距舟关节融合通常会产生令人满意的结果，特别是对于相对久坐且年龄大于50岁的患者。对于较年轻、较活跃、无其他疾病（如类风湿性关节炎）的患者，应考虑同时对跟骰关节进行融合以获得更稳定的跗横关节，并通过增加稳定性来促进距舟关节的融合。

▶双关节融合术（跟骰关节、距舟关节）

A.适应证

近年来，双关节融合术已经发展成为一种与三关节融合术稳定性相当的手术（图8-40）。通过固定跗横关节（跟骰关节和距舟关节），距下关节的活动进一步受限，因为这三个关节的功能是相关的。双关节融合术也适用于年轻、活动量大的患者，这些患者不仅要考虑跟骰关节融合，还要考虑距舟关节融合，因为后者能增加足的稳定性。

双关节融合术适应证：

（1）距舟关节和跟骰关节的关节病（如外伤后引起的关节病）。

（2）胫骨后肌肌腱断裂或神经肌肉疾病后距舟关节和跟骰关节不稳。

（3）具有活动功能的个体中出现距舟关节或跟骰关节的关节病，患者年龄在50岁以下，为了使中足有更大的稳定性，可选择双关节融合术。

B.方法

如前所述，距舟关节通过内侧或背侧切口进行显露。跟骰关节通过与距下关节融合术相同的足外侧切口进行显露。显露这些关节后，剥离关节表面的关节软骨并处理软骨下骨。

进行双关节融合术时，关节力线非常关键，因为一旦实现了这种融合，距下关节或跗横关节就不再具有活动能力了。因此在融合关节之前，必须将脚置于中立位。矫正前足内翻的理想位置是跟骨外翻5°，跗横关节处于外展和内收中立位。这种关节力线能够重塑足底。首先用6.5 mm的螺钉或4 mm的螺钉固定距舟关节，也可使用多枚螺钉固定。跟骰关节以同样的方式固定。术后护理与其他足部融合术相同。

C.并发症

常见并发症有骨不连和错位，与距下关节融合术相似。

▶三关节融合术

三关节融合术是指距舟关节、跟骰关节和距下关节的融合（图8-41）。在孤立融合推广之前，该术式是所有后足问题的解决方法。现在对于有限的融合不能充分缓解症状时，这种方法仍然适用。

A.适应证

（1）继发于外伤的关节病，累及距下关节、

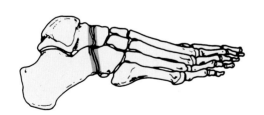

▲**图8-40** 由距舟关节融合和跟骰关节融合组成的双关节融合术（Mann RA, Coughlin MJ: The Video Textbook of Foot and Ankle Surgery. Medical Video Productions, 1991.）

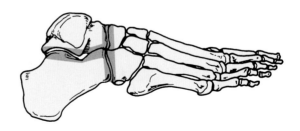

▲**图8-41** 三关节融合术（Mann RA, Coughlin MJ: The Video Textbook of Foot and Ankle Surgery. Medical Video Productions, 1991.）

距舟关节或跟骰关节

（2）与距下关节固定性畸形有关的距舟关节或跟骰关节不稳。

（3）继发于胫骨后肌肌腱功能障碍的足不稳，距下关节僵硬且不能进行双关节融合术。

（4）继发于脊髓灰质炎、神经损伤或类风湿性关节炎的后足不稳。

（5）有症状，无法切除的跟舟骨桥。

（6）继发于外伤，如挤压伤或骨筋膜室综合征的后足畸形。

B.方法

如前所述，三关节融合术用于距下关节融合和距舟关节融合。矫正前足内翻时固定足部于中立位（距下关节外翻3°~5°），跗横关节外展内收中立位。术后护理与距下融合术相同。

C. 并发症

主要并发症是其中一个关节融合失败，但这种情况并不常见，因为融合的成功率超过90%。距舟关节最有可能发生不愈合。如果发生足部或前足错位可能需要矫正，但技术上较困难。外侧入路手术可能卡压或破坏腓肠神经。

▶跗跖关节融合术

跗跖关节融合术包括单关节融合术（通常是第1跗跖关节融合术）和多关节融合术。融合常常向近端延伸至跗骨间骨，有时甚至包括舟楔关节。对创伤后障碍患者进行跗跖关节融合术时，应仔细确定所涉及的关节。除了X线平片，CT扫描和骨扫描有时也是必要的。

A.适应证

（1）少数姆囊炎伴有第1跖楔关节高度活动的姆外翻患者。

（2）继发于外伤或原发发病的1个或多个跗跖关节受累的关节病。

（3）由陈旧性Lisfranc骨折脱位引起的关节畸形。

B.方法

第1跖楔关节是通过背侧纵行切口显露关节。如果涉及多个关节，则第2切口位于第2跖骨中央，通过该切口可以充分观察第1跖骨和第2、第3跖楔关节的外侧（图8-42）。切口必须足够长以充分显露关节。如果需要融合舟楔关节，则切口必须向近端延伸。显露时必须小心谨慎，因为有大量的浅表神经和神经血管束（足背神经和腓深神经浅表分支）通过第2跖楔关节。如果要融合第4和第5跖骰关节，则在这一区域做第三个纵行切口，以便充分显露。根据融合块的大小，从跗跖关节和跗骨间关节内去除关节软骨。把骨打毛可以为骨性愈合创造良好的条件。如果出现畸形（通常是足部外展畸形或背屈畸形），应予以纠正。第1跖楔关节采用4 mm松质骨螺钉或背侧固定板对准并固定。对其他关节进行加压固定，以防止可能的不愈合。对于第1跖楔关节，最有用的固定模式是从楔骨背侧向远端方向植入1枚螺钉，第2枚螺钉从跖骨基底背侧向近端方向植入并穿过跖楔关节。还必须注意纠正目前存在的任何背屈或外展畸形。

术后采用短腿非负重石膏固定6周，再用负重石膏固定6周。

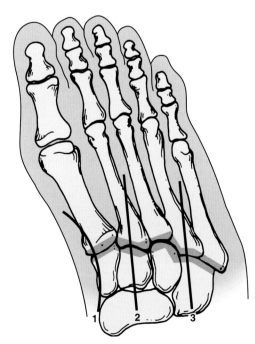

▲图8-42　用于跗跖关节融合术的纵行切口（Mann RA, Coughlin MJ: The Video Textbook of Foot and Ankle Surgery. Medical Video Productions, 1991.）

C.并发症

虽然存在不愈合的可能性，但随着骨折端加压固定，这种风险是最小的。如果发生骨不连，可能需要骨移植和改良的内固定。融合多个跗跖关节时，切口可能存在肿胀和张力。术后使用压缩敷料可以减少肿胀的风险和防止切口并发症。如果出现切口并发症必须适当处理，有时可能需要植皮。

多个跗跖关节融合可能导致足底胼胝，原因可能是其中一个跖骨被放置在过度跖屈位。为了重新排列跖骨，可能需要在跖骨底部截骨。

跗跖关节应避免使用订书钉式内固定，因为这种内固定容易引起跖骨背屈，这可能向未受累的跖骨头转移压力。

▶第1跖趾关融合术

参见姆外翻。

▶趾骨间关节融合术（趾关节融合术）

A.适应证

（1）继发于外伤或第1跖趾关节融合术的关节病。

（2）将姆长伸肌转移到第1跖骨颈部时稳定趾骨间关节（第1趾Jones手术）。

B.方法

通过以关节为中心的背侧横向切口显露趾骨间关节。通常移除一段椭圆形的皮肤，露出手术关节末端。切除近节趾骨远端末端和远节趾骨近端，将远节趾骨置于跖屈5°~7°和外翻3°~4°位置。使用纵向螺钉（4 mm）或交叉克氏针，或同时使用螺钉（4 mm）和交叉克氏针进行内固定。

可以穿术后鞋负重行走，但在融合发生前（通常为8周）避免行走时姆趾离地。

C.并发症

趾骨间关节融合不愈合不常见。如果发生通常没有临床症状，不需要治疗。如果有症状，通常需要对融合进行修正。因为该区域太小，无法进行骨移植。

Saltzman CL: Subtalar instability: diagnosis and treatment. *Foot Ankle Int* 2012;33:151. [PMID: 22381348]

Buck P, Morrey BF, Chao EY: The optimum position of arthrodesis of the ankle. *J Bone Joint Surg Am* 1987;69:1052. [PMID: 3656947]

Carr JB, Hansen ST, Benirschke SK: Subtalar distraction bone block fusion for late complications of os calcis fractures. *Foot Ankle Int* 1988;9:81. [PMID: 3066724]

Klein SE, Putnam RM, McCormick JJ, Johnson JE: The slot graft technique for foot and ankle arthrodesis in a high-risk patient group. *Foot Ankle Int* 2011;32:686. [PMID: 21972763]

Reinhardt KR, Oh LS, Schottel P, Roberts MM, Levine D: Treatment of Lisfranc fracture-dislocations with primary partial arthrodesis. *Foot Ankle Int* 2012;33:50. [PMID: 22381236]

Saltzman CL, Mann RA, Ahrens JE, et al: Prospective controlled trial of STAR total ankle replacement versus ankle fusion: initial results. *Foot Ankle Int* 2009;30:579. [PMID: 19589303]

Segal AD, Shofer J, Hahn ME, Orendurff MS, Ledoux WR, Sangeorzan BJ: Functional limitations associated with end-stage ankle arthritis. *J Bone Joint Surg Am* 2012;94:777. [PMID: 22552666]

Valderrabano V, Pagenstert G, Horisberger M, et al: Sports and recreation activity of ankle arthritis patients before and after total ankle replacement. *Am J Sports Med* 2006;34:993. [PMID: 16452268]

▼ 足弓异常

先天性扁平足

先天性扁平足是指出生后即出现的平足。这种情况在出生早期并不明显，通常在10岁或20岁时才被发现。典型的无症状柔韧性扁平足可能是纵弓的正常变异。这种畸形必须与有症状的灵活或僵硬的扁平足区分。扁平足通常在青少年早期出现症状，一般由跗骨联合引起。跗骨联合是2块或2块以上跗骨的联合，通常发生在跟骨和足舟骨之间或距骨和跟骨之间。这是由于后足骨分割失败造成的。联合通常直到青春期才会有症状，当软骨联合开始骨化时，后足的僵硬程度会增加，从而引起症状。这些人在青春期前足部相当灵活，但之后通常会变得越来越僵硬并出现症状。

跗骨联合的患者通常在10~12岁左右出现腓骨肌痉挛性扁平足。该理论认为，足部被腓骨肌痉挛锁定在外翻的位置，腓骨肌痉挛则是机体对距骨关节疼痛的正常反应。足舟骨通常由原软骨内部的3个骨化中心形成，有时位于内侧的骨化中心不能与主体结合，形成一种称为足副舟骨的软骨。扁平足伴足副舟骨，通常在青少年早期到中期出现症状，可能是单侧或双侧的。

足部畸形或先天性垂直距骨所导致的畸形在第十章讨论。

马方综合征或埃勒斯-当洛综合征（Ehlers-Danlos syndrome）等广泛性发育不良患者可表现为扁平足。患者从出生时就表现为广泛的韧带松弛，就诊患者通常知道所患疾病。

▶临床表现

A.症状和体征

应在患者站立位时进行临床评估。在所有先天性扁平足病例中，患者站立时纵弓变平。跗骨联合腓侧痉挛性扁平足，跟骨处于严重固定的外翻位。跗骨联合或足副舟骨可能是单侧发病，也可能是先天性畸形（如畸形足或先天性垂直距骨）引起的双侧有症状和无症状的活动扁平足和广泛性发育不良。

体格检查非常重要。无症状的柔韧性扁平足通常有令人满意的活动范围，且跟腱无挛缩。然而有症状的柔韧性扁平足，几乎总是表现出马蹄足挛缩。为了充分测试跟腱的紧张性，使足舟骨覆盖距骨的头部，然后将足背屈，膝关节伸展。如果足背屈时距舟关节外侧半脱位，检查者往往会误以为背屈是足够的，而事实并非如此。

跗骨联合的患者通常后足活动受限，常继发于腓骨肌痉挛和软骨或骨性桥接。腓骨肌肌腱实际上可以感觉到在腓骨后面的张力，不允许发生距下关节的任何被动或主动内翻。有时，会引起阵挛。一般来说，这些关节的压力会使患者感到更不舒服。扁平足伴足副舟骨会出现突出部疼痛。通常，对胫骨后肌肌腱的压迫会加重病情。先天性残缺畸形患者往往表现出一定程度的足部僵硬，但也经常表现为足部其余部分不同程度的畸形。广泛性发育不良的患者表现出明显的关节高度活动，可没有任何挛缩。

B.影像学检查

影像学检查有助于鉴别各种类型的扁平足。在几乎所有病例中，侧位片显示跟骨缺乏正常的背屈（正常约为20°或以上）。在有症状的柔韧性扁平足中，跟骨甚至可能处于轻微的马蹄足位置。侧位X线片上外侧距骨-跖骨角，重度扁平足显示为>30°，中度扁平足显示为15°~30°，轻度扁平足显示为1°~15°（图8-43）。

跟舟联合是跟骨前突与舟骨侧壁下方的骨桥，在斜位X线片上观察效果最好。距下或距跟骨桥在冠状面CT扫描中容易发现。扁平足伴足副舟骨，显示足副舟骨在足舟骨内侧，但有时需要内侧斜位片来勾勒足副舟骨的大小。对于先天性畸形，如畸形足或先天性垂直距骨，仅凭足部的外观就足以进行诊断。广泛性发育不良患者常表现为纵弓完全塌陷。

▶治疗

A.保守治疗

先天性扁平足需保守治疗。纵弓支撑可能对患者有益，但对于无症状的柔韧性扁平足通常是不必要的。对于有症状的柔韧性扁平足，半刚性的纵弓支撑和跟腱拉伸练习可能会有一些好处。

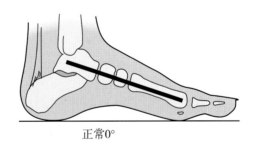

正常0°

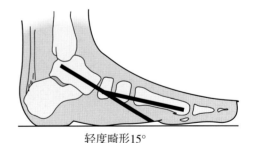

轻度畸形15°

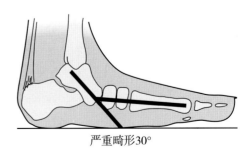

严重畸形30°

▲图8-43 使用外侧距骨-跖骨角评估扁平足：0°为正常；1°~15°为轻度畸形；16°~30°为中度畸形；>30°为严重畸形（Bordelon RL: Correction of hypermobile flatfoot children by molded insert. Foot Ankle 1980;1:143.）

跗骨联合可以使用短腿步行石膏进行保守治疗，然后使用聚丙烯足踝矫形器或加州大学生物力学实验室（UCBL）插片。如果疼痛得到了足够的缓解，不需要进一步的治疗。对鞋进行修改以减轻相关区域的压力，可用于治疗足副舟骨扁平足。使用纵弓架有时会减轻压力。

先天性畸形导致的扁平足可以用足踝矫形器或UCBL插片治疗。广泛性发育不良患者通常不需要任何治疗。

B.手术治疗

无症状的扁平足不适合外科手术。有症状的柔韧性或半柔韧性扁平足可考虑手术治疗，尤其是5~6岁后出现马蹄足挛缩的病例。马蹄足挛缩可使用跟腱延长术治疗。外侧柱延长术式，如Evans跟骨截骨，适用于有症状的柔韧性扁平足且保守治疗无效的患者。这一术式有助于纠正足跟外翻和前足外展。应尽可能晚地进行这一手术以免干扰开放的生长中心。很少进行三关节融合术，因为这会使年轻患者的足踝部非常僵硬。

保守治疗无效的跗骨联合可能需要手术切除。跟骨–舟骨骨桥的手术入路与距下关节手术相同。显露骨桥后整块切除。在整个青少年时期，如果距下关节的后关节面少于20%或仅局限于中间关节面，那么距骨联合是可以切除的。青少年患者距下关节广泛受累或成人患者出现骨桥都应进行距下关节融合术。该方法采用中间小平面为中心的内侧切口，小心谨慎地翻折肌腱和胫后神经。骨性联合的范围确定后，切除以显露正常的关节软骨，将骨蜡涂在边缘或植入游离脂肪移植物以防止骨的重新形成。扁平足伴足副舟骨可能需要切除足副舟骨和胫骨后肌肌腱的皱襞（Kidner术式）。这种成功率较高的手术通常在青春期晚期进行。

先天性残余畸形或广泛性发育不良通常不需要手术治疗。严重病例可在发育成熟后进行三关节融合术。

Coleman S: *Complex Foot Deformities in Children.* Philadelphia, PA: Lea and Febiger; 1983.

Evans D: Calcaneo-valgus deformity. *J Bone Joint Surg* 1979;57:270. [PMID: 1171869]

Zaw H, Calder JD: Tarsal coalitions. *Foot Ankle Clin* 2010;15:349. [PMID: 20534361]

后天性扁平足

后天性扁平足是一种影响足部正常功能的纵弓疾病。这种畸形不同于先天性扁平足，随着时间的推移，足弓逐渐变平，常常导致足部出现症状。成人后天性扁平足可由下列情况引起：

（1）胫骨后肌肌腱功能障碍。

（2）原发性跗跖关节病或继发于Lisfranc骨折的关节病。

（3）由周围神经病变引起的中足沙尔科改变（Charcot changes）。

（4）由外伤或类风湿性关节炎引起的距舟关节塌陷。

后天性扁平足是一种复杂的畸形，影响中足和后足的不同部位。畸形包括距舟关节和跗跖关节背侧半脱位、前足外展、后足外翻畸形，或三者兼而有之。畸形的程度差别很大，通常是渐进性的。根据病因不同，后天性扁平足可能影响患者的双足。

▶ 临床表现

A.症状和体征

全面的病史采集对于区分后天性扁平足的不同原因很重要。通常情况下，表现为胫骨后肌肌腱功能障碍的患者不会回忆起具体的创伤事件。在跗跖关节病患者中，约有5%继发于Lisfranc骨折脱位，另外50%属于原发性关节病。沙尔科足患者通常会有周围神经病变（如糖尿病）的相关病史。距舟关节塌陷患者既往可能有导致距舟足底韧带（又称为跳跃韧带）破坏的距舟关节外伤史或类风湿性关节炎。

体格检查首先观察患者站立时的足部，观察单侧或双侧纵弓。同时评估前足和后足外翻的程度。

通常情况下，胫骨后肌肌腱厚且肿大。胫骨后肌肌腱功能障碍患者表现为主动内翻力小或消失。在腱鞘上触诊时，温度升高，疼痛加重。当要求患者踮起脚尖时，受累跟骨保持外翻的位置，而不是像正常情况下那样内翻。从后侧观察患者时，受累足外侧可见脚趾多于未受累足，俗称"脚趾过多症"。

跗跖关节病造成前足外展畸形伴有不同程度的背屈，形成突出的内侧楔形骨。跗跖关节背侧和跖侧可见明显的骨赘。

沙尔科足呈现不同程度的肿胀和畸形。在早期足部表现出广泛的肿胀和温度上升，感觉丧失区呈手套状分布。畸形从轻微的扁平足到严重的摇椅底足，程度不一。触诊足内侧和足底突出的骨块非常重要，因为这些骨块有溃烂的风险。

在类风湿性关节炎患者中，大部分改变发生于距舟关节。在这种情况下，距骨头通常在足底内侧并可触及。当距下关节受累较多时，通常还会出现僵硬性后足外翻畸形。

创伤后畸形可能不同，具体取决于涉及的关节。如果外伤导致足舟骨塌陷，则纵弓扁平，前足外展减小，距骨头常可在足底内侧触及。后足和中足关节通常很少活动或没有活动。

B.影像学检查

影像学通常能鉴别问题的原因。胫骨后肌肌腱功能障碍患者，距骨头有距舟关节下垂及足舟骨外展。跗跖关节病患者表现为典型的关节退行性改变，伴有不同程度的关节外侧和背侧半脱位。沙尔科足患者表现为神经性关节的特征性改变，包括明显的骨破坏和关节脱位（图8-44）。类风湿性关节炎患者表现为典型破坏性变化，关节间隙变窄，骨赘形成少。

▶ 治疗

A.保守治疗

保守治疗的目的是用聚丙烯足踝矫形器

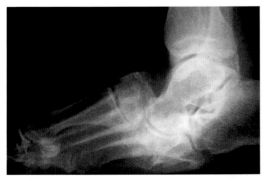

▲图8-44 中足沙尔科改变导致关节脱位和足底摇椅底状畸形

（AFO）支撑足弓和踝关节。矫形器必须能够适应任何可能出现的突起。这些突起有可能导致皮肤破溃，尤其是神经病足。有时为了使患者的步态更加流畅，医生会建议患者穿宽松的摇椅底状鞋。

B.手术治疗

不同情况选择不同的外科治疗。胫骨后肌肌腱功能障碍、后足和中足关节活动度满意，可采用趾长屈肌肌腱移植重建胫骨后肌肌腱。如果存在明显的足跟外翻畸形，也可以进行跟骨截骨。另外，由跟骰关节固定术组成的侧柱延长也可用于矫正伴有前足外展的柔韧性扁平足。当后足或前足出现固定性畸形时，应行三关节融合术。

沙尔科足患者可使用短腿石膏治疗，直到急性病程消退，然后使用聚丙烯足踝矫形器。有时，可能需要切除导致皮肤破溃的骨性隆起，以便于患者选择使用足踝矫形器。对于严重的下肢畸形，可能需要截骨来矫正中足。类风湿患者如果畸形较轻微，通常采取受累区域内固定与孤立的距舟关节融合术；如果有后足或中足畸形可应用三关节融合术。

创伤后足累及距舟关节需要三关节融合术。如果在这些关节处有关节炎，融合可能需要向远端延伸以包括舟楔关节。

跗跖关节病患者对手术治疗的反应良好，可通过调整足部并对所受累的关节进行关节固定术。

Bolt PM, Coy S, Toolan BC: A comparison of lateral column lengthening and medial translational osteotomy of the calcaneus for the reconstruction of adult acquired flatfoot. *Foot Ankle Int* 2007;28:1115. [PMID: 18021579]

Brodsky JW, Charlick DA, Coleman SC, Pollo FE, Royer CT: Hindfoot motion following reconstruction for posterior tibial tendon dysfunction. *Foot Ankle Int* 2009;30:613. [PMID: 19589306]

Deland JT: Adult-acquired flatfoot deformity. *J Am Acad Orthop Surg* 2008;16:399. [PMID: 18611997]

Ellis SJ, Williams BR, Wagshul AD, Pavlov H, Deland JT: Deltoid ligament reconstruction with peroneus longus autograft in flatfoot. *Foot Ankle Int* 2010;31:781. [PMID: 20880481]

Grier KM, Walling AK: The use of tricortical autograft versus allograft in lateral column lengthening for adult acquired flatfoot deformity: an analysis of union rates and complications. *Foot Ankle Int* 2010;31:760. [PMID: 20880478]

Lin JL, Balbas J, Richardson G: Results of non-surgical treatment of stage II posterior tibial tendon dysfunction: a 7- to 10-year follow up. *Foot Ankle Int* 2008;29:781. [PMID: 18752775]

O'Connor K, Baumhauer J, Houck JR: Patient factors in the selection of operative versus nonoperative treatment for posterior tibial dysfunction. *Foot Ankle Int* 2010;31:197. [PMID: 20230697]

高弓足

高弓足的特点是纵弓高度异常，导致足底负重区减少，应力集中于跖骨头。爪状趾可能会加重这种情况，进一步减少前足负重区。高弓足患者的足部关节普遍僵硬，导致患者刻意避免长时间使用足部。

▶病因

（1）前角细胞疾病，如脊髓灰质炎、脊髓间质瘤和脊髓肿瘤。

（2）神经紊乱，如腓骨肌萎缩症和脊柱闭合不全。

（3）肌肉疾病，如肌肉营养不良。

（4）长束和中枢疾病，如弗里德赖希共济失调（Friedreich ataxia）和脑瘫。

（5）特发性疾病，如马蹄足、关节挛缩症、原因不明的高足弓等。

（6）外伤后的障碍，如骨筋膜室综合征或挤压伤。

▶解剖

高弓足的表现形式千差万别，有轻微的高弓足，也有严重的畸形。根据畸形部位，可以对畸形进行分类。

A.后弓畸形

这种畸形主要累及跟骨，其背屈俯仰角在负重侧位片上＞40°。正常情况下，跟骨的背屈程度约为20°。后弓畸形通常还会出现一定程度的足跟内翻。

B.前弓畸形

在前足马蹄足畸形中，后足处于中性位。前弓畸形可能是局部的，主要累及第1和第2跖骨；也可能是广泛的，整个前足处于跖屈位。前足通常有一定程度的内收。

C.复合足弓畸形

复合足弓畸形比较严重，包括前弓和后弓畸形。

▶临床表现

A.症状和体征

除了详细询问病情的发作和进展病史，还应当询问详细的家族史，因为特发性高弓足往往有家族遗传性。青少年尤其应确定畸形的进展，因为它可能提示脊髓异常或肿瘤。活动水平和行走情况也应作为神经或肌肉疾病进展的标志来进行仔细评估。

足部畸形程度必须在患者站立时检查。这也有助于发现小腿肌肉萎缩，小腿肌肉萎缩常见于进行性神经性腓骨肌萎缩症、足部畸形或关节挛缩症。应仔细测量足和踝关节的主动和被动活动度，必须仔细评估每块肌肉的肌力，尤其是考虑进行肌腱转移时，必须确定后足、前足、跖趾关节和第2~5趾的畸形程度和灵活性，还应注意足底筋膜是否紧绷。必须充分评估踝关节外侧韧带，因为它们经常因长期内翻的足跟畸形而被拉长。

B.影像学检查

足和踝关节负重片有助于确定高弓足的类型，从而帮助选择治疗方案。任何程度的关节或距骨内翻倾斜都应纳入评估的范围。

▶治疗

A.保守治疗

根据高弓足的严重程度选择保守治疗方案。轻微的畸形可能只需要穿软底鞋。第2~5趾的明显爪形畸形可能需要穿深底鞋。定制的石膏衬里与内置的拱形支持，有助于减少跖骨头的应力。严重的运动不足可能需要足踝矫形器来稳定踝关节。大多数高弓足病例可采用保守治疗。

B.手术治疗

高弓足的手术治疗是为了矫正畸形部位。最常见的畸形模式包括第1跖骨跖屈、足底筋膜挛缩和跟骨内翻。这些问题与足底筋膜松解，第1、2跖骨背屈截骨，跟骨外侧闭合楔形截骨（Dwyer术式）矫正内翻畸形有关。避免关节融合以尽可能保持足部的灵活性（图8-45）。

严重的畸形累及跟骨背屈，可采用跟骨滑动截

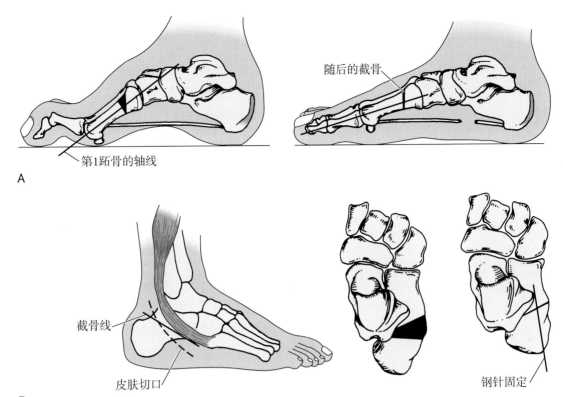

第1跖骨的轴线

随后的截骨

A

截骨线

皮肤切口

钢针固定

B

▲图8-45 高足弓的矫正技术。A.第1跖骨截骨术是在跖楔关节远端约1cm处，在背侧切除1块楔形骨，并松解足底筋膜。截骨部位背屈有助于通过使足弓变平来纠正高足弓。B.通过闭合楔形跟骨截骨术纠正足跟内翻（Mann RA, Coughlin MJ: The Video Textbook of Foot and Ankle Surgery. Medical Video Productions, 1991.）

骨（Samilson术式）治疗，采用外侧闭合楔形截骨纠正内翻畸形，松解足底筋膜（图8-46）。前足畸形采用第1跖骨截骨治疗，有时也采用第2跖骨截骨

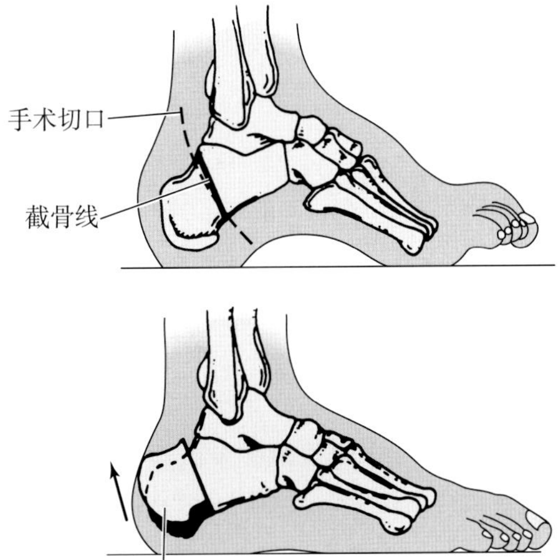

手术切口

截骨线

跟骨移至更靠近背侧的位置

▲图8-46 跟骨截骨术。在治疗高足弓时，该截骨术允许将跟骨移至更靠近背侧的位置。如有必要，可横向外侧闭合以矫正足跟内翻（Mann RA, Coughlin MJ: The Video Textbook of Foot and Ankle Surgery. Medical Video Productions, 1991.）

治疗。对于有些患者，将腓骨长肌肌腱移植到腓骨短肌肌腱，并延长胫骨后肌肌腱可为足部提供动态的肌肉平衡。

不适合保留关节运动的严重畸形需要三关节融合术。因为足舟骨在距骨头下已发生融合，鸟嘴式三关节融合术可纠正这种畸形，帮助降低纵弓的高度（图8-47）。同时也需要进行跖骨截骨。

第2~5趾可能有固定性或柔韧性爪状趾。伸肌肌腱松解和Girdlestone屈肌肌腱转移可纠正柔韧性畸形。如果出现僵硬性畸形，DuVries趾骨髁切除术可纠正锤状趾，然后进行伸肌腱松解和Girdlestone手术。

𬌀趾的趾骨间关节融合术用于矫正第1跖趾关节过伸，并将𬌀长伸肌肌腱伸入第1跖骨颈部（Jones手术）。

Breusch SJ, Wenz W, Döderlein L: Function after correction of a clawed great toe by a modified Robert Jones transfer. *J Bone Joint Surg Br* 2000;82B:250. [PMID: 10755436]

Giannini S, Ceccarelli F, Benedetti MG, et al: Surgical treatment of adult idiopathic cavus foot with plantar fasciotomy, naviculocuneiform arthrodesis, and cuboid osteotomy. A review of thirty-nine cases. *J Bone Joint Surg Am* 2002;84-A (Suppl 2):62. [PMID: 12479341]

Siffert RS, del Torto U: "Beak" triple arthrodesis for severe cavus deformity. *Clin Orthop Relat Res* 1983;181:64. [PMID: 6641068]

Sammarco GJ, Taylor R: Cavovarus foot treated with combined calcaneus and metatarsal osteotomies. *Foot Ankle Int* 2001;22:19. [PMID: 11206819]

Vienne P, Schoniger R, Helmy N, Espinosa N: Hindfoot instability in cavovarus deformity: static and dynamic balancing. *Foot Ankle Int* 2007;28:96. [PMID: 17257547]

Ward CM, Dolan LA, Bennett L, Morcuende JA, Cooper RR: Long-term results of reconstruction for treatment of a flexible cavovarus foot in Charcot-Marie-Tooth disease. *J Bone Joint Surg Am* 2008;90:2631. [PMID: 19047708]

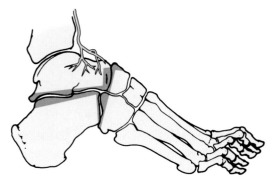

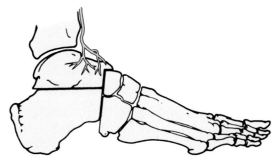

▲图8-47 鸟嘴式三关节融合术。这种手术将足舟骨钉在一部分距骨头下面，以允许脚的远端旋转，从而使纵弓变平，纠正高足弓畸形（Mann RA, Coughlin MJ: The Video Textbook of Foot and Ankle Surgery. Medical Video Productions, 1991.）

足和踝关节矫形器

矫形器可在足部与地面接触时重新分配应力，以适应有缺陷的肌肉或韧带的功能异常。通过控制足部姿势和填充某些区域来缓解压力，增加舒适性。矫形器也可用来限制关节的活动，从而减轻关节的疼痛。矫形器还可以作为鞋垫插入鞋内，可以为杯状（UCBL套管），也可以延伸到整个踝关节（足踝矫形器），以保持足和踝关节功能位。

▶ 矫形鞋底

矫形鞋底种类繁多，可以适应不同的足位异

常。内侧、外侧鞋跟或楔形鞋底（或兼而有之）有助于控制因肌腱薄弱、韧带不稳定或固定畸形导致的过度内旋或外旋。宽跟用于增加距下关节的稳定性。对于骨折或关节炎病例，摇椅底鞋有助于稳定前足，对踝关节融合术患者也有帮助，可以使步态更加正常。

▶ 矫形鞋垫

矫形鞋垫具有重新分配应力的功能，适用于柔韧性畸形，可以改变足部姿势及固定性畸形。最简单的是由高密度泡沫材料制成的鞋或靴子的软垫。其他简单的矫形鞋垫包括柔软的毡垫，可以减轻对距骨头的压力；合成材料可以提供坚硬的支撑，帮助控制前足畸形（如前足内翻或外翻畸形）。矫形鞋垫会占用鞋内空间，患者可能需要更大或更深的鞋。

▶ UCBL套管

UCBL套管是定制的将跟骨固定在中立位的矫形器，用来阻止前足外展，从而矫正足的畸形，如扁平足。沿内侧放置可补偿前足内翻。从理论上讲，这种矫形器非常适用于控制后足和前足。但有两点需要注意，首先足必须是柔韧性畸形，因为矫正僵硬性畸形是不可能的。其次，骨性隆起会与聚丙烯材料产生摩擦，导致隆起处疼痛或皮肤破溃。

▶ 足踝矫形器

足踝矫形器（AFO）是一种模压聚丙烯装置，AFO沿着小腿的后侧面至足底，终于距骨头。根据患者畸形，可以采用多种方法进行更改。踝关节问题，如关节病或背屈无力，需要足够的刚度来消除踝关节的运动。针对距下关节问题的矫形器应该有足够的灵活性来提供踝关节的运动，但必须有足够的刚性来固定距下关节。当问题涉及跗横关节时，可以定制AFO，以允许部分踝关节运动，同时通过阻断前足的外展保持跗横关节固定。当治疗跗跖关节炎时，装置可延伸至趾尖。固定性的骨性畸形存在压力点，穿戴AFO会变得困难。如果患者感觉丧失，需要调整结构和填充物，以减少溃疡形成的风险。在明显不稳定或不适的情况下，可以在

AFO上加一个前壳，并将支架向近侧延伸，形成髌骨肌腱承载面。

▶双直立矫形器

需要稳定且从事体力活动的个体可以应用带有铰链踝关节的双直立矫形器。双直立矫形器比AFO略显笨拙，但可提供刚性固定。踝关节的铰链机制可以根据患者不同情况进行调整。踝关节可以处于自由状态，也可以锁定，防止跖屈超过90°。这种支撑可以在弹簧载荷下进行调整，为麻痹性足下垂患者提供背屈，但不适用于痉挛患者，因为它可能会加重痉挛。

▶矫形器的应用

以下是矫形器的典型应用方法。

A.跖痛症或足底脂肪垫萎缩

1.治疗 支撑中足弓的全长度成型矫形器用于缓解跖骨头下的压力。应使用软鞋垫材料。

2.形状 在治疗跖痛症或足底脂肪垫萎缩时，需要全长的矫形器，该矫形器应包括足底部分，并在跖骨头处增加保护，以减轻对跖骨的压力。制作矫形器的材料应该是软的，以为足提供更多的缓冲。

B.伴有中度柔韧性扁平足的胫骨后肌肌腱断裂

1.治疗 边线削减的AFO可允许踝关节有30%的活动度，可以重塑纵弓；足部外侧面有保护装置，可以阻止前足的外展。

2.形状 对于中重度柔韧性扁平足，单靠矫形鞋垫无法提供足够的支撑，AFO可提供足够的稳定性，并可保留部分踝关节运动，使患者行走更舒适。纵弓是模铸的，以支持足位于中立位；足部外侧面有保护装置，可以防止前足外展。通过阻止外展，可以减少纵弓下方防止其坍塌所需的压力。

C.伴有轻度扁平足和前足内翻畸形5°的胫骨后肌肌腱功能不全

1.治疗 使用成型良好的纵弓支架，5°内翻柱和3°内足跟提升。

2.解释 胫骨后肌肌腱功能不全，没有造成明显肌的足部畸形，可以用成型良好的纵弓支撑治疗。5°前足内翻柱补偿了固定的前足内翻，3°鞋跟提升同样有助于后足从外翻畸形向中立位置倾斜。

D.继发于腓神经损伤的足下垂

1.治疗 具有完整的脚底、纵弓塑形的AFO。

2.形状 配备完整足垫的AFO对继发于腓神经损伤的足下垂治疗效果较好。AFO的足垫可支撑脚趾，这样脚趾不会下垂，患者更容易穿鞋。

E.糖尿病神经病变伴爪状趾

1.治疗 用塑化塑料衬里的超深度鞋，背面是泥岩材料。

2.形状 爪状趾患者需要宽大的鞋子。超深的鞋子可为脚趾提供足够的空间，所以脚趾与鞋的顶部不会发生摩擦。塑化塑料衬里可与足底完全接触。用泥岩或类似的材料作衬底，衬里的寿命可显著延长。

Brodsky JW, Pollo FE, Cheleuitte D, Baum BS: Physical properties, durability and energy-dissipation function of dual-density orthotic materials used in insoles for diabetic patients. *Foot Ankle Int* 2007;28:880. [PMID: 17697652]

Collins N, Bisset L, McPoil T, Vicenzino B: Foot orthoses in lower limb overuse conditions: a systematic review and meta-analysis. *Foot Ankle Int* 2007;28:396. [PMID: 17371668]

DiLiberto FE, Baumhauer JF, Wilding GE, Nawoczenski DA: Alterations in plantar pressure with different walking boot designs. *Foot Ankle Int* 2007;28:55. [PMID: 17257539]

Guillebastre B, Calmels P, Rougier P: Effects of rigid and dynamic ankle-foot orthoses on normal gait. *Foot Ankle Int* 2009;30:51. [PMID: 19176186]

Janisse DJ, Janisse E: Shoe modification and use of orthoses in treatment of foot and ankle pathology. *J Am Acad Orthop Surg* 2008;16:152. [PMID: 18316713]

Neville C, Lemley FR: Effect of ankle-foot orthotic devices on foot kinematics in stage II posterior tibial tendon dysfunction. *Foot Ankle Int* 2012;33:406. [PMID: 22735283]

▼ 踝关节韧带损伤

踝关节韧带损伤是最常见的肌肉骨骼损伤；准确的评估和治疗对这些损伤非常重要。侧副韧带复合体是最常见的损伤部位，踝关节周围其他重要结构的损伤也不容忽视。

▶功能解剖

踝关节外侧副韧带由3个不同的韧带组成：距

腓前韧带（ATFL）、距腓后韧带（PTFL）和跟腓韧带（CFL）。

当踝关节跖屈时，ATFL与腓骨位置一致，处于应力状态下可发生内翻损伤。反之，踝关节背屈时，CFL与腓骨长轴位置一致，易受损伤。如果施加的应力很大，无论踝关节的位置如何，ATFL和CFL都可能被撕裂。韧带复合体将胫骨和腓骨连接在一起，并可发生足部外部旋转力损伤。三角韧带是踝关节唯一的内侧稳定器。单纯三角韧带损伤可发生于外翻或外部旋转力对抗时。三角韧带损伤也见于联合韧带损伤、踝关节外侧扭伤或伴有腓骨骨折（又称为Maisonneuve骨折）。

▶临床表现

A.分级

踝关节侧副韧带损伤分为3个等级。Ⅰ级损伤伤局限于ATFL，没有不稳定的表现。Ⅱ级损伤是包括ATFL和CFL的损伤，其中1个或2个韧带轻度松弛。Ⅲ级损伤也是包括ATFL和CFL的损伤，但韧带有明显的松弛。

B.症状与体征

既往有踝关节损伤史及慢性踝关节韧带不稳的问题。全面的体格检查对于评估每个韧带的受累程度并排除邻近骨或软组织结构的损伤是很重要的。触诊ATFL、PTFL、CFL和联合韧带是否有压痛。

为了排除骨折，应检查腓骨远端、跟骨前突、距骨外侧突和第5跖骨底部。其他必须排除损伤的部位包括距下关节和腓骨肌腱鞘。

对于伴有或不伴有外侧韧带疼痛的内侧关节明显疼痛的患者，应对三角韧带复合体、胫骨后肌肌腱和内侧距骨穹隆的损伤进行评估。踝关节韧带稳定性的评估需要临床和影像学的应力检查。前抽屉试验可用于测试ATFL的稳定性。操作方法：将踝关节跖屈约30°，踝关节轻微内旋，向前牵拉踝关节（图8-48）。如果发生明显的韧带损伤，会出现半脱位的感觉。距骨倾斜动作是通过在足跟施加反向应力来完成的。在足跖屈的情况下，前抽屉试验测试ATFL的稳定性。足中立位或背屈状态下，距骨倾斜试验测试足总的稳定性。如果两种检查均提示临床不稳定，可进行影像学检查，并与未受影响的踝关节进行比较。

三角韧带功能不全可能引起不稳定和打软腿，并影响踝关节内侧。应力检查是通过在稳定胫骨远端的同时，外翻脚并向外侧拉脚。

如果胫骨前部远端和腓骨之间触诊时有疼痛，可能是韧带复合体损伤。如果踝关节近端出现＞2 cm的大面积肿胀，很可能合并韧带断裂。在小腿中段同时挤压胫骨和腓骨引起疼痛可诊断为韧带拉伤。如果足部外旋疼痛或踝关节的距骨发生侧移并对足部外侧造成压力，也可怀疑合并韧带损伤。

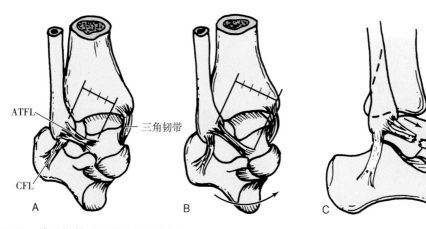

▲**图8-48**　外踝韧带压力测试的力学原理。A.正常的解剖学力线：ATFL对距骨有限制作用。B.通过对距骨进行内翻应力测试评估CFL的强度。C.通过将踝关节置于中立位，并在轻微内旋的情况下施加向前拉力来测试ATFL（Mann RA, Coughlin MJ, eds: Surgery of the Foot and Ankle, 6th ed. St. Louis: Mosby-Year Book; 1993. ）

C.影像学检查

为了排除腓骨、距骨或跟骨骨折，应摄标准的踝关节正位、侧位和斜位X线片。如果临床检查提示韧带松弛，应进行应力位检查。在进行距骨倾斜试验时，取前后视图，在进行前抽屉试验时取侧视图。超过10°的距骨倾斜试验和超过5~7 mm的前抽屉试验被认为是不正常的。

如果怀疑有韧带损伤，必须仔细注意关节间隙，以排除踝穴扩大的可能性。如果怀疑不稳定，应在胫骨保持不动、足部外旋的状态下拍摄应力位X线片。

在某些情况下，如果怀疑伴有损伤，MRI或CT扫描可能会有所帮助。可通过MRI扫描排除距骨软骨损伤。如果怀疑距骨或跟骨骨折，MRI或CT扫描可能有帮助。

▶治疗

A.保守治疗

急性Ⅰ级韧带撕裂的保守治疗方法为踝关节外侧稳定支具、冰敷和避免疼痛活动。可以立即完全负重，以及进行非负重的体育活动，如骑自行车和游泳。支具可在1个月内停用。

Ⅱ级韧带撕裂的保守治疗方法为保护负重和踝关节外侧稳定支具。患者7天后可以开始非负重运动（健身自行车），同时进行腓骨肌肌力锻炼。负重运动（慢跑）可在2~4周后恢复。

在Ⅲ级韧带撕裂中，用可移动的行走石膏固定踝关节3~4周。接下来是一段时间的物理治疗，包括活动度练习、腓骨肌肌力锻炼，以及使用生物力学踝关节平台系统（BAPS）进行本体感觉训练。

与外侧韧带损伤相似，单纯三角韧带损伤的治疗取决于损伤的严重程度。轻度损伤可立即恢复活动，较严重的损伤可应用石膏固定3~4周。

轻微的联合韧带撕裂可以用负重石膏或支具治疗，并密切随访以评估踝穴是否扩大。如果骨间膜受损，如踝关节近端小腿大范围肿胀，治疗取决于踝关节的影像学表现。如果踝穴没有扩大，可采取为期6周的非负重石膏固定方案，并进行密切的影像学随访。如果最初或随访的X线片显示踝穴扩

大，需要手术修复韧带，暂时放置螺钉，直到韧带愈合。

B.手术治疗

急性韧带损伤的手术治疗偶尔适用于运动员。如前所述，大多数韧带损伤，甚至Ⅲ级损伤只要适当治疗都能完全愈合，且没有明显残疾。然而，如果不及时治疗，即使是轻微的踝关节扭伤也可能导致慢性疼痛或不稳。

外侧韧带重建的适应证是功能韧带不稳。韧带不稳的患者常主诉在体育活动时发生反复扭伤。即使进行4~6个月的物理治疗和使用横向稳定支架，该损伤在日常生活活动中也会出现。功能韧带不稳的患者也会主诉在不平的地面上行走困难。此病史必须与韧带不稳的体格检查结果相结合。

虽然对于慢性踝关节外侧韧带不稳有许多踝关节外侧重建手术，但通常选择Broström术进行修复。Broström术是一种软组织韧带修复术，通过提高部分伸肌下支持带来修复ATFL和CFL，并将它们重新附着在解剖位置上（图8-49）。Broström术是一种非常有效的手术，其并发症比其他腓短肌肌腱切除术要低。对于长期存在严重松弛或Broström修复失败的患者，建议进行同种异体或自体肌腱修复手术。

踝关节扭伤后的慢性外侧踝关节疼痛可能是由以前未诊断的情况引起的，而不是由慢性踝关节不稳引起的。慢性踝关节疼痛的鉴别诊断与急性踝关节损伤相似，也包括距下关节不稳、距下关节软骨损伤或滑膜炎、腓骨肌肌腱脱位或撕裂。距骨与腓骨间外侧沟瘢痕组织撞击也可引起慢性踝关节外侧疼痛。除了认真的体格检查，MRI或CT扫描可能有助于区分引起这些疼痛的原因。

一旦做出准确的诊断，手术治疗可能有助于缓解慢性踝关节外侧疼痛的症状。涉及踝关节或距下关节的软骨或骨软骨骨折可以通过关节镜或开放性清创或内固定治疗。距下关节失稳采用Broström术处理。对于距骨前突或外侧突骨折，如果骨折范围小，可以切除；如果骨折范围大，可以固定。对于腓骨肌肌腱撕裂或脱位，可以进行修复或固定。侧沟瘢痕组织可用关节镜清创术治疗。

三角韧带或联合韧带长期不稳可能继发于未经治疗的损伤，但不常见。这两种情况都可通过应力位X线片进行诊断。治疗通常需要移植游离肌腱重建损伤的韧带，并对慢性韧带撕裂进行内固定。

Ferkel RD, Chams RN: Chronic lateral instability: arthroscopic findings and long-term results. *Foot Ankle Int* 2007;28:24. [PMID: 17257534]

Hubbard TJ, Kramer LC, Denegar CR, Hertel J: Contributing factors to chronic ankle instability. *Foot Ankle Int* 2007;343-354. [PMID: 17371658]

Klitzman R, Zhao H, Zhang LQ, Strohmeyer G, Vora A: Suture-button versus screw fixation of the syndesmosis: a biomechanical analysis. *Foot Ankle Int* 2010;31:69. [PMID: 20067726]

Maffulli N, Ferran NA: Management of acute and chronic ankle instability. *J Am Acad Orthop Surg* 2008;16:608. [PMID: 18832604]

Panchbhavi VK, Vallurupalli S, Yang J, Andersen CR: Screw fixation compared with suture-button fixation of isolated Lisfranc ligament injuries. *J Bone Joint Surg Am* 2009;91:1143. [PMID: 19411463]

Pihlajamaki H, Hietaniemi K, Paavola M, Visuri T, Mattila VM: Surgical versus functional treatment for acute ruptures of the lateral ligament complex of the ankle in young men: a randomized controlled trial. *J Bone Joint Surg Am* 2010;92:2367-2374. [PMID: 20833874]

Zalavras C, Thordarson D: Ankle syndesmotic injury. *J Am Acad Orthop Surg* 2007;15:330. [PMID: 17548882]

▼ 足和踝关节镜检查

关节镜是诊断和治疗足和踝关节疾病的重要方法。随着内固定技术的发展，更多的踝关节疾病可以通过关节镜治疗。距下关节的关节镜检查是目前公认的诊断和治疗某些距下关节异常的方法。

▶ 踝关节镜检查优于踝关节切开术

与开放式踝关节探查相比，踝关节镜检查具有明显优势。通过关节镜可以看到整个关节，包括外侧沟和内侧沟，以及关节的后侧面。动态研究可以对韧带施加应力或识别软组织或骨撞击区。此外，关节镜检查损伤较小、康复速度快。

▶ 适应证

表8-4列出了踝关节镜检查的适应证。此外，在某些情况下，当对踝关节疼痛的确切原因仍有疑问时，关节镜检查可作为一种诊断工具。

A.治疗适应证

1.游离体 关节内游离体在关节镜下易于识别和移除。这些骨或软骨碎片可能是单一事件或重复

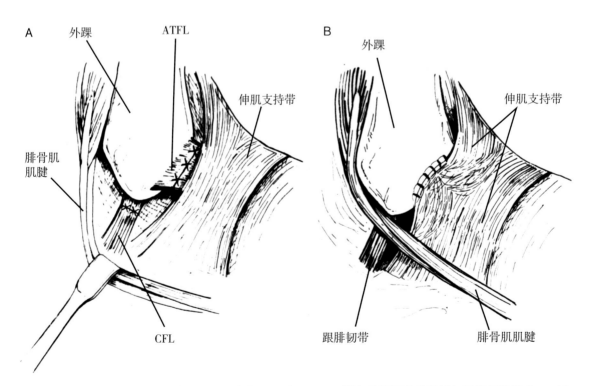

▲**图8-49** 改良的Broström解剖学重建。A.嵌合ATFL和CFL；B.嵌入伸肌下支持带以加强修复效果（Coughlin MJ, Mann RA, eds: Surgery of the Foot and Ankle, 7th ed. St. Louis: Mosby; 1999. Modified from Renstrom PA, Trevino S, eds: Operative Techniques in Sports Medicine, Vol. 2. New York: W.B. Saunders; 1994.）

表8-4 已证实的踝关节镜检查适应证

移除游离体
感染的冲洗和清创
刮除小的骨质增生
局部普通滑膜炎清创术
骨软骨骨折清创术
剥脱性骨软骨炎病变清创术
软组织撞击清创术

创伤的结果,也可能是剥脱性骨软骨炎病灶的碎片。它们会引起踝关节疼痛或交锁症状,可通过X线平片、CT或MRI扫描诊断。

2.踝关节感染 关节镜下冲洗、引流和滑膜切除术是一种很好的踝关节感染治疗方法。

3.滑膜炎 滑膜炎是创伤或不明原因(特发性)的炎症性关节炎(类风湿性关节炎)或肿瘤性疾病(色素绒毛结节性滑膜炎)的结果。无论是局限性滑膜炎还是弥漫性滑膜炎,关节镜下对炎症性滑膜进行清创通常可以缓解症状。关节镜下切除滑膜更容易、更彻底。

4.骨赘形成 重复性创伤或早期骨性关节炎可导致胫骨前唇和距骨颈骨赘形成。这些病变可引起疼痛和踝关节背屈受限,可在关节镜下通过高速磨钻切除。

5.关节其他病灶 由创伤或剥脱性骨软骨炎引起的关节软骨或骨软骨病灶可通过关节镜治疗。这可能包括软骨瓣松脱清创、软骨下骨钻孔或大骨软骨碎片固定。踝关节前外侧线疼痛并有严重踝关节扭伤或反复扭伤病史的患者,距骨与腓骨之间外侧沟的瘢痕组织可能受到撞击。关节镜下清除外侧沟瘢痕组织效果较好。

6.踝关节固定术 是一种关节镜辅助下进行踝关节固定的技术。与开放性踝关节融合术相比,该技术并发症少,融合时间短。但这是一个对医生技术要求很高的操作,而且不能用于纠正任何关节畸形。

7.踝关节炎 关节镜下踝关节炎清创对全身性关节炎没有影响,但对局部退行性改变伴早期骨赘形成的病灶有意义。

8.踝关节骨折 关节镜辅助固定踝关节骨折能使关节面的复位更准确并能识别容易忽略的软骨病变。然而在大多数常规踝关节骨折的治疗中,并不建议使用关节镜。

B.诊断适应证

当症状的原因尚不明确时,踝关节镜检查是一种有价值的诊断工具(表8-5)。慢性踝关节疼痛或肿胀且保守治疗难以缓解,传统的影像学检查方法无法诊断时,可能需要关节镜检查以帮助做出诊断。软骨损伤和炎症性滑膜是影像学检查(包括MRI)可能无法证实的症状性病变的例子。有交锁、僵硬或不稳定发作且病因不明的患者,可借助诊断性踝关节镜检查。游离体、软骨皮瓣或关节纤维化可能导致这些症状,所有这些症状也都可以通过关节镜治疗(表8-5)。

表8-5 可通过关节镜诊断的难治性疾病

软骨软化病
滑膜炎
关节交锁
慢性僵硬
不稳定
游离体
软骨剥脱
关节纤维化

▶踝关节镜检查技术

患者平卧在手术床上,足放置的位置应便于关节镜从各个方向进入踝关节。可以将足放在床的边缘,或者用一个填充良好的大腿支架屈曲大腿。全身或脊椎麻醉可充分放松四肢。

使用牵引器对关节镜检查有帮助,可提供更好的关节术野,并允许通过关节镜向关节内放入工具。最常用的无创式牵引器是足和足跟软带式牵张器(图8-50),有创式牵引器需要在胫骨近端和跟骨或距骨远端插入销钉或螺钉,通过这种方式可以获得更强的牵引力。但使用有创式牵引器时,并发症发生率较高。

大多数踝关节镜采用2个前侧入路:前外侧和

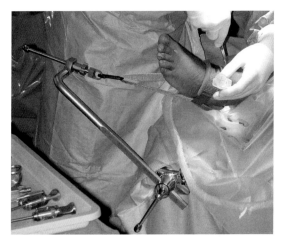

▲图8-50 踝关节镜手术中使用的软带式牵引器

前内侧入路。后外侧入路可用作流出通道或进入关节后部。深入了解肌腱、神经和血管的解剖结构对于预防入路结构性损伤至关重要。前外侧入路位于第三腓骨肌肌腱外侧，注意避开腓浅神经分支。前内侧入路位于胫骨前肌肌腱内侧，注意避开隐神经和静脉。后外侧入路位于跟腱外侧，以避免损伤腓肠神经。

应系统地探查整个关节，以确保不忽略任何异常。对距骨和胫骨软骨表面的骨软骨缺损、不稳定的软骨瓣和软化区进行彻底的检查。对内侧沟和外侧沟进行探查，特别注意胫距关节和距腓关节。检查滑膜有无炎症。识别韧带结构，特别是三角韧带和距腓韧带，可以通过施加内翻和外翻应力密切观察其松弛的迹象。仔细寻找游离体，特别是关节的前后凹处。同时也要评估胫骨远端和距骨颈是否存在骨赘。

经过彻底的诊断性检查后，进行外科手术。其中包括滑膜活检或滑膜切除、游离体清除、软骨下钻孔对异常软骨表面清创、骨刺清除。

术后5~7天使用加压敷料和厚夹板。随着耐受性提高增加负重，逐渐恢复正常活动。

▶并发症

最常见的神经损伤并发症是感觉减退或形成神经瘤，这与手术入路密切相关。比较少见的并发症有术后关节感染、窦道形成、动脉或肌腱损伤，以及牵引钉处感染。

▶距下关节镜检查

距下关节由于其复杂的形状和难以移动的关节而成为关节镜检查的技术难题。距下关节镜检查适应证有距跟骨间韧带撕裂、软骨损伤、滑膜炎，局灶性退行性改变可能对距下关节镜清创有反应。

进行距下关节镜检查时，患者可取仰卧位并垫高同侧髋关节，也可取侧卧位。2个入路位于距下关节前外侧约1.5 cm处。从这2个入路可以看到后关节面的前外侧部分和骨间韧带。第三个入路位于后外侧，用于引流和观察关节后部。如果想了解距下关节镜技术的更多细节可以阅读下面的参考文献。

Bonasia DE, Rossi R, Saltzman CL, Amendola A: The role of arthroscopy in the management of fractures about the ankle. *J Am Acad Orthop Surg* 2011;19:236. [PMID: 21464216]

Gougoulias NE, Agathangelidis FG, Parsons SW: Arthroscopic ankle arthrodesis. *Foot Ankle Int* 2007;28:695. [PMID: 17592700]

Gras F, Marintschev I, Muller M, et al: Arthroscopic-controlled navigation for retrograde drilling of osteochondral lesions of the talus. *Foot Ankle Int* 2010;31:897. [PMID: 20964969]

Mologne TS, Ferkel RD: Arthroscopic treatment of osteochondral lesions of the distal tibia. *Foot Ankle Int* 2007;28:865. [PMID: 17697650]

Van Dijk CN, van Bergen CJ: Advancements in ankle arthroscopy. *J Am Acad Orthop Surg* 2008;16:635. [PMID: 18978286]

Scholten PE, Sierevelt IN, Van Dijk CN: Hindfoot endoscopy for posterior ankle impingement. *J Bone Joint Surg Am* 2008;90:2665. [PMID: 19047712]

▼ 肌腱损伤

因为在行走、跑步和体育活动中，大的力量以重复的方式作用于足和踝关节的肌腱，可造成这些肌腱损伤，而这些肌腱损伤又是残疾的常见原因。肌腱以锐角穿过踝关节，使得它们更容易受伤。肌腱损伤可由急性损伤引起，如跟腱断裂，也可由慢性劳损引起，如胫骨后肌肌腱功能障碍。

跟腱损伤

跟腱损伤非常常见，尤其是30~50岁人群。原发性疾病为跟腱炎包括止点和非止点跟腱炎及跟腱断裂。跟腱炎前文已经讨论过。

跟腱断裂

▶ 发病机制

损伤通常是腓肠肌比目鱼肌复合体的偏心收缩造成的机械超负荷引起的。当腓肠肌比目鱼肌收缩时，会突然发生强有力的背屈。撕裂通常发生在跟腱附着处近端3~6 cm处，也就是血液供应最缺乏的部位。有时会引起肌腱间歇性疼痛，提示以前有肌腱炎的病史。典型的患者为30~50岁的业余运动员。这些因素表明肌肉肌腱单元的条件反射不足在许多损伤中起主要作用。导致跟腱断裂最常见的运动是篮球、网球、足球和垒球。

▶ 临床表现

A. 症状和体征

患者一般是在尝试跳起后小腿突然疼痛，伴有能够听见的爆裂声，受影响的腿部立即出现无力。体格检查时肌腱常出现明显的缺损。踝关节跖屈明显弱于未受影响的一侧。跟腱完全断裂者汤普森试验（Thompson test）阳性：患者俯卧，患侧膝关节弯曲90°，检查者挤压患者小腿，跟腱完整或部分撕裂的病例踝关节会发生跖屈，跟腱完全断裂者则不会。

B. 影像学检查

普通X线片对诊断跟腱撕裂没有帮助，除非跟骨上有骨撕脱，这是一种不常见的情况。MRI在诊断这种疾病和确定某些肌腱是否保持连续性方面非常敏感（图8-51）。由于物理检查通常即可诊断跟腱是否断裂，所以很少进行MRI检查。

▶ 治疗

治疗跟腱断裂的方法包括使用开放或经皮技术的一期修复和石膏固定。对于活动量较大的个体，如再次断裂或损伤超过2周，建议进行手术修复。

对于久坐不动、有可能出现伤口问题的患者和高风险的外科患者，建议使用石膏固定治疗跟腱断裂。石膏固定的主要风险是有较高的再次断裂可能。对于绝大多数患者来说，两种治疗方法都有较

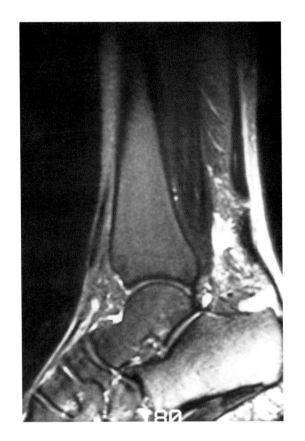

▲ 图8-51　跟腱断裂的MRI表现

好的疗效。

A. 非手术治疗

一旦诊断为急性断裂，患肢应该被放置在重力-马蹄足石膏内。通常膝下石膏即可。尽管MRI扫描不是常规检查，但对肌腱边缘是否正确放置在石膏中存在疑虑时，可以进行MRI扫描。4周后更换石膏。这种方法可纠正大约50%的马蹄足角度。在接下来的4周，通过连续石膏固定逐渐恢复中立位。一旦达到中立位，进行为期4周的行走石膏固定治疗，然后在医务人员的指导下开始力量锻炼。

B. 手术治疗

手术入路位于跟腱鞘内侧，通过手术清除肌腱的磨损边缘。患足的位置同对侧足马蹄足休息位一样。使用Bunnell或Kessler针将2根较粗的不可吸收缝线穿过3~4 cm的肌腱边缘，可以在撕裂处使用较细的可吸收缝线加强修补。如果跖肌肌腱完整，可以做加强修补用。

术后3周使用硬石膏固定，然后使用可调节踝

关节活动的可移动石膏。在接下来的2~3周，关节应该逐渐从马蹄足位向中立位调整，之后允许负重，开始活动度锻炼。石膏在6~8周停止使用，并在医务人员的指导下开始力量锻炼。

手术修复的主要风险是切口愈合问题，约5%的患者会出现这种情况。文献中列出了一种经皮跟腱修复方法。

C.慢性断裂或再次断裂的治疗

因为肌腱末端的收缩和退行性变，对超过6周的慢性跟腱断裂或经过治疗的损伤再次断裂进行治疗是非常有难度的。有许多不同的术式可以处理这个问题，包括各种人工肌腱和自体肌腱移植。

将腓肠肌筋膜向下缝合至肌腱远端残端，可消除小的缺损。腓肠肌腱膜的V–Y延长可以治疗较大的缺损。如果缺损过大而不能进行V–Y延长，可以进行踇长屈肌肌腱移位。踇长屈肌肌腱在足远端横断，远端段与趾长屈肌肌腱相连，维持踇趾屈曲。近端肌腱通过钻孔或可吸收锚钉或螺钉固定在跟骨上。将跟腱的中心腱滑移进缝隙，并与踇长屈肌固定加强修复。

这些手术的术后治疗包括6周不负重和3个月的石膏保护。

胫骨后肌肌腱损伤

详见后天性扁平足。

腓骨肌肌腱损伤

腓骨肌肌腱损伤可分为腓骨肌肌腱炎、腓骨肌肌腱撕裂、腓骨肌肌腱半脱位或脱位。

一、腓骨肌肌腱炎

▶发病机制

腓骨肌肌腱炎可能由急性创伤、炎症性关节炎或重复性运动引起。可能导致肌腱炎的创伤事件包括对后外侧踝关节的直接打击，跟骨或腓骨骨折，以及严重的踝关节内翻扭伤。大多数肌腱炎是由腓骨远端腓骨肌肌腱反复摩擦造成的重复性运动损伤引起的。腓骨远端或腓骨结节的骨轮廓常表现不正常。腓骨长肌肌腱炎可能与腓籽骨异常有关，腓籽骨是位于肌腱上的一个小籽骨，在骰骨的外侧边界处弯曲。

▶临床表现

A.症状和体征

患者常主诉踝关节外侧疼痛，活动后加重，而休息和服用NSAID后改善。发病可能是隐匿的，也可能与急性损伤有关。体格检查通常显示疼痛发生在腓侧腱沿线。表现为足部对抗外翻时疼痛和无力。

B.影像学检查

尽管MRI可能无法识别小的撕裂，但有助于区分肌腱炎和肌腱撕裂。

▶治疗

A.非手术治疗

如果症状轻微，推荐的治疗方法包括应用NSAID、活动矫正和应用踝关节支具。4~6周的石膏固定用于较严重的症状或对初始治疗没有反应的患者。有时可向腱鞘诊断性地注射布比卡因。

B.手术治疗

对于保守治疗失败的患者，建议手术干预。探查腱鞘，取出发炎的滑膜，仔细探查肌腱，寻找撕裂或退行性病变。术后鼓励患者早期活动。

二、腓骨肌肌腱撕裂

▶发病机制

腓骨肌肌腱撕裂主要是由腓骨沟内机械刺激引起的磨损性撕裂。腓骨长肌肌腱位于后部，对腓骨短肌肌腱施加压力。此外，腓骨尖锐的侧边可能会导致肌腱的纵向撕裂。腱鞘的松弛和腓骨沟外肌腱的半脱位也可导致撕裂。腓骨肌肌腱的急性撕裂可见于踝关节突然受到严重压力的情况，但通常肌腱原本存在一定程度的退行性变。

▶临床表现

与腓骨肌肌腱炎的临床表现类似，但急性发作时沿腱鞘出现疼痛和肿胀。

▶治疗

A.非手术治疗

初期治疗类似腓骨肌肌腱炎，但如果出现撕裂则很难缓解症状。

B.手术治疗

当非手术治疗不能缓解症状时，需要手术修复。手术时仔细检查两肌腱，探查腓骨是否有尖锐边缘，评估腱鞘是否松弛。移除小的有明显变性的肌腱。其余肌腱用尼龙缝线或聚丙烯缝线修复。术后踝关节固定4周，之后可以负重和轻柔的活动度锻炼。

三、腓骨肌肌腱半脱位和脱位

▶发病机制

腓骨肌肌腱脱位是由于踝关节突然发生强烈的背屈运动，同时腓骨肌强烈收缩引起的。这种机制损伤腓骨肌上支持带，腓骨肌上支持带沿腓骨远端后缘固定腓骨肌肌腱。支持带要么从腓骨骨膜上剥离，要么被腓骨皮质撕脱。这就导致了假囊的形成和支持带的松弛，使得腓骨肌肌腱在前侧脱位。如果这种情况没有被发现，要么肌腱仍然脱位，要么它们重新复位，但有复发性半脱位或脱位的倾向。

▶临床表现

A.症状和体征

通常，患者在回忆急性创伤发作时会描述肌腱脱位的感觉。疼痛和肿胀局限于腓骨尖周围的腓骨肌腱鞘。复发性半脱位或脱位时，可以感觉到肌腱脱位。检查时，踝关节对抗外翻会引起疼痛，并可能导致肌腱半脱位。不幸的是，许多急性腓骨肌肌腱脱位未被诊断为踝关节外侧扭伤。

B.影像学检查

X线片可显示腓骨远端外侧有一小块骨，提示支持带撕脱。如果需要仔细评估这个部位，MRI扫描通常能很好地显示损伤的细节。

▶治疗

A.非手术治疗

急性腓骨肌肌腱脱位的治疗包括跖屈位石膏固定和内翻石膏固定4周，然后行走石膏固定2周。石膏固定至少有50%的失败率。一旦肌腱长期脱位或半脱位复发，只有手术治疗才能使其保持原位。

B.手术治疗

有活动能力的患者在腓骨肌肌腱急性脱位后，建议进行手术修复。如果复发性脱位患者的身体活动受到明显限制也可进行手术治疗。该手术可通过钻孔或缝合锚钉修复腓骨肌上支持带。在慢性脱位导致支持带变薄的情况下，可以用跟腱或通过肌腱上的跟腓韧带重新定位来加强修复。手术修复时检查肌腱有无撕裂，评估腓骨后沟轮廓。如果后沟较浅，需要截骨加深，以防止再次脱位。术后石膏固定6周。

胫骨前肌肌腱断裂

▶发病机制

胫骨前肌肌腱断裂不常见，多见于60岁以上患者。其机制可能是慢性摩擦伸肌下缘，也可能是摩擦第1跖楔关节处的外膜。断裂通常发生在肌腱远端2~3 cm处。非退行性外伤性胫骨前肌肌腱断裂罕见。

▶临床表现

A.症状和体征

退行性骨折的患者表现为踝关节前部疼痛和肿胀。他们感觉足部拖地，或者走路时有脚趾碰地的感觉。患者的症状常存在数月之久。体格检查的主要表现是踝关节背屈无力，常可在踝关节前部触及肿块。

B.影像学检查

如果对诊断有疑问，可以通过MRI扫描准确判断肌腱是否断裂。

▶ **治疗**

A.非手术治疗

在活动能力较差的患者中，非手术治疗与手术修复有相似的治疗效果。石膏固定后长期使用AFO。

B.手术治疗

活动量较大的急性肌腱断裂病例应进行手术修复。有症状的慢性断裂通常需要使用伸肌肌腱移植物或肌腱转移进行重建，因为远端残端通常退化，所以无法进行一期修复。

Chiodo CP, Glazebrook M, Bluman EM, et al: American Academy of Orthopedic Surgeons clinical practice guideline on treatment of Achilles tendon rupture. *J Bone Joint Surg Am* 2010;92:2466. [PMID: 20962199]

Chiodo CP, Glazebrook M, Bluman EM, et al: Diagnosis and treatment of Achilles tendon rupture. *J Am Acad Orthop Surg* 2010;18:503. [PMID: 20675643]

Courville XF, Coe MP, Hecht PJ: Current concepts review: noninsertional Achilles tendinopathy. *Foot Ankle Int* 2009;30:1132. [PMID: 19912730]

Irwin TA: Current concepts review: insertional Achilles tendinopathy. *Foot Ankle Int* 2010;31:933. [PMID: 20964977]

Ogawa BK, Thordarson DB: Current concepts review: peroneal tendon subluxation and dislocation. *Foot Ankle Int* 2007;28:1034. [PMID: 17880883]

Philbin TM, Landis GS, Smith B: Peroneal tendon injuries. *J Am Acad Orthop Surg* 2009;17:306. [PMID: 19411642]

Reddy SS, Pedowitz DI, Parekh SG, Omar IM, Wapner KL: Surgical treatment for chronic disease and disorders of the Achilles tendon. *J Am Acad Orthop Surg* 2009;17:3. [PMID: 19136422]

Sammarco VJ, Sammarco GJ, Henning C, Chaim S: Surgical repair of acute and chronic tibialis anterior ruptures. *J Bone Joint Surg Am* 2009;91:325. [PMID: 19181976]

▼ 距骨骨软骨损伤

距骨骨软骨损伤（OLT）是指距骨穹隆软骨及软骨下骨缺损。复杂的影像学技术可以对OLT进行精确的诊断，先进的关节镜和开放手术可以解决这一难题。

▶ **发病机制**

OLT也称为剥脱性骨软骨炎，病灶通常位于距骨圆顶的两个区域之一：后内方或前外侧。较常见的后内方病变通常是累及软骨下骨的深层病变。病变可能与缺血有关，通常伴有创伤性发作，加重了潜在的病情。前外侧损伤可能是由单一的创伤性发作造成的，也可能是由踝关节外侧扭伤造成的重复性创伤。这些病变往往是纯软骨性的。

▶ **临床表现**

A.症状和体征

患者通常在常规踝关节扭伤后出现数月的踝关节疼痛。有时他们会讲述踝关节反复扭伤的历史。疼痛通常发生在病变侧的踝关节前部，但也可能是弥漫性的。有时当有软骨组织松动时，会有踝关节交锁的感觉。OLT可能被误诊为慢性踝关节扭伤。

B.影像学检查

OLT的影像学表现通常是正常的。MRI扫描是判断骨或软骨受累的大小、位置和范围的首选检查（图8-52）。

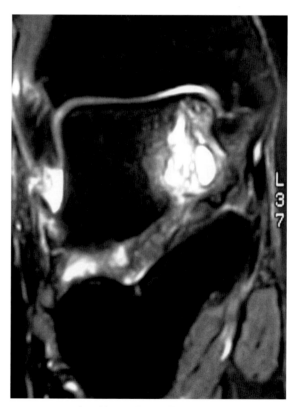

▲ **图 8-52** 广泛性OLT的MRI表现

▶治疗

A.非手术治疗

如果MRI扫描没有显示骨或软骨移位，需要进行6周的石膏固定。

B.手术治疗

手术治疗方法取决于病变类型。急性移位病灶可以复位，并通过开放手术或关节镜方法用可吸收针固定。将纯软骨病变的病灶剪成稳定的边缘，钻孔以刺激血管向内生长和纤维软骨形成。严重累及骨的OLT除了钻孔和刮除外，还需要骨移植。后内侧病变需要进行内踝截骨术。如果骨损伤有完整的上覆软骨，可以在X线引导下进行距骨钻孔和植骨，保留上覆软骨。术后4周不负重，但鼓励早期活动度锻炼。

针对较大的病变或刮除和钻孔失败的病变，开发了新的技术。自体骨软骨移植或同种异体骨移植可以替代骨和软骨缺损。自体移植骨一般取自同侧膝关节。中期随访数据显示，大多数患者应用该技术效果良好。自体软骨细胞植入也在一定程度上适用于OLT。

Easley ME, Latt D, Santangelo JR, Merian-Genast M, Nunley JA: Osteochondral lesions of the talus. *J Am Acad Orthop Surg* 2010;18:616. [PMID: 20889951]

Elias I, Raikin SM, Schweitzer ME, Besser MP, Morrison WB, Zoga AC: Osteochondral lesions of the distal tibial plafond: localization and morphologic characteristics with an anatomical grid. *Foot Ankle Int* 2009;30:524. [PMID: 19486630]

Gortz S, De Young AJ, Bugbee WD: Fresh osteochondral allografting for osteochondral lesions of the talus. *Foot Ankle Int* 2010;31:283. [PMID: 20371013]

Haene R, Qamirani E, Story RA, Pinsker E, Daniels TR: Intermediate outcomes of fresh talar osteochondral allografts for treatment of large osteochondral lesions of the talus. *J Bone Joint Surg Am* 2012;94:1105. [PMID: 22717829]

Hahn DB, Aanstoos ME, Wilkins RM: Osteochondral lesions of the talus treated with fresh talar allografts. *Foot Ankle Int* 2010;31:277. [PMID: 20371012]

Mitchell ME, Giza E, Sullivan MR: Cartilage transplantation techniques for talar cartilage lesions. *J Am Acad Orthop Surg* 2009;17:407. [PMID: 19571296]

Raikin SM: Fresh osteochondral allografts for large-volume cystic osteochondral defects of the talus. *J Bone Joint Surg Am* 2009;91:2818. [PMID: 19952243]

第九章　手外科

Michael S. Bednar, MD
Terry R. Light, MD
Randy Bindra, MD, FRCS

▼ 手外科概述

手部功能

手是人体的重要组成部分，使人类可以直接与环境相互接触。手的功能很多，具有巨大的适应能力，使原始人能够制造石制工具，也能让现代人驾驶复杂的飞行器。

人手能够抓握，而抓握的过程包括接近物体，抓住物体，调节和保持抓握，并最终放下物体。当用力抓握时，物体被弯曲的手指推向手掌，而拇指掌骨和近节指骨的作用是使物体稳定。当用精确的对指功能夹持物体时，物体被固定在拇指和示指或示指和中指之间。

手可以触摸物体或他人，可以感受温度、震动和纹理。这种触觉非常精细，以至于盲人可以通过指尖区分盲文字母之间的高度差异。手同时也是一种交流工具，可以做手势、演奏乐器、绘画、书写或打字。

治疗手部疾病的一般注意事项

治疗手部疾病需要了解手部正常解剖结构及常见的解剖变异。治疗目标通常是恢复正常的解剖结构，但当该目标不可能时，应将目标转换为恢复最大功能。手部外观至关重要，因为手通常无覆盖地暴露于他人视野之中。手部外观缺陷往往是患者自卑的根源之一。有效的治疗需要平衡手部最佳功能和正常外观的需求。如果患者因手部外观不愿意显露、使用治疗后的手，那么即使是恢复了手的抓握功能也是无效的。笨拙、僵硬、手指无法运动的手，即使外观正常，但是缺少功能也会使患者自卑。

诊断

▶ 病史

医生应该询问许多一般性问题，以及手部功能和损伤特有的问题。患者主诉应该用一两句话概括。应注意患者的优势手、年龄、性别和职业，以及需要手部灵活度或力量参与的任何爱好。应记录症状发作的大致日期。如果伤害是引起不适的原因，应注意伤害的确切日期和致伤机制，以及伤害是否发生在工作场所。应询问患者先前的治疗方法及其对该治疗方法有效性的看法。

然后应进一步详细询问症状，如疼痛的性质（锐痛、酸痛、钝痛或灼痛），夜间症状是否存在，加重和缓解因素，早晨醒来或工作后疼痛是否加重。应该询问患者是否有麻木或刺痛，麻木和刺痛常提示存在神经问题而不是骨骼肌肉问题。应注意特定的运动困难，如难以书写或拧下瓶盖。如果患者主要为单侧症状，检查者应询问对侧是否有类似症状。最后，因为手是身体的外在部分，也应该讨论外观改变的影响。

病史应包括先前的手部损伤和全身性疾病，如类风湿性关节炎或其他炎性关节病、糖尿病、其他内分泌紊乱、肾病或血管疾病。应该询问育龄妇女最近的怀孕情况。翔实的病史采集能够使大约90%存在手部问题的患者得到正确的诊断。

▶ 体格检查

A.一般检查

手的检查应从观察开始。可以通过观察手指的颜色评估血管状况。通过观察指腹出汗情况评估汗液分泌功能，进一步获得一些神经功能的提示。肿胀和瘀斑可提示损伤的程度和时间。手指和手腕的姿势可能提示肌腱或骨骼异常。正常情况下，手腕轻微伸展、手指处于休息位时，可以观察到从小指到示指的屈曲程度逐渐减弱（图9-1）。

可以借助简图记录手部异常。可以在图上注明肿块、撕裂部位、先前的瘢痕、缺失手指和感觉减弱区域。

接下来，轻轻触诊手、腕和前臂。应注意手指的温度和湿度。通过毛细管再灌注评估循环系统；指压甲床部位的皮肤使其变白，然后松开手，循环应在3秒内恢复。仔细辨别触诊时的触痛区域。

B.活动范围

评估肩、肘、前臂、腕和手的被动及主动活动范围。肘、腕和手的正常活动范围如表9-1所示。在记录活动范围时，主动伸展结果位于左侧，主动弯曲结果位于右侧。当被动伸展和弯曲的范围与主动活动的范围不同时，应在主动活动范围值旁边的括号中注明被动活动范围值。因此，僵硬的近端指骨间关节的活动范围可记录为20/70（15/80），表示20°~70°的主动运动弧和15°~80°的被动运动弧。

C.肌肉功能

应记录每块肌肉的完整性。通过稳定中节指骨并要求患者弯曲远端指骨间关节来测试每个手指的指深屈肌肌腱的功能（图9-2）。测试指浅屈肌肌腱要求患者弯曲被测手指的近端指骨间关节，观察其他手指是否能保持伸展（图9-3）。通过要

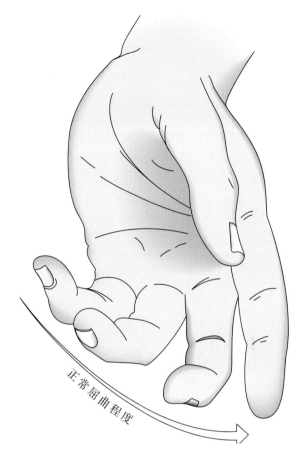

▲ 图9-1 手指屈曲姿势时的正常关联运动。当手腕处于轻微伸展状态，手指处于休息位时，从小指到示指的屈曲程度逐渐递减（Carter PR: Common Hand Injuries and Infections. New York: WB Saunders; 1983.）

求患者弯曲拇指的指间关节来测试拇长屈肌的功能。

让患者外伸掌指关节测试外在伸肌的功能。如果检查者只是要求患者张开手，则近端和远端指骨间关节可能会因内在肌的收缩而伸展，这可能会误导检查者得出手指外伸正常的结论。让患者外展手指来检查骨间肌功能，检查者在触及小鱼际和第1骨间背侧肌的收缩时评估肌力的强度。

D.感觉功能

检查感觉功能需要评估正中神经、尺神经和桡神经的完整性，以及每根手指两侧的手指神经。每个主要神经都有一个感觉自主带，即主要由该神经支配的手部区域（图9-4）。正中神经的感觉自主带是示指指尖，而尺神经仅在小指区域中携带感觉纤维，第1指蹼背部皮肤受桡神经浅支的支配。

表9-1　肘、腕和手的正常活动范围

肘关节：伸展/屈曲0°/135°
前臂：旋前/旋后90°/90°
腕关节：屈曲/伸展80°/70° 　　　桡侧偏移/尺侧偏移20°/30°
手指 　MP：伸展/弯曲0°/90° 　PIP：伸展/弯曲0°/110° 　DIP：伸展/弯曲0°/65°
拇指 　CMC：伸展/屈曲50°/50° 　　　　外展/内收70°/0° 　MP：伸展/屈曲可变，最高0°/90° 　IP：伸展/屈曲可变，最高0°/90°

MP：掌指关节；PIP：近端指骨间关节；DIP：远端指骨间关节；CMC：腕掌关节；IP：指骨间关节；

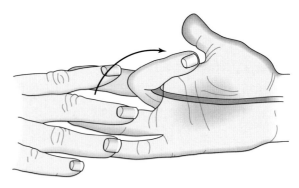

▲**图9-3**　测试指浅屈肌肌腱的完整性。如果近端指骨间关节可以主动弯曲，而相邻的手指可以完全伸直，则表明指浅屈肌肌腱没有断裂（American Society for Surgery of the Hand: The Hand: Examination and Diagnosis, 2nd ed. Philadelphia: Churchill Livingstone; 1983.）

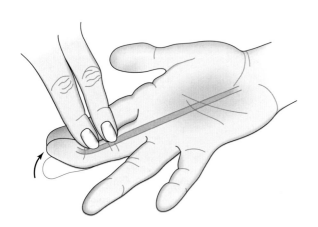

▲**图9-2**　测试指深屈肌肌腱的完整性。如果远端指骨间关节可以主动弯曲，而近端指骨间关节保持稳定，那么指深屈肌肌腱就没有断裂（American Society for Surgery of the Hand: The Hand: Examination and Diagnosis, 2nd ed. Philadelphia: Churchill Livingstone; 1983.）

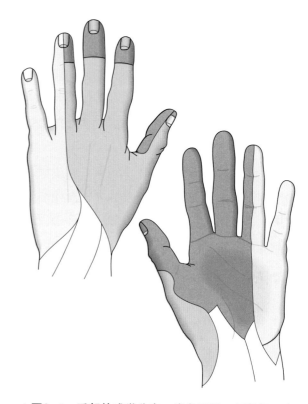

▲**图9-4**　手部的感觉分布。浅色阴影：尺神经；中间色阴影：桡神经；深色阴影：正中神经（Way LW, ed: Current Surgical Diagnosis and Treatment, 10th ed. Stamford, CT: Appleton & Lange; 1994.）

　　1.两点分辨觉　可以使用钝头卡尺或展开的回形针评估每个手指神经的完整性，以测试两点分辨觉。测试仪器的两个头根据测量的需要分开一定的距离。用测试仪器的同一个头分别轻刺患者尺侧和桡侧的皮肤，或两个头同时轻刺两侧皮肤（静态两点分辨觉）；也可用测试仪器的两个头沿患者手指的尺侧和桡侧皮肤纵向移动（动态两点分辨觉）。测试时施力以测试仪器的头压在手上直到皮肤开始变白为合适。测试3次，选取其中2次正确感知的两点间的最小距离作为两点分辨觉值。由于运动的点能够增加触觉的感知力，动态两点分辨觉的值一般

小于或等于静态两点分辨觉。静态两点分辨觉的正常值为两点之间的距离<7 mm，7~14 mm是受损状态，≥15 mm为两点分辨觉丧失。

E.运动功能

　　根据神经的不同支配范围对肌群进行运动功能检查（表9-2）。近端正中神经支配旋前圆肌、桡侧腕屈肌、掌长肌和指浅屈肌。正中神经的骨间

表9-2 手和前臂的神经支配

正中神经
近端正中神经：旋前圆肌、桡侧腕屈肌、掌长肌、指浅屈肌
骨间前神经：拇长屈肌、示指和中指指深屈肌、旋前方肌
远端正中神经：示指和中指蚓状肌、拇对掌肌、拇短展肌、拇短屈肌

尺神经
近端尺神经：尺侧腕屈肌、环指和小指指深屈肌
远端尺神经：小指屈肌、小指展肌、小指对掌肌、骨间掌侧和背侧肌、拇短屈肌、拇收肌、环指和小指蚓状肌

桡神经 肱桡肌、桡侧腕长伸肌、旋后肌、肘肌

骨间后神经 桡侧腕短伸肌、示指固有伸肌、小指伸肌、尺侧腕伸肌、拇长展肌、拇长伸肌、拇短伸肌

前神经分支支配示指和中指的指深屈肌、拇长屈肌和旋前方肌。正中神经的运动支（远端正中神经）支配鱼际组织的拇对掌肌、拇短展肌和拇短屈肌的浅表部分。示指和中指蚓状肌受正中神经运动支的支配，正中神经运动支与感觉支在示指和中指处伴行。

尺神经支配尺侧腕屈肌、环指和小指指深屈肌。在手中，尺神经支配小鱼际、小指屈肌和小指展肌。尺神经深部运动支支配骨间掌侧和背侧肌、环指和小指蚓状肌、拇短屈肌的深部和拇收肌。

桡神经支配肱三头肌、肱桡肌、桡侧腕长伸肌、旋后肌和肘肌。骨间后神经支配指总伸肌、示指固有伸肌、小指伸肌、尺侧腕伸肌、拇长展肌、拇长伸肌、拇短伸肌和桡侧腕短伸肌。

肌肉力量（简称肌力）应根据英国医学研究委员会分级系统进行分级，分级范围为0~5，5/5为正常强度，4/5为比正常强度低但能够抵抗相当大的阻力，3/5为能够抵抗重力，2/5为无法抵抗重力但能活动关节，1/5为只有肌肉收缩迹象却没有明显的运动。

▶诊断性检查

许多检查有助于为手、腕部疼痛或功能紊乱的患者进行正确诊断。检查手段的选择应基于翔实的病史采集和体格检查。

A.影像学检查

在大多数情况下，X线检查包括正位片和侧位片。手指和手腕绝对侧位投射是没有必要的，因为许多疾病，如指骨间关节半脱位和腕骨不稳，在侧位片上表现不明显。斜位片可用于分辨指骨骨折类型。切位片可用于评估腕掌关节骨突。腕管视图则有助于观察钩骨钩的骨折。

应力位片可评估韧带稳定性。这在评估拇指掌指关节的侧副韧带稳定性方面特别有用。

腕部的韧带稳定性也可以通过桡偏位和尺偏位及握拳位的X线片评估。握拳位和尺偏位片可发现手舟骨和月骨之间的间隙，这在正位片和侧位片中是不明显的。

B.电反应诊断

电反应诊断包括神经传导研究和肌电图。神经传导检查可测量运动（近端到远端）和感觉（远端到近端）传导。肌电图可以评估肌肉功能。

C. CT

CT可以获得手和腕关节清晰的三维视图，对于评估桡尺远侧关节等至关重要。应该在内旋位、中立位和外旋位三个位置下观察尺骨远端与尺骨半月切迹的关系。CT扫描可能有助于评估手舟骨骨折的移位和愈合过程，也有利于桡骨远端骨折手术方案的制订。

D. MRI

MRI可以显示软组织结构（如韧带和肌腱）。通过MRI能够评估腕横韧带的完整性，这对于腕管松解后持续存在症状的患者特别有用。MRI也有助于评估肿瘤和缺血性坏死。利用MRI扫描还可以观察到许多三角纤维软骨复合体和腕骨间韧带撕裂。

E.骨扫描

锝-99亚甲基二膦酸盐（MDP）骨扫描是评估不明原因的手或腕关节疼痛的生理学测试。该测试可以排除骨骼受累的可能，可用于定位炎症进展的位置，以便进一步进行CT或MRI扫描（图9-5）。

F.腕关节镜检查

腕关节镜检查可以直接观察关节面、腕关节韧带和三角纤维软骨复合体。也可以直接观察应力对腕骨内运动的影响。腕关节镜检查特别有助于三角纤维软骨复合体撕裂的清创或修复；可以对舟月韧带或月三角韧带的部分撕裂进行清创；可以对桡骨远端关节内骨折进行直视下解剖复位及固定。

Bernstein MA, Nagle DJ, Martinez A, et al: A comparison of combined arthroscopic triangular fibrocartilage complex debridement and arthroscopic wafer distal ulna resection versus arthroscopic triangular fibrocartilage complex debridement and ulnar shortening osteotomy for ulnocarpal abutment syndrome. *Arthroscopy* 2004;20:392. [PMID: 15067279]

Cerezal L, del Pinal F, Abascal F, et al: Imaging findings in ulnar-sided wrist impaction syndromes. *Radiographics* 2002;22:105. [PMID: 11796902]

Kocharian A, Adkins MC, Amrami KK, et al: Wrist: improved MR imaging with optimized transmit-receive coil design. *Radiology* 2002;223:870. [PMID: 12034961]

Morley J, Bidwell J, Bransby-Zachary M: A comparison of the findings of wrist arthroscopy and magnetic resonance imaging in the investigation of wrist pain. *J Hand Surg* 2001;26B:544. [PMID: 11884109]

Potter HG, Weiland AJ: Magnetic resonance imaging of triangular fibrocartilage complex lesions. *J Hand Surg Am* 2002;27:363. [PMID: 11901408]

Slutsky DJ: Wrist arthroscopy through a volar radial portal. *Arthroscopy* 2002;18:624. [PMID: 12098124]

手部疾病的特殊治疗方法

一、再植

再植是指将与身体完全断离且没有任何残留软组织连续的部位重新与身体连接到一起的过程。血运重建是指受损血管的重建，以防肢体重新连接后出现缺血性坏死。

▶ 初诊患者的管理

对患者受损部位和缺血性损伤的有效治疗需要恰当的初诊处理，并迅速转诊到能够进行外科治疗的医院。初诊医生应将断肢置于浸有生理盐水或乳酸盐林格液的海绵中。然后将包好的部位放入塑料袋中密封，再浸入冰水溶液中。在任何情况下，断肢都不应直接放入冰水中或暴露于冰中。

通常不需要使用止血带控制出血。应对残肢残端进行加压包扎。不应该尝试结扎出血血管，因为它可能会影响随后的神经血管修复工作。如果断肢部分未冷却，则缺血耐受性差，6小时后不太可能成功进行血运重建。冷却后可在受伤后12小时内重建。

▶ 适应证和禁忌证

再植适用于拇指或多个手指的离断、手掌的横断、手腕或远端前臂水平肢体的离断，以及儿童肢体几乎任何部位的离断。对非常近端水平的肢体离断，只有锐性分离或中度撕脱的部位可以进行再植。肢体的离断越靠近近端，缺血肌肉量越大，血运重建的需求越紧急。

再植的禁忌证包括：①严重挤压或碎裂的部

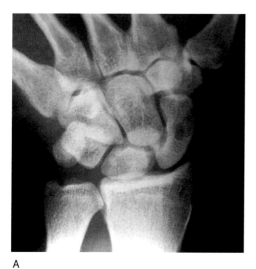

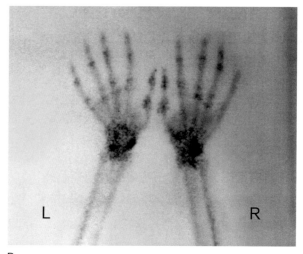

▲ **图9-5** X光检查（A）和骨扫描（B）提示存在相应症状的骨囊肿女性患者的手舟骨出现病变活动增加的现象

位；②多重肢体离断；③动脉血管硬化患者的肢体离断；④合并其他严重损伤或疾病患者的肢体离断；⑤在近端水平热缺血时间相对较长的肢体离断。

成人禁忌在指浅屈肌止点近端进行单指再植，因为再植后的手指比较僵硬，功能较差。重新植入的手指活动受限可能是因为同一神经支配区域的2条指浅屈肌肌腱和指深屈肌肌腱被破坏，指骨骨折、伸肌肌腱被破坏。对于儿童或爱美的患者可以在考虑上述情况后决定是否再植。

▶手术

首选的麻醉方法是腋神经或锁骨上神经阻滞，这两处神经阻滞属于交感神经阻滞，可使血管舒张。进行再植手术应广泛显露术野，以便识别和隔离动脉、静脉及神经。然后对软组织进行彻底清创。对骨骼进行缩短、固定，使其具有足够的稳定性，以便术后早期进行运动。

首先修复伸肌肌腱，然后修复屈肌肌腱。吻合一两处动脉后再修复神经和吻合静脉。每修复1条动脉应修复对应的2条回流静脉。应松散地闭合皮肤，小心地将软组织覆盖在修复的血管和神经上。

在前臂远端进行再植时，应切开所有骨筋膜室的筋膜。接受近端再植的患者应在48~72小时内再次进行手术，以重新评估伤口并清除其他坏死组织。

▶术后管理

术后，手术切口处应保持敷料松散覆盖。围手术期应给予抗凝治疗，以减少吻合端血栓形成的可能性。应用低分子右旋糖酐5~7天和应用阿司匹林是推荐的方案之一。儿童及有些患者可能需要镇静治疗以减少术后早期的动脉痉挛。在再植或血运重建后的最初几周，应限制应用血管痉挛药物，如尼古丁、咖啡因、茶碱和可可碱。应用广谱抗生素5~7天。可以用脉冲血氧计、激光多普勒或温度探针对再植或血运重建部位进行监测。

当再植或血运重建后的部位出现皮肤颜色变化、毛细血管再充盈时间延长或组织膨胀等表现

时，提示移植可能失败，应松开敷料。应定时改变手的位置以减轻压力。可给予患者3000~5000 U的肝素治疗。患者必须保持充足的水分，房间保持温暖。如果在4~6小时后再植肢体没有改善，必须返回手术室探查吻合端。血管修复在受伤后48小时内进行是最有望成功的。

涉及血管吻合的技术问题包括血栓形成、缝线闭塞管腔不到位、继发于痉挛的近端血流不良或未检测到的血管内膜损伤。如果发现血管损伤，应切除更大范围的血管并进行静脉移植。如果移植失败是因静脉回流不畅造成的，间歇性应用水蛭1~5天可在静脉回流重建前提供短暂的静脉引流功能。

▶预后

再植肢体的存活率大约为85%。大约50%的再植患者两点分辨觉术后能恢复至10 mm内。再植肢体或再血管化部位成功的患者经常在再植后的2~3年主诉不能耐受寒冷。再植手指的活动度很大程度上取决于受伤程度，再植成活后平均能恢复至正常活动度的50%。

大多数儿童手指再植成功后可恢复正常的感觉，且骨骺板仍处于开放状态，术后纵向生长约为正常水平的80%。虽然功能恢复在儿童患者中更明显，但患儿的再植生存率较低，因为小血管吻合的技术要求更高，而且交感性神经反应更强烈。

由于在臂近端切下的神经必须在相当长的肢体上才能再生，所以成人近端肢体再植，仅能在前臂和手部看到有限的运动恢复。上肢近端再植的一个潜在好处是将创伤性肘上截肢转化为具有肘部控制的辅助肢体。当初始截肢位于前臂远端或手腕时，再植可显著恢复手部功能（图9-6）。

二、截肢

截肢的目的是在骨性结构损失的基础上保持最大的功能，并获得一个可接受的外观。由于指深屈肌的肌腹相同，一根手指僵硬会影响其他手指的屈曲——四边形效应。切断僵硬和无知觉的手指可以改善整个手的功能。应优先考虑保持功能性长度，尽量减少瘢痕和关节挛缩，并防止出现症状性神经瘤。

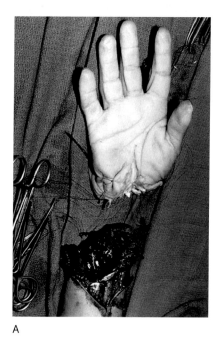
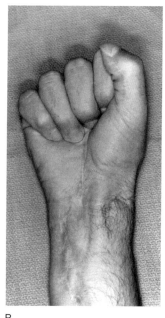
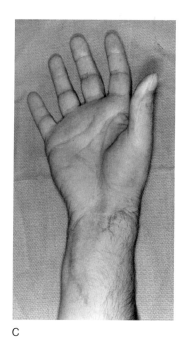

A　　　　　　　　　B　　　　　　　　　C

▲图9-6　手的再植。术中视图（A）和手术后视图（B，C），手指屈曲（B）和伸展（C）功能得到恢复

▶截指

截指包括经指骨和经指骨间关节截指。如果是经近端或远端指骨间关节截指，应对远端关节面进行修整，以移除掌髁突。如果正常的肌腱附着处位于截指平面以下，应将肌腱从远端拉出，并在近端切断后使其自然回缩。在截指端不能缝合屈肌肌腱和伸肌肌腱，以提供软组织覆盖。应辨别神经并轻柔地向远端牵引，并在近端横切，以防止皮肤瘢痕上形成神经瘤。条件允许的话尽量用手指、手掌表面厚实的皮肤覆盖截指残端。相比于距离稍长且柔嫩的皮肤，厚实、距离较短的皮肤覆盖性更好。

▶延长切除

经近节指骨近端部分或小指与示指的掌指关节处截指可能在手掌边缘留下一个难看的骨突。而在相应水平进行中指或示指的截肢可能形成一个尴尬的指间空隙，容易在握持物体的时候导致物体坠落。对手指指骨和掌骨的延长切除可用于闭合创伤口、移除功能障碍或感觉异常的手指或治疗恶性肿瘤。延长切除术的外观和功能必须与手掌宽度的丧失和握感强度的降低相平衡。

示指的延长切除应在中指和拇指之间形成一个

正常的轮廓。同样，小指掌骨切除应留下平滑的尺侧轮廓。对于追求最大握持力量而不重视外观的患者来说，小指延长切除术是禁忌。中指或环指延长切除应同时进行软组织吻合或掌骨移位。通过掌骨近端干骺端进行中指延长切除时，可以将示指远端部分转到中指（图9-7）。环指延长切除可以对小指掌骨进行截骨并将其移至环指基底部，也可以通过对中指和小指之间的深部掌横韧带进行严格修复，并将小指向桡侧拉过钩骨。

Adani R, Marcoccio I, Castagnetti C, et al: Long-term results of replantation for complete ring avulsion amputations. *Ann Plast Surg* 2003;51:564. [PMID: 14646649]

Melikyan EY, Beg MS, Woodbridge S, et al: The functional results of ray amputation. *J Hand Surg* 2003;8:47. [PMID: 12923934]

Nuzumlali E, Orhun E, Ozturk K, et al: Results of ray resection and amputation for ring avulsion injuries at the proximal interphalangeal joint. *J Hand Surg* 2003B;28:578. [PMID: 14599832]

Wilhelmi BJ, Lee WP, Pagensteert GI, et al: Replantation in the mutilated hand. *Hand Clin* 2003;19:89. [PMID: 12683449]

Yu JC, Shieh SJ, Lee JW, et al: Secondary procedures following digital replantation and revascularisation. *J Plast Surg* 2003B; 56:125. [PMID: 12791355]

▼手部肌肉组织疾病

▶解剖

手指姿势控制是外在肌和内在肌复杂的力量平

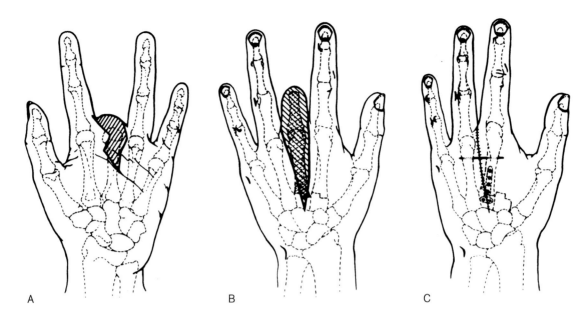

▲ **图 9-7** 中指延长切除和示指转位。A.收敛式的chevron切口对掌部皮肤和冗余的软组织进行复位。B.在示指和中指掌骨的近端干骺端进行相应的阶梯式截骨术。C.用钢板将移位的示指固定在中指上，并用克氏针将其进一步固定在环指的掌骨上（Chapman MW, ed: Operative Orthopaedics, Vol. 2, 3rd ed. Philadelphia: J.B. Lippincott; 2001.）

衡过程。外在肌是指起自手部之外但止于手或腕关节处的肌肉，内在肌是既起自手部又止于手部的肌肉。外在肌要么有屈曲作用，要么有伸展作用，而内在肌既有屈曲作用又有伸展作用。

A.外在伸肌

外在伸肌贯穿腕关节水平的6个不同的骨纤维管（图9-8A）。第1（桡侧）骨纤维管包括拇长展肌和拇短伸肌。拇长展肌在拇指掌骨基底部有多处止点，主要使拇指向桡侧外展，而拇短伸肌附着于拇指近节指骨背侧，可主动外展拇指掌指关节。

第2骨纤维管包括桡侧腕长伸肌和桡侧腕短伸肌。桡侧腕长伸肌附着于示指掌指关节，主要作用是使腕关节背屈和桡偏。桡侧腕短伸肌止于第3掌骨基底部，主要作用是保持腕关节的背屈平衡。

第3骨纤维管包括拇长伸肌，它沿着前臂纵向穿过第3骨纤维管，并在桡骨远端背侧突起李斯特结节（Lister tubercle）处突然转向桡侧。拇长伸肌附着于远节指骨，能够使拇指指骨间关节强有力地延伸。拇长伸肌肌腱的斜向支为拇长伸肌的内收成分。

第4骨纤维管包含的示指伸肌位于4根指总伸肌肌腱的深处。第5骨纤维管包含小指伸肌。这三块肌肉分别伸展掌指关节、近端指骨间关节和远端指

骨间关节。外在伸肌主要止于中指指骨近端背侧。外在伸肌通过矢状束传递使掌指关节伸展。远端指骨间关节伸展是通过由内在肌肌腱和外在肌肌腱组成的侧束完成的。

示指伸肌在示指的止点位于指总伸肌尺侧。指总伸肌止于示指、中指、环指，在某些情况下还止于小指。小指伸肌肌腱在小指的止点位于指总伸肌的尺侧。

尺侧腕伸肌腱穿过第6骨纤维管，止于第5掌骨基底部，主要作用是使腕关节伸展和尺偏。

中指、环指和小指的指总伸肌被腱联合悬系于掌指关节近端背侧（图9-8B）。在腕关节水平，示指伸肌可能被误认为任一指伸肌肌腱的最远端肌腹部分。

指伸肌肌腱通过附着于矢状束纤维而稳定在掌指关节中线之上（图9-9）。矢状束纤维附着于近节指骨掌侧和掌板外侧缘。矢状束纤维形成一个吊带，可使近端外在伸肌张力传递到近节指骨。在近节指骨上无肌腱附着的情况下，这一结构也能使掌指骨关节伸展。矢状束通过在掌骨头突出部位保持伸肌肌腱平衡，使外在伸肌肌腱尽可能远离掌指关节旋转中心，从而使其获得最大的机械效率。当矢状束纤维断裂或损伤时，外在伸肌肌腱可向掌骨尺

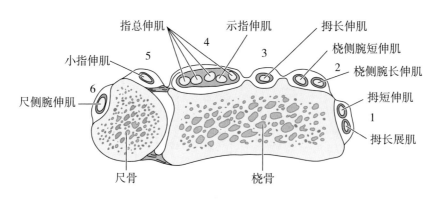

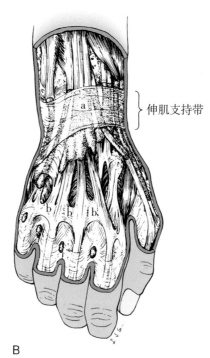

▲图9-8　腕部背侧的6个骨纤维管。A.右腕从远端到近端的旋前横截面视图（Reckling FW，et al: Orthopaedic Anatomy and Surgical Approaches.St. Louis: Mosby–Year Book; 1990.）B. 背侧视图。a：伸肌支持带覆盖在这些骨纤维管之上；b：腱联合（腱间结合部）（Way LW, ed: Current Surgical Diagnosis & Treatment, 10th ed. Stamford, CT: Appleton & Lange; 1994.）

侧半脱位，导致手指尺偏。

B.外在屈肌

　　外在屈肌为指深屈肌和指浅屈肌。指深屈肌附着于远节指骨近端掌侧，负责屈曲远节指骨间关节、近节指骨间关节和掌指关节。指浅屈肌是指骨间关节和掌指关节的近端屈肌。指浅屈肌在掌心处位于指深屈肌的掌侧，在掌指关节水平分支后进入指深屈肌肌腱背侧，然后止于中节指骨。外在屈肌只有完成指骨间关节屈曲之后，才能屈曲掌指关节。

C.内在肌

　　控制手指姿势的内在肌包括骨间背侧和掌侧肌、蚓状肌和小鱼际。这些肌肉主要负责掌指关节的屈曲、外展和内收，以及近端和远端指骨间关节的外伸。

　　示指的外展依靠第1骨间背侧肌，而内收则依靠第1骨间掌侧肌。中指由第2骨间背侧肌牵拉向桡侧外展，并由第3骨间背侧肌牵拉向尺侧外展。环指则由第2骨间掌侧肌牵拉内收，并被第4骨间背侧肌牵拉外展。第3骨间掌侧肌可使小指内收，小指展肌可使小指外展。

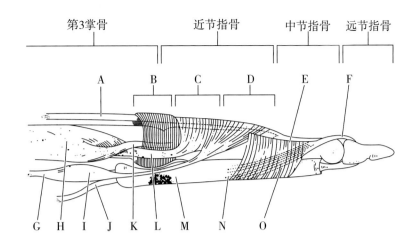

第3掌骨　　近节指骨　　中节指骨　远节指骨

A　B　C　D　E　F

G　H　I　J　K　L　M　N　O

A. 指总伸肌肌腱
B. 矢状束
C. 骨间肌的横向纤维
D. 骨间肌的斜向纤维
E. 外侧联合腱
F. 末端肌腱
G. 指深屈肌肌腱
H. 骨间肌（第2骨间背侧肌）深头
I. 蚓状肌
J. 指浅屈肌肌腱
K. 内侧肌腱，第2骨间背侧肌浅头
L. 第2骨间背侧肌深头的外侧肌腱
M. 纤维性屈肌滑车
N. 斜支持韧带
O. 横支持韧带（横束）
P. 内侧骨间束
Q. 指总伸肌肌腱的中央腱
R. 指总伸肌肌腱的侧腱束
S. 三角韧带

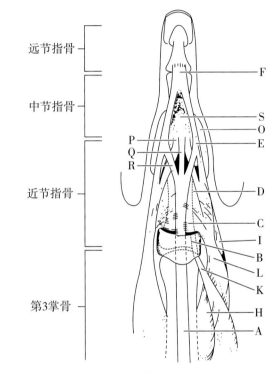

远节指骨　　F

中节指骨　　S　O　E

P　Q　R　D

近节指骨　　C　I　B　L　K

第3掌骨　　H　A

▲图9-9　伸肌腱帽机制。背部的腱帽装置为手外在肌和内在肌提供了附着点（Modified and reproduced, with permission, from Way LW, ed: Current Surgical Diagnosis & Treatment, 10th ed. Stamford, CT: Appleton & Lange; 1994. ）

第1、第2和第4骨间背侧肌具有浅表和深部肌腹，浅表肌腹组成1个肌腱止于近节指骨结节。深部肌腹止于背侧腱帽，可屈曲掌指关节及伸展近端和远端指骨间关节。第3骨间背侧肌通常只有1个肌腹，止于背侧腱帽中。骨间掌侧肌也止于腱帽（图9-9）。

所有的骨间肌均走行于掌指关节运动轴线的掌侧和掌横韧带的背侧。它们的肌腱附着于侧腱束纤维，侧腱束纤维在近端和远端指骨间关节运动轴线

的背侧走行。当掌指关节屈曲时，骨间肌外伸指骨间关节的作用比当掌指关节伸展或轻度屈曲时小得多。

4条蚓状肌止于第2~5指背侧腱膜桡侧束。每根手指的蚓状肌起自相应的指深屈肌肌腱。因为蚓状肌位于掌横韧带的掌侧，所以与骨间掌侧或背侧肌相比，它更靠近掌面。蚓状肌调节指屈肌和指伸肌的肌张力，可能在手指的本体感觉中也起一定作用。深肌肌腹收缩可向近端牵拉深肌肌腱，并使蚓

状肌原点向近侧移动，从而增加伸展指骨间关节近端和远端的背侧腱帽的张力。蚓状肌的收缩向近端牵拉深肌远端，减小指深屈肌在远端指骨间关节处的张力，促进远端指骨间关节的伸展。

与第1、2、4骨间肌一样，小指展肌有2根肌腱附着。其中一根肌腱沿小指近节指骨尺侧直接附着在外展结节，另一根附着于背侧腱帽。小指屈肌附着于近节指骨底部的尺结节上，但并不附着于背侧腱帽。小指屈肌的主要作用是屈曲掌指关节。

D.背侧腱帽

背侧腱帽通常指的是伸指结构，是由内在肌和外在肌肌腱汇合并附着于手指背侧的结构（图9-9）。外在伸肌伸展掌指关节、内在肌屈曲掌指关节、内在肌和外在肌通过腱帽伸展近端和远端指骨间关节。

掌指关节的外展是外在伸肌腱拉动矢状束从而抬高近端指骨的悬索效应。掌指关节屈曲是通过内在肌在近节指骨的腱性附着处及与腱帽相连的内在肌斜行纤维产生的类似的悬索效应实现的。此外，指深屈肌和第2指浅屈肌也参与了掌指关节的屈曲。

近端指骨间关节的外展是通过中央腱的作用实现的，中央腱是外在伸肌在中指指骨上的骨性止点。此外，内在肌通过侧束的内侧腱促进近端指骨间关节的伸展，内侧腱向中间走行并附着于近节中指指骨背侧，是中央腱的一部分。

远端指骨间关节伸展是通过内在肌和外在肌牵拉桡侧和尺侧联合侧束来完成的，这些侧束合并形成末端肌腱止点。内在肌通过附着于侧束汇入联合侧束。外在肌伸展远端指骨间关节的作用是通过外侧腱纤维产生的，这些纤维从近节指骨背侧的中央腱偏离，与侧腱束相连形成联合侧束。桡侧和尺侧联合侧束在远端汇合成末端肌腱并最终附着于远节指骨。

伸肌附着处断裂

一、矢状束断裂

▶解剖及临床表现

传递外在伸肌力量的矢状束纤维可能被撕裂，常见的原因是掌指关节滑囊炎（如类风湿性关节炎）导致其强度减弱。当背侧腱帽桡侧或尺侧的矢状束纤维变弱时，伸肌肌腱可能半脱位进入相邻掌骨头之间的缝隙中。由于半脱位的外在伸肌肌腱对掌指关节的伸展效果较差，因此该关节可能会完全失去主动伸展功能。这种现象在类风湿性关节炎中很常见，也见于扭转活动，如投掷棒球时矢状束纤维发生撕裂。

▶治疗

可以通过夹板固定治疗桡侧矢状束急性撕裂。如果无效，可进行手术修复。通过松解尺侧矢状束并在桡侧副韧带周围放置1条肌腱束使伸肌肌腱恢复至中心位置，治疗慢性损伤。

二、钮孔状畸形

▶解剖和临床表现

当中央腱被撕裂、闭合断裂或被近端指骨间关节的滑膜炎拉长时，外在伸肌在中节指骨上的附着点丢失。当来自侧腱束的内侧腱附着处也丢失时，近端指骨间关节的主动伸展动作随之减少。因为指浅屈肌和指深屈肌失去了拮抗肌的对抗，手指被快速拉到近端指骨间关节屈曲位（图9-10）。当手指弯曲时，侧腱束移开，并逐渐被拉向掌侧，最终滑

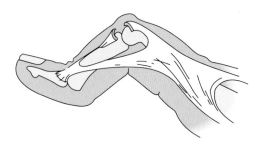

▲**图9-10** 钮孔状畸形是由中节指骨近端背侧的中央腱附着点丧失而引起的近端指骨间关节主动伸展功能丧失（Way LW, ed: Current Surgical Diagnosis & Treatment, 10th ed. Stamford, CT: Appleton & Lange; 1994.）

动至关节屈曲轴的掌侧。在半脱位位置，侧腱束是造成近端指骨间关节弯曲畸形的原因。

正常情况下，力量通过中央腱从外在伸肌和内在肌传递到中节指骨，但当中央腱被破坏时，力量绕过近端指骨间关节后重新聚集在远端指间关节处，并放大该关节的伸展力度，使其过度伸展。因为远端指骨间关节相对能拮抗主动屈曲动作，所以指深屈肌的收缩主要弯曲近端指骨间关节，除非近端指骨间关节在最大伸展中得到支撑，否则指深屈肌不能弯曲远端指骨间关节。该手指最终呈现近端指骨间关节屈曲和远端指骨间关节过度伸展的钮孔状畸形。

▶治疗

因为近端指骨间关节处于内在肌和外在肌力量的平衡中心，所以恢复中央腱的平衡和张力可能存在一定的技术困难。当中央腱严重撕裂时，应直接对其进行修复并将关节固定在完全伸展位3~6周，以保护修复部分的完整性。如果能准确快速地诊断出中央腱的闭合性断裂，应在完全伸展状态下用夹板固定近端指骨间关节6周。对于受伤几周后才明确的诊断，近端指骨间关节僵硬性屈曲挛缩很常见。

手指中央腱闭合性断裂发展至出现僵硬性屈曲挛缩时手术效果几乎都不太令人满意，因为手术必须在关节掌侧松解挛缩并在背侧增强近端指骨间关节伸展。采用长时间的夹板固定是一种比较好的方案，可以减少近端指骨间关节僵硬性屈曲挛缩的程度。针对这种情况能够应用的夹板种类很多，Capener夹板和Joint Jack夹板效果相对较好。手指环状石膏固定也可能有助于近端指骨间关节保持在伸展状态。在夹板固定期间，应督促患者进行中节指骨伸展状态下的远端指骨间关节主动屈曲锻炼。在佩戴夹板和石膏时应保留远端指骨间关节屈曲的空间。近端指骨间关节实现完全伸展后再持续夹板固定6~12周。这样可以保证中央腱处于充分收紧的状态，达到令人满意的近端指骨间关节主动伸展。

如果长时间夹板固定不能恢复主动伸展，可以

考虑手术干预。能够采用的术式有很多种。Fowler中央腱切断术：将中节指骨的背侧腱帽斜行分离至末端肌腱附着点近端。该术式减少了远端指骨间关节的过度伸展，并通过将内在肌和外在肌的力量重新聚集在更靠近近端关节处，改善近端指骨间关节的主动伸展动作。

其他术式通过缩短中央腱或调整1个或2个侧腱束更直接地增加近端指骨间关节的伸展。尽管这些技术可以增加关节的主动伸展，但是通常也会使近端指骨间关节屈曲受损。

三、槌状指

▶解剖学和临床表现

槌状指表现为远端指骨间关节主动伸展能力丧失，但被动活动度正常。造成槌状指的原因是附着于远节指骨的末端肌腱所传递的伸肌肌力丧失，缺乏拮抗力的指深屈肌将远端关节拉向屈曲位（图9-11）。损伤机制为主动伸展的远端指骨间关节的突然被动屈曲。末端肌腱的损伤可能完全局限于肌腱内，也可能由远节指骨近端关节面背侧的撕脱骨折导致。

因为撕脱骨折的骨块包括末端肌腱的附着点，所以软组织和骨性槌状指的临床外观相似。此时远端关节处于屈曲状态，这种姿势无法通过主动运动改变。远端指骨间关节可以被动伸展。

▶治疗

应该进行X线检查以确定是否存在骨折。如果背侧骨折碎片很大，需要进一步确认远节指骨是否存在掌侧半脱位。如果关节力线正常，即使一小部分关节面骨折间隙持续存在也建议使用夹板固定。远端指骨间关节应连续固定于伸展位8周，然后再

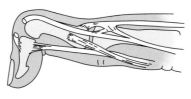

▲图9-11　槌状指是远节指骨末端肌腱附着点丧失造成的（Way LW, ed: Current Surgical Diagnosis & Treatment, 10th ed. Stamford, CT: Appleton & Lange; 1994.）

测试手指。如果远端关节出现下垂，则需要延长夹板固定2~4周。

Kalainov DM, Hoepfner PE, Hartigan BJ, et al: Non-surgical treatment of closed mallet finger fractures. *J Hand Surg Am* 2005;30: 580. [PMID: 15925171]

内在肌阳性畸形与内在肌阴性畸形

骨间肌和蚓状肌共同作用屈曲掌指关节并伸展近端和远端指骨间关节。掌指关节屈曲、近端和远端指骨间关节伸展的姿势称为内在肌阳性畸形，也称为内在肌阳性手（图9-12）。由于掌指关节和指骨间关节的侧副韧带处于拉紧的状态，因此内在肌阳性手是夹板固定的理想位置，也是大多数手部外伤比较理想的固定位置，所以它也称为安全位置或优势位置。

内在肌的正常偏移允许近端和远端指骨间关节屈曲时，掌指关节保持在被动伸展位。内在肌阴性畸形称为内在肌阴性手，见于内在肌完全偏移（图9-13）。当内在肌瘫痪时，手往往呈现为阴性畸形，有时称为爪形手。尽管外在伸肌纤维可以在内在肌功能正常的情况下维持近端和远端指骨间关节的伸展动作，但是在内在肌阴性手中，它们的偏移力量在对抗性掌指关节过度伸展中消耗。因此，除非通过其他方式屈曲掌指关节，否则没有内在肌

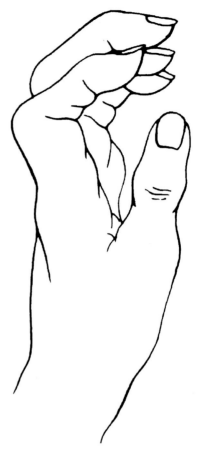

▲图9-13 继发于正中神经和尺神经低位麻痹的内在肌阴性手。

力的手不能实现近端和远端指骨间关节的主动伸展。

▶治疗

内在肌阴性手的手术矫正必须防止掌指关节的被动过度伸展，并恢复掌指关节的主动屈曲功能。这可以通过掌指关节肌腱固定术、关节囊固定术或主动肌腱转移来实现。成功控制掌指关节过度伸展后，外在伸肌通常可以通过伸展近端和远端指骨间关节有效地张开手掌。如果掌指关节屈曲时不能通过外在伸肌进行主动的近端指骨间关节伸展，应将屈曲掌指关节的肌腱转移附着至手指侧腱束。这样可以增强近端指骨间关节伸展并可使掌指关节屈曲。

内在肌紧张

▶解剖和临床表现

当蚓状肌和骨间肌收缩和过度紧张时，由于它

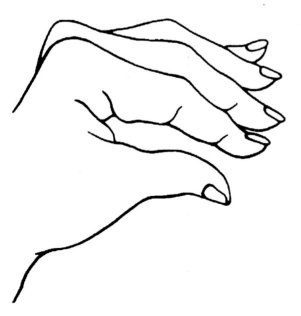

▲图9-12 内在肌阳性手

们的偏移被限制，所以不能同时完成掌指关节伸展和指骨间关节屈曲。内在肌紧张的检查方法最初是由Finochietto和Bunnell提出的（图9-14）。首先要确定掌指关节和指骨间关节在复位的状态下具有全范围的被动关节运动度。然后将掌指关节被动地保持在伸展位置，同时检查者屈曲受试者近端和远端指骨间关节。如果近端和远端指间关节不能完全被动屈曲，则可判断为内在肌紧张。

内在肌紧张的原因很多，如类风湿性关节炎、头部闭合性损伤后继发的神经功能障碍、手部挤压伤。

▶ 治疗

内在肌紧张手术可以作为独立的治疗程序，也可以与掌指关节重建相结合。通过内在肌肌腱切断术或在1个或2个侧腱束做三角形切除可减小内在肌

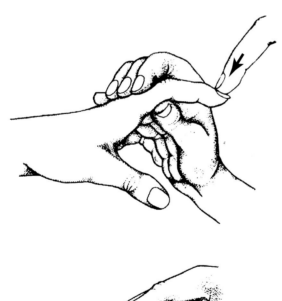

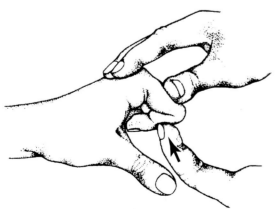

▲图9-14 内在肌紧张度试验是指将掌指关节被动地保持在伸展位置，同时检查者屈曲受试者近端和远端指骨间关节。指骨间关节屈曲紧张常发生在掌指关节伸展时（Green DP, ed: Operative Hand Surgery, 2nd ed. Philadelphia: Churchill Livingstone; 1988.）

肌力，可以在术中使用内在肌紧张度检查方法来判断内在肌松解是否彻底。

Bruner S, Wittemann M, Jester A, et al: Dynamic splinting after extensor tendon repair in zones V to VII. *J Hand Surg* 2003B; 28:224. [PMID: 12809652]

鹅颈畸形

▶ 解剖和临床表现

鹅颈畸形表现为近端指骨间关节过度伸展和远端指骨间关节屈曲（图9-15）。鹅颈畸形的病理生理学原因是原发性或继发性掌板拉伸或破坏，使其对近端指骨间关节过度伸展的约束力降低。当类风湿性关节炎患者出现近端指间关节继发性滑膜炎时，关节肿胀，掌板无法有效防止近端指骨间关节过度伸展。过度有力的内在肌收缩（如内在肌阳性手）通过中央腱传递的肌力使近端指骨间关节过度伸展。当近端指骨间关节过度伸展时，背侧腱帽在伸展远端指骨间关节时效力相对下降，进而导致远端指骨间关节处于屈曲位。

在有些手指中，鹅颈畸形可引起近端指骨间关节的僵硬性伸展挛缩或关节强直。而有些手指表现为近端指骨间关节柔软但手指固定在过伸位。

▶ 治疗

继发于内在肌紧张的鹅颈畸形的手术治疗需要减少内在肌肌力，一般是在侧腱束近侧做三角形切除和切除背侧腱帽。通过对指浅屈肌的1个肌束进

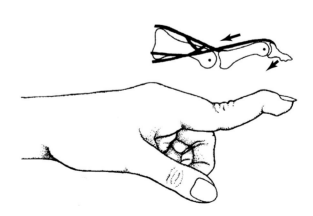

▲图9-15 鹅颈畸形（American Society for Surgery of the Hand: The Hand: Examination and Diagnosis, 2nd ed. Philadelphia: Churchill Livingstone; 1983.）

行肌腱固定，或者将1个侧腱束重新移位到近端指骨间关节旋转中心的掌侧并进行肌腱固定，能够限制近端指骨关节的伸展并重建矢状斜支持韧带。

手部肌腱疾病

屈肌肌腱损伤

▶解剖

手指的外在屈肌由指深屈肌和指浅屈肌组成。指深屈肌起自尺骨近端和骨间膜。在前臂，它分为两个肌群：进入示指的桡侧部分和进入中指、环指和小指的尺侧部分。指深屈肌和拇长屈肌共同组成了前臂掌面的深层间室。指深屈肌肌腱和拇长屈肌肌腱穿过腕管，并占据了腕管的底部。

拇长屈肌肌腱鞘与桡侧囊相连；小指的腱鞘与尺侧手指的囊连续。有些患者这两个囊是相通的。这些手指中的任何一个屈肌腱鞘发生感染，都会形成所谓的马蹄形脓肿，并在拇指和小指之间扩散。

蚓状肌起自示指、中指、环指和小指的桡侧。深肌腱穿过指浅屈肌的分叉处，然后附着于远节指骨近端掌侧基底部。支配示指和中指指深屈肌肌腱的神经为正中神经的骨间前支，而环指和小指的深肌腱由尺神经支配。指深屈肌可屈曲近端和远端指骨间关节。

指浅屈肌有2个头：桡侧头起自桡骨体近端；而肱骨–尺骨头起自肱骨内上髁和尺骨冠突。每根手指都有相应独立的浅肌。当浅肌肌腱通过腕管时，中指和环指的浅肌肌腱比示指和小指的浅肌肌腱走行更表浅，而且更靠近中线。在手指近端，指浅屈肌肌腱在环形滑车A2起始处沿指深屈肌周围分叉。分叉的指浅屈肌肌腱在远端坎珀尔交叉（Camper chiasm）处重新汇合。大约50%的纤维停留在同侧，另外50%交叉到手指的对侧。随后肌腱通过桡侧和尺侧束分别附着于中节指骨近端的干骺端。整条指浅屈肌由正中神经支配。指浅屈肌的主要作用是屈曲近端指骨间关节。

拇长屈肌有2个头：桡骨头起自近端桡骨和骨间膜；附件头（accessory head）起自尺骨冠突和肱骨内上髁。在手掌中，拇长屈肌肌腱在拇短展肌和拇短屈肌之间横穿而过。拇长屈肌附着于拇指远节指骨的近端基底部，并由正中神经的骨间前支支配。拇长屈肌使拇指的指骨间关节和掌指关节弯曲。

当屈肌肌腱穿过掌骨颈远端时，即进入纤维骨性隧道或手指屈肌鞘内。纤维骨性隧道向远端延伸至远节指骨的近端。腱鞘由环形滑车和十字滑车组成的。环形滑轮提供机械稳定性，而十字滑轮提供灵活性（图9-16）。环形滑车A1，A3和A5分别位于掌指关节、近端指骨间关节和远端指骨间关节上方。环形滑车A2和A4位于近节、中节指骨的中部。环形滑车A2和A4是保持屈肌肌腱机械性作用的最重要因素。

穿过纤维骨性隧道的腱鞘为缺少血液供应的屈肌肌腱提供营养支持并起润滑作用。在腱鞘近端，肌腱通过周围软组织内的血管获得所需养分。而在腱鞘内，肌腱依靠系带系统（长系带与短系带）提供血液供应。

受伤后，屈肌肌腱通过外在和内在机制进行愈合。毛细血管和成纤维细胞向内生长使细胞进入修复部位，这就是所谓的外在肌腱愈合过程，随后会在修复部位形成组织粘连。内在愈合发生在肌腱内的肌腱细胞中。屈肌肌腱修复和术后护理的目的是促进内在和外在愈合而不形成较厚的组织粘连，否

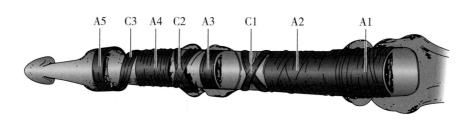

▲图9-16 环形滑车（A）和十字形滑车（C）的位置

则会限制肌腱偏移并最终导致手指活动受限。

临床表现

在病史中应该详细记录伤后的时间及受伤机制（急性开放性损伤与闭合性撕脱伤）。

A.正常的手指序列

应观察手指的静止休息位姿势。当从示指到小指的运动使放松的手指屈曲增加并破坏正常的手指序列，应该怀疑肌腱断裂（图9-17）。

B.正常肌腱固定现象

可以通过被动活动腕关节时手指的正常肌腱定位来评估肌腱完整性。通常，当腕关节背屈时以正常的序列模式被动屈曲手指，指伸肌松弛、指屈肌变得绷紧。当前臂近端的肌肉被挤压时，手指通常会不自觉地弯曲。

C.肌腱的检测

分别对浅表肌腱和深层肌腱进行检测来确定每条肌腱的完整性（图9-2，图9-3）。 因为很多人的小指指浅屈肌并不完全独立于环指，此外，也有一部分人2个肌腱之间交叉连接或先天性肌腱缺失，从临床检查中检测到小指指深屈肌损伤的可能性非常小。在检查每条肌腱时，应注意肌腱屈曲力度。如果患者能够屈曲手指，但屈曲会诱发疼痛且不能完全发力抵抗阻力，应怀疑屈肌腱部分损伤。

治疗

如果在损伤当天（一期修复）或在损伤后的前7~10天内进行修复（延迟一期修复），功能恢复比较令人满意。

因为修复时肌腱两端都需要被观察到，所以伤口可能需要选择性地延长。必须轻轻地牵拉肌腱末端，因为屈肌腱鞘的创伤会产生瘢痕，不应沿着腱鞘表面牵拉肌腱。应尽量保留环形滑车A2和A4。在不影响最终的手指伸展的情况下，最多可以从肌腱末端清除1 cm长的组织。将3-0或4-0编织合成纤维材料的缝线固定到韧带肌腱末端（图9-18）。

在修复部位使用四股线来加强屈肌肌腱修复的强度，使用6-0尼龙线缝合腱鞘周围组织从而完成肌腱修复。屈肌腱鞘修复的意义仍有争议。

由于屈肌肌腱修复的结果和并发症因损伤的部位而不同，据此划分了5个损伤区（图9-19）。 I区从深肌腱远节指骨的附着点至中节指骨的指浅屈肌附着点。如果远端残端足够大，肌腱可以直接修复，也可以重新植骨。必须小心，不要将肌腱向前推进超过1 cm。

II区从环形滑车A1的近端部分延伸到浅肌腱的附着点。该区域包含了相对无血管支配的深肌腱和浅肌腱，因此是损伤中最容易出问题的区域。必须注意保持相对应的血液供应。当浅肌腱和深肌腱分离时，最好修复2根肌腱。因为这样在康复期肌腱断裂的风险较低，可以获得更大的手指独立性运动。修复浅肌腱和深肌腱也可减少近端指骨间关节过伸畸形的可能性。

III区损伤位于环形滑车A1近端边缘和腕横韧带远端边缘之间。

在IV区（腕横韧带下方区域）损伤时，应进行腕横韧带的阶梯式切断松解和修复，以防止屈肌肌腱交锁。

拇指的 I 区和 II 区损伤处理方式类似其他手指

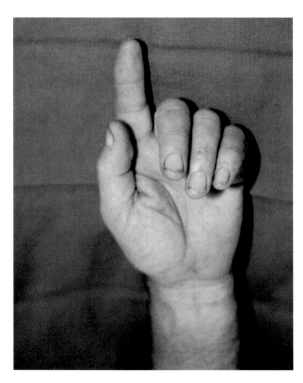

▲图9-17　如果在休息位下示指仍处于伸展状态，提示指屈肌肌腱断裂

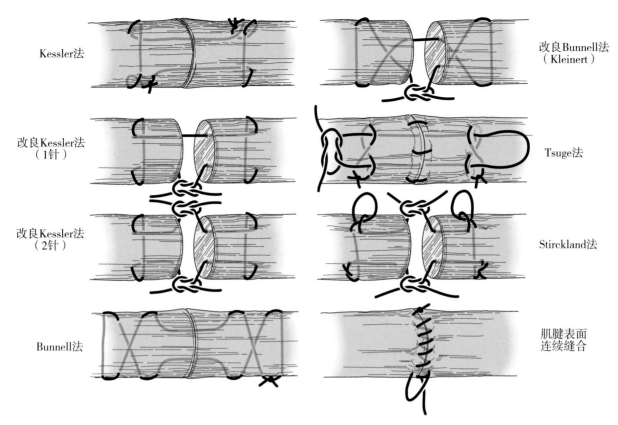

▲**图9-18** Kessler缝合和其他用于屈肌肌腱修复的缝合方法（Green DP, ed: Operative Hand Surgery, 2nd ed. Philadelphia: Churchill Livingstone; 1988.）

的相似区域。在拇指Ⅲ区，由于拇长屈肌肌腱穿过鱼际，所以很难显露。治疗这种程度损伤的方法包括一期肌腱移植或前臂肌腱阶梯式延长，这样可以对鱼际覆盖的区域在远侧进行修复。

近年来，得益于术后治疗方案的发展，屈肌肌腱手术的治疗效果得到了很大程度的改善。肌腱修复后手指的固定只适用于非常年幼或其他不配合治疗的患者。屈肌肌腱损伤后，腕关节应固定在约30°屈曲位，掌指关节固定在约45°屈曲位，指骨间关节固定在0°~15°屈曲位。应积极进行被动活动度锻炼，以减少修复部位粘连并加强肌腱的修复。被动运动可以通过橡胶带夹板被动地弯曲手指或让患者被动地移动手指来实现。在修复后的4~6周，在夹板固定间期可以进行主动屈曲和拉伸运动。在6~8周时，鼓励被动的伸展练习并对手指进行独立固定。8周后，患者可能可以开始抗阻屈曲。

当进行四股缝线修复时，前2周进行主动辅助运动：腕关节伸展，被动弯曲手指，然后让患者主动弯曲手指并保持这个姿势。

采用四股缝线肌腱修复技术，可以比双股缝线肌腱修复更早开始主动运动。对于主动性较好和依从性较好的患者，第一周即可开始主动运动。治疗师帮助患者被动弯曲手指，并要求患者保持这个姿势。

Moiemen NS, Elliot D: Primary flexor tendon repair in zone 1. *J Hand Surg Br* 2000;25:78. [PMID: 10763731]

►**屈肌肌腱撕脱伤**

屈肌肌腱可以从其骨性附着处撕脱，通常是在手指主动弯曲时被迫伸展造成的。据估计，75%的指深屈肌肌腱撕脱伤累及环指。这种损伤通常发生在橄榄球比赛中，当运动员抓住对手的运动衫时，对手试图躲避拦截致使其手指被动伸展。

指深屈肌肌腱撕脱可根据肌腱回缩程度进行分类。在1型损伤中，肌腱从鞘内侧向手掌内侧收缩。这类损伤的修复应在10天内进行，以避免肌肉静态性挛缩，否则肌腱张力过大会导致肌腱难以恢

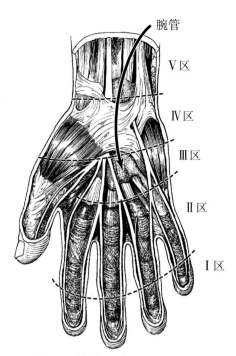

▲图9-19 屈肌肌腱损伤区（Way LW, ed: Current Surgical Diagnosis & Treatment, 10th ed. Stamford: Appleton & Lange; 1994. ）

复至其骨性附着处。在2型损伤中，肌腱收缩到指骨间关节近端水平。这类损伤可以在手指的侧位X线片上看到1个小的骨性撕脱碎片。受伤后6周内均可将肌腱重新附着于远节指骨。3型损伤包括1个远节指骨的骨性撕脱碎片。由于骨折块的阻挡，指深屈肌收缩至环形滑车A4近端。这类损伤也可以在损伤后6周内修复。遗漏的或不明显的深肌腱撕脱伤，如果出现症状可以通过分期肌腱重建、远端指骨间关节融合术或肌腱固定术进行治疗。

▶屈肌肌腱重建

如果存在肌腱基质丢失、长期的肌肉静态挛缩或无法覆盖的软组织缺损等情况，无法直接修复受损的屈肌肌腱。如果指浅屈肌肌腱能够保持近端指骨间关节活动范围的完整，可选择远端指骨间关节固定术或肌腱固定术，形成所谓的浅肌手指。如果患者有远端指骨间关节主动运动的需求，需要进行肌腱移植。通常，指浅屈肌和指深屈肌都不能修复的情况可进行肌腱移植。

满足下列条件时可进行一期肌腱移植：皮肤覆盖良好、掌指关节和指骨间关节被动运动范围完

整、完整的环形滑车系统、鞘内瘢痕组织较少、手指血供良好且至少有1根完整的手指神经。可选择的移植肌腱来源包括掌长肌肌腱、跖腱或趾伸肌肌腱。在少数个体中，不存在掌长肌肌腱和跖腱。

A.手术

将供体肌腱移植物固定于远节指骨。肌腱移植物在屈肌腱鞘滑车下穿过。供体肌腱近端附着于深部运动肌上，可通过肌腱编织或端-端修复完成。

在肌腱移植物上保持适当的张力至关重要。如果肌腱移植物张力不足，会发生蚓状肌阳性畸形。在这种情况下，当患者向近端拉动深肌腱的近端部分时，处于张力下的蚓状肌会将所有的张力都传递到背侧腱帽而不是屈肌腱移植物上。当患者试图屈曲手指时，反而引起近端和远端指骨间关节的伸展。

如果肌腱移植物张力太大，手指不能完全伸展。在相似情况下，一期肌腱移植的效果远不如一期肌腱修复。

一期肌腱修复的禁忌证包括纤维骨鞘广泛瘢痕生成或关键的滑车结构缺失。在这种情况下恢复屈曲功能需要分阶段肌腱重建。第一阶段，从鞘中切除残余肌腱，松解挛缩关节。至少使用屈肌肌腱残余、肌腱移植物或腕伸肌肌腱支持带重建环形滑车A2和A4。将1个大小与预期肌腱移植物相似的硅胶肌腱棒固定在远节指骨上并穿过腱鞘。早期的被动活动可以刺激硅胶肌腱棒周围假鞘的形成。

在一期手术至少3个月后才能进行二期手术。在进行第二阶段之前，必须实现手指全被动活动和软组织平衡。如果使用肌腱移植代替硅胶肌腱棒，供体肌腱以类似一期肌腱移植的方式固定于远节指骨和供体运动单元。

B.并发症

1.粘连 屈肌肌腱手术后最常见的并发症是修复部位与周围纤维骨性隧道之间形成粘连。尽管治疗方案得当，该情况也可能发生。在完成屈肌肌腱修复或移植物移植后，尽管患者能够主动活动且有正常的被动活动（通常在修复或重建后至少3个月以后），切口已达到软组织平衡，但只要出现主动

屈曲受限，即应考虑进行肌腱松解术。

理想情况下，肌腱松解应在局部麻醉和静脉镇静下进行。提起皮肤皮瓣可对腱鞘进行广泛的显露。当对肌腱和腱鞘之间，以及肌腱和指骨之间的粘连进行松解时，要注意保护环状滑车。通过要求局部麻醉下的患者主动弯曲手指，可以评估松解的充分性。如果采用局部麻醉或全身麻醉，必须在更近端水平识别肌腱，并在该水平上对肌腱进行牵拉以确认关节活动是否改善。

手术后24小时内即可开始关节活动度锻炼。对近端肌腹进行电刺激可促进早期运动。

2.修复断裂 屈肌肌腱修复的第二个主要并发症是修复断裂。当发现修复断裂时，应该立即尝试第二次修复，因为此时再次修复的成功率接近一期修复。如果未能及时诊断出修复断裂，则必须切除断裂的肌腱末端，进行游离肌腱移植或分期肌腱重建以恢复主动屈曲功能。

3.分阶段重建失败 如果分阶段重建失败，特别是伴有神经血管病变时，应考虑进行关节融合术或截肢。

Beredjiklian PK: Biologic aspects of flexor tendon laceration and repair. *J Bone Joint Surg Am* 2003;85:539. [PMID: 12637445]

Beris AE, Darlis NA, Korompilias AV, et al: Two-stage flexor tendon reconstruction in zone II using a silicone rod and a pedicled intrasynovial graft. *J Hand Surg Am* 2003;28:652. [PMID: 12877856]

Slade JF, Bhargava M, Barrie KA, et al: Zone II tendon repairs augmented with autogenous dorsal tendon graft: A biomechanical analysis. *J Hand Surg Am* 2001;26:813. [PMID: 11561232]

腱鞘炎

腱鞘炎可发生于任何外在屈肌肌腱或伸肌肌腱。肌腱全长的任何部位都可发病，常见于滑车结构的纤维约束点或韧带鞘。

一、桡骨茎突狭窄性腱鞘炎

▶临床表现

在桡骨茎突区域的拇长展肌和拇短伸肌肌腱可能在肌腱滑车下方出现炎症反应。这些症状是由提物活动引起的，在这种活动中，拇指内收弯曲，而手是向尺侧偏移的。诸如给血压计袖带充气、从婴儿床上抱起婴儿或从炉子上拿起一口锅等活动都可

能会引起手腕桡侧的疼痛。

物理检查可发现直接覆盖第1伸肌间室上方的压痛。握拳尺偏试验（Finkelstein test），又称为芬克尔斯坦试验，是一种有助于诊断这种疾病的激发性试验（图9-20）。

▶治疗

开始时可采取夹板固定或类固醇注射进行治疗。采用前臂夹板-拇指系带固定可以对拇短伸肌进行固定。这种方法既可防止腕部偏曲，也可防止拇指的腕-掌、掌-指间运动，同时不影响指骨间关节的运动。在拇短伸肌的走行范围内向第1伸肌间室注射类固醇可减轻肿胀和疼痛等症状。

如果桡骨茎突狭窄性腱鞘炎对保守治疗没有反应，可以选择手术对其上方覆盖的肌腱进行松解。因为大多数有症状的患者都有1个以上拇长展肌肌腱，所以必须正确辨别拇短伸肌并进行减压。有时第1伸肌间室被分隔成2个单独的肌腱鞘。对于这种情况，必须打开更多的背侧鞘，以允许拇短伸肌肌腱能够自由滑动。

在此区域进行皮肤切开和皮下解剖时必须格外小心，因为桡神经感觉分支在第1伸肌间室上方走行，其受损伤会引起麻烦的并发症并可能掩盖肌腱减压的所有治疗效果。

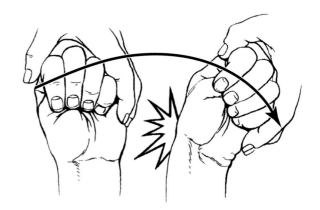

▲图9-20 握拳尺偏试验。患者的拇指包裹于手掌之中，然后由检查者将患者的手腕突然向尺侧偏移。患者手腕的桡侧边缘出现疼痛为阳性（Lister G: The Hand: Diagnosis and Indications, 3rd ed. Philadelphia: Churchill Livingstone; 1993.）

二、屈肌腱鞘炎（扳机指和扳机拇指）

▶临床表现

屈肌腱鞘炎或腱滑膜炎的特点是手指环形滑车A1近端边缘的手掌疼痛和压痛（图9-21）。患者在用力屈曲后，常常会注意到受累手指或拇指呈抓握位或扳机状。严重时，必须用另一只手辅助迫使手指或拇指被动伸展。更严重时，手指会被固定在屈曲位。手指早上比晚上僵硬更明显。狭窄性腱鞘炎在糖尿病患者中更常见。当累及多个手指时，应考虑糖尿病的可能性。

▶治疗

大多数扳机指可以通过向屈肌腱鞘内注射长效类固醇治疗。对扳机指采用类固醇注射治疗时，示指由掌心近侧折痕处进针，而中指、环指和小指则需要从掌心远侧折痕处进针。针进入屈肌肌腱，并施加压力起到局部栓塞的效果。针慢慢地向后退出

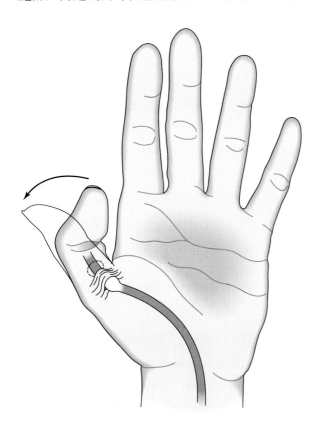

▲**图9-21 扳机拇指** （American Society for Surgery of the Hand: The Hand: Examination and Diagnosis, 2nd ed. Philadelphia: Churchill Livingstone; 1983.）

直至处于肌腱和腱鞘之间，该位置可通过落空感加以辨别。注射1 mL短效麻醉剂和类固醇。如果首次注射后反应良好，当症状复发时可重复注射。

环形滑车A1松解术适用于类固醇注射无效的患者。松解可以直接显露滑车并纵向切割其横向纤维。必须保留环形滑车A2纤维以保持有效的手指屈曲。环形滑车A1的经皮松解术可以用针在中指和环指上完成，特别是出现主动运动交锁时。对于风湿性关节炎患者，应保留整个环形滑车系统以防止手指尺侧偏移。这些患者的扳机指治疗是通过腱鞘切除术和切除其中1个指浅屈肌肌腱来完成的。

三、桡侧腕屈肌腱鞘炎

▶临床表现

桡侧腕屈肌腱鞘炎以腕部的运动疼痛为特征，特别是腕部主动屈曲或被动背屈时加重。触诊位于肌腱上的皮肤会引起明显的压痛，尤其是大多角骨区域。

▶治疗

保守治疗包括使用夹板将腕部固定在屈曲位和口服抗炎药物。如果这些措施无效，可以在大多角骨区域注射长效类固醇。

若保守治疗无效，可考虑手术减压。解除前臂远端和手腕处的腱鞘可以达到减压的效果。切除大多角骨尺侧掌面的骨嵴可以缓解肌腱的压力，并对纤维骨鞘进一步减压。

Finsen V, Hagen S: Surgery for trigger finger. *Hand Surg* 2003; 8:201. [PMID: 15002098]

Hwang M, Kang YK, Shin JY, et al: Referred pain pattern of the abductor pollicis longus muscle. *Am J Phys Med Rehabil* 2005;84:593. [PMID: 16034228]

Ragoowansi R, Acornley A, Khoo CT: Percutaneous trigger finger release: the "lift-cut" technique. *Br J Plast Surg* 2005;58:817. [PMID: 15936736]

Wilhelmi BJ, Snyder N 4th, Verbesey JE, et al: Trigger finger release with hand surface landmark ratios: an anatomic and clinical study. *Plast Reconstr Surg* 2001;108:908. [PMID: 11547146]

Zingas C, Failla JM, Van Holsbeeck M: Injection accuracy and clinical relief of de Quervain's tendinitis. *J Hand Surg Am* 1998; 22:89. [PMID: 9523961]

▼ 手部血管疾病

▶解剖

手部主要由尺动脉和桡动脉供血。尺动脉比桡动脉粗大，为手部提供了主要的血液供应。大多数人的尺动脉供应掌浅弓，而掌浅弓为指固有动脉和指总动脉提供了主要的血液供应。桡动脉在第1背侧间室内肌腱的深部走行并穿过解剖狭窄部在第1和第2掌骨底之间潜入掌内，形成掌深弓。中动脉是胚胎血管供给上肢发育的残余部分，有10%的人中动脉也参与构成掌浅弓。

掌浅弓位于掌深弓远端。动脉弓完整，桡动脉和尺动脉总连通率为34%，不完全连通率为20%。其余的人在尺动脉和桡动脉之间存在不同的结构进行有限的交流。掌深弓沿尺神经的运动分支走行并横行穿过近端掌骨体的掌侧。在98%的患者中，拇指主动脉源于掌深弓。掌深弓还供应掌深部的动脉分支，同时，也是指动脉的第二大血液供应来源。

▶临床表现

血管功能不全的患者会经常主诉不能耐受寒冷。当手指颜色发生变化时，苍白或白色常提示血液灌注下降，而红色或浅蓝色提示静脉回流不足。指尖溃疡可能提示缺血。

应注意血管症状的持续时间。如果异常是先天性的，则应记录症状随时间的变化。职业史应记录患者是否使用振动工具或是否在工作中遭受重复的钝性外伤。全季节户外工作（建筑）或在寒冷的室内环境中工作（屠宰）都需要注明。外伤史可能提示动脉或动脉周围损伤。任何涉及手部反复外伤的体育活动都应记录；高尔夫球手、棒球捕手和手球运动员尤其容易发生血管闭合性损伤。应注意是否存在接触血管收缩物质，如应用β受体阻滞剂和抽烟。应寻找其他血管疾病及具有血管效应疾病的证据，如硬皮病或糖尿病。触诊脉搏时应注意震颤或杂音。

A.艾伦试验

艾伦试验用于评估桡动脉和尺动脉通过掌弓连接的程度。检查者在手腕处压迫桡动脉和尺动脉，然后让患者反复屈曲和伸展手指。当手部变白后，释放桡动脉的压力而继续压迫尺动脉。检查者需要观察每根手指恢复粉红色所需的时间。重复上述两侧血管受压的操作，然后在桡动脉上保持压力的同时释放尺动脉的压力。再次检查手指再灌注情况并推测哪些手指主要通过尺动脉供血。以这种方式，可以评估桡动脉和尺动脉之间相互连接的程度。

B.诊断性检查

无创血管诊断性检查包括：①多普勒扫描，可以检测血流的存在；②体积描记法，可以确定肱动脉和指动脉的脉搏容积差；③寒冷应激试验，是一种评估寒冷对动脉痉挛影响的技术。有创诊断性检查包括动脉造影、数字减影动脉造影和早期放射性核素扫描。

动脉闭塞

一、动脉损伤

▶临床表现

动脉的部分或完全破裂可能是由割伤、急性注射创伤或插管损伤造成的。动脉破裂引起的出血应首先进行直接加压治疗。如果远端肢体血液供应不足，必须修复动脉破裂。动脉部分损伤可能会引发大量出血，因为撕裂的血管两端无法回缩、收缩和阻塞血管。为了防止形成动脉瘤或动静脉瘘，动脉的部分损伤可能需要切除，视情况选择性进行血管重建术。注射损伤可引起血管痉挛或闭塞。

▶治疗

动脉损伤的主要治疗目的是恢复远端充沛的血液供应。可以尝试用球囊导管清除远端血栓。如果不成功，可使用溶栓剂-尿激酶、局部或全身血管扩张剂和星状神经节阻滞来减轻血管痉挛。在使用多个药剂时必须小心，以确保它们不会相互干扰。例如，在腋神经阻滞后使用尿激酶可能导致腋动脉出血，从而使问题复杂化。

二、血栓形成

▶临床表现

尺动脉是上肢动脉血栓形成最常见的部位。尺动脉血栓形成也称为尺侧锤打综合征或小鱼际锤打综合征，其是小鱼际区域受到反复创伤所致。患者可能主诉手掌尺侧有搏动性软块。有些情况，表现出的症状可能提示尺管水平上动脉瘤压迫尺神经继发低位尺神经麻痹。远端血管功能不全时，环指和小指的症状较为明显。

▶治疗

如果评估显示所有手指仅依靠桡动脉就能达到满意的灌注，则切除包含动脉瘤或血栓段的尺动脉段并结扎血管末端即可达到满意的疗效。单纯进行血管分离可能会引发尺动脉残余部分出现轻微交感神经切除效果，因为在血管分离时，尺动脉周围的交感神经纤维被破坏。如果在血管段切除并松开止血带后，手指的灌注水平不足，则需要分段静脉移植重建尺动脉。

三、动脉瘤

应注意区分真性与假性动脉瘤。真性动脉瘤动脉壁的全层都受累。这些动脉瘤通常由钝性创伤引起，但也可能继发于变性或感染。假性动脉瘤的特点是部分内壁受累，动脉周围组织形成内皮内壁。假性动脉瘤最常见于穿透性创伤，如刺伤。

真性与假性动脉瘤都应该切除。是否重建血管取决于止血带松开后远端灌注是否充足。

血管痉挛

▶临床表现

雷诺现象、雷诺病和雷诺综合征经常被混淆。雷诺现象是指手指在寒冷环境下出现苍白色伴或不伴发紫的情况。雷诺病（原发性雷诺病）是没有其他相关或继发性疾病的雷诺现象。雷诺病最常见于40岁以下的年轻女性，常为双侧，无明显的外周动脉闭塞。在严重的情况下，患者可能发展成为局限于手指远端皮肤的坏疽或萎缩改变。雷诺综合征（继发性雷诺综合征）是指与其他疾病相关的雷诺现象，如结缔组织病（系统性红斑狼疮）、神经系统疾病、动脉闭塞性疾病或血液恶质病。

▶治疗

出现雷诺现象的所有患者都会经历手指苍白的周期性发作，并交替出现发绀和充血。治疗方法包括使用手套或连指手套保护双手免受寒冷。应强烈建议患者停止抽烟或抽雪茄。药物治疗应以试图减少血管闭塞现象为目的。α受体阻滞剂、硝酸甘油软膏、硝苯地平和其他钙通道阻滞剂有助于缓解痉挛。对那些对药物没有反应的患者来说，在手掌神经血管束周围注射A型肉毒杆菌毒素（Botox）有助于缓解症状。指动脉交感神经切断术是指在掌骨远端较短的节段内切除指总动脉周围组织的外科手术。该手术有助于改善缺血手指的循环。

Balogh B, Mayer W, Vesely M, et al: Adventitial stripping of the radial and ulnar arteries in Raynaud's disease. *J Hand Surg Am* 2002;27:1073. [PMID: 12457360]

Neumeister MW, Chambers CB, Herron MS, et al: Botox therapy for ischemic digits. Plast Reconstr Surg 2009;124:191. [PMID: 19568080]

Ruch DS, Aldridge M, Holden M, et al: Arterial reconstruction for radial artery occlusion. *J Hand Surg Am* 2000;25:282. [PMID: 10722820]

Ruch DS, Holden M, Smith BP, et al: Periarterial sympathectomy in scleroderma patients: Intermediate-term follow-up. *J Hand Surg Am* 2002;27:258. [PMID: 11901385]

▼ 手部神经疾病

周围神经损伤

▶解剖

周围神经由有髓鞘神经和无髓鞘神经的轴突组成。运动纤维、感觉纤维和交感纤维通常在同一条神经中一起走行。轴突成束排列称为神经束。神经束被神经束膜包绕。神经束内轴突间的精细结缔组织称为神经内膜。神经束被神经外膜包被在一起形成神经。神经有单束的、少束的或多束的，这取决于内部神经束的数量。神经束间的关系随着神经纵向走行不断变化。神经束的改变程度在远端减小。神经外膜是神经束膜周围的结缔组织，有助于神经的纵向滑动。

神经受损会发生许多变化。躯体感觉皮层发生重新排布，受损神经所支配的区域减少。被撕裂的轴突细胞体积增大。细胞骨架修复所需的物质生成增加，神经递质的生成减少。在受损轴突的近端，根据损伤的严重程度发生进一步的近端变性。在损伤远端的轴突中，施万细胞吞噬轴突，使周围的髓鞘管塌陷。

损伤后24小时内，在残端近端发生轴突的出芽。1束多轴突即可形成1个再生单元，再生单元内轴突的数量随着时间的增加而减少。再生神经的纵向生长取决于轴突在施万细胞基底膜中附着营养因子的能力。神经远端也会发生变化。在运动终板，肌纤维萎缩。乙酰胆碱受体的敏感性和数量随着其位置从点扩展到整个肌纤维长度而增强和增加。如果肌纤维被重新支配，则新旧运动终板都会变得活跃。原发性神经修复后肌力恢复程度最大，神经移植物修复后肌力恢复较弱，而直接将神经末梢植入肌肉后肌力恢复最弱。只有当轴突在1年内到达肌肉时，肌肉才会重新被神经支配。相反，感觉感受器可能在损伤数年后才会被有效地重新支配。

神经损伤可分为三种类型。①神经失用症是一种不发生轴突断裂的传导阻滞，通常在几天到几个月内即可恢复。②轴突中断是指轴突断裂，神经内膜管保持连续性。完整的神经内膜管为再生的轴突出芽提供了一条通往末端器官的明确路径。由于轴突的生长速度约为1 mm/d，其远期恢复好，但速度缓慢。③神经断伤是指神经的横断。除非神经得到修复，否则再生的轴突无法找到合适的路径，也无法恢复。失败的轴突出芽在撕裂神经近段的远端形成神经瘤。

▶诊断性检查

运动和感觉功能的术前和术后评估包括挤压与握持力强度的定量测量，静态和动态两点分辨觉，以及震动和压力测量。两点分辨觉反映的是神经支配的密度，而震动和压力测量反映的是神经支配的阈值。

▶治疗

神经修复应采用放大镜和显微外科技术。无张力修复可为神经再生提供理想的环境。修复部位的张力会因神经束的迁移（如尺神经近端裂伤后的尺神经前移）或关节活动受限而减弱。如果不可能进行无张力修复，则需要进行神经移植来填补神经缺损。常用的神经供体包括腓肠神经、前臂内侧皮神经前支和前臂外侧皮神经。小于或等于2 cm的神经缺损可以通过将切断的神经末端固定在一个管道或邻近的静脉中来处理，这样可以使近端神经末端的轴突不间断地再生。

一期修复优于神经移植，因为后者需要2个部位的神经吻合。神经外膜的修复通常在放大镜下进行，使用8-0或9-0的缝线缝合（图9-22A）。对于介导特定功能的特定神经束（如正中神经的运动支），应单独进行修复（图9-22B）。术后治疗可能包括运动和感觉的再训练，以使临床效果最优化。

一般在神经锐性断离后采用一期神经修复。针对撕脱伤，除非能够探查到神经损伤的近端与远端范围，否则不能进行神经移植。当发生闭合性神经损伤时，应密切监测感觉和运动功能。如果在3个月内未见恢复，应进行电位诊断检查。如果没有出现能够证明恢复的电位，应对神经进行探查，并根据情况进行神经松解术、二期神经修复术或神经移植术。

压迫性神经病

压迫性神经病是一组神经损伤，其具有共同的病理生理学因素，而且发生在能够预测到的正常的解剖结构受限区。神经功能障碍是受压段神经缺血的结果。在解剖结构松解后，组织对神经造成的压力缓解继而症状缓解，当压迫既不严重也不持久时更明显。

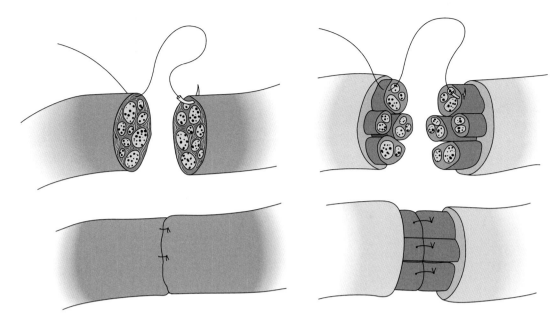

A. 神经外膜修复技术   B. 神经束膜的修复技术

▲图9-22   A.神经外膜修复技术。B.神经束膜的修复技术（Mackinnon SE, Dellon AL: Surgery of the Peripheral Nerve. New York: Thieme; 1988.）

一、正中神经病变

▶腕管综合征

A.解剖

腕管内正中神经受压是最常见的上肢压迫性神经病变。腕管是腕关节掌侧结构，桡侧由手舟骨结节和大多角骨构成，尺侧由钩骨钩和豌豆骨构成，背侧为头状骨，掌侧为腕横韧带（图9-23）。

B.临床表现

腕管综合征通常是特发性的。它与妊娠、淀粉样变性、屈肌腱鞘炎、急性或慢性炎症、腕部创伤性疾病、内分泌紊乱（糖尿病和甲状腺功能减退症）及腕管肿瘤有关。

鉴别诊断可通过其他解剖位置压迫正中神经或颈根进行。糖尿病性神经病变可能产生类似腕管综合征的症状，患有糖尿病性神经病变的患者可能会出现伴发的腕管综合征。

1.症状和体征 很多患者的主诉为拇指、示指和中指麻木，但更多的患者会感到整只手都有麻木。疼痛很少会影响患者的入睡，但在入睡几个小时后，患者就会因疼痛而被唤醒，这也是一种特征

性表现。在活动手指一段时间后，大多数患者能够重新入睡。许多患者会在早晨出现手指僵硬。

将手腕保持在屈曲位一段时间（如握住方向盘、电话听筒、书或报纸）后，会诱发不适或麻木，或两者兼而有之。不适感和疼痛会从手臂向肩部或颈部放射。当试图完成一些动作（如拧开瓶盖）时，患者可能感到双手笨拙，并且可能难以牢固地握住杯子。

在严重的慢性病例中，正中神经所支配的肌肉发生萎缩很常见，但在大多数短期发病的患者中并不常见。通过认真的徒手肌肉查体可以发现拇短展肌肌力减弱。

2.激发性试验 Phalen试验、神经干叩击试验（蒂内尔征）和腕部压迫试验有助于建立腕管综合征的诊断。

（1）蒂内尔征：蒂内尔征是通过在腕管近端击打正中神经处的皮肤引起的（神经干叩击试验）。蒂内征阳性患者主诉拇指、示指、中指或环指有电击或刺痛的感觉。

（2）Phalen试验：腕管综合征患者的Phalen试验通常呈阳性，这个结果比蒂内尔征更具有诊断意义。测试时，患者肘部应保持伸展，手腕被动屈曲

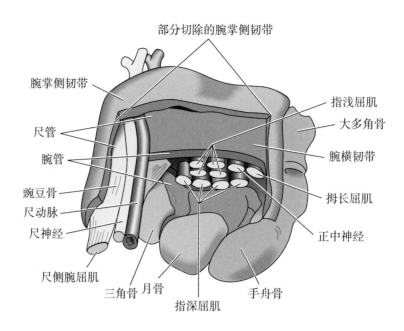

▲图9-23 尺管和腕管及其内容物。本图为右腕旋前横断面，从近端向远端视图。注意腕横韧带与腕掌侧韧带（部分切除）之间的关系（Reckling FW, Reckling JB, Mohn MP: Orthopaedic Anatomy and Surgical Approaches. St. Louis: Mosby–Year Book; 1990.）

（图9-24）。然后计算从手腕开始屈曲到症状发作的时间；60秒内出现症状支持腕管综合征的诊断。应记录发病时间和感觉异常的位置。

（3）腕部压迫试验　在手腕近端压迫正中神经，可在30秒内引发症状。该试验证实了正中神经受压的其他体征。

3.两点分辨试验　腕管综合征患者的手指指腹的两点辨别力通常会下降。然而，手掌桡侧的感觉应该是正常的，因为正中神经掌皮支不穿过腕管。

4.影像学检查　腕管综合征不常规进行影像学检查。如果怀疑占位性病变或肿瘤，可以考虑进行MRI检查。

5.电生理诊断　神经传导速度和肌电图有助于定位腕部神经压迫的位置，也有助于评估残余神经功能和运动功能的完整性。神经传导速度和肌电图检查适用于保守治疗失败且需要手术治疗的患者。远端运动潜伏期大于3.5~4.0毫秒是腕管综合征的最佳指标。

C.治疗

1.保守治疗　手腕持续屈曲（通常为睡眠姿势）或持续伸展时腕管内的压力将会增加。腕管综合征的初始治疗措施应包括夹板固定，使腕部在晚上保持在中立位。如果通过这种简单的措施能够改善临床症状，则进一步支持了腕管综合征的诊断。引发症状的活动可以通过简单的措施进行调整，如调整键盘高度和重复性工种的轮岗制度。

向腕管内注射类固醇通常可减少屈肌肌腱周围的炎症反应并可减轻症状。为了准确进行腕管内注射，应使用约4 cm长的25号针头于掌长肌肌腱尺侧的手掌褶皱处注射。如果没有掌长肌肌腱，可在环指桡侧边界的延长线与手腕褶皱的交界处注射。在入针之前，应告知患者注射时手指可能会有电击感。如果患者出现这种感觉，注射针头可能位于正中神经，此时不应继续注射。退出针头并向尺侧偏移几毫米后继续进针。针头插入时，首先穿过皮肤，当针头穿过腕横韧带时可有落空感。一般需要注射短效麻醉剂和类固醇的混合物。如果注射后症状暂时缓解，表明手术减压后有可能获得好的效果。

2.手术治疗　可对保守措施无反应的患者采取腕横韧带分离术。腕横韧带分离术有两种手术方式——直接显露的开放式手术和经内窥镜手术。手术切口在手掌上穿过腕横韧带并沿环指桡侧边界的纵向轴线走行，始终保持在掌长肌轴线的尺侧。该切口可避免损伤正中神经掌皮支。在纵向切开手掌筋膜后，识别腕横韧带并在直视下纵向切开。使用内窥镜切除腕横韧带可避免手掌切口出现触痛的风险。该术式可采用掌部近端的单入口或沿开放式切口的轴线在掌中部做联合入口。尽管一些研究指出，内窥镜下松解后可以早期恢复活动，但内窥镜下松解所导致的医源性神经和肌腱损伤的发生率及韧带不完全松解所导致的晚期复发可能高于开放式手术。但两种类型的手术都是治疗腕管综合征的有效方法。医生可以根据自己的经验选择术式。内窥镜下腕管松解术不应用于治疗复发性腕管综合征。

术后第一天即可鼓励患者进行手指的主动活动锻炼。术后第一周内开始进行腕关节的活动。术后4~8周，由于切口处的压痛，患者通常无法完全使用双手进行正常的工作。如果患者在手术后3~4周手部功能有困难，则应该进行包括脱敏、活动度锻炼和力量锻炼在内的多种治疗。

▶ 旋前圆肌综合症

A.解剖

前臂近端存在以下结构可能会导致正中神经受压：Struthers韧带、肱二头肌腱膜、旋前圆肌或指浅屈肌下表面的近端纤维弓。

B.临床表现

旋前圆肌综合征患者常会在前臂掌侧出现比手腕或手部更为严重的疼痛，活动后加重。拇指、示指、中指和环指的麻木症状也可能是腕管综合征的表现。不同的是，单纯性旋前圆肌综合征夜间症状不常见。

检查可能会发现与腕管综合征相似的感觉和运动功能障碍，但仔细评估后可能会发现显著差异。感觉迟钝可能是掌皮支受累的结果。蒂内尔征阳性出现于前臂水平而不是手腕处，而Phalen试验不会诱发阳性症状。通过前臂抗阻旋前，以及中指或环指单个指骨间关节抗阻屈曲试验，测试患者的旋前圆肌或指浅屈肌的抗阻收缩，患者会出现疼痛。

C.治疗

对有症状的患者，如果6周的固定治疗不能改善症状，应进行电生理诊断。手术需要对所有潜在受压部位进行彻底减压。

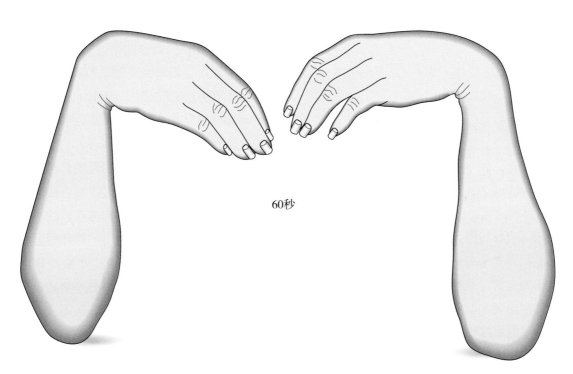

60秒

▲图9-24 Phalen试验（American Society for Surgery of the Hand: The Hand: Examination and Diagnosis, 2nd ed. Philadelphia: Churchill Livingstone; 1983.）

▶骨间前神经卡压综合征

A.解剖

正中神经在肘下4~6 cm处分出骨间前神经分支。这条神经支配拇长屈肌、示指和中指的指深屈肌，以及旋前方肌。骨间前神经可以被旋前圆肌的深面头部、指浅屈肌的起始部、掌深肌肌腱或桡侧腕屈肌压迫。此外，指浅屈肌与指深屈肌辅助肌和Gantzer肌（指深屈肌的副头）在近端连接可能会撞击骨间前神经。

B.临床表现

患有骨间前神经卡压综合征的患者无法屈曲拇指指骨间关节或示指远端指骨间关节。与旋前圆肌综合征的患者相比，这些患者没有麻木或疼痛等症状。

C.治疗

当该综合征不能自发地改善时，可以对骨间前神经进行手术减压。必须显露和松解所有可能产生压迫的结构。

二、尺神经病

▶肘管综合征

A.解剖

尺神经常在肘管中沿着肘内侧受压。因为肘关节屈曲时尺神经因周围组织的栓系向前移动，所以尺侧腕屈肌的尺骨和肱骨起始部或肘管的近端边界可能会对尺神经造成压迫（图9-25）。

B.临床表现

患有肘管综合征的患者最常出现的症状是环指和小指的感觉异常和麻木。由于持续肘关节屈曲可能会加重或引发症状，患者可能会在打电话时出现症状加重。许多患者在夜间因症状被唤醒，最常见的原因是在睡觉时肘部处于屈曲位。体格检查存在尺神经支配肌肉无力等症状的患者可能会有前臂笨拙及缺乏灵活性的感觉。

1.激发性试验

（1）蒂内尔征：肘部尺神经受到撞击可引起前臂和手尺侧感觉异常的现象，即为蒂内尔征阳性。当手臂屈曲时，可以观察到神经半脱位至肱骨内上髁上方。

（2）活动强度：应评估由尺神经支配的内在肌（第1骨间背侧肌）和外在肌（小指的指深屈肌）的活动强度。

（3）Froment征：由于尺神经支配的拇收肌无力，可观察到Froment征阳性——当患者试图夹紧放在拇指和示指之间的1张纸时，拇指指骨间关节弯曲，试图用拇长屈肌活动代偿内收肌的力量不足。

（4）肘关节屈曲试验：将腕关节维持于中立位并完全屈曲肘关节时，可以使尺神经症状更为明显。如果60秒内诱发环指和小指的感觉异常，则认为肘关节屈曲试验阳性。应记录感觉异常的位置和从肘关节屈曲开始至症状发作的时间。

C.治疗

1.保守治疗　保守治疗包括使用肘垫保护神经免受创伤或使用夹板将肘部固定于约45°屈曲位。根据症状的发作频率和强度，可以选择连续佩戴夹板或仅在晚上佩戴。

2.手术治疗　如果保守治疗无法缓解症状，尤其是活动功能明显受损时，应进行电生理诊断检查。肘部神经传导检查结果的可靠性取决于技师能否准确地测量尺神经的长度。

有许多手术方法可以缓解肘部的尺神经压迫。这些方法包括在肘管内对尺神经进行直接减压或者通过皮下、肌肉内或肌肉下将向前移位的神经转入旋前屈肌群内进行减压。在做神经转移时，必须非常仔细地在近端切除内侧肌间隔，并在尺侧腕屈肌肌腱的肱骨和尺骨起始处之间充分松解腱膜，以避免产生新的压迫区域。

另一种手术方法为神经减压联合内上髁切除术。这种术式消除了肘关节屈曲时尺神经受压的骨性突起。手术后，康复的首要目标是恢复肘关节活动度。4~6周时开始力量锻炼，患者通常能够在

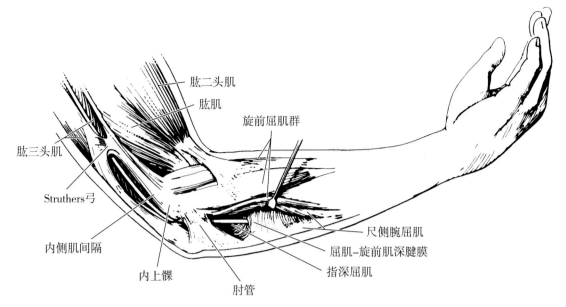

▲**图9-25** 肘部尺神经易受压处（Amadio PC: Anatomic basis for a technique of ulnar nerve transposition. Surg Radiol Anat 1986;8:155; used, with permission, from Mayo Foundation.）

8~12周恢复正常的工作和生活。

▶**尺管综合征**

A.解剖

尺神经从前臂通过尺管进入手部（图9-23）。尺管尺侧的解剖学边界是豌豆骨和豆钩韧带，桡侧边界是钩骨钩和腕横韧带的附着处，腕掌侧韧带构成尺管顶部。

B.临床表现

检查应记录尺神经感觉和运动的完整性。与肘管综合征的表现相反，蒂内尔征一般在腕部呈阳性而不是肘部。外在肌的运动功能正常。神经受压区域应通过电生理诊断确定。在有些情况下，MRI检查可以明确占位性病变，如尺管内腱鞘压迫神经。

C.治疗

若使用夹板固定无效，可考虑手术减压。当症状与腕管综合征同时存在时，松解腕横韧带可以有效改变尺管的形状和大小。术后治疗与腕管松解后相同。

三、桡神经病

▶**桡管综合征**

A.解剖

如果在桡管区域出现压迫，可使桡神经出现相应的症状。沿桡管走行位于桡骨近端水平的受压点包括跨越桡骨头关节的纤维、桡侧的反流血管、桡侧腕短伸肌、旋后肌肌腱起始部（Frohse弓）和神经与旋后肌远端交汇点。

B.临床表现

由于桡管综合征常与外上髁炎混淆。患有桡管综合征的患者，常会在桡侧肌群（Mobile Wad）中间部分（肱桡肌、桡侧腕长伸肌和桡侧腕短伸肌）感到疼痛，而外上髁炎患者的疼痛位于外上髁外侧或远端。患有桡管综合征的患者在手腕和手指同时伸展时被动弯曲中指，能感受到疼痛（中指伸展试验阳性）。桡管综合征的患者通常也会因前臂抗阻外旋而出现疼痛。

C.治疗

桡管综合征的保守治疗包括避免手腕和手指强力伸展。将腕关节用夹板固定在背屈位，前臂固定在旋后位。若夹板固定时症状仍持续存在，可以手术对桡神经进行减压。应在行桡神经减压术的同时对伴发的外上髁炎进行手术治疗。

▶骨间后神经卡压综合征

A.解剖学

桡神经在向前穿过桡骨头关节后分支成骨间后神经和桡神经感觉浅支，然后骨间后神经穿过桡侧腕短伸肌的起始部，桡侧返动脉和Frohse弓。骨间后神经最常包裹在旋后肌的近端边缘，有时也可以包裹在旋后肌的中间或远端边缘。

B.临床表现

与桡管综合征相反，骨间后神经卡压综合征患者会出现外在性伸肌无力。疼痛可能小于桡管综合征。

麻痹可以是部分性的，也可以是完全性的。由于肱桡肌、桡侧腕长伸肌、旋后肌和桡侧腕短伸肌通常由靠近骨间后神经的桡神经支支配，所以骨间后神经卡压综合征不会影响这些肌肉。骨间后神经卡压综合征的主要功能缺陷是掌指关节处的手指伸展功能降低。这是由指总伸肌肌腱、示指固有伸肌肌腱和小指伸肌功能丧失引起的。

对于自发性手指伸展功能丧失患者的鉴别诊断应包括除桡神经病变之外的多发性肌腱断裂，特别是类风湿性关节炎患者。骨间后神经卡压综合征患者仍保留有手腕被动屈曲时手指伸展的肌腱固定效应，但如果伸肌肌腱断裂，此效应则不存在。

C.治疗

骨间后神经卡压综合征的治疗是彻底神经减压。如果运动功能没有恢复，可通过肌腱转移来恢复手指的伸展功能。

四、胸廓出口综合征

▶解剖

臂丛通过胸廓出口离开颈部基部和上胸部。胸廓出口的前部解剖学边界是前斜角肌，后部边界是中斜角肌，下部边界是第1肋。胸廓出口综合征通常由第8颈神经和第1胸神经刺激引起。刺激因素有颈肋及其基底部延伸的纤维、前斜角肌与中斜角肌之间的肌腱带或肥厚性锁骨骨折后骨痂。圆肩的不良姿势和长时间军事装备的固定都是该疾病的影响因素。

▶临床表现

胸廓出口综合征的症状往往不明显。症状可包括第8颈神经~第1胸神经皮区的疼痛，以及内在肌不同程度的无力。如果腋动脉同时在胸廓出口区域被压迫，患者可能会出现血管相关症状。

A.激发性试验

1.上肢外展试验 怀疑胸廓出口综合征时，体格检查应包括上肢外展试验。患者肩部保持外展，手臂在肩部向外旋转90°。然后要求患者张开、握住双手，同时保持双臂抬高3分钟。如果症状再现提示胸廓出口综合征。

2.其他试验 斜角肌压迫试验（Adson test，又称爱德生试验）和过度外展试验（Wright test，又称赖特试验）可能有助于检测血管压迫情况。斜角肌压迫试验阳性：患者深吸一口气并将头部转向患侧，患侧桡侧脉搏消失。过度外展试验阳性：当肩部外展、外旋，并且头部远离受累的肩部时，脉搏消失。此外，这一操作能够重现患者的症状。体格检查应记录第8颈神经根和第1胸神经根功能：沿手和前臂内缘的感觉和手的内在肌肌力。

B.诊断性检查

对有症状患者的检查应该包括颈椎X线片（以排除颈肋）和电生理诊断检查，以此评估下神经根的功能。还应包括不同位置下的手臂多普勒检查，以评估腋动脉受压情况。

▶治疗

初步治疗包括姿势练习。对保守治疗无反应或存在明显肌无力的患者可采取颈肋手术切除、第1肋切除或斜角肌切开术。

五、颈神经根受压

▶临床表现

颈神经根受压可导致手部疼痛或无力。定期询问颈椎疼痛或活动受限的情况对于诊断很有帮助。如果患者发生的事故导致颈部突然屈曲和伸展，应考虑这一诊断。颈神经根受压可能来自突出的颈椎间盘、颈椎病、椎间孔骨赘，以及很少发生的颈髓肿瘤。

颈神经根受压的患者最常出现的是神经根性疼痛，而不是周围神经支配区域的疼痛。尽管症状可能累及手部，但仔细询问，大多数患者能够区分从颈部开始放射到手部的疼痛，以及从手部开始辐射到颈部的疼痛。颈部活动（屈伸、侧弯或旋转）、咳嗽或打喷嚏会加重疼痛。

A.椎间孔挤压试验（Spurling test）

颈神经根受压患者体格检查时常显示颈部活动范围减小或颈部活动伴有疼痛。患者头部的轴向受压可重现症状（椎间孔挤压试验阳性）。详细的感觉和运动功能检查可以发现1个或多个神经根受累。

B.双卡综合征

偶尔同时出现的颈神经根受压合并周围神经病变称为双卡综合征。在一个水平上的压迫是否会使神经更容易受到第二水平上的压迫，或者这种情况仅仅是在同一肢体上同时存在的两种独立病变，目前仍然是争论的焦点。

▶治疗

如果1根神经不只1处受压迫，应该首先治疗引起更多症状的区域。如果2个受压区域所引起的症状相似，应选择较简单的1个进行手术治疗。

Lindley SG, Kleinert JM: Prevalence of anatomic variations encountered in elective carpal tunnel release. *J Hand Surg Am* 2003;28:849. [PMID: 14507518]

Morgenlander JC, Lynch JR, Sanders DB: Surgical treatment of carpal tunnel syndrome in patients with peripheral neuropathy. *Neurology* 1997;49:1159. [PMID: 9339710]

Naidu SH, Fisher J, Heistand M, et al: Median nerve function in patients undergoing carpal tunnel release: pre- and post-op nerve conductions. *Electromyogr Clin Neurophysiol* 2003;43:393. [PMID: 14626718]

Trumble TE, Diao E, Abrams RA, et al: Single-portal endoscopic carpal tunnel release compared with open release: a prospective, randomized trial. *J Bone Joint Surg Am* 2002;84:1107. [PMID: 12107308]

Upton AR, McComas AJ: The double crush in nerve entrapment syndromes. *Lancet* 1973;2:359. [PMID: 4124532]

▼ 手部筋膜疾病

掌腱膜挛缩

掌腱膜挛缩的特点是手掌表面的结节状增厚影响到手掌筋膜（图9-26）。这是一种由肌成纤维细胞介导的进行性病理改变。掌腱膜挛缩最常见于40~60岁人群，男性多见且发病更早，往往更具侵袭性。屈曲挛缩多见于掌指关节，但也可悬系于指骨间关节近端，指骨间关节远端受累不常见。小指、环指和拇指-示指指蹼是最常见的受累区域。异位沉积可能发生在近端指骨间关节的背侧（指关节垫）、阴茎背侧（阴茎纤维性海绵体炎）和足底筋膜（Ledderhose病）。

▶流行病学因素

目前已经确定了一些诱发因素。这种疾病最常见于北欧血统的患者，偶尔在亚洲人中也会见到；在其他种族群体中这种情况更为罕见。掌筋膜挛缩与癫痫药物治疗、酒精中毒、抽烟和糖尿病有关。工作、创伤与疾病发展的关系仍然有争议。最严重的疾病往往见于有家族史的患者和40岁之前即发病的患者。较严重的患者可能有广泛的双侧受累和手足背侧异位沉积。虽然通常这些患者可早期手术，

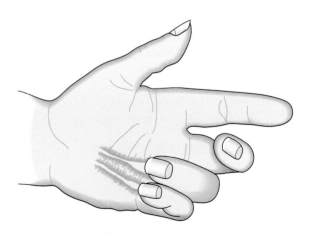

▲图9-26 掌腱膜挛缩（American Society for Surgery of the Hand: The Hand: Examination and Diagnosis, 2nd ed. Philadelphia: Churchill Livingstone; 1983.）

但这种疾病的蔓延和复发都很常见。

▶解剖

掌腱膜挛缩会使掌筋膜的解剖结构变形。掌指关节的屈曲挛缩是由浅表的假性韧带病理性挛缩造成的。指蹼间韧带的挛缩会造成指蹼挛缩和剪刀手指畸形。除了在拇指基部外，掌腱膜的横行纤维不会受累。手指中的掌浅筋膜、外侧指鞘、螺旋韧带和Grayson韧带可能单独或联合收缩，产生近端指骨间关节屈曲挛缩。当螺旋韧带收缩时，指神经通常从近节指骨的近端外侧向远端掌侧移位。

▶治疗

非手术治疗措施对逆转或阻止掌腱膜挛缩无效。手术的主要指征是掌指关节超过30°的固定性挛缩或指骨间关节近端任何程度的屈曲挛缩。

外科显露可以通过横向或纵向皮肤切口实现。当手掌广泛受累时，可采取掌侧皮肤远端折痕处横向切口。横向切口通常需要缝合；如果切口处张力过高，则可将切口开放进行二期缝合。当需要对手指进行纵向显露时，可以使用Brunner锯齿状切口。也可以通过一系列Z成形术皮瓣转位进行缝合。

手术松解的目标是实现区域性筋膜切除术或掌侧筋膜切除术，以允许最大限度的关节活动。对于年龄较大且虚弱的严重关节挛缩患者，可选择局部筋膜切开术。

严重的或复发的近端指骨间关节疾病有时可以采取保肢手术，经常采用的术式是近端指骨间关节融合术。当疾病复发并存在严重的僵硬或神经血管损害时，可考虑截肢。

酶-筋膜切开术是治疗轻症疾病的一种替代手术。在病变腱鞘内注射少量梭菌胶原酶，在注射24小时后轻柔地将手指恢复至伸展状态。

▶并发症

术后最常见的并发症是血肿，血肿可能扩大、损害皮瓣并成为感染的病灶。为减少术后血肿发生的可能性，在关闭切口前应松开止血带并进行彻底的止血操作。应避免切口周围的皮肤张力过大。如果发生局限的皮瓣坏死，应通过开放性更换敷料进行治疗。如果皮损范围较广泛，为获得早期切口闭合，皮肤移植可能是必要的。

关节僵硬可能发生，长期僵硬性近端指骨间关节广泛松解术后较见。综合性治疗也是必要的，包括主动和被动运动锻炼和夹板固定。

轻度交感神经介导性疼痛（反射交感性营养不良）并不罕见。对于病情较重的患者，可能需要住院治疗。治疗方法包括抬高患肢、应用交感神经阻滞剂、口服类固醇和强化治疗。

▶预后

挛缩的矫正通常是在掌指关节处进行的。复发多发生在近端指骨间关节，尤其是术前近端指骨间关节挛缩程度大于60°的病例。术后长期夜间使用夹板固定可能会减少手指残余的屈曲挛缩畸形。

Forsman M, Kallioinen L, Kallioinen M, et al: Dupuytren's contracture; increased cellularity—proliferation, is there equality? *Scand J Surg* 2005;94:71. [PMID: 15865122]

Godtfredsen NS, Lucht H, Prescott E, et al: A prospective study linked both alcohol and tobacco to Dupuytren's disease. *J Clin Epidemiol* 2004;57:858. [PMID: 15485739]

Ketchum LD, Donahue TK: The injection of nodules of Dupuytren's disease with triamcinolone acetonide. *J Hand Surg Am* 2000;25:1157. [PMID: 11119679]

McFarlane RM: On the origin and spread of Dupuytren's disease. *J Hand Surg Am* 2002;27:385. [PMID: 12015711]

▼ 骨筋膜室综合征

骨筋膜室综合征是一组在有限的解剖空间内压力增加，严重损害微循环并影响该空间内组织生存能力的疾病。

复发性或慢性骨筋膜室综合征是特定活动时骨筋膜室内压力增高所致，常见于运动员运动期间。尽管患者在发作间期没有任何症状，但发作期肌肉无力的症状可能严重到无法活动。

缺血性肌挛缩又称为福尔克曼挛缩（Volkmann contracture），是急性骨筋膜室综合征引起的。在这种综合征中，纤维组织取代了死亡的肌肉组织。由于神经损伤与这种情况相关，感觉和内在肌功能可能在受累骨筋膜室远端是正常的。由于通常没有相关的神经损伤，在受累骨筋膜室远端的神经支配区域并不出现感觉缺损或运动功能丧失。

▶病因

骨筋膜室综合征最常见的病因是骨折、软组织挤压伤、动脉损伤所引起的局部出血或缺血性肿胀，药物过量伴肢体长期受压，以及烧伤。在大多数情况下骨折是闭合的。开放性损伤为一级损伤，此时对分隔性软组织包膜的破坏是有限的。

骨筋膜室综合征的病理生理基础是小血管闭合。由于骨筋膜室内压力增高，室内小动脉壁的压力也随之增高。局部压力增高也会阻塞小静脉，导致骨筋膜室内静脉压升高。受压组织内的动静脉压力差降低以至于不足以维持组织灌注。由于骨筋膜室内的高压不足以使通过室内的大动脉完全阻塞，所以尽管受影响的骨筋膜室内软组织的缺血增加，但远端脉搏依旧是强有力的。

▶临床表现

根据临床表现即可诊断骨筋膜室综合征。当封闭的骨筋膜室内可能出血或肿胀时，医生必须高度怀疑骨筋膜室综合征。骨筋膜室综合征的第一个体征是与初始损伤不成比例的疼痛。疼痛通常是持续性的、进行性的，并且不能通过固定缓解。被动拉伸手指可能会加重疼痛。第二个体征是穿过受压骨筋膜室的神经所支配的区域可能出现感觉减退，这种现象继发于神经缺血。第三个体征是骨筋膜室内肌肉无力和麻痹。第四个体征是触诊时骨筋膜室紧张。在上述症状和体征中，被动肌肉拉伸引起的疼痛在检测骨筋膜室综合征时最为敏感。除非伴有血管损伤，骨筋膜室综合征病例仍然能触及远端的脉搏。

如果对骨筋膜室综合征的诊断存在疑问，医生必须确定潜在受影响的骨筋膜室的压力。有多种测量方法，包括便携式手持压力监测器、简便的改良型水银血压计。虽然筋膜切开术的确切压力阈值存在争议，但当前臂的骨筋膜室压力超过30 mmHg时，应强烈考虑进行筋膜切开术。徒手感受骨筋膜室压力难以量化。进行手或手指筋膜切开术的决定完全基于临床判断。

▶治疗

一旦诊断为骨筋膜室综合征，应尽快行相关骨筋膜室的筋膜切开术。因为超过30 mmHg的骨筋膜室压力持续8小时以上会造成不可逆的组织死亡。对于缺血超过4小时的患者也应考虑预防性筋膜切开术。所有进行前臂或手臂再植的患者在初次手术时都应该进行筋膜切开术。

前臂前骨筋膜室是上肢骨筋膜室最常松解的部位（图9-27A）。皮肤切口应从肘部延伸至腕管处。首选的皮肤切口应从肱二头肌内侧延伸并向尺侧移行至内上髁。在肘部切开肱二头肌腱膜时必须小心。该切口可向桡侧延伸以对桡侧肌群（移动区）进行减压。在前臂远端，切口沿尺侧边界延伸。如果手术结束时需要敞开切口，皮瓣应能在前臂远端对正中神经达到覆盖。斜行延伸腕部的切口，以便显露手掌近端的腕管。

应根据需要对浅表和深层骨筋膜室肌层进行肌束外切开术。应确保深层骨筋膜室的肌层（拇长屈肌和指深屈肌）被完全减压。应部分闭合手部正中神经上方和前臂远端的皮肤切口。肌肉的近端切口应保持开放。应在48小时内返回手术室进行重新评估。在第二次手术时更换敷料，如果依然存在坏死的肌肉应进行第二次清创。有些情况可以二期关闭切口；但对于大多数情况，对残留的皮肤缺损进行断层厚皮片移植是一种更安全的选择。必要时可通过背侧纵行切口完成前臂背侧减压（图9-27B）。

在手部，骨筋膜室之间的联系是很有限的；因此，每个骨筋膜室都应该单独进行松解。这可以通过在示指与环指掌骨背侧2个纵向切口完成。通过这些切口，能够从每个掌骨的桡侧和尺侧进入骨筋膜室。当手掌处鱼际和小鱼际骨筋膜室需要减压时，可以采用掌侧分段式切口。

在手指，筋膜切开术可用于治疗严重的创伤或蛇咬伤。由于手指骨筋膜室的压力无法准确测量，因此手指筋膜切开术的适应证是根据肿胀程度来确定的。沿示指、中指和环指的尺侧及小指和拇指桡侧的中轴线切开，可以得到满意的手指减压效果。小心地将神经血管束向掌侧牵拉，然后切开神经血管束与屈肌腱鞘之间的筋膜。术后手指保留开放性

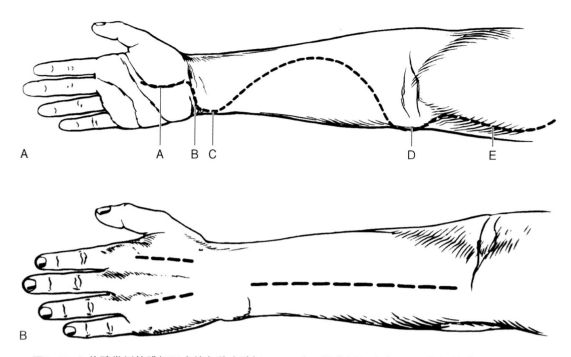

▲图9-27 A.前臂掌侧筋膜切开术的各种皮肤切口。B.为了给背侧和移动wad区的骨筋膜室减压，首选直切口，因为该切口损伤的静脉较少（Green DP, ed: Operative Hand Surgery, 2nd ed. Churchill Livingstone; 1988.）

切口，随后进行二期切口闭合或采用中厚皮片进行皮肤移植。

Botte MJ, Keenan MA, Gelberman RH: Volkmann's ischemic contracture of the upper extremity. *Hand Clin* 1998;14:483. [PMID: 9742427]

Dente CJ, Feliciano DV, Rozycki GS, et al: A review of upper extremity fasciotomies in a level I trauma center. *Am Surg* 2002;70:188. [PMID: 15663051]

Hovius SE, Ultee J: Volkmann's ischemic contracture. Prevention and treatment. *Hand Clin* 2000;16:647. [PMID: 11117054]

Ultee J, Hovius SE: Functional results after treatment of Volkmann's ischemic contracture: a long-term follow-up study. *Clin Orthop* 2005;431:42. [PMID: 15685054]

▼ 手部骨折和脱位

掌骨和指骨骨折和脱位

掌骨和指骨的骨折约占所有骨折的10%。有超过50%的手部骨折与工作有关。边缘指如拇指和小指的骨折最常见。最常见的骨折是远节指骨骨折，占所有手部骨折的45%~50%。

▶临床表现

指骨骨折或掌骨骨折的描述应包括累及的骨、骨内位置（基底部、轴或颈部），以及骨折是开放性的还是闭合性的。应进一步确认骨折是否移位，是否有关节内组分，是否存在旋转或成角畸形。

由于掌骨或指骨骨折的旋转错位很难从X线检查中评估，所以体格检查非常必要。体格检查时要让患者主动活动手指（一起活动和逐一单独活动）。评估指甲的旋转，手指形态和重叠的手指。相关的血管、神经和肌腱损伤，以及软组织覆盖的情况也应该评估。

▶治疗

掌骨骨折和指骨骨折的治疗需要准确的诊断、复位和维持骨折复位的固定，未受累的手指应早期活动以防止僵硬。固定通常应将手置于内在肌阳性位或安全位，以避免发生继发性关节挛缩（图9-12）。指骨骨折固定一般很少超过3周，而掌骨骨折固定一般不超过4周。由于放射影像检查的骨融合通常滞后于手部骨折的临床愈合，所以不能等到出现骨融合的影像学证据才开始活动。长期固定会增加手指僵硬的可能性。

保持骨折复位所需的固定方式取决于骨折的特点。稳定性骨折的治疗方法有2种，一种是将受累手指绑在相邻手指上并早期活动，另一种是采用短时间的夹板固定。在7~10天后重复进行放射检查，以评估骨折复位的维持情况。最初移位的不稳定性骨折需要闭合复位，需要采用石膏或夹板固定。

当外固定措施无法或不太可能继续保持骨折复位状态时，需要进行内固定治疗。治疗手部骨折常用的内固定技术包括克氏针固定、骨间线连接、张力带连接、骨折块间螺钉固定或钢板螺钉固定。克氏针固定是最通用的，但相较于其他技术缺乏刚性。将克氏针固定与张力带连接相结合可获得更多的稳定性。骨折块间螺钉固定为长斜形骨折提供了理想的固定方式，其适用于骨折的倾斜线的长度应达到骨折骨直径的2倍以上。钢板-螺钉固定在开放性掌骨骨折合并骨缺损时特别有用。当节段性骨丢失发生时，首要的治疗措施为相关开放性伤口的清创，以及使用内固定或外固定来维持骨骼长度。在建立软组织覆盖后，骨移植重建可以与确定的内固定相结合。

▶骺板骨折

大约1/3的未成熟骨骼骨折累及骺板。Salter-Harris骺板骨折可分为5型。1型骨折为生长板剪切而不延伸至骺端或干骺端，通过简单固定即可有效治疗。2型骨折即干骺端骨折，碎片附着在骨骺上，通常可以闭合复位并用夹板固定。比较常见的2型骨折是小指近节指骨底部所谓的超八度骨折，这常由手指向尺侧偏移所致。掌指关节屈曲和小指桡偏即可完成复位。3型骨折和4型骨折为关节内损伤。当出现移位时，这些骨折需要切开复位以恢复关节面和生长潜力。5型骨折并不常见于指骨，是由于轴向压缩所致，最常发生在掌骨。5型骨折的生长板受到挤压，可引发部分或完全骨骺融合，从而导致晚期成角畸形或手指短缩。

▶远节指骨骨折

远节指骨骨折多发生于中指和拇指。这些骨折通常是由挤压伤造成的，如锤子误砸到持钉的拇指上，或者关门时夹住中指远节指骨。

闭合性损伤不需要精确地复位远节指骨骨折碎片，除非累及关节面。治疗包括对骨和远端指骨间关节进行夹板固定以起到保护和减轻疼痛的作用。

虽然远端指骨间关节被夹板固定了，但仍应鼓励患者进行掌指关节和近端指骨间关节的活动。夹板固定在3周以后可以适时停止。

远节指骨骨折常伴有甲床的损伤。这类骨折的正确治疗需要拔除指甲、冲洗骨折处和甲床，以及用可吸收的细缝线修复甲床。骨折复位通常通过指甲基质修复和更换指甲来完成。有时，明显移位的远节指骨骨折可能需要钢钉固定。甲床修复后，应在甲床与甲顶之间置入原甲、甲假体、铝缝合包或纱布，以防止粘连。

移位性远节指骨骺端骨折多由远节指骨以骺板为顶点的屈曲引起。指甲通常在背部撕脱并露出甲上皮。治疗需要拔甲、冲洗、骨折复位和甲床修复。开放性1型远节指骨骨折移位可能导致远节指骨骨髓炎并引起生长阻滞。

▶近节和中节指骨骨折

近节指骨骨折和中节指骨骨折的成角畸形反映了肌腱在骨上的附着力。中节指骨通过背侧和近端附着的中央腱向其传递伸肌肌力。末端伸肌肌腱于背侧和远端附着于末端指骨，提供次级背屈力。指浅屈肌在中节指骨的中段3/5处附着。因此，中节指骨骨折发生于指浅屈肌附着点近端，骨折端会向背侧成角；而发生在指浅屈肌附着点远端的骨折顶端成角指向掌侧。掌指骨近端骨折往往向掌侧成角，这是由于侧腱束所产生的力向掌侧穿过掌指关节的轴线，向背侧穿过近端指骨间关节的轴。

累及屈肌肌腱或伸肌肌腱的粘连是近节和中节指骨骨折的主要并发症。骨折移位增加了肌腱粘连和关节活动受限的可能性。骨折愈合不良或旋转不良可能需要二次手术矫正。

这些骨折的早期恰当治疗可以预防并发症的发生。对于稳定的非移位或嵌插骨折只需要进行暂时的夹板保护，随后即可使用动态夹板，如用胶带把患指贴在相邻的手指上。需要进行放射学检查随访以评估骨折端复位的维持情况。需要闭合复位和固定的患者应将前臂、手腕和受伤的手指及相邻的手指固定在石膏或沟型夹板中。

▶掌骨骨折

A.掌骨头骨折

掌骨头关节内骨折需要切开复位。如果受累关节面超过20%~30%，需要内固定。重新排列的关节骨折碎片可以用克氏针或小螺钉固定。韧带起始处远端掌骨头明显的粉碎性骨折可能不适合进行内固定，可以通过早期牵引治疗。

B.骨颈骨折

掌骨颈骨折最常见于第5掌骨，但也可能发生于其他掌骨。掌骨颈骨折是由直接击打或用手击打固体物体（有生命的或无生命的）造成的。掌侧皮质的粉碎性骨折导致塌陷畸形，并伴有向背侧的成角畸形（图9-28）。环指和小指能够接受更大的骨折成角畸形，因为尺侧腕掌关节的活动性很大，便于大范围的代偿性运动。环指腕掌关节的屈曲和伸展幅为15°，而小指腕掌关节的屈曲和伸展幅度为30°。

示指和中指骨折的成角畸形不超过10°。环指和小指的骨折初始成角畸形小于15°时，应使用沟型夹板固定10~14天。当成角畸形为15°~40°时，应进行骨折复位并应用沟型夹板固定3周。当成角畸形超过40°时，可注意到近端指骨间关节存在伸肌滞后现象，患者握拳时可能在手掌出现"弹珠"的症状。如果不能保持闭合复位，可采用内固定。

C.掌骨干骨折

掌骨干骨折是由直接撞击或碾压伤造成的。骨折碎片的背侧成角是由骨间肌力量造成的。骨折离腕掌关节越近，杠杆臂越大，因此可以承受的成角畸形也就越小。由于相邻两指之间的掌间深韧带在

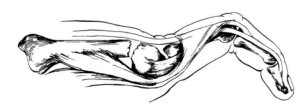

▲图9-28 拳击手骨折。如果掌骨颈存在很严重的成角骨折，当患者试图伸展手指时，可能会形成爪形手。这是一种很好的临床检查方式，是对影像学上成角严重程度的补充 (Rockwood CA Jr,et al, ed: Fractures in Adults, 3rd ed. Philadelphia: Lippincott; 1991.)。

远端系住断裂的掌骨，因此中指和环指掌骨孤立性骨折发生短缩的概率要比示指或小指小得多。孤立的掌骨骨折可以用石膏或夹板固定治疗4~6周。移位的掌骨干骨折可以用纵向针经皮固定，也可以经皮将骨折的掌骨固定在相邻的掌骨上。如果掌骨旋转畸形不能用闭合方法矫正，骨折固定是必要的，因为轻微的掌骨旋转即会造成手指重叠。示指、中指掌骨大于10°的背侧成角，环指、小指掌骨20°以上的成角、短缩超过3 mm或多发性移位性掌骨骨折均需手术治疗。长螺旋型骨折可以用多颗螺钉有效固定，而横向骨折通常用背侧钢板固定最牢固。当2个或多个掌骨同时断裂时，相邻完整掌骨的夹板丧失作用，此时需要使用螺钉或钢板对至少1处骨折进行固定。

▶关节损伤

A.远端指骨间关节脱位及骨折脱位

远端指骨间关节最常见的关节内骨折为骨性槌状指骨折，指骨间关节背侧关节面部分被伸肌肌腱撕裂。大多数骨槌状损伤可通过夹板固定于外伸位治疗6周。这些骨折的固定适应证是有争议的。对于关节表面损失超过30%和关节半脱位的骨折应考虑内固定治疗。

远端指骨间关节脱位常伴有相关骨折。用临时夹板闭合复位可以在7~10天内开始早期活动。

B.髁突骨折

髁突骨折可发生于近节指骨或中节指骨。这些骨折通常是运动损伤造成的。骨折碎片可通过脱位、侧位和斜位X线片进行观察。如果忽略了损伤的存在，手指成角和关节不协调可能导致僵硬、畸形及早期退行性关节炎。如果髁突骨折移位超过2 mm，移位骨折应进行开放式复位和内部固定。如果2个髁突骨折，必须先将骨折端精确地固定在一起，然后再固定在指骨干上。髁突附着的副韧带必须保留，因为它是骨折端唯一的血液供应来源。在复杂的髁突骨折中，可能出现僵硬等现象。

C.近端指骨间关节脱位及骨折脱位

近端指骨间关节背侧脱位比掌侧或外侧脱位常

见。背侧脱位可分为3种类型（图9-29）。在1型脱位中，过伸损伤将掌板从中节指骨底部撕裂，部分侧副韧带与中节指骨分离，关节面相对完整。2型脱位是与1型脱位相似的背侧脱位，只是侧副韧带的撕裂部分较大。在3型损伤中，背侧脱位发生于中节指骨近端。一部分掌侧中节指骨底可能因剪切力脱落。稳定的骨折脱位中节指骨底骨折小于40%。不稳定的骨折脱位有超过40%的骨折，且与侧副韧带稳定性完全丧失有关。

近端指骨间关节脱位的治疗方法与脱位类型有关。稳定性1型和2型脱位应闭合复位后，使用背侧夹板将其固定于屈曲30°位1~2周。复位和夹板固定后，应进行X线检查并记录复位情况。在夹板固定时，应鼓励患者主动弯曲近端指骨间关节。2~3周后，取出夹板。复位后2个月内，如需进行体育活动应将伤指绑在相邻的手指上。

不稳定的骨折脱位应闭合复位。为了达到复位有时可能需要相当大的屈曲度（>75°）。同样，复位后需要进行X线检查并记录关节的复位情况。伸展锁定夹板允许近端指骨间关节的主动屈曲，且可同时限制其伸展。夹板以每周10°的增量进行矫直，复位后大约4周可以停用夹板。如果不能实现闭合复位，则需要开放性复位。如果存在单一的且体积较大的掌面关节碎片，可尝试使用内固定。如果骨折片小且粉碎，可以从钩骨背唇切取形状类似的骨软骨片重建中节指骨底，恢复其稳定性。另外，也可以将掌板用缝线重新拉入关节，达到关节成形的目的；轴向牵引可以用于早期控制关节的被动运动。

桡侧近端指骨间关节脱位发生率是尺侧指骨间关节脱位的6倍。这些脱位与掌板、伸肌机制或部分指骨底撕脱有关。关节复位后，通过观察主动活动度评估残余关节的稳定性。稳定性骨折脱位于5°~10°屈曲位固定3周，然后进行主动活动。

近端指骨间关节脱位并不常见。近节指骨的髁突可以在中央腱和侧腱束之间形成扣孔。在掌指关节和近端指骨间关节弯曲后，可以通过对手指施加牵拉来尝试闭合复位。如果闭合复位成功，手指应该于伸展位固定3~6周，以便伸肌机制愈合。如果闭合复位失败，应进行开放复位以便将髁突从伸肌机制中移出。

D.掌指关节脱位

掌指关节脱位最常累及示指或小指。掌板因过伸损伤而从掌骨近端断裂。如果关节是半脱位的，掌板没有插入关节，可以通过关节屈曲来实现闭合复位。穿过半脱位掌指关节的牵引可以将可复位关节转变为不可复位的脱位关节。一旦关节脱位，掌板就会插入脱位的关节面之间。这种损伤称为复杂性或不可复位性损伤，需要切开复位并从关节面之间取出掌板（图9-30）。切开复位可通过掌侧或背侧入路完成。如果采用掌侧入路，应注意避免损伤示指桡侧指神经或小指尺侧指神经。将环形滑车A1切开，以松解掌板上屈肌肌腱的张力。如果采用背侧入路，应纵向切开掌板以便于复位。

术后，掌指关节以30°屈曲位固定3~5天。应佩戴允许主动活动的夹板3周。

虽然掌指关节外侧脱位罕见，但孤立性桡侧

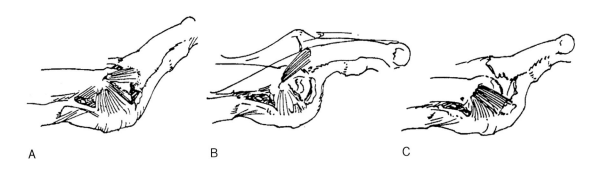

▲图9-29 近端指骨间关节的3种背侧脱位。A.1型（过伸）。掌板撕脱，侧副韧带发生不完全的纵向裂开。关节表面仍然能够保持正常的序列。B.2型（背侧脱位）。掌板完全断裂，侧副韧带完全裂开，中节指骨抵靠在近节指骨的背侧面。近节指骨和中节指骨几乎呈平行排列。C.3型（骨折脱位）。掌板的附着点包括中节指骨掌侧底部的一部分被破坏。大部分侧副韧带仍与掌板和屈肌腱鞘相连。可能存在关节的严重损伤

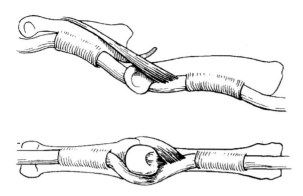

▲图9-30　掌指关节的复杂性脱位。在上图中，掌板交锁于掌骨头和近节指骨底之间。在下图中，前方视角观察到掌骨头交锁于指深屈肌和蚓状肌之间（Lister G: The Hand: Diagnosis and Indications, 3rd ed. Philadelphia: Churchill Livingstone; 1993.）

副韧带断裂是可能发生的。这类损伤也应该于30°屈曲位固定3周。另外，手指应在3周内避免尺侧应力。不稳定性示指和中指桡侧副韧带撕裂可通过手术修复。

E.腕掌关节扭伤和骨折脱位

扭伤和骨折脱位可能累及任何一处腕掌关节。手掌屈曲和扭转可导致第2和第3腕掌关节扭伤。如果压痛局限于腕掌关节，而且影像学检查不能证实骨折，则可诊断为扭伤。

急性扭伤的治疗包括3~6周的固定治疗。如果局部疼痛持续，则可考虑注射类固醇缓解症状。示指中节指骨–大多角骨–头状骨关节的慢性疼痛可以通过切除腕背隆凸或关节融合术治疗。第4和第5的腕掌关节骨折脱位通常继发于直接或纵向击打。背侧移位比掌侧移位常见。斜位旋前和旋后X线片能够清晰地观察到腕掌关节。纵向牵引可实现闭合复位。可通过经皮克氏针固定维持骨折端的复位状态。当第5掌骨关节面骨折脱位并带有钩骨碎片时，掌骨干可能发生移位。由于尺侧腕伸肌和小鱼际的力量，掌骨干往往出现近端移位并向掌侧成角。纵向牵引和经皮克氏针固定能够稳定环指和小指掌骨骨折。对于不可复位的或慢性骨折脱位的患者，应进行开放复位。如果患者发展为钩骨–腕掌关节退化性关节炎，则能够很好地耐受第4或第5腕掌关节（或两者）的关节融合术。

F. 第1掌指关节损伤

掌指关节最常见的损伤是拇指尺侧副韧带扭伤（牧场看守人拇指或滑雪拇指）。这种损伤是在拇指被强行扳向桡侧时，尺侧副韧带过紧引起的。当尺侧副韧带从指骨附着处撕裂时，拇收肌腱膜可能嵌入到回缩的韧带之间［斯特纳病变（Stener lesion）］，这样会妨碍韧带在近节指骨处的愈合过程，因此无法在闭合状态下治疗。局部麻醉下对屈曲掌指关节施加桡侧应力可评估韧带的完整性。与对侧拇指相比，若桡侧偏移超过30°，可诊断为韧带完全断裂、功能不全。

局部韧带撕裂的闭合性治疗可通过拇指"人"字形夹板固定3~4周。完全断裂的韧带需要手术探查并使其重新附着在骨上。尺侧副韧带撕脱也可能发生在骨片上。如果骨折碎片大于关节面的15%，或者撕脱碎片移位超过5 mm，建议切开韧带进行修复。

如果残余韧带有足够的功能，可以对存在症状的慢性尺侧副韧带损伤进行修复。用肌腱转移或肌腱移植来补充修复可能是有效的。如果患有创伤性关节炎或韧带无法重建，最好采取掌指关节融合术。

G.第1腕掌关节损伤

最常见的第1掌骨骨折有4种类型。

1.贝内特骨折（Bennett fracture）　贝内特骨折是指第1掌骨底的骨折脱位，该骨折尺侧掌面有一小骨块片段仍然附着在前斜韧带上，其余的掌骨关节面和掌骨干向桡侧、近端脱位，并且由于拇收肌和拇长展肌在掌骨附着，骨折脱位还会存在一定的内收趋势（图9-31）。急性贝内特骨折通常在轻微内旋的情况下可通过牵引、外展和对掌骨近端施加压力而复位。然后通过经皮针固定掌骨干与骨折碎片或大多角骨来稳定复位。如果闭合操作不能达到满意的复位，需要切开复位和内固定。

2.罗兰多骨折（Rolando fractrue）　罗兰多骨折是指第1掌骨底的T形或Y形关节内粉碎性骨折。如果骨折片较大，可以进行切开复位和内固定。当关节高度粉碎性骨折时，可采用石膏固定、

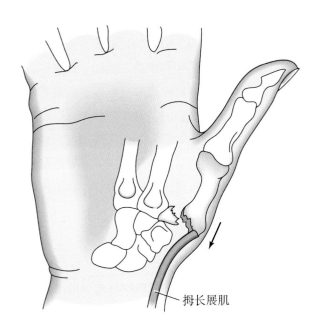

▲图9-31 贝内特骨折。第1掌骨干因肌肉的牵拉而移位（American Society for Surgery of the Hand: The Hand: Examination and Diagnosis, 2nd ed. Philadelphia: Churchill Livingstone; 1983.）

牵引或有限的切开复位内固定并联合石膏外固定。

3.关节外骨折 关节外骨折比关节内骨折发生创伤性关节炎的可能性小。由于第1腕掌关节存在活动性，在不影响功能的前提下，可以接受30°的成角畸形。

4.骨骺骨折 第1掌骨骨骺端骨折的治疗方法与其他Salter-Harris骨折相似。

Freeland AE, Lineaweaver WC, Lindley SG: Fracture fixation in the mutilated hand. *Hand Clin* 2003;19:51. [PMID: 12683446]

Kiefhaber TR, Stern PJ: Fractures dislocations of the proximal interphalangeal joint. *J Hand Surg Am* 1998;23:368. [PMID: 9620177]

Page SM, Stern PJ: Complications and range of motion following plate fixation of metacarpal and phalangeal fractures. *J Hand Surg Am* 1998;23:827. [PMID: 9763256]

腕关节损伤

▶手舟骨损伤

最常见的腕骨骨折是手舟骨骨折。在解剖学上，手舟骨可分为近端、中端和远端3个部分。中间的1/3称为腰部。手舟骨结节形成远端掌侧的骨性突出。由于手舟骨与4个腕骨和桡骨相连，其表面大部分由关节软骨组成，为血管穿孔预留的空间

很小。因此，手舟骨的血液供应主要来自腰部狭窄的非关节区域。手舟骨结节的大部分血供都来自远端。在大约1/3的腰部骨折中，流向近端的血流减少，这可能导致手舟骨近端缺血性坏死。近端骨折几乎100%发生缺血性或无菌性坏死。

中端1/3骨折约占手舟骨骨折的70%，近端骨折占20%，其余为远端骨折。

采用铸型固定，当骨折位移小于2 mm且没有骨折端成角畸形即视为非移位性手舟骨骨折，对其治疗推荐使用石膏固定。中端1/3骨折平均6~12周愈合，远端骨折4~8周愈合，近端骨折12~20周愈合。当最初的影像学检查显示骨折移位时，需要切开复位和内固定以防止骨折不愈合。内固定采用克氏针或埋入式无头加压螺钉完成。考虑到手舟骨骨折的愈合时间，一些医生建议即使在没有移位的情况下也要对这些骨折进行一期固定。最新的研究表明，对无移位的腰部骨折进行经皮固定能够明显缩短愈合时间，缩短石膏固定时间或根本不需要石膏固定。

延迟愈合则需要延长石膏固定的时间或切开复位、刮除和植骨。非移位性不愈合骨折可采用经皮螺钉固定和植骨注射治疗。如果存在骨折部位成角或塌陷，则在掌侧采用皮质松质移植骨进行畸形矫正。移植物必须用埋置型加压螺钉或克氏针固定。如果近端无血管且腕关节桡侧无关节炎，应从桡骨背侧植入带血管蒂的骨移植物，以此重建手舟骨的血供。

一旦桡腕关节存在明显的退行性关节炎，可以通过近排腕骨切除术、手舟骨切除并腕骨间关节融合术及全腕关节融合术进行治疗。

▶月骨和月骨周围脱位

月骨和月骨周围脱位是强大的外力造成月骨周围支持韧带断裂的结果。这些损伤的机制通常是背屈、尺侧偏移和腕骨间后旋。Mayfield定义了该处韧带被破坏的4个阶段。第一阶段损伤为舟月韧带断裂。第二阶段损伤还包括月骨背侧的韧带撕裂。第三阶段损伤，断裂的弧形延伸到月三角背侧韧带。第四阶段损伤完全破坏了整个月骨的支撑韧

带。损伤的顺序与临床表现是平行发展的，一般为从手舟骨–月骨分离到月骨周围关节脱位再到月骨脱位。

当整个腕关节除月骨以外都出现了脱位，且月骨依然位于桡骨月骨窝内，该异常称为月骨周围脱位（图9-32）。腕关节与桡骨之间的位置依然正常，但月骨脱位进入腕管，这种情况称为月骨脱位。月骨脱位和月骨周围脱位都提示手舟骨和月骨之间、头状骨和月骨之间、月骨和三角骨之间的韧带连接断裂。月骨通过舟月韧带与手舟骨连接，并通过月三角背侧韧带与三角骨连接，但月骨与头状骨之间的间隔（也就是所谓的Poirier空间）缺乏直接的韧带连接。

月骨周围脱位的一种变体是经手舟骨月骨周围脱位。在这种损伤中，断裂弧穿过手舟骨而不是舟月韧带。断裂带穿越手舟骨近端和头状骨之间、头状骨和月骨之间，以及月骨和三角骨之间。

如果骨骼连接正确并保持正常的解剖关系，腕间韧带断裂会自发愈合。腕骨间脱位最初应以闭合方式复位。通过纵向牵引和直接按压脱位的腕骨来实现复位。有时，腕关节的解剖对齐可以通过闭合复位和石膏固定来实现并维持。然而，在大多数情况下，开放复位、螺钉固定和直接韧带修复对维持正确的解剖复位是必要的。月骨脱位和月骨周围脱位的手术治疗通常从掌侧和背侧入路进行。通过背侧入路，能够观察到掌骨的序列，并对其进行调整和固定。采用掌侧入路可以松解腕管中的正中神经并修复Poirier空间的裂隙。

▶Kienböck病

Kienböck病是由月骨缺血性坏死引起的。造成这种情况的原因存在很大的争议。该病在尺骨阴性变异（尺骨短于桡骨）的患者中更为常见。目前尚不清楚这类患者的致病原因，但有以下2种猜测：可能是相对较短的尺骨改变并增加了通过桡骨月骨窝向月骨传递的力，也可能是应力的改变导致月骨形成一个更偏向三角形的外形。

Kienböck病可以根据塌陷程度进行分期（图

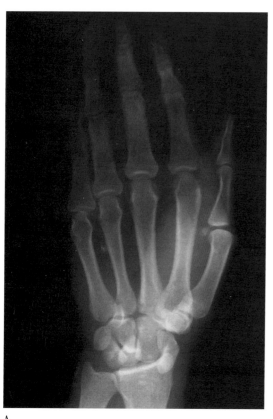

A

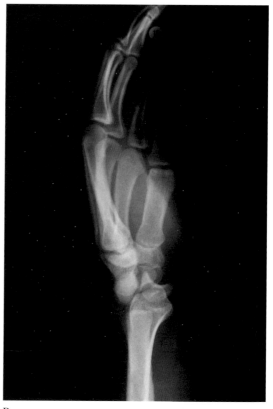

B

▲图9-32　月骨周围脱位。A.前视图；B.侧视图

Ⅰ期　　　　　　Ⅱ期

Ⅲ期　　　　　　Ⅳ期

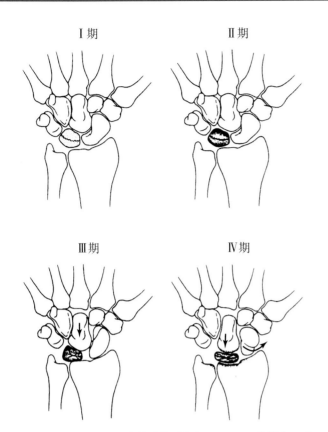

▲图9-33　Kienböck病的分期（根据Lichtman分类）。Ⅰ期：常规X线片（前后位片、侧位片）正常，但断层扫描可能显示线形骨折，骨折线通常横穿月骨体。MRI证实为缺血性性改变。Ⅱ期：骨密度增加（硬化），通常前后位X线片上的骨折线明显。前后位和侧位断层扫描显示硬化、囊性改变，而且往往有明显的骨折。通常不会出现塌陷性畸形。Ⅲ期：出现晚期骨密度改变，有碎裂、囊性吸收和骨质塌陷。前后位X线片即可对本病做出诊断。断层扫描（后前位和侧位）可显示月骨碎裂的程度和骨折移位的程度。头状骨可向近端移位，手舟骨可有轻度到中度的旋转。Ⅳ期：月骨周围出现关节炎性改变，月骨完全塌陷和碎裂。腕关节不稳非常明显，手舟骨错位和头状骨移位到月骨的位置（Rockwood CA Jr, et al, eds: Fractures in Adults, 3rd ed. Philadelphia: Lippincott; 1991.）

9-33）。Ⅰ期病变为线形压缩骨折，但表现为正常的结构和密度。MRI检查显示月骨的血管分布很差（图9-34）。Ⅱ期病变X线检查可发现骨的密度异常。Ⅲ期出现月骨塌陷。Ⅲ期又可进一步分为ⅢA期（月骨塌陷但是腕骨高度正常）和ⅢB期（月骨塌陷和腕骨高度异常）。Ⅳ期腕关节呈现出广泛性的骨性关节炎病变。

目前对于Kienböck病的治疗建议包括桡骨短缩截骨术。该术式主要适用于无腕骨塌陷的尺骨阴性或中性变异。如果患者最初呈现为尺骨阳性变异，建议采用头状骨短缩截骨术或对手舟骨、大多角骨和小多角骨进行关节融合术。采用带血管蒂骨移植

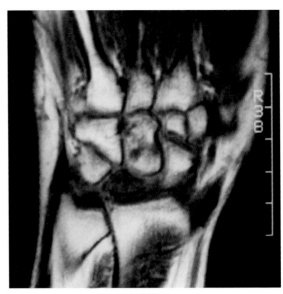

▲图9-34　Kienböck病Ⅰ期的MRI表现

和附加松质骨重建月骨的解剖高度。对于ⅢB期和Ⅳ期的腕关节，应考虑进行近排腕骨切除术或腕关节融合术。目前不再建议用月骨硅胶假体治疗Kienböck病。

▶腕关节不稳

正确地评估腕关节的位置，需要进行绝对后前位和侧位X线透视。绝对后前位需要前臂位于中立旋转位，这样便对远端桡骨–尺骨之间的关系进行标准化的评估。尺骨短于桡骨为尺骨阴性变异。若尺骨远端比桡骨远端更远为尺骨阳性变异。

后前位片应显示手舟骨与月骨之间的密切关系。正常情况下，这2块骨的骨化部分被相邻的关节软骨壳分开，形成1个3 mm或更小的X线检查可见的缝隙。成人该缝隙超过3 mm是不正常的，表明这2块骨的分离继发于韧带断裂。当标准X线片上舟月间隙异常宽时，称为静态舟月骨分离（图9-35）。标准后前位X线片正常，握拳前后位X线片间隙异常为动态舟月骨分离。

侧位X线片应取腕中立位，不要有任何屈曲或伸展。由于重叠投影的干扰，侧位X线检查常常被忽略。但是这种正常的重叠有助于测量骨之间的一些角度。正常情况下中间掌骨、头状骨、月骨和桡骨是共线关系。桡骨的长轴也很容易找到。如果要确立手舟骨与桡骨之间的关系，首先要沿手舟

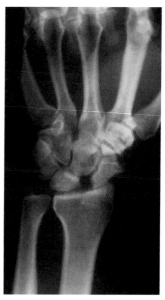

▲图9-35 静态舟月骨分离的前后位片

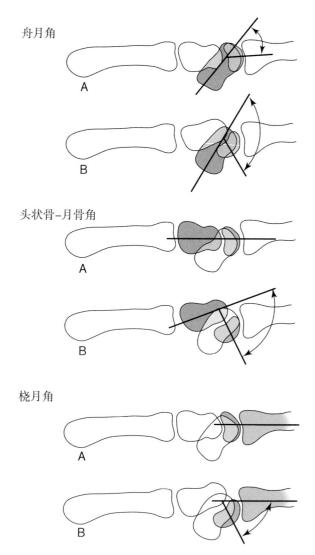

舟月角

头状骨-月骨角

桡月角

▲图9-36 测量腕关节角度对鉴别腕关节不稳的类型有很大的帮助。A.正常角度；B.背屈不稳时出现的异常角度。理论上，当腕关节处于中立位时，腕关节-月骨的角应该是0°，但是正常范围可能延伸至15°。舟月角可能是意义最大的；大于80°的角是背屈不稳的明确证据。桡月角如果超过15°则为异常（Green DP, ed: Operative Hand Surgery, 2nd ed. Philadelphia: Churchill Livingstone; 1988.）。

骨远端和近端最掌侧部分做一条线。桡骨的轴线与手舟骨相交，形成放射状的角度。这个角通常为40°~60°。若角度大于60°，为手舟骨异常屈曲。

在侧位X线片上观察到的月骨的方位是通过在月骨的最远端掌侧和背唇之间建立一条线而得到的。然后，第二根线与第一根线垂直，即形成了月骨的轴线。桡骨轴线与月骨轴线之间的角度（桡月角）通常小于15°（图9-36）。

在侧位X线片上看到的月骨的走向通常反映了相邻的手舟骨和三角骨的韧带平衡状态。手舟骨往往通过舟月韧带牵拉月骨屈曲，而三角骨往往通过月三角韧带牵拉月骨伸展（背屈）。当舟月韧带断裂时，手舟骨会过度屈曲，而三角骨因缺乏抵抗力会将月骨向背侧牵拉（中间体背伸不稳）（图9-37）。当月三角韧带断裂时，手舟骨缺少抵抗力而使月骨屈曲（中间体掌屈不稳）。目前中间体背伸不稳的最佳治疗是一个备受关注的领域。急性韧带断裂通常采用直接韧带重建和修复的方法治疗。当韧带不可能修复，关节面没有退行性改变时，可以考虑韧带重建、背侧关节囊韧带固定术或腕骨间融合术。

在腕关节不协调的情况下，长时间的负荷可能导致腕关节发生退行性关节炎。舟月骨进行性塌陷（SLAC）的腕关节模式是指舟月韧带断裂而导致

的退行性关节炎（图9-38）。最早期的退行性变的证据可在桡舟关节处发现，随着时间的推移，退行性改变逐渐扩展到头状骨-月骨关节面。当桡舟关节面发生退行性改变，但头状骨的关节面仍保持正常的关节软骨时，进行近排腕骨切除术（切除手舟骨、月骨和三角骨）能够保留50%的腕关节运动能力。此时头状骨的头部向近端移动到桡骨远端月骨窝内，并与之互为关节。当腕关节的头状骨-月骨部分同桡舟关节一起发生退行性改变时，应切除手舟骨，并对头状骨、月骨、三角骨和钩骨进行腕

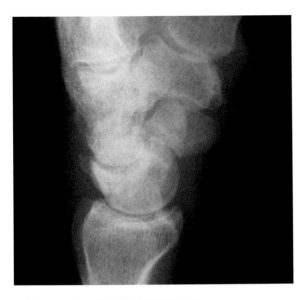

▲**图9-37** 中间体背伸不稳的侧位片

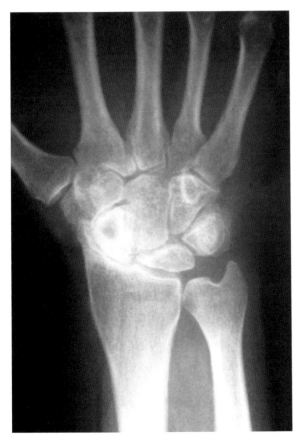

▲**图9-38** 舟月骨进行性塌陷

骨间融合。这种选择性腕骨间融合方式可利用残余的桡月关节提供运动。终极的治疗方式是腕关节全融合，此方法虽然可以可靠地缓解疼痛，但永久性地牺牲了腕关节运动。

▶ 桡尺远侧关节损伤

桡尺远侧关节由2个关节组成。尺骨和桡骨的

近端和远端关节使前臂具有旋转的能力。尺骨还通过三角纤维软骨复合体（TFCC）与尺腕关节相连。从手到前臂大约20%的负荷通过尺腕关节。桡尺远侧关节的问题与上述1个或2个关节有关。

当尺骨阳性变异时，患者可能发展为尺骨撞击综合征。这通常表现为手腕尺侧疼痛，尤其是在腕关节尺偏时更为明显。X线片可以显示尺骨远端的退行性改变和月骨囊肿。治疗方法包括缩短尺骨，通过开放手术、关节镜或用钢板和螺钉固定尺骨干的尺骨缩短截骨术，去除2~3 mm尺骨头（Wafer术）。Wafer术后，患者经常主诉尺骨疼痛持续时间较长（3~6个月）。约50%的尺骨短缩截骨患者在截骨愈合后需要取出内固定。

另一个导致腕部尺侧异常疼痛的原因是TFCC撕裂。TFCC撕裂可分为退行性撕裂和创伤性撕裂。退行性撕裂通常与尺侧腕关节的撞击有关。而创伤性TFCC撕裂通常发生在手腕扭伤后。中心部位的撕裂和靠近TFCC与桡骨附近的撕裂通常需要关节镜清创。TFCC周围血供丰富的区域发生撕裂可以通过关节镜或开放修复治疗。修复后，患者需要进行长臂石膏固定6周，以使纤维软骨愈合。

桡尺远侧关节炎可由创伤性、退行性或炎症性疾病引起。治疗包括半切除或完全切除尺骨头（Darrach手术）。另一种治疗方法（Suave-Kapandji手术），需要融合桡尺远侧关节，并在尺骨远端制造一个假关节。当腕关节存在尺侧偏移时，这种手术特别有效。

桡尺远侧关节不稳很难治疗。不稳通常是创伤的结果，但远端尺骨切除术切除范围过大时也可引起不稳。治疗需要检测和纠正桡骨或尺骨内任何程度的畸形愈合。此外，还有许多软组织手术可用来稳定远端尺骨，并且都能达到一定效果。

ive golfers: results of treatment by excision of the fractured hook of the hamate. *Orthopedics* 2003;26:717. [PMID: 12875568]

Berger RA: The anatomy of the ligaments of the wrist and distal radioulnar joints. *Clin Orthop* 2001;383:32. [PMID: 11210966]

Cohen MS, Kozin SH: Degenerative arthritis of the wrist: proximal row carpectomy versus scaphoid excision and four-corner arthrodesis. *J Hand Surg Am* 2001;26:94. [PMID: 11172374]

Gelberman RH, Salamon PB, Jurist JM, et al: Ulnar variance with Kienböck's disease. *J Bone Joint Surg Am* 1975;57:674. [PMID: 1150712]

Rettig ME, Kozin SH, Cooney WP: Open reduction and internal fixation of acute displaced scaphoid waist fractures. *J Hand Surg Am* 2001;26:271. [PMID: 11279573]

Shin AY, Bishop AT: Pedicled vascularized bone grafts for disorders of the carpus: scaphoid nonunion and Kienböck's disease. *J Am Acad Orthop Surg* 2002;10:210. [PMID: 12041942]

Shin AY, Weinstein LP, Berger RA, et al: Treatment of isolated injuries of the lunotriquetral ligament. A comparison of arthrodesis, ligament reconstruction and ligament repair. *J Bone Joint Surg Br* 2001;83:1023. [PMID: 11603516]

Slade JF III, Geissler WB, Gutow AP, et al: Percutaneous internal fixation of selected scaphoid nonunions with an arthroscopically assisted dorsal approach. *J Bone Joint Surg Am* 2003;85:20. [PMID: 14652390]

Steinmann SP, Bishop AT, Berger RA: Use of the 1,2 intercompartmental supraretinacular artery as a vascularized pedicle bone graft for difficult scaphoid nonunion. *J Hand Surg Am* 2002;27:391. [PMID: 12015712]

Szabo RM, Slater RR Jr, Palumbo CF, et al: Dorsal intercarpal ligament capsulodesis for chronic, static scapholunate dissociation: clinical results. *J Hand Surg Am* 2002;27A:978. [PMID: 12457347]

▼ 指尖损伤

软组织损伤

由于指尖的接触平面对触觉非常重要，所以指尖损伤可能导致残疾。指腹通常被坚韧的、高度神经支配的皮肤所覆盖，并被纤维间隔固定在指骨上。指尖的背部由指甲和甲床组成。

▶治疗

治疗指尖损伤的目标是恢复足够的感觉，最大限度地缓解压痛，达到满意的外观和全关节运动。指尖的保留长度应与其他目标进行平衡。

治疗的方法取决于缺损的大小和位置。在规划治疗方案时应考虑损伤机制（锐器伤、碾压伤或撕脱伤），是否存在骨外露，软组织丢失的程度。

A.开放性伤口护理

最简单的治疗方法是开放性伤口护理，这在大多数儿童损伤和成人≤1 cm²的损伤中都可应用。将伤口彻底清洗干净，适当缩短外露骨使其能被软组织覆盖，骨的长度应保持与甲床的长度一致。定期更换敷料直到伤口愈合。开放性伤口护理的缺点是可能导致残端压痛和愈合时间延长。优点包括能够立即开始运动，从而保持手指的全运动范围。

B.复合移植

在儿童和部分存在尖锐性远端截肢的成年人中，可采用复合移植物（皮肤和皮下组织）对截肢部分进行替换。若手术成功，能明显改善患者的手部外观。缺点是移植物的存活率不可预测，并且可能会由于愈合失败和二次手术导致延迟恢复。

C.微血管再植

在远端指骨间关节的远端发生锐性肢体离断可以选择微血管再植进行治疗。缺点是手术较为复杂且费用较高，患者误工时间较长。

D.一期截骨、闭合

当远节指骨出现超过50%的骨缺损或指甲基质破坏不可修复时，可以进行一期截骨、闭合治疗。一期手术术后患者可以立即活动。手术时，应修剪远节指骨末端以提供无张力软组织闭合。甲床应修剪至骨端。如果甲床被拉过截骨端，术后会产生钩状甲。在牵引下进行指神经切除术可以使神经末梢缩回至最终瘢痕组织的近端。

E.皮肤移植

如果没有骨显露，也可以采用皮肤移植来达到伤口闭合的目的。中厚皮片移植物可以放置在血管不太完整的移植床上。中厚皮片比全厚皮片收缩程度更大。当移植物收缩时，感觉损失区域也收缩。然而，瘢痕组织的外观和耐久性可能并不理想。

全厚皮片移植可有更持久的覆盖和更好的外观。应注意供体与受体皮肤的色素沉着现象。手的尺侧边缘是理想的移植供体来源。全厚皮片移植物需要更好的血管化床以保证移植物能够存活。

F.皮瓣

局部推进皮瓣移植术是治疗指尖损伤的有效方法。

1.V-Y推进式皮瓣 V-Y推进式皮瓣可推进掌组织或联合两侧皮瓣。这些皮瓣有助于处理横向或背侧斜行截肢，其中需要软组织对指尖端进行覆盖，但并不需要进一步缩短骨骼。皮肤和骨骼之间垂直间隔的完全分离是为了促进皮肤皮瓣的运动。皮瓣和近端皮肤之间的隔膜必须分开。对皮瓣进行牵引有助于区分隔膜与血管、神经。

2. Moberg掌侧前移皮瓣 拇指处1.5 cm内的

缺损可以用掌侧前移皮瓣覆盖，这种方法由Moberg首次提出。位于拇指神经血管束背侧的双侧中外侧切口，可使皮瓣从屈肌腱鞘中移动。通过拇指指骨间关节屈曲，皮瓣可以最大限度地向前移动。当需要额外的创口覆盖时，可以在掌指关节折痕处横向分开皮瓣皮肤，同时保留神经血管束，皮瓣的远端部分可以进一步向前推进，可以将皮肤移植物留置于皮瓣远端和近端之间。这种皮瓣的缺点是指骨间关节屈曲挛缩，以及指背血管分支受损时可能发生的背侧坏死。

3.局部皮瓣 当指尖皮肤缺损而指甲和骨骼得到保留时，可考虑局部皮瓣。

（1）邻指皮瓣：邻指皮瓣是最常用的远端皮瓣。皮肤从相邻手指的背侧抬高，注意不要切开伸肌肌腱的腱旁组织。然后将皮肤向掌侧翻转并缝合到受累手指的手掌缺损处。手指背侧的供区通过植皮覆盖。转位的皮瓣在2周后从供体手指上分离。关节僵硬是供体和受体手指都会面临的潜在并发症。而在正常的手指上制造另一个缺陷也是该术式的一个缺点。

（2）鱼际皮瓣：鱼际皮瓣可用于儿童和25岁以下的成人，该类患者术后关节僵硬的可能性较小。掌侧皮肤的皮瓣在拇指底部被抬起，并覆盖于屈曲的伤指尖端。与邻指皮瓣相比，鱼际皮瓣转移的皮下脂肪更多。而且鱼际皮瓣的颜色和质地与指腹区更匹配。

▼ 甲床损伤

▶ 临床表现

甲床损伤很容易被忽视。但因为指甲能提高手指敏感性，为手指的精细动作提供保护，并且能够让手指有正常的外观，所以应重视甲床受损的情况。甲床可能因甲下血肿、甲基质撕裂伤、甲基质从甲襞撕脱或甲基质完全丧失而受伤。

▶ 治疗

当甲下血肿累及甲下面积的50%以上时，应将甲片取出，甲床裂伤用可吸收缝线或皮肤胶（如多抹棒）修复。更换指甲或敷料放置在指甲褶皱下，以防止由此导致的指甲裂开形成粘连。甲床缺损可以通过移植从相邻的未受伤的指甲或趾甲上取下中厚甲床来治疗。

当甲床损伤发生于开放性远节指骨骨折时，可以考虑用钢针固定骨折，因为它能稳定甲床的修复。

在治疗儿童甲床损伤时需要谨慎，因为儿童的指尖损伤经常是由门夹伤所致。甲片常背对甲襞，并可见小范围的甲下血肿。在X线检查中通常能观察到远节指骨的骨骺板骨折。由于甲床撕裂伤与骨骺板骨折相通，所以这种骨折属于开放性骨折，必须进行恰当的治疗。应将甲片取出并冲洗骨折部位，甲床嵌插在骨骺板骨折端内部的部分必须清除。如果骨折不稳定，固定针有助于甲床修复。如果未能认识到这种骨折属于开放性损伤，可能导致骨髓炎和远节指骨生长阻滞。

Heistein JB, Cook PA: Factors affecting composite graft survival in digital tip amputations. *Ann Plast Surg* 2003;50:299. [PMID: 12800909]

Strauss EJ, Weil WM, Jordan C, Paksima N: A prospective, randomized, controlled trial of 2-octylcyanoacrylate versus suture repair for nail bed injuries. *J Hand Surg Am* 2008;33:250. [PMID: 18294549]

▼ 热损伤

急性烧伤

▶ 烧伤分级

A. Ⅰ度烧伤

依据皮肤损伤的深度可将烧伤分为4度。Ⅰ度烧伤仅累及表皮。患者通常表现为局部红肿，仅给予对症治疗即可。

B. Ⅱ度烧伤

Ⅱ度烧伤累及表皮和真皮浅层。这类烧伤表现为皮肤表面水疱，按压后皮肤苍白。Ⅱ度烧伤又分为浅层烧伤和深层烧伤。浅表Ⅱ度烧伤局部应用外用抗生素如磺胺嘧啶治疗。上肢保持抬高、手固定于内在肌阳性位。手腕外展30°，掌指关节屈曲，指骨间关节伸展。拇指应保持外展位，以防止第1指蹼出现挛缩。患者的康复治疗计划应强调功能恢复，一旦能够耐受运动，必须马上进行活动度锻炼。压力衣可减少再上皮化后的肿胀和瘢痕增生。

对于深Ⅱ度烧伤，切除剩余部分皮肤并应用皮肤移植的长期效果并没有自发愈合的效果好。因此，深Ⅱ度烧伤的治疗与浅Ⅱ度烧伤相似。

C.Ⅲ度烧伤

Ⅲ度烧伤累及整个表皮、真皮和部分皮下区域。这类烧伤所导致的蜡状干燥区的中心通常有一个不敏感区域，这是由神经组织烧伤引起的。Ⅲ度烧伤区域应在伤后3~7天内切除，并在受累区域进行中厚皮片移植。

D.Ⅳ度烧伤

Ⅳ度烧伤除了累及皮肤外，还累及肌肉、肌腱和骨骼等深层组织。对于这类烧伤，唯一有效的治疗方法通常是截肢，并对残肢进行适当的软组织覆盖。

▶并发症

A.血管神经并发症

应仔细监测烧伤后手部神经血管的状况。如果出现巨大的肿胀需要对手和前臂骨筋膜室进行松解。示指、中指和环指应沿尺侧边界进行纵向松解，而拇指和小指应从桡侧边界进行纵向松解。手背的纵行切口可以减少骨筋膜室内的压力。一般沿上臂和前臂的内侧和外侧切开。

B.晚期并发症

1.关节挛缩 关节挛缩是上肢烧伤最常见的并发症。在肘部常表现为屈曲挛缩。治疗方法包括软组织松解和开放区域内的皮肤移植或局部皮瓣翻转。肘部运动也可能受异位骨化的影响从而活动受限。如果延迟到骨化区域成熟时再进行异位骨化切除，成功率较高。一般建议在烧伤后1.5~2年进行异位骨化切除，这样能达到一定的疗效。由于异位骨化最严重的部位是后侧中部，所以肘关节松解术必须注意保护尺神经。

2.手腕和手挛缩 根据烧伤的不同部位，手腕的挛缩可将手固定在屈曲或伸展位置。手指烧伤通常累及手指背部的皮肤，干扰中央腱在中节指骨上的附着。近端指骨间关节伸展功能丧失的手背烧伤，可导致爪形手，表现为近端指骨间关节屈曲挛缩，掌指关节过伸性挛缩。

掌指关节伸展挛缩通常需要进行手背瘢痕组织松解、背部皮肤移植和掌指关节背侧关节囊松解。近端指骨间关节屈曲挛缩也可能继发于掌侧皮肤的瘢痕。在这种情况下，软组织松解可以通过皮瓣移位Z成形术、手掌瘢痕切除和全厚皮片移植来完成。如果烧伤患者出现严重的近端指骨间关节挛缩，最有效的治疗方法是近端指骨间关节固定术。

内收挛缩是烧伤患者中最常见的拇指畸形，而且很难完全矫正。挛缩程度决定了需要松解的程度。轻微的内收挛缩可以通过鱼际皮肤Z成形术使第1指蹼重获足够的外展。在更严重的挛缩情况下，需要对拇收肌的起始部或其附着处进行松解，同时对第1骨间背侧肌的第1掌指骨间起始部进行松解。如果肌肉松解后指蹼间皮肤覆盖不足，可能需要全厚皮片移植、局部或远处皮肤皮瓣移植。

理想情况下，应该在烧伤治疗的初始阶段即开始将第1指蹼维持在一定的角度以避免挛缩发生。当指蹼区域严重烧伤，不能通过敷料维持第1指蹼的空间时，应横跨拇指和示指掌骨放置1个外固定架。

电烧伤

电烧伤的损伤程度与流经身体相关部分的电流成正比。欧姆定律表明，电流的量等于电压除以电阻。在恒定电压的情况下，电阻较低的结构会传导更多的电流。手臂结构相对电阻从小到大依次为神经、血管、肌肉、皮肤、肌腱、脂肪和骨骼。交流电比直流电危害性更大。由于其频率不断变换，交流电使指屈肌紧张，这可能阻止患者释放体内的电流源。接触时间的长短直接关系到损伤的严重程度，因为较长的接触时间会导致更多的电能通过身体。

临床表现

最大的电流密度发生在电流的入口和出口，通常为烧焦区域。这些区域变黑而周围区域呈灰白色，周围区域虽然结构完整但组织已坏死。更外围被一片红色区域包围，其中有不同程度的血管血栓、凝血和坏死。

高压或电弧烧伤产生的热伤害远大于普通的电伤害。电弧烧伤可从手部延伸至手腕，或从前臂延伸至手臂。电弧产生的温度可高达3000~5000℃。

烧伤初期很难准确评估组织坏死的程度。由于电烧伤患者可能被电流甩出一段距离，所以，所有电烧伤患者都应该检查是否存在骨折，特别是颈椎骨折。还必须考虑骨筋膜室综合征或周围神经损伤的可能性。患者伤后应先住进重症监护病房，并对心律失常、肾衰竭、败血症、继发性出血，以及大脑、脊髓或周围神经并发症进行监测。

治疗

上肢烧伤的治疗包括对明显不能存活的组织进行清创处理。根据检查结果选择筋膜切开术和神经减压的方法。48~72小时后，对灰白色组织进行第二次清创。每48~72小时进行一次清创直至伤口情况稳定。坏死的程度随着每次清创常会增加。这一现象既反映了对初始损伤程度的低估，也反映了进行性血管血栓的形成。在所有坏死组织被清除后，可通过局部或远处皮瓣或截肢完成组织重建。

化学烧伤

化学烧伤的严重程度直接与药物的浓度和渗透性、皮肤显露时间和接触机制成正比。一旦化学物质与组织结合，组织破坏就会一直持续，直至使用中和剂或从皮肤表面清洗掉化学剂。治疗皮肤化学烧伤的主要方法是用水冲洗伤口。

但由氢氟酸和白磷引起的烧伤例外。因为氢氟酸不能用水去除。10%的葡萄糖酸钙，无论是作为凝胶应用于皮肤或是进行皮下注射，都能中和酸。氢氟酸烧伤的患者会出现严重的疼痛，似乎与受伤的程度不成比例。白磷烧伤也难以用水冲洗，应该使用1%硫酸铜溶液处理。

医源性化学烧伤见于化疗药物静脉注射后的渗出。化疗药物分为发泡剂和非发泡剂，前者包括阿霉素和长春新碱，导致皮肤坏死的概率很高；后者包括环磷酰胺。这两种损伤需要早期外科手术对渗出区域进行清创。二次创面可以进行中厚皮片移植或皮瓣覆盖。

冷伤（冻伤）

临床表现

细胞膜常可被细胞外形成的冰晶刺穿，因此冻伤是细胞损伤的结果。随着冰晶的形成，细胞外渗透梯度变化可导致细胞脱水和电解质紊乱。由于交感神经活动增强，患者可能会出现严重的血管收缩。血管内皮损伤可引起血栓。随着毛细血管内皮损伤，血液渗漏进入细胞外间隙导致毛细血管系统内的血液浓缩和淤积。

冻伤可以分为浅层伤和深层伤。浅表冻伤仅累及皮肤，通常可自发愈合；而深部冻伤损伤皮肤和皮下结构（图9-39）。与烧伤一样，在损伤初期很

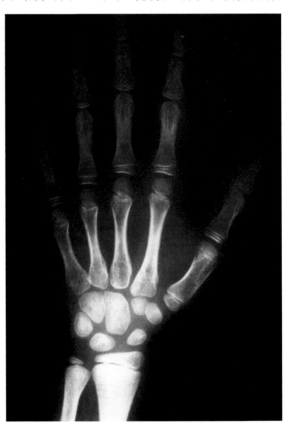

▲**图9-39** 12岁女孩的左手指畸形的X线片。该损伤是由2岁时的冻伤引起。注意，所有手指的中、远节指骨的骨骺都遭到破坏，小指近节指骨骨骺畸形。右手也有类似的骨质变化

难评估坏死部位的深度。

▶治疗

冻伤的早期治疗包括给冻伤部位复温和缓解疼痛。应该立即恢复核心体温，并将冻伤的肢体在38~42℃环水浴中复温。因为快速的复温会引起相当大的疼痛，所以应该在充分镇痛后再开始进行复温操作。复温后的治疗应包括伤肢抬高、局部伤口护理和更换敷料。同时应进行漩涡式清创和主动的活动度锻炼。抗凝剂和交感神经切除术对增加血流的作用目前仍存争议。

▶长期后遗症

长期后遗症取决于初始损伤的程度。成年患者可发展为指骨间关节的骨性关节炎。骨骼发育不成熟的患者可能会出现骨骺板破坏，导致手指短缩、指甲发育不良和关节破坏。严重的损伤可能引起内在肌萎缩或因交感神经张力增加继发血管痉挛综合征。血管痉挛可能导致严重的疼痛、寒冷或手指水肿；营养变化导致指甲或毛发生长减少；或出现雷诺现象。在严重冻伤中可以见到部分坏死的手指呈现木乃伊化。除非发生局部感染，否则针对这些木乃伊化的部分截肢或手术清创应延迟60~90天进行。这种延迟性手术能够使坏死组织下的上皮再生达到最大程度。

Woo SH, Seul JH: Optimizing the correction of severe postburn hand deformities by using aggressive contracture releases and fasciocutaneous free-tissue transfers. *Plast Reconstr Surg* 2001;107:1. [PMID: 11176593]

▼ 高压喷射损伤

工业上使用的喷射机械可产生20 684~68 948 kPa的压力。压力的大小与喷嘴孔径的形状和喷嘴与手指的距离有关。几乎所有承受超过48 263 kPa压力的患者都需要进行截肢治疗。

▶临床表现

常见的喷射损伤是手指掌侧指腹的穿刺伤，并沿屈肌腱鞘进一步扩大，常可见到喷射物填充腱鞘。这类损伤一般预后不良。如果喷射点位于

手掌，喷射的物质不受筋膜平面的限制，预后会较好，从损伤到开始治疗的时间、喷射物质的数量和类型都会对预后造成影响。油脂喷射经常导致手指纤维化，手指坏死率较高，油漆喷射损伤的截肢率约为60%，油脂喷射损伤的截肢率约为20%。

体格检查时必须注意患者就诊时出现的看似无害的入口伤。这种损伤最初疼痛可能较轻微，但随着时间的推移、远端肿胀和早期坏死的发生，疼痛会逐渐明显。

可以通过影像学检查判断软组织平面内的空气或放射性不透明注入材料（如含铅油漆），评估软组织的损伤程度。

▶治疗

在喷射损伤治疗中，每6小时使用一次皮质类固醇的有效性仍然存在争议。损伤发生后应立即手术治疗。当喷射材料带有颜色时，更容易进行彻底清创。彻底清除煤油或松节油这样的无色物质相当困难。受伤的手应该用夹板固定在安全的位置。交感神经阻滞可能有助于控制疼痛。如果对初次清创是否彻底存在疑问，应重复进行清创术。

虽然喷射损伤看起来很简单，但这类损伤其实很严重，不仅可损害肢体功能甚至可能导致截肢。因此应当尽早地意识到这类损伤严重性。

Christodoulou L, Melikyan EY, Woodbridge S, et al: Functional outcome of high-pressure injection injuries of the hand. *J Trauma* 2001;50:717. [PMID: 11303170]
Gutowski KA, Chu J, Choi M, et al: High-pressure hand injuries caused by dry cleaning solvents: case reports, review of the literature, and treatment guidelines. *Plast Reconstr Surg* 2003;111:174. [PMID: 12496578]
Luber KT, Rehm JP, Freeland AE: High-pressure injection injuries of the hand. *Orthopedics* 2005;28:129. [PMID: 15751366]

▼ 手部感染

▶化脓性指头炎

化脓性指头炎是指远节指骨骨髓间隙内的脓肿，又称为瘭疽。皮肤和骨之间的纵向间隔在指骨髓腔内形成小的封闭腔，这个区域的感染表现为局部红斑、肿胀和搏动性痛。

这类感染需要切开并引流，同时松解纵向间隔

从而使指腹间隙完全减压（图9-40）。在切口处放置引流管，手部抬高并静脉应用抗生素。

▶甲沟炎

甲沟炎是最常见的手指感染。甲沟是位于指甲桡侧和尺侧边界的沟。甲上皮是指甲的顶部，位于甲弧影上。甲沟炎可分为急性感染和慢性感染。

A.急性感染

急性感染最常由金黄色葡萄球菌引起。感染开始于局部蜂窝织炎，指甲周围有红斑。如果不治疗，蜂窝织炎可发展为甲缘脓肿。

早期感染的治疗包括温浸和口服抗生素。脓肿一旦形成，就需要切开引流。为了充分清除该区域，要么在脓肿处切开，将脓肿局限起来；要么切除部分侧甲，使脓肿减压。

B.慢性感染

慢性甲沟炎通常由念珠菌引起，常见于工作需要接触水的人群，如调酒师或洗碗工。除了慢性感染外，患者可能有多次急性发作。

慢性感染的治疗可以通过甲上皮袋形缝合术，切除部分甲上皮而不切开甲顶。同时拔除指甲可提高袋形缝合术的治疗效果。

▶指蹼内脓肿

指蹼内脓肿多发生在手掌穿刺伤后。感染从手掌沿组织阻力最小的路径传播至指蹼。治疗可采取背侧和掌侧切口，放置引流，然后按开放性切口护理，适当应用抗生素。

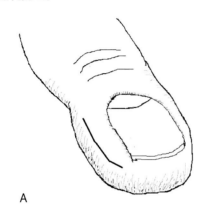

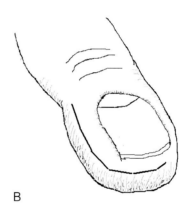

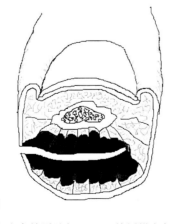

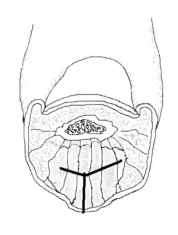

▲ **图9-40** 化脓性指头炎的引流切口。A.单侧纵向切口，适用于大多数化脓性指头炎。一般在手指的尺侧进行，但是小指要在桡侧切开以保留皮肤感觉。B.曲棍球棒或J形切口应用于广泛或严重的脓肿或化脓性指头炎。C.切口必须能对纵向间隔进行减压，但不应该横跨穿透间隔。D.朝向掌侧的化脓性指头炎可以通过纵向的中线切口进行减压。这样可以降低损伤感觉神经的风险。也可以做横向切口，但有损伤手指神经的风险(HB Skinner, © 2002)

▶屈肌化脓性腱鞘炎

Kanavel描述了急性化脓性腱鞘炎的4个主要症状：①被动伸展手指会引发疼痛；②手指处于屈曲位；③手指对称性肿胀，肿胀可累及手掌；④沿屈肌腱鞘触诊有压痛。急性化脓性拇长屈肌腱鞘炎可延伸至鱼际区域。小指屈肌腱鞘的感染也可能延伸至尺侧滑囊。有的患者的桡侧和尺侧囊之间可能合并，感染以马蹄形模式从拇指蔓延到小指。

急性化脓性腱鞘炎需要切开、冲洗和引流。虽然可以使用广泛的中外侧切口，但最好使用有限的切口。在屈肌腱鞘近端（掌指关节区）和远端（远端指骨间关节区）边缘做短切口，进行彻底的屈肌腱鞘灌洗（图9-41）。在远端切开腱鞘并插入小管（16号导管或8号儿科喂养管）。灌洗液通过屈肌腱鞘由近端切口流出。每2小时注入5 mL生理盐水冲洗手指。同时抬高患手，静脉注射抗生素。

手术后2天更换敷料。肿胀应明显减轻。移除导管，鼓励患者开始积极的活动度锻炼。

▶咬伤

虽然咬伤最初看起来是无害的，但是咬伤可能会将致命的生物带入深层组织。

A.猫、狗咬伤

因为被猫咬伤的伤口比被狗咬伤的小，所以容易被忽视。猫咬伤的后遗症也更常见。猫和狗的牙齿常存在多杀巴斯德菌，该微生物对氨苄西林、青霉素或第一代头孢菌素非常敏感。急性动物咬伤可通过切开引流及急诊静脉注射抗生素进行初步治疗，随后需要继续口服抗生素。

B.人咬伤

大多数人咬伤是由拳头击中牙齿造成的，牙齿很容易穿透皮肤、皮下组织、伸肌肌腱和掌指关节囊（图9-42）。人类牙齿通常含有啮蚀艾肯菌，治疗这种微生物最好使用青霉素或氨苄西林。人咬伤应该切开引流，并静脉应用抗生素。如果怀疑有关节囊损伤，必须进行掌指关节切开冲洗。

C.蜘蛛咬伤

虽然大多数蜘蛛咬伤是无害的，但棕色隐士蛛咬伤需要早期广泛切除咬伤部位以控制局部毒素的蔓延。

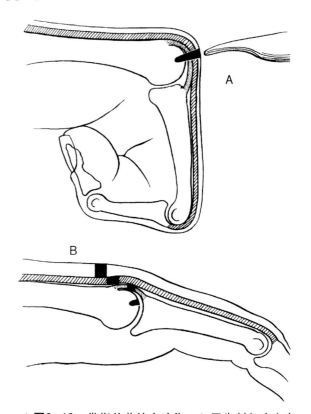

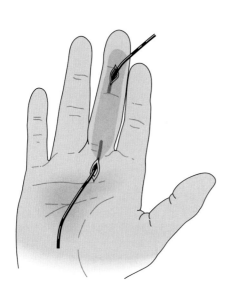

▲图9-41　切口引流和闭式灌洗治疗屈肌腱鞘感染。抗生素溶液通过远端导管滴入，并通过近端导管引流出来（Way LW, ed: Current Surgical Diagnosis and Treatment, 10th ed. Stamford, CT: Appleton & Lange; 1994. ）

▲图9-42　掌指关节的人咬伤。A.牙齿刺入攻击者紧握的拳头，穿透皮肤、肌腱、关节囊和掌骨头。B.手指因肿胀而伸展。手术时，4个穿刺伤口并不对应（Lister G: The Hand: Diagnosis and Indications, 3rd ed. Philadelphia: Churchill Livingstone; 1993. ）

▶不常见生物体引起的感染

A.非典型分枝杆菌感染

海洋分枝杆菌感染可表现为慢性手指发炎，且常见于被咸水鱼的鳍刺或骨刺刺破的情况。一般在30~32℃的环境下能够培养出该细菌。抗结核药物治疗有效，能够帮助清除这种细菌。

B.革兰氏阴性菌感染

致残的农业劳作伤或伤口受排泄物污染可能导致革兰氏阴性菌感染，应给予广谱抗生素治疗。

C.厌氧菌感染

当手部受伤后发生产气荚膜梭菌感染时，应立即行广泛的筋膜切开术并静脉注射青霉素。高压氧治疗有时可能有帮助。如果感染不能得到充分控制，可能需要截肢以避免患者死亡。

任何穿刺伤口都有被破伤风杆菌污染的可能。对所有穿透性伤口的患者初步评估必须包括对破伤风接种的询问。如果接种不及时，应使用抗毒素。

D.淋球菌感染

如果患者出现孤立的脓毒性关节炎或腱鞘炎，且无穿刺伤病史，则可能有血源性淋球菌感染的风险。可在适当的培养基上进行细菌培养，并应用青霉素或四环素治疗。

E.坏死性筋膜炎

坏死性筋膜炎的病原体是最常见的甲型链球菌，其可发生在小切口或擦伤后。这种感染会导致患者出现全身性病症，而且感染会沿筋膜层迅速扩散。治疗包括对筋膜的广泛外科清创和适当应用抗生素。

F.疱疹性瘭疽

单纯疱疹感染可能累及指尖。最常见于需要对口腔、气管操作的医生或牙科医生，也见于幼儿。在手指处可能很难区分疱疹病灶和急性细菌感染。进一步检查会发现有小囊泡群且周围有红斑。小囊泡穿刺后可流出透明液体，对其进行病毒滴度检测可证实诊断。与细菌感染不同的是，疱疹性瘭疽不

切开治疗，应该单纯地用夹板和抬高患肢来治疗。

Connor RW, Kimbrough RC, Dabezies MJ: Hand Infections in patients with diabetes mellitus. *Orthopedics* 2001;24:1057. [PMID: 11727802]

Huish SB, de La Paz EM, Ellis PR 3rd, et al: Pyoderma gangrenosum of the hand: a case series and review of the literature. *J Hand Surg* 2001;26A:679. [PMID: 11466644.]

Karanas YL, Bogdan MA, Chang J: Community acquired methicillin-resistant *Staphylococcus aureus* hand infections: case reports and clinical implications. *J Hand Surg Am* 2000;25:760. [PMID: 1093220]

Perron AD, Miller MD, Brady WJ: Orthopedic pitfalls in the ED: fight bites. *Am J Emerg Med* 2002;20:114. [PMID: 11880877]

▼手部关节炎

骨性关节炎

骨性关节炎是一种原因不明且进展缓慢的多关节疾病，其主要影响手部和大型负重关节。骨性关节炎的临床表现是疼痛、畸形和活动受限。影像学检查可见局灶性侵蚀、关节软骨间隙丢失、软骨下硬化、囊肿形成及关节周围骨赘形成。

▶流行病学因素

该病常见于老人，80%~90%的75岁以上老人有骨性关节炎的影像学改变。女性、高龄和阳性家族史是手部发生骨性关节炎的有力预测因素。

手部最常累及的关节是远端指骨间关节、拇指腕掌关节（图9-43）和近端指骨间关节。存在骨性关节炎的远端指骨间关节的常见骨增大称为Heberden结节，而骨性关节炎在近端指骨间关节的常见骨增大称为Bouchard结节。

继发性骨性关节炎可能是由手部外伤、缺血性坏死、炎症性关节炎或代谢紊乱引起的。

▶临床表现

手部骨性关节炎患者经常在活动后或工作后出现相关的疼痛症状，大多数患者有明确的加重和缓解期。疼痛、无力、活动受限及畸形都会造成功能障碍。检查可见远端和近端指骨间关节压痛和肿大。用旋转运动（研磨试验）对拇指的腕掌关节进行轴向压缩会产生疼痛。随着病情的进展，拇指掌骨在大多角骨桡侧半脱位继而导致掌骨内收畸形。

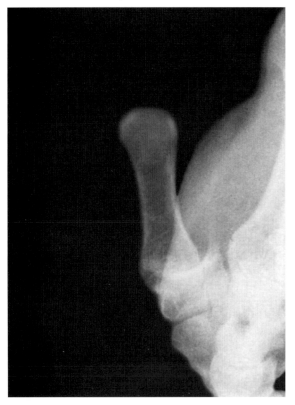

▲图9-43　拇指腕掌关节骨性关节炎

▶治疗

非手术治疗包括口服NSAID，关节内注射长效类固醇和夹板固定。

非手术治疗无效的病例可采取手术治疗。远端指骨间关节固定术可以减轻关节疼痛、矫正畸形、解决关节不稳问题。因为严重的关节炎使得远端指骨间关节僵硬，由关节固定术引起的运动损失通常是可以被患者接受的。远端指骨间关节以10°~15°屈曲位进行融合，这样可以保持指甲与中节指骨的轴线平行。

对于近端指骨间关节，疼痛是手术的主要指征。人工关节置换术可能有助于减轻疼痛并保留环指和小指的运动。关节假体在近端指骨间关节的活动度要低于掌指关节。通常应避免对示指或中指近端指骨间关节进行假体置换，因为这会导致手指外侧对位或指尖捏持不稳定。

关节融合术可有效缓解近端指骨间关节疼痛，提供捏持稳定性。尺侧和桡侧融合术的理想位置不同。示指近端指骨间关节在40°屈曲位融合，中指

在45°屈曲位融合，环指应在50°屈曲位融合，小指则在55°屈曲位融合。

在腕掌关节，保守治疗包括以手为基础的拇指"人"字形夹板固定并保持指关节可自由活动、注射可的松、服用NSAID。许多X线片呈现出进展期退行性改变的患者通过保守治疗，疼痛都能得到很好的缓解。

手术的主要指征是持续性疼痛。大多角骨切除-关节成形术可以缓解腕掌关节的疼痛，并保留掌侧基底部的运动。可以切除大多角骨的远端或整个大多角骨。使用桡侧腕屈肌或拇长展肌的1个腱滑来建立肌腱填充和吊索装置。肌腱可以穿过拇指掌指关节面以悬挂拇指掌指关节。剩下的肌腱被卷成所谓的凤尾鱼状并填充在大多角骨切除后的空间内。这种重建可防止掌骨撞击手舟骨。手术后，应用石膏或夹板固定拇指6周。

第1腕掌关节融合术是一种可替代大多角骨切除术的方法。关节融合后，残留运动发生在手舟骨-大多角骨关节处，但患者无法将手平放在桌面上。然而该术式的镇痛效果极好，可用于年轻劳动者的治疗。

类风湿性关节炎

类风湿性关节炎是一种原因不明的慢性炎症性疾病，表现为关节和关节周围组织的腱鞘炎和滑膜炎，可导致关节破坏和畸形。类风湿性关节影响了0.3%~1.5%的人群。女性患病的概率是男性的2~3倍。

▶临床表现

评估受类风湿性关节炎影响的手需要谨慎。目标是确定患者目前所出现的问题，如疼痛、无力或机械功能障碍中哪一个问题是对生活影响最严重的。并对肌腱断裂、粘连或触发，以及神经压迫症状等情况进行评估。最常见的神经压迫综合征包括腕部正中神经受压和肘部桡神经受压。在掌指关节处出现类风湿结节和尺侧偏移畸形可能仅在外观上让人不悦。有20%~25%的类风湿性关节患者会出现类风湿结节，除非与侵蚀、疼痛或感染相关，否则无须治疗。

▶治疗

肩、肘、前臂、腕和手应分别进行检查。手术重建的目的是恢复上肢功能，而不仅是手的功能。手术治疗可用于减轻疼痛、减缓疾病的发展、改善功能、改善外观。

外科治疗可分为预防性治疗和矫正性治疗。预防性手术治疗包括腱鞘切除术和滑膜切除术。矫正手术包括肌腱转移、神经减压、软组织重建和关节融合术。

尽管少数关节存在持续性滑膜炎的患者能够在内科治疗下控制病情，但也应考虑行滑膜切除术。滑膜切除术的禁忌证包括进展迅速的疾病、多关节受累和潜在的关节破坏。

A.肘关节重建

肘关节滑膜炎可引起疼痛、关节破坏和桡神经压迫。在鹰嘴处常见结节或滑囊。类风湿肘关节的外科治疗包括桡骨头切除和滑膜切除术。随着疾病的进展，可考虑全肘关节置换术。

B.腕关节重建

类风湿性关节炎常累及腕关节且症状较为典型。在腕关节的桡侧，桡骨-手舟骨-头状骨韧带和桡骨-月骨-三角骨韧带被削弱，导致手舟骨旋转移位。手舟骨脱位后会引起桡侧腕塌陷。

腕关节尺侧腕韧带变薄，使得腕关节向尺侧移动时出现向桡侧偏移。桡月关节远端受损时，可出现尺骨头背侧脱位，并诱发尺骨头综合征；尺侧腕伸肌肌腱向掌侧移位。这些变化导致腕关节在桡骨处旋后，腕关节尺侧移位，掌骨向桡侧移位（图9-44），腕骨向掌侧脱位至桡骨下方。

手术治疗包括伸肌腱鞘切除术并将背侧支持韧带转移至腕关节以加强关节囊，以及腕部滑膜切除术。尺侧腕伸肌可以从掌侧移位到背侧。

如果在尺骨远端出现疼痛，或者由于尺骨远端尖锐突起导致小指或环指伸肌肌腱断裂，则可行尺骨远端切除术。融合腕关节可提供稳定性，并可增强功能。根据腕关节受累程度的不同，可选择全腕关节融合术或桡月关节融合术。双侧腕关节受累时，应考虑一侧腕关节置换、另一侧腕关节融合，

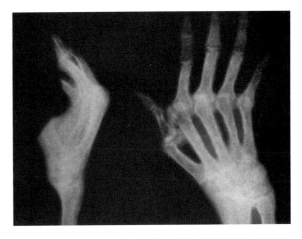

▲图9-44 类风湿性关节炎患者的腕关节向桡侧移位

以保留功能。

C.手部重建

扳机指是屈肌肌腱滑膜炎引起的常见问题。在治疗风湿性关节炎扳机指时，应避免切开环形滑车A1。环形滑车A1功能的丢失增加了手指向尺骨漂移的趋势。应考虑行肌腱滑膜切除术和尺侧浅表腱滑切除术。

如果发生屈肌肌腱断裂，可能需要进行肌腱转移、桥接移植或关节融合。最常见的是拇长屈肌腱断裂，因为它经常与手舟骨-大多角骨关节掌侧的骨赘发生摩擦（Mannerfelt损伤）。伸肌肌腱断裂是由环指和小指的指总伸肌肌腱在尺骨远端（Vaughn-Johnson综合征）的磨损引起的。

应根据受累关节选择不同的治疗方案，远端指骨间关节最好采用关节固定术。对于近端指骨间关节，如果滑膜炎孤立于近端指骨间关节且无多关节受累，可行滑膜切除术。更复杂的关节可以选择关节成形术或关节固定术。

在掌指关节处，滑膜炎可能引起桡侧矢状束受损，导致伸肌机制向尺侧半脱位。为了提高关节功能，需要重新复位。对于孤立的无明显破坏的关节，可行滑膜切除术。严重被破坏的关节，需要切除、植骨和关节成形（图9-45）。如果手部功能满意，仅存在半脱位和尺侧移位并不是关节置换术的绝对适应证。关节成形术并不能增加掌指关节的活动度，但可以改变其活动弧。由于大多数患者关节存在严重的屈曲和尺侧偏移，关节成形术提供了一

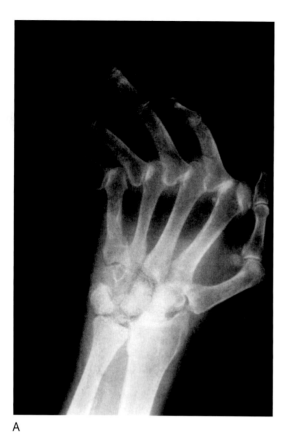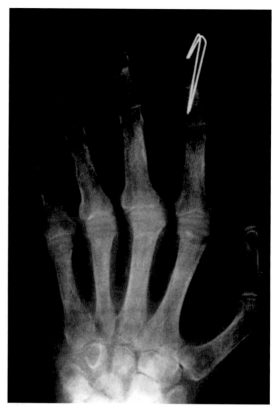

A   B

▲图9-45　A.掌指关节类风湿性关节炎的术前视图。B.关节切除成形术后

个功能更强的活动度，特别是在抓取大物体时。硅胶假体关节成形术只适用于对功能需求较低的手。相比骨性关节炎，其更适合类风湿性关节炎。

1.钮孔状畸形　除了关节炎，还有很多种手指畸形与软组织损伤有关。近端指骨间关节最常见的是钮孔状畸形。由于近端指骨间关节滑膜炎，中央腱被拉长或发生断裂，使得近端指骨间关节屈曲，侧腱束向掌侧半脱位。当侧腱束移动到近端指骨间关节轴下方时，近端指屈肌活跃而不是伸肌。除了增加近端指骨间关节畸形外，伸指机制的相对短缩会导致远端指骨间关节过伸。轻度钮孔状畸形的治疗方法大多是被动纠正，包括滑膜切除术和夹板固定。侧腱束重建可考虑将背侧束移至旋转轴。另一种方法是对末端腱进行肌腱切开术，以放松伸肌机制，防止远端指骨间关节过度伸展。当近端指骨间关节发生中度畸形（30°~40°屈曲畸形，关节可弯曲并保留关节间隙）时，可考虑重建中央腱，以及侧腱束重建和末端肌腱切开术。在钮孔状畸形的最后阶段，关节畸形变得僵硬，最好的治疗方式是关节成形术或融合术。

2.鹅颈畸形　鹅颈畸形包括近端指骨间关节过伸和远端指骨间关节屈曲。鹅颈畸形的发生机制是终末肌腱断裂或衰减，近端指骨间关节过度伸展要么是中央腱过度牵拉所致，要么是掌板松弛、指浅屈肌断裂或内在肌紧张所致。这些机制中最常见的是继发于掌指关节滑膜炎的内在肌紧张。

鹅颈畸形分为4个阶段。在第一阶段，关节在所有位置都是柔软的。治疗包括夹板固定、远端指骨间关节融合或软组织重建，以限制近端指骨间关节过伸。在第二阶段，因为内在肌紧张，近端指骨间关节屈曲受限。有或没有掌指关节重建的内在肌松解术可能都是有益的。在第三阶段，近端指骨间关节所有位置的活动都受限，但关节功能仍然保留。侧腱束的移动有助于减轻这种畸形。在第四阶段，近端指骨间关节表现为关节炎改变。第四阶段关节破坏应考虑近端指骨间关节融合术或关节成形术。

3.掌指关节滑膜炎畸形　类风湿掌指关节表现为掌侧和尺侧半脱位。这种畸形是由侧副韧带的滑膜受累引起的继发性松弛，通常存在于关节的掌侧和尺侧力会由于腕部向桡侧偏移、桡侧矢状束衰减（伸肌肌腱尺侧半脱位）和内在肌挛缩而出现增大。掌指关节滑膜炎的治疗包括药物治疗和夹板固定。当保留关节腔时，手术切除滑膜可以缓解症状。一旦出现中度关节破坏或掌侧半脱位和尺骨偏移，应基于手部功能选择手术方案。若患者仍然能够在日常生活活动中使用手部，可以使用夹板和其他辅助工具提供帮助。若有功能丧失，应考虑掌指关节成形术。在进行掌指关节成形术时，应首先纠正腕关节畸形，同时，对可以缓解半脱位的所有软组织进行松解。应重建示指的桡侧副韧带，并重新定位伸肌肌腱。术后，需要进行广泛的夹板固定以将手固定在适当的位置。使用悬臂梁式夹板将腕部固定在背屈位，而掌指关节处于完全伸展位，并使桡骨尺骨对齐。夹板全程佩戴6周，间断佩戴3个月。患者需要在晚上佩戴休息位夹板1年。

D.拇指重建

目前类风湿性拇指畸形分为3种类型。1型畸形掌指关节屈曲，而指骨间关节过度伸展，第1掌骨继发性外展。2型和3型畸形腕掌关节半脱位导致掌骨内收。2型畸形指骨间关节过度伸展伴掌指关节屈曲；3型畸形掌指关节过度伸展而指骨间关节屈曲。2型畸形不常见。1型畸形通常由掌指关节滑膜炎引起，导致拇短伸肌肌腱减弱，内在肌紧张，拇长伸肌向尺侧和掌侧移位。

治疗方案应依据进展程度制订。在1型畸形中，如果掌指关节和指骨间关节能够被动矫正，可以进行滑膜切除术和伸肌重建。如果掌指关节屈曲畸形是僵硬性的，则考虑关节固定术或关节成形术。当僵硬型掌指关节屈曲和指骨间关节外展畸形同时存在时，需要对指骨间关节进行融合处理，同时对掌指关节进行关节置换术或关节融合术。

3型畸形类似手指的鹅颈畸形。腕掌关节疾病会出现关节向背侧和桡侧半脱位，同时会继发出现掌骨内收挛缩和掌指关节过度伸展。程度最轻的掌指关节畸形（1型）或被动矫正掌指关节畸形（2型）的治疗包括夹板和腕掌关节成形术或融合术。一旦掌指关节畸形变得固定（3型），就需要对第1指蹼进行松解并进行腕掌关节成形术。

E.手术优先事项

当存在多发畸形时，应考虑进行联合手术。如果腕关节和掌指畸形都存在，应先对腕关节进行融合再对掌指关节重建或两者同时进行。当存在掌指关节和近端指骨间关节畸形时，应在掌指关节进行关节成形术等运动功能保留手术。对继发性的近端指骨间关节受累的治疗取决于畸形的程度。轻度至中度近端指骨间关节畸形可以忽略或通过闭合操作和钢针固定来治疗。严重畸形时，应进行近端指骨间关节的关节融合术。

在所有情况下，应在单次麻醉下尽可能进行多处手术。这些患者通常需要对上肢和下肢的多个关节进行多次手术，并且必须明智地选择手术方式和进行康复治疗的时间。

▶其他炎症性关节炎

与类风湿性关节炎相关的其他炎症可能也会影响手部，并导致关节破坏和畸形。

A.幼年型类风湿性关节炎

在幼年型类风湿性关节炎（JRA）中，早期骨骺闭合是由滑膜炎和关节周围血流增加引起的。指骨和掌骨髓腔过于狭窄使得关节置换成形术非常困难。掌指关节向桡侧偏移而不是向尺侧偏移。

B.残毁性关节炎

在残毁性关节炎中，由于明显的骨丢失而发生轴向缩短，但是软组织的包被得到保留。需要早期进行关节融合以避免进行性骨丢失。

C.系统性红斑狼疮

系统性红斑狼疮（SLE）主要影响关节周围软组织，导致关节松弛伴继发性功能障碍。狼疮的滑膜炎很少，因此关节软骨并未受到破坏。软组织重建没有任何效果，应优先选择关节融合以恢复稳定性和功能。但掌指关节是个例外，即使正常的关节软骨被破坏，关节置换成形术也可达到不错的效果。

D.银屑病关节炎

银屑病关节炎类似类风湿性关节炎畸形。手有明显的僵硬倾向。在银屑病关节炎中，掌指关节在伸展时变得僵硬，而在类风湿性关节炎中，这些关节在屈曲时趋于僵硬。

Davis TR, Brady O, Dias JJ: Excision of the trapezium for osteoarthritis of the trapeziometacarpal joint: a study of the benefit of ligament reconstruction or tendon interposition. *J Hand Surg Am* 2004;29:1069. [PMID: 15576217]

Day CS, Gelberman R, Patel AA, et al: Basal joint osteoarthritis of the thumb: a prospective trial of steroid injection and splinting. *J Hand Surg Am* 2004;29:247. [PMID: 15043897]

Fulton DB, Stern PJ: Trapeziometacarpal arthrodesis in primary osteoarthritis: a minimum two-year follow-up study. *J Hand Surg Am* 2001;26:109. [PMID: 11172376]

Jain A, Witbreuk M, Ball C, et al: Influence of steroids and methotrexate on wound complications after elective rheumatoid hand and wrist surgery. *J Hand Surg Am* 2002;27:449. [PMID: 12015719]

▼ 手部肿块

几乎所有手或手腕的肿瘤都是良性病变。异物肉芽肿、表皮样包涵囊肿和神经瘤通常与创伤史有关。关节或腱鞘附近的肿物有腱鞘囊肿和纤维瘤。

▶ 腱鞘囊肿

腱鞘囊肿是手和腕关节最常见的软组织肿瘤，其是内部充满黏液的囊状结构，但没有滑膜或上皮衬里。在大多数情况下，可以确定囊肿和相邻关节或腱鞘之间相互连通。腱鞘囊肿最常见的部位是腕关节、指屈肌腱鞘和远端指骨间关节（图9-46）。

A.腕背侧腱鞘囊肿

腕背侧腱鞘囊肿起自手舟骨-月骨关节背侧关节囊。小而坚固的背侧腱鞘囊肿可能几乎无法触及，但症状明显；而较大的腱鞘囊肿通常是柔软的，但只有轻微的症状。抽吸脓液和类固醇注射可以短暂缓解症状，但复发很常见。症状性病变可以通过手术切除，如果能将病灶囊基底部的起源连接部分一同切除则可能达到治愈。因为这些病变来自舟月韧带的背侧，所以必须注意保护舟月韧带的完整性，以避免引起医源性手舟骨-月骨分离。或者，可以使用关节镜技术切除腱鞘囊肿，尤其是切除几乎完全位于腕关节内的腱鞘囊肿。

B.腕掌侧腱鞘囊肿

腕掌侧腱鞘囊肿表现为腕关节的桡侧邻近桡动脉区域肿胀。这些病变起源于桡舟关节或手舟骨大

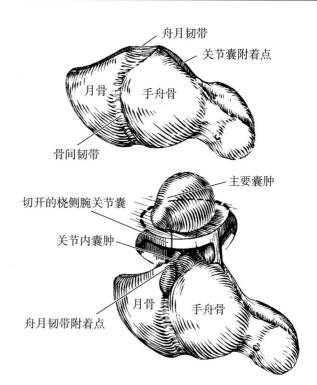

▲图9-46 将囊肿和舟月骨附着点从剩余的未受影响的关节囊上分离（未显示）(Green DP, ed: Operative Hand Surgery, 2nd ed. Philadelphia: Churchill Livingstone; 1988.)

多角骨关节。对有症状的腕掌侧腱鞘囊肿进行手术切除时，需要牵拉和保护邻近的桡动脉。

C.屈肌腱鞘囊肿

屈肌腱鞘囊肿在屈肌腱鞘的掌侧呈现坚硬的豌豆样病变。其直径为3~8 mm，非常坚固以至于可能被误认为外生骨疣。对于症状性病变，需要进行引流与切除。

D.黏液囊肿

黏液囊肿是远端指骨间关节的腱鞘囊肿。囊肿的颈部起自末端伸肌肌腱的桡侧或尺侧。手术切除必须包括关节骨赘清创术。如果皮肤变薄，切除后需要局部旋转皮瓣进行软组织覆盖。

▶ 手部肿瘤和异物

E.纤维黄色瘤

纤维黄色瘤也称为腱鞘黄色瘤或腱鞘巨细胞瘤。这类进展缓慢且质地坚硬的病变通常无痛，常起自指骨间关节或屈肌腱鞘。它们通常固定在深层组织上，更常见于手或手指的掌面。手术需

要整块切除并保护手指神经，以免手指神经被肿瘤移位、压迫或包围。

F.表皮样包涵囊肿

表皮样包涵囊肿通常是先前创伤的结果，如穿刺伤、刺伤或撕裂伤。表皮细胞嵌入皮下组织中，逐渐扩大成充满牙膏状角蛋白的梨状囊肿。特别是当其位于指腹时，较容易被发现。手术治疗是切除肿块且不使其破裂。

G.异物

异物可能成为病灶，促进周围肉芽肿的发展。这种情况可能与局部炎症反应或感染有关。治疗包括切除。

H. 神经瘤

神经瘤，即切断神经远端后的球根状扩大，是神经横断的正常反应。在手的所有截肢中，神经瘤是不可避免的。如果横断神经近端的神经瘤位于指腹的触觉区域，则症状非常明显。治疗包括神经瘤修复或将神经瘤转移到远离接触应力的位置。

▼ 先天性差异

1500例活产婴儿中约有1例出现先天性手部差异。使用术语"差异"要优于传统术语"异常"或"畸形"。许多先天性手部差异是症状明显的并发症或综合征的一部分。手部差异提示应当进一步检查身体其他器官系统。当婴儿双侧完全缺失桡骨、拇指正常或轻度发育不良，应考虑血小板减少伴桡骨缺如（TAR）的可能，并检测血小板计数。桡骨缺如（桡骨缺损）也可能与VATER联合征有关，儿童可能出现包括椎骨、肛门、气管、食管和肾脏等方面的异常。

许多常见病症如分裂手为常染色体显性遗传病。经验丰富的遗传学家的专业知识为考虑再次生育孩子的家庭和希望了解其后代可能受该疾病影响的患者提供咨询是非常宝贵的。

并指和多指是2种最常见的先天性差异。在白人群体中并指更常见，在非洲裔美国人群中，多指畸形是最常见的先天性手部异常。

▶ 并指

如果并指仅累及软组织则很简单，但如果累及骨骼和指甲则很复杂（图9-47）。对并指进行手术松解需要使用局部皮瓣来为指蹼区域创建基底部并需要覆盖相邻手指的侧面。被分离的手指侧面应用全厚皮片覆盖。当指蹼位于手指分离点的远端时，会影响手部功能。需要通过手术治疗，手术通常在6~12个月大时进行。

▶ 多指

桡侧多指畸形通常表现为拇指多指。当同一只

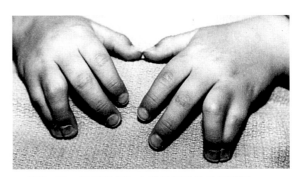

▲图9-47 双侧环指和小指的复杂性并指畸形

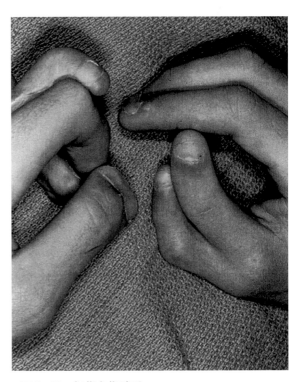

▲图9-48 拇指多指畸形

手中有2个拇指时，它们的大小、对位和移动性几乎都不正常（图9-48）。靠近尺侧的拇指比桡侧的拇指发育得更好。拇指分叉的水平不一——从2个指甲宽的远端指骨到2手指具有独立的掌骨、近节和远节指骨。最常见的拇指多指形式为单个宽大的掌骨支撑2个近节指骨，每个指骨支撑远节指骨。最佳重建需要合并两个手指的不同结构。通常保留尺侧拇指。如果多指发生在掌指关节处，则桡侧副韧带与掌骨一起保留并附着于尺侧拇指的近节指骨。手术通常在6~12个月大时进行。黑人儿童常出现尺侧多指，通常可以通过简单的切除来治疗。

▶部分或结构性缺陷

桡骨的部分缺损或整体缺失会导致手和腕关节的不充分支撑。无支撑的手向桡侧成角。通过重复手法牵拉、石膏固定、夹板或撑开延长来为收缩的桡侧软组织结构进行拉伸，然后通过向中心定位的手术重新将手定位于尺骨末端。

可通过松解第1指蹼、掌指关节侧支重建和对掌运动肌腱转移治疗拇指轻度发育不全。可以通过示指拇指化来治疗严重的发育不全或拇指缺失。示指拇指化是将示指移到拇指处并重新定位示指外在伸肌肌腱，以及骨间背侧和掌侧肌肌腱，从而为手指提供平衡控制。

第十章　小儿骨科

George T. Rab, MD

从先天性异常到青少年外伤都属于小儿骨科范畴。因为小儿处在发育阶段，所以小儿许多疾病的病理生理学表现与成人不同。医生与小儿患者的关系通常建立在与其监护人的关系之上，而医生与成年患者的关系就相对独立一些。由于小儿本身的好动性强、骨骼仍旧处于生长发育阶段，所以康复速度快，因此术后或严重创伤后无须常规的康复治疗。

▶小儿骨科指南

以下规则可能对小儿骨科疾病的治疗有帮助。

（1）生长的骨骼通常倾向于向成人构型发展。这个过程在年幼的小儿和骨两端的畸形中发生得更快。离关节运动平面最近的畸形重塑性更高。

（2）随着生长，骨骼畸形会加重（如生长板永久性损伤），特别是膝关节等快速生长区域。这个特点在年幼的小儿中更严重。

（3）小儿比成人更能耐受长期的固定，并且在大多数损伤后往往会自发恢复软组织活动能力。

（4）处于生长活跃期的小儿骨折比成人愈合得更快且可预测。

（5）儿童对关节面平整性的要求通常比成人低。尽管退行性关节炎改变可能与儿童期损伤有关，但在出现临床症状之前通常存在几十年的无症状期。

（6）许多所谓的畸形，如跖骨内收、胫骨内转、膝外翻畸形（X形腿）和膝内翻畸形（O形腿），实际上是生理性改变。这些改变会随着生长发育自行纠正。例如，很常见的O形腿，股骨和胫骨通常是对称的，这在刚学会走路的幼儿中最为突出。通常在2岁时可自行纠正，不同人之间的个体差异性较大。3岁左右，几乎所有的小儿都可自行纠正。医生必须区分不需要治疗的生理性改变和需要早期干预的病症。

生长障碍

一般骨骼生长在第一章中已经详细讨论。

一、肢体不等长

▶诊断要点

• 必须发现无症状的肢体长度不等，以制订合适的治疗方案。

• 先天性异常可能导致严重的肢体不等长。

• 适当的评估和治疗规划有助于在生长期内获得最佳治疗效果。

▶一般考虑

肢体长度不等可能提示先天性缺陷或各种获得性疾病（表10-1）。创伤后骺板生长停滞最常见于远端胫骨内侧损伤。股骨远端和尺骨远端损

表10-1　引起肢体不等长的原因

感染性原因
　　骨髓炎
　　脓毒性关节炎

肿瘤性原因
　　动静脉畸形
　　血管瘤

神经肌肉原因
　　脑瘫
　　孤立性肢体瘫痪
　　脊髓灰质炎

创伤性原因
　　长骨畸形愈合
　　骨骺线损伤

其他原因
　　股骨头（和骨骺）缺血性坏死
　　先天性截肢
　　股骨头骨骺骨软骨病

伤也有很高的可能性引起生长停滞。不等长的上肢通常仅妨碍外观，这可以通过修改衣服弥补外观的不足。如果下肢的长度差异非常严重（大于2.5 cm），会妨碍下肢功能，需要进行治疗。差异较小的双下肢不等长可以通过改良鞋子矫正畸形。

▶ 临床表现

A.症状和体征

大多数小儿肢体不等长不伴随任何临床症状，即使程度严重的畸形也是如此。但明显的畸形可能会导致无痛性跛行。

测量下肢长度时应保持骨盆水平，较短腿站在校准块上。严重的下肢不等长等情况可能需要很多检查方式，以系统化评估。

B.影像学检查

所有儿童在初次就诊时都应对肢体全长进行X线检查，以排除解剖异常和畸形。定位扫描图（scanograms）（特殊测量腿长的方法）是准确测量肢体不等长的标准检查方法，但如果测量时小儿移动，测得的结果就可能不准确。大龄小儿可选择前后位骨盆X线检查，在被检者短腿下放台板。骨骼成熟度可以通过测量腕骨骨龄进行判断。

C.预测发育结束后肢体长度

对于肢体长度不等的小儿，需要计算发育结

束后肢体的预计长度，可以使用基于骨龄、性别和正常生长率的几种数学方法进行计算。以下常用规则可用于估计肢体在未来的增长潜力：股骨远端和胫骨近端的平均增长率分别为10~12 mm/年和5~6 mm/年，女性14岁时骨龄停止生长，男性16岁时停止生长。

▶ 治疗

A.增高鞋垫

儿童很少需要增高鞋垫，但青少年往往可能需要增高鞋垫辅助。增高鞋垫的高度通常比肢体长度的测量差小1.27 cm左右。

B.骺骨干固定术

治疗小儿肢体长度不等最简单的外科手术是骺骨干固定术（手术闭合生长板）。在较长的肢体中刮除或钻孔或在生长板内侧和外侧边缘插入小骨移植物。骺骨干固定术通常在股骨远端、胫骨近端进行，有时需要同时进行，因为它们生长快速且手术易于操作。肢体中剩余的开放性骨骺允许肢体继续生长但速度较前减慢。进行骺骨干固定术干预的确切时间对于在骨骼成熟时能否获得相等的肢体长度至关重要。手术时间点的预测方法与评估成年肢体长度的方法相同。骺骨干固定术的疗效取决于骨骼是否能够继续生长及肢体数年内的生长数据是否准确（如腿长测量扫描图、骨龄）。

C.股骨短缩

如果小儿骨骼已经生长发育到不能进行骺骨干固定术的年龄，可以在骨骼成熟时通过股骨短缩术缩短长腿。可以通过开放手术切除股骨段并用钢板和螺钉固定，也可以在相对闭合的状态下进行手术切除。这需要从臀部切口插入1枚髓内股骨杆进行固定，并引入髓内锯以在髓内对股骨进行分割，将切除的骨推到旁边的组织内并缩短股骨杆。切除的骨段最终会被周围组织吸收。

D.其他技术

先前描述的治疗方法不适用于≥6 cm的下肢不等长。否则可能导致不可接受的身材矮小或肢体间题。有些差异非常严重，甚至需要截肢和佩戴假肢，但骨延长技术可以成功治疗这些儿童（详见第一章）。

二、侏儒症和其他生长障碍

骨科疾病（软骨发育不全、多发性骨骺发育不良）或其他综合征（唐氏综合征、马方综合征）常伴有侏儒症。随着分子、生物和遗传学等学科的进步，骨骼综合征和发育不良的分类正在经历快速的变化。通常常染色体隐性基因缺陷导致编码酶和生化分子出现缺陷，常染色体显性基因缺陷导致结构性畸形。软骨发育不全属于常染色体显性基因缺陷，是由成纤维细胞生长因子受体3（FGFR3）突变引起的疾病，FGFR3是促使软骨形成的结构蛋白。基因缺陷可遗传自父母，也可为散发性突变。对骨骼综合征和发育不良的详细论述已经超出了本书的范围，表10-2列出了一部分病症及与之相关的主要骨科问题。

感染性疾病

一、血源性骨髓炎

▶诊断要点

- 跛行、骨痛、发热、白细胞增多、血沉增快及C反应蛋白升高是骨髓炎的特征。

- 耐甲氧西林金黄色葡萄球菌（MRSA）骨髓炎越来越常见，其可能危及生命或引起严重的肢体并发症。

▶一般考虑

骨髓炎是一种骨组织感染性疾病，通常发生在骨髓腔内，有时也会影响皮质骨。其好发于长骨干骺端。

▶发病机制

在儿童中，骨髓炎常由血液细菌扩散引起，经常见于上呼吸道感染或其他远处感染治疗不充分的病例。开放性骨折处或穿透性伤口受细菌污染也可能导致感染，可能与其他严重的细菌感染类似（表10-3）。

表10-2 部分涉及骨科问题的综合征和矮小症

软骨发育不全
　　四肢短小、膝内翻、夸张的腰椎前凸、椎管狭窄症、韧带松弛

阿佩尔综合征
　　足部畸形、手足多指畸形

关节弯曲
　　严重的关节僵硬、挛缩和脱位，抵抗性马蹄足

颅骨锁骨发育不良
　　锁骨缺失、髋内翻

畸形发育不良
　　严重的马蹄足、关节脱位、关节僵硬、颈椎后凸、脊柱侧弯

唐氏综合征
　　颈椎（C1~C2）不稳、髋关节脱位、踝关节外翻、韧带松弛

内生软骨病
　　长骨不对称多发性软骨瘤、肢体长度不等、长骨成角

骨纤维发育不良
　　骨多处纤维性病变、肢体弯曲或短缩、偶发内分泌失调

拉森综合征
　　髋关节、膝关节和桡骨头脱位，严重的颈椎后凸和不稳，脊柱侧弯

马方综合征
　　脊柱侧弯

干骺端软骨发育不良
　　中度侏儒症、膝内翻、韧带松弛、颈椎不稳

多发性骨骺发育不良
　　轻度侏儒症、早期骨性关节炎关节表面畸形、四肢成角畸形

多发性外生骨疣
　　轻度侏儒症、长骨端骨软骨瘤（外部增大）

成骨不全
　　骨脆症和多处骨折、骨弯曲、脊柱侧弯、轻到中度的侏儒症

脊椎骨骺发育不良
　　严重侏儒症、髋内翻、膝外翻、脊柱侧弯、齿状体发育不全、不稳定和畸形

表10-3 小儿骨和关节感染的常见病原体

骨髓炎
　A组链球菌
　沙门菌（伴镰状细胞病）
　金黄色葡萄球菌

脓毒性关节炎
　大肠杆菌（新生儿）
　A组链球菌
　流感嗜血杆菌：未接受HIB免疫接种患者（6~24个月）
　淋球菌（青少年）
　肺炎球菌
　变形杆菌（新生儿）
　金黄色葡萄球菌
　粪链球菌（新生儿）

软组织感染
　大肠杆菌（新生儿）
　A组链球菌
　变形杆菌
　假单胞菌
　金黄色葡萄球菌
　粪链球菌（新生儿）
　金氏金氏杆菌

急性细菌性血源性骨髓炎通常发生在干骺端，原因是静脉窦中的细菌性血液淤塞在此处。大多数病例的致病菌是金黄色葡萄球菌。随着感染的进展，水肿液和感染后化脓组织浸入多孔的皮质骨层并抬高骨膜层，由于骨膜血供丰富因而对感染具有高度的抵抗力。因为有丰富的神经支配，骨膜下脓肿引起的压力常会导致局部疼痛。如果感染未经治疗，骨膜最终会破裂，感染的组织会浸入周围软组织，甚至会使皮肤破裂（图10-1）。

骨髓腔和骨膜下积聚的脓性组织之间的皮质骨因血管较少，所以是细菌理想的培养载体。这种死皮质骨称为死骨，出现大量死骨可能需要手术切除来控制感染。

被抬高的骨膜在感染的刺激下会产生骨膜包壳即包膜，其可以稳定受感染侵扰的骨组织并进一步限制感染的播散。

▶临床表现

血源性骨髓炎的常见症状是感染部位疼痛和触痛，跛行也常见，患儿通常易怒。发热和白细胞增多症常见，但不普遍。血沉较快，通常达到50 mm/h或更快。C反应蛋白升高。MRSA感染的患儿可能出现严重的全身性疾病和多系统受累的症状。诊断通常较明确：如果小儿在没有其他全身症状的情况下出现骨痛且最近接受过针对其他疾病的抗生素治疗，应高度怀疑骨髓炎。

▶影像学检查

临床检查和常规X线检查足以做出诊断；有时可能需要骨扫描或MRI检查帮助定位病变。

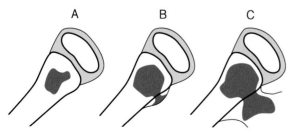

▲图10-1　小儿血源性骨髓炎。蜂窝织炎（A）可以通过皮质骨渗出，引起骨膜炎（B）。晚期脓肿破裂进入软组织（C）的情况很少，除非未对感染进行治疗

▶实验室检查

血沉＞50 mm/h、C反应蛋白升高是典型的骨髓炎表现。

▶治疗

A.早期治疗

根据症状持续的时间、放射学检查结果及疑似或致病菌培养结果选择治疗方案。感染早期会出现软组织肿胀，但X线检查可能无明显变化。在这种情况下，静脉注射和口服抗生素即可以解决感染问题。在开始抗生素治疗之前，应对干骺端的脓液进行穿刺培养。尽管细菌感染证据很多，但高达30%~40%的培养物可能是阴性的，对这种情况直接进行经验性治疗（通常使用抗葡萄球菌抗生素）是可行的。

B.晚期感染或MRSA感染的治疗

晚期病例可能存在破骨溶解性缺陷或骨质疏松症，在X线片上可以看到骨膜反应。这类病例需要开放引流并对受感染的干骺端进行清创治疗。抗生素治疗必须持续到没有残留感染的证据为止，因为细菌可以在抗生素灌注不良的骨组织内长期存活。通常，3个月的口服抗生素巩固治疗可以明显减少发生慢性骨髓炎的可能性。

MRSA感染可能需要手术引流干骺端或骨膜下脓肿，并且可能需要多次手术清创。

二、脓毒性关节炎

▶诊断要点

• 脓毒性关节炎会导致疼痛、跛行和关节强直。

• 外科引流和根据关节穿刺培养结果应用抗生素通常有效。

• 脓毒性髋关节炎是一种特殊的外科急症，需要紧急手术。

▶一般考虑

与骨髓炎类似，小儿脓毒性关节炎通常是血源

性感染。细菌相关的并发症与骨感染相似（表10-3）。脓毒性关节炎经常继发于上呼吸道感染，可能在上呼吸道感染发病1周或更长时间后发作，如果感染未被彻底治愈，脓毒性关节炎可以减毒形式存在。

▶ 临床症状

小儿经典的脓毒性关节炎临床表现非常有特点：关节因受到肌肉痉挛夹持，轻微的运动就会引起极度疼痛。有时关节内可能有积液，但如果最近使用过抗生素，穿刺培养结果可能不明显。在急性炎症阶段，对关节进行固定会令患者感到非常舒服。

▶ 实验室检查

虽然白细胞计数和血沉通常会升高，但是明确诊断脓毒性关节炎还需要穿刺和滑膜液检查。无菌穿刺不会伤害关节，应在怀疑该诊断时立即进行。如果是深部关节如髋关节，穿刺可能需要在X线辅助下进行。

滑膜液内白细胞计数范围为50 000/μL（见于非致病性感染，如淋病奈瑟球菌感染）到超过250 000/μL（金黄色葡萄球菌感染）。这种白细胞反应会伴有高水平的溶酶体酶释放，对关节软骨的破坏性极大。滑膜液细菌培养能为治疗提供明确的指导，最初的抗生素治疗方案可以根据革兰氏染色的结果制订。此外，免疫化学测试可以快速鉴定病原体种类。

▶ 影像学检查

大多数脓毒性关节炎具有正常的影像学表现或非特异性表现，如积液迹象或局部组织肿胀。晚期影像学表现包括半脱位、关节间隙变窄和软骨下骨异常。MRI能够显示积液或骨髓炎、脓毒性肌炎等并发症。

▶ 鉴别诊断

与骨髓炎一样，脓毒性关节炎可被脓毒性肌炎（几乎都是MRSA感染）表象掩盖。脓毒性关节炎常伴有关节周围组织受累，但不一定有实际的关节受累。

▶ 治疗

治疗方法为关节引流。感染程度较轻的浅表关节如指关节或膝关节，可能对重复引流的反应很好。但在大多数情况下，通过关节切开术或关节镜手术引流是最优选择。

抗生素容易穿过滑膜，一般持续应用至关节炎症消退，通常至少需要3周。治疗初期一般采取静脉给药，当体温、血沉和白细胞计数恢复正常时可改为口服给药。

Hensinger RN: Impending danger: community-acquired methicillin-resistant *Staphylococcus aureus. J Pediatr Orthop* 2006;26:703. [PMID: 17065929]

Jagodzinski NA, Kanwar R, Graham K, Bache CE: Prospective evaluation of a shortened regimen of treatment for acute osteomyelitis and septic arthritis in children. *J Pediatr Orthop* 2009;29:518. [PMID: 19568027]

Kaplan SL: Acute hematogenous osteomyelitis in children: differences in clinical manifestations and management. *Pediatr Infect Dis J* 2010;29:1128. [PMID: 21099652]

三、脓毒性髋关节炎

脓毒性髋关节炎是小儿骨科急症之一。必须与暂时性髋关节滑膜炎区分开，后者是一种良性疾病。

▶ 发病机制

由于股骨独特的近端结构和血液供应（图10-2），关节囊内的脓液可引起骨骺血管栓塞及股骨近端骨骺坏死。充血可引起积液和松弛，导致脓毒性髋关节炎被忽视，而被忽视的脓毒性髋关节炎可能引发半脱位或脱位。由于这些原因，脓毒性髋关节炎（或股骨近端周围的脓毒性肌炎）都需要手术引流。引流延迟4~6小时可能会损伤髋部血管。引流首选前路手术以降低血管损伤和半脱位的风险。

小儿脓毒性髋关节炎是一种特殊的骨科疾病，因为股骨颈（关节内）实际上是股骨近端的干骺端所在处。因此它易受血源性骨髓炎的影响，其可能破裂进入髋关节并引起败血症。

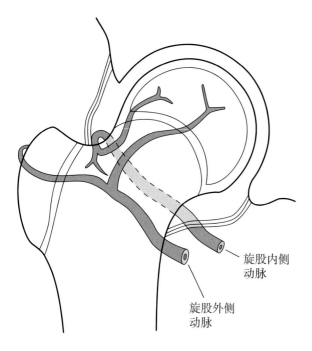

旋股内侧动脉

旋股外侧动脉

▲图10-2　因为关节囊常会干扰血管的直接走向，所以股骨近端血供存在一定的差异。骨骺血管位于关节囊远端，并沿股骨颈的表面上行，容易受到损伤、形成血栓或因关节内压力增加而血流受阻

▶鉴别诊断

临床上常需要对脓毒性髋关节炎和暂时性髋关节滑膜炎进行鉴别诊断。此外，还需要明确其与青少年髋关节炎的差异（表10-4）。

Sultan J, Hughes PJ: Septic arthritis or transient synovitis of the hip in children: the value of clinical prediction algorithms. *J Bone Joint Surg Br* 2010;92:1289. [PMID: 20798450]

四、足部扎伤

运动鞋和网球鞋几乎不能保护足底免于被钉子扎伤。有报道发现金黄色葡萄球菌或A组链球菌是足部扎伤最常见的致病菌；此外，穿透性钉子还有可能携带假单胞菌（其污染网球鞋内底）进入足底筋膜。

感染的症状包括发红、肿胀和持续超过1周的疼痛。治疗方法包括手术切开并引流脓肿，大约1/6的病例需要清除钉子扎伤所带来的异物。经过上述治疗后，足底扎伤通常可以治愈。有趣的是，预防性使用抗生素似乎并不能降低发生晚期脓肿的风险。晚期脓肿是深部感染的标志。

Eidelman M, Bialik V, Miller Y, Kassis I: Plantar puncture wounds in children: analysis of 80 hospitalized patients and late sequelae. *Isr Med Assoc J* 2003;5:268. [PMID: 14509132]
Schwab RA, Powers RD: Conservative therapy of plantar puncture wounds. *J Emerg Med* 1995;13:291. [PMID: 7673617]

五、骨结核

与成人一样，如果肺部感染未被发现，分枝杆菌可能通过血液扩散到骨或滑膜而侵入患儿骨骼。最常见的入侵部位是髋关节和脊柱。对于患有慢性非典型肌肉骨骼感染的小儿应考虑结核病并进行皮肤试验，接受过免疫抑制剂治疗的小儿尤应高度怀疑该病。

▶临床表现

髋关节结核病的特点是伴有屈曲挛缩的慢性跛行。此外，大腿肌肉萎缩也非常明显。X线检查可发现骨质疏松征象、关节变窄和不规则的侵蚀。脊柱受累表现通常不明显。与脊柱化脓性感染不同，

表10-4　髋关节炎的鉴别诊断

	脓毒性髋关节炎	暂时性髋关节滑膜炎	青少年髋关节炎
疼痛	严重	中度到重度	中度
步态	无法行走	跛行或无法行走	跛行
发热	常见	无	无或低热
影像学	阴性	阴性	关节间隙缩窄
白细胞计数	升高	正常	正常或升高
穿刺液	混浊，白细胞计数5000~250 000/μL，存在细菌	正常	白细胞计数25 000~50 000/μL，大量单核细胞
治疗	急诊行髋关节引流，抗生素治疗	对症治疗	应用水杨酸类药物、休息、物理治疗

结核感染一般不侵犯椎间盘。胸椎和腰椎是最常受累的部位。临床上可能表现为椎旁脓肿（最好进行CT或MRI检查），如果不及时治疗脊柱结核可能导致椎体破坏或脊柱后凸，严重时可导致瘫痪。

▶ 实验室检查

实验室检查结果可能是非特异性的。

▶ 治疗

骨结核采取联合化疗进行治疗，当出现耐药病例时，需要进行外科清创。有时可能需要手术融合关节。脊柱结核感染的延迟表现可能导致神经系统损害和脊柱后凸。有时需要进行脊柱手术以矫正畸形，药物治疗失败的病例也可进行手术治疗。

Hosalkar HS, Agrawal N, Reddy S, et al: Skeletal tuberculosis in children in the Western world: 18 new cases with a review of the literature. *J Child Orthop* 2009;3:319. [PMID: 19543761]

六、小儿椎间盘炎

椎间盘炎是一种轻度炎症性疾病，好发于腰椎间盘。该病可以影响任何年龄的小儿，最常见于2~6岁小儿。这种疾病是由血源性细菌散播引起的，细菌培养最常见的是金黄色葡萄球菌。幼儿的经典表现是拒绝行走，疼痛并不是这个年龄阶段的典型症状。年龄较大的小儿（青少年早期）可能有背部或腹部疼痛。

▶ 临床表现

年龄较小的患儿可能有脊柱被动过度伸展受限的表现（俯卧位），并没有其他典型症状。年龄较大的患儿椎旁肌僵硬且有叩击痛。

▶ 实验室检查

血沉可能正常或增快；血沉增快的患者，其细菌培养多呈阳性。但高达40%的患者穿刺培养物呈阴性。

▶ 影像学检查

早期X线片显示正常，但最终会出现椎间隙降低伴相邻终板硬化，这些征象在侧位片上最显著。X线检查结果阴性的患儿可以进行骨扫描。

▶ 治疗

是否治疗取决于临床表现的严重程度，因为大多数椎间盘炎具有自限性并且疾病能自行改善。患有败血症或血沉增快的患儿椎间盘穿刺培养可能对治疗有帮助。病情较轻的患儿通常经验性地给予口服抗葡萄球菌抗生素治疗6周。有时可能需要应用裤式石膏绷带缓解症状。尽管偶尔会发生椎间盘自发性融合，但长期结果普遍良好。

Early SD, Kay RM, Tolo VT: Childhood diskitis. *J Am Acad Orthop Surg* 2003;11:413. [PMID: 14686826]

Hamdy RC, Lawton L, Carey T, et al: Subacute hematogenous osteomyelitis: are biopsy and surgery always necessary? *J Pediatr Orthop* 1996;16:220. [PMID: 8742289]

Scott RJ, Christofersen MR, Robertson WW Jr, et al: Acute osteomyelitis in children: a review of 116 cases. *J Pediatr Orthop* 1990; 5:649. [PMID: 2203820]

代谢紊乱

▶ 诊断要点

- 儿童长骨生长异常、衰弱或弯曲。
- 终板线扩大、弯曲和变形。
- 血清钙、磷，碱性磷酸盐，血尿素氮和内分泌检查通常可以确诊。

▶ 佝偻病和类似佝偻病的病症

营养性佝偻病是饮食中缺乏维生素D引起的，其会干扰骨骼骨化。虽然食物和牛奶可以提供足够的维生素，能够避免引起佝偻病，但在美国，6个月以上母乳喂养但没有补充维生素D的黑皮肤色素沉着儿童，营养性佝偻病的发病率仍然居高不下。营养性佝偻病在浅肤色小儿或配方奶粉喂养的小儿中很少见。然而，许多类似佝偻病的代谢病仍然需要骨科进行后续治疗。

▶ 肾性骨营养不良

肾性骨营养不良是一种慢性肾病，患儿的钙、磷、维生素D和甲状旁腺功能紊乱，其具有潜在的严重骨骼症状。在移植患者中，慢性疾病和抗代谢药物或类固醇的使用可加重病情。

导致脊柱压缩性骨折的骨质疏松症是一种常见的并发症。骨折延迟愈合也很常见。骨骼生长过程中干骺端骨化不足导致软骨生长板变宽且不规则，软骨生长板往往会缓慢滑动，有时会发生髋关节、膝关节和踝关节畸形。这种畸形通常需要在移植或通过其他治疗改善肾功能以后才能进行矫形治疗。有时严重的功能性残疾可能需要在肾移植前进行截骨术来矫正畸形。然而切口可能会延期愈合，疾病也可能会再次复发。

▶低磷酸血症佝偻病

低磷酸血症佝偻病（抗维生素D佝偻病）是一种X染色体显性遗传病，其中维生素D的产生和代谢是正常的，但磷酸盐在肾小管的损失会干扰骨骼骨化。主要表现为身高轻度至中度下降和O形腿。采集病史时通常会发现其父母或兄弟姐妹也存在身材矮小和O形腿的情况。

A.实验室检查

血清磷减少，血清钙正常。这是因为该病症是由尿液中的磷排泄增加引起的（可在24小时尿样中检测到）。维生素D水平正常。

B.影像学检查

生长板特征性扩大、干骺端呈漏斗状，以及股骨、胫骨体弯曲（图10-3）是典型的影像学表现。

C.治疗

大剂量维生素D和磷补剂类治疗可能无效。功能性畸形可以在患者年幼时进行半骨骺阻滞术或双侧多级截骨矫形术予以矫正。但由于截骨术后切口愈合延迟，并且在生长过程中畸形复发很常见，所以这种手术应该尽量推迟到青春期以后做。

Kocaoglu M, Bilen FE, Sen C, Eralp L, Balci HI: Combined technique for the correction of lower-limb deformities resulting from metabolic bone disease. *J Bone Joint Surg Br* 2011;93:52. [PMID: 21196543]

Novais E, Stevens PM: Hypophosphatemic rickets: the role of hemiepiphysiodesis. *J Pediatr Orthop* 2006;26:238. [PMID: 16557142]

Saland JM: Osseous complications of pediatric transplantation. *Pediatr Transplant* 2004;8:400. [PMID: 15265169]

Santos F, Carbajo-Pérez E, Rodríguez J, et al: Alterations of the growth plate in chronic renal failure. *Pediatr Nephrol* 2004; 20:330. [PMID: 15549411]

髋关节疾病

一、暂时性髋关节滑膜炎

暂时性髋关节滑膜炎是一种良性、非创伤性、自限性疾病，其临床表现与脓毒性髋关节炎非常相似。医生必须及时排除脓毒性髋关节炎的可能，因为这是一种外科急症。

虽然暂时性髋关节滑膜炎的病因尚不清楚，但有证据表明，它与通过滑膜介导的病毒或细菌抗原-免疫反应有关。无菌滑膜液在髋关节迅速积聚并升高关节内压力，关节囊扩张可能引起严重疼痛。滑膜液在3~7天被吸收，不伴有长期后遗症。

▶临床表现

与脓毒性髋关节炎一样，上呼吸道感染可能是暂时性髋关节滑膜炎的前驱症状，其潜伏期可持续数天至2周不等。髋关节因为含有过多的滑膜液，呈屈曲、外展和外旋的被迫体位，因为这个体位下关节囊容量最大。关节可能疼痛并且抗拒主动运动，但不会发生半脱位。患者对体格检查时的被动

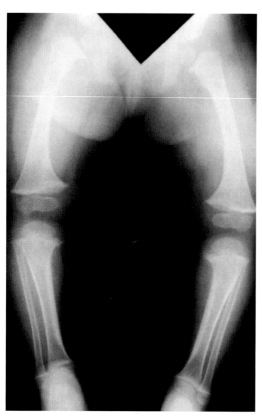

▲图10-3　低磷酸盐佝偻病。X线检查可发现长骨呈弓形且骨干中段较细、不规则

活动无明显抵抗。

▶ **实验室检查**

没有白细胞增多，血沉和C反应蛋白也不会升高。滑膜液内白细胞计数正常且细菌培养阴性。

▶ **影像学表现**

X线片仅显示关节囊肿胀，超声检查可探测到髋部积液。即使经验丰富的医生通过临床检查怀疑是暂时性髋关节滑膜炎，髋关节的穿刺依然要在X线或超声引导下进行。

▶ **鉴别诊断**

最重要的鉴别诊断是脓毒性髋关节炎，因为属于急症必须首先排除。此外，股骨头骨骺骨软骨病的早期阶段（详见股骨头骨骺骨软骨病部分）在出现典型的X线表现之前，存在滑膜病变的阶段，而这与暂时性髋关节滑膜炎是无法鉴别的。目前没有证据表明暂时性髋关节滑膜炎是导致股骨头骨骺骨软骨病的病因。但一般来讲，股骨头骨骺骨软骨病所引起的疼痛没有暂时性髋关节滑膜炎严重，而且患儿年纪偏大（4~5岁以上），没有近期病史。

▶ **治疗**

暂时性髋关节滑膜炎的治疗包括简单的镇痛药和夹板固定，通常卧床休息直到症状消退即可。

Sultan J, Hughes PJ: Septic arthritis or transient synovitis of the hip in children: the value of clinical prediction algorithms. *J Bone Joint Surg Br* 2010;92:1289. [PMID: 20798450]

二、发育性髋关节发育不良

▶ **诊断要点**

• 有些婴儿（臀位出生的婴儿，有家族史的婴儿和女性）髋关节发育不良的风险较高。

• 临床检查或超声检查可诊断。

• 早期治疗可获得最佳效果。

发育性髋关节发育不良是小儿骨科中最严重的问题之一。由于新生儿髋关节肌肉未发育，软骨表面很容易变形，而且周围韧带非常松弛，所以新生儿髋关节是一个相对不稳定的关节。胎儿在子宫内可能会发生突然屈曲和内收等过度体位，尤其是臀位。这种情况可能导致髋关节囊后壁过度拉伸，使得关节在分娩后不稳定。韧带松弛可能是由于胎儿循环系统中存在母体松弛素或是家族遗传。

这种相对不稳定可能导致无症状的髋关节半脱位（部分脱位）或脱位（完全脱位）。由于臀肌和髋屈肌的拉力，婴儿股骨头脱位后向近端、后部和上部移位。髋关节半脱位时，不对称性压力导致髋臼后缘和上缘及股骨头内侧逐渐扁平（发育不良是描述这些结构偏离正常状态的术语）。

髋关节全脱位也会发生发育不良，因为正常的关节发育需要关节与关节面之间形成同心运动。发育不良的浅髋臼畸形关节面容易诱发力学不稳定，并使疾病的进展不可避免地发生。

发育性髋关节发育不良在白人中的发病率大约为1/1000，在黑人中不常见。其发病可能存在种族特异性。如果存在某些特定风险因素，不论何种种族都会发病，这些风险因素包括阳性家族史、韧带松弛、臀位分娩（包括剖宫产）、女性、胎儿体积过大或第一胎。髋关节可发生脱位，但通常是单侧的（左侧常见）。

▶ **临床表现**

想要逆转发育性髋关节发育不良并促进其正常发育必须做到早期诊断。由于缺乏确定性体征或检查手段，早期检测往往更具挑战性。此外，因为这种疾病是无痛的，所以婴儿没有症状。双侧脱位的检测可能尤为困难。

X线检查对新生儿不适用，因为股骨头周围是由可透过射线的软骨组成的。超声检查可能有帮助，但在8~10周之前，超声检查的假阳性结果很常见。此外，检查费在美国较昂贵，而且只有经过培训的医生才能对检查结果正确解读。因此，对这种疾病的最佳检查方法是出生时的体格检查。在每次婴儿检查时都应重复检查该项直到孩子能够正常行走。如果存在风险因素应当高度怀疑并严密监测。

A.发育不良的检查

一些检查需要在婴儿安静且放松的状态下操

作，并且通常会产生假阴性结果。对半脱位或脱位的髋关节进行检测非常重要，同时，识别非常不稳定但位置正常的髋部也是有意义的。这种类型的关节可能在以后发生脱位或在生长过程中表现出隐匿性的发育不良，这可能导致过早出现骨性关节炎。

1.皮纹不对称 脱位的髋关节向近端移位，会导致腿部略微缩短。这偶尔会导致大腿皮肤皱褶出现手风琴样体征。类似这样的褶皱主要出现在生殖器和臀大肌之间。该测试不是很可靠，经常产生假阳性和假阴性结果（图10-4A）。

2.Galeazzi试验 小儿躺在平坦的检测台上，弯曲臀部和膝关节，足跟在臀部的远端平放在桌子上（图10-4B）。与正常腿相比，大腿相对缩短，如膝关节高度存在差异，表示关节脱位。但对于1岁以下的婴儿，该试验几乎无效，而且如果发生双侧脱位，则该试验是阴性结果。

3.被动髋关节外展 尽可能轻柔地外展屈曲的臀部（图10-4C）。如果存在一侧或双侧髋关节脱位，股骨头（外展点）位于后部，这会导致髋关节内收肌的相对紧张。不对称的外展或有限的外展（距离中线角度<70°）即为阳性结果。当髋关节松弛（不稳定型）时，尽管存在半脱位或脱位，但外展试验是正常的。

4.Barlow试验 可以检测出髋关节不稳定但仍属于髋臼内的激发性试验。Barlow试验不适合髋关节脱位的患儿。将小腿和膝关节轻轻地握在手中并使其屈曲，拇指放在小转子上，其余手指放在大转子上（膝关节屈曲放松大腿肌肉）。髋关节稍微向内收，并用手掌轻轻向后外侧推髋（图10-4D，F）。检测所谓的活塞运动，或股骨头与髋臼后缘碰撞的半脱位感觉即是阳性体征。

5.Ortolani试验 该试验主要是对已经发生脱位的髋关节进行的。首先如Barlow试验那样握住屈曲的肢体。当外展髋关节时，用手指在大转子处轻轻抬起股骨（图10-4D，E）。在阳性反应中，可以有股骨头复位至髋臼内的感觉。这只是一种复位的感觉，并不是真的听到了响声——以往认为的髋关节弹响的概念是不正确的。由于存在软组织挛缩，2~3个月的小儿即使髋关节脱位，Ortolani试验也可能是阴性的。

B.影像学检查

在婴儿中，仅通过体格检查就能诊断该疾病，通常不需要X线检查。超声检查可检测出发育不良、不稳定和脱位，在骨化前超声可以显示髋部轮廓和稳定性。超声检查是一种动态检查，即使经验丰富的检查者，对于6~10周的小儿也存在误报的可能。X线检查可以在任何年龄段使用，但是因为新生儿没有骨化结构，因此这种方法不准确。4~6个月后，当股骨头内出现骨化中心时，X线检查的结果将更有帮助。因为这个年龄段大部分骨骼是软骨，所以可以在X线片上显示出线条和角度，可以据此对相关几何参数进行预测（图10-5）。这些参数可能会提示髋臼发育不良（髋臼底面垂直，即髋臼指数增高），股骨发育不良（股骨头骨化中心过小或缺失）或股骨头侧向上移位。

发育性髋关节发育不良通常存在股骨前倾增加（股骨头和股骨颈外旋），但很少能通过影像学检

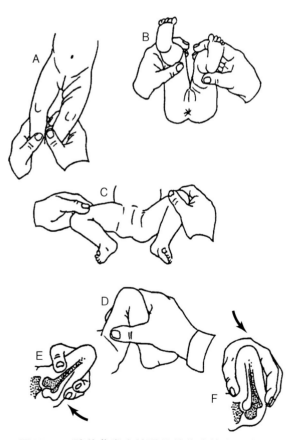

▲**图10-4** 髋关节发育性脱位的临床检查。在所有图片中，小儿的左髋关节是异常的一侧。A.不对称的皮肤皱褶。B.Galeazzi试验。C.外展受限。D、E、F.Ortolani和Barlow试验

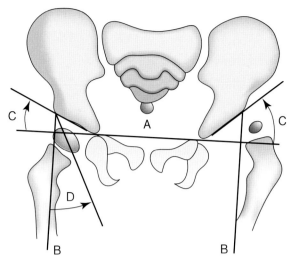

▲图10-5 评估髋关节发育不良的线。图中,患者的左侧髋关节(在图的右侧)呈半脱位状态。A.Hilgenreiner线是骨盆的一条水平线,其位于组成骨盆的3块骨的软骨面之间。股骨近端骨化中心应在此线之下。B.Perkins线是一条垂直线(与Hilgenreiner线垂直),从髋臼的外侧边缘向下画。股骨头骨化中心及近端骨骺的内侧喙应位于此线的内侧。C.髋臼指数是Hilgenreiner线和连接髋臼中心(triradiate)与髋臼边缘的线之间的角度,因为它与Perkins线相交,可以测量髋臼深度,1岁前应低于30°,2岁前应低于25°。D.中心-边缘角是Perkins线和连接髋臼外侧边缘与股骨头中心的线之间的角度,正常值≥20°。它随着髋关节的侧方脱位而变小,是衡量侧方半脱位的一个标准

查发现。随着患儿年龄增加,其股骨颈外翻度可能增大,可能会出现前倾增加的影像学证据。

C.检测大龄小儿发育不良

随着小儿年龄的增长,许多在幼儿中呈阳性的诊断性体征逐渐消失,这是因为软组织根据结构的位移发生了适应性改变。因此,即使面对严重的髋关节发育异常,Ortolani和Barlow试验也可能是阴性的,这也使得髋关节发育不良的检测变得特别困难(特别是4~15个月的小儿)。发育性髋关节发育不良的最初迹象可能直到孩子开始行走并且表现出腰椎过度前凸、蹒跚步态时才会被发现。这个年龄段采用X线检查具有诊断性意义。

▶治疗

一旦怀疑存在髋关节发育不良,应立即开始治疗。早期治疗通常可成功,而延迟治疗可能导致永久性的发育不良畸形。具体的治疗方案取决于患儿的年龄和髋关节发育不良的程度。如果只关注治疗

而不关注患儿的年龄,治疗可能失败,此时医生可能需要制订更为复杂的治疗计划。目前的治疗建议如下所述。

A.0~6个月小儿

如果髋关节处于屈曲位置,这个年龄段的髋关节脱位可能在2~3周后自发性复位。此时最好使用Pavlik背带(图10-6),这是一种帆布材质的装置,可以使髋关节屈曲100°并防止其内收,但不会限制进一步的屈曲。背带对运动的控制有利于髋关节发育,并有助于实现髋关节自行复位和稳定。使用Pavlik背带发生股骨头缺血性坏死的风险较低。即使没有改善,这种治疗方式的应用也不应超过3~4周。Pavlik背带治疗的失败率约为10%,失败时可能需要采取更积极的治疗措施,如闭合或开放复位。

B.6~12个月(步行前)小儿

在全身麻醉下轻柔地手法复位脱位的髋关节,并使用吊带石膏维持髋关节复位状态2~3个月后髋

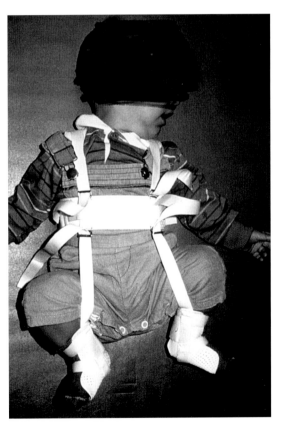

▲图10-6 Pavlik背带,一种用于治疗髋关节脱位、半脱位和发育不良的装置

关节即可达到稳定。即使在髋关节稳定后，任何遗留的发育不良问题也必须通过支具或手术积极治疗。过去认为，复位前进行皮肤牵引可以降低缺血性坏死的风险。但现在的观点认为，髋关节充分屈曲和利用吊带限制髋关节外展才是最重要的安全措施，大多数医生已不再使用皮肤牵引。

C.12个月至2岁小儿

如果闭合复位失败，需要进行开放复位。打开髋关节可发现髋臼严重扁平，伴有正常球形股骨头扭曲。髋臼边缘可能呈扁平倒置状态，圆韧带肥厚。必须清除占据髋臼中心的纤维脂肪组织。开放复位时可能需要对股骨进行截骨以减少软组织张力并降低股骨头缺血性坏死的风险。复位后，需要进行关节囊修复（关节囊缝合术）。术后需要石膏固定至髋关节稳定。对于残留的髋关节发育不良通常需要长时间的支撑或进一步手术治疗。

D.2岁以上小儿

如果在这个年龄段还未接受治疗，髋关节发育不良的患儿会存在明显的残余发育不良迹象。尽管在患儿年龄较小时通过上述方法已成功复位，但髋关节发育不良也可能持续存在。伴有跛行的发育不良，X线检查显示髋臼指数增高（髋臼顶部变得垂直），这些可增加股骨颈外翻和股骨头半脱位的风险。

髋关节发育不良的外科矫正所提供的稳定的力学环境能够使患髋在生长期间向正常形态转变。有时治疗需要调整骨性结构，也可以对关节髋臼或股骨进行截骨。Salter或Pemberton截骨术等涉及髋臼的手术可改善髋臼指数并增加关节的机械稳定性。

股骨截骨术需要纠正股骨发育异常的典型表现，如股骨前倾和股骨颈外翻。截骨部位的选择可以基于影像学中发育不良最严重的位置或依据医生的习惯。只有当股骨头呈球形且髋关节能够达到同心性复位时，才能采取截骨术来矫正发育不良。一般来说，截骨术应该解决发育异常的部位，即髋臼发育不良不应进行股骨截骨术治疗。然而，如果在4岁之前进行股骨截骨术，则会刺激发育不良的浅髋臼重塑成更正常的形状。这是因为股骨截骨术

使髋关节更稳定，从而允许其向正常的生长机制转变。同样，患者在成功进行髋臼截骨术后股骨发育不良也会逐渐减少。

1.Salter截骨术　Salter截骨术是一种在髋关节发育不良中重新改变髋臼方向的手术（图10-7）。Salter截骨术通过向前和向外侧旋转髋臼区域可纠正残留的髋关节发育不良伴有髋臼旋转不良和前外侧髋臼缘缺陷。

该手术适用于18个月至10岁且能够实现同心性复位的髋关节发育不良患儿。它主要用于纠正中度髋臼发育不良，可使髋臼指数提高15°。开放复位有助于稳定髋部。对髋关节上方的骨盆进行骨膜下剥离。使用线锯从坐骨切迹到髂前下棘进行横切，此时整个远端部分（包括髋臼）以坐骨切迹和耻骨联合为轴线向上旋转。这使发育异常的髋臼整体向更加水平的位置转变。利用骨移植物和固定钢针保持截骨面开放直至愈合。术后使用吊带石膏6周，以在愈合期间保护移植物。

Salter截骨术需要二次手术以取出固定钢针。由于该术式的重建空间角度有限，可能存在残余的发育不良。此外，如果在骨盆截骨术之前不能实现同心性复位通常会使手术失败。

2.Pemberton截骨术　Pemberton截骨术（图10-8）的指征与Salter截骨术相似，医生可以根据自己的经验或偏好在这两种手术之间选择一种进行。Pemberton手术特别适用于矫正长外伸型髋臼发育不良，因为该术式能够减少过度宽大的髋臼内

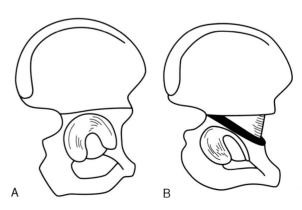

▲ **图10-7**　Salter骨盆截骨术，用于治疗髋臼发育不良。在髋臼上方做一个横向切口（A），将髋臼碎片向前和向外旋转（B）以改善髋臼的覆盖面积

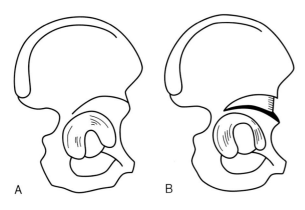

▲**图10-8** Pemberton 关节囊周围髂骨截骨术。在髋臼上方做一个截骨切口，直到柔软的Y形软骨区（A）。碎片被撬下来以改善髋臼的覆盖面积，并用植骨固定（B）

容积。Pemberton截骨术需要在髋臼顶部上方进行截骨，直至显露柔软的Y形软骨（髋臼中心的生长板）。然后将髋臼顶部碎片向下撬至水平的位置，并将楔形骨移植物填入缺损中。此时在髋臼中心产生的褶皱可能导致髋关节出现暂时的僵硬。对于年幼的患儿，症状会很快得到改善。但对于7~8岁的患儿，症状很难改善，这是许多医生不对这个年龄段的患儿进行这种手术的主要原因。

与Salter手术一样，在进行Pemberton截骨术前也需要髋关节达到同心性复位。Pemberton截骨术是从髋关节上方显露骨盆的。在X线引导下，使用弧形骨凿将髂骨从髋臼顶部向下切割至Y形软骨。柔软的软骨允许将骨碎片向下铰接在股骨头上，从而使髋臼顶部变得更加水平。把骨移植物植入截骨部位以维持矫正状态，术后使用石膏固定直至截骨端愈合，大约需要6周。

很少发生早期移植骨脱落或塌陷的情况，年龄较大的患儿可能出现短暂的僵硬。因为没有内固定，所以上述情况不需要进行二期手术。

3.股骨截骨术 股骨截骨术（图10-9）可用于矫正显著增加的股骨前倾角或髋外翻（颈干角增大），这些情况有时可见于残留的髋关节发育不良。

髋关节外展和内旋位X线片显示髋关节的整体位置得到改善时，特别适合进行该术式治疗。对股骨前倾、髋外翻进行矫形会使4岁以下儿童发育不良的髋臼自行改善。

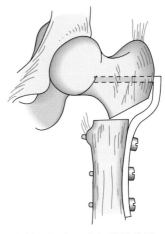

▲**图10-9** 在转子间水平进行股骨截骨，用钢板和螺钉固定

一般选择外侧入路进行股骨截骨术，截骨线需要跨越股骨转子间区域。选择该部位是因为它远离股骨头的血液供应，而且松质骨相对易于愈合。在临时导丝定位之后，将金属刀板放置在近端（股骨颈）截骨端。将股骨颈片段旋转到更水平的位置（内翻），然后向内旋转以矫正过度前倾。矫正的程度取决于术前X线检查结果，必须要尽量达到最大关节一致性，并矫正影像学上的发育不良征象。然后将夹板弯折与股骨柄贴合并用螺钉固定。吊带石膏固定通常作为内固定的补充手段。

愈合后（6周），患者可以恢复行走。股骨截骨术后1~2年常见跛行步态，这是由关节和外展肌附着点之间扭曲的几何关系造成的。这个问题会随着股骨的生长逐渐自行消退，不会出现长期问题。

4.晚期挽救手术 在6~10岁之后，对于严重发育不良或脱位的髋关节可能无法复位和关节重建。如果髋臼覆盖度差但关节是同心的，可能需要手术对髋臼的位置进行大范围的调整。Salter截骨术可能不适合这种程度的矫形需求，因此需要在耻骨和坐骨中增加截骨切口以更积极地重新构建关节表面（髋骨三枝截骨术）。

对于存在髋部疼痛且关节不能够重建的10岁以上患儿，Chiari截骨术可较好地改善疼痛症状。在髋关节囊近端边缘处的髂骨上做一略微向上倾斜的切口，可将髋关节向内侧移位约髂骨切口宽度的一半。愈合后，髂骨向外侧突出与髋关节囊融合，形成的结构功能相当于加强版的髋关节窝，其内衬光

滑的囊可作为关节表面的一部分参与活动。

E.髋关节发育不良的手术并发症

1.髋部缺血性坏死　如果髋关节发育不良的复位操作过于粗暴或者髋部周围软组织张力过大，由此产生的关节压迫可能导致股骨头内的血液供应暂时受阻。随后股骨的骨化中心和近端生长板出现缺血性坏死，坏死是由治疗引发的并发症，而不是疾病本身的自然进程。目前比较公认的缺血性坏死因素是在闭合或开放复位后将髋关节固定在外展位的吊带石膏。缺血性坏死可能是轻微的（仅涉及骨化中心的一小部分），这种情况的缺血性坏死可能不能被及时发现，但其对身体也没有很大的影响。缺血性坏死也可能导致完全性股骨头坏死和近端生长板坏死从而造成生长阻滞。随着血运重建，坏死的股骨头可能会发生显著变形，进一步发生半脱位，需要外展支具或截骨术治疗。因此，它可能导致双下肢不等长或髋关节早期骨性关节炎。预防是治疗缺血性坏死的最佳方法。

2.残余发育不良和退行性关节炎　没有任何治疗方法能够全面地解决髋关节发育不良的问题，因此残留发育不良很常见。残留发育不良可能导致再次半脱位或髋关节重塑失败。年龄较大的患儿更容易出现残留发育不良，可能需要再次手术。发育不良是髋关节过早发生骨性关节炎的主要原因。

Lehmann HP, Hinton R, Morello P, et al: Developmental dysplasia of the hip practice guideline: technical report. Committee on Quality Improvement, and Subcommittee on Developmental Dysplasia of the Hip. *Pediatrics* 2000;105:E57. [PMID: 10742378]

Rejholec M: Combined pelvic osteotomy for the bipartite acetabulum in late developmental dysplasia of the hip: a ten-year prospective study. *J Bone Joint Surg Br* 2011;93:257. [PMID: 21282768]

Walton MJ, Isaacson Z, McMillan D, Hawkes R, Atherton WG: The success of management with the Pavlik harness for developmental dysplasia of the hip using a United Kingdom screening programme and ultrasound-guided supervision. *J Bone Joint Surg Br* 2010;92:1013. [PMID: 20595124]

Weinstein SL, Mubarak SJ, Wenger DR: Developmental hip dysplasia and dislocation: part II. *Instr Course Lect* 2004;53:531. [PMID: 15116642]

三、股骨头骨骺骨软骨病

▶ 诊断要点

• 股骨头骨骺骨软骨病最常见于4~10岁的小儿，在很大程度上可以自愈。

• 屈曲挛缩和外展功能丧失是其特点。

• 可能仅有一小部分患儿需要手术。

股骨头骨骺骨软骨病也称为扁平髋、佩尔特斯病，是一种严重的自限性小儿髋关节疾病。尽管其原因尚不清楚，但通常认为与髋部的缺血性坏死有关。该病主要影响4~10岁的小儿，在男孩中更为常见。患有该病的小儿体型较其同龄人明显偏小，骨龄也会相应延迟。这种疾病通常单侧发病，仅有约10%的病例双侧发病，但当发现患者存在对称性改变及进展时，必须考虑其他疾病，如戈谢病（Gaucher disease）或多发性骨骺发育不良。多发性骨骺发育不良可以通过其他部位的X线检查轻易辨别，尤其是膝关节及脊柱的X线检查可以帮助确认和评估脊椎骨骺发育不良。患有多发性骨骺发育不良的患儿身高通常比同龄人低5%或更多。最新的研究结果表明，有些股骨头骨骺骨软骨病可能与各种短暂或永久性高凝状态有关，虽然这一发现很有趣，但并未在多中心试验中得到证实。令人惊讶的是，创伤不是股骨头骨骺骨软骨病的致病因素。

尽管早期X线检查可能为阴性，但最终都会出现部分或整个股骨头骨化中心的碎裂、不规则和塌陷（图10-10）。对少数标本进行病理检查后发现，患儿可在几个月的时间内发生多次缺血性坏死事件而非1次。早期骨扫描可能显示与坏死区域相对应的充盈缺损区，MRI上则表现为典型的缺血性坏死。这种疾病有一个特征性的进展过程（图10-10）。最初，缺血坏死的发生较隐匿，患儿无任何症状。随着疾病的进展，坏死的股骨骨骺血运重建。破骨细胞去除死骨，而成骨细胞同时在坏死的骨小梁上铺设新骨（这一过程称为蠕动替代）。在此阶段，股骨头机械强度较弱。然后可能发生骨结构的破碎和塌陷，导致骨化中心和股骨头的扁平几何变和变形。新替换的骨骼呈股骨头塌陷的形状。但是股骨头形状的逐渐重塑和改善可以持续到成熟期。症状性塌陷阶段很少超过1~1.5年，但完全血运重建和重塑可能会在此后的几年内无声无息地继续进行。尽管软骨没有受到缺血坏死事件的影响，但充血可导致关节软骨增厚，异位骨化和

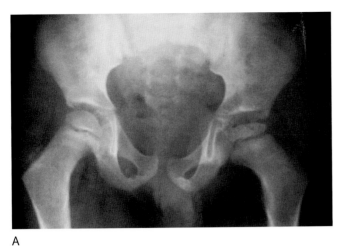

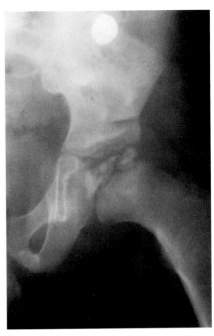

▲**图10-10**　股骨头骨骺骨软骨病。A.中央出现坏死碎片并有塌陷。B.同一患者愈合和部分重塑后X线片

影响股骨颈生长的骨骺板破坏。

▶临床发现和分类

A.症状和体征

股骨头骨骺骨软骨病早期表现为无痛性跛行，大龄患儿会出现酸痛感。疼痛一般较轻微，并向大腿或膝关节处放射。体格检查常能发现患侧大腿肌肉萎缩，髋关节活动常受限。典型的患儿表现为屈曲挛缩0°~30°，与对侧相比丧失外展功能（在严重的情况下，外展小于0°），以及髋关节内旋功能丧失。

B.影像学检查

X线检查最初可能是阴性的，可能是因为股骨头的初始软化足以引起症状但不足以改变股骨头的影像学外观特征。然而，最终出现的股骨头特征性塌陷是疾病诊断的特点。

Catterall分类法根据1/4股骨头的影像学表现对本病进行了分类（图10-11），此分类系统有助于确定治疗的必要性。手术与否可能还需要放射学检查加以辅助。

另有一种基于股骨骺外侧1/3（所谓侧支柱）影像学表现的分类法。如果这一结构坍塌则提示晚期畸形预后不良（C级），而正常的侧支柱高度

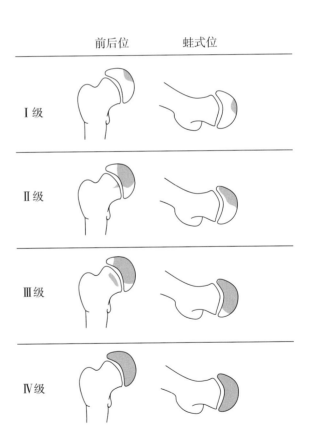

▲**图10-11**　Catterall分类法是用来判断股骨头骨骺骨软骨病的可能病程和预后的一种方法。它是基于约1/4的股骨头的逐渐受累而进行分类的

提示预后良好（A级）。部分塌陷提示中间性预后（B级）。所有分类法的难点在于它们的可重复性，以及需要等待至股骨头塌陷才能够明确受累程度。

在股骨头骨骺骨软骨病的临床管理中，骨扫描或MRI几乎没有应用价值。

▶ 治疗方案

A.无须治疗

发病年龄和髋关节活动范围是长期预后的两个最重要的预测因素。骨龄小于5岁的患儿和表现相对较轻的患儿（受累股骨头低于50%）很少需要治疗。在这些患儿中，大部分股骨头是软骨，因此不受坏死影响，机械性塌陷不会显著降低股骨头的球形度。此外，年幼的患儿具有巨大的生长潜力，轻微的塌陷在成熟之前可被矫正。髋关节活动度受限可能是早期肌肉痉挛或滑膜炎造成的；但在疾病晚期，它可能提示关节结构的不协调。如果仅出现影像学变化但关节活动度处于正常范围的年龄较大的患儿可能只需要观察和连续复查。

B.非手术和手术治疗

选择需要治疗的股骨头骨骺骨软骨病患者与治疗方案本身一样都具有争议性。大多数专家认为，保持良好运动功能（特别是在没有屈曲挛缩的情况下外展超过30°）的患儿可能不需要干预。对于年龄超过4岁且出现明显塌陷或外展范围进行性减少的患儿，常建议进行治疗。

目前还没有证据表明使用拐杖或减轻负重会对这种疾病的股骨头塌陷有任何影响。对于那些需要治疗的患儿，治疗应尽量以减少股骨头变形时发生的塌陷和半脱位等为目的，可以通过外展髋关节直到半脱位复位来实现。髋臼形状的成型作用被认为有助于改善塌陷股骨头的轮廓。可以使用石膏或使用移动支具将腿保持在外展（Petrie）位（图10-12）。

目前提倡应用的术式有股骨内翻截骨术和Salter截骨术等，这些手术适用于治疗髋关节发育不良，可以控制部分股骨头骨骺骨软骨病病例的

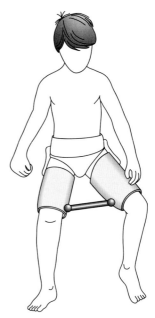

▲图10-12　外展支具是用于治疗股骨头骨骺骨软骨病的一种方法，佩戴该支具不影响患儿步行

半脱位。愈合通常发生在术后18个月内。目前最好的研究结果表明，8岁以上股骨头部分塌陷的患儿（侧支柱B~C级或Catterall分类Ⅲ级）经过手术治疗，最终可能具有较好的放射学结果。

尽管进行了许多研究，但仍然没有就最佳治疗方法达成共识。有些患儿虽然没有接受治疗但表现良好，而有些患儿采取了积极的治疗，却效果不佳。通常可以通过某些因素预测预后（表10-5），其中年龄是最重要的因素。

表10-5　影响股骨头骨骺骨软骨病患者长期预后的因素

因素	好	差
诊断时的年龄	<5岁	>8~9岁
髋关节活动范围[a]	相对灵活（外展>30°）	僵硬（外展<15°）
受累程度	<50%的股骨头	>50%或全部股骨头
放射学检查特点	很少或没有半脱位	半脱位、外侧钙化

a：第一年治疗期间。

Herring JA, Kim HT, Browne R: Legg-Calvé-Perthes disease. Part II: prospective multicenter study of the effect of treatment on outcome. *J Bone Joint Surg Am* 2004;86-A:2121. [PMID: 15466720]

Karol LA: Legg-Calvé-Perthes disease 100 years on: what have we learned? *J Am Acad Orthop Surg* 2010;18:643. [PMID: 21041798]

Kim HK: Legg-Calvé-Perthes disease. *J Am Acad Orthop Surg* 2010; 18:676. [PMID: 21041802]

Terjesen T, Wiig O, Svenningsen S: The natural history of Perthes' disease. *Acta Orthop* 2010;81:708. [PMID: 21067434]

四、股骨头骨骺滑脱症

▶**诊断要点**

• 股骨头骨骺滑脱症常见于进入青春期的超重儿童。

• 早期诊断和手术治疗可获得最佳效果。

股骨头骨骺滑脱症是一种青少年髋关节疾病，其特点是股骨头因股骨近端骨骺板（生长板）失去作用而移位。移位会改变股骨上端的几何形状并妨碍髋关节功能（图10-13）。这种疾病是年轻人过早发生骨性关节炎的主要原因之一。

股骨头骨骺滑脱症多见于11~13岁的男性和女性青少年。30%~40%的患者双侧发病，但是双侧往往不同时发病。典型的患者都超重并且处于青春期后期或青春期早期。偶尔发生于身材高大且虚弱，并且快速生长的小儿。

这种疾病发生于股骨近端的软骨骨骺板在生长激素的影响下迅速增厚的时候。由于此时性激素的大量分泌尚未开始，因此不存在性激素对生长板闭合和稳定的生物学效应。厚厚的软骨生长板（比骨弱且易受剪切力影响）、缺乏性成熟（可以稳定生长板）、机械应力（由肥胖引起）及髋关节特有的解剖学机制，这些因素共同作用使得生长板容易滑脱。

滑脱的方向常是内后侧。慢性和急性股骨头骨骺滑脱症的力学基础是相同的。慢性股骨头骨骺滑脱症最常见（90%的患者），在几个月的病程中股骨头在生长板上缓慢地滑动。而在急性股骨头骨骺滑脱症表现为股骨头突然移位，这种情况也可以出现在慢性变化的基础上。在正常活动期间或轻微创伤后可能发生移位。

股骨头骨骺滑脱症是一种进行性疾病，预后取决于滑脱的严重程度，早发现和及时治疗很重要。

▶**临床表现**

A.症状和体征

这种疾病有2种形式：慢性和急性。慢性股骨头骨骺滑脱症的发作通常是隐匿性的，有1个月至数月疼痛性跛行的病史。疼痛为酸痛，多位于大腿或膝关节附近而不是臀部。由于体格检查和X线检查会呈现为阴性，医生可能会认为这种膝关节疼痛没有临床意义，这往往是造成误诊的原因。对于肥胖且伴有跛行的青少年，当其主诉为膝关节疼痛时应高度怀疑股骨头骨骺滑脱症。髋关节活动度的变化通常具有诊断意义：髋关节外展和内旋明显受限，但是在严重超重的儿童中可能很难进行活动度检查。由于股骨头骨骺滑脱症引起髋部解剖结构变异，当髋关节屈曲时总是存在特征性的强制性外旋。这是因为股骨头位于正常位置的后方，屈曲的髋关节必须向外旋转以保证股骨头位于髋臼内。

急性股骨头骨骺滑脱症表现为剧烈疼痛和跛行，以至于患者无法活动。这些症状一般在轻微的刺激或没有创伤刺激下突然发作，查体可见髋关节活动严重受限并伴有疼痛、保护性僵硬。急性股骨头骨骺滑脱症类似骨骺骨折。在不稳定型中，患者无法承受重量，并且存在较高的股骨头缺血性坏死的风险。而在稳定型中，虽然患者会因移动产生剧烈的疼痛，但是髋关节还能够承受有限的负重，同时缺血性坏死的风险似乎更低。

B.影像学检查

在标准前后位X线检查中很难检测到滑脱的股骨头骨骺（图10-14）。因为滑脱总是向后方移位，在蛙式位侧视图上能够观察到轻度形变，因此是最佳的检查方法。此外，X线检查还显示急性或慢性形式的变化，这些信息可能对疾病的治疗至关重要。

确定滑动的严重程度对于治疗和预后都很重要。严重程度是通过显露的股骨颈的百分比来估算

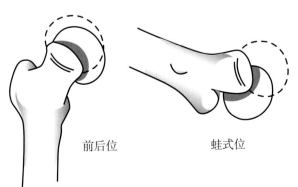

▲**图10-13** 骨骺滑脱的前后位视图和蛙式位视图。虚线表示股骨头的正常位置

前后位　　　蛙式位

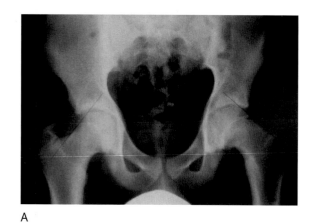

A

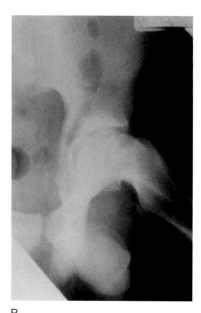

B

▲图10-14 左侧股骨头骨骺滑脱症X线片。A.前后位片显示左侧骨骺有轻微的内侧移位，最好的方法是沿正常和异常股骨颈的外侧画一条线（Klein线）。滑落的骨骺没有突出于这条线的外侧。B.蛙式位片清楚地显示后方移位

长期，扭曲的近端股骨的重塑潜能很大，会明显改善髋关节的活动度。

由于存在双侧受累的特点，有些医生建议在开始治疗时对正常侧进行预防性螺钉固定，这尤其适用于10岁及以下的患儿。

如果是不稳定型股骨头骨骺滑脱症，急性滑脱后可在固定前尝试轻柔的复位，但这种操作可能进一步损伤股骨近端脆弱的血液供应，而且随后股骨头缺血性坏死的风险很大。出于这个原因，许多医生一般不对急性滑脱复位并将其固定在原位。

有时，尽管经过治疗，高度股骨头骨骺滑脱仍无法通过骨骼生长充分重塑髋关节。此时常表现出顽固性、慢性疼痛性跛行。这需要通过股骨近端截骨术进行矫正。截骨部位可以处于骨骺滑动水平，这虽然更符合生物力学效率，但可能会损伤髋部的血液供应。也可以在转子间水平进行截骨，对于功能性畸形的矫正这更安全，但不能解决解剖畸形的问题。

▶并发症

A.软骨溶解症

除了干骺端前部突出造成运动冲撞并限制关节运动之外，股骨头骨骺滑脱症患儿可能很少会发生软骨溶解。软骨溶解症是一类未知的髋关节软骨退化。该疾病常会诱发疼痛，并可能在6个月内发展为严重的关节间隙缩小和退行性变化。

在软骨溶解过程中，软骨被纤维组织取代，关节囊变厚并收缩，关节运动丧失。典型表现是关节在屈曲、外展和外旋时变得僵硬。X线检查显示关节间隙狭窄、不规则和软骨下硬化，以及局部失用性骨质疏松症。

用于固定滑移的股骨骨骺的钢针和螺钉可能会出现位置错位（永久性穿透）并导致软骨溶解。尽管在手术过程中短暂穿透可能很常见且不会引起并发症，但是未被识别的永久性固定针穿透是灾难性的。软骨溶解也没有明显穿透迹象，但偶尔可以在治疗开始前在部分患者中发现穿透迹象。

软骨溶解的治疗方法包括应用NSAID，积极的物理治疗、活动度锻炼及观察。关节囊松解术有时

的。轻度滑脱股骨颈显露宽度小于25%；中度滑脱为25%~50%；超过50%是重度滑脱。

▶治疗

股骨头骨骺滑脱症通常是一种进行性疾病并需要尽快手术治疗。因为慢性股骨头骨骺滑脱症的变化发生得非常缓慢，所以不可能将股骨头恢复至更好的位置。治疗手段包括将滑脱的骨骺固定在当前位置并防止其进展。无论滑脱的严重程度如何，原位固定是通过在生长板上插入1个或多个螺钉或钢针来完成的。

术后疼痛迅速消退，在接下来的2~3年骨骼生

对顽固性发病可能有用。大约50%的患儿最终可恢复令人满意的无痛运动。另外50%可能需要髋关节融合以缓解症状。

B.缺血性坏死

急性股骨头骨骺滑脱症患儿可发生股骨头缺血性坏死。这些患儿通常是青少年，他们错过了生长高峰期能达到的髋关节重塑的可能性，因此预后很差。然而，一些股骨头部分受累的患儿可在1~2年持续的症状后恢复至无痛性髋关节。一些患儿的髋关节虽然无痛但存在异常活动度，可以通过股骨转子间截骨术来重新调整运动弧。缺血性坏死后的长期疼痛可以采取髋关节融合术治疗。

▶预后

滑脱的骨骺是年轻人过早发生骨性关节炎的主要原因。滑脱的程度越高，退行性变化就会越早出现。事实上，即使是骨骺滑脱对侧放射学检查正常的髋关节，在统计学上退行性关节炎的发生率也会明显增加。这表明亚临床双侧受累比我们想象的更常见。

Loder RT, Greenfield ML: Clinical characteristics of children with atypical and idiopathic slipped capital femoral epiphysis: description of the age-weight test and implications for further diagnostic investigation. *J Pediatr Orthop* 2001;21:481. [PMID: 11433161]

Peck D: Slipped capital femoral epiphysis: diagnosis and management. *Am Fam Physician* 2010;82:258. [PMID: 20672790]

Sankar WN, McPartland TG, Millis MB, Kim YJ: The unstable slipped capital femoral epiphysis: risk factors for osteonecrosis. *J Pediatr Orthop* 2010;30:544. [PMID: 20733417]

足部疾病

一、跖骨内收

跖骨内收（跖骨内翻）是新生儿最常见的足部畸形，发生率为1/5000，而且常双侧受累。统计学上存在这种疾病的患儿，更可能发生几种明显不相关的畸形（如发育性髋关节发育不良）。原因尚不清楚，但可能与所谓的宫腔填塞有关。

▶临床表现

跖骨内收的标志是前足向内侧偏离，并在跗骨区域形成畸形顶点，而后足正常。足内侧边缘

如果出现较深的皮肤皱褶，表明畸形已存在一段时间了。跖骨内收的前足通常可以被动地矫正至中立位，但偶尔也会非常僵硬。踝关节活动正常，没有腓肠肌-比目鱼肌挛缩。

▶治疗

跖骨内收有自行矫正的趋势。即使是严重的病例，一般在未经治疗的情况下12~18个月后也会自行矫正。然而，依然有许多医生建议父母对孩子进行被动拉伸训练以矫正畸形。但目前还没有证据表明被动矫正或连续石膏固定可以加速畸形的矫正。

二、先天性马蹄内翻足

▶诊断要点

• 马蹄内翻足的特点是足向后旋转，足部尺寸较小，腓肠肌较小和跗骨关节僵硬。

• 石膏固定和肌腱切断术通常可成功治疗该病，但对医生的技术要求很高。

• 石膏固定后使用支具支撑1~4年可以改善最终结果。

先天性马蹄内翻足是一种严重的固定性足部畸形（图10-15）。它的特点是僵硬的踝关节跖屈、

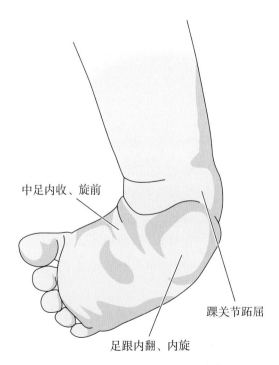

中足内收、旋前

踝关节跖屈

足跟内翻、内旋

▲图10-15　先天性右侧马蹄内翻足临床表现

距下关节翻转后内旋（距跟关节内翻）、距舟和跟骰关节内侧半脱位（内收）。可能呈现出明显的足弓，中足足底内侧皱褶增厚。始终存在程度不一的腓肠肌萎缩。无论是单侧还是双侧，畸形更常见于男性。但女性发生后往往更严重。

新生儿发病率为1/1000，当家族存在畸形病例时，新生儿发病风险增加。有相当多的证据表明马蹄内翻足是一种遗传性畸形，但这种疾病似乎反映了多基因表达差异，其确切的遗传模式尚不清楚。尽管大多数观点认为马蹄内翻足是孤立性畸形或是特发性畸形，但是马蹄内翻足可能与影响肌肉骨骼系统的各种综合征有着密切的联系。

▶临床表现

A.症状和体征

马蹄内翻足的临床诊断并不复杂。它是一种严重的固定性畸形，所以马蹄内翻足不能像跖骨内收畸形那样能被动矫正。马蹄内翻足通常足向内旋转和翻转的程度非常严重，鞋底朝向上方。偶尔可见踝关节跖屈不明显，这可能是因为跟骨的后端较小且高，难以触诊。马蹄内翻足总是与小腿肌肉纤维化相关的小腿周长永久性减少有关。这在出生时可能并不突出，但在小儿开始行走后变得明显。

应特别注意脊柱畸形，尾部凹陷或脊柱中线区域毛发斑块的存在，所有这些都可能提示神经源性病变。因此，医生应仔细检查其他畸形或综合征的特征。

B.影像学检查

随着产前超声检查的普及和进展，马蹄内翻足疑似性诊断的数量越来越多。X线检查在早朝马蹄内翻足的评估中几乎没有价值，因为足部的骨骼在出生时骨化程度很低。如果医生考虑手术干预或者患儿已经达到行走年龄，X线检查能够提供很多重要信息，并且X线检查可以对石膏或手术的矫正结果进行量化、评估。

治疗不充分马蹄内翻足的典型影像学表现包括以下特征：

（1）存在后足跖屈。

（2）距骨和跟骨之间缺乏正常的角度关系（距骨和跟骨的所谓平行度）。

（3）残余内侧半脱位或足舟骨位于距骨上和骰骨位于跟骨上（图10-16）。

▶治疗

A.手法治疗

马蹄内翻足的治疗需要从出生就开始。最初的治疗方法是被动活动并将其固定在矫正位置。在美国，大多数骨科医生会使用连续矫正和石膏固定，通常在出生后第一个月每隔1周进行1次，如果需要，此后每隔1~2周进行1次。在其他国家，更习惯使用固定带（胶带）和各种夹板（除了连续石膏固定）去维持患肢处于矫正位置。目前得到公认的方法是在进行石膏固定的同时辅助其他治疗方法才能获得成功。即使当石膏固定对畸形起到了一定的矫形作用时，跟腱也常常处于紧绷状态，因此需要在4周或更晚的时间内完成跟腱延长以便于石膏的矫正效果达到最大化。

Ponseti石膏固定方法作为一种有效的石膏固定方案已在世界许多地方被广泛采用。每周给予1次特定的石膏固定，共固定3~4周，然后进行早期经皮跟腱切断术。在短暂的石膏固定后，改为支具固定3年，在夜晚和小睡期间也要佩戴以保持足部位置。

B.手术治疗

大多数马蹄内翻足都可以通过石膏固定和小范围的松解手术成功治愈，但是严重的马蹄内翻足（通常与其他综合征相关）可能需要更广泛的手术治疗方案。所有马蹄内翻足通常都由一期手术完

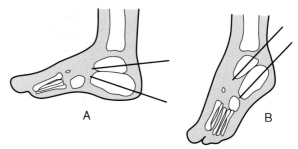

▲图10-16　马蹄内翻足的放射线图示。A.正常足。B.马蹄内翻足

成矫正。有时石膏固定即可矫正大部分中足畸形，只需要简单的后部松解（踝关节囊切开术和跟腱延长术）即可。医生必须通过综合的、广泛的手术方法对整组畸形进行矫形治疗。

常见的方法是使用辛辛那提切口，该切口从足舟骨内侧切开，围绕足跟的上部向外侧延伸至骰骨（图10-17）。在手术过程中，必须充分保护位于后内侧的胫后血管神经束。应用Z延长术对胫骨后肌、趾长屈肌、姆长屈肌的肌腱和跟腱进行延长。对距舟关节、距下（距跟）关节、后踝关节的关节囊进行松解，以使后足和中足的骨复位。

足舟骨通常在距骨头内侧半脱位，必须使其复位到正常位置。跟骨在距骨上是内翻的，这通过手动旋转距下关节并倾斜跟骨到中立位进行矫正。使用克氏针进行矫形固定，一般4~6周后可取出克氏针。

在修复延长的跟腱之前，通过背屈将踝关节重新定位到中立位。术后使用石膏固定以使被松解的关节囊与骨骼在马蹄足的矫形位置进行重新附着。

C.并发症

马蹄内翻足手术的早期并发症很少见，但3年内复发率为5%~10%。畸形的轻微复发很普遍。即使畸形得到永久性矫正，足也总是比正常人的小且僵硬，并且小腿周长会减小。必须在治疗早期告知家属这种可能性，以便他们对结果有清晰的认识。

如果手术松解过于激进，可能会出现晚期足跟外翻和跟腱过长。人们普遍认为，未充分松解的马蹄内翻足比过度松解的马蹄内翻足功能性更好。目前减少手术干预和增加保守治疗的趋势越发明显。

Dobbs MB, Morcuende JA, Gurnett CA, et al: Treatment of idiopathic clubfoot: an historical review. *Iowa Orthop J* 2000;20:59. [PMID: 10934626]

Herzenberg JE, Radler C, Bor N: Ponseti versus traditional methods of casting for idiopathic clubfoot. *J Pediatr Orthop* 2002; 22:517. [PMID: 12131451]

Matos MA, de Oliveira LA: Comparison between Ponseti's and Kite's clubfoot treatment methods: a meta-analysis. *J Foot Ankle Surg* 2010;49:395. [PMID: 20610205]

Richards BS, Faulks S, Rathjen KE, Karol LA, Johnston CE, Jones SA: A comparison of two nonoperative methods of idiopathic clubfoot correction: the Ponseti method and the French functional (physiotherapy) method. *J Bone Joint Surg Am* 2008; 90:2313. [PMID: 18978399]

Zionts LE, Dietz FR: Bracing following correction of idiopathic clubfoot using the Ponseti method. *J Am Acad Orthop Surg* 2010;18:486. [PMID: 20675641]

Zionts LE, Zhao G, Hitchcock K, Maewal J, Ebramzadeh E: Has the rate of extensive surgery to treat idiopathic clubfoot declined in the United States? *J Bone Joint Surg Am* 2010;92:882. [PMID: 20360511]

三、跟骨外翻

跟骨外翻通常认为是宫腔填塞引起的，足在出生时明显背屈，因此足背常与胫骨的前面贴合（图10-18）。后足通常有中度外翻。虽然畸形存在一定的柔韧性，但全范围运动时存在阻力的，并且大多数情况下踝关节跖屈达不到90°。

跟骨外翻外观非常明显，但通常会在2~3个月内自行矫正。虽然有些医生对患儿采取支具或连续石膏固定、伸展锻炼等方法治疗该畸形，但所有程

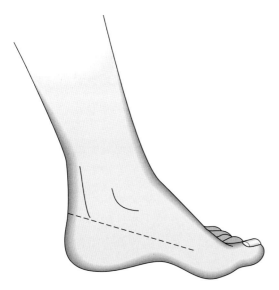

▲图10-17　马蹄内翻足矫正术的辛辛那提切口

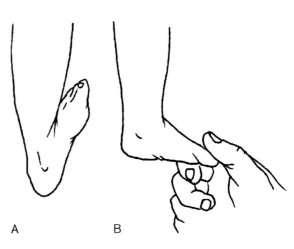

▲图10-18　放松位（A）和最大限度跖屈位（B）的跟骨外翻

度的跟骨外翻都会在没有治疗的情况下自行纠正。

▶先天性垂直距骨

跟骨外翻必须与一种非常罕见的先天性垂直距骨（先天性摇椅足、先天性复杂外翻足）区分。尽管这种畸形足部似乎位于胫骨前，但由于后部腓肠肌挛缩，后足实际上是跖屈状态（类似马蹄足）。为了适应后足跖屈和前足背屈的畸形，中足关节（距舟和跟骰关节）必须向背侧半脱位或全脱位。

先天性垂直距骨通常伴有遗传性疾病如先天性关节挛缩综合征，或神经肌肉疾病如脊柱裂。然而，偶尔在正常婴儿中也会发现。通常采取手术治疗，石膏固定并不能治疗该病。

四、高弓足

高弓足是足弓过高的表现。虽然对于需要治疗的弓形阈值很难界定，但大多数严重畸形可以简单明了地给出诊断（图10-19）。

高弓足经常伴随后足内翻畸形（跟骨内翻），并且可能有爪状趾，以及踝关节、足部肌肉无力的现象。此外，跖骨头和足跟下方常见胼胝。可以通过"阻滞试验"进行矫正的伴有后足内翻的高弓足是非结构性的，不需要手术矫正。如果患者有症状，可以选择第1跖骨截骨和肌腱转移进行足底松解治疗。

▶临床表现

前踝疼痛是高弓足最常见的症状之一，有时还伴随跖脚走。这种矛盾的情况是由高弓足的病理性解剖造成的。前足严重跖屈并靠近后足，需要踝关节背屈进行代偿。当高弓足变得严重时，踝关节无法进一步背屈，最终导致前踝撞击并引发疼痛。当足部无法进一步背屈时会进一步减小前足间隙，最终只有跖骨可以接触地板。这种体征可能会被误诊为踝关节跖屈挛缩，导致错误地进行不必要的跟腱松解术。

▶发病机制

高弓足通常是生长发育期足部肌肉发育不平衡

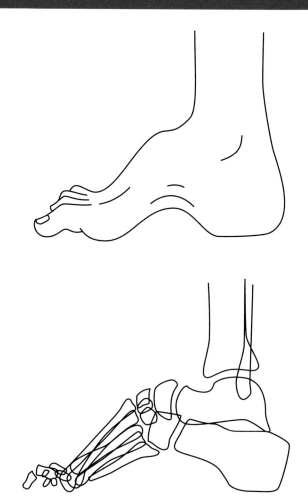

▲图10-19　高足弓临床表现和影像学表现

的结果。在较小的儿童中，很少发现高弓足，但在8~10岁之后很常见。虽然足内在肌无力是高弓足的主要原因，但腓骨肌或胫骨前肌无力也会导致高弓足。高弓足常见于有潜在神经肌肉疾病的小儿。

高弓足是神经肌肉疾病的标志性体征。诊断需要彻底检查其根本原因，并可能需要神经系统医生进行会诊，并进行脊柱MRI和肌电图（EMG）检查。表10-6列出了常见的高弓足神经肌肉原因。

▶治疗

高弓足保守治疗包括修改鞋子或使用特制鞋垫进行调节。这些方式实际上并没有矫正畸形；严重的畸形需要通过肌腱转移术矫正以恢复肌肉平衡，并通过中足楔形截骨矫正骨性畸形，或通过三关节融合术（将后足与矫正位置融合固定）矫正。

表10-6	高足弓常见神经肌肉病因
脑瘫	
遗传性运动感觉神经病（沙尔科-马里-图思病）	
骨筋膜室综合征	
脊髓纵裂	
家族性遗传性共济失调	
肌营养不良	
脊髓肿瘤	
脊柱裂	

Schwend RM, Drennan JC: Cavus foot deformity in children. *J Am Acad Orthop Surg* 2003;11:201. [PMID: 12828450]

五、扁平足

扁平足是指正常的足内侧纵弓丢失。许多扁平足病例都是遗传性的，采集病史时仔细询问家族史可能会发现家族中其他人患有此病。足部通常是柔韧的，当足部不承重时会出现足弓。扁平足经常合并出现后足外翻（足跟外翻）。严重时，扁平足可能会引发疼痛，但这种情况往往被过分强调了。

▶临床表现

体格检查时必须确定扁平足的柔韧性。距下关节活动通常是正常的。在站立时呈现扁平足弓和足跟外翻畸形。但当患儿脚尖站立时，从后部检查经常发现，通过肌肉动作的代偿呈现出正常足弓和足跟内翻。如果扁平足没有足够的柔韧性，则应考虑将诊断变更为跗骨融合。医生也应该定位诱发疼痛的足底胼胝。

▶影像学检查

站立位下X线检查常可观察到正常内侧纵弓弧度丢失，并且可以发现距舟关节轻度向外侧半脱位。在严重的慢性病例中可以发现存在退行性距舟关节刺。

▶治疗

由于没有可以长期改变扁平足解剖学特征的治疗，所以仅给予对症治疗（改良鞋、足弓支撑和矫形鞋垫）是明智的选择。前移胫骨后肌肌腱、距下关节抬高或融合，以及跟骨外侧颈的伸长截骨术都是可以选择的手术方案。但是这些术式重复性较差，而且疗效不确切。

六、跗骨融合

跗骨融合是2个或多个跗骨之间的先天性融合。融合可以是纤维性、软骨性或骨性的。融合通常发生在2块骨之间，在早期通常呈软骨质地，但随着足部成熟最终骨化（或接近骨化）。该病通常双侧发病，为常染色体显性遗传。

跗骨融合最常见于跟骨和足舟骨的外侧（图10-20）、距骨和跟骨内侧之间。

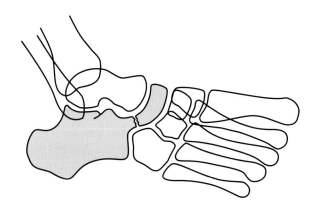

▲图10-20 在斜位X线片上最能看到跟舟骨桥

▶临床表现

因为病变在青春期早期开始骨化，跗骨融合的症状可能包括足部疼痛和僵硬。由跗骨融合产生的僵硬和后足异常形成跗骨内部运动模式，这种运动模式导致距下关节运动进行性丧失和足跟固定性外翻畸形。跗骨融合通常称为腓骨肌痉挛性扁平足，因为腓骨肌常处于过度保护性反应状态。随着病变的成熟，疼痛可能减少，但僵硬度增加，外翻姿势变得顽固。

对于足部疼痛、外翻足跟和距下关节活动减少的青少年，应高度怀疑这种诊断。

▶影像学检查

足部的侧位、前后位和斜位X线检查都有助于确认跟骨和足舟骨融合的诊断，但可能需要特殊的距下关节X线检查（Harris视图），CT或MRI可显示内侧距跟骨病变。

▶治疗

并非所有融合都需要治疗。是否治疗取决于疼痛、僵硬和固定性外翻畸形的严重程度。保守治疗包括通过石膏固定减轻疼痛并降低腓骨肌痉挛。如果失败，可以通过手术分离骨融合处，并使用自体脂肪和肌肉填充切开的空隙。在晚期或被忽视的病例中，疼痛或畸形等症状可通过三关节融合术有效治疗。

Sankar WN, Weiss J, Skaggs DL: Orthopaedic conditions in the newborn. *J Am Acad Orthop Surg* 2009;17:112. [PMID: 19202124]

Yeagerman SE, Cross MB, Positano R, Doyle SM: Evaluation and treatment of symptomatic pes planus. *Curr Opin Pediatr* 2011;23:60. [PMID: 21169838]

七、脚趾畸形

脚趾畸形作为孤立的病症常与类似的手部畸形存在关联性，其也可为其他综合征的症状。这里仅对常见的畸形进行描述，也包括手部畸形的相关问题。

▶单纯并趾

单纯并趾是最常见的脚趾畸形，经常累及2个或多个脚趾。第2和第3趾之间的并趾最常见。趾蹼通常完整。这种疾病表现出明显的家族遗传模式并且不会引起任何症状。脚的并趾很少需要治疗。然而手的并指需要手术分离以恢复正常的手指功能。

▶多趾/指

多趾/指是指手指或脚趾的数量超过5个。通常是遗传性的且表现为双侧发病。拇指的多指畸形可能同时存在蹞趾的多趾畸形，并且两者通常都需要手术治疗。前轴（内侧脚趾和桡侧手指）和后轴（外侧脚趾或尺侧手指）的多指/趾通常伴随遗传综合征，医生应仔细寻找其他症状。外科治疗通常是1岁左右行切除手术；内侧多指/趾手术可能较复杂。

八、束带（羊膜带）畸形和末端并趾/指

在妊娠期间，含有蛋白质的羊膜成分可以在肢体节段周围凝结。这些束带可能使胚胎组织受压凹陷，导致产生收缩环甚至坏死及远端节段的再吸收（先天性肢体缺如）。束带畸形可以单独存在，也可以伴发Streeter发育不良。Streeter发育不良的症状不同于单纯并趾/指，因为streeter并趾/指常发生在远端而非近端，而且没有趾/指蹼（末端并趾/指）。Streeter发育不良是一种获得性而非遗传性条件性畸形。其是由于胚胎趾/指尖端受到剪切，随后远端趾/指融合造成的。手的末端并指必须进行手术松解以使其有独立的功能，但脚的末端并趾很少有症状，不需要治疗。

束带可能非常深且包绕严密，有时必须在出生后立即通过Z成形术进行松解以避免发生出生后坏死。通常情况下，一次操作只松解一条束带的1/2周长，以保护余下1/2的血液供应。也有束带Z成形术一期切除成功的报告，这表明剩余的血液供应可能是由筋膜下和骨间的血管完成的。

九、青少年蹞囊炎（蹞外翻）

小儿很少发生蹞囊炎（蹞趾内侧跖趾关节处的突出），一旦发生，往往需要治疗。它通常是遗传性的，常见于青春期早期，并且几乎总是与第1跖骨内翻引起的前足增宽有关。宽大的前足使蹞趾严重侧向偏离（蹞外翻），导致蹞趾的基部突出，摩擦鞋内侧并产生疼痛的蹞囊炎（图10-21）。

虽然保守治疗可以缓解不适，但许多青少年蹞囊炎是进行性的，需要手术治疗。手术必须解决畸形的各个方面。医生必须修剪蹞囊炎，通过截骨矫正第1跖骨的内翻角度，并通过延长蹞收肌来集中并平衡蹞外翻畸形。手术后畸形复发率很高。

膝关节和下肢的扭转和成角畸形

▶诊断要点

• 大多数旋转畸形是良性的，并且随着生长发育会自行矫正。

• 膝关节成角畸形，特别是膝关节内翻畸形，必须与常见的生理性变异区分开，因为其通常需要

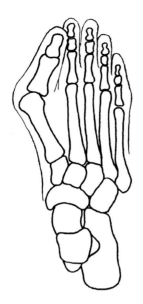

▲图10-21　青少年跚指外翻一般伴有前脚掌宽大，第1跖骨内翻（跖骨原位不正）

早期治疗。

扭转（旋转）和成角畸形是小儿骨科医生最常遇到的问题（图10-22）。大多数患儿年龄较小（<5岁）且具有内旋畸形，这会导致所谓的鸽子步态（足内翻步态）。

内旋畸形可能发生于大腿、小腿（胫骨）或足，通常会影响外观。目前没有证据表明所谓的扭转畸形会对小儿有害或导致成人严重残疾。成角畸形（通常是膝关节内翻或外翻）通常也是良性的。仔细评估和检查（包括X线或其他影像学检查）后，有时需要治疗。但是大多数扭转和成角畸形是正常解剖结构的生理性变异，且会随时间自行矫正。

▶ 股骨前倾增加

正常的股骨颈并不完全位于冠状面，而是与冠状面成一定角度向前走行，称为股骨前倾角（图10-23）。婴儿的股骨前倾角可达40°，但这个角度会随着生长逐渐减小，成人正常的股骨前倾角约为15°。在一些儿童中，随着生长发育，股骨前倾角逐渐消退的趋势相对缓慢或较小，导致这类儿童与同龄人相比具有更大的前倾角。无论股骨的前倾角度如何，髋关节都会试图使自己居中，所以过度前倾会增加股骨向内的旋转力。这种髋部内旋增加和外旋减少的临床表现在行走时表现为内八字脚。

观察行走的儿童，会发现整个股骨内旋通常会越过髌骨的内侧。虽然有些父母认为这种异常的鸽子步态非常不雅观，但股骨前倾的增加只是一种正常的变异，对功能并没有影响。

在9~11岁时，随着股骨前倾角度逐渐减小，内八字脚会有所改善。但随后在成人阶段会更容易发生顽固性的内八字脚。股骨前倾角增大不需要治疗。

▶ 胫骨内旋

一些婴儿天生具有相对明显的胫骨内旋，这使得足和踝部相对于膝关节轴线显著向内旋转。这种胫骨内旋通常是双侧的，而且有家族性趋势，是一种无法避免的正常变异。

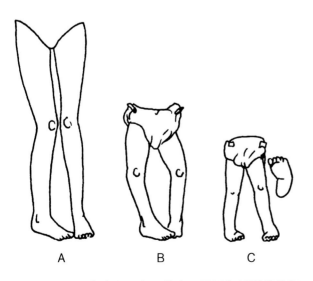

▲图10-22　临床上，内翻的主要原因包括股骨前倾（A）、胫骨内旋（B）和跖骨内收（C）的增加

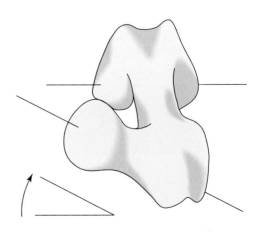

▲图10-23　股骨前倾角是指股骨颈向冠状面（前）的倾斜角

通过髌骨位置确定膝关节的矢状面后，与双踝轴（连接踝关节内侧和外侧踝骨的假想线）比较即可对胫骨内旋进行测量。

30°~40°的胫骨内旋在新生儿中并不少见。小儿开始行走时，胫骨内旋会导致明显的内八字脚，因此患儿容易被绊倒。

随着生长，胫骨内旋会自行消退且足部位置和行走姿势最终回归正常。有些小儿在24个月大的时候症状会有所改善，但可能需要到4岁时胫骨内旋才能完全消失。胫骨内旋不需要治疗。没有科学证据表明支具或矫形鞋会对该畸形的自然矫正过程有任何影响。

▶跖骨内收

跖骨内收也可能会引起幼儿明显的内八字脚（表10-7），所以也被归为扭转畸形。

▶膝外翻和膝内翻

许多婴儿都有双腿对称性弯曲，这可能在开始行走的前1~2年持续存在，然后发展成夸张的膝外翻。膝外翻在3~6岁时最为显著，此时一般称为生理性外翻。膝外翻的解剖角度可以高达15°~20°。

随后膝外翻随着生长发育逐渐重塑，成人后平均值为5°~7°。

婴儿膝内翻（O形腿）和6岁儿童膝关节的过度外翻都属于正常现象，不需要治疗。此时应对其父母说明病情是良性的。少数情况下，O形腿持续到超过3岁时可能需要进一步评估或治疗。以下是引起O形腿的疾病。

A.胫骨内旋

当小儿向前走路并且膝关节向外旋转而非向内时，胫骨内旋可以表现为O形腿。从侧面看膝关节屈曲并呈现弓形的外观。仔细的体格检查能够发现胫骨内旋，这种畸形会在4岁左右自行消退。随着扭转矫正，O形腿也随之消失。

B.布朗病

布朗病也称为胫骨内翻，是一种原因未知的内侧胫骨骨骺生长丢失导致患肢进行性弯曲的疾病（图10-24）。它可能早在3岁时发生，可累及双侧肢体或单侧肢体。如果是单侧的话，因为有健侧对比，所以易于早期发现。过重的患儿若存在腿部生理性弯曲，在行走时对膝关节加载过度负荷会导致布朗病的发展，但这种理论尚未得到证实。该病在所有种族中都有发病，但在黑人和西班牙裔儿童中尤为常见。

布朗病的诊断基于胫骨内侧骨骺生长减少的影像学证据。随后出现内侧关节面扭曲及内侧骨骺板融合。随着外侧骨骺板继续延长而内侧骨骺板生长停滞，最终导致进行性成角畸形。

轻度的青少年布朗病可能会自行矫正。虽然一些医生建议使用支具支撑促进其自我行矫正，但没

表10-7 内八字脚总结

	跖骨内收	胫骨内旋	股骨内旋（股骨前倾增加）
治疗干预的年龄	12个月	3~4岁	9~10岁
腿部位置	股骨和胫骨正常	髌骨向前移位，足/踝关节内旋	髌骨内旋
髋关节检查	正常	正常	内旋超过外旋

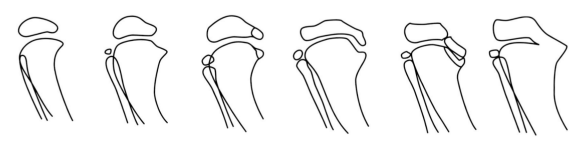

▲**图10-24** Langenskiöld对小儿胫骨内翻影像学变化的图解分类。较高的等级与胫骨内侧骨骺的永久性闭合有关，这导致了与生长有关的进行性内翻和内旋畸形

有证据表明这样做的必要性或有效性。

严重的或进展性的布朗病需要通过胫骨截骨术进行矫正，以恢复膝关节的正常生理外翻角。手术减少了胫骨平台内侧的生理负荷，可能能够恢复患者的正常生长。略微过度矫正畸形可以确保减少负荷，以确保外翻畸形会随着患儿的生长发育逐渐矫正。

现在早期进行手术治疗干预很普遍，许多医生建议对存在相应的影像学指征的病例，在3~4岁后进行截骨术。在疾病进展早期采用手术矫正可能会在永久性生长停滞之前逆转疾病进展，否则，发展成生长停滞就需要进行骨骺桥切除和/或多处截骨。一旦发生骨骺板桥接，在发育成熟前需要进行反复外科矫形手术，以矫正成角畸形和下肢不等长。早发性布朗病患儿偶尔需要通过手术抬高胫骨平台内侧，但这并不适用于迟发性布朗病患儿。通常存在远端股骨内翻畸形，必须加以解决。目前尚没有支具和手术治疗布朗病的相关对照研究。

C.佝偻病

钙摄入性代谢紊乱（营养性佝偻病）可以降低骨骺软骨的钙化和骨化的速度，使骨质柔软易弯曲。维生素和钙膳食补充剂几乎消除了美国的营养性佝偻病。

Jones JK, Gill L, John M, Goddard M, Hambleton IR: Outcome analysis of surgery for Blount disease. *J Pediatr Orthop* 2009; 29:730. [PMID: 20104154]

Rab GT: Oblique tibial osteotomy revisited. *J Child Orthop* 2010; 4:169. [PMID: 20234769]

▶胫骨弯曲和假关节

胫骨先天性成角畸形（胫骨体弯曲）虽然罕见但是很严重。弯曲的方向对于诊断和预后都很重要，在出生时通常可以检出。弯曲的方向是由弯曲弧线的顶点所确定的，而不是由远端部分的位移方向确定的（图10-25）。

A.胫骨的先天性后内侧弯曲

胫骨的先天性后内侧弯曲是发生于单侧胫骨远端1/4处的畸形。弯曲的顶点朝向后内侧，该区域表面通常存在皮肤凹陷。由于弯曲的角度（通常约

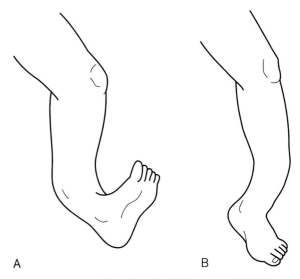

▲图10-25　胫骨弯曲的主要类型。A.后内侧弯曲。角度可自行矫正，但有肢体长度不等。B.前外侧弯曲。这种疾病最终会发展为自发性胫骨骨折，并伴有抵抗性假关节炎

为50°）靠近踝关节，临床表现类似跟骨外翻足。造成畸形的原因是踝关节而不是足。后内侧弯曲的X线检查可显示胫骨远端的曲率，通常在骨下有硬化灶。

尽管外观表现非常严重，但后内侧胫骨弯曲在所有患者中都是可以自行矫正的。有些人建议将足从背屈位矫正至水平位并使用石膏固定。但由于实际畸形与足无关，这种建议并不符合逻辑。从未进行过石膏固定的自行矫正的患者反而比石膏固定的患者恢复得更快。

胫骨后内侧弯曲在3岁时已基本完成重塑，使肢体在肉眼外观下呈直线状，但5~8岁小儿X线检查中可能还能观察到弯曲畸形。所有胫骨后内侧弯曲患儿都存在双下肢不等长的问题。在发育成熟时，受累肢体比健侧肢体缩短的距离在4cm内。这和刚出生时的差异一样。下肢不等长是患儿面临的最大问题，但通常可以通过肢体延长术处理。因此，虽然角度畸形不需要治疗，但长期随访和针对肢体不等长的治疗是必要的。

B.先天性胫骨前外侧弯曲和先天性胫骨假关节

先天性胫骨前外侧弯曲和先天性胫骨假关节是严重的胫骨弯曲。目前发病原因还不清楚，胫骨和腓骨的前外侧弯曲可能与不可避免的进行性硬化和畸形平面下的胫骨干萎缩相关。这种异常性萎缩骨

的最终命运是自发性骨折，而且不像其他儿童骨折那样容易愈合（即容易形成假关节）。有些患有这种疾病的小儿在出生时即已出现胫骨骨折，而有些患儿出生时只有前外侧弯曲和硬化，骨折一般发生在8~10岁。大约50%的病例合并有神经纤维瘤病。

所有患此病的小儿都需要接受治疗，治疗方法各不相同。低龄患儿发生骨折预后较差。如果存在前外侧弯曲但未发生骨折，使用保护性支具可能会有帮助。对于第一次骨折发生在8岁或以上的小儿，长时间使用石膏固定或外科骨移植（有或没有内固定），骨折有可能愈合。

3岁以前发生骨折的患儿采取骨移植治疗几乎都会失败，反复尝试移植可能会成功。

在低龄患儿中常规治疗先天性胫骨假关节的失败促使一些医生尝试创新性的治疗方法。目前有电刺激、腓骨游离微血管转移和缺损处Ilizarov骨移植提高治疗成功率的报道。为了提高患者的功能可能需要多次手术干预，然而许多患者最终还是会选择进行截肢，以达到儿童期的正常活动功能并加快康复速度的目的。

Feldman DS, Jordan C, Fonseca L: Orthopaedic manifestations of neurofibromatosis type 1. *J Am Acad Orthop Surg* 2010;18:346. [PMID: 20511440]

Tudisco C, Bollini G, Dungl P, et al: Functional results at the end of skeletal growth in 30 patients affected by congenital pseudarthrosis of the tibia. *J Pediatr Orthop B* 2000;9:94. [PMID: 10868385]

Vander Have KL, Hensinger RN, Caird M, Johnston C, Farley FA: Congenital pseudarthrosis of the tibia. *J Am Acad Orthop Surg* 2008;16:228. [PMID: 18390485]

膝关节疾病

一、盘状半月板

膝关节的正常半月板形状为半月形，横截面为楔形。它们加深了平坦的胫骨关节面，以便能够包绕圆形的股骨髁。内侧半月板比外侧半月板更长更窄。

外侧半月板偶尔会保持先天的圆形（或盘状），而不是跟随生长发育衍变为正常的半月形（图10-26）。这降低了其对股骨髁的包裹作用，并可能导致膝关节外侧隔室或外侧半月板不稳定。

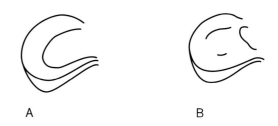

▲图10-26　A.正常外侧半月板。B.盘状外侧半月板，可能引起弹响、渗出或疼痛

▶临床表现

盘状半月板的经典物理诊断特征是膝关节屈曲和伸展时外侧半月板有响亮的弹响声。这种弹响声通常是无痛的，但可能伴有酸胀或积液。体格体检可以感受到膝关节伸直存在一定阻力。当X线检查出现下列征象时即可怀疑盘状半月板：膝关节外侧间距增高，外侧软骨下硬化略增加和胫骨外侧关节面凸起。关节造影或MRI可以确诊。盘状外侧半月板的异常力学结构使其易于撕裂，盘状半月板撕裂特别好发于10岁以上的小儿。

▶治疗

过去，有症状的盘状半月板通常采用全外侧半月板切除术治疗，但由此产生的晚期膝关节退行性改变等并发症促使盘状半月板的治疗方式转向保守。目前的做法是尽量避免治疗，除非症状显著并影响功能。如果需要治疗，目前最安全的方法是关节镜下去除盘状半月板中央部分，从而将外侧半月板雕刻成大致半月形。

Good CR, Green DW, Griffith MH, Valen AW, Widmann RF, Rodeo SA: Arthroscopic treatment of symptomatic discoid meniscus in children: classification, technique, and results. *Arthroscopy* 2007;23:157. [PMID: 17276223]

Kramer DE, Micheli LJ: Meniscal tears and discoid meniscus in children: diagnosis and treatment. *J Am Acad Orthop Surg* 2009;17:698. [PMID: 19880680]

二、髌骨软化和膝关节内部紊乱

髌骨软化和髌骨半脱位在活动量很大的青少年中很常见，特别是髌骨小且伴有轻度膝外翻和股四头肌（Q）角轻微增高的女性。这些损伤在儿童中并不常见，其半月板和韧带损伤的处理与成人一样。

如果怀疑存在膝关节内紊乱，大多数患儿需要采取保守治疗。小儿体格检查和影像学检查（如MRI）的诊断准确率不高。MRI的假阳性结果在小儿中尤为典型。

三、剥脱性骨软骨炎

剥脱性骨软骨炎是最常见于股骨远端骨化中心的一种原因不明的疾病，其他关节也可受累（距下关节、肘关节）。部分关节表面软化并导致关节软骨和下面的骨撕裂或分离（图10-27）。这种疾病在8~14岁的小儿中很常见，在成人中并不常见。

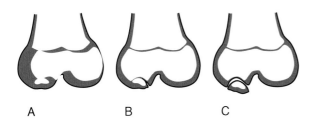

▲ 图10-27　各种类型的小儿剥脱性骨软骨炎病变。A.骨化中心缺陷，无软骨缺陷。B.病变有铰链状的皮瓣。C.骨和软骨完全分离，可导致膝关节内出现游离体

该疾病似乎是由2个因素共同引起的：①机械剪切或活动损伤；②股骨髁骨化不完全（小儿可能非常不规则）导致的股骨髁脆弱。每个因素所占的比例主要取决于年龄。运动创伤在年龄较大的小儿和成人中似乎更为重要，而在年幼的小儿中，骨化缺陷使得股骨髁更容易受到轻微的重复性损伤。

▶ 临床表现

A.症状和体征

症状和体征可能变化很大。年龄较小的小儿可能无症状，但是影像学检查可以观察到髁突碎片，或者仅在剧烈活动后可能出现隐隐的疼痛。年龄较大的小儿和成人可能会出现疼痛、积液、关节交锁或卡顿。如果碎片已经分离会成为膝关节内的游离体。

B.影像学检查

X线平片常显示表面为不规则碎片，通常伴有硬化，但也可能会表现为内侧髁外侧的骨质减少。通常需要对股骨髁进行切向透视，如缺口视图（notch view）。有时缺损仅在侧向投影上可见。每次影像学检查都应该与健侧对照。所谓的骨化缺陷可能是正常骨化的前缘部位，常表现为双侧出现及对称发生。其特点与剥脱性骨软骨炎相似。

对于11~12岁的儿童，MRI或关节造影术可用于确定是否累及下方骨骼或是否存在上覆软骨的分离。虽然这些检查有助于改善这一年龄组的治疗策略，但对年幼的儿童没有意义。

▶ 治疗

无症状的剥脱性骨软骨炎低龄患儿不需要治疗，因为这些病变大多会自行愈合。在具有症状或在X线片上看到较大病变的青春期前患者，膝关节固定器或桶形石膏固定6周即可治愈缺损并消除症状。

但是有时固定没有效果。如果病损过大且伴有软骨分离或移位，或者骨骼已经发育成熟，治疗方法可与成人相同，包括关节镜下清创术和通过钢针内固定来稳定松散的碎片。切除碎片可能导致不良的结果。如果病损处出现骨骺开放可能不能直接使用标准的成人治疗方法。

Gudas R, Simonaityte R, Cekanauskas E, Tamosiūnas R: A prospective, randomized clinical study of osteochondral autologous transplantation versus microfracture for the treatment of osteochondritis dissecans in the knee joint in children. *J Pediatr Orthop* 2009;29:741. [PMID: 20104156]

Kocher MS, DiCanzio J, Zurakowski D, Micheli LJ: Diagnostic performance of clinical examination and selective magnetic resonance imaging in the evaluation of intraarticular knee disorders in children and adolescents. *Am J Sports Med* 2001;29:292. [PMID: 11394597]

四、韧带和骨骺损伤

骨骼未成熟的小儿，其膝关节内主要韧带的损伤远远少于大龄小儿和成人。低龄小儿所参与的活动运动强度较低，并且他们肌肉体积较小（青春期出现增加），限制了身体的加速度和碰撞力。此外，与骨或软骨骺板相比，未成熟骨骼中的韧带强度相对较强。因此，韧带附着处的骨折和骨性撕脱比韧带本身出现创伤性破裂的可能性更高。

内翻或外翻损伤后，小儿膝关节可能出现残余的不稳定。成人的这种不稳定性是韧带损伤的临床

表现。然而由于小儿骨软骨骺板较脆弱，与强壮的韧带相比其可能是病损的部位。小儿膝关节不稳可能是由于骨软骨骺板骨折形成铰链引起的，而不是由关节内的开口引起的（图10-28）。应力位X线检查可能有助于辨别可疑病例，临床上通常也能够较容易地发现存在明显的骨折迹象。

膝关节内的主要结构性损伤（半月板撕裂或交叉韧带损伤）在小儿中很少见。因为症状可能不如成人严重，这些损伤可能会延迟发现，而且在鉴别诊断中膝关节结构性损伤并不占重要的地位。由于小儿半月板的血液供应良好，半月板损伤尤其是外周损伤特别适合采取关节镜修复术。小儿交叉韧带损伤可能难以进行手术治疗，因为胫骨或股骨存在骨骺板，限制了韧带重新附着的选择。除了交叉韧带损伤外，只要患儿能够忍受疼痛，大多数膝关节韧带损伤可以采取2~4周的夹板固定治疗。15岁以下小儿很少需要物理治疗。有关主要体征、症状、诊断程序和治疗方案可在第三章中找到。

▶ 鉴别诊断

并非所有膝关节渗出都是创伤性的，特别是年幼的小儿。由于小儿运动时总是不断承受各种轻微损伤，因此受伤史可能不准确。遇到关节积液时，医生需要对脓毒性关节炎和少年型类风湿性关节炎进行鉴别诊断。

Beasley LS, Chudik SC: Anterior cruciate ligament injury in children: update of current treatment options. *Curr Opin Pediatr* 2003;15:45. [PMID: 12544271]

Luhmann SJ: Acute traumatic knee effusions in children and adolescents. *J Pediatr Orthop* 2003;23:199. [PMID: 12649021]

胫骨粗隆骨软骨病（奥施古德-施拉特病）

胫骨近端的骨骺板包含有助于纵向生长的横向组分和髌韧带附着的前舌部分。青春期前和青春期的小儿（通常是男性），这种髌韧带附着的前舌远部尖端可能会在慢性拉伸应力作用下分裂，并由此产生充血反应而扩大，此即为胫骨粗隆骨软骨病。随着胫骨粗隆变得越来越突出，可以在其上形成疼痛性囊。

▶ 临床表现

症状包括胫骨粗隆处的轻度疼痛、存在髌骨功能障碍的严重疼痛并伴有严重的滑膜囊压痛等。胫骨近端外侧X线片可呈现出特征性碎片（图10-29）。

▶ 治疗

一般采取对症治疗，包括应用镇痛药、膝关节处应用垫子避免直接压力、股四头肌拉伸运动、避免体育活动，以及对出现疼痛的病例进行短暂石膏固定或夹板固定。骨骺板在骨骼发育成熟闭合后，

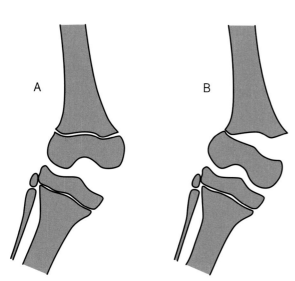

▲ 图10-28　发育不成熟的膝关节不稳患儿应力位X线片可能显示韧带断裂（A）或股骨干-骨骺分离（B）

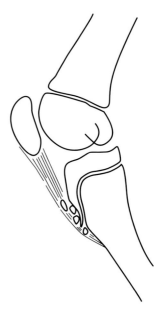

▲ 图10-29　胫骨粗隆骨软骨病。X线检查可发现胫骨粗隆骨骺的特征性碎裂，类似该示意图

该病症自行消退。目前没有证据表明在能够耐受疼痛的范围内进行活动会对患儿有害。

Adirim TA, Cheng TL: Overview of injuries in the young athlete. *Sports Med* 2003;33:75. [PMID: 12477379]

Krause BL, Williams JP, Catterall A: Natural history of Osgood-Schlatter disease. *J Pediatr Orthop* 1990;10:65. [PMID: 2298897]

脊柱畸形

脊柱畸形可能发生于任何年龄段，其表现变化多端。脊柱畸形可能是特发性的、先天性的，也可能伴随各种神经肌肉疾病、肿瘤和感染。畸形可能很轻微且不会进展，也可能恶化并需要积极治疗。有时，脊柱畸形也可能是其他疾病的第一临床线索。图10-30显示了不同类型的脊柱畸形。

▶畸形的类型

A.脊柱侧弯

脊柱侧弯是冠状面的脊柱侧凸畸形，最好通过患者背部的体格检查和前后位X线片进行评估。侧弯可以是单处的或多处的，由它们的凸点方向所决定。在柔性脊柱中，单个（较僵硬）侧弯可导致在主要畸形的上方和下方形成相反方向上的生理性补偿侧弯。结构性脊柱侧弯总是包括在X线片上可能无法完全显示的旋转及脊柱前凸。令人惊讶的是外侧侧弯通常很难被发现。伴随脊柱侧弯的椎体旋转是临床查体的特征性标志。

B.脊柱后凸

脊柱后凸是矢状面上脊柱向前的弯曲，一般选择侧面和侧位X线检查。如果脊柱后凸成锐角，在矢状面上会出现后凸，一般称为驼背。

C. 脊柱前凸

脊柱前凸是脊柱的过度伸展畸形，最常见于腰椎，也常伴有脊柱侧凸。腰椎前凸可能继发于髋关节屈曲挛缩。

▶检查

尽管可以在常规X线片中发现脊柱畸形，但是大多数病变最好还是通过严格的体格检查加以诊断。脊柱检查应按照以下特定方案进行。

（1）患者取站立位（图10-31）。

（2）检查骨盆是否水平，并对比双侧肋骨、肩胛骨、颈部和肩高是否对称（双下肢不等长可引起明显的脊柱侧弯，但当短腿抬高时会消失）。

（3）如果在站立时骨盆不能保持水平，如神经肌肉疾病引起髋部挛缩的小儿，可让患儿坐在坚固的表面上，使骨盆保持水平。

（4）让小儿向前屈曲躯干，仔细观察腰椎双侧椎旁肌、肋骨或肩胛骨任何不对称的突出，这即是脊柱侧弯的旋转部分。不对称程度与脊柱畸形的严重性一致，弯曲的凸点指向最突出的一侧。

（5）在直立位或前屈位下从侧面检查可能发

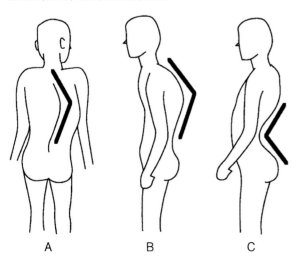

▲图10-30　脊柱畸形。A.脊柱侧弯。B.脊柱后凸。C.脊柱前凸。经常在同一患者身上出现多种畸形（即侧弯+后凸）

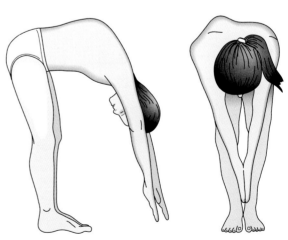

▲图10-31　对脊柱畸形进行体格检查时最好观察患者向前弯腰时所出现的不对称和畸形

现脊柱后凸的突出部位。

（6）进行仔细的神经系统检查，包括上肢反射、腹部反射，以及详细的下肢神经系统检查。

（7）使用X线检查评估弯曲的类型、严重程度和位置，并寻找潜在合并病变。由于原发性脊柱侧弯和脊柱后凸的畸形节段总是比未受累的脊柱节段僵硬，因此双侧弯曲体位下进行X线检查可以帮助判断哪些弯曲是结构性的及哪些是灵活的代偿（继发性弯曲）。Cobb法通常用于测量脊柱弯曲角度（图10-32）。受影响最大的椎骨终板之间的倾斜程度被描述为畸形的严重程度。

▶ 脊柱侧弯

A.特发性脊柱侧弯

特发性脊柱侧弯没有明显的原因，可分为青少年型（＞10岁），儿童型（3~10岁）和婴儿型（＜3岁）。青少年特发性脊柱侧弯占所有特发

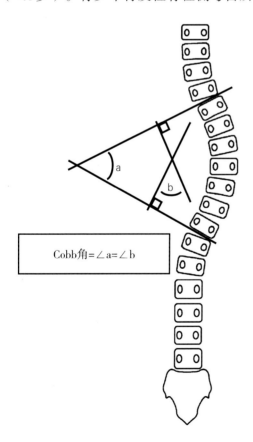

Cobb角=∠a=∠b

性脊柱侧弯的80%，并且最常见于青春早期的女性。在其他年龄或性别中也可见到发病。比较典型的表现是侧弯的曲度顶点在胸椎节段（右胸侧弯型）。而非典型侧弯患儿，如低龄小儿的左胸侧弯和特发性曲度，可能需要更广泛的检查手段（如肌电图、MRI）才能确定其是否为特发性。

许多特发性脊柱侧弯会随着患儿生长发育而进展，并且一直会持续到骨骼发育成熟。因此，医生必须确定侧弯畸形是否正在进展及脊柱是否仍在生长。可使用X线检查对畸形的进展进行随访监控，同时通过观察髂嵴隆起（Risser征）的骨化程度来估计骨骼成熟度。这种骨盆的骨化青春期时在髂骨外侧出现并逐渐向内侧扩散越过髂骨，在成熟时盖在骨上并与之融合。尽管关于支具的实际有效性仍存在争论，但是可以尝试使用各种脊柱支具来控制特发性脊柱侧弯的进展。对于具有显著生长潜力的小儿（Risser征2级），任何超过30°侧弯或侧弯大于20°~25°且进展超过5°的患儿都应该接受手术治疗。如果发育成熟时侧弯仍较轻微，在成年期不会引起症状也不会有进展。成人中小于35°~40°的侧弯通常不会进展。如果佩戴支具，侧弯仍持续进展，手术是首选的治疗方法。太过僵硬且只有在它们相对较小时才能被观察到的侧弯不能从支具中获益。支具可能对40°~45°以下的侧弯有帮助，但对于超过这个范围的畸形，支具通常是无效的。

脊柱侧弯手术使用金属杆矫正畸形，金属杆可以被塑形以便于对侧弯部分进行推动、拉动、撑开或压缩等矫形处理。然后使用髂骨或同种异体移植骨将受累脊柱节段融合在一起。一般情况下，对于许多特发性脊柱侧弯病例来说，对椎弓板和关节突关节等后方结构进行融合是足够的。严重病例可能需要通过胸腔或腹膜后间隙进行前路融合。

在Cobb角＞20°的青少年脊柱侧弯患者中，神经系统异常的患病率约为20%。因此，对这些小儿的检查应该包括整个脊柱MRI。

婴儿特发性脊柱侧弯更常见于男性，男女比例为3∶1。与青少年特发性脊柱侧弯相似，合并脊髓异常的患儿约为20%。髋关节发育不良和先天性心脏病也与该病有相关性。有些小儿可自行矫正。

侧弯的进展趋势，可以通过肋骨椎间角度差或肋骨头的相位来预测。椎体顶端的肋骨重叠或肋骨椎体角度差＞20°表明该侧凸畸形很可能会进展。尚未发现性别、家族史和年龄是导致畸形进展的风险因素。

B.先天性脊柱侧弯

先天性脊柱侧弯是由椎体畸形引起的。这里的"先天性"与患儿的年龄无关：新生儿尽管出生时患有脊柱侧弯，但可能是特发性脊柱侧弯。先天性椎体畸形通常发生在胚胎早期（7周之前），有观点认为，在胚胎细胞的原始间充质凝聚过程中，脊柱节段的形成或分割产生错误进而导致了该病（图10-33）。

当椎体部分不能形成时（如半椎体、楔形椎骨、蝴蝶椎）或当胚胎体节不能正确地分割成单个椎骨时（如阻滞椎、单侧未分段的椎体）即可产生侧弯畸形。由于这一过程是在胚胎形成的某时间段内发生的，因此患有先天性脊柱侧弯的小儿，经常有同一胚胎形成期的其他器官系统的异常。大约60％的先天性脊柱畸形患儿有其他相关的疾病。脊柱与心血管系统、泌尿生殖系统和肌肉骨骼系统胚胎形成时间大致相同。大约20％的先天性脊柱侧弯患儿有相关的泌尿系统异常。大约25％的先天性脊柱侧弯患儿有相关的心脏缺陷。对先天性脊柱侧弯患儿必须进行仔细的心脏检查，并通过超声或静脉肾盂造影评估肾脏。存在脊髓异常的情况可能高达30％，因此可能需要评估椎管（MRI、肌电图），特别是术前准备时必须进行上述检查。

先天性脊柱侧弯可能有1个或多个变形的椎骨，并且在同一患者中经常可见不同类型的椎体异常。有时2个变形的椎骨"相互抵消"可不见侧弯畸形。因此，预测脊柱侧弯是否进展应依据持续的X线检查。如果发生进展，首先给予支撑治疗，如果外部固定的方法无法阻止畸形进展应采取手术治疗。单侧未分段椎体引起的侧弯畸形一般都有迅速进展的趋势，一旦发现必须尽快手术治疗。

C.神经肌肉型脊柱侧弯

神经肌肉型脊柱侧弯包括与各种神经肌肉疾病相关的多种侧弯畸形，其病因因疾病而异。例如，脑瘫患儿的脊柱侧弯通常是由肌肉痉挛（肌肉过度活动）和无力共同引起的。患有肌营养不良症的小儿脊柱侧弯是严重的进行性肌肉无力的结果，其失去了棘突旁的稳定性。脊柱裂（脊髓脊膜膨出）婴儿的脊柱侧弯通常是先天性的，与脊柱后柱结构丢失有关，或与脊髓中的瘘管（中央囊性液体回流）的发展有关，这一过程类似脑积水。

神经肌肉型脊柱侧弯患儿通常在早期即可出现侧弯畸形，此时手术治疗要么不可行，要么会严重影响脊柱生长导致发育迟缓。尽管单独应用支具无法完全控制侧弯进展，而且需要后续手术矫形，但目前很多医生都推荐在白天进行支具治疗。也有些医生认为支具可以减缓侧弯的进展，足以允许骨骼生长，并将脊柱手术矫正和融合的时间推迟到青春期。

D.其他脊柱侧弯

儿童脊柱侧弯可与脊柱的良性肿瘤有关，通常为骨样骨瘤和成骨细胞瘤。这一类肿瘤通常是可治愈的，但长期病变也可能需要进行融合处理。

神经纤维瘤病与脊柱侧弯和脊柱后凸有关，其特点是受累节段较短且脊柱畸形严重，必须进行手术治疗。需要进行前后路脊柱融合以实现神经纤维瘤病的矫正和融合。

超过90％患有严重脊髓损伤的青春期前儿童会在病后继发脊柱侧弯。对于预防该类脊柱侧弯，支具尚未显示出有效性。

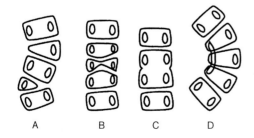

▲图10-33　先天性脊柱侧弯的椎体异常。A.半椎体。B.蝴蝶椎。C.椎体分割不全。D.单侧椎体分割不全

▶脊柱后凸

脊柱后凸畸形可为先天性、创伤性或后天性的。有些脊柱后凸不需要治疗，而有些需要立即手术。

A.姿势性脊柱后凸

姿势性脊柱后凸是一种正常的姿势变化，仅仅是外观姿态问题。没有相关的潜在疾病，脊柱柔韧且能够过度伸展。尽管父母可能会感到担忧，但很少有科学证据表明这种情况需要治疗。

B. Scheuermann脊柱后凸

Scheuermann脊柱后凸是一种由椎体终板生长障碍并产生胸椎前凸的僵硬性后凸，其主要影响青少年，特别是男性。该病偶尔累及腰椎，导致腰椎前凸减少（相对性后凸）。该病通常伴有中度疼痛。X线检查可显示椎体楔形变、终板不规则、Schmörl节点X线检查表现为凹坑，以及脊柱后凸（图10-34）。

腰部Scheuermann脊柱后凸对非麻醉性镇痛药

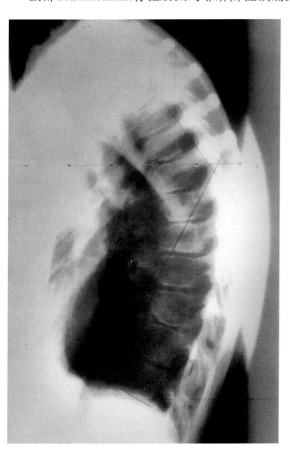

▲ 图10-34 Scheuermann脊柱后凸的特点是楔形椎体、终板改变和脊柱后凸

或支持性腰部支具等对症治疗有反应。胸椎受累引发疼痛或脊柱后凸15°~20°，可用密尔沃基支具进行治疗。支具治疗通常可有效控制疼痛并结构性矫正脊柱后凸。但是青少年对支具往往有抵触情绪，可仅在晚上佩戴，这样就不必在上课时间佩戴支具。

Scheuermann病是支具佩戴规则里的例外，即在活动性生长期必须佩戴脊柱支具才能改善畸形。18岁的患者应用密尔沃基支具仍然对后凸畸形有改善。但病情严重者（40°后凸）可能需要通过脊柱内固定和融合手术进行矫正。

C.先天性脊柱后凸

先天性脊柱后凸是一种罕见的但很重要的疾病。与先天性脊柱侧弯一样，其可能是由于椎体形成失败（半椎体）或胚胎期分割失败（前部未分节）引起的。在大多数情况下，病变往往会导致不对称的生长，因此随着脊柱伸长，脊柱后凸逐渐增加。与先天性脊柱后凸相关的神经损害风险通常仅次于后凸畸形进展的风险。前外侧分节不全与对侧象限椎骨的组合具有最大的风险。脊髓与脊柱突出处发生碰撞可能导致截瘫。无论患儿的年龄，只要是进行性先天性脊柱后凸都必须融合，以防止出现神经系统并发症。

D.创伤性脊柱后凸

创伤性脊柱后凸是由椎骨的创伤性压缩骨折引起的，可能导致外观或症状性脊柱后凸。可以通过对不稳定脊柱骨折进行早期手术预防脊髓损伤。

E.感染性脊柱后凸

感染性脊柱后凸是指椎体的脓毒性破坏，可导致严重的后凸畸形。特别是结核性椎体骨髓炎可以产生软组织脓肿、高度脊柱后凸、明显的驼背畸形和截瘫。细菌感染与结核类似，但严重的畸形较少见。

治疗包括应用抗生素、外科清创和引流、脊髓减压和脊柱融合，以防止畸形进一步发展。

▶治疗

A.应用支具

支具可用于减缓脊柱弯曲的进展，防止畸形进展或改善潜在的结构性畸形。目前能够使用的支具有多类型，每种支具都有自己的优势和适应证（图10-35）。当目的是提供结构性支撑，延缓畸形进展，推迟（但不是阻止）手术时，聚丙烯夹克型支具（蚌式支具）可以在白天或坐位时穿戴。

用于控制畸形进展且需长期佩戴的支具必须根据患者情况进行定制，要注意在支具内放置衬垫以施加适当的压力减少畸形。根据脊柱侧弯节段的解剖水平，支具可以位于手臂下方，也可以延伸到颈部（密尔沃基支具）。这种类型的支具通常需要24小时佩戴。

支具必须要根据患儿的情况不断修改或更换以适应增长。一般来说，支具治疗仅对于成长中儿童的柔韧性畸形有效。

B.手术治疗

充分保守治疗（通常是佩戴支具）后畸形仍在进展的患儿需要进行手术干预。当脊髓可能受到压迫时（结核性脊柱后凸、先天性脊柱后凸）或畸形严重到无法进行支具治疗，以及未来仍有可能进展时，都需要进行手术治疗。

1.手术 手术包括2个独立的阶段——矫正和稳定。通过脊柱后路显露术野后，使用各种机械内固定装置实现矫正。这些内固定包括钩、螺钉、线，通过连接固定杆达到对脊柱节段的撑开、压缩或弯曲等矫形目的。内固定的力学特性和手术的安全性，限制了手术中可以施加的力，所以大部分畸形无法达到理论上的完全矫正。一旦获得理想的矫正效果后，移除脊柱皮质并将骨移植物（自体移植物或同种异体移植物）植于骨面上，6个月内可发生骨性融合并永久稳定脊柱（图10-36）。

2.严重畸形的治疗 对于轻微的畸形，后路内固定和融合就足够了。一些严重的特发性侧弯畸形和神经肌肉型侧弯畸形需要前路松解和植骨融合，以便为畸形矫正提供足够的瞬时柔韧性，可靠的骨性融合为后期提供足够稳定性。有时融合可能失败并形成假关节，这会引发疼痛，也可能使先前矫正的畸形重新进展。在这种情况下，必须重新进行融合固定。

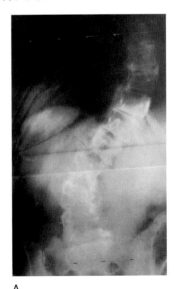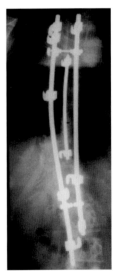

A   B

▲**图10-36** 通过内固定和融合治疗脊柱侧弯。A.术前视图；B.术后视图

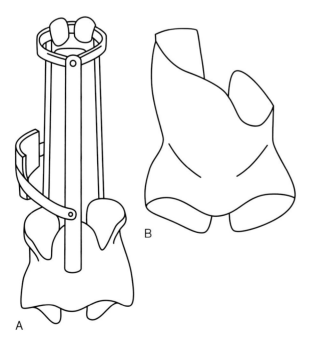

A   B

▲**图10-35** 用于治疗脊柱畸形的2种常用的支具是密尔沃基支具（A）和低轮廓（Boston型）支具（B）

Belmont PJ Jr, Kuklo TR, Taylor KF, et al: Intraspinal anomalies associated with isolated congenital hemivertebrae: the role of routine magnetic resonance imaging. *J Bone Joint Surg* 2004: 86-A:1704. [PMID: 15292418]

Danielsson AJ, Nachemson AL: Radiologic findings and curve progression 22 years after treatment for adolescent idiopathic scoliosis: comparison of brace and surgical treatment with matching control group of straight individuals. *Spine* 2001; 26:516. [PMID: 11242379]

Dobbs MB, Lenke LG, Szymanski DA, et al: Prevalence of neural axis abnormalities in patients with infantile idiopathic scoliosis. *J Bone Joint Surg Am* 2002;84:2230. [PMID: 12473713]

Dobbs MB, Weinstein SL: Infantile and juvenile scoliosis. *Orthop Clin North Am* 1999;30:331. [PMID: 10393759]

Feldman DS, Jordan C, Fonseca L: Orthopaedic manifestations of neurofibromatosis type 1. *J Am Acad Orthop Surg* 2010;18:346. [PMID: 20511440]

Nakahara D, Yonezawa I, Kobanawa K, et al: Magnetic resonance imaging evaluation of patient with idiopathic scoliosis: a prospective study of four hundred seventy-two outpatients. *Spine* 2011;36:E482. [PMID: 20479697]

Negrini S, Negrini F, Fusco C, Zaina F: Idiopathic scoliosis patients with curves more than 45 Cobb degrees refusing surgery can be effectively treated through bracing with curve improvements. *Spine J* 2011;11:369. [PMID: 21292562]

Richards BS, Vitale MG: Screening for idiopathic scoliosis in adolescents. An information statement. *J Bone Joint Surg Am* 2008;90:195. [PMID: 18171974]

Suh SW, Modi HN, Yang JH, Hong JY: Idiopathic scoliosis in Korean schoolchildren: a prospective screening study of over 1 million children. *Eur Spine J* 2011;20:1087. [PMID: 21274729]

Ueno M, Takaso M, Nakazawa T, et al: A 5-year epidemiological study on the prevalence rate of idiopathic scoliosis in Tokyo: school screening of more than 250,000 children. *J Orthop Sci* 2011;16:1. [PMID: 21293892]

神经肌肉疾病

神经肌肉疾病诊断要点包括:

• 由于生长过程中肌肉不平衡,神经肌肉疾病可能导致严重畸形(特别是足、髋和脊柱畸形)。

• 不同诊断之间可能存在相同的临床表现,因此准确评估至关重要。

• 根据功能需求和畸形的影响调整治疗方案。

由于肌肉无力或不平衡会改变处于生长期的骨骼结构,因此小儿神经肌肉疾病通常需要进行骨科评估。可能需要治疗骨骼畸形和挛缩以改善功能。

在小儿神经肌肉疾病的治疗过程中需要协调儿科医生、神经病学家、放射科医生、物理治疗师、作业治疗师、教育工作者、社会工作者、护士和患儿父母。

一、脑瘫

脑瘫是发生于成长期儿童的静态脑病。虽然它通常与出生有关,但该术语还包括儿童头部损伤、中风、代谢性脑部疾病和退行性神经系统疾病。

医生在评估脑瘫时面临的挑战是做出准确的诊断并发现可纠正的病症。至关重要的是,对儿童功能评估应考虑到对教育、沟通、社会化和运动的需求。

▶ 脑瘫的类型

大多数脑瘫病例的标志性表现是肌张力(痉挛或肌张力障碍)的改变。痉挛是与肌肉拉伸相关的肌张力增加;肌张力障碍是由肌肉长度无法改变所引起。痉挛的诊断可以是直接的(肌张力增加、深腱反射亢进、折刀样强直和阵挛)或间接的(肌肉缩短、关节挛缩、关节脱位和脊柱侧弯)。肌张力障碍可能与痉挛混淆,但肌张力通常不会导致挛缩。

A.偏瘫

偏瘫是仅身体一侧受累的痉挛状态。大多数偏瘫累及锥体束,特别是在大脑皮质。偏瘫可能是轻微的或严重的,并且通常远端肢体(手和踝关节)的症状更明显。偏瘫通常由先天性顶叶和对侧大脑皮质部分功能丧失引起。这种功能缺损可能表现为血管功能不全、创伤或孔隙性囊肿。

许多偏瘫患儿具有正常的发育和智力能力。尽管有时受累侧会伴有明显的特有姿势,但偏瘫患儿开始行走的年龄与正常小儿一样。右侧偏瘫(左侧大脑皮质病变)可能累及布洛卡区,导致言语缺陷。由于感觉和运动皮质区是连续的,偏瘫与患肢感觉和本体感觉异常存在明显的相关性,尤其是手部更加明显。这一点也说明了偏瘫比痉挛致残性更高,因为小儿可能不会将受累的肢体视为自己身体的一部分。

B.双瘫

双瘫或双瘫性脑病是一种常与早产有关的脑病。其特点是下肢对称性受累,而上肢较少受累。早产通常伴有脑内出血和脑室周围白质软化,这会导致脑桥小脑三角区域水肿和坏死。锥体束和相关基底核受累是双瘫的主要原因。

大多数双瘫患儿表现出混合性痉挛状态,伴有各种不太明显的神经系统症状,包括共济失调、僵硬和手足徐动症(肌张力障碍)。许多人具有正常的智力(如果皮质不受影响),但可能因大脑中的联络纤维损伤而出现发育迟缓。虽然双瘫最初可能表现为低张力状态(松弛),但大多数双瘫患儿在12~18个月大时会出现肌张力增高(痉挛和/或肌张力障碍）。

双瘫是相对对称的，通常下肢更严重。许多患有双瘫的小儿最终能够走路，表现出蹲伏步态，其特点是髋关节屈曲内旋，膝关节屈曲和踝关节跖屈。

C.四肢瘫痪

四肢瘫痪（全身受累）经常见于新生儿窒息、代谢性脑病或脑炎小儿。严重痉挛、癫痫发作、精神发育迟滞、关节挛缩和脊柱侧弯都是典型的表现，但并不总是单独存在于这种类型的脑瘫中。四肢瘫痪患儿特别容易发生自发性髋关节脱位（由于髋部肌肉失衡）和高度脊柱侧弯。这两种情况都会影响坐位并需要手术治疗。大多数四肢瘫痪患儿需要轮椅辅助出行。

D.混合型神经受累

大脑锥体外系部分混合神经系统受累可引起手足徐动症、肌张力障碍、投掷症和共济失调。许多脑瘫患儿除了痉挛外还表现出一部分这些疾病的微妙迹象。有些患儿，这些症状中的一种可能占主导地位，但缺乏痉挛状态。一般而言，预后随着受累解剖结构的变化而变化。

▶治疗

在治疗脑瘫之前，应该为患儿设定具体目标。虽然许多重要的目标不属于骨科范畴，但骨科医生可以帮助患儿实现这些目标。例如，增加移动性可能有助于实现各种非骨科目标。沟通、独立移动和社交能力是相对迫切的目标。骨科治疗可改善坐在轮椅上的坐姿，通过松解肌肉或关节来改善行走功能。

许多患儿出生后的最初几年，可以从物理治疗或作业治疗中获益。尽管这些治疗在脑瘫中的确切作用尚未确定，但治疗师通常会帮助父母和患儿更有效地应对疾病带来的复杂问题。治疗师还会帮助父母和患儿为未来设定乐观和现实的目标。

可能需要支具或手术来控制痉挛对个别关节的影响，并减少痉挛、纠正脱位或挛缩，或控制脊柱侧弯。出现锥体外系症状时，手术是无效的。

用于脑瘫的非矫形治疗方法也很多。选择性脊神经后根切断术是一种切割腰椎脊神经后根的神经外科手术，可通过中断反射弧来减少特定患者的痉挛状态。肉毒素注射（或苯酚注射）可通过将药物注入肌肉的运动终板暂时中断神经连接，放松痉挛肌肉数月，而且不影响后续其他治疗或评估。口服巴氯芬可以减少整体痉挛。通过皮下泵向鞘内注射巴氯芬可以缓解肌张力障碍和痉挛患儿的下肢肌肉张力。

髋关节半脱位在四肢瘫痪中很常见，低龄四肢瘫痪患儿需要进行骨盆X线检查来检测早期可逆性受累。内收肌松解术可以改善外展，常用于治疗3岁以下患儿的髋关节半脱位。极少数情况下需要切除闭孔神经前支（支配长收肌）以削弱内收肌力量。年龄较大的小儿可能需要通过内翻-去旋转截骨术和髋臼重建术或加强术进行骨重建，以矫正生长期施加在骨骼上的痉挛肌力而导致的骨骼畸形。髋关节半脱位患儿通常也会出现脊柱侧弯。

A.内收肌松解

内收肌松解术包括开放手术（通过切开或横切长收肌和部分短收肌）和经皮内收肌切开术（切开骨盆处长收肌肌腱起始部分）。具体的松解技术和松解程度取决于挛缩的严重程度和其他因素。内收肌松解对治疗3岁之前的髋关节半脱位最有效。松解程度应足以使手术床上的患儿髋关节外展70°~80°。出现半脱位时，除了内收肌切开术之外，一些医生还进行闭孔神经前支切除术。这种开放手术去除了支配被松解的长收肌的一段闭孔神经。因此在手术后即使出现长收肌重新附着，肌肉依然能够保持松弛。

必须谨慎使用闭孔神经切除术，因为它可能导致内收肌肌力过低，从而引发髋部外展挛缩。这一系列手术后，需用石膏将患肢固定在外展位3~4周以使肌肉在新的伸长位置愈合，而后再进行下一期手术。

动态痉挛或关节挛缩（慢性痉挛的结果）会干扰偏瘫或双瘫患儿的行走功能。可以用支具将受累关节固定在功能位或通过肌腱延长术进行治疗。这种肌肉松解可以通过完全肌腱切断、肌腱Z形延长

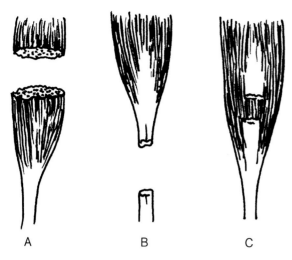

▲图10-37 脑瘫患儿肌肉松解或延长的手术治疗示意。A.肌肉切除术；B.腱鞘切除术；C.腱膜切除术

（常用于跟腱）或肌肉腱膜延长来完成，通常用于髂腰肌或腘绳肌（图10-37）。

可以根据手术的特点对脑瘫患儿采取不同的术式。例如，具有足尖（马蹄）步态的典型偏瘫患儿可以受益于跟腱延长术（足部水平）；具有蹲伏步态的典型双瘫患儿可以受益于单次手术进行双侧髋屈肌、腘绳肌和跟腱延长。脑瘫患儿接受手术治疗的确切时间和范围目前还存在争议。在运动实验室中进行的三维计算机步态分析可以指导医生制订手术方案。

B.动态畸形的肌肉松解

动态畸形的肌肉松解可以通过多种方式完成，具体取决于拟松解的肌肉、是否存在挛缩及医生的偏好。目的是削弱痉挛性肌肉以减少其异常影响，不要过度延长这些肌肉以免发生相反的畸形。以下是几种常见的手术。

1.跟腱延长 跟腱延长通常是通过Z形延长远端肌腱来完成的。Z形延长的切口可以是开放的或经皮的。在进行跟腱延长术时，需要将踝关节轻轻背伸刚好超过中立位，以使肌腱纤维伸展延长。医生必须避免过度延长跟腱（需要医生自己判断），因为过度延长跟腱会削弱腓肠肌群，阻碍行走功能，还会导致患者出现蹲伏步态。

2.腓肠肌延长 当患儿腓肠肌较比目鱼肌痉挛更加严重时，膝关节伸展时踝关节背屈受限而且伴有踝关节阵挛，但当膝关节屈曲时踝关节可自由背屈，可采用腓肠肌延长术进行治疗。单独松解腓肠肌需要显露小腿三头肌肌肉肌腱连接处并分离腱膜或直接松解腓肠肌与比目鱼肌、跟腱的附着处。这样可以有效地选择性松解腓肠肌，同时在行走期间保持比目鱼肌力量以推动肢体向前运动。

3.腘绳肌延长术 当腘绳肌紧张（限制直腿抬高）并且在步行支撑相膝关节存在持续性屈曲（蹲伏步态）时，可使用腘绳肌延长术加以治疗。该手术通常对腘绳肌远端内侧和外侧进行松解，但手术根据不同情况变化很大。在内侧，股薄肌和半腱肌腱通常采取Z形延长或切开（横向松解）。半膜肌延长是横向切开腱膜，以使其内部肌纤维伸展和伸长。在其外侧，也可以对股二头肌的两个头进行腱膜切开延长。在整个手术过程中，要尽量避免对坐骨神经或腓神经进行切割或拉伸。术后需要将腿部用夹板或石膏固定3~4周，以使软组织愈合。

4.髂腰肌延长术 可以在小转子的联合肌腱附着处松解髋关节屈肌（腰大肌和髂肌），这种方法经常用于治疗疼痛性强迫坐位，同时也需要松解髋关节内收肌以防止痉挛性髋关节半脱位。如果小儿处于行走期并且需要减少髋关节屈肌强度，则可以仅在骨盆边缘处分离腰大肌肌腱，保留肌肉的髂骨部分以维持肌肉力量。

Gordon GS, Simkiss DE: A systematic review of the evidence for hip surveillance in children with cerebral palsy. *J Bone Joint Surg Br* 2006;88:1492. [PMID: 17075096]

Muthusamy K, Chu HY, Friesen RM, Chou PC, Eilert RE, Chang FM: Femoral head resection as a salvage procedure for the severely dysplastic hip in nonambulatory children with cerebral palsy. *J Pediatr Orthop* 2008;28:884. [PMID: 19034183]

Schwartz MH, Viehweger E, Stout J, Novacheck TF, Gage JR: Comprehensive treatment of ambulatory children with cerebral palsy: an outcome assessment. *J Pediatr Orthop* 2004;24:45. [PMID: 14676533]

二、脊髓脊膜膨出（脊柱裂）

脊髓脊膜膨出是影响脊髓和中枢神经系统的复杂出生缺陷。虽然原因尚不完全清楚，但可能与遗传有关。在50%~70%的病例中，母体缺乏叶酸是致病因素。

▶ 胚胎缺陷

基本的胚胎缺陷是指胚胎神经管和基板的管化和背侧闭合失败，包括由于分化不良导致脊髓表面皮肤不完全闭合。缺陷较轻微时，这种脊柱闭合不全表现为单纯的隐性脊柱裂或孤立的脑脊髓膜膨出（硬脊膜膨出）。严重时表现为出生时硬脊膜与神经组织从背部巨大的骨和皮肤缺陷处突出并伴有脑部结构异常引起的脑积水（图10-38）。

脊髓脊膜膨出可以发生在任何脊柱水平，但通常见于T12~S2。由于神经组织不能正常形成，因此

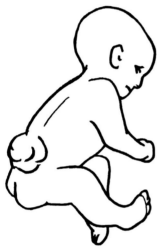

▲ 图10-38　脊柱裂（脊髓脊膜膨出）。膨出的囊包括发育不良的脊髓和膜元件，必须在出生后的头几天通过手术将其封闭。脑积水和先天性脊柱侧弯是典型的并发病

表10-8　脊髓脊膜膨出（脊柱裂）神经支配节段的肌肉功能

神经节段	功能	肌肉
第12胸神经	屈髋（弱）	髂腰肌（弱）
第1腰神经	屈髋	髂腰肌
第2腰神经	髋关节内收（弱）	长收肌、短收肌（弱）
第3腰神经	髋关节内收 膝关节伸直（弱）	内收肌 股四头肌（弱）
第4腰神经	膝关节伸直 踝关节背伸	股四头肌 胫骨前肌（变异）
第5腰神经	膝关节屈曲 髋关节外展	腘绳肌内侧 阔筋膜张肌
第1骶神经	膝关节屈曲 踝关节跖屈	腘绳肌 腓肠肌–比目鱼肌
第2骶神经	屈第2~5趾	趾长屈肌

小儿会出现截瘫，以及脊柱闭合不全水平以下感觉减退。可以通过对主动自主运动控制肌肉收缩进行评估推测出神经系统受累的位置（表10-8）。由于解剖学上的变异、患儿年龄较小及有其他中枢神经系统受累，上述目标可能很难达到。

▶ 治疗骨科问题

与脊髓脊膜膨出相关的骨科问题包括马蹄足或先天性距骨垂直、腿部旋转畸形、挛缩、髋关节脱位和脊柱侧弯。患儿可能因下肢缺乏感觉而发生广泛的压疮，或者患儿无法发现无痛性骨折的发生。脊柱裂小儿的健康缺陷，除了瘫痪外，通常还包括非骨骼肌肉系统的器官问题，如脑积水或Arnold-Chiari畸形（脑），瘘管形成或脊髓栓系（脊髓），神经源性膀胱或肾积水（肾脏系统）。在患儿出生后早期，上述其他系统的症状都比骨科问题更严重，所以需要多学科会诊来决定何时及如何最好地进行治疗。脊柱裂患儿最迫切的需求通常是神经缺损闭合和心室分流。

骨科问题的管理取决于儿童的畸形程度和长期运动的目标。瘫痪程度通常有助于确定儿童最终能否行走（通常需要L5或S1功能）或需要轮椅（接近L4或L5功能）。足部畸形如马蹄足或先天性距骨垂直通常需要手术治疗。如果足部畸形复发或进展，应怀疑存在脊髓栓系。

脊柱裂在理论上是一种静态的神经系统疾病，但许多儿童在生长过程中表现出神经功能的多向恶化；特别是生长发育突增期足部畸形的进展，表明存在脊髓栓系。尽管髋关节脱位在X线下检查很明显，但通常不需要治疗。无痛髋关节脱位通常见于第2~4腰神经受累的患儿，会妨碍长时间的行走能力。

在胸腔发育到足以进行脊柱融合术之前，患有脊柱侧弯的小儿可能需要支具固定治疗。因患儿往往缺乏后椎弓，脊柱侧弯矫形术很复杂。脊柱裂患儿中所见的脊柱侧弯是先天性的。如果发生快速进展的脊柱侧弯，医生应怀疑神经系统疾病，如瘘管。由于黏膜和内部组织长期与乳胶材料接触（分流器、导管），脊柱裂患儿极易出现乳胶过敏，这

可能是致命的。必须限制该类人群乳胶暴露的机会和时间，周围的医护人员必须谨记这一点。

Bartonek A, Saraste H: Factors influencing ambulation in myelomeningocele: a cross-sectional study. *Dev Med Child Neurol* 2001;43:253. [PMID: 11305403]

Centers for Disease Control and Prevention: Spina bifida and anencephaly before and after folic acid mandate—United States, 1995-1996 and 1999-2000. *MMWR Morb Mortal Wkly Rep* 2004;53:362. [PMID: 15129193]

三、肌营养不良

进行性假肥大性肌营养不良也称为迪谢内肌营养不良，是一种X染色体疾病，常在6~9岁的男孩中发病。该疾病是一种进行性肌无力，通常首先累及近端的肢带区肌肉。腓肠肌（或其他肌肉）被脂肪组织替换所引起的假性肥大是典型表现，就像高尔征（Gower sign）一样。在不用手的情况下无法依靠腿部力量从地板上站起。随着肌肉力量的减弱，肢体不平衡会导致髋关节、膝关节和踝关节固定在屈曲挛缩畸形的位置上，从而限制了行走能力。由于肌无力最终会迫使患者使用轮椅，因此是否采取手术或支具治疗这些关节痉挛，必须取决于对治疗后剩余力量和术后持续走动时间的评估。此外，进展性足部畸形（通常为马蹄内翻足）需要肌肉松解和矫正（包括应用支具），即使使用轮椅也需要相对良好的足部形态。

随着肌无力的进展，患儿需要电动轮椅辅助行动。此时脊柱侧弯开始出现，并且快速进展。试图通过轮椅附件和支具来控制肌营养不良所引起的脊柱侧弯是无效的。早期进行手术（在心肺功能恶化之前）通常是最好的选择。更多内容见第十二章。

四、强直性肌营养不良

强直性肌营养不良是一种遗传性肌肉疾病，其名称反映了该疾病的特征：强直型肌电位。该病通常与轻度至中度的智力迟滞、肥胖和足部畸形有关。该病一般因其典型肌强直面容（口周肌无力伴有明显的锥形嘴）而被发现，并通过肌电图确诊。随后的每一代强直性肌营养不良都会恶化；遗传标记可用于诊断。

最常见的足部畸形是马蹄内翻足，通常伴有胫骨前肌无力和胫骨后肌过度活动。通常需要手术，

复发后再次手术也很常见。强直性肌营养不良足部畸形的手术治疗包括关节松解（用于被动矫正畸形）和肌肉转移（用于重新平衡肌肉力量）。

五、脊髓性肌萎缩

这种异质性疾病包括脊髓前角细胞群的静态和退行性病变。这些疾病因累及下运动神经元引起肌肉无力，即弛缓性麻痹，感觉功能一般完好无损。该病的主要治疗目的是患儿的可移动性（使用电动轮椅），使用辅助日常生活的适应性装置（如喂食装置）和控制脊柱侧弯（类似晚期肌营养不良的脊柱侧弯管理）。

King WM, Ruttencutter R, Nagaraja HN, et al: Orthopedic outcomes of long-term daily corticosteroid treatment in Duchenne muscular dystrophy. *Neurology* 2007;68:1607. [PMID: 17485648]

Mercado E, Alman B, Wright JG: Does spinal fusion influence quality of life in neuromuscular scoliosis? *Spine (Phila Pa 1976)* 2007;32 (19 Suppl):S120. [PMID: 17728678]

Voisin V, de la Porte S: Therapeutic strategies for Duchenne and Becker dystrophies. *Int Rev Cytol* 2004;240:1. [PMID: 15548414]

六、关节挛缩

关节挛缩本身不是一种疾病，而是综合征的表现形式，包括关节挛缩或脱位、僵硬的骨骼畸形（特别是马蹄足）、皮肤光滑、皱纹和皮下组织减少、肌无力和萎缩。尽管许多因素都会导致关节挛缩，但似乎都与肢体发育关键时期胎儿运动减少有关。这可能是由神经系统病变（先天性缺乏前角细胞、Werdnig-Hoffman脊髓性肌萎缩、脊髓脊膜膨出）、肌肉病变（强直性肌营养不良，先天性肌病）、各种综合征（Moebius综合征）或与羊水过少引起的身体限制有关。

关节挛缩的婴儿经常有膝关节和肘部的伸展或屈曲挛缩，髋关节脱位和严重的马蹄足。挛缩可能在患儿6~12个月时进行被动活动度治疗后得到部分缓解；但如果挛缩干扰步行或手臂功能，则必须进行手术松解。髋关节脱位可能不会限制功能，通常不需要治疗。马蹄足常需要手术治疗，但疗效有限，而且经常需要多次操作。尽管从外观上看关节挛缩非常严重，但患儿一般都能活动而且能够完全独立地照顾自己。

Bernstein RM: Arthrogryposis and amyoplasia. *J Am Acad Orthop Surg* 2002;10:417. [PMID: 12470044]

Fassier A, Wicart P, Dubousset J, Seringe R: Arthrogryposis multiplex congenita. Long-term follow-up from birth until skeletal maturity. *J Child Orthop* 2009;3:383. [PMID: 19669823]

肿瘤

骨骼系统的肿瘤在儿童中也很常见，特别是良性肿瘤。儿童期常见的良性骨病变包括骨软骨瘤、骨样骨瘤、单腔（单纯）骨囊肿、软骨母细胞瘤、血管瘤、组织细胞增多症X（嗜酸性肉芽肿）和骨纤维结构发育不良。通常，10岁后出现的恶性肿瘤包括尤因肉瘤和骨肉瘤。某些全身性疾病可在儿童时期表现为明显的骨肿瘤（甲状旁腺功能亢进、肾病、白血病）。

肢体缺如

▶先天性肢体缺如和节段缺失

出生时先天性无肢体发生率较低，其常为综合征（Streeter发育不良）的一部分或诱变剂（如沙利度胺）不良反应的一部分。肢体缺如可以是远端肢体缺失（如先天性膝下肢体缺如）或中间缺失（如先天性肱骨缩短或缺失）。

尽管先天性肢体缺如在外观上可能很明显，但小儿并不能感知到肢体缺失。因此，其具有移动的天生本能。出生时严重肢体缺陷的小儿几乎都拥有完全的独立功能。当假肢能够提高他们的效率时，他们很容易接受。例如，几乎所有先天性肘上肢体缺如者都拒绝假肢，因为在他们看来功能的重要性要大于外观。父母可能对孩子的病情抱有强烈的内疚感，因此与病情相关的心理问题多见于成人而非孩子。

常需要对假肢进行改良以便于先天性肢体缺如者穿戴。例如，通过移除足部并将肢体转换为踝关节离断，有时可以最有效地治疗先天性腓骨下肢体缺如（胫骨严重缩短、缺失腓骨和足部畸形）。因为切除足部便于假肢穿戴，简化了双下肢不等长的治疗，而且患者还可拥有正常的功能。

Boostra AM, Rijnders LJ, Groothoff JW, et al: Children with congenital deficiencies or acquired amputations of the lower limbs: functional aspects. *Prosthet Orthot Int* 2000;24:19. [PMID: 10855435]

Ephraim PL, Dillingham TR, Sector M, et al: Epidemiology of limb loss and congenital limb deficiency: a review of the literature. *Arch Phys Med Rehabil* 2003;84:747. [PMID: 12736892]

Fixsen JA: Major lower limb congenital shortening: a mini review. *J Pediatr Orthop B* 2003;12:1. [PMID: 12488764]

Klaassen Z, Shoja MM, Tubbs RS, Loukas M: Supernumerary and absent limbs and digits of the lower limb: a review of the literature. *Clin Anat* 2011;24:570. [PMID: 21204092]

▶创伤性肢体缺如

与先天性肢体缺如者相比，创伤性肢体缺如主要是见于叛逆且躁动的男性青少年。虽然儿科创伤性肢体缺如通常是由意外事故引起的，但很多都是由高风险行为引起的。在处理患儿和家属的心理问题时，必须考虑这些因素；必要的社交和医疗干预是合适的。

由于小儿存在骨骺板结构和强大的康复能力，所以创伤性肢体缺如的骨科管理与成人不同。因为对骨骺板的损伤可能导致残端的严重缩短或成角畸形，所以截肢效果远不如成人截肢令人满意。在进行小儿截肢手术时，应为上述风险做充足的准备。但小儿截肢很少有血管问题，且使用分层皮肤移植可以保持长度，这在大多数成人中是不可能的。

▶残肢的过度生长

小儿长骨肢体离断后可表现出残肢终端过度生长的独特现象。最终，残肢的远端可能会形成一个长而薄的，有时是疼痛的骨性突起。过度生长不是起源于骨骺板（即通过骨骺的闭塞不能消除其形成），而似乎是与骨膜相关的侵袭性骨形成有关。

尽管在任何骨骼中都会发生过度生长，但在胫骨、腓骨和肱骨中出现时最为麻烦。当有症状时，可通过切除过度生长的尖端（截肢翻修）来治疗，但术后残肢远端仍处于生长状态并且复发很常见。一些儿科肢体离断者在生长期间需要2次或更多次翻修手术。骨骼成熟后过度生长即可停止。用于限制过度生长的各种骨端封闭技术（使用外来物质或游离骨骺移植物）已经取得了不同程度的成功。

Jeans KA, Browne RH, Karol LA: Effect of amputation level on energy expenditure during overground walking by children with an amputation. *J Bone Joint Surg Am* 2011;93:49. [PMID: 21209268]

Tenholder M, Davids JR, Gruber HE, et al: Surgical management of juvenile amputation overgrowth with a synthetic cap. *J Pediatr Orthop* 2004;24:218. [PMID: 15076611]

骨折

许多小儿骨折与成人骨折相似。由于小儿存在生长发育的因素，这也导致了骨折治疗的独特性。小儿骨骼比成人皮质骨更柔软，更容易破碎。因此，较少的能量即可引起小儿骨折，但小儿的软组织损伤通常不如成人严重。此外，小儿的骨膜比成人厚，成骨活性强。小儿骨膜较坚韧，以至于它经常将骨折端维持在一起，极大地提高了稳定性并易于手术操作。小儿骨膜巨大的成骨潜力便于骨折端快速、积极的愈合，因此骨不连非常罕见。

小儿骨质较软，会出现一些独特的骨折类型（图10-39）。青枝骨折是一种保持连续性的横向破裂，就像一个小的湿润树枝折损而实际上并没有劈开。

隆起骨折是皮质骨出现凸起或受到冲击后在相应的皮质骨上有轻微的弯曲。曲面骨折是骨骼自然形状的变化，没有可见的骨折线。

小儿骨折重塑（骨折力线的大小逐渐恢复正

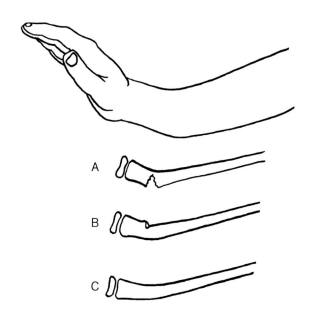

▲图10-39　小儿的骨质较软，可能出现独特的骨折类型（除了在成人中观察到的骨折类型外）。A.青枝骨折；B.膨隆骨折；C.曲面骨折

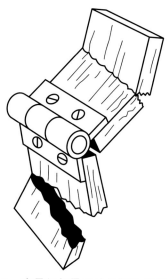

▲图10-40　当骨折与最近的关节处于同一运动平面时，骨折后的骨重塑是最迅速的。从原理上讲，如果把关节看作一个铰链，上面的骨折（在铰链的平面内）可能比铰链下面的骨折（在平面外）重塑得更快

常）通常比成人快得多。当骨折与最近的关节处于同一运动平面（图10-40）或骨折接近快速生长的骨骺板时，成角畸形的重塑特别迅速。旋转畸形的重塑不太可靠。过度生长是在长骨的某些骨折中发生重塑的一个特征，特别是股骨。骨折和愈合过程中的充血反应刺激骨骺板，可以1年使骨的长度增加2 cm或更多。

由于损伤能量低、骨愈合速度快和成角畸形重塑可靠等原因，仅通过简单的闭合复位（通常是不完全闭合复位）和石膏固定就可以治疗许多小儿骨折。很少需要对小儿骨折进行手术治疗。如果已知骨折重塑的对位令人满意，医生可以接受不太完美的复位。

一、骨骺板骨折

骨骺板软骨相对于周围骨质的强度较低，小儿易发生这种骨折。它们类似玻璃板上的划痕处，易在集中受力时损坏。一旦发生损伤，骨骺板通常能够恢复并恢复生长潜能。但是，如果骨骺发生偏移，骨骼可能会穿越其生长（从骨骺骨到干骺端骨），形成骨桥并阻碍进一步生长，导致进行性缩短或角度恶化（图10-41）。

由于骨骺板在关节附近且骨骺板骨折较常见，因此小儿的关节表面可能会受到损伤，这需要手术修复。与其他小儿骨折相比，累及骨骺板和关节的

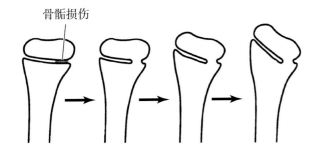

▲图10-41 如果骨折后的闭合不对称,就会发生渐进性的成角畸形

骨折更适合开放复位。

大多数骨骺板骨折都是在最薄弱的软骨区断裂的。骺板软骨开始于骨骺侧的不活跃区,软骨细胞逐渐增多、伸长,并排列成纵向轴,产生纵向生长。肥厚的球状软骨细胞柱随后经历细胞死亡,剩余的细胞壁钙化并最终骨化形成干骺端骨。

最薄弱的部位通常是肥大的细胞柱与其下方僵硬的钙化细胞壁之间的界面;这个区域非常容易受到剪切力的影响。因此骨骺板骨折(如Salter-Harris骨折)通常发生在肥大区域。幸运的是,该区域也是骨骺伸长过程(由骨骺血液供应支持)和干骺端骨化(由干骺端血液供应支持)之间的界限。因此,骨骺板骨折通常不会破坏其生长潜力,因为骨折线不会中断其主要的血液供应。但是股骨远端的骨骺板骨折是一个例外。股骨远端骨骺板具有起伏的形状,习惯将突出处称为乳头小体,其与远端骨骺的其他部分相互交错,共同在股骨远端提供稳定性。典型的股骨远端骨骺板骨折通常波及多层生长板。这导致股骨远端的骨骺板移位性骨折,与骨骺板相关的过早生长停滞和畸形风险大大增加。

虽然骨骺板骨折的形式是多种多样的(图10-42),但是有些形式出现的频率很高。穿过关节或导致部分骨骺空间错位的骨折预后最差。

骨骺板骨折通常能够在4周内迅速愈合。但需要严密监测骨骺板创伤后的早期闭合。有时会发现骨骺-干骺端骨桥形成并束缚生长。如果骨桥很小,手术切除骨桥(骨骺骨桥切除术)可能会成功恢复骨骼生长潜力。否则,应遵循双下肢不等长的评估和治疗方案。

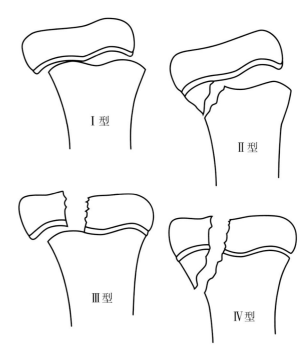

▲图10-42 Salter-Harris的骨骺骨折分类。除了一些例外情况,在较高级别的损伤中,出现生长停滞问题的可能性更大

Salter RB, Harris WR: Injuries involving the growth plate. *J Bone Joint Surg Am* 1963;45:587. [No PMID]

二、上肢骨折

▶锁骨骨折

锁骨骨折是最常见的小儿骨折之一。通常是闭合性骨折,可以用简单的吊带固定进行处理。其愈合速度很快,愈合后瘢痕组织丰富可能会形成肿块,但随着生长发育肿块会逐渐重建消退。

锁骨骨折可在出生时发生并迅速愈合,但有时伴有神经损伤。3个月内肱二头肌恢复活动并保持完整的被动肩关节活动度提示预后良好。臀位分娩通常与神经节前损伤有关。神经节前损伤可导致霍纳征,包括上睑下垂、瞳孔缩小和无汗综合征。神经节前损伤不太可能恢复。将婴儿的头部向后下放置一小段距离并观察活动的肘部伸展和手指的扇动,然后肘部屈曲和哭泣,这种反射称为莫罗反射(拥抱反射)。没有莫罗反射表明预后不良。

锁骨的无创伤性先天性假关节是一种极为罕见的疾病,其影像学表现类似骨折。它可能出现在右侧或双侧，很少伴有疼痛或不伴有疼痛，没有创伤史。通常不需要治疗。

▶肱骨近端骨折

肱骨近端骨折通常是骨骺损伤（Salter-Harris Ⅱ型损伤），可能会发展成严重的内翻成角。幸运的是，肱骨近端是一个快速生长的骨骺区域且肩部在左右平面的运动都正常，所以伤后重塑很快。这类骨折通常仅需要吊带或肩部固定3~4周，而不需要复位。极少数患儿骨折成角＞90°，可能需要手术复位和固定。

▶肘部骨折

大多数肘部骨折是由摔倒时手臂伸直支撑而引起的间接损伤。这一类损伤由于较为严重所以诊断和治疗都存在困难。在容易跌倒的年纪（2~10岁），骨骺骨化不完全使得X线片难以及时发现骨折（图10-43）。严重的肿胀可以阻塞静脉或动脉结构，并导致前臂骨筋膜室综合征。手法复位通常不能保

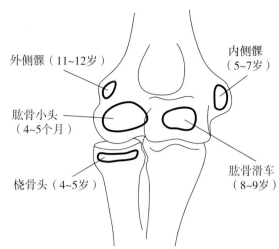

▲图10-43 骨化中心的出现年龄。肘部的骨化中心在不同的年龄段出现，这可能会影响X线检查的结论。如果怀疑有损伤，可以与对侧肘部X线检查进行对比

持稳定性，可能需要进行手术干预。小儿肘部骨折术后需要固定4周。

A.肱骨髁上骨折

肱骨髁上骨折发生在干骺端附近，肘关节近

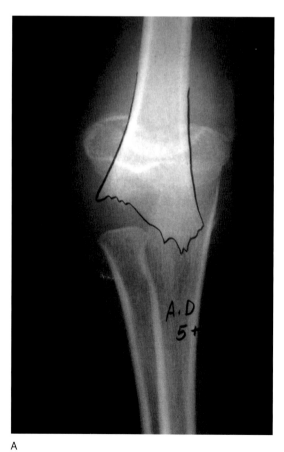

A

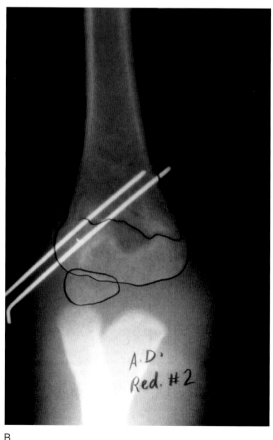

B

▲图10-44 肱骨髁上骨折移位。A.伤后X线片；B.闭合复位和使用经皮钢针内固定后

端，不累及生长板（图10-44）。骨折端移位可能很严重，常可见到由拉伸引起的神经损伤。如果肿胀明显，可能会影响血液供应；远端肢体脉搏减弱并不罕见。

最合适的治疗方法是在全身麻醉下快速达到解剖复位。由于骨折端复位非常不稳定，许多医生习惯使用经皮钢针固定骨折端。一旦骨折复位，肿胀迅速消退，脉搏可同时恢复。在极少数情况下，医生必须进行血管或神经探查或修复。

一些肱骨髁上骨折在初次成功复位后，由于骨折本身稳定性较差可导致骨折端不完全复位或再次脱位。对位不良会导致骨折不愈合或畸形愈合，呈现为肘部骨折端顶角外向畸形（称为肘内翻或所谓的枪托畸形）。虽然在外观上不雅观，但肘内翻很少有功能障碍。根据患者的意愿可以通过旧骨折部位外翻截骨术进行矫正。

B. 肱骨外侧髁骨折

肱骨外侧髁骨折是关节表面外侧部的斜行剪切骨折。在摔倒的过程中桡骨头进入肱骨小头时发生。缺乏明显的骨化可能会使骨折模糊或呈现良性Salter-Harris Ⅱ型骨折的假象，大多数外侧髁骨折是高度不稳定的Salter-Harris Ⅳ型骨折（图10-45）。由于关节表面和骨骺板都会出现移位，通常需要开放复位和钢针固定。

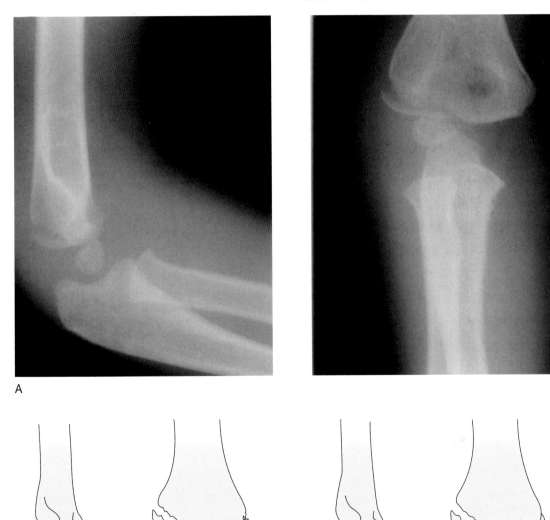

A

B   C

▲图10-45　肱骨外侧髁骨折（A）很容易被误认为是相对简单的Salter-Harris Ⅱ型骨折，后者预后良好（B）。但实际上，它几乎都是Salter-Harris Ⅳ型骨折，骨折同时跨越关节面和骨骺（C）；除非没有发生移位，否则都需要开放复位

C.桡骨颈骨折

桡骨颈骨折类似肱骨外侧髁骨折。桡骨颈位于关节远端，骨折端可以成角高达70°~80°，但较小角度的成角似乎更常见（图10-46）。尽管桡骨颈有创伤性成角，但应首先确定桡骨头的位置。45°或更小的成角角度通常可自行重塑，仅需要对症治疗以允许早期恢复活动即可。较大程度的成角畸形通常可以闭合复位。

D.前臂骨折

跌倒是前臂骨折的常见诱因。如果前臂骨折同时累及尺、桡骨，则其中一个可能完全移位，而另一个骨仅弯曲或为青枝骨折。在小儿中，大多数累及尺、桡骨的前臂骨折可以通过闭合复位和石膏固定成功治疗；如果骨折端的旋转对位准确，可以接受轻微的成角对位不良。此外，骨折端经常重叠。对于骨折线能否在正确的对位下愈合不必担心，因为小儿的骨愈合和重塑很快。

E. 蒙泰贾骨折

蒙泰贾骨折（Monteggia fracture）简称蒙氏骨折，仅尺骨骨折，桡骨保持完整。如果尺、桡骨这种双骨体系完全断裂，那么根据力学理论该体系中必须有两处出现问题。所以常合并桡骨头脱位。在这种情况下，复位必须包括肘关节。与其他小儿前臂骨折一样，闭合复位通常是成功的。此外，有些蒙氏骨折可能需要开放复位。医生应警惕蒙氏骨折，因为如果骨折没有适当复位，可导致肘关节出现慢性运动丧失。

在儿童中，桡尺远侧关节脱位的桡骨加莱亚齐骨折（Galeazzi fracture，曾称为盖氏骨折）的发生率远远低于与之相似的蒙氏骨折。

F.桡骨隆起骨折

桡骨隆起是桡骨远端背侧皮质的微小凸起，通常在桡骨远端骨骺近端附近1~2 cm处。桡骨隆起骨折是手轻微跌落后造成的损伤。许多隆起骨折被误认为是手腕扭伤，因为它们稳定且疼痛较轻。这类骨折可在3~4周内平稳愈合，具有良好的长期效果。

Mirsky EC, Karas EH, Weiner LS: Lateral condyle fractures in children: evaluation of classification and treatment. *J Orthop Trauma* 1997;11:117. [PMID: 9057147]

Price CT: The treatment of displaced fractures of the lateral humeral condyle in children. *J Orthop Trauma* 2010;24:439. [PMID: 20577076]

Wattenbarger JM, Gerardi J, Johnston CE: Late open reduction internal fixation of lateral condyle fractures. *J Pediatr Orthop* 2002;22:394. [PMID: 11961463]

Weiss JM, Graves S, Yang S, Mendelsohn E, Kay RM, Skaggs DL: A new classification system predictive of complications in surgically treated pediatric humeral lateral condyle fractures. *J Pediatr Orthop* 2009;29:602. [PMID: 19700990]

▶掌骨和指骨骨折

掌骨和指骨的骨折通常发生在儿童的挤压伤中（如门挤压手或手指）。因为骨膜保持完整，所以骨折通常非常稳定。很少有严重的成角或旋转不对称，通常可以通过固定2~3周进行治疗。

三、下肢骨折

▶骨盆骨折

儿童骨盆骨折通常与严重的钝性创伤一起出现。因为完整的骨膜可以稳定扁平骨，所以罕见骨折端大范围的移位，仅给予对症治疗即可。应仔细评估患者腹腔脏器和其他合并损伤。如果骨骼未成熟的骨盆骨折可以得到正确治疗，通常有令人满意的效果。

青少年有一种特殊类型的撕脱骨折，因为在运动期间肌肉剧烈收缩会使骨突从其母骨上脱落。这些撕脱骨折有时称为过渡性骨折，因为这些骨折

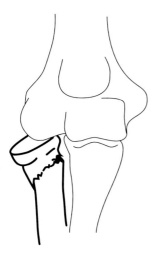

▲图10-46　桡骨颈骨折可能会有很大程度的成角畸形，但年幼的小儿仍会自行重塑

处的骨骺在骨骼成熟的2年内处于转变期。在此期间，相对较弱的软骨骨骺可能不足以承受在激素影响下突然增大的肌肉拉伸。过渡性撕脱骨折可发生在髂嵴（腹部肌肉）、股骨小转子（髂腰肌）或坐骨结节（腘绳肌）。骨盆和股骨的过渡性骨折需要进行对症治疗。虽然这些骨折不需要复位，但它们可能会出现伴有肿块的愈合，需要在以后进行切除。

Tsirikos AI, Spiegel PG, Laros GS: Transepiphyseal fracture-dislocation of the femoral neck: A case report and review of the literature. *J Orthop Trauma* 2003;17:648. [PMID: 14574194]

▶髋关节骨折

小儿髋关节骨折很少见，但可能很严重。因为导致这个区域的创伤可能会造成很严重的伤害。与成人髋关节骨折相似，骨折可破坏股骨头近端的血液供应并导致股骨近端骨骺、股骨颈缺血性坏死。在年龄较大的小儿中，这可能是一种毁灭性的并发症；可按照股骨头骨骺骨软骨病的治疗方法进行治疗，但可能导致严重塌陷以至于需要髋关节融合。

小儿股骨颈骨折非常不稳定，通常需要复位内固定。机械固定可能是不完美的，因为医生必须避免对股骨近端骨骺板的损伤。因此，通常使用人字形石膏固定（躯干和腿）。

Odent T, Glorion C, Pannier S, et al: Traumatic dislocation of the hip with separation of the capital epiphysis: 5 adolescent patients with 3-9 years of follow-up. *Acta Orthop Scand* 2003; 74:49. [PMID: 12635793]

▶股骨干骨折

股骨干骨折常见于跌倒，以及自行车和机动车事故。在幼儿中，股骨干骨折也可能是受虐待的结果。虽然大多数是闭合性损伤，但由于大腿软组织出血，失血可能很严重。神经损伤罕见，骨折被富含血供的肌肉包绕可使骨折端快速达到骨性愈合（通常在6周内）。

纵向肌肉拉力和痉挛导致股骨干骨折端缩短和成角。治疗初期需要纵向牵引（年幼小儿行皮肤牵引，大龄小儿行骨牵引）以恢复患肢长度和对位，

治疗方法很大程度上取决于患儿的年龄。

由于骨折充血，2~10岁小儿的股骨骨折往往有1~2.5 cm的过度生长。因此，在该年龄段应尽可能使用石膏固定并允许发生一些缩短畸形。因为骨骼会快速重塑，所以不必进行完美的复位。大多数医生会选择受伤1周内立即应用人字形石膏固定。

10岁以上小儿不太可能发生骨折后股骨过度生长。而在年龄较大的小儿中，骨骼必须通过牵引3~4周保持解剖长度（直到形成足够的愈合组织以稳定长度）或通过髓内钉或其他与成人患者相同的手术措施进行治疗。旋股内侧动脉为股骨头供血。其沿股骨颈后上部走行，在植入股骨髓内钉时存在损伤的风险。因此当进行髓内固定时，优先选择通过大转子外侧进入。目前，柔性髓内钉很受欢迎，因为它们在植入之前不需要扩孔，并且不太可能破坏股骨近端不稳定的血液供应。许多医院现在对6岁及以上的小儿使用弹性钉固定股骨干骨折。

在骨折愈合或去除石膏后，小儿可开始行走。骨折后第一个月有跛行较常见，因为臀带肌肉组织的力量恢复得比较缓慢。一般不需要物理治疗，因为正常步态可自行恢复，小儿股骨干骨折的长期疗效一般都很理想。

▶骨骺分离

股骨远端的骨骺分离（骨折）通常是Salter-Harris Ⅰ型或Ⅱ型损伤。所有这些都是由严重的创伤引起的，并且生长板损伤很常见。有多达50%的病例表现出伤后生长停滞。与膝关节脱位一样，可能发生严重的神经血管损伤。移位的骨骺分离需要在全身麻醉下轻轻复位。有些骨骺分离不稳定，需要经皮针固定几周，直到骨折线模糊或者愈合。如果发生骨骺闭合，根据年龄和剩余生长潜力选择治疗方案。

▶胫骨髁间隆起损伤

胫骨髁间隆起完全位于胫骨近端骨骺上，是前交叉韧带的附着部位。膝关节扭伤可以切断胫骨髁间隆起并可以造成关节内移位。大多数骨折见于8~14岁的小儿，通常表现为伴有疼痛的关节血肿且

无法负重。Ⅰ型骨折移位程度最小；Ⅱ型骨折向前移位，具有完整的后铰链；Ⅲ型骨折完全移位。对于Ⅰ型骨折，目前建议下肢全长石膏固定6周直至骨愈合（图10-47），但是在膝关节处是应该保持完全伸展还是10°~20°屈曲仍然存在争议。如何对Ⅱ型和Ⅲ型骨折进行治疗争议比较大。如果可以实现足够的复位，Ⅱ型骨折可不进行手术。但如果无法达到闭合复位，则应手术治疗。手术也适用于Ⅲ型骨折。在这些移位的损伤中，内侧半月板可能被困在骨折块和/或外侧半月板下面；如果前交叉韧带仍然附着在撕裂的骨折块上，可能会导致骨折块卡压并因此阻碍复位。与许多其他小儿骨折不同，胫骨髁间隆起损伤常常导致长期的轻度膝关节症状，特别是在体育运动期间。

▶ 胫骨结节撕脱骨折

胫骨结节撕脱骨折最常见于遭受运动伤害的青少年男性（13~14岁）。胫骨近端骨骺的前舌是髌韧带的附着部位。在剧烈跳跃期间（如篮球等活动），胫骨近端骨骺舌部可能会发生撕脱骨折并移位。胫骨结节撕脱是过渡性骨折，因为它们发生在骨骺闭合之前，年幼的小儿基本不会发生这种骨折。它们的分型如下：Ⅰ型，一小部分结节被撕脱并向上移位；Ⅱ型，由胫骨骨骺前部形成的整个舌部向上铰接而其基部没有完全断裂；Ⅲ型，整

个胫骨结节基部断裂，骨折线指向近端和后部并经过关节面。胫骨结节撕脱骨折需要开放复位并进行内固定，而且不需要采取骨骺板周围骨折的常规预防措施，因为该处骨骺板在形成畸形之前会快速闭合。Ⅲ型胫骨结节骨折出现骨筋膜室综合征的概率较高。在初次修复时应考虑筋膜切开术。Ⅲ型胫骨结节骨折延伸穿过关节面，通常伴有半月板损伤，必须进行修复。晚期并发症包括膝关节反屈和再次骨折。

▶ 胫骨近端干骺端骨折

胫骨近端干骺端骨折通常不会移位或移位轻微。在没有腓骨过度生长的情况下可能表现出由骨折后胫骨过度生长引起的晚期成角畸形（外翻）。在最大生理年龄（3~6岁）时，外翻最为明显。多年后，外翻可能有重塑的倾向，所以最好的方法是观察（图10-48）。

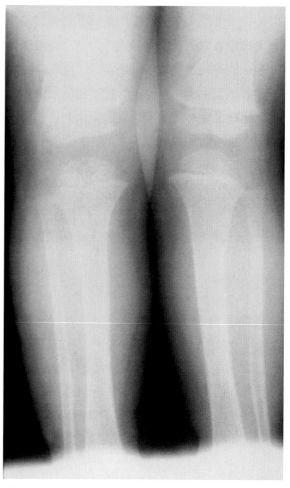

▲图10-48　即使没有移位，胫骨近端骺骨骨折也会刺激胫骨骨骺，引起进行性外翻畸形，常见于6岁以下的患儿。长期观察表明，这类畸形最终都会发生缓慢的重塑

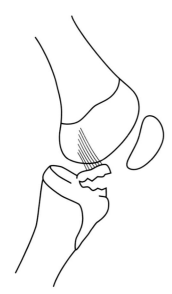

▲图10-47　胫骨髁间隆起骨折通常包括前交叉韧带撕脱。如果骨折块可随着膝关节的伸展而复位，可以用非手术方式治疗

▶胫骨干骨折

胫骨干骨折通常伴有腓骨骨折，是由严重创伤引起的。无移位的、孤立性螺旋形胫骨骨折是唯一的例外，其常见于小儿刚刚学会走路时所受的轻微创伤。小儿开放性胫骨骨折非常常见。与成人一样，神经血管结构和骨筋膜室综合征是主要风险。胫骨和腓骨的开放性骨折需要手术清创，但由于皮肤损失的可能性低于成人，因此在灌洗后可以像闭合骨折一样进行治疗。

大多数小儿胫骨骨折应用膝上型石膏可达到充分对齐和固定。不稳定骨折、一些开放性骨折或年龄较大的小儿骨折也可能需要外固定或其他装置来维持复位和骨折线对齐。与成人一样，小儿胫骨骨折愈合相对缓慢，通常需要10~12周，但骨不连相对罕见。

▶踝关节骨折和胫骨远端骨折

年龄较小的小儿，踝关节骨折和胫骨远端骨折通常是干骺端或Salter-Harris Ⅱ型远端胫骨骨骺骨折，可迅速愈合。这些骨折很少有生长停滞或其他严重后果（图10-49）。创伤后骨骺板生长停滞最常发生于远端胫骨内侧损伤。在8~11岁的小儿中，外翻性损伤可以推动内踝，导致倾斜的Salter-Harris Ⅳ型骨折，破坏关节和骨骺板。这些骨折通常需要开放复位以精确地重新排列骨骺板和关节表面。随着外侧骨骺继续不受限制地生长，而内侧由于骨桥生成导致生长停滞，进而产生胫骨远端关节面渐进性内翻畸形。如果发生这种情况，应考虑进行骨骺切除术或矫正性胫骨截骨术。

胫骨远端存在几种不同的过渡性骨折。这些骨骺损伤仅在生长结束时发生，即在胫骨远端骨骺完全闭合之前不久。远端骨骺板的闭合始于内侧，在第二年逐渐侧向闭合。确切的骨折模式取决于骨骺板的开放程度和施加的力（即受伤机制）。仅内侧骨骺板开始闭合时，胫骨远端是三平面骨折（即矢状面、水平面和冠状面）（图10-50）。该骨折骨折线复杂并穿过骨骺板。三平面骨折通常需要开放复位，轻度移位可采取非手术治疗。可能需要进行CT扫描以确定骨折线的类型并帮助制订准确的治疗方法。

在略微年长的患儿中，当仅有一小部分前外侧骨骺板保持打开时，该前外侧骨折块可被远端胫腓联合韧带（幼年Tillaux骨折）的纤维撕裂。这是累及关节面的Salter-Harris Ⅲ型骨折，通常需要开放复位以恢复完美的关节解剖结构。

Leary JT, Handling M, Talerico M, Yong L, Bowe JA: Physeal fractures of the distal tibia: predictive factors of premature physeal closure and growth arrest. *J Pediatr Orthop* 2009;29:356. [PMID: 19461377]

Spiegel PG, Cooperman DR, Laros GS: Epiphyseal fractures of the distal ends of the tibia and fibula: a retrospective study of two hundred and thirty-seven cases in children. *J Bone Joint Surg Am* 1978;60:1046. [PMID: 721852]

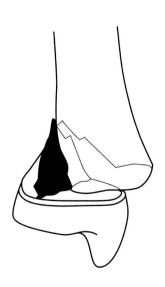

▲图10-49 10岁以下小儿踝关节胫骨远端（和腓骨）的单纯骨折通常是Salter-Harris Ⅱ型骨折

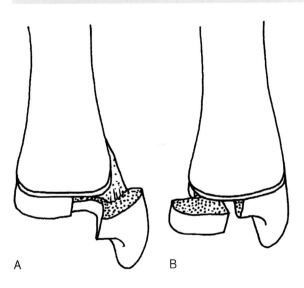

▲图10-50 三平面骨折（A）和青少年Tillaux骨折（B）是踝关节骨折的变体，发生于青少年骨骺闭合前不久。因为它们累及关节表面，所以可能需要开放复位

与儿童虐待有关的伤害

儿童虐待跨越了所有社会底线而且有多种形式。肌肉骨骼系统经常是虐待相关伤害的受累部位，但检查结果有时可能是轻微的或有误导性的。对于涉嫌虐待的病例，要考虑的最关键的问题是受伤史是否可以充分解释及其可信度。

虐待伤的经典X线检查结果是不同年龄段的多处骨折愈合表现，同时没有脆骨病（成骨不全）（图10-51）。92%的怀疑受到身体虐待的儿童都

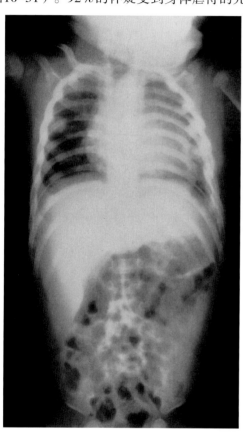

▲图10-51 幼儿不同年龄阶段的多处骨折，以及不明原因的长骨骨折，应建议诊断为儿童虐待

存在软组织损伤的证据。其中瘀斑是最常见的症状，而且随着年龄增长出现的概率会增高。长骨（股骨或肱骨）是儿童虐待最常发生骨折的部位。这些骨折是横形或斜形骨干骨折。患儿或监护人常将其描述为轻微跌倒或肢体被栏杆碰撞。但是对小儿骨折的研究表明，这种类型的损伤机制几乎从不是严重骨骼损伤的原因，病史和临床表现之间矛盾暗示了可能存在虐待。可将3岁以下小儿的长骨骨折视为暴力虐待伤，直到被证明不是这样为止。

虐待性骨折的骨科管理很简单，简单的闭合治疗方法即可。几乎所有这些骨折都具有良好的预后，并可迅速愈合或重塑。能否及时发现虐待迹象及其随后的社会干预是否到位才是治疗效果的主要决定因素。

McMahon P, Grossman W, Gaffney M, et al: Soft-tissue injury as an indication of child abuse. *J Bone Joint Surg Am* 1995;77:1179. [PMID: 7642662]

Oral R, Blum KL, Johnson C: Fractures in young children: are physicians in the emergency department and orthopedic clinics adequately screening for possible abuse? *Pediatr Emerg Care* 2003;19:148. [PMID: 12813297]

第十一章 截肢术

Douglas G. Smith, MD
Harry B. Skinner, MD，PhD

▼ 概述

对于那些病变和受伤严重或不再有功能的肢体需要进行截肢处理。近些年抗生素、创伤管理、血管手术和肿瘤治疗等理念得到了长足的进步，提高了保肢率。但仍有许多情况，因拖延应截肢的坏死肢体而导致病情加重甚至死亡。为了患者能够充分理解截肢与保肢，医生必须向患者说明每个手术所涉及的操作和康复过程，也必须对每个方案的术后结果进行评估。有时试图进行保肢并不能使患者的利益最大化。

截肢的决定对于患者、患者家属和医生来说，都是需要情感接受的一个过程。术者不能过分强调采取积极的截肢治疗的优点。但截肢术不应该被视为治疗失败的结果。截肢是一种重建程序，旨在帮助患者与世界建立新的交流机制，试图重新恢复患者生活的一种治疗方法。残肢必须通过手术重新恢复肌肉平衡，并适当转移负重，以承担原肢的新角色。

为了使患者残肢的功能最大化，患者需要了解术后早期的假肢装配、康复治疗，以及长期治疗和假肢佩戴所达到的治疗目的。治疗团队的方案必须能够满足患者日常需求。护士、假肢技师、物理治疗师、作业治疗师及截肢者支持小组在患者积极恢复生活所需的身体、心理、情感和教育等方面的积极影响具有不可估量的价值。许多新的截肢者表示，同已接受截肢手术治疗的病友交流是住院和康复期间最能帮助他们的方法。美国截肢者联盟是一个非营利性组织，它支持这种病友交流培训，并在全美提供类似的服务。

小儿患者的注意事项

在婴儿和儿童中，截肢通常与先天性肢体缺陷、创伤和肿瘤有关。2003年，美国共有946例小儿创伤性截肢，总住院费用高达2200万美元。截除的肢体大多数是第2~5指和拇指，成本最高的是创伤性腿部截肢。先天性肢体缺陷分类通常采取Birch修订版Frantz和O'Rahilly分类法。无肢状态是指完全没有肢体；半肢状态是指肢体失去主要部分；短肢畸形又称为海豹肢，是指手或足直接连于躯干。半肢状态可进一步分为终端型和插入型。终端型半肢是指肢体末端完全横向缺损。插入型半肢是指肢体中段节段性缺损而远端形态各异。在讨论肢体缺陷时，前轴指的是肢体的桡侧或胫侧，而后轴指的是尺侧或腓侧。国际标准化组织（ISO）在1989年根据标准的解剖学、放射学特征和术语学发布了肢体缺陷的推荐分类。虽然ISO故意避免使用Frantz和O'Rahilly分类法中的术语，但此分类法仍然被广泛使用。特别对于照顾肢体缺陷小儿的成人来说，仍然必须理解这些术语与定义。

先天性上肢缺陷的患者很少会进行再次截肢治疗，因为最初残留的肢体通常在功能上是可用的。

然而下肢因为需要承受重量，所以下肢相对等长的状态对于下肢功能最大化非常重要。

可以对股骨近端局灶缺陷和先天性腓骨或胫骨缺如进行再次截肢以提高残肢的功能并改善假肢安装的位置。一项针对成人先天性腓骨缺陷的研究显示，接受延长手术的患者较截肢手术疗效更好，但这些患者的童年时期几乎都在接受治疗。与截肢患者相比，这些患者的足部残留更多。

从儿童期到成年期，残肢长度的比例随着生长发育会产生变化，特别是对于发育中的儿童而言，制订手术方案时要考虑到这个重要的因素。婴儿或幼儿的骨干截肢术移除了下端的骨骺生长中心，因此所截肢体不能与身体的其他部分保持成比例的生长。儿童期的经股骨长段截骨，等骨骼成熟时可能会变成一个麻烦不断的短段残肢。应该尽量采取关节离断术，尽可能保留远端骨骺。如果这在技术上不可行，则应保存最大量的骨骼长度。

约有8%~12%的截肢患儿会发生截肢末端过度生长，即长骨横切端骨的生长速度超过了周围软组织的生长。如果不及时治疗，骨端很可能会穿透皮肤（图11-1）。截肢端过度生长并不是由于近端骨生长推动远端穿过软组织造成的，这种情况也不会发生在关节离断术后。末端过度生长最常见于肱骨，其次是腓骨、胫骨和股骨。尽管处理这种问题的外科手段很多，但最好的方法是残端修复和充分

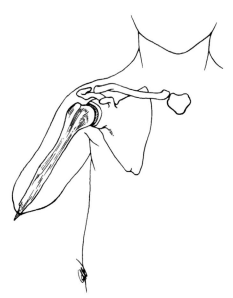

▲图11-1 被切断的肱骨出现末端过度生长的小儿截肢患者

的骨切除或按照Marquardt描述的使用自体骨软骨进行残端封堵（图11-2）。如果在初次截肢时进行残端封堵，则可以从截肢部分获得自体移植物材料，如远端胫骨、距骨或跟骨。如果是翻修手术，可以从髂嵴后部获得自体移植物材料。尽管有些报道称可使用非自体材料进行上述操作，但都伴有显著的并发症。目前，使用改良的Ertl骨材料预防儿童截肢末端过度生长的研究尚未取得成功。

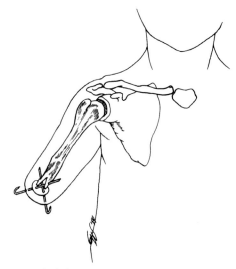

▲图11-2 残肢末端覆盖手术。纵向劈开骨末端，用克氏针临时固定骨软骨移植物

为发育中的患儿安装假肢是具有挑战性的，并且需要经常调整假肢。在美国，专业的儿科截肢诊所可以简化这一过程，并提供家庭支持，降低照护成本。开始佩戴假肢的时间应与正常的运动功能发育密切相关。

在4~6个月左右，小儿能够获得坐姿平衡时开始装配上肢假肢。初期可使用钝圆被动假肢。通常2岁的小儿可学会主动将物体放置在截肢端假肢上，此时可改用有线控制且能够自主打开的终端假肢。在小儿熟练使用传统的肢体动力假肢之前，通常不使用肌电驱动假肢。发育期的小儿对假肢装置的实际需求通常超过肌电设备设计的耐久度，因此必须考虑维护和维修成本。为小儿装配肌电装置的决定应因人而异，需要考虑诸多因素如残肢的特征、小儿的意愿、小儿康复训练的程度、假肢近端的适配度与维护，以及是否有基金支持。

下肢的假肢通常在小儿学会爬行且能在上肢辅助下站立的时候开始使用（8~12个月）。Syme

截肢术或胫骨截肢术后的小儿很容易适应假肢。虽然在装配假肢后不需要进行正式的步态训练，但需要向父母及监护人说明假肢的知识。对于经股骨截肢的小儿，不要求患儿立刻学会控制膝关节活动单元。在患儿行走良好且能熟练控制假肢前，膝关节活动单元可被取消或锁定在伸直位。经股骨截肢的小儿使用假肢的初始步态不是正常的足跟着地-支撑中期-脚趾离地模式，而是以支撑相延长为特点的环绕步态模式。在5~6岁之前，很少需要正式的步态训练。过早进行步态训练对所有参与者来说都是徒劳的。随着运动协调性的改善，患儿会在成长过程中慢慢找到最适合自己的步态模式。

Bernd L, Bläsius K, Lukoschek M, et al: The autologous stump plasty: treatment for bony overgrowth in juvenile amputees. *J Bone Joint Surg Br* 1991;73:203. [PMID: 2005139]

Birch JG, Walsh SJ, Small JM, et al: Syme amputation for the treatment of fibular deficiency. An evaluation of long-term physical and psychological functional status. *J Bone Joint Surg Am* 1999;81:1511. [PMID: 10565642]

Conner KA, McKenzie LB, Xiang H, et al: Pediatric traumatic amputations and hospital resource utilization in the United States, 2003. *J Trauma* 2010;68:131. [PMID: 20065768]

Drvaric DM, Kruger LM: Modified Ertl osteomyoplasty for terminal overgrowth in childhood limb deficiencies. *J Pediatr Orthop* 2001;21:392. [PMID 1137827]

Fixsen JA: Major lower limb congenital shortening: a mini review. *J Pediatr Orthop B* 2003;12:1. [PMID: 12488764]

Greene WG, Cary JM: Partial foot amputation in children: a comparison of the several types with the Syme's amputation. *J Bone Joint Surg Am* 1982;64:438. [PMID: 7061561]

International Organization for Standardization: ISO 8548-1: Prosthetics and orthotics—Limb deficiencies, Part 1: Method of describing limb deficiencies present at birth. Geneva, Switzerland: International Organization for Standardization; 1989.

Walker JL, Knapp D, Minter C, et al: Adult outcomes following amputation or lengthening for fibular deficiency. *J Bone Joint Surg Am* 2009;91:797. [PMID: 19339563]

Weber M: Neurovascular calcaneo-cutaneous pedicle graft for stump capping in congenital pseudarthrosis of the tibia: preliminary report of a new technique. *J Pediatr Orthop B* 2002;11:47. [PMID: 11866081]

截肢的一般原则

▶流行病学

美国截肢率的流行病学数据显示，1998—2007年间截肢率下降了38%，下肢血管重建率增加了1倍。尽管糖尿病患者只占人口的6%，但近2/3接受截肢的患者患有糖尿病。2008年，美国每1000名糖尿病患者有4.5例进行了截肢，并且因地区而异，德克萨斯州、俄克拉荷马州、路易斯安那州、阿肯色州和密西西比州的下肢截肢率较高。黑人患者不太能接受外周血管疾病的保肢手术，所以下肢截肢率是白人患者的2~4倍。

Egorova NN, Guillerme S, Gelijns A, et al: An analysis of the outcomes of a decade of experience with lower extremity revascularization including limb salvage, lengths of stay, and safety. *J Vasc Surg* 2010;51:878. [PMID: 20045618]

Holman KH, Henke PK, Dimick JB, et al: Racial disparities in the use of revascularization before leg amputation in Medicare patients. *J Vasc Surg* 2011;54:420. [PMID: 21571495]

Margolis DJ, Hoffstad O, Nafash J, et al: Location, location, location: geographic clustering of lower-extremity amputation among Medicare beneficiaries with diabetes. *Diabetes Care* 2011;34:2363. [PMID: 21933906]

▶术前评估和决策

截肢和截肢平面的选择是很困难的，而且往往会有不同意见。随着感染治疗、外周血管疾病治疗、器官移植和保肢手术的发展，截肢术的决策过程变得更加复杂。但无论如何，其目的都是优化患者的功能并降低并发症发生率。

A.血管疾病和糖尿病

由外周血管疾病引起的缺血是美国截肢最常见的原因。近2/3的外周缺血患者也患有糖尿病。这些患者的术前评估包括体格检查、肢体灌注情况、营养和免疫能力评估。术前筛查测试可能会有所帮助，但没有一项测试能够100%准确地预测能否成功愈合。基于血管疾病和糖尿病病史进行相关检查及结合相应的临床经验是术前评估中最重要的方法。糖尿病患者下肢截肢的风险为糖化血红蛋白每升高1.26%，截肢风险增加1%。

Adler AI, Erqou S, Lima TA, et al: Association between glycated haemoglobin and the risk of lower extremity amputation in patients with diabetes mellitus: a review and meta-analysis. *Diabetologia* 2010;53:840. [PMID: 20127309]

1.多普勒超声检查 多普勒超声检查是最易行、最客观地反映肢体血流和灌注的方法，对于与肢体创伤相关的血管损伤的诊断特别有价值。血管疾病患者的动脉壁钙化增加了压迫血管所需的压力，这通常会使血压假性升高。血压偏低表明灌注不良，但正常和偏高可能又与血管壁钙化混淆。因此不能通过血压值预测灌注或伤口愈合情况。由于肢体末端的血管通常不会钙化，因此脚趾处所测得的血压水平似乎比踝关节处在预测愈合方面更有说服力。多普勒超声所测量的心脏收缩期最大加速度是对动脉闭塞性疾病最为敏感的无创性预测指标。

Halvorson JJ, Anz A, Langfitt M, et al: Vascular injury associated with extremity trauma: initial diagnosis and management. *J Am Acad Orthop Surg* 2011;19:495. [PMID: 21807917]

Van Tongeren RB, Bastiaansen AJ, Van Wissen RC, et al: A comparison of the Doppler-derived maximal systolic acceleration versus the ankle-brachial pressure index or detecting and quantifying peripheral arterial occlusive disease in diabetic patients. *J Cardiovasc Surg* 2010;51:391. [PMID: 20523290]

2.经皮氧分压测量 经皮氧分压测量是无创的，目前这些操作在许多血管实验室中都能够进行。这些检测方法需要使用特殊的温度控制氧电极来测量皮肤扩散的氧分压。最终读数的确立基于以下几个因素：机体向组织输送的氧气量，组织利用氧气量，以及氧气通过组织和皮肤的扩散量。在急性蜂窝织炎或组织水肿期间，氧分压测量值降低。因为这些疾病可以增加组织内的氧利用量并减少氧扩散量，从而导致氧分压值降低。有报道称在足底皮肤炎症、水肿期间测量值会增高。尽管存在这些局限性，经皮氧分压和经皮二氧化碳分压在预测截肢愈合方面还是很准确的，但这并不能排除假阴性结果的干扰。34 mmHg的经皮氧分压已作为糖尿病患者是否进行血运重建的阈值，此时踝关节平面的截肢概率为9.7%；氧分压高于40 mmHg的截肢率降至3%。

Faglia E, Clerici G, Caminiti M, et al: Predictive values of the transcutaneous oxygen tension for above-the-ankle amputation in diabetic patients with critical limb ischemia. *Eur J Vasc Endovasc Surg* 2007;33:731. [PMID: 17296318]

3.动脉造影 动脉造影对预测截肢的成功愈合没有任何帮助，并且这种有创性检测可能无法帮助术者选择适当的截肢平面。如果患者需要进行动脉重建或血管成形术可选择该检测方法。

4.营养和免疫功能评估 营养和免疫功能与截肢伤口的愈合直接相关。许多实验室检测方法可用于评估营养和免疫状态，但有些测试非常昂贵。血白蛋白水平和总淋巴细胞计数的筛选试验相对容易进行，而且较为便宜。一些研究表明，血管疾病患者血清白蛋白水平至少为3 g/dL且总淋巴细胞计数超过1500/mL时，截肢愈合率会明显增加。营养筛查可以帮助术者在术前对患者的营养问题进行纠正。这种检查还有助于确定是否需要更高平面的截肢。

5.其他问题 对患者的活动水平、潜在的行走能力、认知状态和整体医疗状况进行评估，以确定最远端截肢是否真的适合患者。

对于需要保留行走能力的患者，治疗目标是在能够愈合的前提下尽可能降低截肢平面，并要保证能够便于安装假肢及进行康复治疗。近期对血管功能不全和糖尿病患者的研究表明，在胫骨或更远端截肢中有70%~80%的患者伤口愈合非常成功。这与25年前形成了鲜明对比，当时由于担心伤口不愈合，80%的下肢截肢是经股骨截肢。

对于没有行走需求的患者，治疗目标不仅是获得伤口愈合，还要最大限度地减少并发症的发生，改善坐姿平衡并便于患者体位变换。有时截肢端越近越容易实现这些目标。例如，膝关节屈曲挛缩的卧床患者可能更适合采用膝关离断术而不是经胫骨截肢术，即便存在有利于远端治愈的因素。术前对患者使用假肢的潜力，患者保持独立转移的特定需求及患者最佳的坐位重量分布做出有效的评估，可以帮助判断截肢平面和术后康复计划的制订。

一些无法行走的患者确实会从部分足截肢，甚至是经胫骨截肢与假肢中受益。因为此时患肢不是为了行走而是作为独立支点帮助患者出行。在这些情况下，安装假肢是合理的。

Sun JH, Tsai JS, Huang CH, et al: Risk factors for lower extremity amputation in diabetic foot disease categorized by Wagner classification. *Diabetes Res Clin Pract* 2012;95:358. [PMID: 22115502]

Wagner FW: The dysvascular foot: a system of diagnosis and treatment. *Foot Ankle* 1981;2:64. [PMID: 7319435]

B.创伤

随着血管重建技术的改进，保肢手术的应用越来越多，但是通常需要多次手术联合治疗。在许多情况下，投入大量时间、金钱和情感之后，依然疗效不佳时，才做出截肢的最终决定。目前的研究对急诊或早期截肢提供了指导性意见。这些研究发现截肢的价值不仅在于挽救生命，而且还有助于防止失败的保肢治疗后所产生的负面情绪、婚姻变故和经济困难等难题。目前针对肢体受损的评分法很多，但没有一种能够完美地预测何时应该进行截肢。这些评分法可用于治疗决策过程，但仍需术者的临床经验和判断力。

对创伤患者而言，不可重建损伤血管的缺血性肢体是截肢的绝对适应证。受损的肌肉和缺血组织会释放大量的肌红蛋白和细胞毒素，可能导致肾衰竭、成人呼吸窘迫综合征，甚至死亡。在多发伤患者和肢体受损的老年患者中，保肢手术即使在技术上可行也可能危及生命，所以应避免贸然采取保肢策略。在所有患者中，关于是否对受损肢体立即或早期截肢的决定还必须取决于受损肢体的位置，如上肢或下肢。

即使没有感觉或仅有保护性感觉，上肢也可以起到功能性作用，甚至严重受损的手臂也可以作为辅助肢体发挥功能。辅助性上肢通常比目前可用的假肢能更好地发挥作用。上肢保肢与截肢的决定应基于上肢是否具有功能，即使该功能有限也应选择保肢。

下肢是承重肢体，下肢的功能受感觉影响而且辅助肢体往往不具备功能性。下肢保肢手术的效果通常比假肢的功能差，除非肢体能够完全承重，相对无痛，具有足够的感觉，可以提供保护性反射，并且具有牢固的皮肤和软组织覆盖，在行走时不会损伤。下肢损伤的保肢手术方案应该基于下肢能否耐受行走。

Zaraca F, Ponzoni A, Stringari C, et al: Lower extremity traumatic vascular injury at a level II trauma center: an analysis of limb loss risk factors and outcomes. *Minerva Chir* 2011;66:397. [PMID: 22117207]

C.冻伤

暴露于低温环境可直接损伤组织，并可因内皮血管损伤和交感神经兴奋引起相关的血管损伤。如果足或手潮湿或直接暴露在风中，即使温度高于冰点也可能导致冻伤。紧急治疗措施包括恢复核心体温，然后将受伤的身体部位在40~44℃的水浴中复温20~30分钟。复温过程可能伴发患者疼痛，通常需要阿片类药物辅助镇痛。复温后，受累部位应保持干燥，水疱应保持完好，并使用干燥的纱布敷料。应用组织纤溶酶原激活剂有助于减少冻伤后的手指、脚趾截肢。对待这类冻伤的治疗目标是保持受伤的肢体清洁干燥，防止皮肤浸渍，特别是手指和脚趾之间的皮肤。

应该避免早期贸然进行截肢治疗，因为冻伤的恢复潜力是巨大的。当肢体从冻伤中恢复时，干化（干性坏疽）区域向远端发展，其近端会形成中度损伤区域。即使两种损伤区域界线分明，靠近干化区域的组织仍然可以继续愈合，虽然此时该区域皮肤外观是粉红色的健康组织，但这种组织并非完全正常。延期截肢术可以提高原发性伤口愈合的概率。一般截肢术会在冻伤后2~6个月进行。尽管存在干化组织，如果组织保持清洁和干燥，感染发生的概率仍然很小。

Johnson AR, Jensen HL, Peltier G, et al: Efficacy of intravenous tissue plasminogen activator in frostbite patients and presentation of a treatment protocol for frostbite patients. *Foot Ankle Spec* 2011;4:344. [PMID: 21965579]

D.肿瘤

随着保肢技术、辅助化疗和放疗的发展，骨与软组织肿瘤患者能够选择的治疗方式也越来越多。如果选择截肢，必须仔细规划截肢水平以获得最佳的手术切缘。

四肢肿瘤的手术切缘（图11-3）依据手术切口与病变位置、病变周围的炎性区域及病变所在的解剖学区域的关系分为4种：①病灶内切除，手术切口进入病变组织；②边缘性切缘，切口进入病灶周围的炎症区而不是病灶；③广泛性切缘，切口进入与病变相同的解剖学间室内，但在炎症区域之外；④根治性切缘，切口保持在所涉及的解剖学间室之外。必须根据所需的病灶边缘仔细考虑活检和截肢切口。

针对肢体肉瘤患者截肢与保肢的治疗和疗效的研究一直在持续进行。目前的研究结果仍然认为保肢手术和截肢手术的术后患者在以人体运动学参数为指标的功能评估上没有明显差异。两种手术所面临的与生活质量有关的问题包括就业、健康保险、社会孤立和自尊心差等。两种手术在总生存率方面

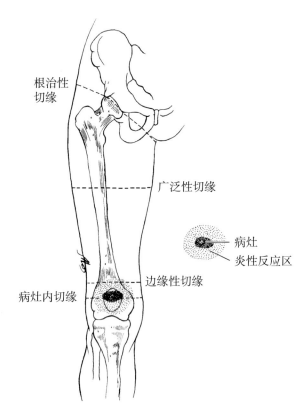

根治性切缘

广泛性切缘

病灶
炎性反应区

边缘性切缘

病灶内切缘

▲图11-3 四肢肿瘤的手术切缘

0.5 cm的骨膜以防止截肢末端过度生长。将所有骨骼边缘打磨圆滑，并将突出部修剪成斜角以便于后期安装假肢。

离断肌肉的骨骼附着点时，肌肉会失去其收缩功能。通过防止肌肉萎缩、平衡截肢引起的变形力，在骨的末端提供稳定的填充物，可以稳定肌肉远端止点，进而改善残肢功能。肌腱固定术是指将肌肉或肌腱直接缝合到骨骼或骨膜上。对于涉及经股骨截肢或经胫骨截肢，以及涉及膝关节或肘关节的关节离断术，肌腱固定术是稳定拮抗肌的最佳办法。肌腱固定术也涉及在骨骼末端将肌肉缝合到肌肉上的操作。在截肢远端进行肌腱固定术要比肌肉成形术更稳定、更安全。必须注意防止在截肢远端留存不稳定的肌束，否则会引起截肢远端形成疼痛的滑膜囊。

神经横切容易诱发神经瘤形成，但并不是所有的神经瘤都有症状。减少症状性神经瘤的方法包括清理横截面、结扎、挤压、烧灼、组织覆盖截肢端、神经周围闭合和终末环吻合术。但只有仔细地分离、牵拉和清理神经横断面才能达到最满意的效果。这样操作可使神经断端回缩到软组织中，从而远离瘢痕、动脉搏动和假肢压力等刺激。对于较大且存在血管伴行的神经如坐骨神经，仍然需要结扎，控制其内血管的出血。

除了具有稳定骨骼和良好肌肉覆盖的膝关节或肘关节需要保留关节者之外，通常不鼓励使用中厚皮片。软组织越丰富植皮的效果越好，相反当皮肤移植物与骨骼黏附得越紧密效果越差。新的假体界面，如硅基衬里，可以帮助减少界面处的剪切力并改善残肢皮肤移植物的耐久性。

有时需要进行开放截肢来控制严重的上行感染。应该避免使用术语"截断术"，因为它给人的印象是将皮肤、肌肉和骨骼在同一个水平上横切。开放式截肢需要仔细规划并预先考虑如何关闭截肢创口。手术计划必须考虑到组织坏死部位的彻底清创和感染区域的充分引流，还必须考虑截肢功能性闭合所需的手术皮瓣和组织。只有切口闭合才能装配假肢。

当糖尿病患者存在严重的足部感染，足底的

没有明显差异。在一些肿瘤中，截肢可以实现更好的局部控制。这些结果证实，治疗方案必须根据患者的具体生活方式和需求进行个体化定制。

Muramatsu K, Ihara K, Miyoshi T, et al: Clinical outcome of limb-salvage surgery after wide resection of sarcoma and femoral vessel reconstruction. *Ann Vasc Surg* 2011;25:1070. [PMID: 21831587]

▶ 手术术语和技术

应使用国际公认的截肢术语。例如，应使用经胫骨截肢而不是膝下截肢，经股骨截肢而不是膝上截肢，经桡骨和经肱骨截肢而不是肘下和肘上截肢。

因为手术操作对截肢术后切口的愈合和患肢功能非常重要，因此与许多其他手术相比，截肢手术对手术技巧的要求较高，特别是涉及软组织处理的环节。组织因创伤或血管分化不良导致切口不愈合的风险很高。如果术者不注意软组织操作，后果会非常严重。应选取较厚的皮瓣，同时避免对皮肤和皮下、筋膜和肌肉之间进行不必要的分离。成人截骨远端的骨膜不应被剥离。小儿应移除截骨远端约蜂窝织炎可向上扩散至腓肠肌，临床上称为上行感染。开放式截肢可消除感染源，提供足够的引流，使急性蜂窝织炎得以消退。炎症消退后可以确定安全的截肢范围和闭合切口。对于糖尿病足感染的情况，开放式踝关节离断术很简单，出血量也很少，术中要保留小腿后侧皮瓣以行经胫骨截肢。有时需要做一个纵行切口以对胫骨后肌、胫骨前肌或腓骨肌腱鞘进行引流。在这种情况下应注意不要破坏截肢的后肌肉瓣。这种方法可以防止发生开放性横切肌腹的误操作。如果横切肌腹，肌肉会回缩并发生水肿。这是腓肠肌水平开放性截肢常会出现的问题，而且会影响最终截肢的效果。在更严重的感染或明确是经股骨截肢的情况下，开放性膝关节离断术与开放性踝关节离断术具有相同的优点。

▶ 术后管理

A.术后管理和计划

在切口的愈合期内，可以通过调节截肢末端的物理环境促进切口愈合。目前有多种方法：使用硬质敷料、软敷料、可控环境室、气动夹板和皮肤牵引。使用硬质敷料可控制水肿，保护肢体免受创伤，减少术后疼痛，并允许早期活动和康复锻炼。

术后使用临时假肢或术后即刻假肢（IPOP）（图11-4）可有效减少肢体功能恢复和适应假肢

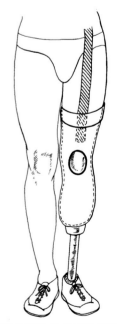

▲图11-4　经胫骨截肢术术后即刻假肢模型

活动的时间。对于大多数下肢截肢，如果第一次更换石膏固定时发现切口情况较为稳定，通常在手术后的第5~10天，可以允许患者开始部分负重活动。在特定的情况下，可允许患者术后即刻开始负重活动。这一般是创伤后在损伤区域之上进行截肢的年轻患者。硬质敷料和IPOP的使用需要仔细操作，其中的要领很容易掌握。对于上肢截肢，可在术后立即应用IPOP。应用IPOP进行早期锻炼可以增加假肢耐受度和使用熟练度。第十二章将详细讨论康复锻炼。

为了充分地为患者提供咨询，针对手术方案和术后治疗的内容对患者进行宣讲教育，可能会对患者有所帮助。许多患者在经胫骨截肢后需要住院治疗5~8天。在此过程中通常需要硬膜外或患者自控镇痛来处理疼痛症状。协助患者进行基本的运动和给予必要的情感支持也很重要。抗生素可以最大限度地降低感染风险。在手术结束时进行的石膏固定需要在术后第五天更换。如果此时切口愈合得足够理想，可应用具有足部形态的新石膏。可以佩戴石膏进行简单的行走练习，但截肢的肢体所承受的力量最好不要超过14 kg。经胫骨截肢者通常在手术后5~8天出院。每周安排门诊随访以及时更换石膏。因为随着水肿减轻，石膏常常变得松散，此时还应监测切口愈合情况并在允许的情况下拆除缝线。在石膏固定期间，患者要进行主动和主动辅助下的膝关节活动度锻炼。平均每周大约需要更换6次石膏，直到切口愈合、水肿消退、皮肤重新出现皱纹，患者即可进入佩戴假肢的阶段。石膏和假肢足附件是由医生或假肢技师安装、校准的。预制型可拆卸术后假肢系统是传统模塑技术的替代品。遗憾的是，其与传统假肢的对比试验尚未完成。

在最初的12~18个月内，患者需要与物理治疗师和假肢技师之间进行密切的沟通。患者的第一个假体基座必须是可调节型的，因为在此期间残肢形状可继续发生改变。可以通过佩戴截肢袜或者通过向基座或基座衬垫内添加垫子来应对基座和残肢之间因体积变化而出现的不匹配现象。在接触胫骨前内侧和前外侧的区域及腘窝后方通常需要衬垫。即使经过仔细的修改，假肢基座在前18个月内也需要更换2~3次。由于这些频繁的假肢修改，所以患者最好联系住所附近的假肢供应商，这样既可以及时调整假肢也会对康复治疗有极大的帮助。许多患者迫切希望他们的第一个假肢就拥有最先进的科技部件，但通常这些高科技假肢部件的设计活动水平要远高于康复阶段通常能达到的活动水平，而且高科技假肢材质也过于僵硬。需要根据患者运动水平的提高，相应地提高假肢的科技含量。在18个月左右通常需要新的假肢，旧假肢通常可以在淋浴时使用。

Van Velzen AD, Nederhand MJ, Emmelot CH, et al: Early treatment of trans-tibial amputees: retrospective analysis of early fitting and elastic bandaging. *Prosthet Orthot Int* 2005;29:3. [PMID: 16180373]

Taylor L, Cavenett S, Stepien JM, et al: Removable rigid dressings: a retrospective case-note audit to determine the validity of post-amputation application. *Prosthet Orthot Int* 2008;32:223. [PMID: 18569890]

B.预防和治疗并发症

1.切口无法正常愈合 由于血液供应不足，感染或手术策略失误而导致切口不愈合在糖尿病和缺血性肢体坏死的病例中尤为突出。愈合失败难以解释，因为它们在很大程度上取决于所选择的截肢平面。在大多数情况下，在极度近端水平进行截肢可以降低切口不愈合率，但这会牺牲许多患者的康复潜力，因为经股骨截肢极大地限制了行走能力。切口愈合失败需要提高截肢平面，据美国专门进行截肢治疗的机构数据显示，有5%~10%的病例需要提高截肢平面。

如果切口间隙小于1 cm，大多数医生更倾向开放切口。如果间隙较宽则更倾向于选择翻修手术。如果水肿消退且肌肉出现萎缩迹象，可以将所有坏死组织楔形切除，这样就可以在原水平面对原切口进行无张力闭合。如果切口无法达到无张力闭合，则应该进行近端水平截骨。

有报道称，使用硬质敷料和IPOP可成功解决局部切口不愈合。这需要每周清创并在开放状态下包扎。应用IPOP后，患者可以适当尝试负重。负重的刺激可以增加局部血液循环，减轻水肿，促进切口愈合。

2.感染 术后可出现无广泛性组织坏死或皮瓣失败的感染，特别是截肢远端已存在活动性感染或截肢位于创伤区域附近。血肿使切口易于感染。如出现感染或血肿，必须开放切口，充分引流和彻底清创。如果切口长时间保持开放，当皮瓣回缩并出现水肿时，切口在不截骨的情况下难以或不可能延期闭合。有一种方案可解决这一问题，在彻底清创和冲洗后仅关闭截肢切口的中央1/3~1/2，并在内侧和外侧开放切口（图11-5）。该方法不仅保证了骨骼的覆盖，还允许通过边缘的开放性切口进行充分的引流。如果原发问题确实是不伴组织坏死的感染，剩余开放性切口会自行愈合。待切口完全愈合后，残肢仍然适合装配假肢。

3.幻感觉 肢体幻感是指患者感到自己被截去的全部或部分肢体仍然存在的感觉。几乎所有接受过截肢的患者都出现过这种感觉，但这并不是大问题。幻感觉通常会随着时间的推移而减弱，主要的感觉是肢体的自发伸缩感（足或手向近端移动的感觉）。

4.疼痛和幻肢痛 幻肢痛是指患者感觉到被截除肢体出现疼痛或灼热感。虽然80%~90%的截肢患者都会出现一定的幻肢痛症，但这些发作不频繁且短暂。仅少数患者会产生严重的幻肢痛。外科手术干预的结果并不理想。

当疼痛呈现顽固性发作时，可视情况给予适当的局部物理治疗，如按摩、冷敷、运动、外部电流刺激神经肌肉、针灸和区域性交感神经切除术。目

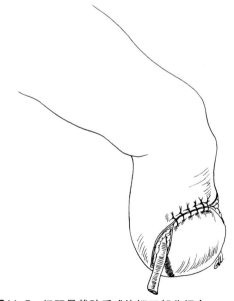

▲**图11-5** 经胫骨截肢后感染切口部分闭合

前已经获认可并有成功案例的技术是经皮神经电刺激疗法（TENS），TENS可与假肢结合使用，也可单独使用。经皮神经电刺激治疗仪可在晚上或白天佩戴，电池组连接在腰带或在口袋内。这种治疗仪短期疗效非常敏感，但很少见有患者使用这种治疗仪超过1年的。

口服药物（包括加巴喷丁、阿米替林、卡马西平、苯妥英和美西律）治疗有时有一定疗效。药物可以减少幻肢痛发作的频率并降低这些疼痛发作的强度。适当地使用静脉内利多卡因激发试验可预测美西律口服的有效率。没有任何指标能够预测加巴喷丁、阿米替林、卡马西平或苯妥英的治疗效果。对于一些由情绪波动而加重的疼痛，心理咨询治疗可能是有效的。患者需要有耐心，不适感会随着时间的推移而改善。

患者描述的幻肢痛可能与受伤后反射性交感神经营养不良的症状相似。对于截肢肢体发生的反射性交感神经营养不良必须积极治疗。与截肢无关的疼痛很少见，但也很容易被忽视。鉴别诊断包括近端卡压或椎间盘突出引起的神经根性疼痛、近端关节关节炎、缺血性疼痛和内脏性疼痛。

预防幻肢痛方面的研究已经取得了一些进展。一些学者已经证实在围手术期使用硬膜外麻醉或神经阻滞麻醉可以阻断截肢术引起的急性疼痛，并可减少术后阿片类药物的需求量。尽管这很难统计，但他们认为围手术期的镇痛治疗可以预防或减少术后幻肢痛的发生率。目前的文献对于这种预防治疗措施能否真正降低幻肢痛的频率或严重程度尚无定论。甚至一些报道质疑了预防性镇痛治疗在减少幻肢痛发作频率中的作用。Lambert等通过一项随机试验发现，截肢前24小时的硬膜外阻滞在预防幻肢痛方面，其效果并不优于通过神经导管注射局部麻醉剂，但确实是能够立刻缓解术后的疼痛感。

Attal N, Rouaud J, Brasseur L, et al: Systemic lidocaine in pain due to peripheral nerve injury and predictors of response. *Neurology* 2004;62:218. [PMID: 14745057]

Bone M, Critchley P, Buggy DJ: Gabapentin in postamputation phantom limb pain: a randomized, double-blind, placebo-controlled, cross-over study. *Reg Anesth Pain Med* 2002;7:481. [PMID: 12373695]

Siddle L: The challenge and management of phantom limb pain after amputation. *Br J Nurs* 2004;13:664. [PMID: 15218432]

Subedi B, Grossberg GT: Phantom limb pain: mechanisms and treatment approaches. *Pain Res Treat* 2011;2011:864605. [PMID: 22110933]

5.水肿　术后水肿在截肢患者中很常见。对于需要安装假肢的患者，应使用硬质敷料以减少水肿。如果使用柔软的敷料，应结合使用加压绷带以控制水肿。残肢的理想形状是圆柱形而不是圆锥形。一个常见的错误是将残肢近端包扎得过紧，这会导致充血和水肿恶化，还会使残肢形成像哑铃一样的形状。另一个常见的错误是没有将经股骨截肢端包裹在包括腹股沟在内的腰部软性人字形石膏中。如果包裹不正确，残肢会变成狭窄的圆锥形状，内收肌会形成巨大的卷曲结节。由于很难使用弹性绷带包裹经股骨截肢，通常使用带腰带的收缩袜。

残肢水肿综合征是一种由近端收缩引起的常见病症，表现为水肿、疼痛、皮肤淤血和色素沉着增加。假体的临时移除，残肢抬高和压迫均能引发残肢水肿综合征。

6.关节挛缩　关节挛缩通常发生在截肢和假肢适应阶段之间。术前存在的挛缩在术后很少能够被纠正。

在经股骨截肢者中，肢体畸形产生屈曲和外展力。内收肌和腘绳肌固定后可以抵抗畸形力。患者术后应避免使用枕头支撑残肢，并应尽早开始主动和被动活动，包括俯卧位以伸展髋部。

在经胫骨截肢者中，膝关节屈曲挛缩超过15°有可能引发与假肢相关的严重问题甚至是治疗失败。应用长下肢硬性敷料、术后早期进行假肢适应性锻炼、股四头肌强化锻炼和腘绳肌拉伸都可以预防这种并发症。由于膝下截肢者的挛缩很少有机会被纠正，因此预防至关重要。

在上肢截肢患者中常可见到肩关节和肘关节屈曲挛缩，特别是残肢较短时更易发生。术后应尽早开始积极的物理治疗，努力预防挛缩的发生。

7.皮肤病　理想的皮肤卫生状态包括保持残肢和假肢接触端的清洁，在清洁后尽可能去除所有残留的肥皂，并保持皮肤干燥。患者应避免在皮肤上使用异物，而且尽量不要对残肢剃毛，剃毛可能会增加毛发向内生长和毛囊炎问题。

反应性充血是截肢后皮肤潮红和压痛的早期发作症状。它通常与压力有关并可自行消退。

表皮样囊肿通常发生在与假肢套管接触的皮肤边缘，与套管后部接触的皮肤更为严重。即使在切除后，这些囊肿也很难治愈，通常会复发。最好的方法是调整假肢基座并缓解囊肿的压力。热敷、局部用药、口服抗生素可作为局部治疗措施。

疣状增生是一种皮肤表面的疣状过度生长，可发生在残肢远端。这是由于残肢缺乏远端接触和无法去除正常皮肤角化引起的。该病症呈现出较厚皮肤角化层，有时伴有龟裂、渗出和感染。应首先控制感染，然后浸泡肢体并用水杨酸糊剂处理，以软化角质层。局部应用氢化可的松有助于治疗耐药患者。必须对假体进行适当的调整以改善远端接触面防止复发。因为远端肢体通常伴有压痛并且常伴有假肢不适感，所以需要采取积极的预防措施。

有时截肢处可发生接触性皮炎并可能与感染混淆。初期刺激性皮炎是由与酸、碱或腐蚀剂接触引起的，这常是由于未能彻底清除假肢袜中的洗涤剂和肥皂导致的。患者应尽量使用刺激性小的肥皂并在清洁后彻底冲洗肥皂泡沫。过敏性接触性皮炎通常由金属中的镍和铬、橡胶中的抗氧化剂、氯丁橡胶中的碳、用于处理皮革的铬盐及塑料中未聚合的环氧树脂和聚酯树脂引起的。接触性皮炎诊断确立并排除感染后，应立即开始治疗，包括去除刺激物和使用浸泡剂，应用皮质类固醇乳膏，以及使用弹性绷带或弹力收缩袜。

浅表性皮肤感染在截肢者中很常见。毛囊炎发生在毛发区域，通常在患者开始佩戴假肢后不久发生。毛囊周围的外泌汗腺会形成脓疱，如果患者剃毛的话，这个问题通常会更严重。在腹股沟和腋窝的大汗腺中发生的汗腺炎往往是慢性的，并且对治疗的反应很差。对假肢基座进行调节以缓解这些区域的压力可能会有所帮助。念珠菌病和其他皮肤真菌病都会有皮肤鳞屑、瘙痒等症状，通常病损边缘有囊疱，而中央较干净。皮肤真菌病的诊断常会用到氢氧化钾制剂，确立诊断后局部应用抗真菌剂治疗。

C.延长残肢

截肢的最终功能取决于残肢骨骼的长度和软组织包绕质量。Ilizarov牵引成骨术常用于延长胫骨或尺骨截肢端。虽然该方法能达到骨延长的目的，但是经常会出现软组织覆盖问题。虽然在一系列先天性短桡骨截肢术中取得了巨大的成功，但有学者发现延长尺骨尖端的皮肤可能会出现坏死。将移动的软组织填充在骨远端，对能否成功的适配假肢至关重要。在特定的患者中，显微外科技术可将组织瓣转移至骨骼上以提供软组织覆盖，这常见于创伤或肿瘤手术。可以将股薄肌或背阔肌作为移植组织瓣转移到残肢末端并植皮覆盖。组织瓣没有感觉，术后2年时间内组织瓣体积变化很大。缺乏感觉和体积变化可使假肢适配度下降并影响功能。这些不常用到的治疗方法仅在特定的情况下才采用。

Orhun H, Saka G, Bilgic E, et al: Lengthening of short stumps for functional use of prostheses. *Prosthet Orthot Int* 2003;27:153. [PMID: 14571946]

Walker JL, White H, Jenkins JO, et al: Femoral lengthening after transfemoral amputation. *Orthopedics* 2006;29:53. [PMID: 16429935]

D.假肢装置的骨整合

Branemark牙种植体在上颌骨与下颌骨中骨整合作用的成功已经运用到肌肉骨骼系统中的假肢领域。将表面多孔的钛合金杆植入股骨髓腔并闭合切口，可以让内植物向内生长。在界面成熟（6个月）后，打开切口并将假肢界面直接（经皮）附着到骨植入物上。在进行康复治疗后，假肢可直接与骨骼系统连接。这项技术的创始人最近分享了他的治疗经验，在106例植入物中，目前有68例仍在使用，随访时间为3个月至17.5年不等。另一随访研究证实这项技术在舒适性、功能和生活质量方面有明显的改善，但在使用之前必须要解决患者其他合并症。目前该技术已获准在欧洲使用。

Hagberg K, Branemark R: One hundred patients treated with osseointegrated transfemoral amputation prostheses—rehabilitation perspective. *J Rehabil Res Dev* 2009;46:331. [PMID: 19675986]

Sullivan J, Uden M, Robinson KP, et al: Rehabilitation of the transfemoral amputee with an osseointegrated prosthesis: the United Kingdom experience. *Prosthet Orthot Int* 2003;27:114. [PMID: 14571941]

E.对假肢的控制

可以通过肌电图调节、控制机动上肢假肢。对从皮肤上检测到的肌电图信号进行优化，然后用于调节、控制（如手腕或肘部运动的）马达的功能。机动假肢的功能高度依赖界面（如肌电图信号、皮肤界面）传输信息的能力。肌电图信号是一种嘈杂的、与力或运动有关的非线性信号。它可能受到皮肤与电极之间组织和相对运动影响。如果控制假肢功能的信号来自先前控制相应功能的肌肉（如来自用于控制假肢肘屈曲和伸展的肱三头肌和肱二头肌的肌电图信号），则此时使用的肌电图信号是直观的。假肢的每一个运动都需要不同的信号。若需同时获得多个信号，或者从已经失去的肌肉中获得信号，需要对目标肌肉进行神经再支配。这个概念是指将截肢前支配被截肢肌肉的神经植入到其他肌肉中。当截肢者想要执行被截肢体的特定功能时，大脑会向先前执行该功能的神经发送信息，这些次级肌肉可以被大脑引导收缩。来自这些肌肉的肌电图信号可直观地驱动假肢运动。该方法保证肩关节离断的患者能够控制肌电假肢的2个自由活动度，这种方法需要将胸大肌的不同组分与正中神经、桡神经和肌皮神经重新连接。该技术使胸大肌成为肌电图信号的来源，可以直接控制肢体的功能（如由桡神经支配的胸大肌的肌电图信号可用于驱动肘部伸展）。有必要对患者肌肉进行去神经处理，并将移植的神经纤维植入肌肉的运动点。医生的工作重点已经向提高假肢功能转移，使得该技术普及度逐渐增高。

Corbett EA, Perreault EJ, Kuiken TA: Comparison of electromyography and force as interfaces for prosthetic control. *J Rehabil Res Dev* 2011;48:629. [PMID: 21938651]

Dumanian GA, Ko JH, O'Shaughnessy KD, et al: Targeted reinnervation for transhumeral amputees: current surgical technique and update on results. *Plast Reconstr Surg* 2009;124:863. [PMID: 19730305]

Kuiken TA, Dumanian GA, Lipschutz RD, et al: The use of targeted muscle reinnervation for improved myoelectric prosthesis control in a bilateral shoulder disarticulation amputee. *Prosthet Orthot Int* 2004;28:245. [PMID: 1565863]

Simon AE, Hargrove LJ, Lock BA, et al: Target achievement control test: evaluating real-time myoelectric pattern-recognition control of multifunctional upper-limb prostheses. *J Rehabil Res Dev* 2011;48:619. [PMID: 21938650]

F.假肢的使用

目前，在下肢假肢领域取得的进步主要包括：新型轻质结构材料的开发、弹性反应（"储能"）设计的结合、计算机辅助设计和计算机辅助制造技术在基座中的使用，以及假肢膝关节的微处理器控制技术。对于上肢假肢，新的电子技术提高了肌电假肢的成功率和耐用性。医生应该了解假肢的基本特征，并能根据患者的需求匹配最佳的假肢。

佩戴假肢需要挑选合适的基座类型，如悬架结构、支撑柄、特定接头和末端设备。基座一般质硬，没有或仅有最小的接触面积，有时可包含衬垫。对于经股骨截肢者，范围从传统的四边形设计到较新的狭窄内侧设计，可供选择的基座样式很多。假肢一般通过弹力带、皮带、基座、衬垫与肢体相连，并依靠吸力、摩擦力或生理肌肉控制力保持其悬挂在身体上。

小腿结构有外骨骼类型和内骨骼类型。传统的外骨骼类型是刚性的外壳中空结构。而内骨骼类型中央支撑管道的周围包绕有轻柔的泡沫覆盖物。过去外骨骼类型更耐用；然而随着材料技术的改进，内骨骼类型的耐用性和美观性得到了明显的改善。内骨骼类型还能够做出更多调整以保证下肢力线，现在已经实现在结构上与传统的外骨骼设计一样耐用。

现在有各种各样的肘部、腕部、膝关节和踝关节供选择，同时也有许多终端设备，包括手、钩、脚，以及用于运动和工作的特殊适应性设备。选择合适的终端设备非常重要。对于上肢截肢者，由于假肢没有感觉且缺少触觉和本体觉的反馈。所以钩相比假手可能是更好的选择。使用钩时，视力可以替代上肢本体感觉。但假手可能会阻挡视线，而且很难灵活地使用这种终端设备。不论何种情况，假肢必须在个性化的基础上确保患者功能效率最大化。

几乎所有的假肢基座都是在石膏模具上热塑成形或通过层压技术制作的。精确的残肢模具并不能制作出完美的假肢基座。必须根据残肢上能够承受基座压力的区域调整模具形状，尽量避免不能受压的区域与基座接触。通常会先使用透明塑料制作测试用基座，以便于观察在非受压区域是否有皮肤变白的现象。移动自动化制造（AFMA）技术使用计算机辅助设计和制造，可以帮助假肢技师对残肢进行数字化处理，并对模具进行标准化的修改，最终通过计算机对假肢形状进行精细调整。计算机可以指导模具和基座的制造。AFMA技术大大减少了制造假肢所需的时间，相应增加了对患者进行评估和锻炼的时间。AFMA最大的好处就是可以在患者适应假肢的过程中及时地制作出最合适的基座。通过使用计算机修改方案，每次迭代产品都会优化，最终达到假肢基座合身、舒适。在AFMA技术出现之前，要想达到这种效果是非常昂贵的。

肌电型假肢有很多功能，但是在患者熟练使用传统的身体动力假肢且残肢体积稳定前，一般不建议患者佩戴。中段经桡骨截肢的患者使用肌电装置的效果最佳。虽然肘下肢体长度越长旋转功能越好，但这种情况对电子设备的控制能力是有限的。上肢近端截肢患者对肌电装置的需求更大，肌电组件的重量和运行速度是阻碍其使用的因素。利用肢体力和肌电组件的混合装置效率更高。肌腱固定术或肌成形术后肌肉所产生的肌电信号似乎适用于肌电装置。

经股骨截肢者可应用装配微处理器控制系统的膝关节假肢。目前有以下型号可供选择：Hybrid Knee（能量膝关节）、Rheo膝关节和自适应2型膝关节，但最著名的是C型支腿（C-leg）。有研究显示该膝关节单元在摆动相和伸展终末期的阻力方面具有明显的优势。微处理器控制通过感应小腿相对于大腿的位置和速度来适当地改变膝关节单元的屈曲或伸展的阻力。目前，微处理器控制膝关节单元仍然不能为主动膝关节拉伸提供动力，所以无法帮助患者从座位站起或上楼。新型微处理器控制的智能膝关节假肢可以在不同的速度下行走、下坡、上楼，并可以在不平坦的道路上提供卓越的控制能力。应用这种假肢的患者信心增强，膝关节屈曲的趋势减少。尽管花费高，但需要稳定和防跌倒的截肢者还应尽量佩戴。这种智能膝关节主要是帮助活动较少的患者提高活动，对于活动已经很不错的截肢者并没有特别明显的帮助。一些活动尚可的截肢者会发现微处理器控制的下肢行动速度较慢。一名经股骨截肢者将其得以生存归功于这项新技术，他声称依靠这种假肢在"9·11"事件中以正常速度从世界贸易中心70层走了下来。

Bellmann M, Schmalz T, Blumentritt S: Comparative biomechanical analysis of current microprocessor-controlled prosthetic knee joints. *Arch Phys Med Rehabil* 2010;91:644. [PMID: 20382300]

Bosse MJ, MacKenzie EJ, Kellam JF, et al: A prospective evaluation of the clinical utility of the lower-extremity injury-severity scores. *J Bone Joint Surg Am* 2001;83-A:3. [PMID: 11205855]

Brooks B, Dean R, Patel S, et al: TBI or not TBI: that is the question. Is it better to measure toe pressure than ankle pressure in diabetic patients? *Diabet Med* 2001;18:528. [PMID: 11553180]

Burgess EM, Romano FL, Zettl JH: *The Management of Lower-Extremity Amputations.* Publication TR 10-6. U.S. Washington, DC: Government Printing Office; 1969.

Hafner BJ, Willingham LL, Buell NC, et al: Evaluation of function, performance, and preference as transfemoral amputees transition from mechanical to microprocessor control of the prosthetic knee. *Arch Phys Med Rehabil* 2007;88:207. [PMID: 17270519]

Lane JM, Christ GH, Khan SN, et al: Rehabilitation for limb salvage patients: kinesiological parameters and psychological assessment. *Cancer* 2001;92(Suppl 4):1013. [PMID: 11519028]

Marks LJ, Michael JW: Science, medicine, and the future: artificial limbs. *BMJ* 2001;323:732. [PMID: 11576982]

Melzack R: Phantom limbs. *Sci Am* 1992;266:120. [PMID: 1566028]

Smith DG, Burgess EM: The use of CAD/CAM technology in prosthetics and orthotics—current clinical models and a view to the future. *J Rehabil Res Dev* 2001;38:327. [PMID: 11440264]

Smith DG, McFarland LV, Sangeorzan BJ, et al: Postoperative dressing and management strategies for transtibial amputations: a critical review. *J Rehabil Res Dev* 2003;40:213. [PMID: 14582525]

▼ 截肢类型

上肢截肢与关节离断

▶ 手截肢

虽然显微外科再植技术的发展降低了手截肢的发生率，但仍有许多患者可能无法进行再植手术，也有可能发生再植失败。关于手部外伤的最佳治疗方法一直存在相当大的争议，最佳的治疗方案需要考虑受伤患者的职业、爱好、技能和优势手。手是涉及身体外观的重要部分。部分手截肢的患者可以使用美观性假肢。

A.指尖截肢

指尖损伤经常发生，指尖截肢也是最常见的截肢类型。通常根据缺损的几何形状及是否伴有骨外露选择治疗方式。尽管有很多种局部皮瓣手术方案可以覆盖不同形状和大小的缺损，但是指尖损伤的二期愈合能够降低成人和小儿患者并发症的发生率，这一点已经得到共识。当出现骨外露时，只需将外露的骨组织修剪缩回至周围软组织内并行二期愈合就能够达到满意的效果。但是可以移除的骨量有限，至少要保留1/3的远节指骨以防止手指发生钩状畸形。

指尖截肢常常会引发2个问题：不耐受寒冷和感觉过敏。无论选择哪种截肢方法，一般都有30%~50%的患者会遇到这些问题。目前对局部皮瓣移植以期达到一期愈合的质疑越来越多。质疑者认为所有这些操作均需要切开和剥离未受损伤的组织，会进一步扩大瘢痕形成的区域并损害指神经的细小分支。最近的研究结果表明，二期愈合联合局部皮瓣会降低不耐受寒冷和超敏反应的发生率。

B.拇指截肢

拇指具有独特的运动范围，在手部的手掌握持、侧向捏合和指尖捏合这3种活动中起主要作用。拇指截肢可导致几乎所有手部功能的丧失。拇指截肢包括拇指的远端1/3（指骨间关节远端）、拇指中间1/3（从掌指关节到指骨间关节）、拇指近端1/3截肢。

拇指远端1/3截肢能够保留大部分拇指功能。如前所述，指尖截肢会引起不耐受寒冷和超敏反应2种问题。远端1/3的损伤治疗应尽量采取二期愈合，并使用相对简单的技术进行切口覆盖。

中间1/3的拇指截肢操作起来较复杂。这种方法所面临的问题包括长度、稳定性和感觉性皮肤的覆盖。有时可能需要更激进的方法，可能包括交叉指皮瓣、掌侧推进皮瓣、示指背侧（桡神经）或掌中指（正中神经）的神经血管岛状皮瓣转移，骨延长或加深指蹼。

拇指近端1/3截肢对手部功能具有破坏性影响。对该损失局部重建通常难以成功。可以采用单指拇指化、脚趾移植或其他复杂的手术技术（如假体的骨整合）恢复功能。

Jönsson S, Caine-Winterberger K, Brånemark R: Osseointegration amputation prostheses on the upper limbs: methods, prosthetics and rehabilitation. *Prosthet Orthot Int* 2011;35:190. [PMID: 21697201]

C. 其他手指截肢

单独截除1根不太重要的手指可能导致各种功能和外观问题。当截肢对功能影响不会太大，而且截肢后可以很快恢复活动时，可以进行手指的再植手术，但必须对患者进行个性化手术。在屈肌肌腱浅支附着点远端截除手指可以保持屈肌肌腱功能并保留有用的掌指关节屈曲活动。不应将长屈肌肌腱缝到伸肌肌腱上，因为这样会限制肌腱活动并明显限制剩余手指的功能。

在屈肌肌腱浅支附着点近端截除手指后，因为内在肌的作用，掌指关节仍可保留约45°的近节指骨屈曲。这足以防止小物体从手掌掉落，而且残留的手指还具有一定程度的抓握功能。如果患者使用美容型假肢并在假肢与肢体连接处佩戴戒指遮挡，截肢处几乎不明显。

示指与拇指共同参与侧向对合和指尖捏合。在掌指关节处行示指截肢后，中指会代替示指发挥上述作用。然而残留的第2掌骨可能会干扰拇指和中指之间的侧向对合。针对这种情况，扩大截肢范围（指掌截肢）通常可以改善功能和外观，但缺点是会缩小手掌的宽度并会显著降低握力和扭矩强度。手术必须个性化，如果患者需要使用手工工具（木匠或机械师）应该保留第2掌骨。

在掌指关节处截断中指或环指可导致患者难以抓握小物体，因为缺损处过大物体有滑落的风险。扩大截肢范围可以缩小中央缺陷的面积，可能会改善功能。但缩小手掌会降低握力和扭矩强度。

由于手术会使手的轮廓发生变化，小指在掌指关节处的截肢引起的外观改变通常也是患者不能够接受的。尽管扩大截肢范围可以改善美观，但会缩小手掌的宽度且会降低握力和扭矩强度。手术决策必须基于个人因素和需求。

D.腕骨截肢

由于大多数医生认为经腕骨截肢与腕关节离断或经桡骨截肢相比没有明显的优势，所以该手术一直没有被提倡。但是有些个案显示该手术能够保留一些手腕屈曲和伸展功能，患者能够通过将物体靠在身体上稳定物体，便于进行双手抓握。但该手术必须重新将桡侧与尺侧屈肌和伸肌肌腱连接在一起才能保证这种有限的运动。而且该类型的截肢可选假肢往往不太标准，功能不如传统的经桡骨截肢所使用的假肢。

双侧受损的病例应该考虑进行腕骨截肢。虽然很少见，但有患者在监护室长期复苏和使用血管升压药后，因缺血而导致组织丢失，但如果不使用升压药这些患者就会死亡。遗憾的是这些药物会使远端肢体的血流分流，导致手和足的皮肤明显分界和干性坏疽，与冻伤的症状相似。如果不存在感染，可以推迟手术干预并预留出足够的时间等待组织恢复。有时也需要进行部分手截肢，并根据个体情况选择不同的截肢平面。

▶ 腕关节离断术

腕关节离断术目前仍然存在争议。该术式的支持者认为其与经桡骨截肢相比有2个优点：①保留了桡尺远侧关节，保留了更多的前臂旋转功能；②保留了桡骨远端组织瓣，大大改善了假肢安放效果。在手掌部和背部使用鱼嘴型切口是最好的选择，需要去除桡骨和尺骨茎突以防止出现压力性痛点。采取肌腱固定术固定前臂肌腱可稳定肌肉，从而改善生理状态下的肌电性能。

腕关节离断术的反对者认为，术后的假肢安置比标准的经桡骨截肢更为复杂。由于骨骼轮廓不规则，假肢基座的制造要求更高。腕关节离断术后使用传统的腕部假肢会为上肢增加太多的长度，因此不能使用。用于腕关节离断术后的终端设备必须根据长度畸形修改。此外，患者很难使用肌电驱动的假肢，因为空间较小，无法隐藏其中的电子设备和电源。

尽管存在上述问题，腕关节离断术后的患者往往能够熟练地应用假肢。一些手部功能不尽如人意的患者在腕关节离断术后配合使用标准假肢能够使手部功能获得明显的改善。该决定必须根据个性化获益因素慎重考量，如组织损失严重、疼痛、功能要求和患者的肢体外观。

▶ 经桡骨截肢

经桡骨截肢术后功能较好，假肢辅助下的康复锻炼效果也很满意，其中70%~80%接受该种截肢手术的患者选择了长期使用假肢。前臂旋转的强度与残留肢体的长度成比例。手术切口最好预留等量的掌侧和背侧皮瓣。应同时进行肌肉固定术以防止疼痛性滑膜囊，并促进生理性假肢安装，优化肌电

假肢使用效率。极短的桡骨残肢需要使用Muenster型套管，该套管固定在肱骨髁周围为假肢的附着提供稳定性。有时需要侧铰链和肱骨箍来实现假肢的稳定安装。这2种类型的悬挂系统均可保持肘关节屈曲和伸展，但限制旋转。

不应过分强调肘关节的保留价值。肘部的皮肤移植物甚至复合移植物都可以保留肘部的一些主动运动从而恢复大部分肘部活动。即使肘部活动范围有限但也是有用的，并且巧妙设计的齿轮式升降弯头铰链可以将有限肘部运动转换为假肢的运动。生物动力型假肢在经桡骨截肢上具有极强的功能，这一平面的截肢也能够成功使用肌电装置。

▶ Krukenberg截肢

Krukenberg截肢术是指在经桡骨截肢术中将残余桡骨和尺骨转变为手指。这些"手指"能够强有力的抓握，并保留了感觉功能，具有出色的操纵能力。但不应将手术作为首次截肢术使用。

对于残肢距离鹰嘴尖至少10 cm，肘关节屈曲挛缩小于70°，并有良好心理准备和接受能力的患者，Krukenberg截肢术一般作为经桡骨截肢的二期手术。接受Krukenberg截肢的患者在日常活动中可以完全独立，因为"手指"保留了感觉能力及抓握力度（图11-6）。 Krukenberg截肢传统上适用于双

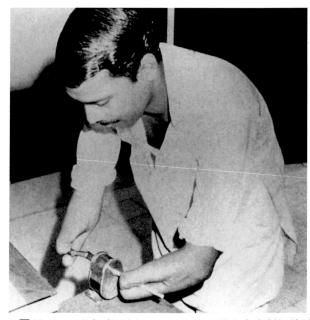

▲ **图11-6 一位拥有双侧 Krukenberg 手的患者在削铅笔时呈现出一定的灵活性**（Garst RJ: The Krukenberg hand. J Bone Joint Surg Br 1991;73:385.）

侧肘下截肢的盲人患者。但对于一些视力正常但可能无法安置假肢的双侧肘下截肢患者的单侧肢体也可以进行此手术。

接受过Krukenberg截肢的前臂也可以穿戴传统的假肢，并可使用肌电装置恢复前臂运动。其主要的缺点是手臂的外观，许多人认为这看上去很奇怪，不能接受。随着社会越来越理解和接受残疾人，患者对外表的担忧可能会慢慢减少。该手术对术前准备和术前谈话要求很高。

▶肘关节离断术

肘关节离断术的优点是能达到令人满意的截肢平面并且保留了髁突周围的软组织，这样便于假肢安装并可以将肱骨旋转转移到假肢上。此外，较长的杠杆臂可大大提高力量。缺点是假肢肘关节铰链的设计过于笨拙会影响穿衣，而传统的肘部活动单元又会导致上臂长度不成比例和前臂过短。肘关节离断术的优点是否能够超过缺点仍然存在争议。手术使用掌侧和背侧皮瓣效果最好，需要对肱二头肌和肱三头肌肌腱进行固定以保留远端肌肉附着。

▶经肱骨截肢

当进行经肱骨截肢时，应在保证有充分软组织覆盖的前提下尽量保留骨长度。即使无法保留功能长度的肱骨，只保留肱骨头，也会使肩部轮廓和外观得到改善。肌肉固定术可保持肱二头肌和肱三头肌的力量、假肢控制能力和肌电信号。大多数经肱骨截肢术后患者可即刻安装假肢和硬性敷料。物理治疗应侧重近端关节和肌肉功能锻炼。由于假肢终端装置通常是由主动的肩部运动控制的，因此早期使用假肢和进行物理治疗可以防止挛缩并保持肌肉强度。

传统的假肢悬挂需要结合在以肢体为动力的安全带中，因此舒适感不强。替代性技术包括肱骨成角截骨术（很少使用）、套筒吸引悬吊，以及锁定衬垫弹性索。有多种假肢可供经肱骨截肢者选择，其中有一种假肢是完全由身体驱动的；还有一种是混合性动力假肢，其一个部件（终端设备或肘部装置）依靠肌电控制，其他部件则依靠身体控制。经

肱骨截肢的假肢较重，而且动作缓慢，使用时需要耗费患者很多精力。这些问题也导致许多单侧经肱骨截肢者选择不使用假肢或仅在特殊场合佩戴轻质假肢。

有时选择经肱骨截肢术治疗严重的臂丛神经损伤后的功能性失调。截肢的优点是可以减轻肩部和肩胛关节的负重，并可消除瘫痪手臂对身体功能的妨碍。与经肱骨截肢相结合进行的肩关节融合术具有较多的争议，应该在个体化因素的基础上适时进行。有研究比较了2组因臂丛神经损伤而进行经肱骨截肢的患者：一组没有进行肩关节融合术，另一组同时进行了肩关节融合术，研究人员发现没有进行肩关节融合术的患者恢复工作率更高。这些患者的假肢使用应该受到限制，因为配搭假肢会增加功能失调的肩带区负重，经常影响截肢治疗的最初目的。

▶肩关节离断和肩胸（前外侧）截肢

肩关节离断术（图11-7）或肩胸截肢（图11-8）临床上较少使用。通常是在癌症或严重创伤的情况下才考虑使用。这两种手术都会导致正常肩部轮廓消失，常规衣着的舒适度明显降低。如果可

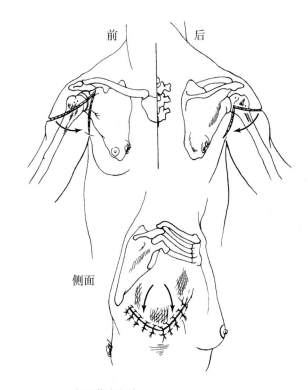

▲图11-7 肩关节离断术

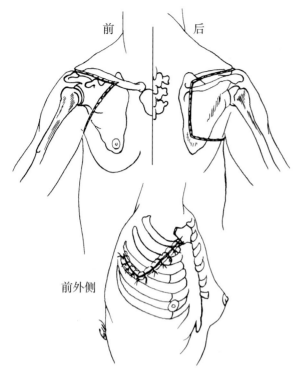

前　　后

前外侧

▲ 图11-8　肩胸截肢

能，保存肱骨头可以极大地改善肩关节的轮廓。肩胸截肢术通常用于近端肿瘤，其需要切除手臂、肩胛骨和锁骨。有时解剖范围可延伸到颈部和胸腔。

患者可选择使用精良的肌电驱动假肢，但其价格昂贵、质量重，且需要大量维护成本。肢体动力型假肢也很重，同样难以舒适地佩戴，使用难度也很大。但大多数患者都有外观和穿衣的需求，通常可在肩部填充简单软模以满足此类需求，并替代全臂型假肢。

▶ 高位上肢截肢后的姿势异常

通常，人体依靠与肩膀和手臂功能相关的肌肉活动和上肢重量使肩膀保持适当水平位置。某些特殊职业或运动员可发生包括肩胛带在内的上肢单侧肥大。有些人天生就有一定程度的肩部不对称，这是一种相对较轻的姿势异常，不需要穿特殊的衣服。

当手臂被截除且锁骨和肩胛骨保留时，负责抬高肩胛带的肌肉失去了手臂的重量，打破了穿过肩部的肌肉的平衡。这种不平衡的后果是肩部向上抬高（耸肩）。即使患者使用了肩部填充物或美观型假肢，高耸的肩部也会影响患者的外观。截肢后，

一旦患者可以耐受运动，需要立即进行矫正性锻炼，通过矫正运动来抵抗异常肩关节抬高。佩戴具有相当重量的假肢也会减少肩部抬高。大多数肩部抬高是不可避免的；但是通过适当的物理治疗可以减小其畸形程度。

处于生长发育期的儿童截除整个上肢可导致脊柱侧弯。肌肉失去平衡是畸形的主要原因。成人病例的症状较轻微，脊柱侧弯主要还是局限于发育阶段的患者。上胸椎脊柱侧弯结合肩胛带的抬高会引起头部和颈部不对称，站立状态下这种不对称会更明显。

一般，矫形夹板或矫形支具无法成功矫正与肩水平截肢相关的姿势变化。颈部和肩部的矫正性锻炼可以有效预防和治疗这些畸形。肩胸截肢时姿势畸形尤为明显。单独使用柔软且轻质的聚氨酯类修复体或者与假肢联用，都能在某种程度上矫正上身轮廓。

▶ 手移植

手移植和抑制排斥反应在技术上都是可以实现的。有记录的手移植的案例约有49例，而且都获得了不同程度的成功。所有患者均有保护性感觉功能，82%的患者有鉴别感觉，且运动功能可支撑患者完成大部分活动。然而，33例患者（16例双侧）中，有1例死亡，有7例切除了移植物。手移植术对截肢者的潜在益处有很多，但必须与风险相平衡。一般来说，皮肤、肌肉和骨髓似乎比骨骼、软骨或肌腱更容易出现早期排斥反应。防止这种排斥反应是一个持续和持久的问题，这对患者的健康和预期寿命有实际影响。目前预防手移植排斥反应需要应用免疫抑制药物，而这些药物有毒副作用，有可能增加机会性感染和恶性肿瘤的发病概率。与体内移植器官相比，手裸露在体外，有利于更早、更及时地察觉出排斥反应。免疫学的进步使以往针对移植患者的免疫抑制治疗转变为使免疫调节变得不那么积极，这可能会提高手移植的可行性。

此外，不应低估手或其他器官移植后的心理影响。一项研究随访了心脏移植术后5年的患者，发现其情绪问题，如易怒、抑郁和自尊心弱，非常突

出。即使先前不存在心理问题的患者，也会出现生活中无法直视移植手，所以坦然的生活并不是一件容易的事情。

Baumeister S, Kleist C, Dohler B, et al: Risks of allogeneic hand transplantation. *Microsurgery* 2004;24:98. [PMID: 15038013]

Crandall RC, Tomhave W: Pediatric unilateral below-elbow amputees: retrospective analysis of 34 patients given multiple prosthetic options. *J Pediatr Orthop* 2002;22:380. [PMID: 11961460]

Petruzzo P, Lanzetta M, Dubernard JM, et al: The International Registry on Hand and Composite Tissue Transplantation. *Transplantation* 2010;90:1590. [PMID: 21052038]

Schatz RL, Rosenwasser MP: Krukenberg kineplasty: a case study. *J Hand Ther* 2002;15:260. [PMID: 12206329]

Scheker LR Becker GW: Distal finger replantation. *J Hand Surg Am* 2011;36:521. [PMID: 21371629]

Sebastin SJ, Chung KC: A systematic review of the outcomes of replantation of distal digital amputation. *Plast Reconstr Surg* 2011;128:723. [PMID: 21572379]

Shores JT, Brandacher G, Schneeberger S, et al: Composite tissue allotransplantation: hand transplantation and beyond. *J Am Acad Orthop Surg* 2010;18:127. [PMID: 20190102]

Wilkinson MC, Birch R, Bonney G: Brachial plexus injury: when to amputate? *Injury* 1993;24:603. [PMID: 8288380]

下肢截肢与关节离断术

▶足部截肢

A.脚趾截肢

足部截肢时使用两侧或足底-背侧皮瓣都能达到满意的效果。骨应缩短到允许足够的软组织覆盖，以达到切口无张力闭合。

在踇趾截肢中，如果切除整个近节趾骨，籽骨可缩回并使第1跖骨的龙骨状跖面显露于负重面。这经常导致局部高压，胼胝或溃疡。保存近节趾骨底部或对踇短屈肌肌腱进行固定可以将籽骨稳定在适于承重的位置。

第2趾的孤立性截肢通常会导致严重的踇外翻（图11-9）。可以通过扩大截肢范围或融合第1跖骨和趾骨来预防这种情况。在跖趾关节水平的短脚趾截肢中，将伸肌肌腱转移到关节囊上有助于提升跖骨头，以及保持负重时力量的均匀分布。脚趾截肢后不需要佩戴假肢。

B.肢芽截肢

肢芽截肢需切除脚趾和全部或部分相应的跖骨。独立的肢芽截肢对足部耐久力没有影响。然而在血管疾病患者中，多肢芽截肢会过度缩小足部，

使剩余跖骨头承重增加，并且可能导致压力增加，胼胝和溃疡。由于闭合肢芽截肢切口所需的皮肤较大，通常难以实现一期愈合。一般建议将切口敞开以期达到二期愈合。

第5趾的肢芽截肢在所有肢芽截肢中用途最多。第5跖骨头周围的足底和侧面皮肤溃疡经常导致骨外露和骨髓炎。第5趾肢芽截肢可以切除整个溃疡区域并且进行一期闭合（图11-10）。如果足部广泛受累，采取经跖骨水平的横向截肢更合理。肢芽截肢后的假肢要包括带有定制鞋垫的高帮鞋。鞋垫应该包括跖骨垫，用于承载跖骨轴并且释放跖骨头处的一些压力。

C.中足截肢

经跖骨和跖跗关节截肢可靠且耐用。跖跗关节截肢实际是保留了楔骨和骰骨的跖骨近端关节离断术。从外科视角来看，健康且耐用的软组织包裹比截肢的特定解剖平面更重要，因此应该以软组织的无张力闭合为条件进行适当的截骨。关闭切口应优先选用长足底皮瓣，但等长的背侧和足底皮瓣效果也很好，特别适用于跖骨截肢治疗跖骨头溃疡（图11-11）。

术前应仔细评估足部周围的肌肉平衡，特别注

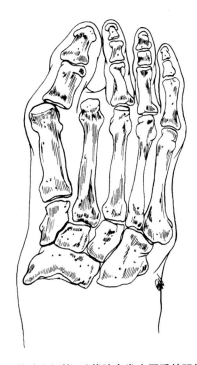

▲图11-9 单独进行第2趾截肢会发生严重的踇外翻

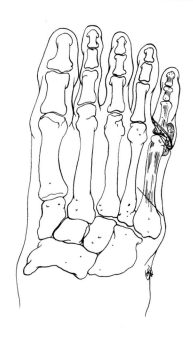

▲图11-10　用于治疗第5跖骨头溃疡的第5趾肢芽截肢

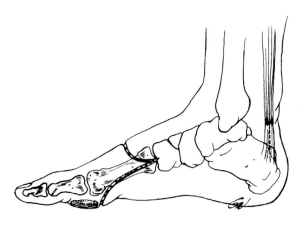

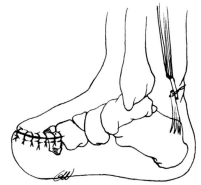

▲图11-11　跟腱延长联合经跖骨截肢

意跟腱的强度和胫骨前肌、胫骨后肌和腓骨肌的力量。中足截肢显著缩短了足部的杠杆臂，因此必要时应延长跟腱。如果在骨切除期间松解了胫骨肌或腓骨肌附着点，则应重新固定肌腱。例如，如果切

除第5跖骨底部，则应将腓骨短肌肌腱重新固定在骰骨中。对于患有血管疾病的患者，操作时应避免过多分离组织以防止进一步损伤。

术后使用石膏固定可防止畸形、控制水肿、加速康复。在截肢后的第一年，许多患者可以从使用具有长足板和蹞趾填充物的足踝矫形器（AFO）中获益。为防止马蹄足畸形的发生，应建议患者除洗澡或淋浴，其他时间都要佩戴矫形器。以后使用简单的蹞趾填充物和硬底鞋就足够了。有时为了外观也可以使用足部假肢。

D.后足截肢

跗中关节离断术（Chopart截肢术）截除前足和中足，仅保留距骨和跟骨。术后需要进行恢复平衡的锻炼以防止马蹄足和内翻畸形。通常必须进行跟腱切断术、胫骨前肌或趾伸肌的肌腱转移及术后石膏固定。以前建议将肌腱转移到距骨，现在在需要矫正内翻畸形时会将肌腱转移到跟骨，需要对跟骨的前下表面进行斜切与修剪，以消除潜在的骨压力点。

另外2种类型的后足截肢是Boyd和Pirogoff截肢。Boyd手术包括距骨切除术和跟骨向前移动后进行跟骨-胫骨关节融合术。Pirogoff手术包括距骨切除术和跟骨垂直横切后将后半部跟骨向前翻转并行跟骨-胫骨关节融合术。这2种类型的后足截肢主要用于儿童，其目的是保持肢体长度和生长中心，防止足跟移位，并改善假肢基座的安装。

通过比较儿童各种手术的研究发现，在后足平衡且没有马蹄足畸形的情况下，后足截肢比Syme截肢的功能更好。

后足假肢比中足假肢需要更安全的稳定性以防止足跟在步态期间有活塞运动。可以在踝足假肢前方加保护壳，也可以使用后开口的假肢窝。

E.部分跟骨切除术

部分跟骨切除术，包括切除跟骨的后凸部（图11-12），严格意义上这应该归为后足截肢术。在一些存在足跟部大溃疡或跟骨骨髓炎的患者中，部分跟骨切除术的效果比经胫骨截肢要好得多。去除跟骨的整个后部会造成相当大的软组织缺陷，有时

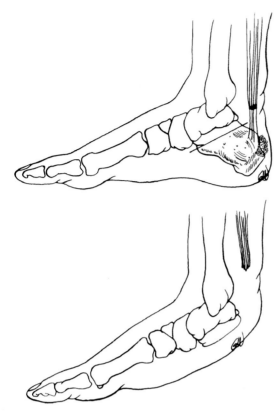

▲图11-12 部分跟骨切除术

很难一期愈合。患者必须具有足够的血管灌注和营养能力才能使切口愈合。与其他截肢一样，部分跟骨切除术会产生功能性和外观性畸形。通常需要使用具有跟垫的踝足假肢来替换缺失的跟部并防止进一步的皮肤溃疡。

▶Syme截肢

在Syme截肢术中，医生会切除跟骨和距骨，手术时需要仔细解剖骨骼以保护足跟皮肤和脂肪垫，使它们可以覆盖远端胫骨（图11-13）。同时还必须对内、外踝的轮廓进行修整，但是这种操作是在初次手术还是6~8周后进行仍然存在争议。二期手术的支持者认为这种方法可以改善血管疾病患者的愈合。而反对者认为，由于患者在二期手术后才能承受重量，因此推迟了康复治疗。有一个系列研究支持一期手术进行修剪，即使是存在血管疾病或糖尿病。Syme截肢的晚期并发症是脂肪垫向后部和内侧移位。采用以下方法可以稳定脂肪垫：通过钻孔将跟腱固定到胫骨的后缘；将胫骨前肌和

趾伸肌肌腱转移到脂肪垫的前部；或者去除软骨和软骨下骨以使脂肪垫与骨之间形成瘢痕组织（克氏针固定与不固定均可）。出于谨慎，可在术后使用石膏固定，这样也有助于愈合期间使脂肪垫在胫骨下保持居中位置。Syme截肢术是在手术技术、一期愈合和足跟垫稳定性等方面难以控制的截肢术之一。

Syme截肢的末端设计应充分考虑承重的问题。保持胫骨远端的光滑与宽阔的表面，以及完整的足跟垫，有助于患者将重量从残肢末端直接传递到假体。经胫骨或经股骨截肢不允许这种直接的承重转移。由于具有末端承重能力，被截肢者在紧急情况下或在浴室内可以在没有假肢的情况下走动。

Syme截肢后应用的假肢在踝关节水平的直径比经胫骨截肢假肢更宽，这会给一些患者带来美观方面的问题。在踝部采用较窄的组织瓣或使用新型材料假肢可以改善最终的外观。此外，现在有新型储能技术扁形弹性假脚可供患者选择。由于残肢的端部能够承重，所以假肢基座不需要按照髌韧带承重的模式设计成高轮廓型。如果肢体末端呈球茎状，可以将假肢基座向后或向内安装；如果肢体末端并不是严格意义的球茎状，可以在刚性框架

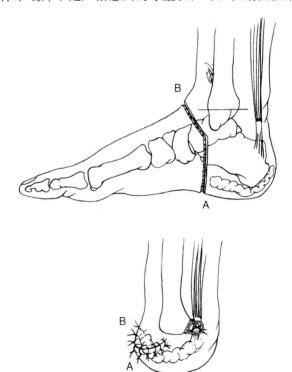

▲图11-13 Syme截肢并将跟腱固定至胫骨远端

内部安装活动性的基座。由于存在大量的胫骨组织瓣，Syme截肢后使用的假肢基座通常是自主固定型的。

▶经胫骨截肢

经胫骨截肢是最常进行的主要肢体截肢技术。目前，长的后部皮瓣技术（图11-14）是标准操作，即使是血管疾病患者也大多能够获得良好的效果。前后皮瓣、矢状皮瓣和斜行皮瓣对特定的患者可能有所帮助。

应根据可获得的健康软组织情况，尽可能在胫骨粗隆与胫骨中下1/3之间保留更多的骨长度。应避免在胫骨远端1/3截肢，因为此处软组织包绕较差，并且后期难以与假肢适配。胫骨截肢的目标是获得一个圆柱形的残肢，肌肉稳定而且胫骨远端有充分的填充，以及质硬且无粘连的瘢痕组织（图11-15）。胫骨截肢特别适合使用硬质敷料，术后也可即刻开展假肢适应性锻炼。经证明，可移除的硬质敷料可以减少住院时间和缩短安装假肢的时间。应考虑采用胫腓骨远端骨性联合（Ertl手术）的方法治疗广泛创伤性骨分离的患者，以改善骨和软组织的稳定性。最近发现骨桥接手术并发症发生率较高，因而应限制使用。在血管疾病患者的治疗中就更少应用该术式了。肢体远端形成的骨性联合

提供了丰富的骨质并可改善肢体远端的承重能力，同时还可使胫骨和腓骨之间的运动最小化。虽然人们对这些技术有了新的了解，但尚未对骨骼-肌成形术与标准技术进行比较。

经胫骨截肢者可以使用的假肢类型很多。假肢基座内可包含衬里，这不仅增加了舒适性，而且还允许残肢体积发生微小的变化。但缺点是在炎热潮湿的天气中排汗增加，进而加剧卫生问题，舒适感下降。硬质基座需要患者同时穿戴具有适当厚度的棉或羊毛残肢袜作为残肢和基座之间的缓冲界面。硬基座比衬垫更容易清洁且更耐用。

冰岛-瑞典-纽约（ISNY）基座在使用刚性框架支撑的基础上使用了更柔韧的材料。柔性基座可以跟随其接触肌肉的收缩而改变形状，这种基座可用于伤痕累累或难以适应假肢的肢体。带有侧关节和大腿固定带的开放式基座如今已经很少使用，除非患者有成功的穿戴经验或者无法获取新型假肢。髌韧带轴承型假肢最常用于胫骨截肢者。尽管它的名字含有"髌韧带"，但大部分的承重是在内侧胫骨肌肉瓣和外侧的骨间肌上，只有余下的小部分重量由髌韧带承担。虽然新的所谓的全接触式胫骨基座能够实现残肢的所有区域的全贴合，但负重还是优先负载在胫骨组织瓣和髌韧带处。

有许多类型的悬挂装置可用于胫骨假肢。最简

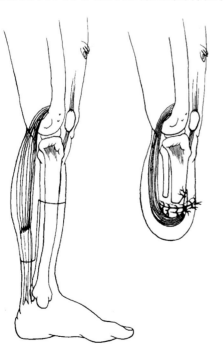

▲图11-14 采用长的后部皮瓣技术进行经胫骨截肢术

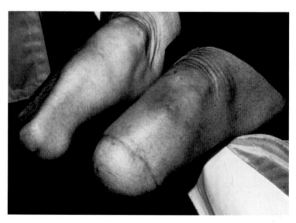

▲图11-15 双侧经胫骨截肢，突出了长后皮瓣技术的优势。使用相等的前后皮瓣截肢的右侧肢呈圆锥形且萎缩。左侧肢采用长后皮瓣技术截肢，呈圆柱形且填充良好（Smith DG, Burgess EM, Zettl JH: Fitting and training the bilateral lower-limb amputee, in Bowker JH, Michael JW（eds）: Atlas of Limb Prosthetics Surgical, Prosthetic, and Rehabilitation Principles. Rosemont, IL, American Academy of Orthopaedic Surgeons, 2002; pp 599–622.）

单和最常见的是髌上带，其包裹在股骨髁和髌骨上方。假肢基座可以设计成股骨髁上贴合模式或夹持在股骨髁上方的楔形，但是当患者坐着时，这种高轮廓基座就显得笨重，影响美观。腰带和交叉带对于非常短的胫骨残肢很有帮助，因为这些装置减少了残肢在基座中的活塞运动；又因其可以改善假肢的牢固度，所以对于活动需求较高的患者也很有帮助。如果患者的肢体软组织较差或有内在的膝关节疼痛，侧面铰链和大腿束带可以将部分负重从小腿转移到大腿。

由乳胶或氯丁橡胶制成的外部悬挂袖套目前使用非常广泛。乳胶更美观，但不耐用，会收缩。氯丁橡胶更耐用且不会收缩，但有时会引起接触性皮炎。最新的悬挂系统采用人工弹性橡胶或硅基衬里，其可以在残肢表面滚动，并提供紧密的摩擦贴合。在衬里的远端有1枚小金属柱以便于假肢基座锁定，这样就可以将基座牢固地固定在衬里上。许多使用这种锁定型人工橡胶衬垫的患者感到假肢固定得更牢固，而且假肢控制也得到了改善。衬垫的缺点是不太耐用并且需要频繁更换。这些锁定型人工橡胶衬垫很昂贵。虽然该型衬垫上市时极力宣传其对皮肤保护的诸多优点，但是诸如皮疹、皮肤刺激和皮肤破裂等并发症仍有很大的发生概率。约1/3的截肢者不能忍受锁定型衬里在截肢远端产生的力。目前有很多改善衬里与假肢基座连接问题的新技术，有真空泵、衬里侧面夹子、密封衬垫和单向基座阀等技术。此外，悬吊系统必须根据患者的自身情况个性化定制。

从原始的实心踝关节足跟垫（SACH）脚到采用各种龙骨、踝关节和吊架设计的新型弹性反应技术，现在有许多不同的假足可供选择。成本和功能可能有很大的不同，因此要为患者挑选合适的假足。一个常见的错误是假足太硬或不能快速地使患者感到平坦，特别是在截肢后的前12~18个月，这个问题尤为突出。

▶膝关节离断术

当不能进行膝下截肢且残留的软组织适合覆盖膝关节时，可进行膝关节离断术（图11-16）。

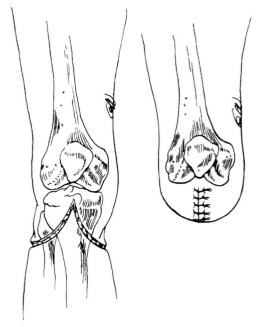

▲图11-16　膝关节离断术

这种情况最常见于创伤性损伤的病例。在血管疾病患者中，如果膝关节离断术的切口能够愈合，经胫骨截肢的切口通常也会愈合。膝关节离断术的适应证为存在血管问题且无法行走的患者，尤其是膝关节存在屈曲挛缩或痉挛时。尽管可以使用矢状皮瓣或传统的长的后部皮瓣来达到最佳的软组织覆盖效果，但最新的研究认为应尽可能使用后部皮瓣技术。保留髌骨并将髌韧带缝合到交叉韧带残端以稳定股四头肌。股二头肌肌腱也可以固定到髌韧带上。可以将残留的腓肠肌缝合到关节囊前壁以填充远端。虽然有很多方法可以修剪股骨髁，但膝关节离断术很少需要修剪股骨髁，而且过分的修剪会减少膝关节离断术的一些优势。

对于能够行走的患者，膝关节离断术与经股骨截肢相比，其优势包括通过在股骨髁上轮廓造型可改善假肢基座的固定，杠杆臂更长且强度更大，维持了大腿肌肉平衡，最重要的是可以将重量直接转移到假肢上。过去由于假肢过于庞大而且膝关节水平不对称，许多医生一般不会实施膝关节离断术。随着新材料的应用，假肢变得轻便，并且在基座下有可折叠的四连杆膝部单元设计，这样患者在坐下时假肢的外观得到了明显的改善。四连杆膝关节是膝关节离断术的首选假肢。它外形小巧，稳定性极佳，并且可以通过液压控制系统控制患者的步态摆动相，使患者能够以不同的节奏行走。

对于无法行走的患者，膝关节离断术消除了膝关节屈曲挛缩的问题，使大腿肌肉平衡并减少了髋部挛缩，其提供的长杠杆臂可以帮助患者获得良好的坐姿支撑并且便于转移。

不建议使用Gritti-Stokes截肢术。该手术将髌骨向远端推进并通过关节固定融合到股骨远端，理论上允许该区域直接承重。但这种手术的概念是有缺陷的，因为即使是正常的跪姿，重量也是集中在胫骨前方和髌韧带区域，而不是在髌骨上。增加的肢体长度和膝关节的不对称使假肢配件更加复杂化。

可以进行经股骨髁截肢术，但与膝关节离断术相比，经股骨髁截肢术的终端舒适性和假肢的固定效果似乎有所减弱。

▶ 经股骨截肢

经股骨截肢通常采用前后相同的鱼嘴型皮瓣。因为功能量与残肢的长度成正比，所以在创伤的情况下应用非典型皮瓣可以尽可能地保留股骨长度。残肢切口问题导致患者无法术后立即应用假肢活动的话，应尽可能地针对切口治疗而不是一味地单纯修改假肢，但是也应尽量保留肢体的长度。为此提出的一种方法是将真空辅助封闭系统结合到装配过程中。切口愈合的过程中即可开始康复锻炼。

在经股骨截肢中肌肉的稳定性比其他任何大肢体的截肢都更重要。其主要的变形力是外展和屈曲。通过在股骨上钻孔对内收肌进行固定可以抵消外展肌力，防止内收肌向腹股沟移动，并改善假肢的控制能力（图11-17）。在没有肌肉稳定的情况下，股骨通常穿过软组织包被向外侧移至皮下。新型的经股骨基座能够更好地控制股骨的位置，但它们依然没有肌肉稳定有效。即使在非行走的患者中，肌肉稳定也有助于通过防止股骨迁移，达到残肢的耐久度更高、包裹更充分的目的。

与远端截肢相比，经股骨截肢后IPOP和硬质敷料更难以应用并保持固定。IPOP技术确实有便于早期康复和控制水肿、疼痛等优点，如果可以，应该首选IPOP。经股骨截肢患者IPOP治疗的主要

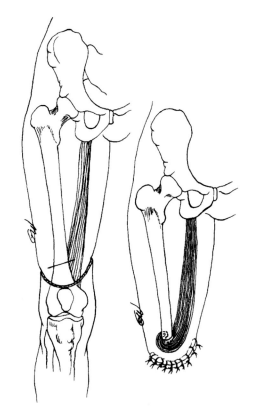

▲**图11-17** 经股骨截肢内收肌固定术

困扰是石膏的重量和坐姿时引发的不适。在许多情况下，仅使用单独的软质加压敷料。敷料在近端应该用绷带与腰部进行固定，这样不仅可以更好地固定敷料，而且通过对大腿内侧加压，还可以防止内收肌卷曲。适当的术后姿势和治疗对预防髋关节屈曲挛缩至关重要。肢体应平放在床上，不应用枕头抬高，并且应尽早开始髋部拉伸运动和俯卧位锻炼。

由于残肢短、骨骼轮廓不足及假肢重量增加，在经股骨截肢患者中安装假肢比远端截肢的患者复杂。经股骨截肢假肢可通过抽吸、赛尔绷带、髋关节和骨盆束缚带或新型弹性锁定衬垫固定。

传统抽吸型基座固定的原理是皮肤与基座之间形成气密密封。当穿上假肢或步行时，通过单向阀迫使空气向远侧移动，从而使基座远侧保持负压。在基座和肢体之间不需要使用假肢袜或其他衬垫，因为空气在袜子周围漏出会阻碍其抽吸功能。佩戴这种抽吸型假肢需要技巧，患者除了需要练习这种技巧，还需要具有良好的协调性、上肢功能和平衡感。抽吸型假肢系统适用于具有足够软组织、稳定

的形状和体积，且能达到平均长度的股骨残肢。这种假肢舒适性好，是目前最美观的假肢之一。

赛尔绷带是一种柔韧的带子，它横向连接到假肢上，缠绕腰部后从对侧髂嵴绕回，然后向前连接到假肢基座近端（图11-18）。它提供良好的固定性并增加假体旋转的控制力。赛尔绷带通常用于残肢较短的患者，或者是活动需求较高而单独使用抽吸型假肢又不稳定的患者。

与胫骨假肢一样，新型的弹性锁定衬垫可提供更好的固定和控制力。将弹性或硅基衬里卷到腿上（类似袖套），该衬垫与残肢紧密贴合，避免了残肢的活塞运动和旋转。衬垫远端的小金属柱锁定在假肢套筒底部的锁扣中形成牢固的机械悬挂，必须按下按钮才能松开锁定并取下假肢。许多用这种假肢的截肢者都感到更安全而且本体感受得到了改善。缺点是成本较高，需要在衬垫撕裂时更换衬垫；尽管发生率很低，但也有接触性皮炎的报道。如在"经胫骨截肢"所讨论的一样，大约有1/3的截肢者不能耐受金属柱或销锁系统在截肢远端部分产生的力。对于这些患者，必须探索假肢基座固定

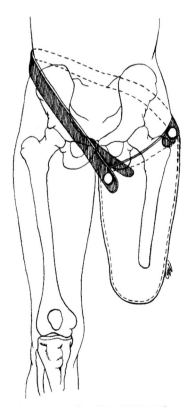

▲图11-18 赛尔绷带悬挂经股骨假肢

的新方法。

髋关节和骨盆束缚带可提供极其安全的固定和假肢控制力，但是这种固定带体积较大，是外观上最让患者难以接受的固定方法。特别是当患者坐着时，此固定带的舒适度明显下降。骨盆带由金属或塑料制成，比赛尔绷带厚。骨盆带从髋关节铰链出发围绕腰部，穿越对侧髂嵴和转子之间，并返回到髋关节铰链。铰链位于转子区前侧面、髋关节的解剖学轴线上。髋关节和骨盆固定带适用于短股骨残肢、无法使用抽吸型假肢的老年患者，以及无法通过抽吸、硅基衬里或赛尔绷带进行假肢控制的肥胖患者。

经股骨截肢的基座设计理念已经发生了变化。传统的四边形基座前后径较窄，坐骨保持在基座后缘顶部以承受负重。基座的前壁比后壁高5~7 cm，从而将腿向后保持在坐骨上。前部疼痛是一种常见的疼痛，可以通过对基座的局部区域（如髂前上棘接触面）进行修复解决。如果整个前壁降低或松弛，坐骨会在假肢基座内滑动，完全改变了负荷传递及压力区域。尽管侧壁的轮廓能够保持股骨内收，但是四边形基座并不是依据解剖学设计的，而且在冠状面中股骨稳定性较差。

狭窄的中外侧经股骨假肢基座能够解决四边形基座的问题。中外侧型基座通过对后壁重新塑形，可以将坐骨包含进基座而不是让其卡压在边缘。此时体重通过臀肌和大腿外侧向下传递而不是负重在坐骨上，这也避免了需要高前壁维持前方压力的必要。目前研究集中在狭窄的中外侧轮廓塑形上，其目的是在保持股骨内收的基础上尽量使肢体和基座之间的相对运动最小化。目前能够应用的中外侧经股骨假肢有正常型（NSNA）基座和轮廓转子控制型（CAT-CAM）基座。

也可以使用具有刚性框架支撑的柔性材料制成的基座。柔性材料允许基座内壁随着肌肉收缩而改变形状。柔性基座既可以制成传统的四边形，也能够按照中外侧型假肢制作。这种材料的基座能够改善行走和坐位的舒适性并且可以提高肌肉效率。但缺点是柔性材料不太耐用，当出现裂缝时导致抽吸效应失效并会刺激皮肤。

目前有多种膝关节假肢，能够满足患者不同的需求。传统的标准是单轴摩擦膝关节。单轴摩擦膝关节设计简单、耐用、重量轻且便宜。但是其摩擦力仅可以设定在一个固定水平，只能在一个节奏下优化功能。如果患者以不同速度行走，该设计可能会面临不少困难。

为了更接近膝关节的运动中心，膝关节离断术之前都会配置外部铰链。外部铰链会影响患者的外观，但已经成功使用并对其较为满意的患者仍会使用。对于新患者，建议使用其他类型的膝关节单位。

支撑相控制型膝关节即"安全型膝关节"，指的是具有重量依赖性摩擦力的膝关节单元。截肢者的体重越大，其增加稳定性和抵抗屈曲的摩擦力也越大。该装置特别适用于年龄较大、安全感差、残肢非常短、髋伸肌无力或髋屈曲挛缩的患者。

多中心膝关节能够提供中心可变的旋转，其位置比其他膝关节装置更靠后。与其他膝关节单元相比，后部旋转中心在站立期间和初始屈曲时能够提供更多稳定性。四连杆膝关节就是一种多中心膝关节单元。

大多数膝关节都可以添加液压或气动单元，通过使用流体液压来根据步态的速度改变阻力，从而在摆动相获得对假肢更好的控制力。该装置对于那些能活动的截肢者非常有用，尤其是当他们以不同的速度行走或跑步时，优势更突出。摩擦可变膝关节单元是一种相对便宜、能够允许患者以不同速度行走的装置。该膝关节单元根据膝关节的屈曲程度改变摩擦力，并且改善行走的摆动相。虽然摩擦可变膝关节比液压装置成本更低且易于维护，但当截肢者以不同的节奏行走时其效率相对较差。

还可以在大多数膝关节单元上添加手动锁定装置，以将膝关节锁定在完全伸展状态。如果患者失明、缺乏安全感、肢体残留过短或双侧截肢，锁定膝关节很适合他们。

目前的最新装置是微处理器控制智能膝关节，其提高了患者对摆动相和支撑相的控制能力，并提高了膝关节对速度、节奏和加速度所做出反应的能力。最近的研究表明，这些膝关节单元可以

改善功能并帮助截肢者将其功能从2级提高到3级（表11-1）。但是目前膝关节假肢科技发展的程度还很有限，对于膝上截肢所造成的运动功能损伤还无法完全通过膝关节单元弥补。

表11-1　美国医疗保险功能分类等级（MFCL）

MFCL等级	具体描述
0级	没有能力或潜力在有或没有协助的情况下安全地行走或移动，且假肢不能提高患者的生活质量或移动能力
1级	有能力或有可能使用假肢在平坦的地面上以固定的步频进行移动或行走。例如，可以在居家环境内进行有限制和无限制的步行
2级	有能力或有潜力在较差的环境障碍物上行走，如路缘、楼梯或不平坦的表面。例如，限制性社区步行
3级	有能力或有潜力以不同的步频行走。例如，接受了物理治疗、作业治疗或运动锻炼，有能力穿越大多数环境障碍，需要使用假肢而不是简单的社区步行者
4级	具有超过基本行走技能的假肢行走能力或潜力，表现出高冲击、高压力或高能量水平，是儿童、活跃成人或运动员对假肢的典型要求

Hafner BJ, Smith DG: Differences in function and safety between Medicare Functional Classification Level-2 and -3 transfemoral amputees and influence of prosthetic knee joint control. J Rehabil Res Dev 2009;46:418. [PMID:19675993].

有一种特殊的假肢称为Stubby，起初被推荐用于各个年龄段需要行走的双侧膝关节离断术或经股骨截肢者。Stubby是由基座和直接与基座相连的脚（摇椅底座型平台）构成的。摇椅底座型平台具有较长的后部延伸部分，可以防止患者向后倾倒，同时前部突出较短，可以允许在步态的推进阶段向前滑移。这些假肢看起来好像脚朝后摆放。使用Stubby可以使患者重心降低，摇椅底座型平台可提供广泛的支撑基础便于患者躯干平衡，提供稳定性，并可通过站立和行走建立患者的信心。随着患者信心和技能的提高，定期延长Stubby直到高度几乎与全长假肢相近，此时可尝试过渡至全长假肢。也有很大一部分患者因优异稳定性和平衡性选择继续使用Stubby。

▶ 髋关节离断术

临床上，髋关节离断术（图11-19）很少见。对于因血管疾病或创伤进行手术的患者，可采用传统尖端朝前的球拍形切口。但对于肿瘤患者，必须

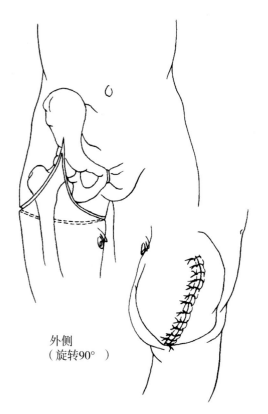

▲图11-19 髋关节离断术

在肿瘤未波及的解剖学间室处设计皮瓣。

对于因创伤或癌症而需要髋关节离断的健康年轻患者，安置假肢能够取得成功，但这并不适用于血管疾病患者。目前所使用的标准假肢是加拿大髋关节离断假肢。基座必须包裹所涉及的半骨盆并悬挂在髂嵴上方。虽然髋关节和其他内部组件由轻质材料制成，以尽量减轻重量，但假肢仍然很重并且难以操纵。穿戴假肢移动的能量需求比使用拐杖和跨越步态走路所需的要多。出于这个原因，许多患者使用拐杖行走而不使用假肢。假肢的优点是能够解放上肢。

▶半骨盆离断术

半骨盆离断术（图11-20）比髋关节离断术更少见，有时创伤或累及骨盆的癌症需要进行此手术。术后使用假肢非常罕见，因为体重必须转移到骶骨上。半骨盆离断术后通常需要特殊的方法维持患者坐位。

▶膝关节或膝关节以上截肢后的假肢

膝关节离断和更高位截肢的患者需要装配解剖功能更高的假肢，假肢需要满足以下条件：患者必须能够独立转移，独立地完成坐位至站立位的转变，在防跌倒栏杆或助行器的辅助下使用一条腿以摆动步态行走约30米的距离。尽管这些要求看起来很极端，但对于他们能否成功使用这种沉重而复杂的假肢是很必要的。使用胫骨假肢可以更容易地转移和走动。使用经股骨假肢很难完成从坐位到站立位的转变，因为目前假肢还不能提供伸展膝关节所需的强大动力。与单腿跨越式步态相比，高级假肢装置实际上可以增加行走所需的能量。如果没有满足上述独立活动的需求，假肢就会起到降低整体独立性的作用。在为所有经股骨截肢、髋关节离断和半骨盆离断术者佩戴假肢之前，都应该以上述标准进行功能测试。

▶经皮附着人工假肢

将假肢通过皮肤直接附着在骨骼上的设想已经存在了近100年。有记载的最早的骨折临时外固定是1845年由Malgaigne完成的。自第二次世界大战

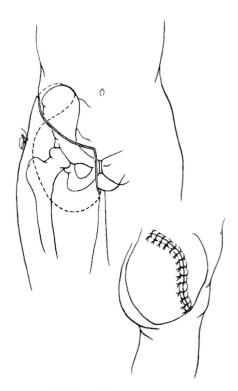

▲图11-20 半骨盆离断术

起，德国和美国的学者一直在尝试将胫骨假肢直接连接到胫骨。1946年5月，德国Pinneberg的普通外科医生Drummer对4名患者进行了假肢安装。当时2个主要技术障碍仍然是骨–植入物界面和皮肤–植入物界面。一位来自瑞典哥德堡的Branemark医生使用钛作为移植物材料并改进了植入物的设计，这一进展促进了近30多年牙科和颌面重建领域的成功，其假肢装置可直接连接到口腔和面部骨骼。

四肢皮肤的皮肤–植入物界面这一难题的挑战更大。然而植入物设计和手术技术的改进使得拇指、前臂和经股骨截肢者的假肢安装成为可能。在瑞典、英国和澳大利亚，大约有60名截肢者接受了手术假肢植入。

早期结果证实了骨整合性假肢的附着，本体感觉和功能都较传统嵌套型假肢有了重大改进。然而仍有许多细节需要优化，特别是针对皮肤–植入物界面的处理。骨–植入物界面的巨大改进促进了骨整合性假肢的首次尝试。如果没有达到理想的皮肤–植入物整合，就无法提供持久的生物屏障，细菌迁移导致感染和假肢松动的风险就会居高不下。骨整合假肢的技术仍在发展之中，在不久的将来一定会有更大的突破。

Bowker JH, San Giovanni TP, Pinzur MS: North American experience with knee disarticulation with use of a posterior myofasciocutaneous flap. Healing rate and functional results in seventy-seven patients. *J Bone Joint Surg Am* 2000;82-A:1571. [PMID: 11097446]

Dillon MP, Barker TM: Comparison of gait of persons with partial foot amputation wearing prosthesis to matched control group: observational study. *J Rehabil Res Dev* 2008;45:1317. [PMID: 19319756]

Elsharawy MA: Outcome of midfoot amputations in diabetic gangrene. *Ann Vasc Surg* 2011;25:778. [PMID: 21514113]

Frykberg RG, Abraham S, Tierney E, et al: Syme amputation for limb salvage: early experience with 26 cases. *J Foot Ankle Surg* 2007;46:93. [PMID: 17331868]

Fuller M, Luff R, Van Den Boom M: A novel approach to wound management and prosthetic use with concurrent vacuum-assisted closure therapy. *Prosthet Orthot Int* 2011;35:246. [PMID: 21527397]

Hafner BJ, Smith DG: Differences in function and safety between Medicare Functional Classification Level-2 and -3 transfemoral amputees and influence of prosthetic knee joint control. *J Rehabil Res Dev* 2009;46:418. [PMID: 19675993]

Marfori ML, Wang EH: Adductor myocutaneous flap coverage for hip and pelvic disarticulations of sarcomas with buttock contamination. *Clin Orthop Relat Res* 2011;469:257. [PMID: 20632137]

Morse BC, Cull DL, Kalbaugh C, et al: Through-knee amputation in patients with peripheral arterial disease: a review of 50 cases. *J Vasc Surg* 2008;48:638. [PMID: 18586441]

Schade VL, Roukis TS, Yan JL: Factors associated with successful Chopart amputation in patients with diabetes: a systematic review. *Foot Ankle Spec* 2010;3:278. [PMID: 20966454]

Sherman CE, O'Connor MI, Sim FH: Survival, local recurrence, and function after pelvic limb salvage at 23 to 38 years of followup. *Clin Orthop Relat Res* 2012;470:712. [PMID: 21748513]

Smith DG, Michael JW, Bowker JH: *Atlas of Amputations and Limb Deficiencies: Surgical, Prosthetic, and Rehabilitation Principles,* 3rd ed. Rosemont, IL: American Academy of Orthopaedic Surgeons; 2004.

Stone PA, Back MR, Armstrong PA, et al: Midfoot amputations expand limb salvage rates for diabetic foot infections. *Ann Vasc Surg* 2005;19:805. [PMID: 16205848]

Taylor L, Cavenett S, Stepien JM, et al: Removable rigid dressings: a retrospective case-note audit to determine the validity of post-amputation application. *Prosthet Orthot Int* 2008;32:223. [PMID: 18569890]

Tintle SM, Keeling JJ, Forsberg JA, et al: Operative complications of combat-related transtibial amputations: a comparison of the modified burgess and modified Ertl tibiofibular synostosis techniques. *J Bone Joint Surg Am* 2011;93:1016. [PMID: 21655894]

Unruh T, Fisher DF Jr, Unruh TA, et al: Hip disarticulation: an eleven-year experience. *Arch Surg* 1990;125:791. [PMID: 2346379]

第十二章　康复治疗

Mary Ann E. Keenan, MD

Samir Mehta, MD

Patrick J. McMahon, MD

康复治疗原则

康复治疗包括对存在神经或肌肉骨骼系统损伤的患者进行治疗。其侧重于通过手术或非手术的方法改善患者功能，并被认为是治疗急性和慢性损伤的重要组成部分。康复治疗的方案能够处理包括先天性、后天性肌肉骨骼系统疾病（如骨缺损、关节炎或骨折）、神经系统创伤，以及由神经系统创伤（如脊髓损伤、中风或脊髓灰质炎）导致的肢体功能障碍等。对于这类患者，康复治疗的主要目的是提高肌肉力量、优化运动控制与协调能力、训练患者最大效能地利用残余功能，并提供相应的设备或假肢以最小化肢体畸形。

一个成功的康复治疗方案需要满足患者身心的所有需求，而且康复治疗的成功与否也取决于康复团队的协作能力。康复团队往往由多学科医护人员等组成，其中包括物理治疗师、作业治疗师、言语治疗师、矫形及支具师、社会志愿服务人员，以及患者本人及家庭成员。康复团队的共同目标是：①对当前所有问题进行充分诊断；②对所有问题进行确切的治疗；③保证提供患者所需的营养；④对阻碍康复过程的所有并发症进行严密的监测；⑤尽快恢复患者的运动；⑥恢复肢体功能或帮助患者适应已发生改变的生活方式。

▶康复常见问题的管理

康复过程中常见的并发症包括营养不良、压疮、尿路感染、膀胱控制功能受损、肌肉痉挛与挛缩、获得性肌肉骨骼畸形、肌肉无力和生理性失调。这些并发症可能会阻碍康复治疗，甚至导致已经存在损伤的患者进一步丧失功能。由于这些并发症会损耗大量的人力与物力，所以在康复过程中应尽量避免并发症的发生。

A.营养不良

良好的营养状况是避免并发症发生的基础。相对于正常基础需求量（30 kcal/kg·d），患者在创伤后对营养的需求显著增加。大多数患者在伤后一直接受营养价值极低的静脉输液，因此在康复中心就诊时已经存在不同程度的营养不良。患有慢性疾病的患者通常伴有食欲不佳。身体残障人士将大部分精力用于进行简单的日常生活活动（activities of daily living, ADL），而且他们生活自理程度较差，也很难为自己准备餐食。肥胖也是一种经常被忽视的营养不良状态。对于那些体重指数（BMI）较高的人群，其在创伤后极易发生营养不良。此外，虽然肢体制动会导致热量需求减少，但是伤后制动所引起的厌烦心理状态又会刺激患者大量摄取营养失衡的饮食，从而导致身体缺乏某些营养元素。

B.压疮

引起压疮的因素有营养状况不佳、身体受压点感觉减弱或丧失，以及活动能力下降（图12-1）。压疮会极大地增加患者的不适感，并会延长住院时间、提高住院成本。对于身体机能原本就已下降的患者，压疮是一种引起败血症的潜在因素。严重的骶尾部压疮甚至可能需要进行皮瓣翻转手术以覆盖缺损处。术后患者需要长期保持俯卧位直至皮瓣移植物完全愈合。这将会限制患者的活动能力、影响患者与康复团队的交流，因而会极大地妨碍患者的康复治疗进程。单独使用气垫床是无法预防压疮的，需要每2个小时变换1次患者的体位，以改变受压点才能预防压疮的出现。

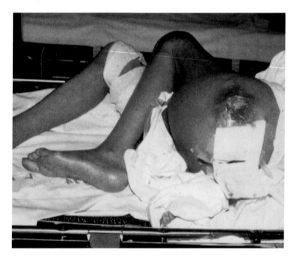

▲图12-1　存在关节挛缩和股骨大转子区压疮的患者

C.尿路感染和膀胱功能障碍

尿路感染是败血症和疾病迁延不愈的另一常见原因。留置导尿管也是最常导致败血症的感染源头。在急性发病或多发伤患者中，虽然出于医学原因可能需要留置导尿管，但应在保证顺利排尿的前提下尽早将其移除。尿失禁不是继续使用留置导尿管的充分理由。男性患者可以使用接尿器来处理尿失禁，但要注意经常观察阴茎部位的皮肤情况及受压状况。对于女性患者，尿失禁时需及时更换尿片及床单。

为了能够恢复膀胱的控制功能，实现充分的排泄反射，可能需要进行间歇性导尿。正常膀胱功能残余尿量不超过排尿尿量的1/3。一般，如果残余尿量大于100 mL或排尿量超过400 mL可进行间歇性导尿。初始时每4个小时进行1次导尿，进而延长至每6个小时进行1次导尿，并对患者状况进行重新评估。在整个间歇性导尿过程中需要详细记录患者情况。

D.肌力下降和生理功能退化

在持续运动中新陈代谢的主要形式是有氧型的。有氧代谢的主要能量来源是碳水化合物和脂肪。在有氧氧化中，代谢底物通过一系列酶促反应被氧化生成腺苷三磷酸（ATP）最终用于肌肉收缩活动。物理治疗能够通过改善心输出量、增加血红蛋白水平、增强细胞从血液中提取氧气的能力，以及增加肌肉质量来提高患者的有氧代谢能力。

长时间的肢体固定、卧床休息和制动会在短时间内导致患者肌肉出现明显的萎缩和生理功能失调。残障患者在进行常规日常生活活动时会比正常人消耗更多的能量，因此必须尽快使他们恢复运动状态以防止不必要的生理衰退和自理能力下降。此外，他们还应该进行日常锻炼以最大限度地提高肌肉力量和有氧运动的能力。

E.痉挛

患者的痉挛状态是指患者对肌肉的快速伸展表现出的过度反应，这导致患者的肌腱反射极度活跃并发生阵挛。康复团队必须积极应对痉挛以防止患者出现永久性畸形和关节挛缩。

1.解痉药　药物可以控制与上运动神经元疾病相关的痉挛。当痉挛影响身体中的多个大肌群或痉挛状态不严重时可以使用药物对症治疗。

巴氯芬（力奥来素）可以在脊髓水平同时抑制多突触和单突触反射。然而，它也抑制了一般的中枢神经系统功能。对于创伤性脑损伤的患者，应尽量避免口服巴氯芬，因为这种药有镇静的效果并有可能会阻碍患者认知恢复。同样，因与巴氯芬一样具有镇静作用，地西泮和可乐定等抗痉挛药物可能会对存在注意力不集中或记忆障碍的患者造成不良的影响。相较于其他药物，替扎尼定对中枢神经系统的影响较小，可以在上述情况下尝试应用。而丹曲林钠等作用于外周神经的药物也可能会引起嗜睡。

通过鞘内泵使用巴氯芬的疗效要优于口服药物治疗，这样可以将用于控制痉挛发作的巴氯芬控制在低浓度范围，最大限度地减少中枢神经系统的副作用。这种泵通常埋藏在腹壁的皮下组织内，并使用穿行于皮下的导管将鞘内空间与泵相联。通过无线电信号，在电脑中调节好泵的剂量和给药速率。当药物使用完后可以直接向储液室注入药物重新补充。

丹曲林（硝苯呋海因）是另一种可用于控制痉挛的药物，也是治疗阵挛的首选药物。丹曲林可以直接影响肌肉神经接头以上水平，以控制骨骼肌的收缩反应来放松肌肉。它可能通过干扰肌浆网中钙离子的释放而引起刺激-收缩偶联的解离。尽管丹曲林不会直接影响中枢神经系统，但它确实会引起嗜睡、头晕和全身无力，这可能会影响患者的整体功能状态。丹曲林主要用于控制上运动神经元疾病所导致的痉挛，如脊髓损伤、脑瘫、中风或多发性硬化。丹曲林最严重的不良反应是肝毒性。其肝毒性风险在女性患者、35岁以上的患者或同时服用其他药物的患者中更为显著。应以最低有效剂量使用丹曲林，并在用药全程密切监测肝功能。如果用药45天后疗效不佳，应停止使用该药。

2.石膏制动　制动可以暂时减小肌肉张力，并经常用于纠正挛缩。原则上石膏需每周更换或调整1次直至痉挛得到控制。如果需要长时间的固定要对患者进行抗凝治疗，以防止深静脉血栓形成。

3.夹板　前后式翻盖夹板可以控制关节位置，同时能够保证关节的主动和被动活动范围。但是仅在肢体一侧应用夹板不足以控制过度痉挛，甚至可能因与夹板摩擦而导致皮肤破裂。夹板也可以掩盖早期挛缩体征。

4.神经阻滞剂　局部麻醉和神经阻滞剂常与石膏制动或夹板配合使用。神经阻滞麻醉可暂时消除肌肉张力。这种方法可用于鉴别诊断畸形是属于动态性的（肌肉痉挛）还是属于静态性的。此外，该方法还可以用于预测神经切除术或肌腱延长术的疗效。但需注意的是，重复进行局部神经阻滞会产生遗留效应，如肌张力降低。

当患者的肌肉痉挛有自行改善的可能但又需要进行长时间药物控制时，可以使用苯酚进行神经阻滞处理。苯酚能够对神经产生2种作用。第一种是短期效应，类似局部麻醉产生的效果，且与神经纤维的厚度成正比。第二种是蛋白质变性导致的长期效应。虽然这会导致轴突的瓦勒变性，但动物实验结果表明，神经会随时间再生。手术显露后用3%~5%的苯酚溶液直接阻滞神经可缓解患者的痉挛长达6个月。对于混合型神经不应采取注射苯酚的方法，因为这可能导致不必要的感觉丧失或痛觉迟钝。通过使用针和神经刺激器定位后，用苯酚水溶液经皮注射肌肉运动点，也可以减少痉挛长达3个月（图12-2）。

肉毒杆菌毒素：通常运动信号从运动神经向神经肌肉接头处传导的动作电位会触发乙酰胆碱（ACh）释放到突触间隙。释放的ACh引起肌肉细胞膜表面去极化。A型肉毒杆菌毒素是由肉毒梭菌产生的蛋白质，其附着于突触前神经末梢并抑制神经肌肉接头处ACh的释放。如果将A型肉毒杆菌毒素直接注射到痉挛肌肉中，效果可持续3~5个月。为了避免肌肉过度无力或瘫痪，目前在单次治疗期间应维持肉毒杆菌毒素的用量在400 U以下。当给一些较大的肌群注射时，肉毒杆菌毒素的用量会很快接近400 U的上限。临床效果往往要在注射3~7天后才能出现。由于疗效的滞后性，因此通常在注射后需要严密监测患者的反应。因为A型肉毒杆菌毒素是已知的最强的生物毒素并且成本相对较高，所

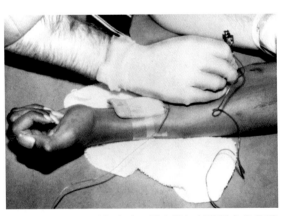

▲图12-2　使用特氟隆涂层针和神经刺激器定位前臂痉挛肌肉的运动点以注射苯酚

以应在达到预期效果的基础上尽可能降低该药物的使用剂量。大多数研究表明，每个治疗周期中不良反应的发生率为20%~30%。不良反应的发生率根据使用剂量的变化而变化（即剂量越高，不良反应越频繁）；然而，并发症的发生率与使用肉毒杆菌毒素的总剂量无关。注射部位局部疼痛是最常见的不良反应。其他不良反应还包括局部血肿、全身疲劳、嗜睡、头晕、流感综合征和邻近肌肉疼痛。

5.外科手术 如果肌肉痉挛是永久性的，且肌张力没有明显改善，则应考虑手术治疗。手术治疗的方法包括脊神经后根切断术、周围神经切除术、肌腱延长或松解术，以及肌腱移植术。

F.关节挛缩

活动障碍和不受控制的痉挛常常导致关节挛缩（图12-3）。关节挛缩难以纠正且需要进行康复治疗。挛缩可能加重患者平卧位或坐位等体位困难，同时也会影响使用矫形器。还可能增加患者个人卫生和皮肤护理方面的困难，并提高发生压疮的风险。由于足部畸形，甚至可能无法穿鞋。

挛缩和关节力线不稳会加剧肌肉无力的症状，导致肌肉在生物力学功能上处于不良状态。当挛缩影响到身体相对于支撑平面的重心时，患者的坐姿和站立位平衡均会受到损害。由于关节缺乏足够的

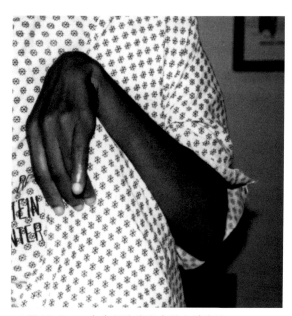

▲ **图12-3** 一个未经治疗患者的上肢挛缩

运动，四肢的功能也将受到严重的限制。关节挛缩可能需要手术松解，这可能使已经受损的功能进一步受限。此外，关节挛缩可导致儿童骨骼的结构变化。肌肉生长滞后于骨骼生长，这种增长率的差异会使畸形随着时间的推移逐渐加重。

为防止挛缩的发生，每天必须多次进行康复锻炼以维持关节活动度。患者、家属、治疗师和护理人员都应积极参与其中。

当缺少器械时，可使用夹板将关节固定于功能位。夹板应定期拆卸以便于检查皮肤状况，并重新评估其对关节功能位的固定效果。

挛缩治疗耗时且昂贵。一般而言，如果挛缩少于3个月，则可以采用非手术矫正方法，如持续的石膏固定或对拮抗肌使用肌肉电刺激。过高的肌张力会加重形成挛缩，所以应首先治疗过高的肌张力。神经阻滞麻醉可以暂时降低过高的肌张力，并可在对关节进行处理或石膏固定之前提供镇痛作用。每周更换石膏时可以先给予神经阻滞以便于进行操作。当石膏固定的位置较理想时，可以将更换石膏的时间延长1周。然后可以将石膏一分为二并制成类似前后式翻盖夹板的样式，这样方便拆除，进行活动度锻炼等。也可以使用石膏托（图12-4），其可以在防止原始畸形发生的基础上进一步矫正挛缩。

当挛缩畸形长期存在且无任何活动度时，可以进行手术松解。松解的目标包括肌腱、韧带和关节囊。过于严重的畸形可能无法通过手术达到完全矫正，因为在矫正的过程中必须避免神经血管结构受到过度牵拉。手术后可应用管型石膏或石膏托将肢体固定在理想的位置。

G.其他后天形成的肌肉骨骼畸形

躯干肌肉的瘫痪或无力可导致脊柱侧弯。严重时，这些畸形会损害呼吸功能并引起行走和坐位的肢体平衡问题。使用支具或改变坐姿可以最小化或消除这种失衡。

肌肉失用和缺乏肌肉张力会导致骨质疏松症，使患者容易发生骨折。治疗骨折应该以功能最大化为目的而不是延长固定的时间。

由于患者需长期卧床或休息，活动性降低所引

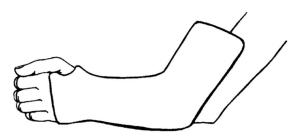

▲图12-4 用来增加肘关节伸展同时防止屈曲的肘部U形石膏

起的肢体受压常会导致周围神经麻痹。此外，固定用支具、夹板和石膏也会产生压力，引起周围神经麻痹，在治疗过程中应严密监测。在形成异位骨化的患者中，新骨形成和相伴的炎症可能会入侵周围神经引起神经麻痹。

▶损伤评估

A.神经

许多疾病都可引起神经系统损伤并最终导致残疾，需要进行康复治疗。原发病灶的位置和损伤程度不仅决定了麻痹的程度，还决定了运动控制的范围和痉挛程度。周围神经损伤或疾病引起的病变仅局限于下运动神经元。此时运动控制能力尚正常，不存在痉挛，且残疾的程度取决于瘫痪和肌肉无力（轻瘫）的程度。若损伤涉及大脑或脊髓，则表现为上运动神经元受损，这不仅会引起肌肉无力而且还会损害运动控制功能。

运动大致可被视为由自主和非自主神经机制组成的多层体系。

1.自主肌肉活动 在临床上，自主肌肉活动有2种类型：选择性运动和模式化运动。选择性运动是最高等级的活动形式，其完成取决于大脑皮质的完整性。选择性运动是指在不活动其他关节处的屈肌或伸肌前提下，仅优先弯曲或伸展特定关节的动作。而模式化运动（协同作用）是指一个关节的活动会带动肢体其他关节的屈曲或伸展，通过协同作用来活动特定关节。中枢神经系统受损的患者可能有模式化运动但缺乏选择性运动。由于大多数患者在不同关节处同时具有选择性运动和模式化运动，因此必须在每个关节处单独评估每种活动的强度。

下肢的模式化屈曲和伸展可以为行走提供足够的运动控制，但是上肢仅依靠模式化运动不足以保证精细运动的控制能力。

2.非自主肌肉活动 痉挛状态涉及2种类型的非自主肌肉活动：阵挛性和强直性反应。根据肌梭对伸展速度的敏感性不同，其又呈现出多种形式。如果肌肉伸展的速度大于肌梭速度感受器的阈值，可以引发相位反应。如果痉挛严重，突然的肌肉伸展可能会引发阵挛，其是由每秒6~8个周期的相位反应反复发作组成的。这种相位伸展反应具有实际临床意义。例如，如果存在踝关节马蹄足畸形且痉挛严重，则患者行走时在站立相可触发小腿三头肌的阵挛。使用刚性的足踝矫形器可以阻止踝关节运动，防止小腿三头肌因拉伸触发的阵挛，并能够将足维持在中立位。而铰接式或柔性足踝矫形器无法限制踝关节运动，小腿三头肌的拉伸可能会引发阵挛，效果较差。

如果肌肉缓慢地伸展，其频率低于肌梭速度感受器的阈值，不会触发相位反应。但是肌梭仍然能够感受到肌纤维长度的改变，这可能触发以持续性肌张力增高为表现的强直反应。缓慢伸展动作所触发的肌肉强直性活动称为折刀样抵抗。这种肌肉强直性活动也具有实际意义。如果踝关节长时间保持背屈，小腿三头肌张力增高会限制正常运动。因此可利用周围神经阻滞来区分痉挛与静止性肌挛缩。

脑干损伤患者可能表现出持续存在且严重的肌张力增高。根据肢体姿势的不同又称为去皮质强直或去大脑强直。去大脑强直时，患者手臂紧紧地屈曲，但腿部保持伸展状态。而去皮质强直时，上肢和下肢均处于刚性伸展状态。出现严重肌肉强直的患者发生挛缩性畸形的风险极高。

当痉挛患者坐着或处于站立位时，迷走神经的激活会增加下肢伸肌的肌张力，并促使上肢屈曲。因此在为痉挛患者查体时，患者应该在直立位下接受检查而不是仰卧位，这样更容易诱发最大程度的阳性体征。相反，最大活动度应在患者仰卧位下进行检查，这样可以最大限度地减少肌张力并实现最大的关节范围。患者的肢体姿势也会影响反射强度和自主活动。

3.感知觉　感觉整合的最后步骤发生在大脑皮质，原始的感觉数据被整合成更复杂的感觉现象。当中枢神经系统损伤累及大脑皮质时，患者能够对触觉和痛觉做出基本的反应，但更复杂的感觉（如形状、质地和本体感受）和两点分辨觉可能会受到损害。这些简单的测试可以快速评估患者的基础感觉能力。如果患者出现下肢主要关节本体感觉缺失，则会有平衡异常，甚至无法行走。除非本体感觉完好无损，否则大多数患者不会潜意识地使用患手。而没有大脑皮质损伤的患者通常可以通过手指的触觉来区分两个间距小于10 mm的点。

B.肌肉

徒手的肌肉查体可用于评估患者活动能力，也能够反映康复治疗的疗效。目前，肌肉评估体系有很多，但都是基于Robert Lovett于1932年提出的评分法建立的。虽然肌肉评估是主观的，但重力抵抗能力为肌肉评估提供了客观的标准（表12-1）。徒手肌肉测试所确定的正常肌肉等级并不意味着肌力就已经达到正常水平。因为徒手检查的力量较弱（强度损失25%~30%）。

C.步态

1.正常步态　正常步态是指以最小的能量消耗产生向前运动的一系列姿态和肌肉活动（图12-5）。

（1）摆动相：摆动相（图12-5和12-6）可分为3个周期：摆动早期、摆动中期、摆动末期。在这3个周期中，骨盆从后向前旋转，臀部屈曲20°~30°。膝关节最先屈曲至60°，然后伸展，为脚接触地面做准备。膝关节屈曲是造成摆动相足部离地的主要原因。膝关节的屈曲运动主要是由肢

表12-1　肌力分级

分级	肌力	描述
0级	瘫痪	肌肉没有收缩
1级	收缩	肌肉可以收缩，但是无法运动
2级	较差	肌肉收缩可以产生运动，但是无法对抗重力
3级	欠佳	肌肉可以对抗重力
4级	良好	肌肉既可以对抗重力也可以对抗一定程度的阻力
5级	正常	肌肉可以对抗阻力运动

体摆动的前向动量引起的，而不是由腘绳肌收缩引起的。在摆动相，踝关节最初跖屈10°左右，然后在摆动末期呈现中立位，这便于足跟先接触地面。

髋屈肌是推动肢体向前移动的主要力量来源，在摆动相的最初2/3相位是主要的发力肌肉。踝关节背屈在摆动相的后2/3相位变得活跃，以确保当膝关节开始伸展时足部有足够的间隙。在摆动末期，腘绳肌使大腿向前的运动减速。

（2）支撑相：支撑相（图12-5和12-7）占步行周期的60%，可分为5个不同的阶段：站立早期、承重期、站立中期、站立末期和摆动前期。在初始接触地面时，踝关节处于中立位，膝关节伸展，髋关节屈曲。因为此时身体重量多位于髋关节后方，所以髋伸肌处于收缩状态以稳定臀部。在承重期内，膝关节屈曲至15°，踝关节跖屈以缓冲向下的力，同时通过减小身体重心上下运动的幅度来节省能量。当膝关节屈曲且负重腿承接身体的重量时，股四头肌变得活跃以稳定膝关节。在站立中期，膝关节伸展，踝关节处于中立位。随着身体重量向踝关节前方移动，小腿腓肠肌变得活跃，以稳定踝关节同时上提足跟远离地面。在站立末期，足跟离开地板且膝关节开始屈曲。其产生的动量将身体向前推进。在站立末期的结束阶段，当身体重心向前越过前足掌时跖趾关节背屈。在摆动前期，膝关节屈曲至35°，踝关节跖屈至20°。因为此时另一肢体也与地面接触，所以摆动前期也称为双肢支撑期。

整个支撑期内髋部逐渐伸展，骨盆向后旋转。在支撑相的第一个阶段，踝关节背屈，腘绳肌保持在活跃状态。在承重反应和站立中期的早期阶段，臀肌和股四头肌变得活跃以维持髋关节和膝关节的稳定性。在站立中期，腓肠肌和比目鱼肌变得活跃以稳定踝关节并控制胫骨向前推进。这使得足跟远离地面并且躯体重心相对于前足向前运动。

2.步态异常　肌动学为评估步态异常提供了许多重要的方法。该研究领域包括步幅分析、运动分析（运动学）、力学分析（动力学）和肌肉活动分析。

这些研究中使用较多的方法是动态肌电图、力

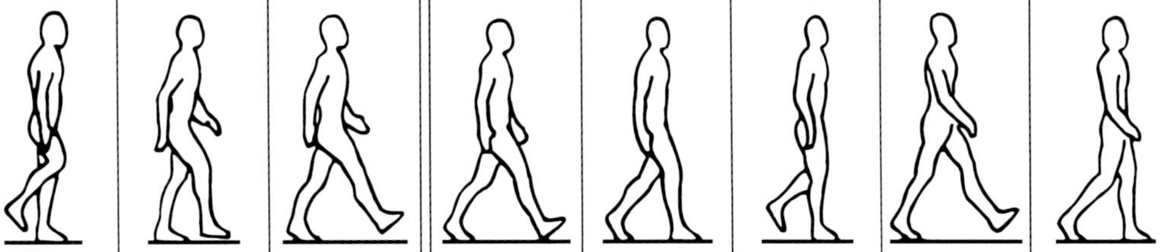

	摆动相占 40%			支撑相占 60%				
	摆动早期	摆动中期	摆动末期	站立早期	承重期	站立中期	站立末期	摆动前期
躯干	自然向上	自然向上	自然向上	自然向上	自然向上	自然向上	自然向上	自然向上
骨盆	水平：后旋5°	水平：旋转中立位	水平：前旋5°	水平：维持前旋	水平：前旋减少	水平：旋转中立位	水平：后旋5°	水平：后旋5°
髋关节	屈曲20° 中立位旋转 外展内收	屈曲20°~30° 中立位旋转 外展内收	屈曲30° 中立位旋转 外展内收	屈曲30° 中立位旋转 外展内收	屈曲30° 中立位旋转 外展内收	伸展至中立位 中立位旋转 外展内收	明显过伸10° 中立位旋转 外展内收	中立位伸展 中立位旋转 外展内收
膝关节	屈曲60°	屈曲60°~30°	伸展至0°	完全伸展	屈曲15°	伸展至中立位	完全伸展	屈曲35°
踝关节	跖屈10°	中立位	中立位	中立位 足跟着地	跖屈15°	从跖屈转为背伸10°	胫骨稳定其在中立位，足跟在对侧足部接触地面前离地	跖屈20°
踇趾	中立位	中立位	中立位	中立位	中立位	中立位	趾骨间关节中立位 跖趾关节伸展	趾骨间关节中立位 跖趾关节伸展

▲图12-5 正常的步态周期（American Academy of Orthopaedic Surgeons: Home study syllabus. In Heckman JD, ed: Orthopaedic Knowledge Update, I. Rosemont, IL: American Academy of Orthopaedic Surgeons; 1984.）

学平台研究和运动分析。动态肌电图在功能活动期间可同时记录多个肌肉的电活动状态，有利于阐释上肢和下肢的运动控制模式，并有助于诊断痉挛和步态异常。侧重于测量地面反作用力和压力中心波动的力学平台研究可用于分析步态异常并量化患者的平衡反应能力。运动分析需要在房间内不同的位置放置多个摄像机。这些摄像机通过捕捉安置在患者身上的传感器信号，创建患者在空间中移动的三维模型。

利用与关节相关联的扭矩，能够准确测量肌力。此外，通过关节被动运动弧测量扭矩可以评估关节的僵硬度。将关节力矩乘角速度可计算出关节功率。

一个步态功能障碍的完整分析需要包括以下数据：速度、步幅、步态节奏、单下肢和双下肢支撑时间、动态肌电图、力学平台研究和关节测角记录。这些研究还可用于评估手术、矫形器或假肢设计对步态的影响。

D.耗氧量和有氧运动能力

耗氧量是评估残障人士所面临的困难的最重要指标。耗氧量是指完成特定活动所需的能量。测量个体的最大有氧能力是评估体能水平的金指标。

1.疾病和衰老对能量消耗的影响 心肺疾病、贫血、肌肉萎缩及其他任何影响摄氧量的疾病均能导致最大有氧运动能力降低。即使是健康人，3周的卧床休息也会使最大有氧运动能力降低约30%。

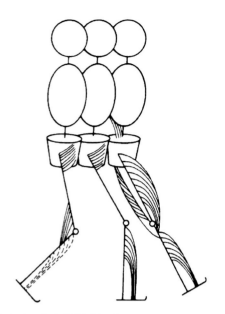

▲图12-6　步态的摆动相（American Academy of Orthopaedic Surgeons: Home study syllabus. In Heckman JD, ed: *Orthopaedic Knowledge Update*, I. Rosemont, IL: American Academy of Orthopaedic Surgeons; 1984.）

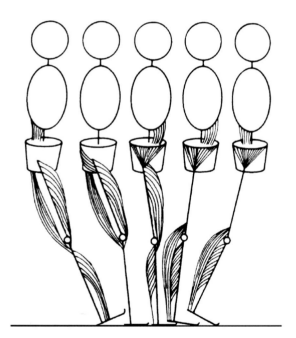

▲图12-7　步态的支撑相（American Academy of Orthopaedic Surgeons: Home study syllabus. In Heckman JD, ed: Orthopaedic Knowledge Update, I. Rosemont, IL: American Academy of Orthopaedic Surgeons; 1984.）

在正常步行期间，成人的能量消耗率约占最大有氧运动能力的30%~45%，对于60岁以上的人其占比可能更高。由于随着年龄的增长最大有氧运动能力下降，步态异常对老人的影响比50~60岁的人更重。

2.运动对能量消耗的影响　当运动量低于最大有氧运动能力的50%时，由于此时肌肉收缩所需的ATP由有氧通路提供，运动可以持续较长时间。当以超过最大有氧运动能力50%的工作速率进行运动时，ATP多通过无氧途径产生。无氧代谢可释放的能量是有限的，而且由于肌肉中乳酸的堆积会产生疲劳感。因此，包括步行在内的常规日常活动和8小时内的工作量都是在无氧运动阈值以下进行的。

3.肌肉骨骼损伤对能量消耗的影响　步态异常会干扰肢体运动的有效协调，并会增加能量消耗。一些患者通过增加运动量来对抗这种能量消耗，这增加了生理能量的输出，表现为心率增快和氧消耗率增高。但是大多数患者会放慢步行速度以保持总耗氧量不超过正常极限。

对于截肢者而言，截肢平面越高，步行速度越慢。因创伤或先天性因素截肢的年轻患者由于其最大的有氧运动能力比年迈的因血管因素截肢患者高，所以前者步速更高。但是进行Syme截肢、经胫骨截肢或膝关节离断术的儿童与阴性对照组儿童拥有相同的步速和能量消耗率。双侧截肢、单侧经股骨截肢或单侧髋关节离断儿童行走时速度低、心率快，能量消耗增高。出现关节活动受限、关节炎和关节疼痛的患者也会降低其步行速度。如果不依靠拐杖的话，这些患者的心率和能量消耗率不会超过正常值。

使用拐杖时需要施加相当大的力来支持身体，所以患者的心率和能量消耗率通常呈增高状态。截瘫患者或患有骨折并且无法承受单腿负重的患者，在拐杖辅助下需要摇摆步态跨越拐杖所以需要消耗大量体力。这就是为什么很少有截瘫患者使用迈越步法，以及老年骨折患者行走距离明显缩短的原因。即使是使用交替步态的患者，如脊髓损伤或脊髓发育不良引起的低腰段截瘫患者，在行走过程中上臂也会消耗大量能量。因此，这类患者的行走能力明显受到限制。

因静态或动态挛缩引起髋关节和膝关节屈曲畸形的患者不仅在行走时需要额外的肌力予以辅助，而且在保持直立姿势时也需要更多的肌力参与，因为站立时躯体的重心与关节旋转轴的距离较远。膝关节屈曲大于30° 就会显著增加能量消耗，这也说明了预防和纠正挛缩的重要性。

患有脑瘫和双侧瘫痪及蹲伏步态的儿童可能具有高于无氧阈值的能量消耗率。这些孩子因行走严重受限，所以在成年时经常停止行走，最大有氧运动能力会下降。

▶矫形器的应用

矫形器或支具的应用在康复治疗中有至关重要的作用。医生必须了解患者的肢体功能需求，并向矫形器制作者说明所需使用的材料、关节类型、关节位置和活动度等信息。医生不应将矫形器制作细节交由患者和矫形师决定。

在个体化定制的矫形器制作完成前，可在疾病的早期阶段使用临时矫形器。下肢矫形器可分为膝关节下足踝矫形器和膝-踝-足矫形器（KAFO）。

双通道可调式踝关节锁定（BiCAAL）型足踝矫形器作为首选，通常用于中风、头部创伤、脊髓损伤或导致足部和踝部广泛肌肉失衡的病症（图12-8）。限制踝关节的活动可用于控制跖屈痉挛、稳定迟缓性麻痹侧踝关节，以及矫正动态内翻畸形（足内翻）。可调式踝关节矫形器有助于医生在患者发病后根据神经检查结果和矫形要求的变化将踝关节固定在最佳位置。当神经功能稳定后，应首选塑料（聚丙烯）材质的矫形器（图12-9）。

塑料材质的下肢矫形器应用广泛。由塑料制成的矫形器质量更轻，穿戴更舒适，更容易被患者接受。塑料足踝矫形器可以是坚硬的也可以是带有活动度的。聚丙烯是目前最实用的塑料材料之一。由于皮肤和骨骼的紧密接触，所以贴合性对矫形器而言是一个很重要的指标。

A.足踝矫形器

1.类型 目前使用的限制踝关节运动的矫形器大致可以分为2种：金属制直立背屈弹簧辅助单平面调节支具（Klenzak）和295 cm聚丙烯模制塑料后壳。由于塑料本身的优点，所以后者的适用范围更大。当需要更大限度地限制踝关节运动时，可以通过以下几种方式提高矫形器的硬度：可以使用更厚的聚丙烯片；可以增加踝部矫形器的包裹性并延伸侧支柱；也可以在踝关节前方添加前壳，与后壳

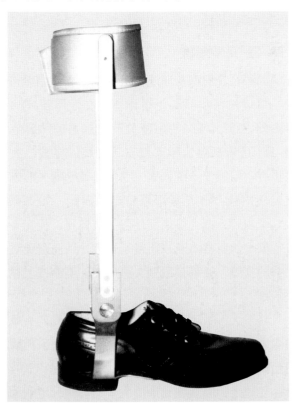

▲图12-8 双通道可调式踝关节锁定（BiCAAL）型足踝矫形器

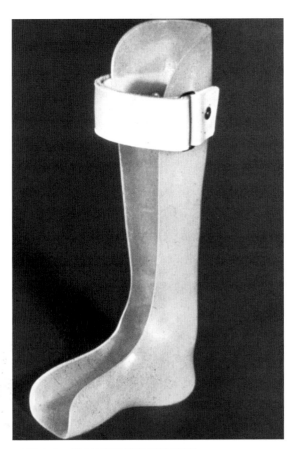

▲图12-9 模制的聚丙烯足踝矫形器

一同包裹踝关节；或通过使用碳纤维或层压技术加强后壳强度。矫形器的边缘可以用金属或塑料予以加固。矫形器的托脚板延伸至跖骨近端。全包围型矫形器对贴合度要求更高，以避免骨突起处皮肤因压力受损，因此全包围型矫形器不常应用。

如果需要同时穿戴聚丙烯矫形器和鞋，鞋子的尺寸应比患者先前穿的尺寸大1.5码左右。可以在健侧鞋子内放置鞋垫等防止过度松动，这样可以避免购买不同尺码的鞋子。穿鞋后，应根据鞋跟的厚度调整矫形器踝关节的固定角度。

2.适应证 使用矫形器的前提是所要固定的关节必须被固定在正确的位置。矫形器不能矫正僵硬型骨性畸形和关节挛缩。

（1）摆动期足部间隙背屈不足：在步态的摆动中期，若足尖离地间隙过小（足下垂）可使用足踝矫形器给予矫正。足下垂可能是足踝背屈肌功能失调或背屈肌无法克服小腿三头肌痉挛所导致的背屈肌无力引起的。如果踝关节处仅存在背屈肌无力这一问题，需要使用轻质可调式聚丙烯矫形器。可调式矫形器也可用于轻度摆动相内翻畸形（足内翻）。而对于因严重痉挛导致过度跖屈的患者和在足跟落地前踝关节伸肌过度活跃的患者，需要使用刚性矫形器。

（2）站立早期背屈不足：不论何种原因导致的踝关节背屈不足，患者在站立早期均为前足接触地面或足底接触地面，同时胫骨向后伸展。常伴发内翻畸形，此时承重点多在足外侧缘。背屈不足会对肢体产生向后的推力并减小步行前向的动量，此外关节过度后伸，导致患者膝关节不稳。使用刚性足踝矫形器将踝关节固定于中立位后，患者变为足跟先接触地面。此时，胫骨在站立期间向前旋转。

（3）支撑相内-外侧距下关节不稳：内翻畸形比外翻畸形更常见。因为此时患者的重量集中于足边缘，因此行走时不愿意将重心完全转移至患侧。除严重的痉挛，刚性矫形器可矫正内翻畸形。对于轻度内翻畸形，可以使用限制型踝关节矫形器。对于严重的痉挛性内翻畸形，踝关节矫形器不起任何作用。

（4）支撑相胫骨稳定性不足：在支撑相，一些患者因跖屈肌无力或协调性不足无法维持正常的胫骨位置和力线。在支撑相中后期，该问题表现为过度背屈伴发膝关节屈曲。在负重期间胫骨塌陷与否完全取决于股四头肌肌力和协调能力。本体感觉正常的患者通常会在足部接触地面时将膝关节锁定在过伸位来进行代偿，这也使得膝关节不会弯曲。防止足背屈和跖屈的刚性矫形器在站立中期能够保证胫骨纵向力线。这类矫形器可以防止站立末期胫骨塌陷，取代腓肠肌的控制能力。

上文所述的由于腓肠肌控制不足所引起的膝关节后伸也可能是由挛缩导致僵硬性马蹄足畸形或跖屈肌肌力过强引起的。步行时前足先接触地面会导致膝关节伸展或过伸。防止跖屈的刚性足踝矫形器可预防膝关节不稳和疼痛。

T形带（皮革制T形带连接足踝矫形器，防止足踝内翻或外翻畸形）不适用于佩戴金属矫形器矫正严重内翻畸形的患者。如果使用T形带施加足够的力控制足部扭转，对于存在严重痉挛状态的患者，其外踝往往要承受非常大的压力。对于这类患者，使用劈离式胫骨前肌肌腱转移能够达到更好的效果。也可以在鞋外侧添加侧楔以使其向健侧倾斜，缓解该问题。

B.膝-踝-足矫形器

如果存在股四头肌肌肉无力或腘绳肌痉挛的情况，可以使用膝-踝-足矫形器。在使用膝-踝-足矫形器之前，可以使用膝关节固定器辅助锻炼。膝-踝-足矫形器比膝下型支具更难以穿戴，大多数患有中枢神经系统疾病（如中风或脑瘫）的患者难以使用膝-踝-足矫形器行走。因此，如果腘绳肌痉挛需要外部支撑来促使膝关节伸展，优先考虑进行腘绳肌肌腱离断或肌腱延长术，从而避免对膝关节的支撑。如果是股四头肌痉挛，不能按上述方法治疗。

对于大多数因脊髓损伤引起的下肢股四头肌麻痹患者，由于缺乏足够的本体感觉而无法采用膝关节活动型支具行走。有必要评估膝关节在行走时是否需要固定，以及在允许膝关节活动时行走摆动相内膝关节是否可以足够屈曲。膝关节不稳或由于内翻或外翻不稳而佩戴膝-踝-足矫形器时，可以使用多轴活动关节（旋转中心沿解剖学顺时旋转中心移动的关节），仅允许屈曲、拉伸运动，不允许内侧和外侧运动。在矫形器的膝关节后部放置止挡可以防止膝关节过度伸展。

如果本体感觉是完整的，如脊髓灰质炎等，即使患者股四头肌无力也可以使用非锁定型膝关节矫形器行走。但这需要仔细对矫形器进行调校。矫形器的旋转中心应位于膝关节旋转中心的前方。只要患者能够在摆动相准备承重时，完全伸展膝关节，由垂直负荷所产生的动量会将膝关节伸展至矫形器后止挡，从而将膝部锁定在伸展状态。能达到上述状态的前提是至少拥有3级的髋屈肌力量（表12-1），这样才能够为腿部提供足够的向前动量，使膝关节完全伸展。

塑料组件的膝-踝-足矫形器（如胫骨板）舒适性好且重量较轻。

Chumanov ES, Heiderscheit BC, Thelen DG: Hamstring musculotendon dynamics during stance and swing phases of high-speed running. *Med Sci Sports Exerc* 2011:43:525. [PMID: 20689454]

Hosalkar H, Pandya NK, Hsu J, Keenan MA: What's new in orthopaedic rehabilitation. *J Bone Joint Surg Am* 2011;93-A:1367. [PMID: 21792505]

Hsu JD: Rancho Los Amigos Medical Center. A unique orthopaedic resource and teaching institution. *Clin Orthop* 2000;374:125. [PMID: 10818973]

Jeans KA, Browne RH, Karol LA: Effect of amputation level on energy expenditure during overground walking by children with an amputation. *J Bone Joint Surg* 2011;93:49. [PMID: 21209268]

Kaelin DL, Oh TH, Lim PA, et al: Rehabilitation of orthopedic and rheumatologic disorders. 4. Musculoskeletal disorders. *Arch Phys Med Rehabil* 2000;81(3 Suppl 1):S73. [PMID: 10721764]

Pearson OR, Busse ME, van Deursen RW, et al: Quantification of walking mobility in neurological disorders. *QJM* 2004;97:463. [PMID: 15256604]

Schmalz T, Blumentritt S, Jarasch R: Energy expenditure and biomechanical characteristics of lower limb amputee gait: the influence of prosthetic alignment and different prosthetic components. *Gait Posture* 2002;16:255. [PMID: 12443950]

Ulkar B, Yavuzer G, Guner R, et al: Energy expenditure of the paraplegic gait: comparison between different walking aids and normal subjects. *Int J Rehabil Res* 2003;26:213. [PMID: 14501573]

脊髓损伤

由创伤导致的脊髓功能障碍，损伤平面以下感觉和运动功能的丧失几乎是不可治愈的。美国大约有400 000人存在脊髓损伤，每年新发病例约为10 000例。脊髓损伤（SCI）的常见原因有交通事故、枪伤、跌落伤、运动损伤（尤其是潜水）和水上运动伤。

在美国，该类患者通常可分为3种。第一种多见于年轻人，他们多幸存于交通事故或其他高能量创伤事故。第二种多见于50岁以上因先天性或颈椎病引起的颈椎管狭窄的人群。第二种患者经常因轻微创伤而受伤，一般不伴有椎体骨折。第三种患者多因枪伤入院，这常见于美国许多城市中心地区。由于医疗技术的进步，脊髓损伤幸存者的预期寿命现已接近正常。

▶术语

A.四肢瘫痪

四肢瘫痪是指脊髓颈段运动或（和）感觉功能损伤或功能丧失，导致手臂、躯干、腿和盆腔器官的功能受损。

B.截瘫

截瘫是指脊髓胸、腰或骶段中的运动或感觉功能（或两者）损伤或功能丧失。根据损伤平面的不同，手臂功能可能会完好无损，也可能会出现躯干、腿和盆腔器官损伤的症状。

C.完全性损伤

完全性损伤是指在脊髓损伤平面以下的最低位骶段，感觉、运动功能的完全丧失。

D.不完全性损伤

不完全性损伤是指在脊髓损伤平面以下的最低位骶段，部分保留感觉或（和）运动功能。

▶神经损伤和恢复

A.神经系统检查

神经系统检查对脊髓损伤的分类和治疗至关重要，因为它能够评估患者可能恢复的水平。病变的神经系统水平是指具有正常运动和感觉功能的最高神经节段。根据患者是否具有完全或不完全的脊髓功能可以进一步分类。骶神经功能的存在至关重要，因为即使在伤后处于瘫痪状态，患有不完全性损伤的患者也有可能在长达2年的时间内恢复至正常的神经功能。这是由支配骶神经的脊髓最远端部分中是否存在运动或感觉功能所决定的。

1.脊髓休克 只有等到脊髓休克结束才能进行完全脊髓损伤的诊断。脊髓休克结束的标志是球海绵体肌反射恢复。球海绵体肌反射需要医生对患者进行类似直肠指诊的操作——当挤压阴茎头或阴蒂时肛门括约肌会同时收缩。脊髓休克这一概念很重要，其原理类似单突触牵张反射。在某一脊髓节段，传入感觉神经纤维进入脊髓并与前运动神经元在同一水平上汇合。如果脊髓完全损伤，受伤部位的反射活动将不会恢复，因为反射弧永久中断。当脊髓休克消失后，损伤平面以下的远端节段反射活动可恢复。在完全脊髓损伤的患者中，脊髓休克可持续数小时或长达数月。从脊髓休克中恢复的脊髓完全损伤患者，其运动功能恢复的可能性微乎其微。

2.骶神经反射 骶神经功能存在与否决定了脊髓损伤是否为完全性。通过测试肛门外括约肌的收缩（分为存在或不存在）来评估骶神经的运动功能。在肛门黏膜和皮肤交界处可以测试骶神经的感觉功能。另外，检查者可以通过把手指插入患者的肛门外括约肌检测患者是否能够感受到，以评估其深感觉。

B.脊髓综合征

1.前脊髓综合征 前脊髓综合征通常因骨碎片直接挫伤前索或脊髓前动脉损伤引起。根据脊索受累的程度，可能仅留存后柱功能（本体感觉和轻触觉）。患者如对疼痛（区分锐痛和钝痛的测试）和轻微触觉（用一缕棉花测试）有鉴别的能力，表示整个后半部分的脊髓仍具有功能，因此运动功能很可能会恢复。如果损伤后4周运动功能和疼痛感仍无明显恢复，那么运动功能恢复的可能性微乎其微。

2.脊髓中央综合征 脊髓中央综合征可以根据脊髓解剖学来理解。脊髓中部的灰质含有神经细胞，而周围的白质主要由上行和下行的髓鞘包裹的神经束组成。因为灰质的能量代谢需求较高，因此更容易受创伤和缺血等因素的影响。脊髓中央综合征通常是由轻微损伤引起的，如老年颈椎管狭窄患者摔倒伤。脊髓中央综合征患者的总体预后变化很大。大多数患者仍能行走，尽管有的患者上肢严重瘫痪。

3.布朗-塞卡综合征 又称为脊髓半切综合征，是由脊髓完全半切损伤引起的。这会导致同侧本体感觉缺失，对侧痛觉和温度觉丧失。受累患者预后良好，通常可以行走。

4.混合型损伤综合征 混合型综合征的特点是整个脊髓弥漫性损伤。受影响的患者有良好的康复预后。与所有不完全性脊髓损伤一样，运动功能恢复是最好的预后指标。

▶损伤管理

A.急症管理

大多数脊髓损伤患者都有合并伤。在这种情况下，呼吸道、呼吸和血液循环的评估和治疗应优于一切。患者最好以仰卧位接受治疗。

不论有无颈椎损伤，脊髓损伤病例的呼吸道管理工作都非常复杂而且困难。颈椎必须保持在中立位。清除口腔分泌物和异物对于保持呼吸道通畅和防止误吸至关重要。由于对患者颈椎不稳定性的担忧而未及时进行插管的处理是错误的。

急性脊髓损伤时低血压可能是出血性和（或）神经性的。由于急性脊髓损伤的症状非常混乱，而且常常存在合并伤，所以必须彻底寻找隐匿性出血点。隐匿性出血的常见原因包括胸部、腹部或腹膜后损伤，以及骨盆或长骨骨折。因此脊髓损伤必须进行彻底的影像学检查，包括X线检查、CT检查等。

一旦排除了隐匿性出血，针对神经源性休克的治疗应集中在补液方面。输入等渗晶体溶液（最多2 L）是首选的补液方法。

大约有25%的脊髓损伤患者存在头部合并伤。必须对头部合并伤进行仔细的神经学检查。如果出现健忘症、头部外伤或基底颅骨骨折的征象、局灶性神经功能缺损症状、相关的酒精中毒或吸毒症状，以及意识丧失，必须对颅内损伤进行全面评估并进行CT检查。

肠梗阻很常见，因此留置胃管很有必要。吸入性肺炎是存在呼吸受损的脊髓损伤患者的严重并发症，所以应积极使用止吐药。

目前对脊髓损伤的神经保护治疗仍存在争议。美国国家急性脊髓损伤研究（NASCIS）Ⅱ和Ⅲ（针对随机临床试验所做的Cochrane综述和其他已发表的报告）显示，在受伤后8小时内应用甲基强的松龙可显著改善完全或不完全脊髓损伤患者的运动和感觉功能。在伤后3小时内开始使用类固醇，具体剂量为：甲基强的松龙30 mg/kg 15分钟内推注，在推注后45分钟开始以5.4 mg/kg·h的速度输注甲基强的松龙23小时。然而，类固醇治疗也有相关风险。目前报告的并发症包括缺血性坏死和肺炎、尿路感染和伤口感染等感染性并发症。最近一项使用NASCIS Ⅱ方案评估脊髓损伤时类固醇使用的研究发现，高剂量类固醇所引起的并发症与功能损伤并没有联系。

NASCIS Ⅲ评估对比了甲基强的松龙5.4 mg/kg·h使用24或48小时与替拉扎特2.5 mg/kg，每6小时1次，共使用48小时的疗效（替拉扎特是一种强效的脂质预氧化抑制剂。高剂量的类固醇或替拉扎特被认为能够有效减少急性脊髓损伤的继发效应）。所有患者都静脉应用了30 mg/kg大剂量甲基强的松龙。该研究发现，在受伤后3小时内接受治疗的患者中，给予甲基强的松龙24小时疗效最佳。而在受伤后3~8小时治疗的患者中，使用甲基强的松龙48小时效果最佳。替拉扎特24小时的疗效与甲基强的松龙相似。

B.下肢

在所有脊髓损伤患者中，预防挛缩和维持关节活动度都很重要，而且应在受伤后立即开始相关的预防措施。患者以俯卧位进行睡眠是预防髋关节和膝关节屈曲挛缩最有效的方法。在膝关节伸展下对腘绳肌进行被动拉伸，以防止继发于痉挛的缩短。患者若想能够独立穿裤子，就必须能够在膝关节伸展的情况下将腰椎和臀部弯曲120°以上。

下肢严重瘫痪的患者需要依靠双臂的力量来操纵拐杖从而使身体能够处于站立位。对于股四头肌肌力3级以下的患者，需要穿戴膝-踝-足矫形器来稳定膝关节，并且在行走时需要将膝关节锁定在伸展状态。双侧都使用膝-踝-足矫形器的患者通常表现出一种摆动、拐杖辅助的步态而不是交替步

态。由于使用拐杖需要强壮的上肢力量而且能量消耗率极高，因此几乎所有患者都更倾向于使用轮椅出行。如果髋屈肌和膝关节伸肌肌力达到3级以上的患者能够以非锁定膝关节行走，仅需要佩戴足踝矫形器以稳定足与踝关节。因为髋伸肌和内收肌功能缺失或受损，这些患者通常还需要拐杖辅助行走。但是他们能够实现交替步态，并且在社区内行走的时间与距离明显提升。但是长距离出行最好还是由轮椅辅助。

因为大多数能够行走的脊髓损伤患者的髋关节伸肌功能都有受损，所以他们会习惯性地过度伸展腰椎以代偿。因此躯干的重心在步态的支撑相位于髋关节后方。这可以防止向前倾倒并减少拐杖使用期间对手臂力量的需求。脊柱固定术会降低下段腰椎的柔韧性或减少脊柱前凸，这会影响患者的步态调整。

C.躯干与四肢

1. **C4水平功能**　C4以上颈椎病变的患者可能有呼吸功能受损，具体情况取决于受伤程度，可能需要气管切开和机械通气辅助。

上运动神经元损伤引起膈肌麻痹可以通过手术植入电极进行膈神经刺激，从而使患者可以在没有机械辅助的情况下依靠自己的膈肌进行呼吸。这些患者通过训练，单依靠膈肌就能够恢复50%~60%的肺活量。

高位四肢瘫痪患者可以使用下巴或舌头来控制带有呼吸设备的电动轮椅。轻型杆状口棒可以连接到咬合板，使患者能够执行伏案工作、操作按钮设备，并进行专业或娱乐活动。

2. **C5水平功能**　在C5水平，主要起作用的肌肉是三角肌和肱二头肌。两者主司肩关节外展和肘关节屈曲。如果这些肌肉肌力较弱，可以应用与轮椅连接的移动臂支撑身体，以使患者能够施加垂直力来抵抗重力，保持平衡。这样肌力降低的患者就能够独立进食，以及用手执行其他功能性任务。棘轮型腕手矫形器（WHO）能够固定腕关节，并可使拇指和手指被动闭合。该矫形器能使患者用拇指和手指抓持物体。

手术治疗可以进一步增强上肢功能。手术的目

的是保证肘部和手腕伸展运动，并恢复拇指与示指的对指功能（指尖或侧向捏合）。将三角肌后束转移至肱三头肌可以保证肘部伸展，另一种方法是将肱二头肌转移至肱三头肌。也可以将肱桡肌移位至桡侧腕伸肌以提供有效的腕关节伸展运动，将长屈肌肌腱连接到桡侧远端并融合拇指的指骨间关节，以在腕关节伸展时通过固定的肌腱提供对指功能。

3. C6水平功能　在C6水平，关键的肌肉是腕伸肌。这些肌肉使患者能够通过手部力量推动轮椅，可以保证患者的独立生活能力。

腕伸肌肌力降低是适用矫形器的指征之一。松解WHO的腕关节并辅助以橡皮筋伸展机关，能够确保患者完成腕关节伸展运动。手腕驱动的具有屈肌铰链机关的WHO能够使腕关节伸展时掌指关节弯曲，这样能够确保患者第2~5指和拇指之间的主动抓握动作。由于肌肉痉挛或挛缩，一些患者的拇指和第2~5指屈肌肌腱僵硬，这种肌腱僵硬状态使他们能够在没有矫形器的情况下进行抓取。

大多数具有正常腕伸肌肌力的患者虽然能够操作手动轮椅，但需长距离行驶时还应配备电动轮椅。如果没有肘关节屈曲挛缩，这些患者可以独立行动，在行动时可以将肘关节被动地固定在伸展位。

C6水平损伤的手术治疗目标是恢复侧向捏合和主动握持功能。固定拇指屈肌的肌腱或将肱桡肌转移到拇长屈肌来恢复侧向捏合功能。通过将旋前圆肌转移到指深屈肌恢复主动握持功能。

4. C7水平功能　C7水平的主要肌肉是肱三头肌。如果没有其他并发症，所有具有完整肱三头肌功能的患者应该能够独立行动和生活。尽管这些患者具有伸指的能力，但仍需要具有屈肌铰链结构的WHO辅助。

C7水平损伤致四肢瘫痪患者的手术治疗目标是增强对指时拇指屈曲的功能，增强手指屈曲以便抓握，以及固定伸肌肌腱增强手掌伸展运动。将肱桡肌转移至拇长屈肌可提供更强的对指功能。将旋前圆肌转移至指深屈肌能够增强手指屈曲和抓握能力。如果手指伸肌较弱，将这些肌腱固定于桡骨可使腕关节屈曲时手掌能够张开。

5. C8水平功能　C8水平的主要肌肉是手指和拇指屈肌。这些肌肉的功能决定了握持功能。功能正常的拇长屈肌使患者拇指和示指能够在侧面夹持物体。即使手掌内在肌功能不良，但手指的抓握功能通常不受影响。掌指关节囊固定术能够矫正抓握能力并改善手部功能。如果需要恢复主动内在肌功能，则需要将环指表面指屈肌肌腱分成4条，并将这些肌腱转移到每个手指的蚓状肌附着点。

D.皮肤

保持皮肤完整性对脊柱损伤的护理至关重要。从患者进入急诊室的那一刻起，即使在进行关乎生命的诊疗措施时，也需要同时采取避免皮肤破裂的预防措施。骶骨承受4小时的持续性压力就可以引起全层皮肤坏死。应每2小时给患者翻身1次，以避免压疮，因为压疮会增加康复所需的成本和时间。如果能按照上述简单的方法处理就不需要使用抗压装置、Stryker架、定期翻身床或类似设备。

一旦患者能够坐起，需要采取渐进式方案来逐步延长坐位耐受时间。对于具有正常上肢功能的截瘫患者，应进行相关的自行减压锻炼，在轮椅上利用上肢力量使上身升高，臀部离开轮椅一会儿，每15分钟给骶尾部皮肤减压约15秒。无法进行上述锻炼的四肢瘫痪患者可以每小时向两侧倾斜或向前倾斜1分钟以缓解相应区域的压力。无法进行减压动作的患者需要其他人的帮助，或者使用带有电动躺椅功能的轮椅，使其能够每小时采取仰卧姿势缓解压力。

在穿衣和脱衣时，患者要学会检查自己身体的皮肤情况，每天应至少检查2次。利用长手柄镜子，截瘫患者能够独立地检查骶骨和坐骨周围的皮肤情况。四肢瘫痪的患者通常需要他人辅助进行皮肤检查。

如果有证据表明在骨突出处出现慢性皮肤炎症或者在解除压力后30分钟皮肤仍然发红，必须采取措施避免早期压力性坏死。可以在骨突出处放置压力传感器以确定压力是否超出可接受的范围。大多数患者能够耐受40 mmHg的压力。如果压力超过此数值，则需要使用边缘合适的定制泡沫垫。

坐骨或骶骨处皮肤的任何开放性损伤，即使仅是浅表损伤也应暂时停止坐位锻炼。患者必须保持俯卧位或侧卧位，以避免伤处受压直至皮肤愈合。如果未采取积极措施消除压力、促进愈合，那么会导致慢性炎症、瘢痕形成和皮肤弹性丧失，形成恶性循环并进一步增加压力性坏死的风险。

严重的髋关节和膝关节屈曲痉挛患者无法俯卧或仰卧，且他们在卧床时会持续采取侧卧姿势，这会导致大转子区域压力过大。因为屈肌痉挛或挛缩会影响患者体位变化，所以应在发生压疮或进行皮瓣移植之前给予矫正治疗。如果不能矫正屈曲畸形则无法避免地会降低皮肤的闭合性。当非手术措施失败时，对髋关节和膝关节屈肌进行肌腱切断或肌肉切开术是最有效的方法。神经外科手术治疗，如脊髓切开术或脊神经根切断术通常效果较差，并且存在干扰反射性膀胱排空和阴茎勃起的风险。

对于欠缺护理且皮肤全层压疮的患者，手术治疗是必要的。手术治疗的最初阶段包括对所有感染的软组织和骨进行彻底清创，并纠正可能引起患者发生压疮的痉挛和挛缩。当所有伤口都具有清洁的颗粒状的基底部并且能够24小时保持俯卧位，就可以考虑对患者进行旋转皮瓣治疗。术者可以选取臀大肌、阔筋膜张肌和其他肌皮瓣作为覆盖皮肤的材料。在皮瓣手术后必须谨慎重建坐位耐受性。因为大多数慢性脊髓损伤患者的压疮是缺乏适当减压措施造成的，因此对患者健康教育是康复成功的关键。

坐骨或转子区压疮通常会导致髋关节的脓毒性关节炎。对于这种情况，需要进行股骨头和股骨颈切除术。截瘫患者若髋关节正常，肢体重量产生的反作用力会在大腿后方形成反杠杆效应并向骨盆施加向上的力，从而减少坐骨的压力。因此大腿承受了大约30%的体重。如果股骨头或股骨颈被切除会破坏股骨与骨盆之间的骨性连接，导致坐骨的压力更大，即使皮瓣手术成功也会增加皮肤坏死的风险。

影响踝关节的压疮通常发生在足跟或踝部。在第一次清创术后，通过使用石膏套保护伤口免受任何外部压力，帮助伤口愈合。每1~2周更换一次石膏套直至伤口愈合。踝部的压疮很少需要皮瓣移植

术。

E.膀胱功能

间歇性排尿是脊髓损伤患者生存期几乎与常人一致的主要原因。因此，脊髓损伤患者尿路感染已不再是导致死亡的主要原因。大多数在完全损伤后具有完整骶神经反射活动的患者都能够获得反射性膀胱排空功能。一些完全性脊髓损伤的患者能够通过敲击耻骨上区域、抚摸大腿，或使用Credé法（对膀胱施加外部压力以促进排空）或瓦尔萨尔瓦动作（Valsalva maneuver）（闭合声门并强行呼气）来触发反射性膀胱排空。这类患者需要辅助应用接尿器（男）或尿布（女）。通过瓦尔萨尔瓦动作或Credé法对膀胱施加压力使其排空并不是反射性排空。并非所有反射性膀胱都能反射性排空，有些人尽管有反射性排空动作但残余尿量过多。抗胆碱能药可以减轻膀胱颈处内括约平滑肌痉挛，而解痉药可以降低外括约肌处横纹肌的张力。以上两者都可以改善膀胱排空功能。但有些患者仍需要通过手术切开括约肌。

回肠导管是实现膀胱引流的主要手段，但是绝对禁忌的。这种方法会导致慢性酸碱失衡、骨质疏松症，最终会导致继发感染的肾衰竭。与永久留置导尿管相同，耻骨上留置导管也是禁忌的操作。永久留置导管会导致膀胱挛缩并增加肾结石、感染和肾衰竭致死的风险。对于男性患者，外用接尿器是首选方式。而对于女性患者，尿垫或尿布是首选方法。尽管存在生存期缩短的风险，仍有一部分女性选择使用留置导尿管。

F.性功能

无论女性是否有完整反射活动都可以进行性交和分娩。大约90%完全性脊髓损伤且存在完整骶神经反射活动的男性存在反射性勃起。虽然这些男性大多数能够进行性交，但只有不到50%的人可以完成射精。骶神经功能保留对预测男性患者的性功能起着重要作用。能够区分疼痛（辨别锐痛与钝痛）的人通常能够实现心因性勃起。

G.自主反射异常

内脏感觉神经将交感神经纤维输送到下身并在

第8胸髓节段区域处与其分离。病变高于第8胸髓节段的患者易患自主神经反射异常。他们易出现高血压，可能会有头晕、出汗和头痛等症状。导尿管堵塞是反射异常最常见的促发因素。应仔细检查导尿管是否通畅并定期冲洗膀胱。其他反射异常的常见因素包括泌尿系统任何部位的结石或感染，粪石嵌塞和压疮。如消除这些因素患者的高血压仍没有改善，则应开始使用降压药物进行治疗。

▶ **康复**

由美国脊髓损伤协会（ASIA）和国际截瘫医学会（IMSOP）发表的脊髓损伤神经功能和功能分类国际标准是目前评估脊髓损伤神经功能状态的最可靠方法。这些标准能够进行感觉和运动功能的定量测量。

通过连续的神经系统检查并分析ASIA运动评分（AMS）的变化来评估神经恢复的程度。AMS评分是通过对第5颈髓至第1胸髓和第2腰髓至第1骶髓节段在双侧所支配的10个重要肌群的肌力进行相加而得出的。在神经功能完整的个体中，AMS评分为100分。

神经恢复最重要的预后指标是根据骶神经功能保留与否定义的损伤的完全性。根据损伤的完全性和损伤平面（四肢瘫痪或截瘫）可将瘫痪分为4组：完全性四肢瘫痪、不完全性四肢瘫痪、完全性截瘫和不完全性截瘫。所有组别的患者，其运动功能恢复速率在受伤后的前6个月逐渐下降，此后恢

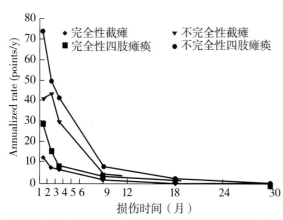

▲ **图12-10** 不完全性、完全性截瘫和四肢瘫痪患者的ASIA运动评分恢复率（Waters RL, Adkins R, Yakura J, Sie I:Functional and neurological recovery following acute SCI. J Spinal Cord Med 1998;21:195.）

复的速度微乎其微（图12-10）。

A.完全性截瘫

96%受伤后1个月骶神经功能无恢复迹象的截瘫患者可能会永久性丧失骶神经功能。有38%的第9胸髓或第9胸髓以下受伤的患者恢复了一些下肢功能。如果损伤平面高于第9胸髓，下肢自主运动功能几乎没有恢复的可能性。对于伤后1个月肌肉肌力为0/5的病例，仅有5%的患者肌力在伤后1年能够恢复到3/5或更高的强度。此外，仅有5%的患者在1年内能够独立出行。

B.不完全性截瘫

不完全性截瘫的患者运动功能恢复得更好。在伤后1个月至1年之间，无论受伤平面如何，AMS评分平均增加12分。此外，这些患者有76%的机会能够自主出行。

C.完全性四肢瘫痪

在受伤后1个月90%的完全性四肢瘫痪患者仍处于骶神经功能丧失状态。另外10%转为不完全性四肢瘫痪，下肢运动功能恢复者极少而且无法出行。AMS评分的恢复程度与神经损伤水平无关。Water等报道称，除肱三头肌外，若伤后1个月上肢肌力能够达到1/5级，那么在伤后1年时至少可恢复至3/5级。

D.不完全性四肢瘫痪

对于不完全性四肢瘫痪患者，其上肢和下肢的运动功能恢复是同时发生的。若肌力在伤后1个月时至少为1/5级，那么在伤后1年时至少可恢复至3/5级。Waters等报道的患者中约有46%在伤后1年能够进行独立的活动。与不完全性截瘫相比，能够实现独立活动的不完全性四肢瘫痪患者数量相对较少而且下肢功能普遍较弱。这是因为不完全性四肢瘫痪患者上肢功能较差，不足以支撑拐杖行走。而不完全性截瘫痪患者上肢力量正常。因此恢复手和手臂功能是四肢瘫痪患者的首要任务，完成这一目标需要足够的肩关节活动度和力量。如果患者参加肩关节伸展和加强力量的康复锻炼与优化训练如从坐位站起、转换体位、操控轮椅等训练，其行动能力

会明显提高。

总的来说，极少数脊髓损伤患者可以在受伤后独立行走。根据损伤的程度和完整性，能够行走的患者比例也在发生变化。下肢运动功能评分（LEMS）是双侧下肢关键肌肉力量等级的总和，可用于预测能否行走（表12-2）。下肢主要运动肌群的神经支配：第2腰神经，髋屈肌（髂腰肌）；第3腰神经，膝关节伸肌（股四头肌）；第4腰神经，踝关节背屈肌（胫骨前肌）；第5腰神经，踇趾伸肌（踇长伸肌）；第1骶神经，踝关节跖屈肌（腓肠肌、比目鱼肌）。在正常的个体中，LEMS的总分为50分。对于不完全性四肢瘫痪、不完全性截瘫和完全性截瘫患者，30天LEMS评分对行走能力具有很强的预测性。所有LEMS评分达到20且为不完全性损伤的患者，伤后1年均有可能恢复自主活动。

Society of Paraplegia: *International Standards for Neurological Classification of Spinal Cord Injury* (revised). Atlanta, GA: American Spinal Injury Association; 2000.

Bracken MB: Methylprednisolone and acute spinal cord injury: an update of the randomized evidence. *Spine* 2001;26(Suppl 24):S47. [PMID: 11805609]

Bracken MB, Holford TR: Neurological and functional status 1 year after acute spinal cord injury: estimates of functional recovery in National Acute Spinal Cord Injury Study II from results modeled in National Acute Spinal Cord Injury Study III. *J Neurosurg Spine* 2002;96:259. [PMID: 11990832]

Burns AS, Ditunno JF: Establishing prognosis and maximizing functional outcomes after spinal cord injury: a review of current and future directions in rehabilitation management. *Spine* 2001;26:S137. [PMID: 11805621]

Hosalkar H, Pandya NK, Hsu J, Keenan MA: What's new in orthopaedic rehabilitation. *J Bone Joint Surg Am* 2011;93-A(14):1367. [PMID: 21792505]

Ito Y, Sugimoto Y, Tomioka M, Kai N, Tamaka M: Does high dose methylprednisone sodium succinate really improve neurological recovery in patients with acute spinal cord injury? A prospective study of neurological recovery and early complications. *Spine* 2009;34:2121. [PMID: 19713878]

Keith MW, Hoyen H: Indications and future directions for upper limb neuroprostheses in tetraplegic patients: a review. *Hand Clin* 2002;18:519, viii. [PMID: 12474601]

Kirshblum SC, O'Connor KC: Levels of spinal cord injury and predictors of neurologic recovery. *Phys Med Rehabil Clin North Am* 2000;11:1, vii. [PMID: 10680155]

Kozin SH, D'Addesi L, Chafetz RS, Answorth S, Mulcahey MJ: Biceps-to-triceps transfer for elbow extension in persons with tetraplegia. *J Hand Surg Am* 2010;35:968. [PMID: 20513578]

Lee TT, Green BA: Advances in the management of acute spinal cord injury. *Orthop Clin North Am* 2002;33:311. [PMID: 12389277]

Little JW, Burns S, James J, et al: Neurologic recovery and neurologic decline after spinal cord injury. *Phys Med Rehabil Clin North Am* 2000;11:73. [PMID: 10680159]

Macciocchi SN, Bowman B, Coker J, et al: Effect of co-morbid traumatic brain injury on functional outcome of persons with spinal cord injuries. *Am J Phys Med Rehabil* 2004;83:22. [PMID: 14709971]

McKinley WO, Seel RT, Gadi RK, et al: Nontraumatic vs. traumatic spinal cord injury: a rehabilitation outcome comparison. *Am J Phys Med Rehabil* 2001;80:693. [PMID: 11523972]

Mulroy SJ, Thompson L, Kemp B, et al: Physical Therapy Clinical Research Network (PTClinResNet). Strengthening and optimal movements for painful shoulders (STOMPS) in chronic spinal cord injury: a randomized controlled trial. *Phys Ther* 2011;91:305. [PMID: 21292803]

Nockels RP: Nonoperative management of acute spinal cord injury. *Spine* 2001;26(24 Suppl):S31. [PMID: 11805606]

Pollard ME, Apple DF: Factors associated with improved neurologic outcomes in patients with incomplete tetraplegia. *Spine* 2003;28:33. [PMID: 12544952]

Salisbury SK, Choy NL, Nitz J: Shoulder pain, range of motion, and functional motor skills after acute tetraplegia. *Arch Phys Med Rehabil* 2003;84:1480. [PMID: 14586915]

Van der Putten JJ, Stevenson VL, Playford ED, et al: Factors affecting functional outcome in patients with nontraumatic spinal cord lesions after inpatient rehabilitation. *Neurorehabil Neural Repair* 2001;15:99. [PMID: 11811258]

von Wild KR: New development of functional neurorehabilitation in neurosurgery. *Acta Neurochir Suppl (Wien)* 2003;87:43. [PMID: 14518522]

Waters RL, Sie IH: Spinal cord injuries from gunshot wounds to the spine. *Clin Orthop* 2003;408:120. [PMID: 12616048]

中风

当血栓形成、栓塞或出血影响大脑氧合作用并导致大脑神经元细胞死亡时会发生中风（脑血管意外或脑梗）。中风会导致患者的认知、运动和感觉功能障碍。

表12-2 伤后1年的社区步行能力百分比

ASIA下肢运动功能评分[a]（伤后30天）	完全性截瘫（%）	不完全性截瘫（%）	不完全性四肢瘫痪（%）
0分	<1	33	0
1~9分	45	70	2
10~19分	100	100	63
≥20分	100	100	100
总体百分比	5	76	46

a：基于5个关键肌肉的得分。正常人的双下肢总分为50分。（Waters RL, Adkins R, Yakura J, et al: Functional and neurological recovery following acute SCI. J Spinal Cord Med 1998;21:195. ）

在美国，脑血管意外是成人偏瘫的主要原因，也是导致死亡的第三大原因。目前有200万人因中风患有永久性神经功能障碍。中风的年发病率为1/1000，脑血栓形成占近3/4的病例。中风的生存率超过50%，平均生存时间约为6年。大多数幸存者能从康复治疗中获益，有可能显著提高生活质量。

▶神经损伤与恢复

由大脑中动脉（MCA）或其分支营养区域内的大脑皮质发生的梗死是中风最常见的原因。这一部分大脑皮质主司手部功能；而大脑前动脉营养区域主要负责下肢运动功能（图12-11）。大脑中动脉卒中的典型临床表现为对侧性麻木（感觉减退），同向偏盲（视野缺损）和痉挛性偏瘫且上肢瘫较下肢严重。手部功能需要相对精确的运动控制，即使是使用辅助设备活动也可能难以实现，所以手和手臂的功能预后比下肢差。当下肢粗大运动控制功能恢复后，患者即可行走。

大脑前动脉梗死导致对侧下肢瘫和感觉丧失，但手臂的瘫痪和感觉障碍程度较轻。

患有脑动脉硬化并且反复发生双侧梗死的患者可能有严重的认知障碍，即使运动功能良好也会限制其整体功能。

中风后，运动功能恢复模式较为典型。病变范围的大小和侧支循环的数量决定了永久性损伤的程度。大多数功能恢复发生在中风后6个月内。若患者6个月后继续接受感觉、运动和生活锻炼，功能可能也会得到一定改善。

中风后初期四肢完全松弛。在接下来的几周内，肩部内收肌和肘部、腕部及手指屈肌的肌张力逐渐增加并出现痉挛。下肢肌肉也会发生痉挛。常见腿部伸肌痉挛，表现为髋关节内收、膝关节伸直和足踝畸形（图12-12）。有时也会出现屈肌痉挛，表现为髋关节和膝关节屈曲。

患者是否能够恢复关节的独立运动能力（选择性运动）取决于大脑皮质损伤的程度。随着选择性运动控制功能的改善，患者对神经原始运动模式（协同作用）的依赖性逐渐降低。上肢和下肢的运动功能损伤程度各不相同。协同运动在上肢无重要作用，但对下肢很重要。患者使用屈肌协同作用向前推进肢体并在站立期间利用伸肌协同作用稳定肢体。

感觉与知觉的最终处理过程发生在大脑皮质，其中基本的感觉信息被整合为复杂的感觉现象，如视觉、本体感觉、空间位置觉、形状和纹理的感知。患有严重顶叶功能障碍和感觉丧失的患者可能缺乏空间感知能力及在步行时对肢体的感知能力。本体感觉严重障碍的患者在坐位、站位或行走时会缺少平衡感。视野缺损会进一步干扰行动，并可能导致患者意识不到自己的肢体。

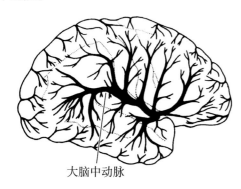

大脑中动脉

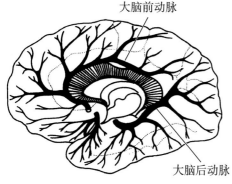

大脑前动脉

大脑后动脉

▲图12-11 大脑动脉循环

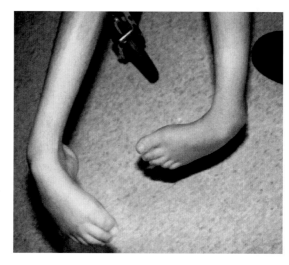

▲图12-12 痉挛患者的马蹄足畸形

▶治疗

A.急性期治疗

症状发作3小时内开始医疗干预是最有效的。然而即使是在发病后24小时才进行药物治疗，药物干预虽然作用有限，但依然有效。

1.溶栓剂

（1）组织型纤溶酶原激活物（tPA）：也称为重组组织型纤溶酶原激活物（rtPA）。静脉注射tPA的疗效已被由美国国家神经疾病和中风研究所（NINDS）开展的2项随机双盲安慰剂对照组研究证实。在中风后3个月，tPA组患者的治愈率相对于未接受治疗组高约12%。tPA组脑出血的风险为6%（其中50%为致命性的），而安慰剂组为0.6%。尽管出血率存在差异，但整体死亡率无差异（tPA组为17%，安慰剂组为21%）。

溶栓剂的使用要点：

1）必须在症状出现后3小时内给药。不论是在清醒状态下出现症状或无法准确描述症状发作时间，发病时间均应以机体正常状态的终点时间为准。

2）必须在治疗前进行头部影像学检查（CT或MRI扫描），以排除脑出血所引起的中风。

3）收缩压应低于185 mmHg，舒张压应小于110 mmHg。拉贝洛尔类药物可用于降低血压。

4）必须检测血小板计数（>100 000/mm³），国际标准化比率（INR）（多数推荐<1.6），部分凝血活酶时间（PTT）（推荐<40秒）和血糖（应为50~400 mg/dL）。INR具有特别的相关性，用华法林治疗减少中风发生率（如心房纤颤患者）可能无须进行溶栓治疗。

（2）尿激酶原：也称为重组尿激酶原。动脉应用尿激酶原需要有经验的医生的操作。最佳的时间窗口是症状发作后6小时。与NINDS的tPA研究结果相反，CT扫描显示大脑中动脉受累区域超过1/3的患者不适合这种治疗。与安慰剂组相比，尿激酶原组在3个月时轻微或无残疾者的绝对百分比增加15%。尿激酶组的出血率为10%，而安慰剂组为2%。死亡率没有明显差异（尿激酶组为25%，

安慰剂组为27%）。

这种治疗适用于症状出现3小时后就诊且第一次影像学检查显示大脑中动脉受累区域少于1/3的患者。

2.抗血小板药

（1）阿司匹林：中国急性卒中试验（CAST）和国际卒中试验（IST）是2项大型研究，其主要是评估缺血性中风症状发作后48小时内使用阿司匹林（160~300 mg/d）的疗效。与对照组相比，在前几周中风和死亡发生率减少约1%。在更长的时间节点（如6个月），死亡率减少约1%。

（2）阿昔单抗：关于阿昔单抗在急性卒中疗效的三期研究目前正在进行中。有一项对400名患者进行的二期临床研究发现，在发病3个月后不良结局发生率减少约8%（$P<0.05$）。阿昔单抗治疗组有3.6%的患者发生了有症状的颅内出血，而安慰剂组仅有1.0%的发生率。

3.抗凝剂

（1）华法林：目前没有关于华法林用于中风急性治疗的相关研究。

（2）肝素和类肝素：目前仅有1项随机试验显示急性缺血性卒中可以从肝素或类肝素药物中获益。该研究指出，应用肝素后10天至3个月并没有明显疗效，真正的获益时段是在6个月后。另一些大规模的研究并未发现肝素或类肝素（静脉内或皮下使用）在3个月时有任何明显的疗效。一项静脉内低分子肝素随机研究的探索性析因研究发现严重的大血管（如颈动脉）动脉粥样硬化患者能从肝素治疗中获益；然而这些发现需要进一步的前瞻性随机试验验证。

B.下肢治疗

1.偏瘫

只有当偏瘫患者拥有正常的平衡功能，可以促进肢体前进的髋关节屈曲功能，以及站立肢体稳定功能，患者才能够独立行走。如果患者符合上述标准并且具有一定的认知功能，可在下肢矫形器或上肢辅助装置（如手杖）的辅助下进行行走锻炼。通过矫形手术重新建立腿部肌肉力量的平衡可以增强行走能力。

除无法行走的患者出现严重挛缩，其他病例

手术均应推迟至伤后6个月后再进行。这样可以让患者的神经系统自行恢复，并让患者学习如何应对残疾状态。在此之后，进行手术可以提高肢体的功能。

对于无功能的肢体，可以进行手术以减轻疼痛或矫正由痉挛引起的严重髋关节和膝关节屈曲挛缩。无功能的肢体中出现的严重挛缩畸形是日常被动活动锻炼、夹板和肢体固定无效的直接结果。

伴有运动障碍的偏瘫者大多存在髋关节外展肌和伸肌无力的症状。为了给肢体提供更好的平衡可以选择使用四脚手杖或助行器。由于上肢也存在瘫痪，所以偏瘫患者无法使用传统的助行器。

2.剪刀腿畸形 由髋关节内收肌过度活跃引起的剪刀腿畸形是一个常见问题。剪刀腿患者在站立时支撑平面极其狭窄，会导致平衡问题。当髋关节内收肌无固定挛缩时，可切断闭孔神经前支所支配的内收肌，这样可增宽患者站立的支撑平面。如果发生内收肌挛缩，应进行长收肌、短收肌和股薄肌松解术（图12-13）。

3.膝僵硬步态 膝僵硬步态患者在步态摆动相无法屈曲膝关节。这是一种只发生在行走时的动态畸形。膝关节的被动运动往往不受限制，患者也能自如地坐下。但在整个步行周期中膝关节一直保持伸展状态。在摆动早期，脚趾会与地面碰撞可能导致患者绊倒。因此，肢体的平衡性和稳定性也常受到影响。患者似乎一侧肢体比另一侧长，但这只是功能性的表现。肢体也会发生一些代偿性动作，如患侧肢体的弧形步伐、骨盆向上倾斜或对侧肢体跳跃。

应该在术前进行动态肌电图步态检查以记录股四头肌各分支的肌肉活动。在摆动早期至摆动末期中，常可见到股直肌的非协同运动。诸如此类的异常活动在股中间肌、股内侧肌和股外侧肌中也很常见。如果通过股神经阻滞或股四头肌内注射肉毒毒素能够改善膝关节屈曲，可充分证明手术干预的必要性。在评估膝僵硬步态之前，应该矫正马蹄足。因为在支撑相，马蹄足会在膝关节处施加伸展力。由于摆动相膝关节屈曲的程度与行走速度直接相关，所以患者术后行走的速度会明显提高。髋关节屈曲强度也对预后十分重要，因为下肢的前向动量所提供的惯性力也可帮助膝关节屈曲。过去，医生会选择性地松解股直肌或股直肌与股中间肌以消除其对膝关节屈曲的抑制作用。术后膝关节屈曲一般能提高15°左右。如果将股直肌转移到腘绳肌肌腱不仅可消除导致畸形的力量，还可将股直肌转化为矫正屈曲力。与选择性肌松解术相比，该方法提供了更好的膝关节屈曲功能。如果畸形累及股部肌群，可以在肌腱连接处选择性地延长（图12-14），这样膝关节屈曲就可以得到改善。

4.膝关节屈曲畸形 膝关节屈曲畸形会增加股四头肌的生理负荷，股四头肌必须持续发力以使患者保持直立。而膝关节屈曲经常导致膝关节不稳并引起跌倒，这通常是由腘绳肌痉挛引起的。在物理治疗的过程中，膝-踝-足矫形器作为辅助工具可

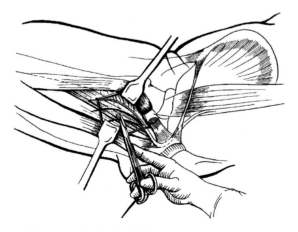

▲**图12-13** 松解髋关节内收肌肌腱和闭孔神经前支的神经切除术，以矫正剪刀腿畸形（Anthony C. Berlet 插图。from Keenan MAE, Kozin SH, Berlet AC: Manual of Orthopaedic Surgery for Spasticity. Philadelphia, PA: Raven; 1993.）

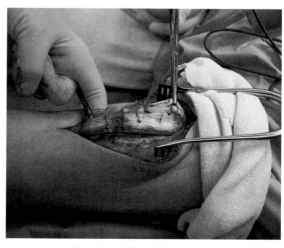

▲**图12-14** 选择性延长股直肌肌腱以矫正僵直步态异常

以暂时保持膝关节伸直状态。但这种矫形器对于中风患者来说难以长期穿戴。

对于膝关节屈曲畸形，手术矫正是最理想的治疗方法。腘绳肌肌腱切断术（图12-15）可以消除畸形的动态成分，一般在术后即可达到50%的挛缩矫正。剩下的关节挛缩畸形需要在术后每周进行持续的管型石膏固定加以矫正。行走不需要膝关节后方的腘绳肌参与。膝关节屈曲畸形大于30°的患者只有对腘绳肌进一步松解后才能行走。

5.马蹄足或马蹄内翻足畸形　穿戴刚性足踝矫形器，足跟与鞋底牢固接触但足部不能保持在中立位时，应考虑对马蹄足进行手术矫正。尽管减少小腿三头肌痉挛的手术方法很多，但肌腱延长术的效果最好。该手术通过3个切口对3条肌腱分别进行半离断操作。一般最远端切口位于内侧，以减轻比目鱼肌的内翻拉力（图12-16）。

胫神经麻醉阻滞可以作为术前评估马蹄足患者的有效方法，因为它能够模拟肌张力增高对畸形的影响，评估肌腱延长术的获益程度。

在进行跟腱延长术时应对每条趾长屈肌肌腱和趾短屈肌肌腱在脚趾基底部进行预防性松解（图12-17），因为跟腱切断后踝关节背屈增加会导致趾长屈肌张力增高，会出现脚趾过度屈曲（脚趾卷曲）。可将拇长屈肌和趾长屈肌肌腱转移至跟骨为肌力减弱的腓肠肌提供支撑。

当矫形器无法矫正内翻畸形时可采取手术治疗。对于仅存在内翻畸形且无法佩戴矫形器时也可以进行手术治疗。参与内翻畸形的肌肉有胫骨前肌、胫骨后肌、拇长伸肌、拇长屈肌、趾长屈肌和通过距下关节轴内侧的比目鱼肌。肌电图结果可发现腓骨长肌和腓骨短肌通常是无活动的，胫骨后肌通常也是无活动的或仅存在微弱的活动。

胫骨前肌是导致内翻畸形的主要肌肉。大多数患者可以通过行走时的视诊或触诊来确认。胫骨前肌劈开式肌腱转移术（图12-18）可以将胫骨前肌

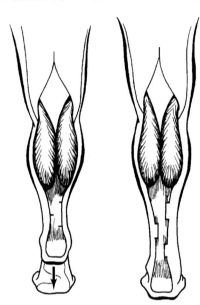

▲**图12-16**　Hoke3层半截式跟腱延长术，矫正马蹄足畸形（Anthony C. Berlet插图。Keenan MAE, Kozin SH, Berlet AC: Manual of Orthopaedic Surgery for Spasticity. Philadelphia, PA: Raven; 1993.）。

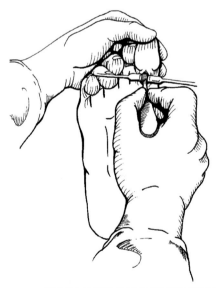

▲**图12-17**　松解趾长屈肌和趾短屈肌肌腱以矫正脚趾卷曲的问题（Anthony C. Berlet插图。Keenan MAE, Kozin SH, Berlet AC: Manual of Orthopaedic Surgery for Spasticity. Philadelphia, PA: Raven; 1993.）。

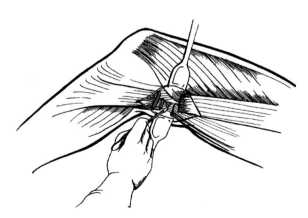

▲**图12-15**　松解腘绳肌肌腱远端以矫正膝关节屈曲挛缩（Anthony C. Berlet插图。Keenan MAE, Kozin SH, Berlet AC: Manual of Orthopaedic Surgery for Spasticity. Philadelphia, PA: Raven; 1993.)

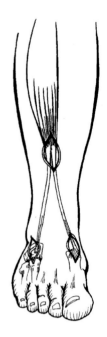

▲图12-18 胫骨前肌肌腱分离转移以矫正痉挛性内翻畸形（Anthony C. Berlet插图。Keenan MAE, Kozin SH, Berlet AC: Manual of Orthopaedic Surgery for Spasticity. Philadelphia, PA: Raven; 1993.）

所产生的畸形力转化为矫正力。该术式将50%的肌腱向外侧转移至楔骨。当蹈长伸肌过度活跃时，也可将其转移至足背中部。

马蹄内翻足的治疗需要同时进行跟腱延长手术和胫骨前肌劈开式肌腱转移术。手术中固定胫骨前肌并保持足够的拉力以确保足部保持在中立位置。愈合后约有70%的患者能够在没有矫形器的情况下行走。

C.上肢治疗

1.痉挛 上肢痉挛治疗的首要目的是预防挛缩。被忽视或无法表达的患者常可见到严重的肩部、肘部和腕部畸形。辅助设备可用于固定上肢，预防挛缩并支撑肩部。应将发生痉挛的肌肉固定于伸展位，以确保肌肉不会出现突然的姿态变化，否则会引发牵张反射并加重痉挛。在上肢没有固定的短暂时段内，可以进行相关的活动度锻炼，并做好上肢的清洁护理。

除非手指或拇指有一些选择性运动，否则大多数偏瘫者不会使用手。拇指对掌运动通常始于拇指与示指侧面（侧向或指尖对指）的捏合，并逐渐与每个指尖进行类似的运动。在大多数具有选择性拇

指–其余四指伸直运动的中风患者，上肢近端肌肉功能相对正常。因此，具有功能性手的患者近端关节很少需要矫正固定。

对于存在内收肌或肩内旋转痉挛的患者需要在轮椅上安装头顶悬吊吊带，或是在轮椅上安装能够固定手臂的槽。

当腕部屈曲痉挛严重或手腕松弛时，很难通过WHO固定将手腕保持在中立位。对于轻度或中度痉挛，可以使用掌侧或背侧夹板给予固定。如果指屈肌痉挛严重，夹板长度不应超过手指。因为手指或手掌的轻微运动和接触可引起牵张反射或抓握反应，导致手指与夹板碰撞。

2.肩部或手臂疼痛 应格外注意偏瘫患者的肩部，因为它是常见的疼痛源。导致肩部疼痛的原因很多：反射性交感神经营养不良、肩关节半脱位、内旋肌痉挛性挛缩、粘连性关节囊炎和肩关节退行性改变。早期进行活动度锻炼并使用悬吊带妥善固定肢体可以减少肩关节半脱位及肩部疼痛发生率。

在偏瘫患者中，反射性交感神经营养不良的典型临床症状（肿胀和皮肤改变）可能不明显。如果患者主诉手臂疼痛且没有明显原因，锝–99骨扫描有助于诊断（图12–19）。诊断确定后应立即进行治疗，并应给予患者积极的心理疏导。在治疗过程中要避免使用麻醉类药物。治疗方法包括药物治疗，如应用皮质类固醇、阿米替林或加巴喷丁（Neurontin），物理治疗或神经阻滞（星状神经节阻滞，臂丛神经阻滞或Bier Ⅳ区域神经阻滞）。这些治疗可能对有些患者是有效的，但是可靠性不理想。

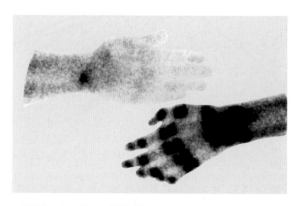

▲图12-19 锝-99骨扫描显示反射性交感神经营养不良的关节周围活动增加

3.肩部挛缩　肩部挛缩会导致疼痛、腋窝处的卫生问题，以及穿衣困难和体位问题。肩部内收和内旋畸形是由胸大肌、肩胛下肌、背阔肌和大圆肌这4条肌肉痉挛和静态性挛缩引起的。

当畸形不是固定性的时，在肌腱与肌肉连接处延长胸大肌、背阔肌和大圆肌可有令人满意的畸形矫正效果。无功能的肢体通常需要手术松解上述4块肌肉（图12-20）以解决畸形问题。在不侵犯肩关节囊的情况下可以对肩胛下肌进行松解。操作中应尽量避免破坏关节囊，否则可能导致关节不稳定或关节内粘连。如果存在皮肤挛缩，可能需要在腋窝处进行Z成形术。切口愈合后需要进行积极的康复锻炼。采用低强度的活动度锻炼来纠正剩余的挛缩畸形。在术后几个月内需要将肢体固定于外展和外旋位以防止肢体畸形复发。

4.肘关节屈曲挛缩　肘关节屈肌的持续痉挛会导致肘关节静态性挛缩和屈曲畸形。常见的伴发问题有皮肤浸渍、肘窝间隙变窄和尺神经压迫性神经病变。

手术可对挛缩的肌肉进行松解，并逐渐使肘关节外展畸形得到矫正，减少尺神经受压。可以横向切开肱桡肌和肱二头肌肌腱。横向切开肱桡肌前方表面的腱纤维，同时使下面的肌肉保持完整，这就使肱桡肌在其肌腱连接处逐渐得到延长（图12-21）。除非严重挛缩存在数年之久，否则不需要完全切断肱桡肌。应该尽量避免从前方切开关节囊，因为术后极易发生关节僵硬和关节内粘连。为了进一步改善尺神经功能，可以实施尺神经前置手术。

在不增高挛缩神经血管张力的前提下，通过手术可以矫正大约50%的畸形程度。术后数周内，可以通过持续管型石膏或石膏托固定进一步对畸形进行矫正。

5.握拳畸形　非功能性手痉挛性握拳畸形会导致手掌皮肤破裂并引发卫生问题。甲床反复感染也是常见问题。

分段或肌肉肌腱连接处延长术因无法完全切断肌肉肌腱连接处，所以无法充分对握拳畸形进行矫正。不建议横切屈肌肌腱，否则，任何残余的伸肌肌张力都可能导致手腕和手指过伸畸形。推荐将浅表肌腱向深部转移（图12-22），这样可以有足够的屈肌肌腱长度，同时保留肌腱附着点，防止过伸畸形。通过松解腕屈肌可矫正腕部畸形。进行腕关节融合术可以将手保持在中立位并避免长期使用夹

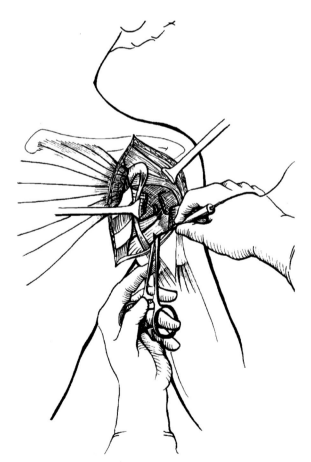

▲**图12-20**　松解胸大肌、肩胛下肌、背阔肌和大圆肌，以纠正肩部内旋和内收挛缩（Anthony C. Berlet插图。Keenan MAE, Kozin SH, Berlet AC: Manual of Orthopaedic Surgery for Spasticity. Philadelphia, PA: Raven; 1993.）

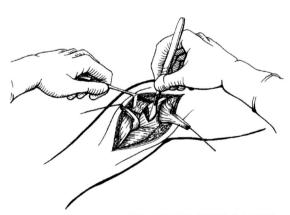

▲**图12-21**　纠正无功能手臂肘关节屈曲挛缩的肱桡肌、肱二头肌肌腱和肱肌手术（Anthony C. Berlet插图。Keenan MAE, Kozin SH, Berlet AC: Manual of Orthopaedic Surgery for Spasticity. Philadelphia, PA: Raven; 1993.）

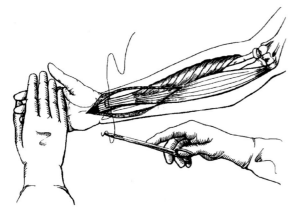

▲图12-22　浅表肌腱向深层转移，矫正无功能手的严重握拳畸形（Anthony C. Berlet插图。Keenan MAE, Kozin SH, Berlet AC: Manual of Orthopaedic Surgery for Spasticity. Philadelphia, PA: Raven; 1993.）

板固定。由于内在肌痉挛总是与外在屈肌的严重痉挛一起出现，因此在进行浅表肌腱深部转移术时应常规离断尺管中尺神经运动支以防止术后发展为内在肌阳性畸形。

　　术后应使用长至指尖的短臂石膏对手腕和手指固定4周。

Botte MJ, Bruffey JD, Copp SN, et al: Surgical reconstruction of acquired spastic foot and ankle deformity. *Foot Ankle Clin* 2000; 5:381. [PMID: 11232236]

Fuller DA, Keenan MA, Esquenazi A, et al: The impact of instrumented gait analysis on surgical planning: treatment of spastic equinovarus deformity of the foot and ankle. *Foot Ankle Int* 2002;23:738. [PMID: 12199388]

Hansen AP, Marcussen NS, Klit H, Andersen G, Finnerup NB, Jensen TS: Pain following stroke: A prospective study. *Eur J Pain* 2012;16:1128. [PMID: 22407963]

Keenan MA: The management of spastic equinovarus deformity following stroke and head injury. *Foot Ankle Clin* 2011;16:499. [PMID: 21925364]

Massie CL, Fritz S, Malcolm MP: Elbow extension predicts motor impairment and performance after stroke. *Rehabil Res Pract* 2011;2011:381978. [PMID: 22110974]

Mayer NH: Choosing upper limb muscles for focal intervention after traumatic brain injury. *J Head Trauma Rehabil* 2004;19:119. [PMID: 15247823]

Namdari S, Horneff JG, Baldwin K, Keenan MA: Muscle releases to improve passive motion and relieve pain in patients with spastic hemiplegia and elbow flexion contractures. *J Shoulder Elbow Surg* 2012;21:1357. [PMID: 22217645]

Pollock A, Baer G, Pomeroy V, et al: Physiotherapy treatment approaches for the recovery of postural control and lower limb function following stroke. *Cochrane Database Syst Rev* 2003;2:CD001920. [PMID: 12804415]

Tilson JK, Wu SS, Cen SY, et al: Characterizing and identifying risk for falls in the LEAPS study: a randomized clinical trial of interventions to improve walking poststroke. *Stroke* 2012;43:446. [PMID: 22246687]

老年骨科

　　人口老龄化是美国面临的一个主要挑战。到2040年，将有6800万美国人超过65岁。老人的绝对数量和人口都在急剧增长。人类总是希望能够延长生命并对生活质量有更高的要求。与过去相比，现在老人的残疾比例已明显减少。

　　虽然年龄能够直截了当地体现时间推移，但它并不是衡量衰老的精确方法。相对而言，功能性年龄在评估衰老方面更敏感，但通常很难定义和衡量。通常认为65岁是老年期的开始，老年早期是指65~75岁。老年早期的人群通常具有正常的功能，他们所遇到的骨科方面的问题往往是孤立的，如轻度骨质疏松症、骨关节病、过劳损伤（运动）及癌症。

一、残疾

　　老人死亡的主要原因是心脏病、恶性肿瘤和脑血管疾病。而老人主要的致残原因是癌症、心脏病、痴呆和肌肉骨骼疾病。临终前疾病相关残疾的主要病因有关节炎、高血压、听力损伤、心脏病和骨科疾病。尽管随着年龄增长残疾的发生率会越来越高，但只有5%的美国人选择住在养老院。

　　当对衰老进行评估时，需要从以下5大功能评估残疾程度：①日常生活活动能力，包括洗澡、穿衣、吃饭和散步。②劳力型日常生活活动能力（日常家务）如购物、做饭、资金管理、打电话和进行轻体力家务。③认知功能对老人尤为重要。痴呆症是老人致残的4大主要原因之一。④情感功能很重要。继发性抑郁症在老人中很常见，老人的自杀率明显高于年轻人。⑤社会功能并不是主要问题。只有1%的老人认为他们存在社交活动障碍。

　　日常基本生活活动障碍在年迈的社区居民中很常见，其发生率在65~74岁人群中约为7%，而≥85岁人群约为24%。活动受限是指至少半天卧床和（或）因疾病、受伤或其他问题而减少常规活动。在年迈的社区居民中这很常见，而且与残疾风险无关，下降的活动力可引起与健康相关的问题。虽然通常认为老人残疾是进展性的或永久性的，但先前的研究表明，老人残疾状态是一个动态过程。为了确定切合实际的目标并制订合适的护理计划，残障老人及其家人和医生需要在康复可能性和时间进程方面达成共识。预防功能衰退和残疾不仅包括对急性致残因素诊治，还包括在整个康复过程中对相关的关键风险因素进行持续评估和管理。老人残疾复发的可能性很高，因此刚从残疾状态中恢复的老人是实施预防性干预的重点目标人群。预防复发性残疾的干预措施包括疾病特异性措施（如栓塞性卒中后的抗凝治疗），也包括广泛适用性措施（如运动康复）。

二、骨科医生面临的挑战

骨科医生是治疗衰老相关疾病的多学科团队成员之一。组成这个团队的人员包括内科医生、老年病专家、康复专家、精神病专家、心理学专家、社会工作者、营养学专家、皮肤护理专家、物理和作业治疗师，以及患者的子女。骨质疏松症、骨折、关节炎、足部疾病、中风和截肢是老年患者肌肉骨骼损伤最常见的原因。

三、骨质疏松症

骨质疏松症是一种与年龄相关的疾病，其特点为没有其他明确骨丢失原因的情况下骨量减少和骨折风险增加。骨质疏松症可以作为原发性疾病发生，也可继发于其他疾病。

▶ 原发性骨质疏松症

原发性骨质疏松症是该疾病最常见的形式，常发生于51~65岁的人群，女性与男性的比例为6∶1。原发性骨质疏松症可进一步细分为2种类型。Ⅰ型，绝经后骨质疏松症是由循环中雌激素水平降低引起的。这种情况多见于绝经后女性及70岁以上的大多数人。骨质流失速度很快，每年骨小梁损失率高达8%。Ⅰ型骨质疏松症主要导致骨小梁丢失，皮质骨丢失率每年仅有0.5%。骨折发生在骨小梁丢失的位置，如桡骨远端和椎体。原发性骨质疏松症的原因是激素环境的变化。

Ⅱ型骨质疏松症即老年性骨质疏松症，是衰老的结果。它会导致整体骨质流失，包括皮质骨和松质骨，如股骨颈。Ⅱ型骨质疏松症见于70岁以上的人群，女性与男性的比例为2∶1。骨小梁和皮质骨均出现骨丢失，且平均每年丢失率为0.3%~0.5%。Ⅱ型骨质疏松症骨折通常见于髋部、骨盆、肱骨、胫骨和椎体。老年性骨质疏松症的原因主要与衰老相关，包括缺钙、维生素D减少和甲状旁腺激素分泌增加。

▶ 继发性骨质疏松症

继发性骨质疏松症由多种原因引起，其中最常见的原因是长期使用皮质类固醇和内分泌失调。与骨质疏松症相关的内分泌疾病有甲亢、甲状旁腺功能亢进、糖尿病、库欣病和发育不良疾病。

▶ 预防

因为骨量的恢复是很困难的，所以必须在骨骼生长期尽量提高峰值骨量，然后在成年期尽力维持骨量峰值。这需要摄入足够的钙和维生素D。成人每日摄取推荐量为1200 mg钙和400 mg维生素D。对于绝经后女性，建议每天摄入钙量应提高至1500 mg。高强度的运动能有效地维持骨量。同时应避免促进骨质疏松症的因素，如抽烟和过量饮酒。

▶ 诊断

骨质疏松症常与骨折一起作为临床诊断。放射学检查表现包括骨质减少（矿物质损失>30%），椎体内骨小梁丢失，胸椎楔形骨折，腰椎终板骨折，骨盆应力性骨折；肱骨、腕关节、髋关节、股骨髁上骨折和胫骨平台骨折。对骨量进行定量检测便于确诊和随访。双能X射线吸收法（DEXA）是量化骨量的常用方法。以下诊断标准都是基于DEXA扫描结果制定的。

正常：年轻成人参考值在正负1个标准差（SD）内。

骨量减少：低于参考值1.0~2.4 SD。

骨质疏松症：低于参考值2.5 SD或更多。

严重的骨质疏松症：低于参考值2.5 SD并至少出现1处脆性骨折。

▶ 治疗

负重运动有助于维持骨量，每日补充足够的钙也很有帮助。虽然单独使用钙或维生素D不能预防骨质流失，但联合使用可降低髋部骨折的风险。而且在更年期晚期（>6年），补钙确实可以减少骨质流失。

对绝经后女性使用激素治疗一直存在争议。目前的临床证据支持对有骨折风险的女性使用激素疗法预防骨质疏松症。与雌激素-孕激素治疗相比，雌激素治疗有更好的长期疗效。雌激素有增加乳腺癌的风险。

双膦酸盐、特立帕肽和狄诺塞麦已被证明可有效降低脆性骨折的风险。尽管对其使用的长期研究很少，但这些药物在骨质疏松症治疗中是安全的（除了长期应用双膦酸盐可能会引起非典型转子下骨折），并且能长期维持骨矿物质密度。

双膦酸盐是一种类似焦磷酸盐的化合物，极易被骨矿物质表面吸附。一旦结合，它们会抑制破骨细胞的骨吸收活性。目前可用于临床的双膦酸盐包括阿仑膦酸钠（福善美）和利塞膦酸钠（安妥良）。特立帕肽是甲状旁腺激素的重组形式，甲状旁腺激素是骨和肾中钙和磷酸盐代谢的主要调节剂。间歇性使用甲状旁腺激素比破骨细胞更能激活成骨细胞，每日注射1次特立帕肽具有刺激新骨形成的净效应，可促进骨矿物质密度增加。狄诺塞麦是一种靶向NF-κB受体激活蛋白配体（RANKL）的人单克隆抗体，RANKL是一种促进骨流失的主要信号通路。雷洛昔芬（易维特）是一种选择性雌激素受体调节剂，其对骨骼具有与雌激素相似的作用，因此该药可用于预防女性骨质疏松症。

▶ 锻炼

平稳的行走能力对于独立生活至关重要。力量和耐力决定了独立运动的能力，而肌肉力量与日常生活活动能力有关。随着年龄的增长，力量的减少归因于以下因素：

（1）由于肌纤维变细且数量减少而引起肌肉质量下降。

（2）运动神经元（前角细胞）的功能丧失。

（3）肌肉结构的变化。

（4）肌肉兴奋-收缩机制缺陷。

（5）心理社会变化导致活动能力降低。

力量训练可以明显改善老人大多的运动功能。即使是在100岁高龄，人类对训练负荷的适应能力即运动系统的可塑性也依然存在。力量训练对有氧能力，如最大心率、血压、血红蛋白浓度和血容量，没有实质性影响。

有氧运动确实会增加耐力和功能。耐力是指人可以维持静止力或同心与偏心肌肉收缩的组合功率的时间。对运动强度的耐受性或耐力取决于执行者的最大运动能力与运动需要的能量。通过锻炼，活动会变得更容易，对于非极限运动量的耐力也会增加。运动姿势的改善可以降低活动的能量消耗。

四、关节炎

骨性关节炎在老人中非常普遍。全关节置换术改善了老人的活动能力和生活质量。目前有很多研究证实了老人全髋关节置换术和全膝关节置换术的有效性，而且并发症的发生率很低。老年患者在关节置换术后更倾向于使用上肢辅助装置进行移动。

五、骨折

▶ 概述

既往低能量骨折是新发骨折最强的风险因素之一，所以必须确定骨折病因并提供合适的治疗。手腕、髋关节、肱骨近端或踝关节低能量骨折患者未来骨折的风险比无骨折史的人高2~4倍。此外，约50%的椎体骨折患者3年内会出现第二次椎体骨折，其中许多发生在首次骨折后第一年。与没有骨折史的患者相比，出现过椎体骨折的患者未来椎体骨折的风险增加了近5倍，髋部和其他非椎体骨折的风险增加了6倍。总之，这些数据表明，与没有骨折史的患者相比，任何类型的骨折病史都会使新发骨折的风险增加2~6倍。

这些研究结果发现，脆性骨折患者的管理不仅包括对现有骨折的管理，还包括对新发骨折的潜在因素（包括骨密度低或其他）的评估、诊断和治疗。可以补充钙和维生素D以降低老人的骨折风险。此外，一些药物制剂能够降低约50%的未来骨折风险。非药物干预措施包括防跌倒预案和个体化制订锻炼计划。这可以减少老人的跌倒事件，从而降低骨折的发生率。此外，在转子区周围放置敷料可显著降低高风险患者的髋部骨折。在脆性骨折发生后不久进行上述干预措施可以显著降低后续骨折的发生率和严重程度。

老人骨折是由低能量损伤引起的。在家中跌倒常会导致髋部、桡骨远端、骨盆、肱骨近端和肋骨骨折。大约90%的骨盆、髋部和前臂骨折是跌倒造成的。但只有3%~5%的跌倒会导致骨折。

许多骨折的危险因素也是跌倒的危险因素。按照以下分类模式可将风险因素分组。与衰老相关的风险因素包括原发性骨质疏松症、视力或平衡功能受损、步态异常及骨骼缺少肌肉和脂肪的缓冲保护。环境风险因素包括不平坦的地面、光滑的地面、地毯、宠物和台阶等障碍物、照明不佳、缺乏栏杆或其他保持平衡的支撑。防跌倒方案包括家居安全措施，如在浴缸和淋浴间安装安全杆，避免对地板打蜡或使用光滑的地毯，以及使用橡胶鞋底的鞋子以提供更高的稳定性。

不同性别和种族的遗传因素也会影响骨折风险，如女性比男性更容易骨折；白人比非洲裔美国人更容易骨折。骨折相关疾病包括中风、晕厥、低血压、继发性骨质疏松症、帕金森病、痴呆和瘫痪。此外，苯二氮䓬类药物、三环类抗抑郁药、抗精神病药、皮质类固醇和巴比妥酸盐等药物都与骨折有关。其他因素包括运动、营养状态、酒精或其他物质滥用、肢体制动和鞋子类型。

导致跌倒时发生创伤性骨折还有很多其他的风险因素。首先需要考虑的是跌倒的动量方向。在静止不动或行走非常缓慢时跌倒很少会产生或几乎没有向前的动量，所以撞击点靠近臀部。因此，由于步行速度随着衰老而减慢，老人在跌倒时髋部更容易受伤。跌倒时的自我保护性反应能力随着衰老而降低。此外，骨骼周围的缓冲结构如肌肉和脂肪随着年龄的增长也会减少。与衰老相关的骨质疏松症也会引起骨强度减弱。

▶ 髋部骨折

髋部骨折是根据骨折位置和严重程度分类的。髋部骨折首先需要判断骨折发生在关节囊内还是囊外，以及骨折的稳定性。关节囊内骨折一般沿股骨颈发生。骨折端发生移位很可能会破坏股骨头的血液供应，增加骨坏死的可能性。

髋部骨折应尽可能接受手术治疗，因为非手术治疗需要长达数月的卧床休息，有时需要多次牵引。在这个过程中需要无微不至的护理，以避免压疮和呼吸功能障碍。骨折愈合不良、肢体长度不等、疼痛，甚至是死亡率升高在非手术治疗中都很常见。非手术治疗后患者能够行走的概率仅为55%，而手术治疗后的患者为76%。当患者无法耐受手术时可选择非手术治疗，对于伴发痴呆且无法步行的患者也可采用保守治疗。

对髋部骨折的基本治疗原则目前已达成共识。当股骨颈无明显移位时，可使用多枚针或螺钉对骨折端进行固定治疗。由于股骨头缺血性坏死发生率很高，股骨颈骨折出现移位时通常采取半髋关节置换术。对于稳定的股骨转子间骨折一般采取滑动螺钉加侧钢板或髓内钉固定治疗。不稳定的股骨转子间骨折可能需要采取其他措施来获得足够的内侧支撑。对于患有严重骨质疏松症的患者，可能需要添加甲基丙烯酸甲酯骨水泥以获得牢固的固定和稳定性。如果患者之前患有关节炎，可以采取全髋关节置换术治疗。

老年患者的术后康复对于治疗能否成功至关重要。对于老年患者来说，非负重走动是非常困难的。应该在手术治疗中尽一切努力获得足够的骨折端稳定性，为治疗后负重行走创造条件。在手术后第一天或第二天应鼓励患者下床活动，以避免发生与制动相关的并发症。最小剂量的镇痛治疗对于患者术后康复运动非常重要。术者安置假体时必须避免假体脱位。老年患者可能记不清预防脱位措施的细节，所以应使用高板凳和马桶座。这有助于避免与后脱位相关的髋关节过度屈曲。也可在床上安置膝关节固定夹板防止膝关节弯曲，因为膝关节屈曲会引起髋部屈曲。在切口及软组织愈合的过程中，使用髋关节支具可限制髋关节屈曲和内收，避免后脱位的发生。

骨盆骨折

常见骨盆骨折是基于骨盆环是否遭到破坏分类的，因为这直接表明了所遭受创伤的能量。骨盆环未遭受破坏的骨折如耻骨支骨折是一种低能量损伤。以前，骨盆骨折与高能量创伤相关，常见于40岁以下人群。随着美国的老龄化进展，现在超过50%的骨盆骨折发生在60岁以上的人群中，而且多集中于女性。老人骨盆骨折大部分属于低能量损伤，可以采取镇痛和卧床休息等非手术治疗措施。有时需要鼓励患者进行早期运动以防止卧床引起的并发症。大部分患者可以进行正常的负重行走，助行器或其他辅助装置可减少疼痛并增加行走期间的稳定性。对于这部分患者大便软化剂也很有帮助。尾骨和骶骨的骨折也可按上述方法治疗。

股骨远端骨折

老年患者股骨远端骨折必须进行个性化治疗，高龄本身并不是手术的绝对禁忌证。股骨远端外科治疗的目的是达到解剖复位和稳定固定。如果存在严重的骨质减少且难以达到稳定固定，可采用甲基丙烯酸甲酯骨水泥加固或长柄膝关节置换术。术后偶尔需要支具或石膏托对内固定的稳定性加以补充。

前臂骨折

大多数桡骨远端骨折（柯莱斯骨折）可以采用闭合复位和石膏固定治疗。如果合并存在骨质疏松症，即使较低能量的损伤也会出现骨直径减少和背侧粉碎性骨折。对于这种情况，大多数医生会采取外固定加骨移植的方法进行治疗。这样可以保证最大限度的解剖复位。术后应鼓励患者进行肩部和手指的早期活动度锻炼以避免关节僵硬。

肱骨近端骨折

肱骨近端骨折占骨折总数的4%~5%，且常见于老人。仅有80%的老人肱骨骨折存在轻微移位。这种情况可仅用吊带固定控制疼痛。在受伤后约2周内开始摆动锻炼以防止关节过度僵硬。如果肩部外旋受限，穿衣时可能会引发肱骨螺旋形骨折。不

稳定性且发生移位的骨折最好采用开放复位和内固定治疗，累及肱骨头和（或）易发生缺血性坏死的患者最好采用半肩关节置换术。对于体弱的老人，反向全肩关节置换术也是一种选择。

中风

如前所述，中风是老人致残的常见原因。

足部疾病

随着年龄的增长，足横弓支撑逐渐减弱且足部异常骨性结构越来越多，最终导致足部趋于变宽。在体弱的老年患者中，足部畸形矫形手术是相对禁忌证，特别是合并外周血管疾病的患者。非手术治疗包括进行足部主动和被动活动度锻炼以最大限度地提高足部灵活性。加强下肢运动有助于改善整体步态。同时患者应尽量减轻体重，以减少足部的负荷。贴合性较低的半刚性材料所制成的功能矫形器可改善足部位置并缓解症状。也可以使用柔软材料的调节型矫形器。这些柔软的矫形器主要用于控制足部姿势并消除局部压力，但这类矫形器并不能用于矫正足部位置。矫形器应配合柔软的高帮鞋使用，这种鞋可以为畸形的脚趾提供更多空间。平底鞋有助于矫正前足畸形，因为它们可以防止脚在鞋中向前滑动。具有严重内旋畸形的患者跟腱通常是紧绷的，所以需要使用低跟鞋。将足跟置于伸展位上会增加足部的内旋力。

截肢

目前进行的大部分截肢手术都是下肢截肢。接受截肢手术的患者大部分超过60岁且具有血管功能不全等症状。与截肢有关的创伤主要是机动车碰撞和机械事故导致的钝性创伤。大多数的截肢范围局限于下肢，大约2/3的患者截除了1个以上的肢体。在这些患者中，多处截肢是独立的死亡危险因素，而单一肢体截肢则不是。

Bamparas G, Inaba K, Tiexeria PG, et al: Epidemiology of post-traumatic limb amputation: a National Trauma Databank analysis. *Ann Surg* 2010;76:1214. [PMID: 21140687]

Cooper C, Reginster JY, Cortet B, et al: Long-term treatment of osteoporosis in postmenopausal women: a review for the European Society for Clinical and Economic Aspects of Osteoporosis and Osteoarthritis (ESCEO) and the International Osteoporosis Foundation (IOF). *Curr Med Res Opin* 2012;28:475. [PMID: 22356012]

Gill TM, Allore HG, Holford TR, et al: Hospitalization, restricted activity, and the development of disability among older persons. *JAMA* 2004;292:2115. [PMID: 15523072]

Hardy SE, Gill TM: Factors associated with recovery of independence among newly disabled older persons. *Arch Intern Med* 2005;165:106. [PMID: 15642885]

Horwitz DS, Kubiak EN: Surgical treatment of osteoporotic fractures about the knee. *Instr Course Lect* 2010;59:511. [PMID: 20415402]

Iwamoto J, Satrao Y, Takenda T, Matsumoto H: Efficacy of antiresorptive agents for preventing fractures in Japanese patients with an increased risk of fracture: review of the literature. *Drugs Aging* 2012;29:191. [PMID: 22372723]

Murad MH, Drake MT, Mullan RJ, et al: Comparative effectiveness of drug treatments to prevent early fragility fractures: a systematic review and network meta-analysis. *J Clin Endocrinol Metab* 2012;97:1871. [PMID: 22466336]

North American Menopause Society: The 2012 hormone therapy position of the North American Menopause Society. *Menopause* 2012;19:257. [PMID: 22367731]

Roux C, Wyman A, Hooven FH, et al: Burden of non-hip, non-vertebral fractures on quality of life in postmenopausal women: the Global Longitudinal Study of Osteoporosis in Women (GLOW). *Osteoporos Int* 2012;23:2863. [PMID: 22398855]

表12-3　格拉斯哥昏迷评分

反应	描述	分值
睁眼	自发性反应	4
	对语言指令反应	3
	对疼痛反应	2
	无反应	1
运动反应	对指令反应	6
	对疼痛刺激能够定位	5
	疼痛刺激有回缩反应	4
	疼痛刺激有肢体弯曲	3
	疼痛刺激有肢体伸展	2
	无反应	1
语言反应	能够对话	5
	语意不详	4
	语言错乱	3
	说话无意义	2
	无反应	1

Teasdale G, Jennett B: Assessment of coma and impaired consciousness. A practical scale. Lancet 1974;2:81.

脑损伤

由头部创伤引起的脑损伤是导致死亡和残疾的主要原因。男性遭遇头部损伤的风险至少是女性的2倍，最常发生于15~24岁的人群。大约50%的脑损伤是由机动车事故引起的。在美国，每年约有410 000例创伤性脑损伤病例。每个病例对参与紧急治疗和长期管理的医疗团队都是不小的挑战。

▶神经损伤和恢复

格拉斯哥昏迷评分（表12-3）经常用于评估意识障碍患者在睁眼、运动反应和言语反应方面的能力。对患者这几方面进行评估可以了解其生存和神经恢复的可能性。根据以往的数据，大约50%的意识障碍患者能够存活下来。伤后6个月约有82%的初始（24小时）格拉斯哥评分为11或更高的患者获得了满意的神经恢复，有68%初始评分为8~10的患者恢复理想，有34%初始评分为5~7的患者获得了满意的效果，仅有7%初始评分为3~4的患者恢复满意。年龄也是与神经系统恢复相关的重要因素，约有62%年龄小于20岁的患者表现出中度或良好的恢复，约46% 20~29岁的患者恢复满意。

良好的神经康复率不仅随着年龄增长而下降，而且还随着昏迷持续时间延长而下降。有70%在受伤前2周内从昏迷中恢复的患者神经系统恢复良好。而第三周从昏迷中恢复的患者神经系统恢复良好的概率降至39%，第四周降至17%。去大脑皮质状态又称为去皮质强直，表明脑干损伤，提示预后不良。

▶治疗

康复过程有3个不同的阶段：急性损伤期、神经功能恢复的亚急性期和功能适应期。每个阶段都需要多学科医护人员共同参与治疗。

A.患者护理和康复阶段

1.急性损伤阶段　患者到达急诊中心就意味着已经进入了康复初始阶段。脑损伤常见于高速交通事故。此时诊断是非常困难的，因为这种情况一般合并有其他损伤，而且复苏和其他生命支持治疗也会增加彻底诊查的难度。当患者有昏迷或意识不清的情况时，往往无法配合病史采集或体格检查。

在这种情况下，应遵循3个重要的原则。第一是在彻底的检查基础上做出准确的诊断。骨折或脱位的漏诊率约为11%，而周围神经损伤的漏诊率高达34%。第二是一定要假设患者能获得良好的神经恢复。不应该草率地认为患者无法生存而放弃基本治疗原则。第三是要对肢体运动功能和患者的依从性做出预判。随着神经恢复的进展，患者经常会经历一段躁动期。应尽量避免对肢体损伤的患者使用牵引和外固定装置。对骨折和脱位进行切开复位和内固定会减少并发症，便于护理，能够确保患者早期活动，并且能减少残余畸形。

2.神经系统恢复的亚急性期　在亚急性期，患者在康复治疗的过程中会发生自发性的神经恢复。在这个可能持续12~18个月的恢复期间会经常出现痉挛，甚至可能会发生异位骨化。治疗旨在预防肢体畸形并维持关节的功能性运动弧正常，以满足患者的身体和心理需求。

3.功能适应期　当神经功能恢复达到平台期时，整个康复就进入第三阶段。此时治疗旨在纠正残肢畸形和切除异位骨化，来自不同学科的专家应继续合作向患者康复治疗的终极目标前进。

B.护理和康复团队协作

康复小组的成员需要在患者出院前合作完成短期康复目标，同时也需要制订一个长期目标。患者需求的确定和目标的设定由每个学科的医护人员单独完成，但在最后需要团队成员开会讨论他们的目标并制订一个协调的计划。

1.医疗管理　总体而言，治疗的大目标通常是直截了当的。大多数患有创伤性脑损伤的患者是年轻人，所以并不常见并发基础慢性病变。预防和治疗感染是重要的目标之一，特别是使用分流器、导管和留置导尿管时应特别注意。如果存在癫痫发作，在控制癫痫的基础上而不引起镇静是至关重要的。

对于关节活动度减少的患者，医护人员应彻查其中的原因。可能的原因包括肌张力增加、疼痛、肌静止性挛缩、关节周围异位骨化、未发现的骨折或脱位，以及认知能力下降的患者缺乏依从性等。应用局部麻醉药进行周围神经阻滞有助于区分严重痉挛和固定性挛缩。

苯酚阻滞或肉毒杆菌毒素注射仅在神经恢复期用于减少痉挛。注射苯酚是为了促进神经恢复，使患者恢复对受累肌肉的控制力。

采取何种苯酚神经阻滞技术取决于神经的解剖结构及神经组成，直接向周围神经注射能够维持彻底且持久的阻滞效果。但如果周围神经内具有主要的感觉神经成分，不建议直接注射。因为局部感觉功能的丧失会在一些患者中诱发痛觉过敏性反应。

在某些情况下，需要手术分离神经的各个运动分支并对这些运动分支进行逐一注射。此外，也可以使用电极针和神经刺激器定位肌肉的运动点，然后进行注射。运动点注射不能完全缓解痉挛状态，但可以帮助减少肌张力。一般这种方法的疗效持续时间约为2个月，必要时可以重复操作。

肉毒杆菌毒素一般直接注射到肌腹中，虽然该药物疗效较延迟，但持续时间能达到3个月。肉毒杆菌毒素可以根据需要重复注射，不会引发肌肉瘢痕形成。限制肉毒杆菌毒素使用的因素有单次给药剂量的耐受程度和相对于苯酚的高成本。

2.护理　护理目标是满足身体的基本需求，如营养、卫生和分泌物的处理。尽可能早地移除导管也是护理的目标之一。

气管插管通常用于脑损伤患者。护理的一般原则包括尽快更换无袖套管以防止气管压力性坏死，必要时雾化吸入，为人工气道提供湿度，进行规范的吸痰操作以防止创伤和感染，并在气管切口愈合后尽早去掉敷料，因为敷料是潜在的感染源。在拔除插管时可依尺寸逐渐堵塞，以缩小插管的管径直至最后完全堵塞人工气道。当插管连续堵塞3天且无异常时可以拔出。

留置胃管在这类患者中也会经常见到。如果患者在伤后短期内无法进食，建议采取经皮内镜胃造口置管术。如果患者在短期内能够进食，则建议留置鼻饲管，每天清洁1次，每周更换1次。安置和拔出胃管需要护理人员和物理治疗师共同协作。患者头部和躯干的位置会影响食管的相对位置。咳嗽反射表明喉部存在清除异物的能力。吞咽反射的存在表明吞咽结构的固有协调能力正常。尽管呕吐反射是保护性的，但是对于功能性吞咽并不是必需的。进食应该从半流食和糊状食物开始，这些食物可以更多地刺激口腔并延长吞咽时间。相反，液体则更容易造成误吸。

控制排尿的能力通常是认知功能的范畴。恢复脑损伤患者的排泄控制能力需要一系列重复提示和正反馈训练。从患者开始通过胃肠道摄入营养时开始训练排便。需要强调的是，只有连续不中断地训练才能获得满意的结果。

3.认知和神经心理学治疗　认知能力的康复遵循正常认知发育的阶段，每个新的认知功能都是以先前认知水平为基础的。表12-4显示了8个认知级别。认知和行为治疗：对于Ⅱ级或Ⅲ级患者侧重于提供刺激；为Ⅳ级、Ⅴ级或Ⅵ级患者提供调节性治疗；鼓励Ⅶ级或Ⅷ级患者开展社会活动。

表12-4　认知功能

等级	描述
Ⅰ级	无反应
Ⅱ级	微弱的反应
Ⅲ级	局部反应
Ⅳ级	疑惑的、焦虑的反应
Ⅴ级	疑惑的、不恰当的反应
Ⅵ级	疑惑的、恰当的反应
Ⅶ级	自发性、恰当的反应
Ⅷ级	有目的性、恰当的反应

Malkmus D: Rehabilitation of the Head-Injured Adult. Comprehensive Cognitive Management. Downey, CA: Professional Staff Association of Rancho Los Amigos Hospital; 1980.

记忆丧失和认知功能下降通常是对整体功能影响最广泛的2种因素。重建认知功能是康复过程每个阶段的重要组成部分。随着认知能力的恢复，患者越来越能意识到伤病的存在及可能导致的后果，所以需要及时进行心理咨询和精神支持。

4.言语治疗　创伤性脑损伤患者可能有暂时或永久的机体障碍，并妨碍他们与外界进行有效的沟通。在与无法发音的患者进行沟通时，可以使用各种方法和设备进行辅助，如"是"和"否"信号、通信板和电子设备。患者至少需要达到最低水平的注意力、记忆力和组织能力才能使用这些沟通方法和设备。对于能够发音的患者，由于头部创伤后潜在的认知功能遭到破坏可能导致语言功能障碍。语言功能障碍常发生在与听觉信息处理回馈相关的活动中。因此这些患者言语治疗的重点是认知重组。

5.物理治疗　物理治疗关注的问题包括患者体位、活动功能和日常活动中的表现。让卧床不起的患者坐起来可以显著改善生活质量，并大大增加其与他人互动的机会。一些患者可能需要石膏或矫正装置来维持其肢体处于正常的位置。积极进行活动度锻炼则有助于防止挛缩。

决定患者是否可以行走的因素包括肢体稳定性、运动控制力、良好的平衡反应和正常的本体感受。辅助设备和装置（手杖、助行器、轮椅等）应在满足使用的基础上尽量简化设计，并应根据患者的认知和身体功能选择和定制。

在为患者设计适当的锻炼和活动时，物理治疗师应考虑关节活动度、肌肉张力、运动控制和患者的认知功能等因素。即使是存在抑郁和焦虑的患者也可能可以进行简单熟悉的功能活动，如洗脸、刷牙。应鼓励具有较高认知功能的患者进行卫生、装扮、穿衣和进食等活动。

6.肌肉骨骼的手术治疗　在神经功能恢复稳定后，可以进行外科手术以纠正残肢畸形并切除异位骨化。

（1）下肢肢体畸形的矫正：针对有功能的下肢，手术治疗通常用于矫正马蹄足畸形（图12-12）。是否对畸形进行手术治疗需要进行临床评估并结合实验室检查项目如动态多导肌电图（poly-EMG）。同时进行多种手术是很常见的：延长跟腱（图12-16）、松解趾长屈肌、踇长屈肌和趾短屈肌肌腱（图12-17），劈开式胫骨前肌肌腱转移（图12-18），并将趾长屈肌肌腱转移到足跟。手术的目的是给站立和行走提供一个平稳的足部，只要手术能达到这个目的就算成功。70%的术后患者不需要支具辅助行走。

膝僵硬步态是常见的畸形，会导致患者在行走的摆动相出现骨盆上行，足部离地时的弧形步伐。股四头肌的不正确收缩阻碍了膝关节屈曲。如果股四头肌的肌束激活发生异常，可以通过外科手术延长受影响的肌束（图12-14），在恢复膝关节屈曲前提下保持股四头肌的功能。将股直肌转移至缝匠肌或股薄肌也能使膝关节在摆动相自如屈曲。

针对非功能性下肢，手术通常包括髋和膝关节的挛缩松解。

（2）矫正上肢畸形：在功能性上肢中，经常需要手术来矫正手腕、手指和拇指的问题。如果手伸开受到屈肌痉挛的限制，延长外在屈肌（图

12-23）会削弱过度活跃的屈肌并改善手部功能，同时保留患者抓取物体的能力。对于痉挛性鱼际肌引起拇指-掌心畸形的情况，从近端松解鱼际肌（图12-24）可以在保留拇指功能的前提下矫正畸形。有些患者尽管肱三头肌功能正常，但受肘部痉挛的影响，手无法完成正常的活动。对这些患者延长肘关节屈肌（图12-25）可以增强肘关节伸展的能力，同时保留主动屈曲功能。

治疗非功能性上肢常见的手术方式包括松解挛缩和消除肌肉痉挛的神经切除术。关于中风引起的肩关节挛缩、肘关节挛缩和握拳畸形在前面关于"中风"的部分已讨论，其治疗中所涉及的外科手术方式如图12-20、图12-21和图12-22。

（3）切除异位骨化：本章稍后将讨论该问题的治疗方法。

（4）作业治疗和社会服务：患者从医院或康复机构出院前，必须告知其及其家人社会服务机构、公益团体和能够向他们提供帮助的公益项目。社会适应、工作能力、休闲活动能力及社会职能的恢复首先取决于患者的心理恢复，其次是人格恢复，最后才是肢体恢复。肢体能力对康复治疗的反应比心理、人格或社会因素更敏感。精神障碍会最大限度地干扰日常生活活动的独立性。

7.院内康复治疗 在美国，医疗保险和医疗补助服务中心（CMS）对康复医院或单位的相关规则进行了修改，特别是在实施了新的住院康复设施预

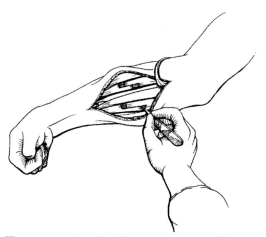

▲图12-23 延长手指外在屈肌以纠正屈肌痉挛问题，改善手部功能，同时保留抓取物体的能力（Anthony C. Berlet插图。Keenan MAE, Kozin SH, Berlet AC: Manual of Orthopaedic Surgery for Spasticity. Philadelphia, PA: Raven; 1993.）

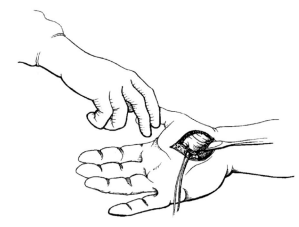

▲图12-24 近端松解鱼际肌以矫正拇指在掌中的畸形，同时保留拇指的功能（Anthony C. Berlet插图。Keenan MAE, Kozin SH, Berlet AC: Manual of Orthopaedic Surgery for Spasticity. Philadelphia, PA: Raven; 1993.）

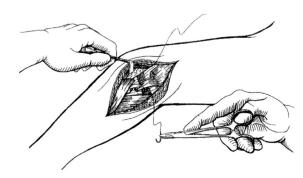

▲图12-25 延长肘关节屈肌以纠正屈肌痉挛并改善肘部运动（Anthony C. Berlet插图。Keenan MAE, Kozin SH, Berlet AC: Manual of Orthopaedic Surgery for Spasticity. Philadelphia, PA: Raven; 1993.）

支付系统以后，使期望在医院内进行康复治疗的患者的入院过程变得复杂。

医生通常会同意外科治疗后或其他需要治疗的患者住院康复。此外，康复医院的入院或短期院内康复治疗基本可以以相同的医疗或手术理由来接诊。然而有时仅凭患者的治疗或手术需求可能无法说明住院康复治疗的合理性，但由于患者需要康复服务，因此也可住院治疗。

需要康复的患者如果想要提高相应的康复计划则需要住院康复治疗，住院康复治疗需要多学科团队共同协作来提升患者功能（如接受矫形手术的创伤性脑损伤或脊髓损伤患者的康复治疗）。在美国，因康复治疗而住院的患者必须满足2项基本要

求，其费用才能被医保覆盖：①治疗必须合理且符合患者（在疗效、持续时间、频率和数量方面）病情的需要。②必须对住院患者采取专业等级的护理，而不是类似专业护理机构（SNF）或门诊等较低级别的护理。

为了满足上述要求，康复医院或康复科必须满足以下基本条件：①由具有专业培训或康复经验的医生进行严密的医学监护。②需要具有专业培训或康复经验的护士对患者进行24小时不间断护理。③住院患者每天至少接受3小时以上的物理和（或）作业治疗。④多学科组成的康复团队（至少包括1名医生、1名康复护士和1名治疗师）。

Esquenazi A, Mayer NH, Keenan MA: Dynamic polyelectromyography, neurolysis, and chemodenervation with botulinum toxin A for assessment and treatment of gait dysfunction. *Adv Neurol* 2001;87:321. [PMID: 11347237]

Gardner MJ, Ong BC, Liporace F, et al: Orthopedic issues after cerebrovascular accident. *Am J Orthop* 2002;31:559. [PMID: 12405561]

异位骨化

异位骨化常发生于创伤性脑损伤或脊髓损伤后2个月左右，表现为疼痛伴关节活动度降低。异位骨化常发生于成人，儿童少见。虽然异位骨化的原因尚不清楚，但目前有证据表明该病存在遗传倾向。在脑损伤患者的血清中发现了能够增强骨生成的未知体液因子。其他影响因素包括软组织创伤和痉挛。

▶临床表现

约有20%的创伤性脑损伤或脊髓损伤成人患者可见明显的异位骨化，并且可能累及1个关节或多个关节。关节强直的总体发生率为16%。在受累患者中，异位骨化形成与肌肉痉挛有关，并且会出现碱性磷酸酶水平升高。骨扫描可能有助于早期诊断，最常用的方法是X线扫描。

有27%的异位骨化患者有肩关节中下部受累导致的肩关节活动欠佳。虽然在这些情况下关节强直很少见，但肩关节活动受限可能需要手术治疗。有26%的异位骨化患者和89%的肘关节骨折或脱位患者出现了肘关节附近的异位骨化。当骨化形成于肘关节后方时，尺神经常出现压力神经炎。此时常需要对尺神经进行前移以防止神经卡压，将神经前移后也有利于切除异位骨化。关节强直是肘关节受累患者常见的并发症。44%的异位骨化患者会出现髋关节受累。这些患者常表现为双侧髋关节受累和关节强直。膝关节异位骨化较少见，一旦发生，会阻碍关节的屈曲和伸展。

▶治疗

A.早期措施

必须对痉挛采取积极的治疗措施，因为痉挛可能为骨形成提供机械性刺激从而起到病因作用。为了消除异位骨形成周围肌肉的痉挛，可进行苯酚局部阻滞。为了防止结缔组织的胶原基质中出现钙晶体沉积，可使用依替膦酸钠（Didronel）。在异位骨化早期，可给予依替膦酸钠300 mg静脉注射3天，然后改为口服治疗，效果非常明显。推荐单剂量口服20 mg/kg·d，应空腹服用，以促进吸收。抗炎药也可用于控制异位骨化形成期间发生的强烈炎症反应。最常用的药物是吲哚美辛，每天75~150 mg，但理论上其他NSAID具有同样的疗效。物理治疗旨在为关节提供更大的活动度，防止关节强直。不建议对关节进行粗暴的操作，因为可能在挛缩形成处导致骨折或软组织损伤。

B.终极治疗

手术切除是异位骨化的最终治疗方法。手术后应配合使用物理治疗、放疗（800 rads）和（或）药物来控制复发。

Banovac K, Sherman AL, Estores IM, et al: Prevention and treatment of heterotopic ossification after spinal cord injury. *J Spinal Cord Med* 2004;27:376. [PMID: 15484668]

Burd TA, Lowry KJ, Anglen JO: Indomethacin compared with localized irradiation for the prevention of heterotopic ossification following surgical treatment of acetabular fractures. *J Bone Joint Surg Am* 2001;83-A:1783. [PMID: 11741055]

Dahners LE, Mullis BH: Effects of nonsteroidal anti-inflammatory drugs on bone formation and soft-tissue healing. *J Am Acad Orthop Surg* 2004;12:139. [PMID: 15161166]

Hamid N, Ashraf N, Bosse MJ, et al: Radiation therapy for heterotopic ossification prophylaxis acutely after elbow trauma: a prospective randomized study. *J Bone Joint Surg Am* 2010;92:2032. [PMID:20810853]

Kaplan FS, Glaser DL, Hebela N, et al: Heterotopic ossification. *J Am Acad Orthop Surg* 2004;12:116. [PMID: 15089085]

Park MJ, Chang MJ, Lee YB, Kang HJ: Surgical release for posttraumatic loss of elbow flexion. *J Bone Joint Surg Am* 2010;92:2692. [PMID: 21084579]

van Kuijk AA, Geurts AC, van Kuppevelt HJ: Neurogenic heterotopic ossification in spinal cord injury. *Spinal Cord* 2002;40:313. [PMID: 12080459]

类风湿性关节炎

类风湿性关节炎是一种慢性全身性疾病，其影响结缔组织并导致慢性炎性滑膜炎，通常伴有双侧关节受累。这在第六章已讨论，这里仅讲述与康复相关的内容。

类风湿性关节炎的系统性发病及其不稳定的临床表现使得描述患者整体功能的评价方法难以设计。最常用的量表是美国风湿病协会设计的功能分类（表12-5）。此外，患者检查结果指标也可以有效评估疾病的活动状态。

表12-5 美国风湿病协会对风湿性关节炎功能的分类

分类	描述
I	正常功能，能够无障碍地进行日常活动
II	有充足的能力进行正常活动，尽管由于疼痛和关节活动障碍（1个或多个）可能会存在一定困难
III	功能有限，仅能够少量完成或不能够完成自理、工作、日常活动
IV	几乎没有功能，受困于轮椅，生活仅能够少量自理，甚至不能自理

▶治疗

A.护理和治疗的团队协作

最佳治疗团队需要多学科专家共同组建，其中包括协调护士、风湿病专家、骨科医生、物理治疗师、作业治疗师、心理专家和社会工作者。患者和家属也是团队的重要成员。由于该疾病是一个持续且渐进的过程，因此治疗的目标是在患者余生中防止畸形并维持功能。

1.护理和患者教育 协调护士担任团队协调员的角色。协调护士不仅要提供住院期间的护理，还要协调外科治疗与院外后续治疗之间的工作。

在日常护理中，患者教育大部分是护士的责任，如护士需要向患者说明保护关节的技巧，督促患者进行必要的锻炼以保持关节活动度和提升肌肉力量，提醒患者过于剧烈的活动会损伤已受伤的关节和韧带，提醒患者白天定期休息，督促保证良好的营养摄入以最大限度地提高他们的整体健康并预防肥胖。

2.治疗与手术 风湿病专家通常是团队的主要负责人，特别是在内科用药方面。内科治疗的目的是控制滑膜炎、缓解疼痛、预防或治疗其他受累器官。用于治疗的药物包括阿司匹林、NSAID、皮质类固醇、免疫抑制剂。关节局部注射皮质类固醇可用于控制急性炎症。

骨科医生应该在疾病早期阶段就参与治疗，而不仅是在内科治疗无效时才加入治疗团队。对生物力学、步态动力学和能量需求的认识能够帮助医生保护患者的功能。骨科医生常通过矫形支具、助行器和定制鞋靴来最大限度地减少关节压力并最大限度地提高患者力量。

在特定情况下，早期外科手术治疗可以防止关节结构和功能的恶化。滑膜切除术可有效预防手部肌腱断裂，而膝关节和肩关节镜下滑膜切除术能预防关节破坏。对不稳定的颈椎进行融合处理可以预防脊髓损伤的灾难性后果。

大多数外科手术是重建手术。由于疼痛缓解是所有重建手术都能达到的一致结果，因此疼痛是重建手术的主要指征。运动和功能恢复，以及畸形矫正是外科手术干预的其他指征，但是要实现这些目标相对困难。术前评估是一个艰巨的任务。除了进行体格检查和影像学检查外，医生还必须尝试从患者、家属和治疗师那里获取足够的信息，以确定哪些畸形是导致功能损失的罪魁祸首。患者所能耐受的外科手术数量有限，必须分阶段手术才能获得最大的疗效。

3.物理治疗 物理治疗师可以使用热能和超声波等方式来减少关节僵硬并减轻疼痛。锻炼对于患者能否保存功能至关重要。锻炼应使所有关节的活动范围在其完整的运动弧内进行。

患有关节积液和滑膜炎的患者会采取强迫体位以减小关节内压力，从而使疼痛最小化。但这些体位通常不是功能的最佳位置，并且可能导致屈曲畸形。早期这些异常的强迫体位是可逆的。活动度锻炼可以防止挛缩。

虽然需要加强类风湿性关节炎患者的肌力，但患者肌肉也容易因过度使用或过度剧烈运动而受损。可以使用矫形器支撑脆弱的韧带并保护关节，这样还有助于进行诸如步行等功能活动。上肢助行器为患者提供额外支撑有助于活动，但这些辅助工具通常需要定制以满足个人的需求。当手和手腕无力或畸形时，前臂槽可为患者提供支撑并保护上肢免受过度压力。滚动助行器可用于肌力有限的患者，其不需要患者抬脚即可进行推进。

4.作业治疗 作业治疗师会对患者的日常生活活动进行评估并提供指导，如梳头、穿衣和准备餐食。由于关节炎常导致肌无力和畸形，日常生活活动时通常需要特定的辅助设备和替代方法。对衣服进行适当的修改，如采用较大的且易于操作的穿戴固件，衣物开口处、接缝处或鞋子可使用尼龙搭扣以便于穿着。上肢夹板可用于保护关节和提供稳定，并防止畸形进一步进展。夹板必须轻便且易于患者佩戴。

5.心理咨询 患者或其家人出现焦虑、自我否认、愤怒或抑郁的心理状态并不罕见。心理专家可以在应对这些心理感受、生活方式改变和自我认知等方面提供帮助。全面心理咨询包括了解患者如何应对无力、疲劳、外表改变、进展性残疾、自理能力降低及慢性疾病的经济负担。除了需要技巧来处理上述问题以外，还需要对疼痛等症状进行心理疏解。因为这些问题每天都会发生并且可能会干扰理智和情绪。

6.社会服务 慢性类风湿性关节炎伴随多方面生活方式的改变。患者可能需要变更职业，甚至无法正常工作。居家患者可能需要他人帮助做家务和准备饭菜。在更严重的阶段，患者可能需要专人护理。患者出行需求变得更加复杂，而且越来越难以进行户外出行。因此社会工作者是康复团队中的宝贵一员。社会工作者可以帮助患者安排日常生活中所需要注意的事项，并为患者寻找经济援助以支付不断增加的康复成本。

Beasley J: Osteoarthritis and rheumatoid arthritis: conservative therapeutic management. *J Hand Ther* 2012;25:163. [PMID: 22326361]

Durmus B, Altay Z, Baysal O, et al: Can the patient-reported outcome instruments determine disease activity in rheumatoid arthritis? *Bratisl Lek Listy* 2011;112:555. [PMID: 21954539]

脊髓灰质炎

脊髓灰质炎是由攻击脊髓前角细胞的肠道病毒引起的。从轻微症状到瘫痪，感染可导致各种临床症状。美国最后一次大流行发生在20世纪50年代初期。免疫防治是有效且安全的。急性脊髓灰质炎在发达国家已很少见。但是仍有患者因脊髓灰质炎后综合征寻求骨科医生的帮助。

▶分类

脊髓灰质炎可分为4个阶段。

A.急性脊髓灰质炎

所有前角细胞在急性期都会受到病毒的攻击，这是初次感染时出现弥漫性和严重瘫痪的主要原因。前角细胞控制躯干和四肢的骨骼肌细胞。感染后临床表现为突然发生瘫痪、发热和急性肌肉疼痛，通常伴有颈强直。在急性期会发生呼吸肌麻痹甚至危及生命。当瘫痪累及肩部肌肉时，呼吸功能可能已经受累。因为在脊髓中，控制这2个肌群的前角细胞距离非常近。有时患者可能需要机械通气。

初次感染后存活的前角细胞数量不一。对疾病急性期的治疗包括提供呼吸支持、减少肌肉疼痛，以及进行常规活动度锻炼防止关节挛缩。

B.亚急性脊髓灰质炎

前角细胞存活、轴突出芽和肌肉肥大都发生在亚急性期，并以3种不同的机制恢复机体力量。脊髓中约有47%（12%~94%）的前角细胞在最初感染后存活。由于前角细胞存活是随机发生的，因此根据不同的前角细胞受损，瘫痪的分布也是随机的。每个前角细胞支配1组肌细胞。由于支配肌肉的前角细胞死亡，附近的神经细胞可以轴突出芽的方式接管这些细胞的功能。通过这种方式，运动功能单元（指神经细胞和它支配的肌细胞）被扩展。此外该运动单元中所能支配的肌细胞也会增大，并且这种增大会为患者提供额外的力量。

C.脊髓灰质炎恢复期

只有在发病16~24个月后才能确定脊髓灰质炎的最终破坏程度，并针对功能丧失进行手术治疗或定做提高结构稳定性的支具或器械。

D.脊髓灰质炎后综合征

儿童时期患有急性脊髓灰质炎的患者经常在30~40年后出现肌无力的症状。这种肌无力并不是早期疾病感染扩散的结果，而是由过度使用受累肌肉所引起的。这些肌肉包括在发病时已知受累的肌肉和潜在受累的肌肉。研究表明，肌肉必须失去其强度的30%~40%时，才能够通过徒手肌力体格检查辨别。步态研究还表明，日常生活活动需要的肌肉力量和耐力比以前所认为的更多。在"种瓜得瓜"的观念影响下，传统的康复治疗鼓励患者更加努力地使用受累肢体以恢复功能。但以现在的研究结果来看，这是有害的。长期过度使用肌肉会导致其功能进一步恶化。

脊髓灰质炎后综合征的诊断依据包括：①脊髓灰质炎病史；②肌肉无力的症状是随机发生的，而且不遵循任何神经根或周围神经分布；③存在其他症状，如肌肉疼痛、严重疲劳、肌肉痉挛或肌肉颤动、关节疼痛或不稳、睡眠呼吸暂停、畏寒和抑郁症。目前没有针对该综合征的特异性检查。肌电图可以发现由轴突出芽引起的大运动功能单位。这一发现仅提示支持该诊断，不能作为最终诊断脊髓灰质炎后综合征的依据。

▶治疗

A.急性脊髓灰质炎

当出现肩部肌肉瘫痪时，应怀疑呼吸功能受累并应建立机械通气。其他治疗措施旨在减少肌肉疼痛和预防并发症。定期活动度锻炼可以防止形成关节挛缩。

B.亚急性脊髓灰质炎

亚急性阶段可能持续长达24个月，其治疗重点是防止畸形和保持功能。夹板和支具通常有助于保持关节位置并补充相应功能。

C.脊髓灰质炎恢复期

膈肌功能受损的患者需要进行舌咽呼吸训练。舌咽呼吸可将空气吸入肺部，为患者在坐位下的轻微活动提供足够的空气交换。当患者睡觉时，仍然需要机械通气。在恢复阶段，通常采取矫形手术恢复丧失的功能并提供结构稳定性。如果患者仍处于生长发育阶段，一定要采取措施预防由肌肉不平衡引起的骨骼畸形。在进行任何需要全身麻醉或镇静的手术之前，应评估肺活量以确定患者对呼吸支持的需求。

D.脊髓灰质炎后综合征

治疗旨在保持目前的肌肉力量并防止进一步发生肌无力。通常，脊髓灰质炎受累的肌肉力量无法恢复。然而当肌肉长期过度使用的情况得到纠正时，肌力也会增加。

治疗的总体策略包括改变生活方式以防止慢性过度使用受累肌肉；制订适当的锻炼计划，在保证充分休息的同时防止失用性肌萎缩和无力；为四肢提供轻量化的矫形支具，以保护关节和替代肌肉功能；采取外科手术矫正肢体或躯干畸形。

具体的治疗方案取决于疾病波及的范围。

1.脊柱　背部疼痛是一种常见的症状，通常是髋伸肌萎缩或瘫痪引起的腰椎过度伸展代偿所造成的姿势性劳损。颈部疼痛与背部疼痛类似，是肌肉进展性无力的常见症状。这两种症状都可以通过使用外部支具治疗。因为许多患者都不愿再次佩戴支具，所以患者教育非常重要。应指导患者缓解颈部肌肉过度紧张，并防止症状进一步恶化。将椅座向后倾斜10°通常可以缓解后颈部肌肉由于支撑头部所引起的疲劳。

颈椎肌肉组织的麻痹可导致头部无法保持在直立位，并可能干扰包括步行在内的大量功能。颈椎手术融合可以纠正这个问题。

麻痹引起肌肉失衡的患者常发生脊柱侧弯，尤其是双腿不等长的患者。外部支具可将脊柱保持在适当位置，但是如果患者依赖辅助肌肉进行呼吸的话，脊柱侧弯通常会影响呼吸功能。单纯后路脊柱融合术能充分解决这一问题。融合后，必须避免长时间的制动，可使用节段性脊柱固定系统。

2.下肢 髋关节和膝关节的正常活动度对功能至关重要。应尽可能矫正挛缩畸形以提高使用支具的效率。髂胫束挛缩是一种常见的畸形，患者髋关节屈曲、外旋和外展；膝关节呈外翻畸形，胫骨相对股骨外旋。髂胫束松解或延长可矫正畸形。

下肢不稳的患者可以使用拐杖和KAFO站立，此时需将膝关节锁定在伸展状态，过度伸展髋关节，让踝关节处于轻度背屈状态，使用强大的前髋关节囊进行支撑。髋关节或膝关节屈曲挛缩畸形会阻碍上述代偿机制。如果躯干和上肢支撑力量足够强大，患者可以通过短距离的滑越步态行走。这种步态会消耗大量能量。随着时间的推移，膝关节囊后壁张力增加，膝关节会出现反张畸形，引起疼痛并可发生膝关节退变。KAFO可保护膝关节并提高行走稳定性。如果髋屈肌肌力达到3级以上（表12-1）且膝关节能够被动伸展，膝关节可以保持在非锁定状态下自由行走。在这种情况下，需要在膝关节后方使用稳定器来稳定膝关节，并且将踝关节限制在中立背屈-3°的位置，这样向膝关节提供过伸力矩以获得稳定性。因此在站立阶段，净踝关节跖屈会使膝关节保持在过度伸展状态，同时关节后囊可达到静态约束的目的。

股四头肌力量对于行走并不是必需的。将膝关节锁定在伸展位可以替代强壮的臀大肌和良好的腓肠肌肌力。如果腓肠肌强度不足以在站立中晚期控制胫骨前向运动，需要佩戴足踝矫形器。没有必要将踝关节固定在轻度跖屈位，以提供膝关节稳定性，因为这种位置可能导致膝关节反曲畸形。马蹄足在对侧肢体与地面接触之前阻碍了身体重心向前足的转移，进而抑制了前向的动量并限制了步长。当腘绳肌功能正常时，可将股二头肌和半腱肌向前转移到股四头肌肌腱以提供膝关节动态稳定性。

足部肌肉失平衡会导致畸形发生。当存在肌肉不平衡时，应在发生固定性畸形之前考虑进行肌腱松解或转移术。

马蹄足挛缩畸形是一个常见的问题，而且常导致膝关节反曲畸形。使用高鞋跟代偿马蹄足畸形

会使腓肠肌在控制腿部运动时承受过大的压力。通常需要外科手术延长跟腱以矫正踝关节的马蹄足挛缩，并使患者更易于穿戴支具。

前足马蹄足所导致的足弓畸形限制了支撑能力。如果不存在固定性的骨性畸形，仅松解足底筋膜就足以矫正畸形。如果存在骨性畸形，则需要进行闭合楔形截骨术。踝关节的三关节融合术也可用于矫正畸形并提供稳定的足部支撑。

长期存在肌肉失平衡、肌肉代偿及由此产生的关节和韧带拉伤常常导致关节出现退行性改变。在充分术前评估的基础上可以进行全关节置换术。在脊髓灰质炎后综合征患者中，因为骨骼上长期缺乏肌肉作用，所以骨质疏松症较常见。手术时必须矫正关节挛缩畸形以防止假体部件承载过大的作用力，这些力很可能会导致假体松动。术后必须用适当的矫形器对受累肌肉进行支撑。康复可能会很耗时，因为单恢复关节运动和肌肉功能就需要较长的时间。术后必须使用连续被动运动装置并进行频繁的关节活动度锻炼来恢复关节活动性。由于支具难以对髋关节进行全面支撑，因此髋关节伸肌、外展肌和屈肌必须至少有3级的肌力（表12-1），才能保证在手术后为髋部提供理想的稳定性。由于手术可能会对周围肌肉的力量造成影响，在进行全髋关节置换术之前必须考虑这一因素以防止习惯性脱位的发生。

3.上肢

（1）肩部：肩部对于手部的功能非常重要。肩关节的活动功能完全取决于肌肉的力量。在使用轮椅的患者中，上肢在轮椅应用中得到了锻炼，肩关节的功能也随之提高。这些改善使患者能够以较小的肌肉力量获得较大的运动幅度。肩部稳定性对于需要上肢辅助行走的患者更为重要。如果患者肩胛骨区域的肌肉具有足够的力量，患者可从肩关节融合术中获益。肩部融合时仅固定了肩-胸运动，并不妨碍患者进行更为精细的桌面活动。肩关节融合确实会限制患者上肢的活动能力，如影响沐浴时自我卫生清理能力，因此该术式仅应用于一侧肢体。

保留肩部力量应优于一切治疗措施。肩袖撕裂

是脊髓灰质炎后综合征患者所面临的常见问题。如果条件允许，应尽可能通过手术修复撕裂的肩袖。对于无法修复的大范围损伤，关节镜下清创术能显著缓解疼痛。有95％的脊髓灰质炎后综合征患者存在肩部无力，并且与下肢无力的程度密切相关。下肢无力的患者往往需要依靠上肢将自己从椅子上推起来或将自己拉上楼梯。他们在行走时，非常依赖上肢的辅助。因此，应通过使用高椅子、电动升降椅、电梯或电动楼梯椅滑动装置及最合适的下肢支具，尽可能减少肩部负重，这很重要。在低限度走动或无法行走的患者中，应使用电动轮椅或机动踏板车，以防止因推动轮椅而导致的肩部肌肉过度疲劳。

（2）肘部：肘部的功能体现于抵抗重力、提起物体，因此需要足够的屈肌力量。可移动的手臂支撑物可以最大限度地提高患者肌肉效率。肌腱转移术也可用于恢复主动屈曲，如涉及三角肌和肱二头肌的肌腱转移。

（3）手腕和手部：手部对掌麻痹很常见，可导致手部功能丧失50％。在急性期和恢复期使用夹板可用于预防内收挛缩。通过肌腱转移可以恢复对掌肌功能，最常采用的肌腱是环指的指浅屈肌肌腱。

手内在肌麻痹也会影响手部功能。蚓状肌条状矫形器可防止掌指关节过度伸展，并允许手指的伸肌能够正常活动并打开手掌。使用手术固定关节囊也能达到相同的限制掌指关节伸展效果。

如果腕伸肌功能正常，可以使用屈肌铰链矫形器克服手指屈肌和伸肌的麻痹。肌腱转移术可以达到相同的效果，肌腱固定后手能够抓握和捏合。

Boyer FC, Tiffreau V, Rapin A, et al: Post-polio syndrome: Pathophysiological hypotheses, diagnosis criteria, drug therapy. *Ann Phys Rehabil Med* 2010;53:34. [PMID: 20093102]

Chatterjee A, O'Keefe C: Current controversies in the USA regarding vaccine safety. *Expert Rev Vaccines* 2010;9:497. [PMID: 20450324]

Gonzalez H, Olsson T, Borg K: Management of postpolio syndrome. *Lancet Neurol* 2010;9:634. [PMID: 20494327]

Koopman FS, Uegaki K, Gilhus NE, et al: Treatment for postpolio syndrome. *Cochrane Database Syst Rev* 2011;2:CD007818. [PMID: 21328301]

Nollet F: Postpolio syndrome: unanswered questions regarding cause, course, risk factors, and therapies. *Lancet Neurol* 2010; 9:561. [PMID: 20494317]

脑瘫（静态性脑病）

脑瘫是指非进展性和非遗传性的运动功能障碍性疾病。可以产前、围产期或产后发病。确切的原因并不明确，但有时与早产、围产期缺氧、脑外伤或新生儿黄疸有关。美国有超过50万人患有脑瘫，其中1/3的患者神经功能缺损程度严重，约1/6的患者较轻微。

▶ 分类

由于脑瘫患者神经系统障碍表现多样，因此系统的分类是必不可少的工作。该病可根据运动障碍和神经缺陷的类型进行分类。

A.运动障碍的类型

脑瘫运动障碍可以分为3种类型。

1.痉挛性疾病　特点是存在阵挛和过度活跃的深腱反射。痉挛性运动的患者可以通过手术进行治疗。

2.运动障碍性疾病　运动障碍性疾病包括手足徐动症、投掷症、舞蹈病、肌张力障碍和共济失调。这样分类是由于这些疾病均不适合手术矫正。

3.混合性疾病　这类疾病表现为痉挛和手足徐动症并发，经常全身受累。

B.神经系统受损的类型

1.单瘫　这种疾病通常是痉挛性的，且常累及单肢。因为单瘫罕见，所以建议在给出诊断之前对患者进行系统性的检查。高强度的运动（如快跑）经常诱发一个肢体的痉挛状态。

2.偏瘫　痉挛仅影响患侧的上肢和下肢。下肢多表现为马蹄内翻足。而上肢多表现为肘、腕和手指屈曲，拇指内收。影响上肢功能的主要问题是缺乏本体感觉和空间位置觉。上肢手术的目的是使手具有辅助性，并改善手的外观。在行走时不自觉地将手臂保持在极度屈曲的位置可能会影响患者社交活动。

3.截瘫　截瘫的神经功能缺损仅出现在下肢。截瘫在痉挛性脑瘫患者中较罕见，所以必须排除高位脊髓损伤的存在，其可能是出现神经系统症状的真正原因。膀胱问题与影响下肢的痉挛性瘫痪共存，一般都继发于脊髓损伤。

4.双侧瘫痪 痉挛性双瘫是脑瘫最常见的神经症状，美国有50%~60%的脑瘫患者出现该症状。特点是双下肢广泛受累，上肢仅有轻微的不协调。下肢症状包括明显的痉挛，特别是髋关节，深部肌腱反射亢进，巴宾斯基征阳性。髋关节通常呈继发于痉挛状态的屈曲、内收和内旋畸形。膝关节处于外翻位并可能伴有胫骨过度外旋。踝关节呈现马蹄足可伴足外翻畸形。言语和智力功能通常正常或略微受损。内斜视和视觉感知障碍很常见。

5.全身受累 有时称为四肢瘫痪，全身受累的特点是损伤影响四肢、头部和躯干。感觉损伤很常见，而且言语和吞咽功能通常会受到损害，无法与他人正常沟通是最严重的损伤。尽管大约45%的患者存在智力障碍，但真实的智力水平通常会被沟通障碍所掩盖。行走功能并不是治疗的首要目标，因为患者的平衡反应功能往往受损严重或几近丧失。患者采取坐姿时需要支架或定制的支撑装置辅助。脊柱侧弯、挛缩和髋关节脱位是患者所遇到的常见的骨科问题，这可能会影响坐位。

▶**治疗**

因为其他章节已讨论过小儿脑瘫，所以下面主要讨论成人脑瘫。

A.成年患者的特殊注意事项

1.肌肉骨骼问题 可能长期存在僵硬性畸形。骨性畸形也很常见，必须进行截骨术，否则单纯纠正软组织无法重新达到肢体平衡。与年轻患者相比，成年患者体重较大，所以能量需求较高。痉挛的肌肉力量很差，而且经常因代偿畸形长期过度使用，会出现进一步受损。

2.活动能力 能够独立坐起的患者具有良好的平衡能力并且可以独自推动轮椅。使用脚部力量辅助，患者可轻而易举地向后推动轮椅。自行支撑的座位可能需要对患者进行一些外部固定才能使其保持笔直地坐起，而带有支撑功能的座位仅需要患者脊柱力线正常且髋部活动度良好即可使其保持直立坐位。

出行活动可分为4类：社区内出行活动、室内活动、生理性活动（运动）和轮椅出行。社区内出行活动的患者能够独立、安全地在社区内活动且能够轻松地应对常见的障碍物。社区内出行活动可能需要矫形器或上肢助行器的帮助。室内活动要求患者能够独立行走较短的距离，但在遇到常见的障碍物（如楼梯或路缘）时需要协助才能越过障碍物，在长距离出行的情况下需要轮椅协助。生理性活动是指能够在辅助下短距离行走或仅将步行作为一种锻炼手段，但患者无法通过步行进行正常的活动。步行的能量需求决定了患者所属的出行类别，并决定了所需使用的辅助设备。患者将自己所有的能量均用于出行是不合理的。

B.下肢障碍的治疗措施

1.髋部 在行走时，髋关节会出现内收和内旋畸形。此时可能需要对髋内收肌肌腱进行松解（图12-13）以矫正这种畸形。

蹲伏步态和腰椎前凸是髋关节屈曲畸形的表现。动态多导肌电图步态研究结果发现，脑瘫患者的髂腰肌功能异常，而髂腰肌正是主要的髋屈肌之一。在步态研究中应用动态多导肌电图可以评估髂腰肌和耻骨肌的功能，并可协助制订手术方案。如果需要松解髂腰肌肌腱，应在远端切开肌腱，并使其向近端缩回至髋关节囊前部的附着处（图12-26）。有时也需要行耻骨肌肌腱松解术。

2.膝关节 出现蹲伏步态的患者也可以采取手术方法矫正膝关节屈曲畸形。但首先应注意是否存在髋关节畸形。因腓肠肌和比目鱼肌无力导致无法维持胫骨的位置也可能出现蹲伏步态，所以在进行膝关节手术之前应充分考虑这些因素。步态肌电图研究可用于确定是哪些肌肉的异常引起了步态变化。对功能不良的腘绳肌肌腱进行松解（图12-15）或延长可能也能改善步态问题。

3.足 马蹄足很常见。如果没有僵硬性挛缩，可使用足踝矫形器改善足的位置。如果存在马蹄足挛缩畸形，应采取跟腱延长术（图12-16），以使足维持于中立位。手术后应使用小腿-足石膏固定6周，之后使用足踝矫形器保持足的位置，以及在行走时对胫骨提供支撑。

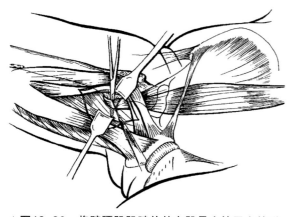

▲图12-26　将髂腰肌肌腱从其在股骨小转子上的附着处松解，以矫正髋关节屈曲畸形（Anthony C. Berlet 插图。Keenan MAE, Kozin SH, Berlet AC: Manual of Orthopaedic Surgery for Spasticity. Philadelphia, PA: Raven; 1993.)

马蹄内翻足也很常见。虽然中风或创伤性脑损伤患者出现马蹄内翻足的主要内翻力来自胫骨前肌，但胫骨后肌同样可能导致马蹄内翻足，特别是脑瘫患者。因此，为了找到畸形的原因并制订正确的手术方案，应在患者行走状态下进行动态肌电图检测。

如果胫骨前肌过度活跃，可在进行跟腱延长时将胫骨前肌肌腱劈开并进行肌腱转移（图12-18）。如果胫骨后肌过度活跃，建议延长胫骨后肌肌腱。如果肌电图结果显示胫骨后肌仅在步态摆动相活跃，需要将胫骨后肌肌腱穿过骨间膜转移到足背，而不需要进行胫骨前肌肌腱转移。术后使用小腿-足石膏固定6周，之后可改用足踝矫形器支撑腿部。如果出现继发性蹈外翻，需要矫正距下关节畸形并重新排列第1跖趾关节的位置。

内在肌痉挛患者偶尔会出现高弓足。如果早期发现该问题，可以采取足底筋膜切开术，并对屈肌肌腱与跟骨的附着处进行松解。如果这一问题发现较晚并伴有骨性畸形，则应进行跗骨楔形截骨术。

C.上肢障碍的治疗措施

上肢的功能与多种因素有关，如认知、感觉功能，以及手部活动范围。痉挛发作的程度也影响手臂和手的运动能力。手术可以改善手的活动范围及痉挛状态，但手术的成功与否与完善的术后治疗计划有关。精神障碍、运动障碍和感觉障碍是功能性手臂和手部手术的相对禁忌证。

1.功能性上肢　
对于手存在功能性问题的患者，治疗开始前应对运动和感觉缺陷进行彻底的临床评估。动态肌电图检查能够帮助确定所需延长或转移的肌肉与肌腱。受累最轻的手尺侧腕屈肌只有轻微的痉挛，手腕只有轻度屈曲畸形。这种情况可采取尺侧腕屈肌肌腱延长术改善手部功能和位置。

有些患者手部无法完成放下物体的动作。这是由于指伸肌和腕屈肌的协同作用出现了问题，而导致手指在伸腕时无法伸展。这类似瘫痪手中的肌腱切除效应，但其机制是动态变化的。选择性延长过度活跃的指屈肌（图12-23）可改善手部功能。

是否采取腕屈肌向腕伸肌转移需要极度谨慎。正常情况下，患者可以通过屈腕调节指屈肌和伸肌之间的动态平衡。如果将手腕固定在伸展状态，可能使这种重要的代偿方法丧失。

拇指-掌心畸形需要对鱼际肌近端进行松解（图12-24）、对拇长屈肌肌腱进行延长。不建议对鱼际肌远端进行松解，因为这样可能会导致拇指掌指关节过伸畸形。

2.非功能性上肢　
对非功能性上肢进行手术治疗的目的包括防止皮肤破裂、改善卫生或外观，或便于患者穿衣。关于中风所引起的肩部和肘部挛缩问题已在前文讨论，其所使用的外科治疗方法如图12-20和图12-21所示。腕部屈曲、手指屈曲和拇指-掌心畸形患者应该采取手术治疗，因为严重的腕关节屈曲会导致正中神经受到腕横韧带近端边缘的压迫。将腕关节固定于中立位的关节融合术结合浅表肌腱转向深部的肌腱转移术（图12-22），能够有效矫正手腕畸形并降低皮肤护理的难度。拇指畸形的治疗措施包括延长拇长屈肌肌腱，融合指骨间关节，以及进行鱼际肌的近端松解（图12-24）。

D.全身受累的治疗

全身受累的患者很少是功能性行走者，尽管他们可以独立地或在帮助下移动。这类患者常合并痉挛和运动障碍（如手足徐动症），且大部分时间都在椅子上度过。功能性坐姿需要灵活的髋关节和正常的脊柱力线。

有时需要对膝关节屈曲畸形的患者进行腘绳肌

远端松解术或延长术，以使患者灵活性提高，获得更好的体位姿态。有时会见到膝关节的僵硬性伸展挛缩畸形，以至于影响患者的坐位耐受能力。将股四头肌肌腱延长（图12-27）即可弯曲膝关节。

在痉挛患者中常可见到足部畸形，为了便于穿鞋并防止皮肤破裂，有时需要进行手术治疗。当足部可以固定于轮椅的脚蹬时，坐姿即可得到改善。

由于脊柱侧弯很常见，所以脊柱是全身受累时的主要关注点。自适应性座椅或矫形器可用于支撑脊柱并帮助患者在就座时保持直立姿势。脊柱融合适用于进行性脊柱侧弯患者。骨盆的倾斜会极大地干扰坐姿的稳定，若出现该类问题，融合范围应该包括骶骨。

and neurological rehabilitation. *Lancet Neurol* 2011;10:844. [PMID: 21849165]

Koman LA: Cerebral palsy: past, present, and future. *J South Orthop Assoc* 2002;11:93. [PMID: 12741589]

Moran CG, Tourret LJ: Recent advances: orthopaedics. *BMJ* 2001;322:902. [PMID: 11302907]

Novak I: Effective home programme intervention for adults: a systematic review. *Clin Rehabil* 2011;25:1066. [PMID: 21831927]

Ryan SE: An overview of systematic reviews of adaptive seating interventions for children with cerebral palsy: where do we go from here? *Disabil Rehabil Assist Technol* 2012;7:104. [PMID: 21877900]

Sussman MD, Aiona MD: Treatment of spastic diplegia in patients with cerebral palsy. *J Pediatr Orthop B* 2004;13:S1. [PMID: 15076595]

Wright PA, Durham S, Ewins DJ, Swain ID: Neuromuscular electrical stimulation for children with cerebral palsy: a review. *Arch Dis Child* 2012;97:364. [PMID: 22447997]

神经肌肉疾病

神经肌肉疾病包括多种慢性疾病，其特点是骨骼肌肉组织进行性退化，导致肌无力、肌萎缩、关节挛缩和残疾加重。这些疾病也称为运动神经元病，原发性病灶可能包括运动神经元、神经肌肉接头或肌纤维。目前可以分为2类，即肌病（肌纤维疾病）和神经病变（继发于下运动神经元病的肌肉退化）。大多数神经肌肉疾病是遗传性的（表12-6），有些点突变也可能会导致自发性病例。早期诊断是及时采取治疗方案的基础，也对遗传咨询非常重要。治疗方案旨在提供对症治疗和支持治疗。正确的骨科治疗可以显著提高神经肌肉疾病患者的功能。

▶ **诊断**

A.病史采集与体格检查

详细的家族遗传史对诊断具有重要的意义。临床病史采集和体格检查能够充分说明肌肉受累的模式。神经病变常呈远端受累模式。肌肉震颤和痉挛很常见，肌肉萎缩较肌无力更明显。肌病常在早期出现近端肢体肌肉无力，而肌肉震颤和痉挛较少见，肌无力的症状比肌肉萎缩更明显。神经肌肉传导障碍时会出现重症肌无力、疲劳和上睑下垂等症状。

B.肌酶检查

血清中肌酶的水平在肌病时升高，但在神经源性病变中正常。需要检查的肌酶包括肌酸磷酸激酶（CPK）、乳酸脱氢酶（LDH）、醛缩酶、天冬氨酸氨基转移酶（AST，SGOT）和丙氨酸氨基转移酶（ALT，SGPT）。CPK水平常在进行性假肥大性肌营养不良中明显升高，而在慢性进展的疾病中升

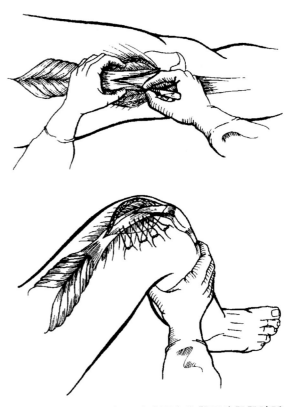

▲**图12-27** dV-Y切口（上图）和股四头肌肌腱延长（下图），可以矫正膝关节僵硬型伸展挛缩，并可改善坐姿（Anthony C. Berlet插图。 Keenan MAE, Kozin SH, Berlet AC: Manual of Orthopaedic Surgery for Spasticity. Philadelphia, PA: Raven; 1993.）

高幅度较少。进行性假肥大性肌营养不良在出生时和出生后的最初几年无明显的临床症状，此时肌酶的水平达到巅峰。随着疾病的进展和肌肉质量的下降，肌酶水平降低。

C.肌电图和神经传导检查

肌电图和神经传导检查可用于鉴别原发性肌肉疾病和神经病变（表12-6）。肌电图可用于区分肌病、周围神经障碍和前角细胞病变。肌病在肌电图上特征为：①频率增加；②持续时间缩短；③动作电位幅度减小。此外诱发电位增加，多相电位变短和干扰模式延长都是显而易见的。而肌电图在神经性病变中的特点刚好相反：①频率降低；②持续时间增加；③动作电位幅度增加。此外，可以看到频繁的纤颤电位，多相电位成簇出现和干扰模式缩短。在重症肌无力和肌强直性疾病中，肌电图的结果是具有诊断性的。在重症肌无力中，肌电图表现为疲劳现象。在肌强直中，肌电图的特点是正波和高频发射的电位，然后慢慢消失。

D.肌肉活检

为了从肌肉活检中获得最多有效信息，医生应选择具有轻度至中度受累程度不等的肌肉，并要避免采用短期内接受肌电图检查被电极损伤的肌肉。肌肉活检可用于区分肌病、神经源性病变和炎性肌病。但是活检不能用于确定预后。组织化学染色可进一步区分先天性肌病的类型。

在组织学上，肌病的特点是肌纤维坏死、脂肪变性、结缔组织增殖和细胞核数量增加，其中一些细胞核从外周向肌纤维的中心迁移。

神经病变时组织学表现为肌纤维较小且成角；成束的萎缩纤维与普通纤维束混合排列；结缔组织无增生。

多发性肌炎的病理表现包括炎症细胞大量浸润、组织水肿、血管周围炎和节段性坏死，纤维呈现出变性和再生的混合模式。

表12-6　常见神经肌肉疾病分类

疾病	是否遗传	肌酸磷酸激酶水平	肌电图类型	神经传导	活检结果
肌营养不良 　进行性假肥大性肌营养不良（迪谢内肌营养不良）	是	显著升高	肌源性病变	正常	肌源性病变
面肩胛肱型肌营养不良	是	正常或升高	肌源性病变	正常	肌源性病变
肢带型肌营养不良	是	升高	肌源性病变	正常	肌源性病变
脊髓性肌萎缩 　婴儿型（Werdnig-Hoffmann）和少年型（Kugelberg-Welander）	是	正常或轻度升高	神经源性病变	正常	神经源性病变
遗传性运动感觉神经病 　I型（沙尔科-马里-图思病，Charcot-Marie-Tooth disease）	是	正常	神经源性病变	显著下降	神经源性病变
II型	是	正常	神经源性病变	下降或正常	神经源性病变
III型	是	正常	神经源性病变	下降	神经源性病变
IV型	是	正常	神经源性病变	\	神经源性病变
V型	是	正常	神经源性病变	正常	神经源性病变
肌病 　中央轴空病、杆状体肌病、多轴空病、线粒体肌病、肌管性肌病、其他	常见	正常	正常或轻度肌源性病变	正常	肌源性病变
脊髓灰质炎	否		神经源性病变	正常	神经源性病变
急性感染性多发性神经根炎（又称为吉兰-巴雷综合征）	否	正常	神经源性病变	急性期内变慢	神经源性病变
多肌炎	否	正常或升高	肌源性病变	正常	肌源性病变
肌肉强直性肌病	常见	正常	诊断性	正常	\
重症肌无力	有时	\	诊断性	\	\

数据由来自Rancho Los Amigos医学中心的Irene Gilgoff博士总结。

▶ 进行性假肥大性肌营养不良

进行性假肥大性肌营养不良是一种影响男性的进行性疾病，也称为迪谢内肌营养不良。这是一种以X染色体隐性方式遗传，并在儿童早期发病的疾病。一般来说，受影响的儿童有正常的出生和发育史。但是当患者3~5岁时，已经失去了足够的肌肉质量并导致功能受累。

1.临床表现 早期症状包括腓肠肌假性肥大（结缔组织增加的结果）、扁平足（继发于跟腱挛缩）、近端肌无力。髋部的肌无力常表现为高尔征（Gower sign），当患者试图从地板站起时倾向于使用手臂去支撑躯干。其他迹象包括爬楼梯时的犹豫不决，落座的最后阶段明显加速及肩部无力。

肌无力和肌挛缩导致大约45%的患者在9岁时还无法独立行走，到12岁时几乎所有的患者都无法独立行走。患者首先表现为从地板上站起困难，进而无法上楼梯，最后导致无法独立步行。80%的患者会出现心脏受累。检查结果常可发现心室底部纤维化和相应的心电图改变。在活动水平低的患者中，心肌病的临床表现并不明显。呼吸系统问题在疾病的晚期阶段很常见，在肺功能的定期评估中极易发现。30%~50%的患者可表现出智力发育迟滞，但这种改变从出生即存在，呈进展性。

2.治疗 治疗的目的是使患者尽可能多地活动，以预防肥胖症、骨质疏松症和脊柱侧弯等并发症。髋关节屈肌、阔筋膜张肌和小腿三头肌痉挛会形成限制行走的挛缩。进行性肌无力和挛缩使患者的支撑力减少，患者不能使用正常的机制来维持肢体直立平衡。患者步幅明显增加，髋部屈曲、外展，膝关节屈曲，足踝呈马蹄足并有内翻畸形。为了代偿髋关节屈曲挛缩和髋伸肌无力，患者腰椎前凸畸形变得更为夸张。

早期即出现跟腱挛缩并导致马蹄足，这是由腓肠肌和胫骨前肌之间的肌肉失衡引起的。早期可以通过足跟拉伸练习和夜间佩戴夹板来治疗，可使用KAFO控制足部位置并替代无力的股四头肌。当挛缩加重时，可改用连续石膏固定以达到治疗目的。拉伸、内旋锻炼还可用于治疗早期髋关节屈曲挛缩。

手术治疗旨在松解限制行走的挛缩畸形。术后早期活动有助于防止肌力进一步减退。由于患者肺功能储备受限，并且恶性高热发生率高于常人，因此这些患者的麻醉风险较高。

小腿三头肌和胫骨后肌是肌营养不良患者下肢最强壮的肌肉。这些肌肉是导致马蹄足和内翻畸形的源头。治疗方法包括松解挛缩的阔筋膜张肌，延长跟腱，将胫骨后肌向前转移。手术能够延续患者行走能力约3年。术后需要佩戴支具。

在依靠轮椅行动的患者中脊柱侧弯很常见。保持骨盆水平和脊柱直立的自适应性座椅装置可用于防止畸形。也可以使用刚性塑料制成的脊柱躯干矫形器提供支撑。当外用支具无效时，脊柱侧弯会迅速进展。有时需要进行脊柱融合术。手术期间失血量很大，而且假关节的发生率很高。应避免术后卧床制动，所以节段性脊柱内固定是首选方案。

由于肌病患者活动能力降低、肌肉张力丧失，所以常会有继发于骨质疏松症的骨折发生，往往不存在骨矿化异常。骨折的发生率随着疾病的严重程度而增加。大多数骨折发生在干骺端，位移很小，疼痛不明显，并发症少，并且一般可在预期的时间内愈合。

Bushby K, Finkel R, Birnkrant DJ, et al: Diagnosis and management of Duchenne muscular dystrophy, part 1: diagnosis, and pharmacological and psychosocial management. *Lancet Neurol* 2010;9:77. [PMID: 19945913]

Bushby K, Finkel R, Birnkrant DJ, et al: Diagnosis and management of Duchenne muscular dystrophy, part 2: implementation of multidisciplinary care. *Lancet Neurol* 2010;9:177. [PMID: 19945914]

Glanzman AM, Flickinger JM, Dholakia KH, Bönnemann CG, Finkel RS: Serial casting for the management of ankle contracture in Duchenne muscular dystrophy. *Pediatr Phys Ther* 2011;23:275. [PMID: 21829124]

Jung IY, Chae JH, Park SK, et al: The correlation analysis of functional factors and age with Duchenne muscular dystrophy. *Ann Rehabil Med* 2012;36:22. [PMID: 22506232]

Markert CD, Ambrosio F, Call JA, Grange RW: Exercise and Duchenne muscular dystrophy: toward evidence-based exercise prescription. *Muscle Nerve* 2011;43:464. [PMID: 21404285]

Roberto R, Fritz A, Hagar Y, et al: The natural history of cardiac and pulmonary function decline in patients with Duchenne muscular dystrophy. *Spine (Phila Pa 1976)* 2011;36:E1009. [PMID: 21289561]

Sussman M: Duchenne muscular dystrophy. *J Am Acad Orthop Surg* 2002;10:138. [PMID: 11929208]

▶ 脊髓性肌萎缩

脊髓性肌萎缩是一种以脊髓前角细胞先天性缺乏为特征的神经源性疾病。该疾病的早期形式称为

Werdnig–Hoffmann瘫痪，是常染色体隐性遗传病。

　　大约20%的脊髓性肌萎缩患者是能够行走的，约有1%的患者完全无法行走。骨折在这些患者中很常见，都是继发于活动力下降和功能降低。

　　骨科手术的目的是防止脊柱塌陷和发生挛缩。患者通常需要矫形支具来提高脊柱的稳定性。无法行走的患者可以使用自适应座椅装置或矫形器。如果发生脊柱塌陷，需要进行脊柱融合处理，但融合后仍有可能继续恶化。骨骼不成熟和后路器械长度可能影响脊柱曲度，应在术前予以充分考虑。

McElroy MJ, Shaner AC, Crawford TO, et al: Growing rods for scoliosis in spinal muscular atrophy: structural effects, complications, and hospital stays. *Spine* (*Phila Pa 1976*) 2011;36:1305. [PMID: 21730818]

Wadman RI, Bosboom WM, van der Pol WL, et al: Drug treatment for spinal muscular atrophy types II and III. *Cochrane Database Syst Rev* 2012;4:CD006282. [PMID: 22513940]

Zebala LP, Bridwell KH, Baldus C, et al: Minimum 5-year radiographic results of long scoliosis fusion in juvenile spinal muscular atrophy patients: major curve progression after instrumented fusion. *J Pediatr Orthop* 2011;31:480. [PMID: 21654453]

▶ 遗传性运动感觉神经病

　　遗传性运动感觉神经病又称为沙尔科–马里–图思病（Charcot–Marie–Tooth disease），是最常见的遗传性退行性肌病，其发病率约为1/2500。它通常以自体显性模式遗传。在过去的几十年中，该疾病的分子基础研究取得了重大进展。目前已发现超过30种致病基因。肌电图结果提示神经病变模式，而且所累及的神经传导速度显著降低，但肌酶水平正常。该病的临床发病年龄为5~15岁。

　　由于腓骨肌在疾病早期即可受到影响，本病有时又称为进展性腓骨肌萎缩症。手足的内在肌在疾病后期受影响，患者通常表现为进行性爪状趾和足弓畸形。在骨骼发育不成熟的患者中，松解足底筋膜可以矫正足弓畸形。当需要矫正爪状趾畸形时，需要联合进行趾长伸肌肌腱向跖骨颈转移术和脚趾近端趾骨间关节融合术。如果胫骨后肌在摆动相异常活跃，可以将该肌腱穿过骨间膜转移到楔骨外侧。对成人矫形时通常需要采取关节融合术。

　　手内在肌阴性畸形导致难以抓握物体。使用蚓状肌条状矫形器将掌指关节维持在屈曲状态可改善手功能。掌指关节掌侧关节囊固定术可以达到同样

的效果。为了恢复手内在肌的功能，可以将环指浅屈肌肌腱分成4束并穿越蚓状肌转移到近端指骨。

Reilly MM, Murphy SM, Laurá M: Charcot-Marie-Tooth disease. *J Peripher Nerv Syst* 2011;16:1. [PMID: 21504497]

Sapienza A, Green S: Correction of the claw hand. *Hand Clin* 2012;28:53. [PMID: 22117924]

Yagerman SE, Cross MB, Green DW, Scher DM: Pediatric orthopedic conditions in Charcot-Marie-Tooth disease: a literature review. *Curr Opin Pediatr* 2012;24:50. [PMID: 22189393]

帕金森病

A.流行病学

　　帕金森病（PD）是一种与多巴胺能–黑质–纹状体神经元丧失相关的进行性神经退行性疾病。PD被认为是最常见的神经系统疾病之一，影响1%~2%的65岁以上人群。PD的发病率和患病率随年龄增长而增加，85岁以上人群有4%~5%受PD影响。平均发病年龄约为60岁，40岁以下人群的发病相对少见。

B.病理生理学

　　PD的主要神经病理表现是黑质中色素沉着的多巴胺能神经元的损失和出现路易体（Lewy body）。多巴胺能神经元的丧失最主要发生在黑质腹侧。在出现PD的临床症状之前，多巴胺能神经元的损失量为60%~80%。

C.病史

　　PD的发作通常是不对称的，最常见的首发症状是上肢不对称性静止性震颤。大约20%的患者笨拙感出现在单侧上肢。随着时间的推移，患者会出现进行性运动迟缓、僵硬和步态困难等相关症状。PD的初始症状可能是非特异性的，包括疲劳和抑郁。

D.体格检查

　　PD的3个主要体征是静止性震颤、僵硬和运动迟缓，有2项阳性体征即可确立诊断。姿势不稳是PD的第四个主要体征，但它往往在疾病晚期出现，通常在发病8年或更长时间以后。

E.内科治疗

PD的治疗目标是尽可能长时间地控制体征和症状，同时尽量减少不良反应。药物（如左旋多巴）通常能够达到4~6年的满意的症状控制效果。但此后尽管继续接受高水平的治疗，疾病所造成的残疾仍然在不断进展，并且许多患者开始出现晚期运动功能相关的并发症，包括震颤和运动障碍。疾病晚期的致残因素包括姿势不稳定（平衡困难）和痴呆。

F.神经外科治疗

当内科治疗无效时，可采取神经外科治疗，包括深部脑刺激、丘脑切开术和苍白球切开术。

G.骨科治疗

对PD患者的骨科病因进行治疗时容易出现并发症，如固定失败、假体脱位。虽然能够明显缓解疼痛，但PD患者的全关节置换术的结果不稳定，且易出现并发症。在骨科手术干预后，通过适当的护理措施能够提高手术的疗效。

Macaulay W, Geller JA, Brown AR, Cote LJ, Kiernan HA: Total knee arthroplasty and Parkinson disease: enhancing outcomes and avoiding complications. *J Am Acad Orthop Surg* 2010;18:687. [PMID: 21041803]

Moon SH, Lee HM, Chun HJ, et al: Surgical outcome of lumbar fusion surgery in patients with Parkinson disease. *J Spinal Disord Tech* 2012;25:351. [PMID: 21685805]

Quealy JM, Abdulkarim A, Mulhall KJ: Total hip replacement in patients with neurological conditions. *J Bone Joint Surg Br* 2009;91:1267. [PMID: 19794158]

烧伤

在美国，每年有超过200万人因严重烧伤就医。其中约有50 000人的住院时间超过2个月。

热灼伤最直接影响的是皮肤，但也可波及下面的肌肉、肌腱、关节和骨骼。瘢痕挛缩会极大影响患者后期功能并造成畸形。理想的情况下，康复治疗应在患者首次入院时开始。

▶分类

传统上，根据损伤的深度，将烧伤分为3度。目前，有观点认为将烧伤分为2类更有用：浅层烧伤（涉及部分真皮）和全层烧伤（涉及整个真皮）。儿童总体表面积60%的烧伤是烧伤后发病率和死亡率的关键阈值。

一度烧伤仅损伤表皮，表现为红斑、轻微水肿和疼痛。皮肤表面完整，并可在5~10天平稳地愈合，不会形成残留的瘢痕。

二度烧伤波及表皮和不同深度的真皮层。对真皮层的损伤深度决定了愈合的结果。在浅表二度烧伤中，水疱形成是突出的临床症状，这些水疱是由体液中的渗透梯度引起的。浅表二度烧伤在10~14天内愈合，瘢痕较小。真皮层深度烧伤的特点是表皮红色外观与黏附在真皮层上很难察觉的白色组织。如果感染发生，这些伤口可能会进展到全层损伤。深二度烧伤愈合时表面皮肤较为脆弱。愈合发生在25~30天，常见致密的瘢痕形成。

三度烧伤是全层烧伤，损伤表皮和整个真皮层。由于痛觉感受器位于真皮内，所以三度烧伤后疼痛丧失。此时皮肤表面呈现出皮革样的坏死组织。

▶治疗

A.维持功能位的方法

烧伤瘢痕会逐渐收缩并变得僵硬，因此将头部、躯干和四肢保持在功能位至关重要。如果形成挛缩，以后的功能会严重受限。烧伤的部位决定预防畸形的治疗方案。

为防止颈部或上躯干烧伤患者出现颈部和下颌畸形，应尽早使用模压夹板将头部和颈部保持在中立位或略微伸展位。肩部烧伤患者存在挛缩的风险，特点是肩胛骨上提伴手臂内收。在肩胛骨之间放置垫子并使用硬床垫防止肩胛骨移位。为了保持手臂外展75°~80°，肩部屈曲20°~30°，使用腋窝泡沫垫并用8字形绷带保持肩关节功能。未经治疗的挛缩不仅会限制肢体运动，还会导致关节在极端状态下发生半脱位。

当烧伤累及躯干时，治疗目标是在存在瘢痕组织收缩的情况下，尽可能保持脊柱的正常曲度。仅累及躯干一侧的烧伤有时会导致脊柱侧弯，应该通过瘢痕切除和使用支具来矫正畸形。如果任由畸形发展，则脊柱侧弯会进展为结构性畸形并导致骨质改变。腹股沟处烧伤往往会导致髋关节屈曲和内收挛缩。为了防止这种情况，应将患者髋部放置在伸展位并外展15°~20°。如果患者躺在柔软的床垫上，可能会掩盖髋部的轻微屈曲畸形。每天进行内旋锻炼有助于维持髋关节的伸展范围。

无论四肢烧伤的位置如何，膝关节和肘关节都会发生屈曲挛缩畸形。可以定制热塑性模塑夹板应用在敷料或皮肤移植物上以保持四肢伸展状态。夹板应可拆卸，以便进行日常伤口护理。踝关节处的烧伤会导致马蹄足挛缩并伴有足内翻。此时也可以使用夹板将足保持在中立位。必须注意，确保夹板保持足部在正确的位置而不仅仅是遮挡畸形。开合式定制模塑夹板对关节的固定更有效，它们还有助于控制水肿，因为这种夹板可拆卸，所以便于伤口护理和康复锻炼。足背烧伤会导致脚趾过伸畸形，早期皮肤移植和脚趾牵引是有效的措施。

手部的烧伤较为特殊。瘢痕挛缩会导致手腕屈曲畸形，以及类似内在肌功能丧失时出现的爪形手。应使用夹板将手腕固定于中立或略微伸展的位置，此时掌指关节应屈曲60°~75°，指骨间关节伸展。固定拇指的同时应保持掌骨外展和屈曲，掌指关节轻度屈曲，指骨间关节处于伸展位。

B.骨骼牵引和外部悬吊

对于肢体环形烧伤的患者，可使用骨牵引或外部固定架和悬吊。在保证易于对创面进行操作的前提下抬高肢体，减轻水肿，将肢体保持在所需位置，以及允许关节活动。牵引可用于矫正挛缩。此外，牵引允许每天进行水疗。一般情况下牵引时间为2周。长时间牵引可能导致针道感染并形成死骨。

手部应用的夹板较为特殊，牵引架需要固定在穿过桡骨远端的牵引针上，而远端的固定需要从背侧到掌侧钻穿甲床后与拇指及四指固定。也可以在框架远端利用橡胶带对手指施加牵引力。对该框架进行改良后可用于足部和脚趾牵引。在这种情况下，牵引架近端通常固定在跟骨上。

C.压力性敷料

在创口持续均匀施加25 mmHg的压力有助于预防肥厚性瘢痕形成和挛缩。在损伤后和移植术后早期，应在夹板外或皮肤移植物外使用弹性绷带，根据患者水肿量的变化进行适当的调整。当水肿量几乎不再波动时，可采用定制压力衣。只要瘢痕组织处于活动期，就必须持续施加压力。当皮肤柔软平整并恢复正常颜色时，可以撤除压力。压力性敷料应至少使用6个月，有时可能长达1年。使用羊毛脂减轻移植皮肤或替代物的干燥，因其可替代在深度烧伤中受损的皮脂腺分泌物。

D.活动

早期活动对于烧伤和未受累的肢体非常重要。应经常拆除夹板以进行活动度锻炼。如果患者正在接受骨牵引治疗，可仅在四肢进行运动锻炼。如果患者正在接受烧伤的水疗，流体环境的支撑力会更便于四肢的活动。

下肢烧伤患者可以在进行皮肤移植之前开始站立或行走，但腿部必须使用弹性支撑物加以包裹以控制水肿。术后移植物情况稳定后即可恢复活动。早期活动不仅可以维持关节活动度，还可以减少骨质疏松症、生理性失调、肌萎缩和异位骨化等的发生率。

E.特殊问题的处理

1.骨折 如果在烧伤时就已经发生骨折，可以使用骨牵引或外固定支架（如夹板）进行治疗。如果骨折没有明显的畸形，可能会延误诊断。如果骨折是由失用性骨质疏松症引起的，通常移位不明显，并且会平稳、快速地愈合。早期运动所引起的病理性骨折不常见。

2.骨髓炎 尽管与烧伤相关的败血症发生率很高，但是骨髓炎并不是常见的并发症。长时间的骨外露有时会导致在失活的皮质骨中形成切向死骨。可以在骨外露的表面钻孔以便于皮肤移植时肉芽组织着床，同时也不会增加感染的风险。长期使用钢针进行骨骼牵引会导致5%的患者发生感染。使用螺纹牵引针能够阻碍其在骨中的运动，减少感染风险。但在达到治疗目的的前提下，应尽快移除牵引装置。

3.关节外露 儿童和青少年若出现关节表面外露还能够在愈合后保留一些关节功能。但成年患者会经常发生关节强直或畸形，需要进行关节融合术。可使用牵引将关节保持在合适的位置。应每日用次氯酸盐溶液冲洗关节，并根据需要进行清创处理。可以在外露的骨表面钻孔以促进肉芽组织形成。当新生组织床覆盖关节时可以进行皮肤移植手术。

4.异位骨化 异位骨化是指在非骨骼组织中出现板层骨。在2%~3%严重烧伤患者中可见关节周围骨形成。虽然原因不明，但诱发因素包括体表超过30%的深度烧伤、长时间固定和多发创伤。异位骨化发生的位置不是由烧伤的分布决定的。骨化可发生于任何一个大关节。成人肘关节是最常受累的关节，髋关节很少受累。对于儿童，髋关节和肘关节都是常见受累部位，而肩关节异位骨化较少见。

只要存在开放性的肉芽组织伤口，异位骨化就会不断形成。如果不发生关节强直，则在烧伤愈合后骨化逐渐减少。在儿童中，异位骨化甚至有可能完全消失。如果发生关节强直，则需要手术切除。一般术后能恢复功能性运动，特别是关节表面未受损的病例。切除骨化可以通过多个小切口完成，而不是抬高皮瓣。烧伤患者早期活动可降低异位骨化的发生率和严重程度。

Disseldorp LM, Nieuwenhuis MK, Van Baar ME, Mouton LJ: Physical fitness in people after burn injury: a systematic review. *Arch Phys Med Rehabil* 2011;92:1501. [PMID: 21878221]

Kraft R, Herndon DN, Al-Mousawi AM, et al: Burn size and survival probability in paediatric patients in modern burn care: a prospective observational cohort study. *Lancet.* 2012;379:1013. [PMID: 22296810]

Maender C, Sahajpal D, Wright TW: Treatment of heterotopic ossification of the elbow following burn injury: recommendations for surgical excision and perioperative prophylaxis using radiation therapy. *J Shoulder Elbow Surg* 2010;19:1269. [PMID: 20850996]

Schneider JC, Qu HD, Lowry J, Walker J, Vitale E, Zona M: Efficacy of inpatient burn rehabilitation: a prospective pilot study examining range of motion, hand function and balance. *Burns* 2012;38:164. [PMID: 22119446]

Shakirov BM: Evaluation of different surgical techniques used for correction of post-burn contracture of foot and ankle. *Ann Burns Fire Disasters* 2010;23:137. [PMID: 21991213]